中药定量指纹图谱研究技术丛书

中药指纹学

Fingerprintothology
of Traditional Chinese Medicine

孙国祥　沈阳药科大学

侯志飞　河北化工医药职业技术学院　｜　编著

U0254163

化学工业出版社

·北京·

《中药指纹学》全书共14章，主要内容涉及中药指纹学（第1章）、中药指纹测试学（第2章）、中药指纹信息学（第3、4章）、中药指纹质控学（第5~8章）、中药指纹药剂学（第9、10章）、中药指纹药动学（第11章）、中药指纹药代学（第12章）、中药指纹谱效学（第13章）、中药生物指纹学（第14章）。中药指纹学是以现代分析技术、中药学、中药化学、中药药理学、化学计量学和计算机科学等学科为依托，用系统性和整体性的方法研究中药（植物药）的物质基础、作用机制、药物动力学规律与相关制剂技术的崭新学科。

《中药指纹学》可作为中药学、中药分析、药物分析、生物药物分析等药学、中药学相关专业的研究生及以上教材，也可供从事药物分析、药物杂质分析、药物一致性评价等相关工作的人员参考使用。

图书在版编目（CIP）数据

中药指纹学/孙国祥，侯志飞编著. —北京：化学工业
出版社，2019.8
（中药定量指纹图谱研究技术丛书）
ISBN 978-7-122-34388-8

Ⅰ.①中…　Ⅱ.①孙…②侯…　Ⅲ.①中药化学成分-
色谱法　Ⅳ.①R284.1

中国版本图书馆CIP数据核字（2019）第081073号

责任编辑：褚红喜　　　　　　　　　　装帧设计：关　飞
责任校对：王素芹

出版发行：化学工业出版社（北京市东城区青年湖南街13号　邮政编码100011）
印　　装：三河市航远印刷有限公司
787mm×1092mm　1/16　印张30½　字数774千字　2019年10月北京第1版第1次印刷

购书咨询：010-64518888　　　　　　售后服务：010-64518899
网　　址：http://www.cip.com.cn
凡购买本书，如有缺损质量问题，本社销售中心负责调换。

定　　价：198.00元

前　言

我于 1998 年攻读沈阳药科大学药物分析学博士学位时开始关注中药领域科研，期间从选择复方甘草片作为毛细管电泳研究用样品开始，逐渐把科研全部转移到中药质量控制方面。2002 年 3 月我有幸承担国家药典委员会"中药注射剂指纹图谱项目：射干抗病毒注射液和清热解毒注射液指纹图谱研究"，从此我的科研方向就定位于中药指纹图谱研究，成为我国第一批参与中药指纹图谱国家攻关的科技工作者。2006 年获得国家自然科学基金重大研究计划支持"中药指纹图谱在线专家系统研究 90612002"，这更坚定了我走中药指纹学研究之路的决心。

2007 年应邀在《中南药学》第 1 期举办"中药指纹图谱专栏"（在这一专栏持续 12 年发表 140 余篇学术论文，给我提供了一个极好的科研平台并与《中南药学》杂志共同成长），开篇提出"中药指纹图谱学体系构建（TCM Fingerprintothology Construction）"，2008 年应《色谱》邀请发表"中药指纹图谱学体系在中药创制中的作用"。因读者对"中药指纹图谱学"概念提出质疑，此后接受意见把"图谱"二字删除，于是诞生"中药指纹学"。中国是最早利用指纹签名的国家，但指纹学并未诞生于中国，其核心技术均在国外。以史为鉴，在国际上我们最早提出中药指纹学（TCM Fingerprintothology）并开展广泛深入研究（按英文构词法构造了 fingerprintothology）。在 2007 年之后，我们一直想把"中药指纹学"成书出版，但 12 年里一直没能实现，回想原因还是科研管理效率不高。当中国把中医药作为国家战略的时刻，当中药质量一致性评价的号角即将奏响之际，我们适时推出《中药指纹学》一书供中药相关科研或教学参考。本书也可作为高年级本科生教材和研究生专业教材。

回想这一思想体系产生原因就是在 2000～2012 年间沈阳药科大学提供了宽松的学术环境，没有过分指标化追求 SCI 英文论文。这给了我自由学术发展的空间和时间，不急躁追求成果、能够安心地思考问题。中药定量指纹核心技术和中药标准制剂控制模式都是这段时间深入思索而得。可以预见我国中药一致性评价会历史性地选择这些方法，尤其系统指纹定量法（SQFM，获中国百篇最具影响国内学术论文），都是当初未曾预料到的。很荣幸能够带领中国第一个主组分为中药组分制剂——复方甘草片（289 品种之一）开展质量一致性评价工作。

本书得以出版感谢国家自然科学基金委面上项目"铁霜替朱砂消除朱砂安神丸毒性的量-效-毒关系原理研究（81573586）"的资助，感谢沈阳药科大学所提供的优秀平台和各位同仁及本溪市经济技术开发区的支持，并感谢课题组研究生（其中第一章、第三章、第四章、第五章、第六章、第七章、第八章、第九章、第十章分别由储甜甜、兰丽丽、高倩楠、李琼、邢秀、李琼、闫慧、章越和邢秀整理；第二章、第十一章、第十二章、第十三章、第十四章分别由闫慧、王欣、戴婷婷、章越、王翌超整理和编写）与河北化工医药职业技术学院侯志飞副教授对此付出的艰辛劳动，同时感谢化学工业出版社给予的支持、信任和鼓励。谢谢你们的大力支持得以促成本书正式出版。

由于时间和精力所限，书中不足之处在所难免，敬请读者批评指正。

孙国祥
沈阳药科大学
2019 年 1 月 31 日

目 录

第3章 中药指纹信息学   51

第4章 中药指纹在线专家系统和评价软件 94

第5章　中药标准制剂控制模式建立与应用　　127

第6章 多元多维中药指纹图谱建立与评价 159

第9章 中药溶出指纹学   347

第10章 中药组方智能预测   361

第11章 中药指纹药动学   383

第12章 中药指纹代谢组学   409

第1章

中药指纹学

▶ 1.1　中药指纹学概述

中药（Traditional Chinese Medicine）是指在传统中医药理论指导下，用于预防、治疗、诊断疾病和具有康复保健作用的植物药、动物药、矿物药等天然药物及其加工品。

指纹学（Dactylography）是指运用皮肤学、生物化学、有机化学、高等数学、电子计算机等学科的知识和方法，研究指纹的生理特征、纹理结构及其收集、显现、储存、分类与识别的原理和方法的科学。

中药指纹学（Fingerprintothology of Traditional Chinese Medicine）是以现代分析技术、中药学、中药化学、中药药理学、化学计量学和计算机科学等学科为依托，用系统性和整体性的方法研究中药（植物药）的物质基础、作用机制、药物动力学规律与相关制剂技术的崭新学科[1]。在这里，指纹代表一个化学物质或者一组特征化学物质群，即由中药所含化学成分数量、分布比例、含量分布特征及其药效活性所展现的综合特征。中药指纹学充分利用中药所含化学成分呈现的"指纹"特征性和恒定不变性来鉴别和控制中药（植物药）质量。

▶ 1.2　中药指纹学与中药现代化

指纹图谱是当前国际公认的最有效全面反映中药和天然药物质量的最可靠控制技术，是中药现代化的重要保证。中药指纹学作为一种实用技术手段，可实现中药质量的安全、有效、稳定、可控的目标，揭示中药有效成分群作用机制及其在生物体内的代谢动力学规律并指引创新制剂的剂型研究。中药指纹学的核心是依托于**中药指纹信息学**（中药指纹信息学是以化学指纹谱为主导技术研究中药的作用机制和物质基础，揭示指纹图谱所表达的化学物质信息和生物活性、药效、药代动力学和药剂学信息，中药指纹信息学是解析中药的主导技术和核心技术）手段获得的中药全面物质信息和中药作用于生命体的生物信息。**中药指纹谱效学、中药指纹药动学、中药生物指纹学**分别从宏观与微观角度阐明中药作用机制和代谢规律，采用生物信息学技术手段研究中药作用于生命的本质规律，联合**中药指纹测试学**和**中药指纹质控学**，阐明中药作用机理、代谢规律以达到控制药效最优化和毒性最小化，实现生产出优秀新型中药，即实现最优**中药指纹药剂学**为最终目的。**中药指纹学体系**的最终目标就是要为人类和有益生物群研制出疗效显著、安全、可控的现代中药和现代植物药。

中药指纹学体系为现代中药创新研制开辟了一种全新研究模式。在中医理论指导下，从中药原料药物和中药方剂的药效物质基础和生物代谢机理研究入手，从本质上掌握有效部位或有效组分群的作用机制和活性变化规律，优化配伍、剔除无益组分群，从而加快疗效优、毒性小的现代中药创新步伐。现阶段，我国中药指纹学研究的主要问题是把研究工作重点放在药材上，轻视中药指纹药剂学研究。对制剂工艺、药效、药物动力学的研究重视不足，缺乏系统的理论和方法。中药汤剂研究过于重视指标成分而忽视汤剂的全成分，这与使研究走向彻底弄清中药本质的路线南辕北辙，很多被忽视的成分可能是发挥疗效的关键所在。现代中药制剂工艺的科学性和有效性整体有待提高。中药注射剂的醇沉工艺抛弃了众多原料成分。例如清热解毒注射液配方中使用了大量石膏，但注射液中检测到的钙含量极低，浪费了大量原料。配方和工艺不合理是中药注射剂现阶段亟待解决的问题，完全按颁布标准工艺生产的中药注射剂很难合格。建立标准提取物投料方式和以定量指纹图谱技术进行整体质控是未来控制中药制剂质量的必然趋势。

在中药指纹学体系框架下进行中药创新制剂的研制是本学科的中心任务，中药指纹学体系全面成熟发展才是未来中药走向世界的必经之路。依托现代科学技术，中药这只雄鹰将凭借全新中药指纹学理论体系的劲力而翱翔于蓝天青云，跨越世界医药的珠峰之巅。中药创新研制不仅需要技术创新和理论突破，更需要一个全新学科体系强有力的支撑。我们期盼中医药为全人类健康作出更大贡献，因为中医药未来不仅属于中国而是全世界，而中医药更是中华民族对人类社会的杰出贡献。

1.3　中药指纹学的发展历程

早在 7000 年前中国和叙利亚就开始应用指纹作为身份鉴别的工具，中国被公认为是利用指纹最早的国家，但中国并没有形成系统指纹学。中药面临着伟大复兴，回顾历史，开创中药指纹学体系，把中药发展为世界性医药文化的主体之一，是当代中医药科学工作者的责任。指纹学始于 1684 年，以英国生物学家内赫米亚发表最早的指纹学论文为标志；1880 年，英国医生弗德拉斯和生物学家赫谢尔在阐述指纹特异性时指出指纹由勾、眼、桥、棒、点等纹线组成，其种类数量为 1×10^{60}；1892 年，弗朗西斯·盖尔顿对指纹做了更为详细的分类、鉴定，并指出可运用于法医学，同年，瓦泽蒂西第一次用指纹破案，这是世界上第一次采用指纹作为法庭证据；1905 年后指纹学走上了专业化研究道路，1911～1915 年确定了指纹鉴定标准；1960 年至今，利用计算机建立指纹数据库和发展自动指纹识别系统，每秒可进行 6 万多次指纹比对[2]；2005 年，以扫描仪检测指纹中化学物质，把传统指纹以图形鉴别为主推进到同时检测其化学成分分布[2]。指纹的特征性和恒定不变性成为鉴定个体的最好特征，指纹学方法和理论也为其他学科的鉴定学提供了重要参考[2]。中药指纹学的发展大致经历了以下四个阶段。

(1) 描述本草的药图是中药形貌的生物指纹图谱

中药指纹图谱最早可追溯到古籍药图，是从生物形貌角度描述中药材特征的图谱。公元5世纪出现了早期的药图《芝草图》，它可能是最早的中药图谱。唐代李绩、苏敬等集体编撰了《唐本草》，附有药图25卷；宋代《证类本草》和明代《本草纲目》都有药图，据此鉴别药材一目了然，这构成了中药指纹学的最初基础。明代朱橚（1361—1425）组织编写的《救荒本草》共记述植物414种。1828年，日本本草学家岩崎常正编著《本草图谱》，收载药草2000余种。

(2) 描述本草的显微鉴定图谱是中药组织构造的生物指纹图谱

1857年，Schliden描述了许多生物的显微构造。1865年Berg和1887年Vogl先后发表了生物解剖图谱。我国著名生物药学家徐国钧院士奠定了我国生物显微鉴定尤其是粉末生药学和中成药显微分析技术的发展基础。1951年首次发表了101种"粉末生药检索表"，经过20多年坚持不懈研究，完成了380种中药材粉末显微鉴定。中药显微鉴定充分利用了植物内部组织构造、细胞形状及其后含物特征，用以鉴定药材真伪和纯度，为《中国药典》收录方法。这标志着物理指纹谱已深入到植物细胞水平。

(3) 指纹概念由生物特征性演变为描述中药复杂化学成分分布的特征性

20世纪70~80年代，我国学者利用红外光谱和薄层色谱以及薄层扫描图谱对中药质量鉴定展开了广泛研究工作。例如，20世纪80年代孙毓庆和谢培山等在TLCS鉴定中药和中药TLC指纹图谱领域开展了大量研究工作；温天明等用HPLC分析丹参注射液时最早提出"指纹特征峰"概念；洪筱坤等研究GC相对保留值指纹谱时提出峰重叠率和八强峰等概念；毕开顺等开展了中药材化学模式识别研究。1993年德国O. Sticher用HPLC指纹谱和多指标定量控制银杏叶制剂质量，由此可见，指纹图谱已深入到分子水平。

(4) 中药指纹图谱由技术发展为中药指纹学体系

进入20世纪，国家药典委员会组织中药注射剂指纹图谱研究项目，这极大地推动了中药指纹图谱技术的快速发展。谢培山、罗国安、孙毓庆、毕开顺、李发美、梁鑫淼、程翼宇、果德安、屠鹏飞、梁逸曾、洪筱坤、蔡宝昌和王喜军等大批学者开展了广泛的中药指纹图谱基础理论和实践研究。孙国祥等发展了中药指纹图谱数字化评价技术；中药指纹整体定性和整体定量评价技术；自主开发了"中药色谱指纹图谱超信息特征数字化评价系统4.0"软件；提出和构建了中药指纹学及其信息学；在国家自然科学基金重大研究计划资助下，于2008年建成"中药指纹图谱在线专家系统"人工智能专家系统的网络平台。

1.4 中药指纹学体系

中药指纹学体系是一种立足于整体性、特征性、稳健性、有效性和安全性为核心研究中药的全新学科体系。中药指纹学体系由**中药指纹测试学、中药指纹质控学、中药指纹药剂学、中药指纹溶出学、中药指纹药动学、中药指纹药代学、中药指纹谱效学**和**中药生物指纹学**组成。

中药指纹学体系建立在中药指纹信息学基础上，而中药指纹信息学是揭示中药指纹所表达的化学物质信息、生物活性与药效信息、药代动力学和药剂学信息以及相关测试技术条件与方法等综合信息的科学。它利用数学和化学统计学手段、依托计算机科学进行综合整理和评判，以获得更高层次的生物学信息而服务于生命科学。中药指纹学体系架构与现代中药创制关联图见图1-1。扎实地开展中药指纹学体系基础理论和关键技术的研究必将加快中药现代化进程。中药现代质量控制需要技术创新和理论突破，这也必然催生中药指纹学体系和其技术核心——中药指纹信息学。与此同时，这一体系为现代中药发展和创制提供了强大的科学理论和实用技术支撑，其理论体系和技术方法的成熟和完善必将使中药成为世界医林之顶尖强者。

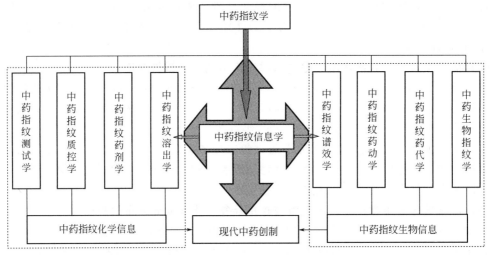

图 1-1　中药指纹学体系架构与现代中药创制关联图

1.4.1　中药指纹测试学

中药指纹测试学是依托现代分析技术获取具有整体性、特征性和稳健性的规范化中药指纹图谱的学科。其核心任务是完成样品处理方法和检测方法的优化、合理参照物峰的选择、指纹峰的指认与归属。通过特定的测试方法，不仅能检测出中药中各种化学成分，而且能检测出所含成分的含量高低以保证药效。中药指纹测试学是保证中药产品质量可控性和稳定性的重要技术手段。

中药指纹测试本质上分为两类：①以信息最大化原则关注普遍性指纹建立总化学成分指纹谱；②以简捷特殊性指纹反映特征活性成分或有效成分而建立的特征成分指纹谱，二者有机结合构成了测试时关注普遍性和特殊性的不同处理方式。建立中药有效组分提取分离方法并准确地进行结构确证是指纹测试过程的重要步骤，完成明确峰指认是指纹谱效学研究的重要基础。高效液相色谱法（HPLC）因其分离效能高、分析速度快、重现性好，以紫外检测器（UV）为主同时可兼用FD、ECD、ELSD和RID等多种检测器，适用样品类型广泛，与质谱联用（LC-MS）可同时得到色谱峰的结构信息，成为公认的检测中药指纹图谱的主导方法。此外，气相色谱法（GC）和薄层色谱法（TLC）也是中药指纹研究的重要手段，高效毛细管电泳技术（HPCE）由于其高分离效率、高速度、低消耗、无污染，成为检测中药指纹又一种重要的绿色技术。此外，光谱、X射线衍射等现代技术也成功地用于测试指纹图谱。参照物峰是辨认指纹峰的向导，同时起标定系统柱效作用。参照物峰应选择系统中积分足够大的有效成分峰，选择双参照物体系对识别和标定指纹峰相对保留特征有更重要的意义[3]。指纹峰指认与归属最简单的方法是利用对照品与样品指纹峰保留时间进行定性，结合 DAD 在线紫外光谱可获得进一步的确认结果，以 HPLC-MS 和 GC-MS 联用定性鉴定指纹峰成为一种可信的重要方法。随着指纹图谱研究的深入，多维检测技术的联用正普遍受到重视，目的是为获得样品的全信息特征。

1.4.2　中药指纹质控学

中药指纹质控学是通过建立中药指纹图谱来实现对中药质量的宏观定性鉴别和整体定量评价，实现对中药制剂生产工艺全过程的质量控制和最终产品的质量评价[3]。主要包括**整体定性鉴定和宏观定量评价**两部分，具体可分为：①鉴别中药原料药物、制剂真伪；②区分药材不同部位；③考察商品药材及成药质量；④追踪制剂工艺过程及某些化学成分变化；⑤监测中药原料与成品之间、成品批间质量的稳定性和一致性[4~6]。根据样品的多参量数据与数据库中标准样品多参量数据的匹配关系来对样品的属性进行识别鉴定，属于中药指纹图谱的宏观定性鉴别功能。它主要强调统一**药材群体的相似性**，即物种群体内的唯一性[7]。相似性是通过图谱的整体性和模糊性来体现[8]的，采用化学模式识别的主成分分析法、聚类分析法、人工神经网络和偏最小二乘法可实现相似性的准确分析。以色谱为检测手段，以系统聚类分析、人工神经网络和模糊聚类分析针对不同基原、不同产地药材建立判别分析方法，是中药质量控制的重要方法[9]。中药色谱指纹图谱相似度分析方法就是在此基础上精炼发展而来的，其衡量指标以目前我国广泛接受的向量夹角余弦和相关系数为主，主要反映中药中各种化学指纹成分的分布比例，是一个定性评价指标而不具有任何定量功能，并且存在大峰严重掩蔽小峰的缺陷。虽然距离系数法（包括 Euclidean 距离和 Mahattan 距离等）在比较样品与对照指纹图谱差距时具有很有效与适合做聚类分析的测度，但无法直接给出明确的相似度指标。峰重叠率法、峰重叠率与共有峰强度结合法[10]、尼尔系数法以及改进尼尔系数法[11]，都是定性判别化学成分分布比例相似性的方法，但没有定量判断的作用。

对于中药指纹学的研究，孙国祥等[12]针对夹角余弦相似度 S_F 缺陷，提出了具有等权性质的比率定性相似度 S'_F，其在丢失一个大指纹峰和丢失一个小峰时会使相似度下降相同值，提出将 S_F 和 S'_F 结合以构成双定性相似度法可兼顾监测大小指纹峰的缺失或变异，对化学成分的数量和分布比例实现了准确定性判别，因而是指纹图谱宏观定性鉴别的最佳方法，其均值为宏定性相似度。除此之外，还提出了根据色谱定量的基本依据并结合向量原理建立了多元指纹化学成分宏观定量评价理论[13]，提出利用指纹图谱宏观含量相似度 R、投影含量相似度 C、含量相似度 Q、定量相似度 P 和平均质量分数 M 等指标对中药材和中成药进行宏观定量评价，解决了中药指纹图谱的宏观定量评价问题，填补了这一领域的空白。

在此基础上，孙国祥建立了中药色谱指纹图谱全定性和全定量相似度质控体系，认为双（全）定性相似度大于 0.9 是进行定量评价的必要条件，进行质控时任选四级全定量相似度[14]中的一级并控制在 80% 至 120% 且组内相差不超过 10% 为合格，这一体系以双定性双定量相似度法为典型代表。孙国祥等[15]建立了中药色谱指纹图谱潜信息特征判据研究方法，用 100 个量化参数揭示中药色谱指纹图谱的潜信息特征。并用这一方法建立了红参、甜瓜蒂、刺五加、黄芩、栀子、三七、柴胡、连翘、金银花和斑蝥[16~25]等药材和清热解毒注射液及注射用苦碟子[26,27]的数字化指纹图谱。该法能非常清晰地掌握和了解中药质量的变动，灵敏反映中药质量的微小变异，有望成为中药生产过程中中药化学成分的质量变异监控数字化技术手段，为数字化中药的发展提供有益于质量控制技术的支持。之后建立了中药统一化色谱指纹图谱的创建方法和统一化色谱指纹图谱相对统一化理论[28]，发展了用 30 个数字化判据参数描述统一化色谱指纹图谱的相对统一化特征。它重点解决同一样品在不同检测仪器上得到的指纹图谱的比较评价问题。中药指纹质控学以测试学为基础，其明显不同之处在于通过应用先进的数学方法和合理的相似度评价方法评判指纹图谱，实现对中药质量准确合理的控制。中药指纹质控学理论和方法正在走向全面化、多样性、宏观定性与宏观定量化的发展方向，标志着中药指纹学理论和技术内核的进一步成熟和完善。

1.4.3 中药指纹药剂学

中药指纹药剂学是以中医药理论为基础，采用指纹图谱技术手段监控和筛选在生物体内中药制剂的活性组分或有效组分群，通过找寻其作用规律指导中药处方、剂型的选择，规范和优化制剂生产工艺，开发安全有效的新型中药[29]。

随着现代先进科学技术相互渗透，中药制剂新剂型和新辅料得到迅猛发展，给药系统是目前研究热点。我国对中药缓释和控释给药系统、靶向给药系统、胃肠道定位给药系统和透皮给药系统进行了深入和广泛的研究。但因我国中药制剂先进技术产业化薄弱，导致中药出口仍以原料药材和提取物为主。中药新剂型、新工艺应吸纳中药指纹学体系新技术，采用全新工艺质量控制体系，从原料、中间体和成品全方位立体化监控辅助原料药物的有效成分能够质量平衡地传输到制剂中，以突破中药现代化瓶颈。中药指纹药剂学将在对中药缓释和控释给药系统、靶向给药系统、胃肠道定位给药系统和透皮给药系统的有效性控制中发挥主导作用，为生产出具有疗效优势、安全优势和成本优势的中药目标产品奠定坚实基础。

尚刚伟等[29]提出可根据复方中药血清指纹，直接从血清中提取、纯化、合成活性物质，选择适宜的剂型开发出新型药物；提出在原料药材和制剂成品之间应设立标准中间品制剂，包括超细粉化的中药材，经分离和精制后某一类化学结构类似化合物或药效成分群，粉末状的微囊颗粒、固体分散物等，并建立各自的质量控制指纹，以满足不同制剂的需求。梁鑫淼等[30]提出组分中药学理论，将药理作用相同或相近的两种或多种有效组分结合起来，研发中药新药或降低毒性、不良反应等，其实质与中药指纹组效学、中药特征指纹谱和中药指纹药剂学核心思想不谋而合。在明确中药有效组分群的药理、药效原理及毒性作用情况后，选择合适的制剂技术以使其在生物体内充分发挥疗效，这是现代中药研究的最终目的。中药指纹学体系的最终目标就是创造疗效优、毒性小的新型中药，而中药指纹药剂学是这一体系创新的关键环节。

1.4.4 中药指纹药动学

中药指纹药动学是在中医药理论指导下，借助于药物动力学原理和现代分析手段，通过定性定量解析中药指纹图谱，将可知化学成分的指纹和体内过程联系起来，研究中药活性成分、有效部位、单味中药和复方中药在体内吸收、分布、代谢、排泄的动态变化规律和量-效关系的一门学科[31]。中药指纹药动学的研究方法包括两种：①将中药指纹与药动学相关联；②将中药指纹与代谢组学相关联。

1.4.4.1 中药指纹与药动学相关联

单成分研究时，药动学与药效学相关联；多成分和复方中药研究时，药动学与中药指纹谱相关联。建立效应谱动力学，实现中药药动学与中药谱效学相关联，从而与中药复方的整体疗效相关联，实现实验室药动学向临床药动学延伸，构成完整的中药药物动力学。针对中药成分复杂的特点，药动学研究可建立多成分体系（复方中药、有效部位等）的体外、体内（血清）指纹谱或成分谱（阐明疗效的指纹谱）。用色谱指纹图谱可直接观察和解析进入血液后各种化合物浓度和代谢产物变化。比较进入血液前后各组分的相对含量变化，可以对血液中各组分的生物活性大小进行判断和预测。

高秋涛[32]将中药学、分析化学、药理学、药物动力学、化学统计学和计算机技术相结合，研究传统甘草附子汤的药效物质基础和药代动力学。大鼠口服给药甘草附子汤后检测甘草酸在大鼠体内的药物动力学行为，结果表明甘草酸在体内以代谢物甘草次酸的形式存在。药动学数据表明甘草在与附子、白术、桂枝配伍后有利于甘草次酸的吸收，生物利用度提高且作用时间延长。同时，以甘草附子汤中君药甘草为研究对象，选择一氧化氮（NO）和肿瘤坏死因子（TNF-α）两个指标，考察大鼠口服甘草后血清在不同时间点、不同浓度对 LPS 诱导腹腔巨噬细胞 NO 和 TNF-α 释放的影响。结果表明，低浓度和中浓度的血清可以显著降低 NO 和 TNF-α 的释放。随着给药剂量的增加，其作用发生翻转：高浓度的血清可以增加 NO 和 TNF-α 的释放。大鼠口服甘草后对 NO 和 TNF-α 表现出了双向调节作用，且二者作用趋势相似。这一结果揭示甘草对炎症调节作用机理可能是通过调节 TNF-α 产生，进而影响 NO 合酶（iNOS）的活性、调节 NO 的释放而达到的。对大鼠血清的 LC-MS 分析中共检测出 9 个色谱峰，逐步回归确定两组化合物分别对 NO 和 TNF-α 的产生有显著影响，综合作用表现出双向调节作用。

窦志华等[33]建立了复方五仁醇胶囊含药血清和空白血清的 HPLC 指纹图谱，通过比较全方制剂及各缺味、单味制剂给药后的血清色谱图，分析了血清中药源性成分（含药血清中与药物因素相关的成分）的来源，比较空白血清和全方制剂含药血清色谱图，发现给药后血清中产生药源性成分 13 个；比较全方制剂、全方制剂含药血清和对照品色谱图，发现其中8 个为制剂原型成分；比较全方制剂含药血清、缺五味子制剂含药血清以及单味五味子制剂含药血清色谱图，认定 13 个成分全部来自君药五味子。

李小娜等[34]将山茱萸不同提取物经大鼠灌胃给药 30min 后，眼眶后静脉丛取血，测试血清指纹图谱表明马钱苷、莫诺苷和指纹峰 X 可吸收入血，而在血清中未检测到没食子酸。结合文献没食子酸在大鼠体内代谢为 4-O-甲基没食子酸，可推断血清指纹图谱中存在 4-O-甲基没食子酸。王亚丽等[35]建立了当归醇提物及其在兔血中成分的 HPLC-DAD-MS 指纹图谱，通过比较进入血液前后各组分的相对含量变化，发现在两组色谱图中，有 31 个相同的组分，其中藁本内酯二聚物、藁本内酯等 5 种成分在血液中的相对含量比在原药中明显提高，从而判断出这 5 种成分有较高的生物活性。宋金春等[36]建立了生化汤及口服生化汤后小鼠血清 HPLC 指纹色谱，分析比较了生化汤各单味药、给药及未给药大鼠血清的指纹图谱。结果显示：生化汤给药后血中出现了 9 个移行成分，6 个为生化汤中所含成分的原型，3 个为新产生的代谢产物，其中有一个成分相对含量较高。血中移行成分及代谢产物是生化汤在体内发挥作用的主要物质基础，深入研究将有助于阐明生化汤的有效成分及作用机制。王喜军等[37]建立六味地黄丸及大鼠口服六味地黄丸后血清 HPLC 指纹色谱，分析比较六味地黄丸、缺味处方、单味生药以及各组分给药后的血清样品，鉴定大鼠口服六味地黄丸后血中移行成分、来源生药及其代谢产物。结果表明，口服六味地黄丸后从血中发现了 11 个入血成分，其中 4 个为新产生的代谢产物，7 个为六味地黄丸所含成分的原型，其中有一成分虽为地黄中所含成分的原型，但其他两种药材也能代谢产生，这将有助于阐明六味地黄丸的有效成分及作用机制。

1.4.4.2　中药指纹与代谢组学相关联

中药新药必须在整体动物药理和疾病模型上予以证实后方可进入应用水平的研究。**代谢组学**作为一种系统方法，能在鉴别确证药理和疾病模型上发挥作用，弥补基因组学和蛋白质组学等技术在新药研发领域上的不足。成功的疾病治疗必须使代谢网络中的缺陷部分正常化而不干扰其他维持健康所必需的代谢途径调控。代谢组学图谱能全面反映代谢网络途径的大量化合物，区别不同种属、不同品系动物模型的代谢状态，鉴别人体疾病状态的差异，寻找人类疾病、药效和毒性的适宜动物模型，最终给出新药药理药效和人体毒理方面的综合数据[38]。代谢组学研究"代谢指纹谱"，不仅研究药物本身的代谢变化，而且主要研究药物引起的内源性代谢物的变化，可直接反映体内生物化学过程和状态的变化。通过分析体液"代谢指纹谱"变化原因，可以阐明药物作用的靶点或受体[39]。代谢指纹分析在代谢轮廓分析的基础上更加复杂化，不关心特殊组分，需要对样品进行快速筛选分类[40]。

1.4.5　中药指纹谱效学

中药指纹谱效学是在现代中医药理论指导下，以中药指纹谱为基础，以效应及效应体学为主要研究内容，应用生物信息学方法，建立中药指纹图谱与中药质量疗效内在关系的一门学科。其核心任务是研究特征化学成分与生物活性相关的量-效关系原理和中药指纹组效学。

中药指纹组效学是在中药化学指纹图谱、药效物质成分鉴定和中药药效活性测定的基础上，充分利用现代化学与生物信息学的研究成果，开展指纹图谱信息与药效活性信息的相关性研究，以实现中药化学指纹图谱向中药药效组分谱转化，从而建立中药指纹组效学研究体系。

建立特征活性成分、有效组分群的特征活性指纹谱是指纹谱效学研究的主要内容[41~43]。贺福元、罗杰英、刘文龙等提出建立与动物（人）"证"模型相对应状态函数关系式的现代中医药数理表述体系，再根据与"证"相一致所对应的基因表达下特性蛋白质与效应体（药物）的齿合关系，按亲和色谱，以效应体靶向分离物——特性蛋白质为固定相，采用 LC-MS 质量或效应型检测器，建立质量或效应指纹图谱。根据效应体作用前后效应值（体内药物浓度）的变化趋势研究指纹图谱与生物体状态函数值变化关系，揭示中药复方作用物质基础，具体包括：效应体（结合成分群）的数目及构成比，以及对机体的作用方向和程度。宁黎丽、毕开顺等[44]对吴茱萸汤进行组方药量变化，在原方基础上按正交试验法组成 9 个不同配比的处方，同时对其进行 HPLC 指纹分析和镇痛与止呕两个指标的药理实验，对所得的数据进行逐步回归分析，从而确定吴茱萸汤的药效物质基础，建立了复方中药药效物质基础研究的重要方法。霍艳双[45]采用反相 HPLC 方法分别建立了五味子全果、果皮、果仁指纹谱，将药理数据和色谱数据进行相关分析，确定了与镇静催眠作用显著相关的化学成分。对五味子全果、果皮和果仁的镇静催眠活性进行比较研究，发现果皮的镇静催眠作用轻微，果仁的镇静催眠作用较强，接近于全果。通过谱效学研究得到五味子发挥镇静催眠作用的主要有效部位为果仁，并指明了有效化学成分，初步建立了指纹图谱组效学的基础方法。李戎等[46]提出"谱效关系"是中药质量和药效标准规范的关键环节。中药的补气、活血、温里、发表、滋阴、健脾等功效是药材饮片或成药方剂内含物质群整体作用的结果。这些物质群的整体情况，包括物质数、物质量和组成比例的差异，都会对药效产生显著的影响。因此，建立化学指纹群关联药效的生物活性指纹图谱是中药指纹图谱研究高级阶段的重要内容。卢红梅等[47]通过小鼠耳肿胀模型和大鼠胸膜炎模型研究了 6 个厂家生产的鱼腥草注射液 GC 指纹图谱与其药效学之间的关系，抗炎试验结果表明：第一类注射液对用二甲苯诱导的小鼠耳肿胀有显著的抑制作用，GC-MS 测定发现主要化合物占总量的 80％以上；第二类注射液抑制作用不明显，主要物质含量在 69.5％左右。因此在考虑鱼腥草注射液抗炎药效时，质量控制应增加指纹图谱中有效成分的权重，以增加质量评价的科学性。李玉娟等[48]提出复方药效物质基础研究方法流程，是以指纹图谱为主导技术手段进行中药指纹谱效学研究的新方法。

1.4.6 中药生物指纹学

中药生物指纹学是利用基因组学和蛋白组学技术研究药材基因型特征和中药作用于特定生物细胞后引起基因与蛋白质表达的变化规律和作用机理，从分子水平上揭示中药、中药与生物细胞作用后的基因与蛋白质表达特征。主要包括**中药基因组学指纹谱**（中药基因组学指纹谱是描述中药作用于生物细胞后引起的基因表达特征变化规律的图谱，用以阐明中药作用的个体差异和特定基因的作用模式）、**中药蛋白组学指纹谱**（中药蛋白组学指纹谱是描述中药作用于生物细胞后引起的蛋白质表达特征变化规律的图谱，能够全面地提供中药材与中药制剂复杂物质基础的大量信息，同时还能提供量-效关系的相关信息，起到鉴定和研发的双重作用。比较不同蛋白质指纹谱所体现的不同药效结果，就可确定何种物质是该制剂的主要活性物质）和**中药材 DNA 指纹图谱**[49]（中药材 DNA 指纹图谱是利用现代分析科学技术检测以反映中药材种属基因型特征的图谱，具有高度特异性。相关的技术包括：RFLP，PCR，RAPD，PCR-RFLP，RAPD-RFLP，AFLP，mRNA-DD-PCR 等），此外还包括反映药材的内部组织构造、细胞形状的**中药显微图谱**，即**生物物理图谱**。

中药生物指纹学是从分子水平上研究中药作用的本质特征，阐明中药化学成分、药理作用、药效活性的相关性，是中药指纹研究的一个重要方面和最高级阶段。中药基因组学指纹图谱和中药蛋白组学指纹谱在鉴定药材时因方法的重复性、稳定性和便捷性方面有待加强，有很多问题没有充分解决，使用时存在一定的局限性。中药显微图谱是利用显微镜观察药材的内部组织构造、细胞形状特征，用以鉴定药材真伪、纯度和品质的技术。该方法用来确定某些成分在组织中的分布，指导药材鉴定、采收、加工和贮藏。对于一些通过性状不易识别的药材、性状相近多来源的药材、切碎及粉末状态的药材和中药成方制剂，中药显微图谱鉴定显得尤为重要。中药显微图谱具有很强的特征性和可获得性，是中药鉴定的有效方法，已收录于《中国药典》。化学成分测定已不能准确反映现代中药质量，应采取生物检定、化学检测和形性检测三位一体的质控方法[50]，方可实现中药形态性状鉴别的数字化、可视化和智能化，进而寻求中药真伪优劣特别是道地与非道地药材鉴定更为有效的方法。

▶ 1.5 中药指纹图谱数据库的发展

中药标准指纹数据库和数字化定量控制技术平台可以实现从整体化学组分角度定量控制中药质量的安全有效和成分稳定均一。单一单位积累资料有限，会导致对指纹整体药效信息研究的偏失[51]，而建立数据库可实现有效信息共享、避免交叉重复采集，故中药指纹图谱技术的发展需要大量的资料和经验累积。我国中药指纹图谱数据库发展经历了三个阶段。

1.5.1 第一阶段 单机数据库研究

从 1999 年到 2005 年我国在中药指纹图谱数据上虽然已经建立了中药材红外光谱数据库、粉末 X 衍射图谱数据库、紫外吸收波长数据库、中药材 XRD 指纹图谱数据库、DNA指纹谱等光谱、色谱和电泳数据库，但是这些研究的指纹图谱初级库是直接利用现有色谱软件图谱库功能，结合固定仪器设备在特定的测试环境下构成的，不是真正意义上的数据库，仅可用作一般鉴别和评价，具有局限性，尚待深入研究[52]。中药指纹图谱数据库的发展仍然停留在单机运行模式，没有借助 Internet 的技术通道实现数据资源共享，更没有使用目前最新的网络数据库技术实现多学科联合攻关[53]。国内几个指纹图谱数据库均以各自独立的数据文件存放，缺乏统一的图谱存放数据结构[53]。

1.5.2 第二阶段 网络智能化中药指纹图谱数据库研究

2006 年孙国祥、毕开顺、董鸿晔等在国家自然科学基金重大研究计划资助下，用 3 年时间建立了基于 Windows Server 2003 Standard Edition、Microsoft SQL Server 2000、Visual Studio. NET 2005 等开发环境和工具，构建了中药指纹图谱在线专家系统数据库。该系统结构包括中药指纹图谱数据库、管理系统和用户 3 个部分。该数据库包括中药材和中药制剂的 HPLC、GC、HPCE、TLC、DNA 谱、IR 光谱、X 射线衍射谱和中药 GAP 基地管理的基本信息、化合物信息、药效信息、实验条件信息、图谱信息、文献信息等。在线数据库共创建 41 个数据表，注重数据库规范化理论研究与应用，实现了结构合理、命名规范、内容完整、数据安全的目标。目前该数据库共存储了 200 多味中药材、100 余种中药制剂的 700 多条指纹图谱信息。数据库中共创建了 30 个视图，94 个存储过程，是目前国内较为先进、内容规范、种类齐全、可供用户应用访问的网络化中药指纹图谱数据库。以该数据为基础可实现中药指纹图谱实验方法的推荐，指导中药指纹图谱建立，具有人工智能化的特点。该数据库是基于 VB. NET 框架，以 Visual Studio 和 SQL、Server 2005 为开发平台，采用视图-控制-模型三层模型架构建立数据库，能有效地推荐中药指纹图谱实验方法[54~58]，实现中药指纹图谱实验方法知识的网络共享。2009 年孙国祥等[59]利用 VB. NET 2.0 和 SQL Server 2003 软件开发专家系统网络，以文献数据和实验室数据建立数据库，同时运用实例类比产生 2 种推理方法设计知识库、推荐系统和优化系统，以测定栀子等 10 味中药 X 射线指纹图谱（XFP）验证专家系统的可靠性。该方法有效地推广了 XRD 技术在中药鉴定中的应用，促进了 XFP 信息资源的共享。

1.5.3 第三阶段 中药定量云计算标准指纹规范数据库研究

云计算是通过网络提供可伸缩的廉价分布式计算能力，代表以虚拟化技术为核心、以低成本为目标的动态可扩展网络应用基础设施。新时期下，中药指纹图谱数据库应从云计算角度为中药产业和社会服务，提供规范化中药标准指纹图谱基础科学数据，从而进入中药生产质量控制领域来实现产业化和社会价值最大化，我们称之为中药定量云计算标准指纹规范数据库建设和应用阶段，即利用云计算平台为客户提供中药整体化学指纹在线控制和数字化定量控制服务。建立中药定量云计算标准指纹规范数据库，就是利用互联网来共享强大的云计算能力和数据储存能力，聚合全国中药数字化定量指纹图谱标准的数据资源，共享中药指纹数字化定量系统成果，指导中药研制开发和生产企业能顺利、快速、合理地建立中药数字化定量指纹标准，广泛服务于中药生产过程质量评价和终产品质量评价。

中药定量云计算标准指纹规范数据库系统依托中药学、中药化学、分析化学、药理学、中药制剂学等专业知识形成。因建立在信息高速公路上，具有查阅浏览快捷、信息通量高、知识数字化与标准化和资源利用效率高等特征。云计算平台将为中药指纹图谱研究和中药新药研发提供：①中药原料和中成药规范指纹数据、检测方法和定量方法；②中药原料和中成药规范指纹对照品和标准制剂服务；③中药指纹整体定量控制技术服务。

现阶段，中药定量云计算标准指纹规范数据库应立足于高效的云计算、面向产业数据服务和实验评价服务，从规范性、完整性、安全性和可扩充性方面夯实基础。现时期建立规范化、标准化、定量化和数字化云计算标准指纹图谱数据库对于中药全行业来说是立足于系统化、标准化、规范化的基础性和高科技发展要求，是实现中药药效化学物质控制稳定均一和重现的一个基础性科学研究，具有十分重要的科学和战略意义。

未来中药指纹图谱将走向"中药智能化学全息库"的发展方向。采用"统一综合智能分析法"进行分析研究，即把药材的各种不同分析方法或不同操作条件用各种专家系统及计算机软件联系起来，借此把所得到的大量实验结果相互贯通起来，作为统一的图谱或数据进行综合分析研究。用这种方法分析测定一味中药不同处理化学成分整体信息，确定该中药优质药材或道地药材具有的特征性化学信息。将统一综合智能分析所得数据存入计算机数据库，从而建立"中药智能化学全息库"，可以实现中药质量控制过程中的化学指纹整体定性定量比对和评价，实时查找产品质量产生瑕疵的原因，从而系统化、规范化、标准指纹数字化定量控制中药整体质量。

参 考 文 献

[1] 孙国祥，毕开顺. 中药指纹图谱学体系在中药创制中的作用 [J]. 色谱，2008，26（2）：172～179.

[2] 阿碧. 指纹编年史 [J]. 检察风云，2007，10：10～13.

[3] 罗国安，王义明，曹进，等. 建立我国现代中药质量标准体系的研究 [J]. 世界科学技术—中医药现代化，2002，4（4）：5～11.

[4] 谢培山. 中药质量控制模式的发展趋势 [J]. 中药新药与临床药理，2001，12（3）：188～191.

[5] 刘小瑜，吕圭源，俞景华. 指纹图谱在中药研究中的应用概况 [J]. 天津药学，2006，18（1）：46～48.

[6] 郑远斌，吴锦忠. 指纹图谱在中药质量控制中的作用与意义 [J]. 中医药学刊，2004，22（4）：763～767.

[7] 谢培山. 中药色谱指纹图谱鉴别的概念、属性、技术与应用 [J]. 中国中医药杂志，2006，26（10）：653.

[8] 乔延江，王玺，毕开顺，等. 人工神经网络在中药蟾酥化学模式识别特征提取中的应用 [J]. 药学学报，1995，30（9）：698.

[9] 孙立新，宁黎丽，毕开顺，等. 板蓝根和大青叶质量的化学模式识别研究 [J]. 中药材，2000，23（10）：609～613.

[10] 孟庆华，刘永锁，王健松，等. 色谱指纹图谱相似度的新算法及其应用 [J]. 中成药，2003，25（1）：4～8.

[11] 聂磊，曹进，罗国安，等. 中药指纹图谱相似度评价方法的比较 [J]. 中成药，2005，27（3）：249～252.

[12] 孙国祥，任培培，毕雨萌. 双定性双定量相似度法评价银杏达莫注射液高效液相色谱指纹图谱 [J]. 色谱，2007，25（4）：518～523.

[13] 孙国祥，侯志飞，张春玲，等. 色谱指纹图谱定性相似度和定量相似度的比较研究 [J]. 药学学报，2007，42（1）：75～80.

[14] 孙国祥，宋杨，毕雨萌，等. 色谱指纹图谱全定性相似度和全定量相似度质控体系研究 [J]. 中南药学，2007，5（3）：263～267.

[15] 孙国祥，侯志飞，毕雨萌，等. 中药色谱指纹图谱潜信息特征判据研究 [J]. 药学学报，2006，41（9）：857～862.

[16] 孙国祥，杨宏涛，刘唯芬，等. 安红参 HPLC 数字化指纹图谱研究 [J]. 中成药，2007，29（7）：937～940.

[17] 孙国祥，刘金丹，侯志飞，等. 甜瓜蒂 HPLC 数字化指纹图谱研究 [J]. 药物分析杂志，2007，27（6）：791～795.

[18] 孙国祥，于秀明，毕开顺. 刺五加 HPLC 数字化指纹图谱研究 [J]. 中成药，2007，29（9）：1249～1253.

[19] 孙国祥，时存义，毕开顺，等. 黄芩 HPLC 数字化指纹图谱研究 [J]. 中成药，2007，29（10）：1048～1412.

[20] 孙国祥，刘晓丽，姜玢，等. 三七 HPLC 数字化指纹图谱研究 [J]. 中南药学，2007，5（4）：362～366.

[21] 孙国祥，毕雨萌，刘金丹，等. 柴胡高效液相色谱数字化指纹图谱研究 [J]. 中南药学，2007，5（1）：79～82.

[22] 孙国祥，慕善学，侯志飞，等. 连翘的 HPLC 指纹图谱研究 [J]. 中成药，2007，29（2）：161～163.

[23] 孙国祥，杨宏涛，邓湘昱，等. 金银花的毛细管电泳指纹图谱研究 [J]. 色谱，2007，25（1）：96～100.

[24] 孙国祥，雒翠霞，王真. 斑蝥 HPLC 数字化指纹图谱研究 [J]. 药物分析杂志，2008，28（7）：1031～1036.

[25] 孙国祥，侯志飞，宋文璟. 栀子 HPLC 数字化指纹图谱及其标准化研究 [J]. 中成药，2007，29（11）：1561～1566.

[26] 孙国祥，刘金丹，宗东升，等. 清热解毒注射液指纹图谱多维多息特征的数字化评价 [J]. 中南药学，2006，4（10）：323～327.

[27] 孙国祥，王璐，侯志飞. 注射用苦碟子 HPLC 数字化指纹图谱研究 [J]. 中成药，2008，30（6）：784～789.

[28] 孙国祥，任培培，雒翠霞，等. 中药统一化色谱指纹图谱和相对统一化特征判据研究 [J]. 中南药学，2007，5（2）：168～172.

[29] 尚刚伟，蒋永培，梅奇炳，等. 中药"指纹-药剂学"中关键性技术研究 [J]. 中成药，2002，24（3）：162～164.

[30] 梁鑫森，徐青，章飞芳. 中药现代化研究的几点思考 [J]. 中国科学院院刊，2004，19（3）：218～220.

[31] 贺福元，罗杰英，刘文龙，等. 中药谱效学研究方向方法初探 [J]. 世界科学技术—中医药现代化，2004，6（6）：44～50.

[32] 高秋涛. 甘草附子汤药效物质基础研究 [D]. 沈阳药科大学，2005.

[33] 窦志华，丁安伟，王陆军，等. 复方五仁醇胶囊血清药物化学研究 [J]. 中草药，2006，37（8）：1137～1140.

[34] 李小娜，王巧，张国华，等. 山茱萸提取液指纹图谱及其不同有效部位的血清指纹图谱研究 [J]. 中华中医药杂志，2006，21（10）：617～618.

[35] 王亚丽，梁逸曾，陈练，等. 当归活性成分的血清药物化学研究 [J]. 现代中药研究与实践，2004，18（增刊）：75～79.

[36] 宋金春，曾俊芬，胡传芹，等. 生化汤的血清药物化学研究 [J]. 中国天然药物，2005，40（13）：977～979.

[37] 王喜军，张宁，孙晖，等. 六味地黄丸的血清药物化学研究 [J]. 中国天然药物，2004，2（4）：219～222.

[38] 魏陆海，孙维洋. 代谢组学与中药现代研究 [J]. 山东中医药大学学报，2006，30（4）：336～338.

[39] 徐雯，林东海，刘昌孝. 代谢组学研究现状与展望 [J]. 药学学报，2005，40（9）：769～774.

[40] 冉小蓉，梁琼麟，罗国安，等. 代谢物组学的应用及进展 [J]. 中成药，2005，27（4）：381～385.

[41] 谢培山. 中药色谱指纹图谱 [M]. 北京：人民卫生出版社，2004.

[42] 洪战英，罗国安，王义明，等. 中药药动学的研究方法及其相关理论 [J]. 中国药学杂志，2005，40（9）：649～652.

[43] 宋萍，于军. 中药指纹图谱技术的研究与应用 [J]. 中国医学杂志，2006，4（3）：71～74.

[44] 宁黎丽，毕开顺，王瑞，等. 吴茱萸汤的药效物质基础的方法学研究 [J]. 药学学报，2000，35（2）：131～134.

[45] 霍艳双. 五味子不同部位活性和相关成分比较研究 [D]. 沈阳药科大学，2005.

[46] 李戎，闫志勇，徐涛，等. "谱效关系"是中药的质量和药效标准规范的关键环节 [J]. 现代中药，2002，10：18～20.

[47] 卢红梅，梁逸曾，钱频. 鱼腥草注射液质量控制中的谱效学初步探讨 [J]. 药学学报，2005，40（12）：1147～1150.

[48] 李玉娟，王瑞，车镇涛，等. 中药材指纹图谱质量控制方法研究 [J]. 中药新药与临床药理，2001，12（3）：192～195，235.

[49] 王志平，乔建军，元英进. 蛋白质组学在中药现代化研究中的应用 [J]. 中草药，2004，35（1）：1～4.

[50] 肖小河，金城，赵中振，等. 论中药质量控制与评价模式的创新与发展 [J]. 中国中药杂志，2007，34（14）：1377～1381.

[51] 乔善磊. 中药指纹图谱数据库建设应"提速" [N]. 中国医药报，2004-01-03.

[52] 曲景辉，廖琪梅，张星. 指纹图谱数据库建立技术 [J]. 医学信息，2006，19（2）：190～191.

[53] 王青，曹进，叶兆波，等. 中药复方初级指纹图谱库的建立和应用 [J]. 中医药学刊，2006，4：659～662.

[54] 孙国祥，董鸿晔，金杰，等. 中药指纹图谱在线数据库研究 [C]. 第十七届全国色谱学术报告会论文集，2009.

[55] 王海燕，梁健，董鸿晔，等. 基于 Web 平台的中药指纹图谱方法推荐系统的设计与应用 [J]. 中南药学，2010，8（7）：538～541.

[56] 王海慧，董鸿晔，金杰，等. 中药指纹图谱专家系统知识库构架研究 [J]. 黑龙江医药，2010，23（1）：13～16.

[57] 郝燕. 中药指纹图谱数据库系统设计与实现 [D]. 沈阳：沈阳药科大学，2008.

[58] 闫丽丽，孙国祥，陈晓辉，等. 中药 HPLC 指纹图谱在线专家系统设计与应用 [J]. 中南药学，2008，6（4）：466～470.

[59] 孙国祥，胡玥珊，金杰，等. 中药 X 射线衍射指纹图谱专家系统网络（TCM-XFP-ESG）构建与应用 [J]. 中南药学，2009，7（10）：766～769.

（孙国祥　储甜甜）

第2章
中药指纹测试学

中药指纹测试学是依托现代分析技术获取具有整体性、特征性和稳健性的规范化的中药指纹图谱的分支学科。其任务是完成样品处理方法和检测方法的优化、合理参照物峰的选择、指纹峰的指认与归属。反映总体化学成分的指纹图谱与简捷反映特征活性成分的特征活性指纹图谱的结合，构成了测试时的关注普遍性指纹与特殊性指纹的不同处理方式，扎实地建立中药有效组分提取分离方法并准确地进行结构确证是指纹图谱测试过程的重要步骤，完成明确的峰指认是指纹测试学研究的重要基础。高效液相色谱法（HPLC）是公认的检测中药指纹图谱的主导方法。此外，气相色谱法（GC）和薄层色谱法（TLC）也是中药指纹图谱研究的重要手段，高效毛细管电泳技术（HPCE）由于其高分离效率、高速度、低消耗、无污染，成为检测中药指纹图谱的又一重要技术。此外，光谱、X射线衍射等现代光谱技术也成功地用于中药指纹测试学中。参照物峰是辨认指纹峰的向导，同时起标定系统柱效的作用。指纹峰指认与归属最简单的方法是利用对照品与样品指纹峰保留时间进行比较定性，结合DAD在线紫外光谱可获得进一步的确认结果，以HPLC-MS和GC-MS联用定性鉴定指纹峰成为一种可信的重要方法。随着指纹图谱研究的深入，多维检测技术的联用正普遍受到重视，目的是为获得样品的全信息特征[1]。

2.1 HPLC指纹图谱

2.1.1 HPLC指纹图谱基本特征

中药HPLC指纹图谱是指中药材或中成药经适当处理后，采取HPLC分析手段，得到能够标示该中药原料或中成药特性的共有峰的图谱。指纹图谱一般包含两层含义：①必须反映出该中药材（或中成药）有别于其他任何物质；②对于中药材，指纹图谱还能反映出产地和采收期不同而造成的差异；对于中成药，则能反映出同一产品不同批次间的质量差异，差异越小说明中药材（或中成药）的稳定性越好[2]。

自 20 世纪 60 年代末发展至今，高效液相色谱法（HPLC）因其具有效率高、速度快、精密度与灵敏度高、稳定性重现性好等优点，是各种色谱方法中应用最广的一个方法。在中药研究方面，HPLC 指纹图谱技术应用日益广泛，不仅用于中药的含量测定、品种鉴别和分类以及分离、制备、纯化化合物，还用于中药成分稳定性和加工炮制方法、药材部位、产地、采收季节和储存条件等各方面的研究，已成为中药材和制剂控制质量的重要手段之一。

2.1.2　HPLC 指纹图谱构建[2]

2.1.2.1　HPLC 分离模式

中药 HPLC 法分离模式有反相色谱法（RPC）、正相色谱法（NPC）、梯度洗脱法、离子交换色谱法、分子排阻色谱法（SEC）、手性 HPLC 法等。RPC 比较简单方便，柱性能较好，是应用最广泛的 HPLC 法。在 HPLC 方法建立时，应首先试用 RPC，若初步试验证明样品不适合使用 RPC 分离，则改为 NPC。离子交换色谱法现在主要用于生物来源样品的分离，如氨基酸、肽、核酸等。SEC 是获得聚合物分子量及其分布的基本方法。手性 HPLC 可用于具有不同物理化学性质的非对映异构体的分离[3]。

2.1.2.2　HPLC 指纹图谱方法构建

（1）色谱条件的选择

选择色谱条件时，首先应考虑物质成分能在液相谱中完全显示，即特征峰数要尽量地多，且分离度要好，主要指标成分、活性成分或用于定量的成分的分离度应能达到有效的基线分离。进样量也应适宜（平均吸光度在 0.43 左右），应使最小成分特征峰的峰面积能达到四位数以上。能用等度洗脱就不用梯度洗脱，即使使用梯度洗脱也应尽量采用线性梯度。在保证专属性、重复性的前提下，以选择简单实用，便于实施的试验条件；如果能用通用柱，就不用特殊色谱柱，为了使指纹图谱规范化，最好能根据指纹谱评价的实际，选择标准色谱柱。

除此以外，还应使系统适用性试验、稳定性试验、精密度试验等方法学考察内容符合 HPLC 指纹图谱的要求。

（2）检测器选择

在构建 HPLC 指纹图谱中应用较多的检测器有紫外检测器（UVD）、二极管阵列检测器（DAD）、荧光检测器（FD）、电化学检测器（ECD）、蒸发光散射检测器（ELSD）、示差折光检测器（RID）、液质联用技术等。

（3）对照品选择

选择参照物计算特征峰对参照物峰的相对保留时间和相对峰面积比，以此来考察指纹图谱的稳定性和重复性。

（4）供试品选择

无论中药材或中成药，要建立标准指纹图谱，首先要选择道地、具代表性的样品为研究对象，确定图谱的特征参数。一般来说，中药材最好是选择规模化、规范化种植的品种，且应真实记录所用原料的产地、品种、部位、采集期和加工方法，同时应收集足够多的、不同批次的样本，对图谱特征的重现性进行考察；还应收集一些易混淆或曾出现的伪品依所确定的特征若能加以区别和辨认，则更为理想。建议选择药材产地不低于 4 产地和总计不低于 15 批次的药材来建立标准指纹图谱（药材产地少时可以选择 3 产地总计 15 批次样品）。药材信息应包括种植规模和产地 GPS 定位信息、采集人信息、药材原形图片和药品采集数量。中药复方制剂最好选择古今名方、验方或疗效肯定的医院制剂。中成药指纹图谱的研究，除原料应保证品种正确和质量稳定以外，还必须固定处方组成和用量，确保生产工艺稳定[4]。

（5）制备方法

通过采用适宜的制备方法，将样品中的化学成分提取、富集，是保证指纹分析的前提。一般可根据药材所含成分选定，尽可能考虑对不同成分的兼容性，用不同极性的溶剂 2～3 种制成供试品，供一组图谱综合鉴定应用。具体操作时，选用有机溶剂或水提取不同的化学成分，再利用溶剂萃取、柱色谱等手段，使目标成分富集或与其他成分分离，以有利于分析过程的顺利进行。在建立制备方法时，一般要考察提取溶剂、粗分或精制过程，通过比较，选择可以避免干扰同时又能全面反映成分信息的制备方法，必要时，针对不同种类的成分分别选用不同的制备方法。一般用 75％乙醇或者 75％甲醇超声 30min 提取或者回流提取 2 次各 45min，按照供试液表观浓度 $0.1g \cdot mL^{-1}$（药材质量/体积）。不建议采用固相萃取法而导致损失化学成分含量。

2.1.3　HPLC 指纹图谱数据处理

为了保证结果的准确性，通过对大量样品的指纹谱分析，提取出共有峰，并确定这些共有峰与内标物或对照品的相对保留时间和相对积分面积，利用数据处理，得出参数的变动范围。在中药 HPLC 指纹图谱中，常有以下几种数据处理方法。

（1）直观分析比较

根据图谱外观和所得数据，对供试品与对照指纹图谱的特征进行直观的分析、比较和判断。此法适用于样品的定性快速鉴别或图谱中数据比较少的情况，是目前应用较多的方法之一。

（2）指纹分区法

根据指纹峰出现的集中程度，把指纹图谱分为几个区间，如 1 区、2 区、3 区、4 区等，每个区间出现的指纹峰数易于控制和比对，这可缩小比对范围且易于记忆和查找指纹峰的缺失。指纹分区法是一种快速高效指认和解析中药指纹图谱的方法。

（3）计算机软件分析

基于化学模式识别技术，以标准指纹图谱为比较基础，开发出计算机分析软件。目前《中国药典》收录的"中药色谱指纹图谱相似度评价系统 2.0"已用于中药 HPLC 指纹图谱的研究和实际中药药品标准中。其他还有诸如量化数据比较、化学模式识别技术、化学计量学方法等处理及评价技术。

2.1.4　HPLC 指纹图谱方法开发与应用

2.1.4.1　HPLC 单独应用

HPLC 尤其是反相 HPLC 技术成熟，由于其分离效果好、精密度高、准确性好、分析速度快等优点，广泛用于中药材及其制剂的定性定量分析，被认为是目前检测中药指纹图谱的首选方法。张聪[5]、王耀丽[6] 等建立了红参和醋制青皮 HPLC 指纹图谱的测定条件，为人参和醋制青皮的鉴别和质控提供了实验依据。另有文献[7～11] 利用高效液相-紫外检测（HPLC-UV）、高效液相-蒸发光散射检测（HPLC-ELSD）、高效液相-荧光检测（HPLC-FP）指纹图谱对制何首乌、天山雪莲、七叶皂苷钠、枳壳超微粉甲醇提取物和三七药材进行了测定。如运用二极管阵列检测（DAD）可得到三维图谱，因而适用于成分比较复杂的紫外光区有吸收的药物分析。马百平[12]和沈嘉[13]等采用三维 HPLC 指纹图谱，对双黄连粉针剂和黄连解毒汤制剂进行了质控实验。

2.1.4.2　HPLC 联用技术

将色谱法良好的分离能力与波谱法特有的结构鉴别能力相结合，已成为非常有效的分离、鉴定手段。对于中药复方来说，单用 HPLC 指纹图谱来表征困难很大。采用色谱联用技术建立多维多息特征谱，可良好地解决如何体现中药复方制剂的整体性和复杂性的难题。目前最常用的色谱联用技术是高效液相色谱（或毛细管电泳)-二极管阵列检测器-质谱-质谱联用方式（HPLC 或 CE-DAD-MS-MS）所得的多维指纹图谱。国内外已有大量相关文献报道了液质联用对中药材和中成药的质控技术。何晓国[14]对近年来国外 30 多种植物药有效成分的定性分析研究进行综述，其中的定性分析研究应用了高效液相-(二极管阵列检测)-质谱联用［HPLC-(DAD)-MS］、高效液相-质谱联用（LC-MS）及碰撞诱导解离（CID）、碰撞活化解离（CAD）MS 等多种先进的联用检测方法。戴德舜等[15,16]利用 HPLC-MS 对桂枝汤 A 部分的双向调节样品与单向升温样品进行了指纹图谱的确定，并比较了二者的差异，对桂枝汤 A 部分产生双向调节作用的物质基础进行了初步探讨。尚有利用高效液相-蒸发光散射检测（HPLC-ELSD）和电喷雾电离质谱（ESI-MS）法建立麝香保心丸化学指纹图谱的报道。

2.1.5　HPLC 指纹图谱面临的问题

中药是天然产物，中药活性成分都是次生代谢产物，本身就有内在的不稳定性，加之种植资源、药材产地、炮制工艺以及贮存条件不同等因素，即使同一品种的药材内在质量也很难稳定，这就给指纹图谱建立带来了更多的复杂性和不规范性。要将这些不稳定因素降到最低，这就要求实施中药材规范化种植，制订客观规范、科学准确的评价标准以保证药材质量的稳定。

实验条件对图谱的制备影响较大，即使同一处方和工艺，由于色谱条件和仪器设备不同产生的图谱也会不同，这给标准指纹图谱建立带来了困难。缺少对照品和对照实验又无法保证获得标准指纹图谱实验条件的一致性，两者之间的差异可能使实验方法的重现性受到影响。因此，应该在有足够的样本数量，优化的色谱条件并提供足够的色谱信息，对实验仪器在规范的条件下建立"标准图谱"。指纹图谱的解析也是研究中的一大难点，常用的直观比较分析虽然方便但缺点较多，现在虽然有不少方法可进行分析解析，但其准确性和规范性还有待进一步研究。

另外，我们还无法解析出指纹图谱中某一峰或某一段峰所代表的药理作用，指纹图谱与药效、工艺研究相结合，才能发挥评价疗效的作用。但指纹图谱与中医理论指导下的药效结合难以近期解决，一者是因为中药指纹图谱本身的研究还有许多问题需要解决，二者是因为目前绝大部分药理药效实验还难以和中医理论结合，这也是中药指纹图谱所面临的问题之一。

▶ 2.2　GC指纹图谱

2.2.1　GC 指纹图谱基本理论

气相色谱法（GC）的研究工作起始于 20 世纪 50 年代，经过半个多世纪的不断发展完善，已经成为一门分离分析科学，广泛应用于各个领域。在药物分析方面，气相色谱法已成为有关物质的检查、原料药和制剂的含量测定、中草药成分分析、药物的纯化与制备的一种重要手段。在中药质量现代化的研究中，应用气相色谱法建立指纹图谱技术，对含有挥发性成分、主要成分为脂肪酸类的药材和挥发油等的质量控制有着不可替代的作用，且效果十分理想。

2.2.1.1　GC指纹图谱（GC-FP）的概念

GC-FP指在相同色谱条件下，不同品种，即使是不同产地、不同采收期的相同品种，其色谱图表现不一，即不同组分分离出峰时间不同。根据这一特点，可用气相色谱峰的相对保留值及其相应的相对峰面积构成各样品的气相色谱相对保留指纹图谱。

2.2.1.2　GC指纹图谱的适用范围

GC指纹图谱多用于中药中挥发性成分如蒎烯、龙脑、芳樟醇、柠檬烯的测定，也可用于分析经衍生化反应后中药的其他成分，如生物碱类、脂肪类、内酯类、酚类、糖类等药物。

2.2.2　GC指纹图谱应用[17]

2.2.2.1　GC指纹图谱对药材质量控制

运用西药以单一成分来控制药材质量的方法对传统中药材进行质量控制，显然有悖于中医药理论的基础，但因为即使单味药材也是其所含的多种化学成分协同发挥作用的。因此，测定任何一种活性成分都不能说明其内在质量，更不能作为指标成分。指纹图谱就是通过对被测物质的多个成分的测试，建立相应参数从而达到对药材中间体及其制剂质量控制的目的。GC适用于挥发性成分的测定。目前已有多种具有挥发性成分的中药材建立了GC指纹图谱，为这些药材的品种鉴定和质量控制建立了一种快速有效的方法。

2.2.2.2　用GC指纹图谱整体特征鉴别药材原料

石菖蒲和水菖蒲从外观以及显微镜下很难被鉴别，两者作为药材菖蒲经常被混用。唐洪梅[18]用气相色谱-质谱（GC-MS）方法分析了石菖蒲、水菖蒲挥发油的指纹图谱。结果发现，石菖蒲挥发油中除β-细辛醚相对含量最高外，相对含量较高的成分还有α-细辛醚、顺式甲基异丁香酚、榄香素（烯）、反式甲基异丁香酚、菖蒲二烯、石竹烯、柏木烯等；水菖蒲挥发油中检出了4个主要成分，即β-细辛醚、顺式甲基异丁香酚、α-细辛醚和没药醇。因此，石菖蒲、水菖蒲两种药材可用GC指纹图谱整体特征来鉴别。

2.2.2.3　GC指纹图谱区分药材优劣

钱浩泉等[19]对道地药材高良姜（广东海康、徐闻）及云南、福建、广西、海南、四川、上海市场商品共10种，以及其同属近缘品种红豆蔻（即大高良姜）、益智仁、草豆蔻及距花山姜的根茎进行气相色谱分析。建立高良姜所含挥发油类成分GC指纹图谱的研究方法，以鉴别高良姜的质量优劣。结果发现道地药材高良姜及不同地区收集的市场商品具有相当稳定的、相似程度很高的指纹图谱，与混淆品有明显区别。

2.2.2.4　GC指纹图谱控制中成药质量

中成药制剂一般由多味中药组成，其化学成分相当复杂。近年来，对一些主要由含挥发性成分组成的中成药建立了GC指纹图谱。例如魏刚[20]采用GC-MS对部分中药复方制剂进行鉴别研究，发现单味药材中的挥发性特征成分或主要成分在全方总离子流图中均可检出，以其出峰先后及相对含量为特征，构成了复方制剂的 GC-MS 指纹图谱。指纹图谱中特征成分的相对含量保持稳定更能有效控制制剂产品质量，复方制剂 GC-MS 指纹特征图谱的建立是提高中药复方制剂质量标准的有效途径之一。

2.2.3 GC 指纹图谱应用前景

气相色谱法不仅可以分析气体样品，而且可以分析易挥发或可以转化为易挥发的液体和固体样品。采用程序升温色谱时，可测定液体、固体样品中各馏分。该法不但可用来分析有机物，而且可分析无机物，如将有些挥发性无机物转化为挥发性的卤化物或金属络合物后进行分析。对于硫酸、磷酸等无机酸与硅酯化试剂反应生成硅酯衍生物后进行分析。此外，气相色谱法不但可以分析易挥发、低沸点的物质，而且能分析某些易挥发或不挥发、高沸点的物质。

毛细管气相色谱的发展及气-质联用（GC-MC 或 GC-MSD）、气-红联用（GC-FTIR）技术应用，不仅拓宽了气相色谱技术的应用范围，还能通过图谱得到更多信息，再有结合计算机技术如模式识别用于中药材和中成药的真伪鉴别及质量控制。总之，气相色谱技术在中药指纹图谱中的应用，目前还仅限于一些含挥发性成分中药的质量控制，如金银花[21]、降香[22]等多种具有挥发性成分的中药均建立了 GC 指纹图谱。对于中药指纹图谱来说，可采用 GC 建立起挥发性成分的指纹图谱，用其他技术建立起非挥发性成分的指纹图谱，用多张代表不同有效部位的指纹图谱来实现中药的质量控制。例如，白军超等[23]建立了一种用于烟草样品中挥发性、半挥发性成分分析的液相色谱-毛细管气相色谱/质谱（LC-CGC/MS）离线联用方法；孙汝明[24]采用液相、气相、薄层三种色谱方法建立感冒清热颗粒质量的评价性研究方法。这是当前气相色谱技术在中药指纹图谱中最普遍的应用方式。随着 GC 的各种技术条件的发展，气相色谱技术在中药指纹图谱中的应用会更加广泛。

2.3 TLC指纹图谱

2.3.1 TLC 指纹图谱的基本特征

TLC 指纹图谱是指采用薄层扫描法，将各成分斑点转换成不同的色谱峰，在薄层扫描图上显示出来，通过评价不同样品中各色谱峰的相对比移值、峰高、峰面积及峰面积之间的相对比值等的相对稳定性来达到指纹图谱对中药质量的总体控制[25]。

薄层色谱技术（TLC）因其具有分离速度快、设备简单、操作方便、对显色剂选择性广以及制备薄层载样量大等优点而被应用于中药材及中成药的鉴别，该方法的一大优势是能提供直观形象的可见光或荧光图像，即比柱色谱多了色彩这一可比参数。使用数码摄像设备在专用灯箱中对薄层层析板上样品进行彩色图像摄录，如配有积分软件，可以对薄层色谱斑点颜色、斑点数量、斑点相对位置、斑点顺序、斑点大小与光密度进行相似度比较。特征图像非常直观、专属性明显、判断速度快，非常适合基层日常分析与现场检验使用[26]，并已收载于《中国药典》，成为一种法定分析方法。随着薄层色谱技术的不断发展完善，自动薄层涂布器、自动点样器、自动展开系统以及自动薄层色谱扫描仪等相继问世并得到广泛应用，共同促进了薄层色谱的自动化进程，也大大提高了薄层色谱技术定性分析的可靠性和定量分析的精密度和准确度。目前，应用薄层色谱法建立指纹图谱技术在控制中药材及中成药质量方面起到了积极的作用。

2000 年以后，TLC 分析不再是应用单一的技术，出现了光谱-色谱技术联用、色谱-色谱技术联用等新的分析技术。应用 TLC-FT-SERS 技术，对医治心脑血管疾病的天然药物钩藤中的主要有效成分钩藤碱实现高灵敏的分离和特征拉曼光谱检测。在硅胶色谱板的钩藤碱斑点原位，滴洒灰银胶，可直接测得 FT-SERS 光谱。随着 TLC 检测指纹图谱技术的逐渐完善，研究领域也扩展到中成药、中药制剂、中药有效部位等方面。

2.3.2　中药指纹图谱对薄层色谱法的要求[25]

薄层色谱法一般采用常规硅胶预制薄层板或高效预制薄层板，必要时也可选用聚酰胺薄膜板或纤维素薄层板等。展开剂的选择至少须做三种不同展开剂的比较，斑点的检测也可采用可见光、紫外光或荧光猝灭法，以获得更多的信息。斑点扫描可应用多波长扫描，再进行比较、分析。另外，需注意观察温度或相对湿度对色谱行为的影响。研究过程中，应尽量把主要活性成分显示出来，这在中药质量控制中更具意义。薄层色谱指纹图谱宜在同板将"标准提取物"与供试品平行比较，即每一薄层板必须有"随行对照用提取物"或相应的参照物。显色剂分为通用显色剂和专属显色剂，结合使用可在一个色谱条件下得到的指纹图谱获取成分类别的信息，如生物碱、黄酮类、甾体类、香豆素类等，专用的显色剂可以直观地显示各自的特征。

薄层板为一次性器材，不同厂家的商品预制薄层板质量不可能一致，手工自制的薄层板只能供筛选实验条件使用，用确定的条件制作指纹图谱时必须用有质量保证的商品预制薄层板。图谱摄像时如用数码相机，像素应在 2000000 像素以上，荧光色谱须在薄层色谱专用的紫外光灯箱下加滤光片拍摄。如有相应的积分软件，可立即生成轮廓扫描图。

2.3.3　中药 TLC 指纹图谱研究与应用

在中药指纹图谱研究中，薄层色谱是可以提供大量信息的方法之一，但对其色谱的质量应进行精心研究，薄层色谱绝大多数为正相色谱，操作简单、快速，可同时比较、鉴别多种样品，独具特色。经数据处理，可得出各样品积分值，适合原料药材的图谱分析。例如人参、西洋参、三七同属 Panax 属，均含人参皂苷类成分，在优化的规范操作条件下得到的薄层色谱荧光彩色图像可以在同板上形象地比较各样品的异同。但由于受到薄层板的质量和开放式层析系统或需显色的斑点的显色剂用量、加热条件等外界因素的影响，实验结果易产生一定的误差。因此，薄层色谱法在中药指纹图谱研究中的应用还须进一步加强研究[25]。下面以苦参特征成分薄层色谱指纹图谱研究为例来介绍 TLC 在中药指纹图谱研究中的应用[27]。

2.3.3.1　材料与方法

(1) 仪器与试药

微量毛细管，自制硅胶薄层板 5cm×20cm×0.5mm。

甲醇，氯仿，氨水，冰醋酸，无水乙醇，去离子水，苦参碱，氧化苦参碱。10 批苦参的产地为：S1 辽宁凌源市宋丈子镇高丈子村、S2 辽宁凌源市宋丈子镇范丈子村、S3 辽宁凌源市宋丈子镇侯丈子村、S4 辽宁凌源市宋丈子镇北沟村、S5 辽宁凌源市沟门子镇、S6 辽宁凌源市三十家子镇、S7 辽宁凌源市大河北乡、S8 辽宁凌源市刀尔登镇、S9 辽宁凌源市杨丈子镇、S10 辽宁凌源市大王丈子乡。

（2）样品溶液的制备

①苦参碱对照品溶液　精密称取苦参碱对照品适量，用乙醇制成 0.50mg·mL⁻¹苦参碱对照品溶液，摇匀，即得。

②氧化苦参碱对照品溶液　精密称取氧化苦参碱对照品适量，用乙醇制成 0.50mg·mL⁻¹的氧化苦参碱对照品溶液，摇匀，即得。

③供试品溶液制备　将苦参药材粉末于 60℃干燥 40min，取 5.0g，精密称定，加水 50mL，回流提取 2h，过滤，残渣加水 40mL 继续回流 1.5h，合并两次滤液，减压浓缩至 20mL，加乙醇至 80%（V/V）醇沉 24h，减压蒸干溶液，最后用乙醇定容至 10mL，摇匀，作供试液。

（3）薄层板制备

取硅胶 G 按（1∶3）比例加 0.5%CMC-Na 溶液，混匀，手动铺板，铺成 10cm× 20cm×0.5mm 薄层板，置于烘箱 110℃活化 30min，置于干燥器中备用。

（4）显色剂制备

改良碘化铋钾显色剂的配制：将次硝酸铋 0.85g 溶于 10mL 冰醋酸，加 40mL 水混匀；碘化钾 8g 溶于 20mL 水。使用时取二者各 5mL 加 20mL 冰醋酸、60mL 水混合，摇匀备用。

（5）薄层色谱条件

硅胶 G 板，板厚 0.5mm；展开剂：氯仿-甲醇-浓氨水（50∶5.5∶0.2）展开；显色剂：改良碘化铋钾试液；显色：展距约 8cm 后，取出，晾干，喷显色剂待斑点显色清晰，在薄层板上覆盖同样大小的玻璃板，周围用胶布固定，放置 1h。

2.3.3.2　实验结果

根据数字图像处理技术原理，应用 VB.NET 2003 语言作为前台开发工具，以 Access 为后台数据库，研究开发了薄层色谱指纹成像系统，专门用于中药材的定性定量分析，生成指纹图谱并计算批间相似度。苦参薄层图像见图 2-1，经过二值化处理后的图像如图 2-2 所示，生成的色谱图如图 2-3 所示，实验所得数据如表 2-1 所示。

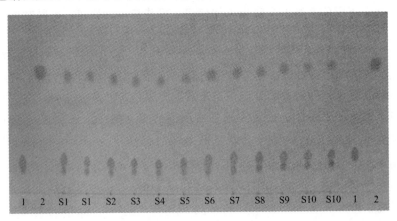

图 2-1　苦参特征成分薄层指纹图谱

S1~S10—不同产地苦参药材；1—氧化苦参碱；2—苦参碱

通过软件计算结果显示，10 批不同产地苦参的双定性相似度 S_F、S_F' 均大于 0.980，双定量相似度 C、P 除 S4、S5 号苦参外均在 85%～120% 之间，说明其余八批苦参药材是合格药材。由此可见，本节所建立的苦参 TLC 指纹图谱测定方法具有良好的精密度和重复性，为其质量控制提供了一种新参考。

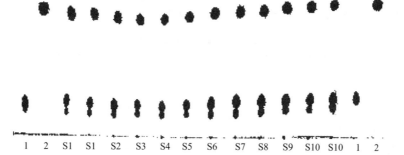

图 2-2　软件处理后的苦参特征成分薄层指纹图谱

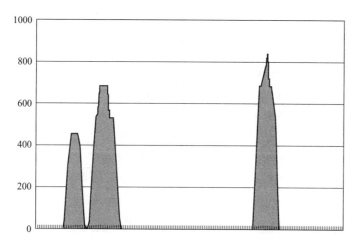

图 2-3　软件生成的苦参特征成分薄层扫描指纹图谱

表 2-1　测得的苦参数据

参数	S1	S2	S3	S4	S5	S6	S7	S8	S9	S10	AVG
成分 1	3200	3400	3500	3700	3400	4400	5200	5400	5400	4600	4220
氧化苦参碱	6800	9300	7300	6000	6500	6600	8500	9800	9900	9100	7980
苦参碱	10500	9800	8900	7900	7500	8500	9800	10100	10000	10300	9330
S_F	0.989	0.995	0.999	0.998	1.000	0.997	0.999	0.998	0.997	1.000	1.000
S_F'	0.986	0.989	0.998	0.998	1.000	0.995	0.997	0.998	0.997	1.000	1.000
$C/\%$	98.3	106.8	92.6	81.4	80.8	89.3	107.5	115.8	115.8	111.6	100.0
$P/\%$	94.1	104.0	91.4	81.6	80.8	90.3	109.0	117.2	117.2	111.5	100.0

2.4　HPCE指纹图谱

2.4.1　HPCE 的分离模式

毛细管电泳（Capillary Electrophoresis，CE），也称为**高效毛细管电泳**（High Performance Capillary Electrophoresis，HPCE）是一种高效分离分析技术，以高压电场为驱动，毛细管为分离通道，依据样品中各组分淌度和分配行为上的差异而实现分离。该技术具有灵敏度高、柱效高、分析速度快、所需样品量少、溶剂消耗少和抗污染能力强等优点。不仅适用于生物大分子如核酸、多肽、蛋白质等的分析，在中药有效成分分析方面也显示出一定优势。毛细管电泳的分离模式及分类见表2-2，高效毛细管电泳实验装置见图2-4。

表 2-2　毛细管电泳的分离模式及分类[28]

编号	类型	名称	注释
Ⅰ	电泳型	毛细管区带电泳(CZE)	管内只填 pH 缓冲溶液
		毛细管凝胶电泳(CGE)	管内填聚丙烯酰胺等凝胶
		毛细管等电聚焦电泳(CIEF)	管内填充 pH 梯度介质
		毛细管等速电泳(CITE)	通常采用不连续(自由溶液)电泳介质
Ⅱ	色谱型	填充毛细管电色谱(PCEC)	管内填充各种色谱填料
		空心毛细管电色谱(OTCEC)	毛细管内壁涂有各种所需色谱固定相,管内只填 pH 缓冲溶液
		胶束电动毛细管电色谱(MECC)	在 CZE 缓冲液中加入表面活性剂使成胶束
		微乳液电动毛细管电色谱(EECC)	使用水包油缓冲体系
Ⅲ	联用型	毛细管等速电泳-区带电泳(CITE-CZE)	CITP 用于样品浓缩
		亲和毛细管电泳(ACE)	增加分离选择性
		毛细管电泳-质谱(CE-MS)	MS 用于定性
		毛细管电泳-核磁共振(CE-NMR)	NMR 用于定性
		预柱毛细管电泳(PCCE)	预柱用于样品浓缩
		毛细管电泳-激光诱导荧光(CE-LIF)	具单细胞、单分子分析潜力
Ⅳ	其他	阵列毛细管电泳(CAE)	利用一根以上的毛细管进行 CE 操作
		芯片毛细管电泳(CCE)	利用刻制在载玻片上的毛细管通道进行电泳

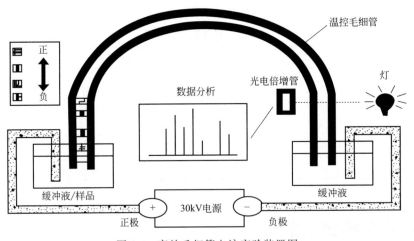

图 2-4　高效毛细管电泳实验装置图

　　与抛物线流型（或称"层流"）相比，扁平流型属于扁平流或称"塞流"，示意图见图 2-5。扁平流型不会引起样品区带的增宽，这是可以获得高分离度和高柱效的一个重要原因。

2.4.1.1　毛细管区带电泳[29]

(1) 基本原理

① 电渗效应与电渗淌度　在熔融毛细管内壁的 Si-OH 解离为硅氧基阴离子(Si—O—)⁻

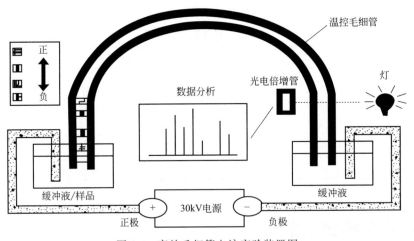内标签文本（此为图内标注）

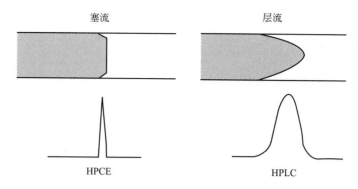

图 2-5　高效毛细管电泳（HPCE）与高效液相色谱（HPLC）管内流型与图谱峰形对比

与 H^+。H^+ 与 H_2O 结合生成 H_3O^+。由于硅氧基吸引了缓冲溶液中的阳离子，而在毛细管内壁表面形成双电层。双电层外缘的扩散层中的阳离子被电场阴极吸引导致背景电解质缓冲溶液向阴极流动，形成电渗流，这种现象称为**电渗效应**（Electroosmosis），双电层的扩散层与溶液内部的电位差称为 ζ 电位。电渗流的迁移速度 v_{eo} 与电压、ζ 电位等有关。为了便于比较，通常用单位电场强度下的电渗流速度——**电渗淌度（μ_{eo}）**描述电渗流的速度。电渗淌度与 ζ 电位和背景电解质的黏度有关，如式(2-1) 所示：

$$\mu_{eo}=\frac{v_{eo}}{E}=\frac{\varepsilon\zeta}{\eta} \tag{2-1}$$

式中，v_{eo} 为电渗流的迁移速度；E 为电场强度（电压）；η 与 ε 分别为背景电解质的黏度与介电常数。

② 表观淌度　在毛细管电泳中离子被观测到的淌度是离子的电泳淌度（μ_{ep}）和背景电解质溶液的电渗淌度（μ_{eo}）之和，称为表观淌度，即：

$$\mu_{app}=\mu_{ep}+\mu_{eo} \tag{2-2}$$

由于电渗淌度 μ_{eo} 恒大于 0，带正电荷的阳离子的 $\mu_{ep}>0$，故其 μ_{app} 总为正，向阴极移动。而带负电荷的阴离子其电泳方向指向阳极，与缓冲溶液的电渗流方向相反，故电泳淌度 $\mu_{ep}<0$。

表观淌度 μ_{app} 的符号视其电泳淌度与介质电渗淌度的大小而定。对中性分子，一般情况其电泳速度为 0，跟随介质电渗流向阴极移动。一般规律如下：

$$阳离子 \mu_{app}=\mu_{ep}+\mu_{eo}$$
$$中性分子 \mu_{app}=\mu_{eo}$$
$$阴离子 \mu_{app}=\mu_{eo}-\mu_{ep}$$
$$\mu_{app}(阳)>\mu_{eo}>\mu_{app}(阴)$$

表观淌度（μ_{app}）的计算式为：

$$\mu_{app}=\frac{v}{E}=\frac{L_d/t}{V/L_t} \tag{2-3}$$

式中，v 是某质点的电泳速度（或迁移速度）；E 是电位梯度；L_d 是从进样口到检测器的有效毛细管柱长度；L_t 是毛细管柱总长度；V 是电压；t 是迁移时间。若 v 是阳离子的迁移速度，则 μ_{app} 是阳离子的表观淌度。若 v 是阴离子的迁移速度，则 μ_{app} 是阴离子的表观淌度。若式中 v 是中性分子的迁移速度，则 μ_{app} 是背景电解质的电渗淌度。由此可见，组分的电渗淌度与其荷电情况及背景电解质的性质密切相关，电渗淌度对于电泳的分离状况影响甚大。

(2) 应用实例

实例 2-1　复方甘草片的毛细管区带电泳研究[30]

在紫外检测波长为 228nm、电压为 14kV、背景电解质为 50mmol·L^{-1} 硼砂溶液、内标为氢氯噻嗪的条件下，用毛细管区带电泳法对复方甘草片中的甘草酸、甘草次酸、吗啡和苯甲酸钠进行定量分析（图 2-6）。结果显示甘草酸、甘草次酸、吗啡和苯甲酸钠的相对峰面积（组分与内标的峰面积之比）与各自的质量浓度之间呈良好的线性关系。该方法简便、快速、准确。

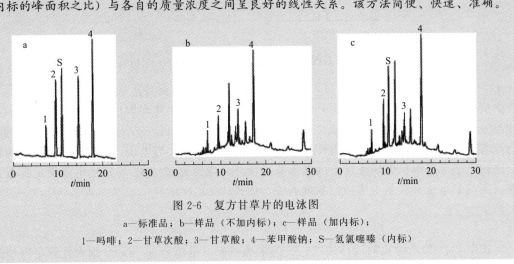

图 2-6　复方甘草片的电泳图

a—标准品；b—样品（不加内标）；c—样品（加内标）；

1—吗啡；2—甘草次酸；3—甘草酸；4—苯甲酸钠；S—氢氯噻嗪（内标）

2.4.1.2　胶束电动毛细管色谱[29]

(1) 基本原理

胶束电动毛细管色谱（Micellar Electro-Kinetic Capillary Chromatography，MEKC 或 MEKCC）是在背景电解质缓冲溶液中加入离子型表面活性剂。当表面活性剂的浓度足够大，达到或超过临界胶束浓度（CMC）时，则表面活性剂的单体就结合在一起，形成球状胶束。"胶束相"相当于"准固定相"，组分在水相与胶束相间形成分配平衡，当胶束相与水相的性质一定时，分配系数的大小取决于组分（中性分子）的性质。由于负胶束在电泳时，向阳极迁移与电渗流逆向泳动，因其速度小于电渗流速度，因而缓慢随电渗流向阴极迁移。组分在两相中的分配系数 K_{mw} 可表示为：

$$K_{mw} = \frac{C_m}{C_w} \qquad (2\text{-}4)$$

式中，C_m 与 C_w 分别是组分在胶束相和水相的浓度。因此，组分的分配系数越大，迁移速度越慢。因此，不同性质的中性分子可在胶束电动毛细管色谱中被分离。而在毛细管区带电泳法中，不论中性分子的性质如何，它们的迁移速度一律等于电渗流的速度，因而无法分离。

由于胶束相在电场中泳动（电动），分离机制是依据中性分子的分配系数的差别而产生的色谱分离行为，因此称为**胶束电动毛细管色谱法**。因为 MEKCC 具有色谱与电泳两种分离行为，所以有很好的选择性。同时，由于有各种阴、阳离子表面活性剂可供选择，因此，可广泛用于各种类型样品的分离。胶束电动毛细管色谱的分离机制如图 2-7 所示。

(2) 表面活性剂

胶束电动毛细管色谱所使用的表面活性剂分为**阴离子表面活性剂**和**阳离子表面活性剂**两类。阴离子表面活性剂在水溶液中可形成负胶束；而阳离子表面活性剂则形成正胶束。在毛细管电泳中最常用的是形成负胶束的表面活性剂，如十二烷基硫酸钠 SDS，

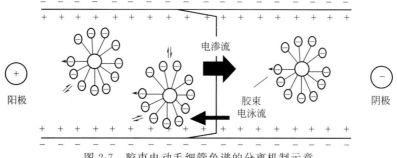

图 2-7 胶束电动毛细管色谱的分离机制示意

$CH_3(CH_2)_{10}CH_2OSO_3Na$，其临界胶束浓度 $CMC = 8.1 \times 10^{-3} mol \cdot L^{-1}$，聚集度为 62。十二烷基硫酸钠形成负胶束的示意如图 2-8 所示。

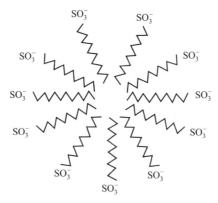

图 2-8 十二烷基硫酸钠形成负胶束的示意

常见的阳离子表面活性剂十六烷基三甲基溴化铵（CATB）的临界胶束浓度 $CMC = 9.2 \times 10^{-4} mol \cdot L^{-1}$，聚集度为 61。

（3）应用实例

实例 2-2 苦参 HPCE 数字化指纹图谱研究[31]

苦参 HPCE 的色谱分离条件 背景电解质：30mmol $\cdot$ L^{-1} 硼砂（含 10mmol $\cdot$ L^{-1} SDS）；检测波长：205nm；运行电压：12kV；重力进样：20s（进样高度 8.5cm）。

苦参的毛细管电泳指纹图谱如图 2-9 所示。

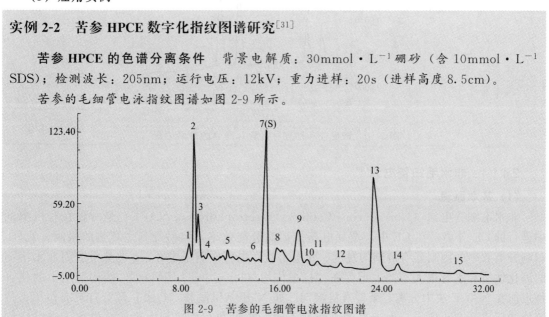

图 2-9 苦参的毛细管电泳指纹图谱

2.4.1.3 环糊精电动毛细管色谱[29]

(1) 基本原理

环糊精电动毛细管色谱 （Cyclodextrin Electrokinetic Capillary Chromatograpy; CDEKC 或 CDEKCC）是一种采用 β-环糊精修饰的胶束电动毛细管色谱法。环糊精（Cyclodextrin，简称 CD）是直链淀粉在由芽孢杆菌产生的环糊精葡萄糖基转移酶作用下生成的一系列环状低聚糖的总称，通常含有 $6\sim12$ 个 D-吡喃葡萄糖单元。其中研究得较多并且具有重要实际意义的是含有 6、7、8 个葡萄糖单元的分子，分别称为 α-、β- 和 γ-环糊精。将适量的环糊精作为准固定相，加入电泳的缓冲溶液中，则构成环糊精电动毛细管色谱法的流动相。由于构成环糊精分子的每个 D-(+)-吡喃葡萄糖都是椅式构象，各葡萄糖单元均以 1,4-糖苷键结合成环糖苷键且不能自由旋转，因而环糊精是略呈锥形的圆环，其孔径由 CD 环的大小决定。穴唇口有亲水性的羟基，而穴内较疏水。CD 环的大小与待分离分子的立体结构及极性基团的取向，决定了该分子与环糊精的镶嵌关系。在电泳过程中，环糊精逆电渗流而动，但由于其电泳淌度较小，最终仍随电渗流流向阴极。被分离的手性分子与环糊精镶嵌的越紧密，则电泳淌度越慢，反之越快。根据镶嵌程度的差异而达到分离的目的。

(2) 应用实例

实例 2-3　环糊精电动毛细管胶束色谱同时分离检测橙皮苷和柚皮苷对映体[32]

电泳条件　背景电解质：60mmol·L^{-1}胆酸钠，30mmol·L^{-1}羟丙基-β-环糊精，20mmol·L^{-1} NaH_2PO_4-100mmol·L^{-1} NaOH [pH=9.0，97%(V/V)]，3%(V/V)甲醇。运行电压：25kV。

橙皮苷和柚皮苷混合标准品的分离结果如图 2-10 所示。

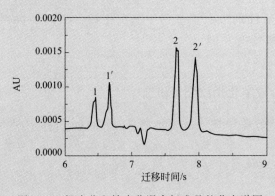

图 2-10　橙皮苷和柚皮苷混合标准品的分离谱图

2.4.1.4 非水毛细管电泳[33]

(1) 基本原理

非水毛细管电泳（Non-aqueous Capillary Electrophoresis，NACE）是一种在有机溶剂中进行的 CE 分离。在 CE 中，增加电压能提高分离效率，但易受到焦耳热的限制。此外，影响分离效率的因素还有溶剂的黏度、介电常数、电解质离子半径、ζ 电势等。而非水溶剂的理化性质与水有很大不同，不存在"拉平作用（Levelling Effect）"，结构差别小的化合物也能在 NACE 法中分离，某些有机溶剂（如 N-甲基甲酰胺）与水一样有自解离作用，待测物能形成溶剂化离子。由于离子水溶性不同，在水和有机溶剂中形成有效离子半径也不同。离子溶剂化作用的改变可用于调节选择性，表现为相对迁移顺序不同，如卤素离子在甲醇中与在水中的迁移顺序相反。此外，在 NACE 中离子对的形成能提高某些难溶于水的物质的溶解性，减少憎水物质在毛细管内壁的吸附，所以选用不同电解质也能改变分离的选择性。

NACE 中常用的手性选择剂大致可分为以下几种类型：①环糊精（CD）及其衍生物；②大环抗生素类；③离子对手性选择剂；④其他手性选择剂。

（2）应用实例

实例 2-4 非水毛细管电泳法分离 14 种氨基醇类手性药物

电泳条件 背景电解质为 200mmol·L^{-1} D-(＋)-葡萄糖酸-δ-内酯、80mmol·L^{-1} 硼酸、57.4mmol·L^{-1} 三乙胺的甲醇溶液；运行电压为＋15kV；检测波长为 214nm。

D-(＋)-葡萄糖酸-δ-内酯-硼酸配合物作为手性选择剂在优化条件下分析对映体的电泳图谱如图 2-11 所示。

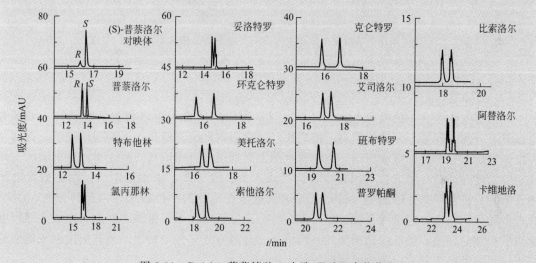

图 2-11　D-(＋)-葡萄糖酸-δ-内酯-硼酸配合物作为
手性选择剂在优化条件下分析对映体的电泳图谱

2.4.1.5　毛细管电色谱

（1）基本原理

毛细管电色谱（Capillary Electro Chromatography，CEC）是在毛细管中填充或在毛细管壁涂布、键合色谱固定相，用电渗流或电渗流结合压力流来推动流动相的一种液相色谱法，是高效液相色谱法和高效毛细管电泳的有机结合。它不仅克服了液相色谱中压力流本身流速不均匀引起的峰扩展的问题，而且峰扩展只与溶质扩散系数有关，从而获得了接近于毛细管电泳水平的高柱效，同时还具备了液相色谱的选择性。毛细管电色谱法可分为：加液压电色谱法（简称加压电色谱法）与不加液压电色谱法（简称不加压电色谱法）。前者由液压及电压驱动流动相，后者只用电压驱动流动相（电渗泵）。毛细管电色谱法靠组分的分配系数（色谱行为）和电泳淌度（电泳行为）的差别而分离，因此具有更好的选择性。在中药指纹图谱分析中，毛细管电色谱法越来越引起人们的注意，并有一定程度的应用。

（2）应用实例[34]

实例2-5　毛细管电色谱法测定槐花、槐角中总黄酮含量

电泳条件　背景电解质为 NaH_2PO_4 和 Na_2HPO_4 浓度均为 $8mmol \cdot L^{-1}$ 的溶液（pH 为 8.02）；运行电压为 12kV；紫外检测波长为 254nm；重力进样时间为 8s（12cm 液压差）。

毛细管电色谱法测定槐花、槐角中总黄酮含量的电泳图谱如图 2-12 所示。

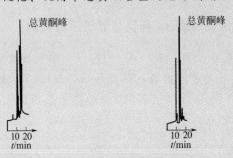

图 2-12　槐花样品溶液电泳谱图（左）与槐角样品溶液电泳谱图（右）

2.4.2　HPCE 的特点

毛细管电泳综合了色谱和电泳的特点。与常用的高效液相色谱相比（表 2-3），毛细管电泳具有分离时间短、分离效率高、适应性广、检测限低、进样量小、溶剂消耗少、自动化程度高等优点；与传统电泳相比，毛细管电泳主要特点有：①四高，高效率、高灵敏度、高速度、高度自动化；②二少，用样少、运行成本少；③一广，应用范围广。在毛细管电泳中，常规分析可用紫外检测器（UV）。毛细管电泳在药物的手性拆分，中药的分离，DNA 片段的筛分、定性、定量或分类，以及蛋白质分离分析中显示了极强的能力。高效毛细管电泳以其极高的柱效和极低的试剂消耗及污染小、分离方式多样的特点，使其应用领域越来越广泛，是一种极为有发展前途的绿色方法。

表 2-3　毛细管电泳与高效液相色谱比较

异同	比较项目	毛细管电泳	高效液相色谱
不同点	分离原理	基于组分在载体电解质中的迁移速度的不同	基于组分在流动相和固定相分配系数不同
	分离模式	自由溶液毛细管电泳，胶束电动毛细管色谱，毛细管凝胶电泳，毛细管等电聚焦电泳，毛细管等速电泳	正相色谱，反相色谱，亲和色谱，离子色谱，凝胶色谱
	分离柱	细内径毛细管，内装不同载体电解质	色谱柱，内装不同固定相
	进样方式和进样体积	静压力差或电迁移进样，一般为几到几十纳升	微量注射器或六通阀进样，一般为几十到几百微升
	溶质驱动系统	直流高压电源	泵驱动流动相
	采用毛细管目的	a. 有效的散热 b. 使径向温度梯度更小	a. 消除涡流扩散 b. 缩短在流动相中的传质过程
	柱效	70 万理论板/米，大分子更大，尤其生物大分子可达 3000 万理论板/米，能检测到单分子或单细胞水平	一般为 25 万理论板/米，对大分子则更小

异同	比较项目	毛细管电泳	高效液相色谱
不同点	柱子价格	一支100cm长毛细管最多100元人民币,可重复使用多次	几百美元到一千美元,且易污染,易失效
	分离液	在水溶液介质中进行,不污染环境	常在含有机溶剂(如甲醇等)介质中进行,易造成环境污染
相同点	检测器	两者均采用紫外、荧光电化学等检测器,但由于采用在柱检测,光径长度短,灵敏度和线性范围不如HPLC	
	定性定量方法	CE的定性定量方法与HPLC相同,采用出峰时间定性,峰面积或峰高定量	
	柱效和分辨率	柱效和分辨率计算方法相同	

2.4.3 分离条件的选择

2.4.3.1 基本操作条件选择

为在短时间内获取尽可能丰富的指纹信息和实现尽可能有效的 HPCE 分离,我们对实验参数如样品的提取溶剂、运行电压、检测波长以及用于样品分离的缓冲系统进行了调查。选取分离量指数 *RF*、信息量指数 *I*、色谱指纹图谱指数 *F* 为目标函数,对 HPCE 的试验参数进行考察、优化,三者数值越大说明实验条件越理想。

实例2-6　复方铝酸铋片的 HPCE 的试验参数考察

不同实验条件下分析复方铝酸铋片的 HPCE 分离效果[35],由图 2-13 可知,甲醇、250nm 和 12kV 的 *RF* 值高于其他条件的 *RF* 值,因此,可以确定最佳实验参数:以甲醇为样品的提取溶剂,250nm 为 HPCE 的分析波长,12kV 为运行电压。

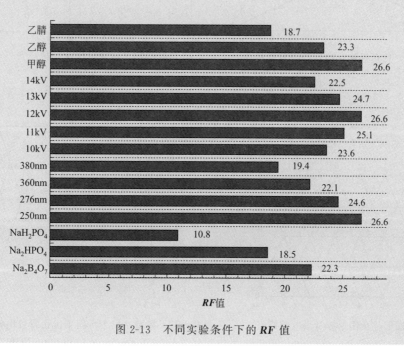

图 2-13　不同实验条件下的 *RF* 值

2.4.3.2 分离介质的选择

背景电解质优化法主要有以下两种。

① 基于多变量统计分析的多变量优化法 尽管单变量法是最简单常用的优化方法,但由于需要进行较多次数的实验并且仍无法了解因素之间的相互作用,基于多变量统计分析的多变量优化法可以高效地实现多因素的同时优化,能够克服单变量法的上述缺点。采用响应面法对实验参数进行多变量优化的主要步骤是:筛选出最重要的影响因素,选择合适的响应函数,设计实验方案,按照方案进行实验,测定响应值,计算能反映响应值和因素之间数学关系的多项式的系数,最后通过实验来验证优化得到的最佳实验参数。例如复方铝酸铋片胶束电动色谱指纹图谱中背景电解质的优化[35]。

② 采用三角形、四边形、梯形或翼型优化法优化背景电解质(BGE) 利用几种不同背景电解质的相互协同或抑制作用,对其初始浓度进行不同的配比,从而找出最佳浓度配比的优化方法,其优化原理见图2-14~图2-17。

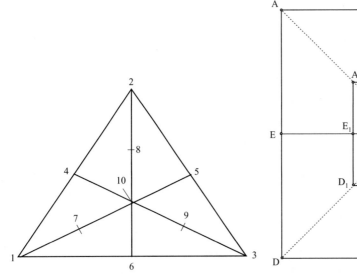

图 2-14 三角形优化法选择背景电解质

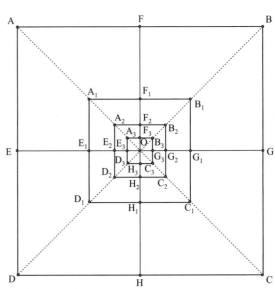

图 2-15 正方形优化法选择背景电解质

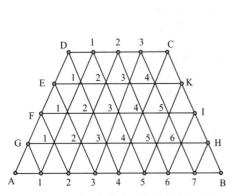

图 2-16 梯形优化法选择背景电解质

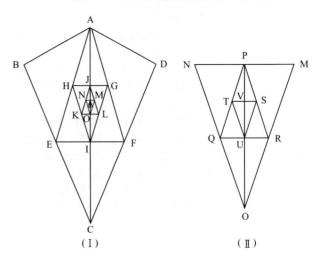

图 2-17 翼型法(Ⅰ)用于优化背景电解质溶液
(Ⅱ)放大(Ⅰ)的中心位置

实例 2-7　CE 法测定银翘解毒丸质量一致性背景电解质优化[36]

如图 2-17(Ⅰ) 所示，以 A、B、C 和 D 为顶点的翼型图中，A 代表 300mmol·L^{-1}硼酸，B 代表 300mmol·L^{-1}硼砂，C 代表 30mmol·L^{-1}磷酸氢二钠，D 代表 100mmol·L^{-1}磷酸二氢钠。首先，选择 A、B、C 和 D 的 BGE 条件分别进行 CE 分离实验，未能获得满意的分离效果。然后，依据实验步骤，同时改变四个电解质溶液的组成和比例，直到所选的 BGE 能使样品中难分离组分得到充分的分离。根据翼型法，共有 22 个优化实验用于选择银翘解毒丸样品的 BGE。翼型法中各点的 BGE（组成和各组成成分的浓度）及其对应的 I 值见表 2-4。结果表明位于图 2-17(Ⅱ) [将图 2-17(Ⅰ) 中心部位放大] 中的 T 点所对应的 I 值最大，最终确立为最优的 BGE。最优的 BGE 为 103.1mmol·L^{-1}硼酸、51.6mmol·L^{-1}硼砂、9.8mmol·L^{-1}磷酸氢二钠和 15.6mmol·L^{-1}磷酸二氢钠的混合水溶液。

表 2-4　背景电解质溶液的组成和各组成成分的浓度

编号	组成	各组成成分的浓度/mmol·L^{-1}				I
		H_3BO_3	$Na_2B_4O_7$	Na_2HPO_4	NaH_2PO_4	
1	A	300	—	—	—	25.3
2	B	—	300	—	—	19.6
3	C	—	—	30	—	3.1
4	D	—	—	—	100	10.7
5	E=B−C(1:1, $V:V$)	—	150	15	—	3.7
6	F=C−D(1:1, $V:V$)	—	—	15	50	5.3
7	G=A−C−D(2:1:1, $V:V:V$)	150	—	7.5	25	6.2
8	H=A−B−C(2:1:1, $V:V:V$)	150	75	7.5	0	9.5
9	I=B−C−D(1:2:1, $V:V:V$)	—	75	15	25	6.8
10	J=A−B−C−D(4:1:2:1, $V:V:V:V$)	150	37.5	7.5	12.5	11.9
11	K=A−B−C−D(2:2:3:1, $V:V:V:V$)	75	75	11.3	12.5	13.5
12	L=A−B−C−D(2:1:3:2, $V:V:V:V$)	75	37.5	11.3	25	12.1
13	M=A−B−C−D(6:2:5:2, $V:V:V:V$)	112.5	37.5	9.4	18.8	15.8
14	N=A−B−C−D(6:3:5:2, $V:V:V:V$)	112.5	56.3	9.4	12.5	30.3
15	O=A−B−C−D(4:3:6:3, $V:V:V:V$)	75	56.3	11.3	18.8	18.0
16	P=A−B−C−D(12:5:10:5, $V:V:V:V$)	112.5	46.9	9.4	15.6	32.5
17	Q=A−B−C−D(10:6:11:5, $V:V:V:V$)	93.8	56.3	10.3	15.6	35.3
18	R=A−B−C−D(10:5:11:3, $V:V:V:V$)	93.8	46.9	10.3	9.4	32.7
19	S=A−B−C−D(22:10:21:8, $V:V:V:V$)	103.1	46.9	9.8	12.5	34.9
20[a)]	T=A−B−C−D(22:11:21:10, $V:V:V:V$)	103.1	51.6	9.8	15.6	36.4
21	U=A−B−C−D(20:11:22:8, $V:V:V:V$)	93.8	51.6	10.3	12.5	29.6
22	V=A−B−C−D(44:21:42:18, $V:V:V:V$)	103.1	25.8	9.8	14.1	28.7

注：a) 基于翼型法优化的银翘解毒片最佳 BGE。

2.5.1 IR指纹图谱原理

红外光谱（IR）主要反映 C—H、O—H、N—H、C—C、C—O、C—N 等的结构信息，几乎所有有机化合物会有红外吸收信号，因此将中药看成简单混合物，红外光谱指纹图谱可以对其中所含有机化合物进行整体定性定量分析。中红外光谱分析技术在药物鉴定方面有着广泛作用，因特征信息丰富使其主要用于定性检测，但忽视了其整体定量功能。近红外光谱应用于定量检测较多，但需要繁琐的建模工作。中药原料和制剂中包含上百种化学物质成分，测定一定波数范围中红外指纹图谱（IRFP）和近红外指纹图谱（NIRFP）能获得其总化学组分叠加信息，可作为定量鉴定中药质量的简便快速技术手段。中红外光谱能定量检测中药的饱和与不饱和化学键信息，尤其表征单键性质。在确定温度条件下，在 $400 \sim 4000\text{cm}^{-1}$ 中红外区，以及在 $4000 \sim 12000\text{cm}^{-1}$ 近红外区图谱能对饱和化学键能产生很好地响应，这为 IRFP 定量检测中药整体化学物质组分提供了重要的保证[37]。

2.5.2 NIR 指纹图谱特点[38]

中药 NIR 指纹图谱具有以下特点。

① 很多物质在近红外区域的吸收系数小，使分析过程变得简单。作为分子振动能级跃迁产生的吸收光谱，近红外区域的倍频和合频吸收系数很小，故样品无需用溶剂稀释即可以直接测定，便于生产过程的实时监测，也保证了微量杂质或在近红外吸收弱的组分不至于干扰测定。近红外区域根据所使用的谱带和测试物含量的高低，光程可以是 $1 \sim 100\text{mm}$，长样品池使清洗过程变得非常方便。

② 适用于漫反射技术。近红外区内光散射效应大，且穿透深度大，使得近红外光谱技术可以用漫反射技术对样品直接测定。

③ 近红外光可以在玻璃或石英介质中穿透。近红外区的波长短，因而不被玻璃或石英介质所吸收。所用的样品池容器可以是由常用的玻璃或石英制成，价格较低，使用也方便。光导纤维的引进使传统的近红外光谱技术扩展到了过程分析及有毒材料或恶劣环境中样品的远程分析。

④ 可以用于样品的定性，也可以得到精度很高的定量结果。采用多元校正方法及一组已知的同类样品所建立的定量模型，可以快速得到相对误差小于 0.5% 的测量结果。定性分析采用识别分析程序：先获得一组已知样品的吸光度分布模型，再测得待定性样品在不同波长下的吸光度分布，用聚类原理确定样品是否属于已有的模型。

⑤ 测定中药材及制剂的固体粉末的红外光谱，不需用有机试剂提取分离，与干燥的溴化钾粉末压片后可直接进行检测鉴定，不破坏样品，不用试剂，故不污染环境。

⑥ 利用近红外光谱分析还可以得到一系列物理性质，如密度、粒子尺寸、纤维直径、大分子聚合度等特殊信息。

2.5.3　IR 指纹图谱研究与应用[39]

2.5.3.1　红外光谱法与化学计量学的结合

化学计量学是将数学、统计学和计算机科学相结合应用于化学的一门交叉学科，是化学领域的一个重要分支。它的主要任务是将化学实验中产生的数据进行分析处理、设计和选择最佳的测量程序、优化化学的测量过程，并通过对化学测量数据的解析，从而获得最大限度的化学信息。化学计量学方法主要有模式识别中的聚类分析法和人工神经网络。红外光谱法与化学计量学手段相结合，能够实现对中成药内在质量的整体把握，最终为中成药产品质量的控制提供有力支持。

（1）红外光谱法与聚类分析法相结合

聚类分析法是多元统计方法中的一种，通过分析个体或者变量之间亲疏关系的统计量，最终将其分为若干类，聚类分析方法能够简单、直观地反映描述对象的相似性，如应用红外光谱法结合 SIMCA 聚类分析法测定药用菊花[40]，红外光谱法结合系统聚类分析紫花地丁等[41]。

（2）红外光谱法与人工神经网络相结合

人工神经网络是在神经生理学基础上抽象出来的一种加工处理非线性信息的数学模型，是化学计量学方法之一。误差反向传输的多层前馈人工神经网络可实现对未知样品的预测。例如刘福强等运用人工神经网络-近红外光谱法非破坏检测芦丁药品的质量[42]；杨南林等用人工神经网络-近红外光谱法测定冬虫夏草中的甘露醇[43]。

2.5.3.2　中成药红外指纹标准图谱库建立

在现代分析技术、信息技术以及计算机网络技术快速发展的今天，大量的中药指纹图谱数据已经实现信息化和知识化，建立中成药红外指纹标准图谱库，对每个未知样品都可以自动地从库中找到一幅与其最相近的标准图谱和一个与之相对应的匹配值，可以实现对中成药进行快速准确的鉴别，这对中成药的产品分类和真伪鉴别具有重大的意义。田进国等[44]采用红外指纹图谱鉴别技术结合计算机检索确定了 12 种中药配方颗粒丁酮提取物的红外指纹图谱；苏燕评等[45]建立了可用于鉴别醉鱼草药材的红外指纹图谱。

2.5.3.3　应用实例

实例 2-8　复方丹参滴丸红外光谱指纹图谱研究[46]

（1）材料与方法

① 仪器与试药

Bruker IFS-55 型傅里叶红外分光光度仪，DTGS 型检测器。

10 批复方丹参滴丸（天津天士力制药股份有限公司）。

② CDDP-IR 供试品 KBr 晶片制备　取 CDDP 5 粒，研磨成粉末，取 $1\sim2mg$ 粉末，精密称定，精密称取 150mg 干燥的 KBr 粉末，在玛瑙研钵中研磨、混匀，转移到模具中，在低真空下用 10GPa 左右的压力，经约 2min 即可将样品压成透明薄片，精密称取 CDDP KBr 晶片质量，之后，10min 内测试。

③ IR 指纹图谱检测条件　Bruker IFS-55 型傅里叶红外分光光度仪，DTGS 型检测器，波长范围为 $4000\sim400cm^{-1}$，分辨率为 $8cm^{-1}$，扫描速度为 20 次/秒，升温速度 $2℃\cdot min^{-1}$。

（2）复方丹参滴丸红外光谱指纹图谱建立

将 10 批不同批号的 CDDP 分别进行红外光谱检测，记录 400~4000cm^{-1} 的中红外光谱见图 2-18。参考丹参酮ⅡA 和丹酚酸 B 的红外光谱图，对比分析可知，复方丹参滴丸在 1467cm^{-1} 和 1617cm^{-1} 的特征吸收主要为芳香族化合物的骨架振动区，1149cm^{-1} 和 1280cm^{-1} 红外吸收峰为 C—O 伸缩振动的特征吸收。在 2800~3400cm^{-1} 区间主要为碳氢键醇和羧酸红外吸收峰，见图 2-19。这些重要的红外吸收峰，恰为复方丹参滴丸中丹参、三七等组方药材化学成分的各类单键的振动（或转动）吸收引起，因此 IR 谱能够突出反映各类化合物中含饱和化学键物质的质量信息。

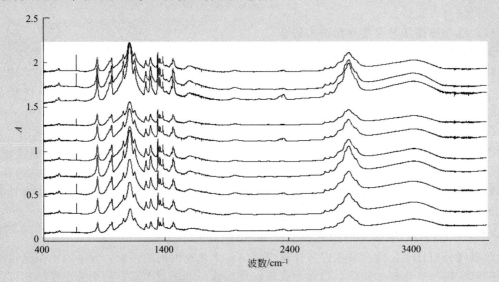

图 2-18　10 批 CDDP 红外光谱图

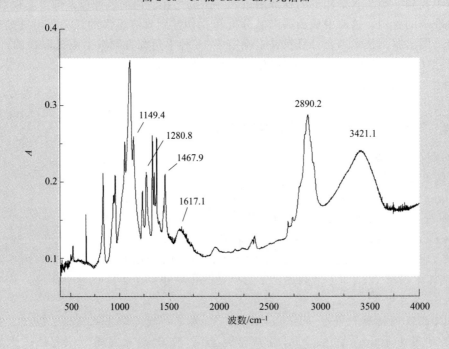

图 2-19　S1 批 CDDP 红外光谱图

（3）复方丹参滴丸红外光谱指纹图谱评价

导出 10 批不同批号的复方丹参滴丸 $400\sim4000cm^{-1}$ IR 指纹谱的 *.CSV 文件，用 Excel 按平均值法计算生成对照红外指纹谱（RIRFP），以此 RIRFP 为标准以各 IR 光谱点数据为基础计算各批样品 IR 光谱与标准 IR 光谱间的宏定性相似度 S_m，计算其宏定量相似度 P_m 见表 2-5，用系统指纹定量法鉴定 10 批 CDDP 质量结果见表 2-5。10 批 CDDP 样品 S_m 均大于 0.99，这表明 10 批 CDDP 的化学成分的种类和分布比例十分相似。S2 和 S4 为 Ⅰ 级，S6 和 S8 为 Ⅱ 级，S1 为 Ⅲ 级质量都好，质量良好有三批（Ⅳ级），质量中等（Ⅴ级）和一般（Ⅵ级）的各一批。

表 2-5　基于 RIRFP 的系统指纹定量评价 10 批 CDDP 质量级别

参数	S1	S2	S3	S4	S5	S6	S7	S8	S9	S10
S_m	0.992	1.000	0.999	0.999	0.998	1.000	0.998	0.994	0.999	1.000
P_m	80.3	96.3	79.6	100.2	76.7	90.4	72.6	92.7	139.2	77.1
α	0.220	0.231	0.231	0.230	0.230	0.231	0.229	0.225	0.230	0.231
级别	Ⅲ	Ⅰ	Ⅳ	Ⅰ	Ⅳ	Ⅱ	Ⅴ	Ⅱ	Ⅵ	Ⅳ

2.6　X射线指纹图谱

2.6.1　X射线指纹图谱基本原理

X 射线衍射法（XRD）是研究物质的物相和晶体结构的主要方法。当对某一物质进行衍射分析时，该物质被射线照射而产生不同程度的衍射现象。物质的组成、晶型、分子内成键方式、分子的构型等决定该物质产生特有的衍射图谱。如果是混合物，则中药中所含成分就十分复杂，所得衍射图是各组成成分衍射效应的叠加，就形成了 X 射线指纹图谱。只要混合物的组成是恒定的，衍射图就可作为混合物的特征谱[47]。

X 射线衍射技术是针对固体药物样品成分与结构的一种有效分析检测方法。在药学研究领域中，X 射线衍射分析技术又分为**单晶 X 射线分析**（SXRD）和**粉末 X 射线分析**（PXRD）。单晶 X 射线分析主要应用于化学、生物药物乃至食品研究中。它可以独立完成全新的或复杂的化学药物分子结构测定，也可以完成生物药物分子、受体或复合物等大分子的结构测定。单晶 X 射线分析技术是一种定量的分析方法，它可以获得被测样品分子的准确立体结构（构型、构象），如全未知化合物正确分子三维结构，成键原子的键长、键角、二面角值和分子的立体结构信息，溶剂（及结晶水）含量等。粉末 X 射线分析技术可用于化学药物和中（成）药研究中，是一种定性或定量的分析技术，可用于化学药品的纯度、晶型、稳定性，以及药物制剂中原料药含量及晶型变化等检测。此外，粉末 X 射线分析方法还可以应用于传统的中药及其制剂的检测中，可对因多组分共存而形成的中药复杂模糊体系，给出符合传统中医药整体论思想的客观标准，以图形、数值化识别与评价中药及其制剂的质量控制[48]。

2.6.2　X射线衍射法的特点

X 射线衍射法所获得的信息量大，指纹性强，稳定可靠，是中药定性鉴别的可靠依据。

另外，该方法所需样品量小，不破坏样品，操作简单。随着实验数据的自动采集和国际通用结构计算软件的建立，X射线衍射分析法作为结构和成分分析的现代科学手段，被广泛应用于化学、植物学、分子生物学、药物学、材料科学、矿物学等众多研究领域，同时也受到药物分析工作者的青睐。中药X射线衍指纹图谱法（TCM-XFP）是现代中药质量鉴别的重要方法之一，它能够从微观上反映药物内在成分的分布状况。X射线衍射谱因中药各组分衍射效应的叠加而显得较为复杂和信息丰富，但缺点是指纹谱与化学成分间缺乏相关性，样品前处理和试验条件直接影响测量结果[49]。

2.6.3 应用实例

实例2-9 中国茜草（*R. cordifolia*）与欧茜草（*R. tinctorum*）的X射线粉末衍射分析[50]

（1）供试品来源

1# 中国茜草的根及根茎，产自陕西省渭南县；2# 中国茜草的根及根茎，产自河南省卢氏县；3# 欧茜草干燥药材粉末，由德国马博士制药厂提供；4# 中国茜草的药材，产自河南省禹州市（县）。

（2）样品的前处理

1#、2#、4# 样品经干燥，刷去泥沙、尘土后粉碎，粉末过六号筛；3# 样品直接供实验用。

（3）衍射实验

① 仪器和实验条件　日本理学（Rigaku）D/max-RC型粉末衍射仪，CuKα辐射；管压为50kV；管流为80mA；扫描速度为 $8° \cdot min^{-1}$。

② X射线粉末衍射图

4种茜草的X射线粉末衍射图谱见图2-20。

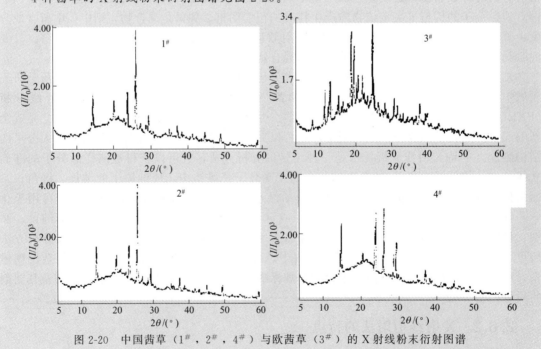

图2-20　中国茜草（1#，2#，4#）与欧茜草（3#）的X射线粉末衍射图谱

中国茜草的 3 个样品中每个样品含有 23 个衍射峰，而欧茜草样品含有 33 个衍射峰（见表 2-6）。由衍射图的几何分布可以看出 3 个中国茜草的相似性及它们与欧茜草的明显不同，该差异表现的含义是：两种茜草所含的成分差异或相同成分以不同结晶形式存在。中国茜草与欧茜草衍射图中互相重叠的 10 个峰（表 2-6 中标记 * 处）对应有相同的成分，这可能是它们同为"茜草"的相关性表现。

表 2-6　中国茜草与欧茜草衍射结果比较

中国茜草 d/nm			欧茜草 d/nm	
1#	2#	4#	3#	
0.598	0.595	0.595	0.577	0.548
0.585	0.582	0.582	0.534	0.494
0.448	0.446	0.448	0.474	0.456
0.428	0.427	0.426	0.430	0.423
0.412	√	0.413	0.411*	0.405*
0.405	0.403	0.403	0.397	0.380
0.394	0.392	0.392	0.367*	0.361
0.389	0.385	0.386	0.365	0.338
√	0.377	0.378	0.328	0.316
0.367	0.365	0.365	0.313	0.290*
0.336	0.335	0.335	0.281	0.275
0.305	0.304	0.305	0.265	0.259
0.298	0.297	0.297	0.250*	0.245*
√	√	0.290	0.242	0.236*
0.251	0.250	0.250	0.228*	0.226*
0.246	√	0.246	0.223	0.219
0.236	0.236	0.236	0.208*	
0.229	0.229	0.228		
√	0.226	0.225		
0.213	0.213	0.213		
0.208	0.209	0.209		
√	0.198	0.198		
√	0.182	0.182		

注：√表示未出 d 值的峰。

2.7　UV指纹图谱

2.7.1　UV 指纹图谱基本原理

中药紫外指纹图谱法（UVFP）反映中药化学组分中的 $\pi \rightarrow \pi^*$、$n \rightarrow \pi^*$ 和 $n \rightarrow \sigma^*$ 化学键电子跃迁信息，是不同化学物质紫外光谱的叠加，因此 UVFP 可定性定量评价具有不饱和化学键和共轭体系化学物质的整体质量。以 UV 光谱各点为评价单元（190～400nm）对中药进行整体定量分析，在建立对照指纹图谱后用 SQFM 法对样品进行质量评级。

2.7.2 紫外指纹定量法（QUFM）概述[51]

紫外指纹定量法是以各波长下的光谱点为计算单元，用宏定性相似度 S_m 检测紫外指纹数量和分布比例；用宏定量相似度 P_m 检测紫外指纹含量状况及多成分紫外吸收叠加状况，同时用变动系数 α 限定紫外指纹的变异性。

2.7.3 UVFP 建立方法[52]

2.7.3.1 流动注射分析采集 UVFP 原理

紫外光谱能反映中药中化学组分的价电子 $\pi \to \pi^*$、$n \to \pi^*$ 及 $n \to \sigma^*$ 跃迁的化学键信息，由于不同的化学成分体系紫外吸收曲线具有指纹特征，故 UVFP 可用于中药及其制剂质量鉴定。采用流动注射分析（FIA）方式采集 UVFP（图 2-21），即用空管路替代色谱柱（PEEK 管，长 500cm，I.D. 0.12/0.18mm），以 DAD 采集在线紫外信号至样品无吸收为止，在 Agilent 1100（1260）高效液相色谱系统下完成分析。该系统流动相与试样间混合状态高度重现，故该法具有稳定和极高重现性的特点。

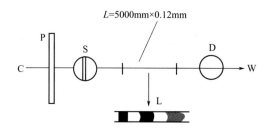

图 2-21　流动注射法测定紫外指纹图谱示意图

C—载流（carrier）；P—泵（pump）；S—自动进样器（sample injector）；

L—空管（hollow pipe）；D—DAD 检测器（DAD detector）；W—废液瓶（disposal bottle）

2.7.3.2 标准（对照）UVFP 生成方法

标准（对照）UVFP 生成方法有 2 种：①采用 10 批以上有代表性的中药原料（药材、提取物、配方颗粒等）或各类中成药经优化的提取方法获得的供试液所测得紫外光谱全峰点进行均值法计算得到标准（对照）UVFP，是一个平均化模式；②用道地药材（标准药材）或标准中成药制剂的供试液直接进样测定标准（对照）UVFP，一般为连续测定 6 次的平均化模式。显然，第 2 种方法更可取和更易实现随行对照定量，当然固定好恒定参照系是定量UVFP 研究的关键所在。排除不同仪器间系统误差，对照 UVFP 可作为直接定性定量分析的标准依据。

2.7.3.3 UVFP 主要类型和特点

依据样品提取方法，可建立：a. 水溶性成分 UVFP；b. 脂溶性成分 UVFP；c. 全成分UVFP；d. 特征有效组分群 UVFP。提取方法的恒定性决定着 UVFP 的稳定性和重现性特征。UVFP 具有测定快速（分析时间<1min），稳定性和重现性高，定量信息丰富（因波长范围宽），定量准确度高和数字化特征显著等特征。因此 UVFP 尽管定性特征性单一，但所提供峰点的定量信息具有全面性和整体性，其全面反映了中药化学成分中不饱和化学键产生的定量叠加全信息，从整体角度考虑，其比 HPLC 紫外单波长检测的指纹图谱具有更全面和更准确的特点，分析方法价廉、数据信息全面易得。

2.7.4 应用实例

实例 2-10 中国林蛙卵油紫外光谱指纹图谱研究[53]

（1）仪器与试药

Agilent 1100 型液相色谱仪（配有二极管阵列检测器、低压四元梯度泵、在线脱气装置、自动进样器），ChemStation 工作站，RE52 旋转蒸发仪，Sarturius-BS110S 分析天平，KDM 型控温电热套。

乙腈，丙酮，磷酸，亚油酸，去离子水。微孔滤膜（0.45μm×25mm）。10 批中国林蛙卵油均产自中国抚顺。

（2）样品供试液制备

精密称取中国林蛙卵油 0.172g，置于 10mL 容量瓶中，加 95% 乙醇溶解并稀释至刻度，混匀；精密量取 1mL 以 95% 乙醇稀释至 10mL 得供试液。

（3）UV 指纹图谱检测条件

Agilent 聚醚醚酮（PEEK）管（5000mm×0.18mm），柱温（35.0 ± 0.15）℃，流动相为乙腈-水-H_3PO_4（80：20：0.15），流速为 $1.0mL\cdot min^{-1}$，进样量为 $10\mu L$。检测波长为 190～500nm（DAD），数据采集间隔 1nm，狭缝宽度 1nm。选取的特定波长有 246nm、265nm、290nm、326nm、350nm。

（4）中国林蛙卵油紫外光谱指纹图谱建立

将 10 个不同批次的中国林蛙卵油紫外供试液按上述检测条件分别进样测定，记录了 10 个批次中国林蛙卵油 290nm 下的非分离色谱图（图 2-22）和其 190～500nm 在线紫外光谱图（以 S1 为例，图 2-23）。

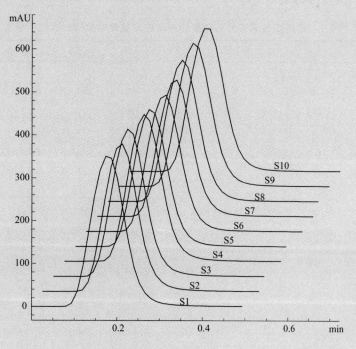

图 2-22 10 个批次中国林蛙卵油 290nm 下非分离色谱图

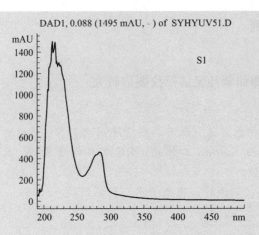

DAD1, 0.088 (1495 mAU, -) of SYHYUV51.D

图 2-23   中国林蛙卵油 190～500nm 紫外光谱指纹图谱（以 S1 为例）

（5）系统指纹定量法评价中国林蛙卵油 200～400nm 紫外指纹谱

根据中国林蛙卵油 190～500nm 的在线紫外光谱峰面积变化（图 2-23）可知，190～210nm 吸光度逐渐增加至最高，随后递减至 265nm，然后再次递增至次高 290nm 后，再次递减至 326nm。故可选取 265nm、290nm、326nm 作为特征波长测定，然后在下降趋势中选取两个特征值 246nm 和 350nm，这五个波长作为整体的特征波长。考虑到流动相中乙腈和溶剂中乙醇的末端吸收，故未选择干扰较大的 210nm 作为特征波长。400nm 后中国林蛙卵油成分基本无吸收，因此确定紫外指纹图谱 200～400nm 谱段可用于鉴定中国林蛙卵油紫外吸收成分的含量情况。计算中国林蛙卵油在 246nm、265nm、290nm、326nm、350nm 五个特征波长处的紫外吸收分布比例，从而得出中国林蛙卵油 200～400nm 的总体定性定量结果（表 2-7）。

表 2-7   不同波长下非分离色谱和光谱宏定量相似度与宏定性相似度

参数	S1	S2	S3	S4	S5	S6	S7	S8	S9	S10
A_{246}	2644.1	2587.5	2558	2537.8	2128.5	2116.1	2126.2	2205.6	2262.2	2304
$P_{246}/\%$	201.39	203.46	204.12	204.51	200.85	199.70	201.07	202.68	202.46	201.93
A_{265}	1526.5	1476.1	1454	1440.6	1184.8	1183.3	1181.7	1220.7	1255.4	1285
$P_{265}/\%$	116.27	116.07	116.02	116.09	111.80	111.67	111.75	112.17	112.36	112.62
A_{290}	1992.7	1951.3	1927.9	1914	1784.9	1788.3	1777.9	1824.9	1865.1	1887.2
$P_{290}/\%$	151.78	153.43	153.84	154.24	168.43	168.76	168.14	167.70	166.92	165.40
A_{326}	249.3	217.4	208.5	201	113.2	118.3	113.3	108	116.3	131.7
$P_{326}/\%$	18.99	17.09	16.64	16.20	10.68	11.16	10.71	9.92	10.41	11.54
A_{350}	151.9	126.6	117.5	111.3	87.3	92.2	88	81.9	87.7	97
$P_{350}/\%$	11.57	9.95	9.38	8.97	8.24	8.70	8.32	7.53	7.85	8.50
$P_{ave}/\%$	100.00	100.00	100.00	100.00	100.00	100.00	100.00	100.00	100.00	100.00
RSD/%	0.83	0.85	0.85	0.86	0.89	0.88	0.89	0.89	0.89	0.88
$A_{200\sim400}$	68885.8	69004.8	67283.9	67362.3	63487.8	63381.4	62648.6	62323.3	62838.8	62058.4
S_m	0.994	0.995	0.992	0.990	0.995	0.995	0.995	0.994	0.995	0.996
$P_{UV}/\%$	104.83	106.45	103.73	104.28	98.42	98.41	96.74	95.83	96.44	94.46

实例 2-11　三黄片质量控制方法研究[54]

（1）仪器与试药

Agilent 1100 型液相色谱仪（配有 DAD 检测器，低压四元梯度泵，在线脱气装置，自动进样器）；ChemStation 工作站；Sarturius-BS110S 分析天平。

甲醇，乙醇，去离子水。30 批样品的产地分别为：S1～S2 百善唐威药业有限公司，S3 安徽仁和药业集团，S4 广西半宙天龙制药有限公司，S5 邯郸摩罗丹药业有限公司，S6 河北世纪唐威药业有限公司，S7 河南福森药业有限公司，S8 河南怀庆药业有限公司，S9 河南康祺药业有限公司，S10 河南济源济世药业有限公司，S11 京都念安堂制药总厂，S12～S15 洛阳君山制药有限公司，S16 广西半宙天龙制药有限公司，S17 山东健民药业有限公司，S18～S20 山西恒泰制药有限公司，S21 陕西利君现代中药有限公司，S22 襄樊隆中药业，S23～S24 新乡佐今明制药有限公司，S25～S27 亚宝药业，S28 郑州豫密药业有限公司，S29 新乡佐今明制药有限公司，S30 湖北武当制药有限公司。

（2）供试品溶液制备

取本品 20 片，除去包衣，研细（过三号筛），取约 0.3g，精密称定，加 95％乙醇 20mL 回流提取 2 次，每次各 1h，合并两次滤液，减压浓缩至约 20mL，用 95％乙醇定容至 25mL，摇匀，即得供试品溶液。对照品溶液和供试品溶液保存于 4℃冰箱，临用前恢复至室温，进样前用 0.45μm 滤膜过滤。

（3）检测条件

聚四氟乙烯管（5000mm×0.12mm）；柱温为（30.0±0.15）℃；流动相为甲醇；流速为 0.8mL·min^{-1}；进样量为 0.2μL；检测波长为 190～400nm（DAD）。

（4）系统适用性试验与方法学考察

按照检测条件，将 S2 供试液进样分析，记录 190～400nm 在线紫外光谱图，所有组分在 1.0min 内出峰完毕，因此确定采集时间为 1.0min。通过对进样精密度、稳定性和方法重复性进行考察，结果表明检测系统进样精密度合格，样品在 24h 内基本稳定，方法重复性良好。

（5）UVFP 建立

将 30 批三黄片样品依次进样检测，记录 190～400nm 在线紫外光谱图。如图 2-24 所示，在 210～230nm、260～300nm 吸收信号较强，提示有可能为黄酮及其苷类、蒽醌类的紫外光谱特征。将样品信号导入"中药光谱指纹图谱超信息特征数字化评价系统 3.0"软件，以各数据点为计算单元按均值法生成 RFP 并根据 LQFM 计算各样品 S_{UV}、M_{UV} 和 α_{UV} 值，得到的质量测定结果见表 2-8。

表 2-8　UVFP 相似性评价结果

参数	S1	S2	S3	S4	S5	S6	S7	S8	S9	S10
S_{UV}	0.99	0.99	0.98	0.98	0.97	0.99	0.97	0.95	0.97	0.99
M_{UV}/%	92.2	114.0	85.8	109.2	83.6	86.2	71.0	253.8	103.6	90.4
α_{UV}	0.02	0.00	0.01	0.01	0.01	0.01	0.00	0.05	0.01	0.02
等级	2	3	3	3	3	3	5	8	3	2

参数	S11	S12	S13	S14	S15	S16	S17	S18	S19	S20
S_{UV}	0.96	0.99	0.98	0.99	0.97	0.98	0.98	0.98	0.98	0.99
M_{UV}/%	78.4	147.7	115.5	82.7	70.5	113.8	46.3	227.3	78.2	145.5
α_{UV}	0.02	0.01	0.03	0.02	0.00	0.02	0.03	0.02	0.02	0.02
等级	4	7	3	3	5	3	8	8	4	7

参数	S21	S22	S23	S24	S25	S26	S27	S28	S29	S30
S_{UV}	0.99	0.99	0.99	0.98	0.99	0.97	0.94	0.96	0.93	0.99
$M_{UV}/\%$	66.3	67.5	96.6	127.3	66.5	76.8	54.1	176.2	102.4	171.3
α_{UV}	0.01	0.00	0.01	0.03	0.01	0.05	0.02	0.06	0.14	0.01
等级	6	6	1	5	6	4	7	8	3	8

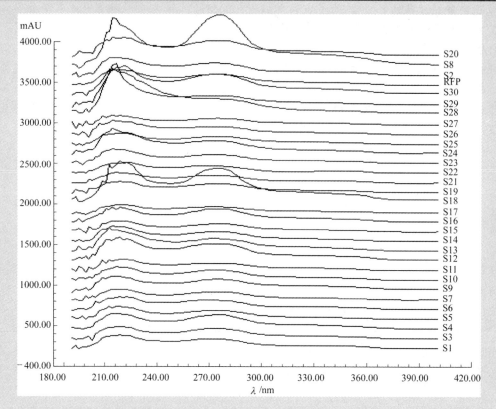

图 2-24　30 批三黄片样品指纹图谱和标准指纹图谱

（6）LQFM 评价三黄片 UVFP 整体质量

由表 2-8 可知，8 个质量等级都分配给了所有样品，可见来自 19 个厂家的 30 批样品质量差异显著。例如 S23 为 1 级，属最优产品；相反，S8、S17、S18、S28 和 S30 均为 8 级，属最次产品。

所有样品 $S_{UV} \geqslant 0.90$，$46.3\% \leqslant M_{UV} \leqslant 253.8\%$，说明 30 批样品紫外指纹数量和分布比例相似性较好，但紫外指纹整体含量存在明显差别。11 批产品质量等级 >5 级，归其原因主要为定量相似度 M_{UV} 值的显著差异，如 S8、S12、S18、S20、S28 和 S30 因 M_{UV} 值过高（145%～254%）致使质量等级 ≥6 级；S17、S21、S22、S25 和 S27 因 M_{UV} 值过低（46%～68%）导致质量等级 ≥6 级。另外，来自同一生产厂家的药品质量一致性也略有差别，例如，S1 和 S2（百善唐威药业有限公司生产）拥有相同或相似的质量等级，分别为 2 级和 3 级；而 S25、S26 和 S27（亚宝药业生产）却拥有不同的质量等级，分别为 6 级、4 级和 7 级。

(7) 超信息特征数字化评价

用"紫外超信息系统3.0"软件评价结果见表2-9。①$\beta=1$及$\rho=1$说明指纹点数和单色光纯度符合要求。②LR为14125~86672，A_0为48~318，$\overline{A}$为67~411，AUC为14090~86528，说明指纹信号强度较高。③γ为0.759~0.897，δ为0.656~0.819，说明指纹均化性很好。④N_{sp}为7~11，R为209~1250，R_{std}为1.019~1.053，说明指纹分布较均匀。m为0.264~0.565说明吸光度较小点多。⑤F为10.1~16.6，S为5.0~5.2，I为24.8~46.2，AF为15.6~33.5，AI为16~39.8说明其指纹总强度较高、均化性较好、所含信息量丰富、指纹图谱波动度较小，但以S1波动度最大。F_r为14.0~17.9，I_r为41.1~59.5，AF_r为16.0~33.5和AI_r为15.2~37.9都较高，说明此图谱波段效率和中药原料（制剂）提取液中所含化学成分信息都很高。$F_{r(\lambda)}$、$I_{r(\lambda)}$和$AF_{r(\lambda)}$均高于原来F和I值，说明波段效率高；$F_{r(q)}$、$I_{r(q)}$、$AF_{r(q)}$和$AI_{r(q)}$均高于原来F和I值，说明样品所含化学信息量丰富。

表2-9　UVFP超信息特征数字化评价结果

编号	参数	S1	S2	S3	S4	S5	S6	S7	S8	S9	S10
1	λ_1	190	190	190	190	190	190	190	190	190	190
2	λ_2	400	400	400	400	400	400	400	400	400	400
3	Δ	2	2	2	2	2	2	2	2	2	2
4	d	1	1	1	1	1	1	1	1	1	1
5	n	106	106	106	106	106	106	106	106	106	106
6	β	2	2	2	2	2	2	2	2	2	2
7	ρ	1	1	1	1	1	1	1	1	1	1
8	LR	14043	17609	13181	16839	12819	13205	10941	39557	15195	13750
9	A_0	103	122	89	121	92	93	74	265	116	101
10	$\overline{A}$	132	166	124	159	121	125	103	373	143	130
11	δ	0.776	0.736	0.718	0.76	0.763	0.748	0.717	0.709	0.811	0.779
12	γ	0.844	0.828	0.836	0.839	0.826	0.839	0.831	0.835	0.876	0.846
13	AUC	14078	17650	13201	16833	12819	13254	10915	39513	15266	13760
14	η	21.5	20.1	21.8	22.4	19.6	20.9	20.8	21.9	23.3	21.3
15	Q	0.06014	0.06018	0.06054	0.06092	0.0586	0.06046	0.06056	0.06048	0.06188	0.0611
16	F	7.7	7.2	7.7	8.1	6.8	7.4	7.1	8.6	8.9	7.7
17	F_r	9.5	8.8	9.5	10	8.4	9.1	8.8	10.3	10.9	9.4
18	$F_{r(\lambda)}$	7.3	6.9	7.3	7.7	6.5	7	6.8	8.2	8.4	7.3
19	$F_{r(q)}$	10	9.3	10	10.5	8.8	9.6	9.2	10.8	11.4	9.9
20	S	4.5	4.4	4.4	4.4	4.4	4.4	4.4	4.4	4.5	4.5
21	I	18.1	17.3	18.1	19.6	15.4	17.3	16.4	22	21.7	18.2
22	I_r	26.9	25.1	26.6	28.3	23.6	25.6	24.6	30.3	31.1	26.6
23	$I_{r(\lambda)}$	17.3	16.4	17.2	18.7	14.6	16.5	15.7	20.9	20.7	17.4
24	$I_{r(q)}$	28.2	26.4	28	29.7	24.7	26.9	25.8	31.9	32.6	27.9
25	ω	2.35	2.4	2.35	2.42	2.26	2.35	2.31	2.57	2.45	2.38
26	A_1	311(218)	417(218)	287(216)	356(214)	310(218)	301(222)	249(218)	857(274)	311(214)	306(216)
27	E_1	5165.9	6921.9	4738.7	5851.3	5287.9	4979.8	4103.5	14168.8	5024.8	5004.2
28	N_{sp}	16	18	11	8	15	18	17	4	14	13
29	R	303	440	309	338	295	302	253	893	357	299
30	R_{std}	1.025	0.948	0.928	1.055	1.049	0.997	0.983	0.96	0.871	1.021
31	m	0.426	0.399	0.433	0.446	0.39	0.414	0.415	0.435	0.461	0.424
32	AF	16.1	4	4.8	17.7	20.3	10	7.7	10.4	1.7	14.1
33	AF_r	19.9	4.9	5.9	21.7	25.2	12.3	9.5	12.6	2.1	17.3

编号	参数	S1	S2	S3	S4	S5	S6	S7	S8	S9	S10
34	$AF_{r(\lambda)}$	15.4	3.8	4.6	16.9	19.4	9.5	7.3	9.9	1.6	13.4
35	$AF_{r(q)}$	20.9	5.1	6.2	22.8	26.5	12.9	10	13.2	2.2	18.2
36	AI	19.9	5.2	5.9	22.9	24.1	12.2	9.1	15.4	2.2	17.6
37	AI_r	29.6	7.5	8.9	33.5	36.1	18.2	13.8	21.4	3.2	26.1
38	$AI_{r(\lambda)}$	19	4.9	5.7	21.8	22.9	11.6	8.7	14.7	2.1	16.7
39	$AI_{r(q)}$	31.1	7.9	9.3	35.2	37.9	19.1	14.5	22.5	3.3	27.4
40	$A\omega$	1.23	1.29	1.24	1.29	1.18	1.23	1.19	1.47	1.29	1.25
41	AX	35.9	42.5	35	34	42	38.2	37.7	38	31.2	36.7
42	AX_r	41.1	48	39.9	38.1	49.6	43.6	43.3	41.5	34.7	41.5
43	$AX_{r(\lambda)}$	34.2	40.4	33.4	32.4	40	36.3	35.9	36.2	29.8	35
44	$AX_{r(q)}$	43.1	50.4	41.9	40	52.1	45.7	45.4	43.5	36.4	43.5
45	AY	482.5	397.6	488.9	562	345.7	430.3	405.8	612.5	669.4	473
46	AY_r	437.6	360.7	443.4	509.7	313.5	390.3	368.1	555.6	607.1	429

编号	参数	S11	S12	S13	S14	S15	S16	S17	S18	S19	S20
1	λ_1	190	190	190	190	190	190	190	190	190	190
2	λ_2	400	400	400	400	400	400	400	400	400	400
3	Δ	2	2	2	2	2	2	2	2	2	2
4	d	1	1	1	1	1	1	1	1	1	1
5	n	106	106	106	106	106	106	106	106	106	106
6	β	2	2	2	2	2	2	2	2	2	2
7	ρ	1	1	1	1	1	1	1	1	1	1
8	LR	11798	22512	18339	13039	10733	17460	7121	34639	11894	22180
9	A_0	83	166	123	89	76	126	45	254	85	161
10	$\overline{A}$	111	212	173	123	101	165	67	327	112	209
11	δ	0.747	0.78	0.713	0.726	0.754	0.766	0.673	0.777	0.756	0.77
12	γ	0.844	0.841	0.807	0.814	0.834	0.845	0.804	0.849	0.845	0.85
13	AUC	11812	22439	18354	13008	10758	17371	7127	34701	11945	22191
14	η	20.9	21	17.1	18.3	20.5	22.5	19.9	22.9	22.1	22.6
15	Q	0.05956	0.0613	0.06064	0.06244	0.06056	0.05418	0.06086	0.0616	0.06084	0.05434
16	F	7.4	7.9	5.9	6.2	7	8.3	6.3	9.1	7.8	8.6
17	F_r	9.1	9.6	7.3	7.7	8.7	10.2	7.9	10.9	9.7	10.6
18	$F_{r(\lambda)}$	7	7.5	5.7	5.9	6.7	7.9	6	8.6	7.4	8.2
19	$F_{r(q)}$	9.6	10.1	7.6	8.1	9.2	10.7	8.3	11.5	10.1	11.1
20	S	4.5	4.5	4.4	4.4	4.4	4.5	4.4	4.5	4.5	4.5
21	I	16.9	19.6	14.3	15	16.2	17.9	14	23.4	18.3	19.1
22	I_r	25.7	27.6	20.6	21.4	24.3	29.2	21.5	32	27.1	30.6
23	$I_{r(\lambda)}$	16.1	18.7	13.6	14.3	15.4	17	13.4	22.3	17.4	18.2
24	$I_{r(q)}$	26.9	29	21.6	22.5	25.5	30.7	22.6	33.6	28.4	32.1
25	ω	2.29	2.49	2.41	2.41	2.3	2.17	2.23	2.59	2.34	2.22
26	A_1	268(222)	507(218)	510(212)	336(214)	249(218)	367(214)	170(218)	719(218)	256(218)	464(220)
27	E_1	4494	8276.4	8406.2	5381.2	4116.6	6764.7	2789.7	11679.3	4204.3	8547.3
28	N_{sp}	19	14	10	13	13	12	12	12	16	14
29	R	284	477	500	331	265	355	205	696	259	463
30	R_{std}	0.943	1.064	1.018	1.015	0.94	1.033	0.826	1.034	0.987	1.003
31	m	0.416	0.419	0.339	0.366	0.406	0.449	0.396	0.454	0.439	0.451
32	AF	3.4	26.7	11	11.5	4.5	17	1	18.7	8.8	12.4
33	AF_r	4.2	32.5	13.4	14.2	5.6	21	1.2	22.6	10.9	15.3
34	$AF_{r(\lambda)}$	3.2	25.4	10.4	10.9	4.3	16.2	0.9	17.8	8.4	11.9
35	$AF_{r(q)}$	4.4	34.1	14.1	14.9	5.9	22.1	1.3	23.7	11.4	16.1

编号	参数	S11	S12	S13	S14	S15	S16	S17	S18	S19	S20
36	AI	4	36.4	14.3	14.5	5.4	19.8	1.1	27.4	10.7	15.1
37	AI_r	6.1	52.3	20.8	21.6	8.1	29.3	1.7	38.4	16	22.1
38	$AI_{r(\lambda)}$	3.8	34.7	13.7	13.8	5.1	18.8	1	26.1	10.2	14.4
39	$AI_{r(q)}$	6.4	54.9	21.9	22.6	8.5	30.8	1.8	40.4	16.8	23.2
40	$A\omega$	1.19	1.37	1.31	1.26	1.18	1.16	1.11	1.47	1.21	1.21
41	AX	36.9	39.8	60.1	51.4	39.2	30	41.4	34.7	33.7	30.3
42	AX_r	43	43.8	67.2	56.7	45.1	37.7	48.3	37.4	38.4	37.6
43	$AX_{r(\lambda)}$	35.1	37.9	57.2	49	37.3	28.5	39.5	33.1	32.1	28.8
44	$AX_{r(q)}$	45.1	46	70.6	59.9	47.4	39.6	50.7	39.3	40.3	39.5
45	AY	430.3	493.1	234	276.6	383.9	583	300.4	705.9	509.4	630.5
46	AY_r	390.3	447.2	212.2	250.9	348	528.8	272.5	640.3	462.1	571.9

▶ 2.8 NMR指纹图谱

2.8.1 NMR 指纹图谱基本原理

核磁共振波谱（NMR）是鉴定有机化合物结构的常规方法和重要手段。植物药特征性化学成分往往不限一种，多表现为特征性成分组。因此，其特征性标准提取物的 NMR 谱是其中各种成分图谱的叠加，能反映中药组分差异，具有指纹特性。在混合物的 NMR 图谱上，除每个信号在磁场中的共振数据外，信号的相对强弱反映了混合物中各组分的相对含量。当图谱不太复杂时，也可观察到某些信号的偶合关系。通过对各化合物进行结构鉴定和 NMR 研究，可实现植物中药 NMR 指纹图谱的解析[47]。中药 NMR 指纹图谱技术是一种具有整体性的综合鉴定手段，能够同时获得丰富的化合物的结构信息，加之 NMR 在重现性和特征性等方面优势突出，使之可用于中药材的真伪鉴别及其质量评价。相对于高效液相色谱法（HPLC）等传统中药分析方法，^{1}H-NMR 指纹图谱法具有快速、简便、准确、重现性好、专属性高、样品可回收等优势。

2.8.2 ^{1}H-NMR 指纹图谱法鉴定植物类中药

^{1}H-NMR 指纹图谱法鉴定植物类中药是根据对鉴定方法的要求、^{1}H-NMR 图谱的特点和两个假设建立起来的。对鉴定方法的要求是可靠、灵敏、简便、价廉。^{1}H-NMR 图谱具有：①单一性，即氢谱的谱峰与每一个氢都是严格的对应关系；②全面性，即所测样品中的任一质子都有其相关的谱峰；③定量性，即谱图中信号的相对强弱反映混合物中各组分的相对含量；④易辨性，即通过化合物的结构研究可归属指纹图中的各个信号。假设以一定的程序可获取中药特征性化学成分（或化学成分组）的总提取物，这些特征的化学成分的含量是相对固定的。用 ^{1}H-NMR 指纹图谱法鉴别植物类中药可满足上述要求，因此，在规范提取分离程序下，植物类中药的 ^{1}H-NMR 指纹图谱与植物品种间存在严格的对应关系，没有混淆的余地。以中药化学成分为指征，用植物化学研究方法对其进行品种鉴别和品质评价的研

究主要解决两个关键问题：一是植物类中药代表性化学成分的选定；二是植物类中药代表性化学成分的表征。¹H-NMR 指纹图谱法鉴定植物类中药的理论要点正是为解决上述两个关键问题而建立起来的。通过选择适当的提取分离程序，获取中药代表性化学成分总提取物是该理论的核心。将这种总提取物称为中药特征总提取物。中药特征总提取物的化学成分可用多种检测手段予以表征，而其¹H-NMR 图谱不仅有高度的重现性和特征性，更主要是其同时具有上述 4 个特点，非常适用于中药品种鉴别和植物化学的分类研究，故将这种图谱称为中药¹H-NMR 指纹图谱。通过中药¹H-NMR 指纹图谱分析可达到快速准确鉴别多种中药的目的。建立中药¹H-NMR 指纹图谱是该理论的一个重点。另外，通过对不同来源同品种中药特征总提取物的收率进行计算，可初步对其作出品质评价，这是该理论另一个重点[55]。

2.8.3　¹H-NMR 指纹图谱特点

¹H-NMR 指纹图谱法在实际应用中相对于传统 HPLC 方法具有以下几点优势：①操作简单，含量测定中，¹H-NMR 法采用绝对定量法，在应用过程中只需要使用一种内标而无需所有待测物的对照品即可完成含量测定，从而节约成本和时间。②检测较为快速，指纹图谱检测时间只有 8.2min。③¹H-NMR 法的样品前处理简单，且样品不会被破坏，可回收。④¹H-NMR 法重现性较好，检测不受待测物理化性质影响（如缺乏紫外吸收，无法蒸发，色谱柱无保留的物质等），另外可提供待测物结构信息，从而使检测更加综合全面。⑤¹H-NMR 在实际应用中不需要使用目标成分对照品引进校正因子或绘制工作曲线等。此外，¹H-NMR 指纹图谱法存在着仪器价格昂贵、灵敏度不高等缺点，但是这些问题将随着相关硬件技术的发展而得到解决[56]。

2.8.4　应用实例

实例 2-12　基于¹H-NMR 技术的银杏二萜内酯原料药含量测定和指纹图谱研究[56]

（1）样品前处理

取银杏二萜内酯原料约 10mg，精密称定，置于 2mL EP 管中，加入 0.5mL DMSO-d_6，室温超声 10min，然后转移到 5mm NMR 核磁共振分析管中。

（2）检测条件

zg30 脉冲序列，谱宽 4801K，数据点 32K，扫描次数 64 次，温度 303K，采样时间 6.66s，弛豫时间 1s，增益 35，中心频率 $\delta = 2.04$。

（3）¹H-NMR 指纹图谱解析

根据多批次样品的检测结果，选择 24 个共有峰作为银杏二萜内酯葡铵注射液原料的特征指纹峰，并选择化学位移居中、峰面积适中的 13 号峰作为参照峰，见图 2-25。用 DMSO-d_6 分别制备一定浓度的银杏内酯 A、银杏内酯 B、银杏内酯 C、银杏内酯 K 对照品溶液，按上述检测条件测定。与供试品比对，结合质子信号峰的化学位移和偶合情况，对 24 个共有峰进行指认，其中峰 3、5、7、12、15、17、19、21 为银杏内酯 A 的特征峰；峰 1、4、9、16、18 为银杏内酯 B 的特征峰；峰 8 为银杏内酯 C 的特征峰；峰 2 为银杏内酯 K 的特征峰；而峰 6、10、11、13、14、20、22、23、24 为共流出峰，见图 2-26。

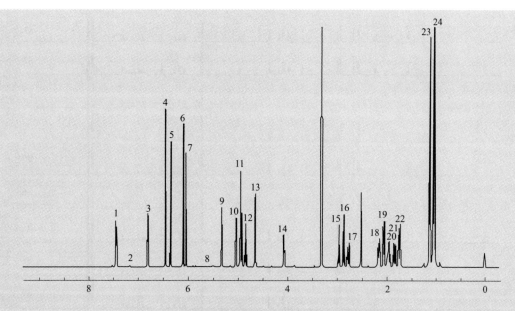

图 2-25　银杏二萜内酯原料的 ^{1}H-NMR 指纹图谱

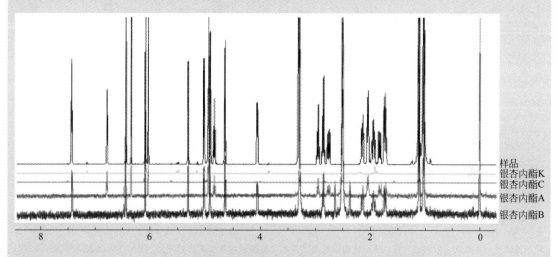

图 2-26　供试品溶液和对照品溶液的 ^{1}H-NMR 指纹图谱

（4）样品检测及分析

分别取 10 批银杏二萜内酯原料，按"样品前处理"项下方法制备供试品溶液，按"检测条件"项下方法测定，得到 10 批样品的 ^{1}H-NMR 指纹图谱，见图 2-27。根据相似度计算原理，采用中位数（运用 Excel 中 Median 函数）计算方法，计算 10 批样品的指纹图谱相似度，结果相似度均大于 0.99（表 2-10），这说明本品在不同批次间的差异较小，生产工艺较为稳定。

表 2-10　10 批样品的指纹图谱相似度

样品编号	S1	S2	S3	S4	S5	S6	S7	S8	S9	S10
批号	160301	160401	160801	160802	161106	161107	161201	161202	161205	170101
相似度	1.000	0.9999	0.9999	1.000	0.9999	0.9999	1.000	0.9999	1.000	1.000

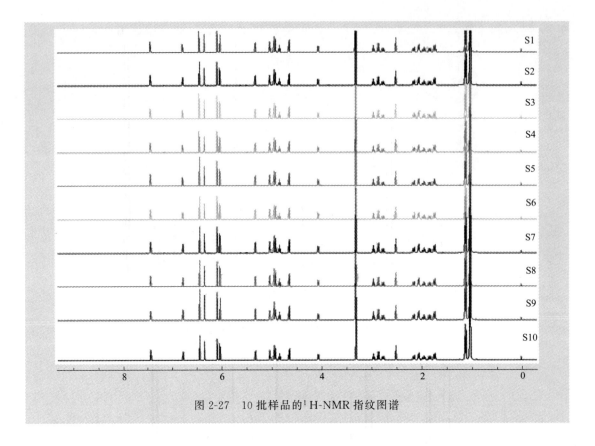

图 2-27 10 批样品的 ¹H-NMR 指纹图谱

参 考 文 献

[1] 孙国祥，雏翠霞，任培培，等. 中药指纹图谱学体系的构建 [J]. 中南药学，2007 (1)：69～73.

[2] 陈菊. 中药 HPLC 指纹图谱的研究进展 [J]. 新疆中医药，2008 (3)：85～87.

[3] 谢培山. 中药色谱指纹图谱 [M]. 北京：人民卫生出版社，2005.

[4] 王宝，周富荣. 中药标准化回顾 [J]. 中成药，2000，22 (1)：22～32.

[5] Zhang C，Wang Z H，Jin D Z. Comparative study on HPLC- FPS of Chinese red ginseng and Korean ginseng [J]. Chin Tradit Pat Med，2001，23 (3)：160～163.

[6] 王耀丽，张永欣，毛淑杰，等. 采用色谱指纹图谱技术考察醋制对青皮的影响 [J]. 中国中药杂志，2006，31 (6)：460～462.

[7] 刘振丽，宋志前，乔淑贞，等. 制何首乌高效液相指纹图谱分析 [J]. 中成药，2005，27 (4)：378～380.

[8] 黄毅，周茜，闫明，等. 天山雪莲不同部位总黄酮含量及高效液相指纹图谱分析 [J]. 中药材，2005，28 (11)：980～982.

[9] 李菁，叶文才. HPLC-ELSD 法在注射用七叶皂苷钠质量控制中的应用 [J]. 中草药，2000，31 (8)：582～584.

[10] 蔡光先，张水寒，杨永华，等. 枳壳超微粉甲醇提取物的高效液相指纹图谱初探 [J]. 中成药，2006，28 (6)：781～784.

[11] 王雁，毕开顺. 三七 HPLC 指纹图谱建立 [J]. 中国中药杂志，2003，28 (4)：316～320.

[12] 马百平，张洁，康利平，等. 双黄连粉针剂高效液相指纹图谱建立及应用 [J]. 中成药，2006，28 (2)：157～161.

[13] Shen J，Cao X F，Liu J F. Studies on HPLC Fingerprint of several kinds of Huanglianjiedu Decoction [J]. Chinese Traditional Patent Medicine，2003，25 (6)：433～437.

[14] He X G. On-1ine identification of phytochemical constituents in botanical extracts by combinedhigh-performance liquid chromatographic-diode array detection-mass spectrometric techniques [J]. Journal of Chromatography A，2000，880：203～232.

[15] 戴德舜，曹进，王义明，等. 桂枝汤 A 部分的指纹图谱的确定及比较（一）[J]. 中国实验方剂学杂志，2001，7（2）：1～4.

[16] 曹进，戴德舜，王义明，等. 桂枝汤 A 部分的指纹图谱归属（二）[J]. 中国实验方剂学杂志，2001，7（3）：1～3.

[17] 郑琦，方悦. 气相色谱技术在中药指纹图谱中的应用 [J]. 浙江中西医结合杂志，2008（11）：713～714.

[18] 唐洪梅. 石菖蒲与水菖蒲挥发油的指纹图谱分析 [J]. 中医药研究，2002，18（3）：43.

[19] 钱浩泉，李彩君，谢培山. 高良姜及其近缘植物挥发油成分的气相色谱指纹图谱研究 [J]. 中药新药与临床药理，2001，12（3）：179.

[20] 魏刚. 3 种中药复方制剂气相色谱/质谱联用鉴别研究 [J]. 中国中药杂志，2001，26（6）：399.

[21] 田吉，冯文宇. 金银花药材气相指纹图谱研究 [J]. 泸州医学院院报，2002，25（1）：76.

[22] 赵陆华，刘艳华，张同，等. 降香药材 GC 指纹图谱建立 [J]. 中成药，2002，24（11）：825.

[23] 白军超，刘邵峰，谢复炜，等. 液相色谱-毛细管气相色谱/质谱离线联用分析烟草中的挥发性及半挥发性成分 [J]. 色谱，2010，28（6）：608～614.

[24] 孙汝明. 感冒清热颗粒质量的评价性研究 [D]. 河北北方学院，2013.

[25] 高鹏，代龙. 薄层色谱法在中药指纹图谱研究中的应用 [J]. 山东医药工业，2002（06）：17～19.

[26] 于宝珠，陈立亚，李东霞，等. 薄层色谱在中药指纹图谱中的应用 [J]. 中国药事，2005（10）：619～621.

[27] 杨宏涛. 苦参数字化指纹图谱研究 [D]. 沈阳药科大学，2008.

[28] 李自成. 毛细管电泳电迁移行为模型构建及其与电化学检测联用的应用研究 [D]. 华东师范大学，2012.

[29] 谢培山，盛龙生，梁逸曾，等. 中药色谱指纹图谱 [M]. 人民卫生出版社，2005.

[30] 孙国祥，王宇，孙毓庆. 毛细管区带电泳法测定复方甘草片中的甘草酸、甘草次酸、吗啡和苯甲酸钠 [J]. 色谱，2002（01）：72～74.

[31] 杨宏涛，孙国祥. 苦参的毛细管电泳数字化指纹图谱研究 [J]. 中南药学，2008（01）：96～101.

[32] 孙照霞，苏慧，丛日琳，等. 环糊精修饰毛细管胶束电动色谱同时分离检测橙皮苷和柚皮苷对映体 [J]. 分析科学学报，2016，32（04）：541～544.

[33] 安宁，王利娟，吕丽丽，等. 非水毛细管电泳法分离 14 种氨基醇类手性药物 [J]. 药学学报，2016，51（8）：1297～1301.

[34] 刘海兴，刘凤芹，于爱民，等. 毛细管电色谱法测定槐花、槐角中总黄酮含量 [J]. 化学试剂，2006（06）：349～350.

[35] 刘迎春. 复方铝酸铋片中天然药效物质质量控制方法研究 [D]. 沈阳药科大学，2015.

[36] Ma D D，Yang L P，Yan B，etc. Capillary electrophoresis fingerprints combined with chemometric methods to evaluate the quality consistency and predict the antioxidant activity of Yinqiaojiedu tablet [J]. Journal of Separation Science，2017，40（8）：1796～1804.

[37] 李闫飞. 舒筋活血片色谱与光谱数字化指纹图谱研究 [D]. 沈阳药科大学，2010.

[38] 王亚敏，张卓勇，汤彦峰，等. 近红外光谱技术在中药鉴别及分析中的应用 [J]. 首都师范大学学报（自然科学版），2004，25（3）：41～45.

[39] 齐伟. 化学计量学在中成药红外指纹图谱研究方面的应用 [D]. 河北师范大学，2012.

[40] 白雁，鲍红娟，主东，等. 红外光谱和聚类分析法在药用菊花产地分类鉴别中的应用 [J]. 2006，29（7）：663.

[41] 麦曦，欧阳婷，曹郁生，等. 红外二阶导数指纹图谱用于紫花地丁药材的产地分类 [J]. 2011，47（1）：12～14.

[42] 刘福强，赵文萃，刘革，等. 人工神经网络-近红外光谱法非破坏监测芦丁药品的质量 [J]. 化学分析计量，2003（03）：11～13.

[43] 杨南林，程翼宇，瞿海斌. 用人工神经网络-近红外光谱法测定冬虫夏草中的甘露醇 [J]. 分析化学，2003（06）：664～668.

[44] 田进国，朱文荣，任健，等. 中药配方颗粒红外指纹图谱的研究 [J]. 中成药，2003（12）：3～7.

[45] 苏燕评，刘小芬. 醉鱼草红外指纹图谱的研究 [J]. 海峡药学，2011，23（4）：34～35.

[46] 宋宇晴. 复方丹参滴丸数字化指纹图谱研究 [D]. 沈阳药科大学，2008.

[47] 石志红，何建涛，常文保. 中药指纹图谱技术 [J]. 大学化学，2004（01）：33～39.

[48] 吕扬，吴云山，郑启泰. X 射线衍射分析技术在新药及制药研究中的应用进展 [J]. 现代仪器，2004（03）：6～9，19.

[49] 孙国祥，胡玥珊，金杰，等. 中药 X 射线衍射指纹图谱专家系统网格（TCM-XFP-ESG）构建与应用 [J]. 中南药

学，2009，7（10）：766～769.

[50]　田金改，王钢力，陈德昌，等. 中国茜草与欧茜草的 X 射线粉末衍射分析 [J]. 分析测试学报，1999（1）：39～41.

[51]　陈新新，孙国祥，刘中博，等. 用紫外定量指纹图谱寻找六味地黄丸标准制剂的研究 [J]. 中南药学，2014，12（5）：385～388.

[52]　孙国祥，李闫飞，邵艳玲，等. 中药紫外指纹图谱超信息特征数字化和定量化评价方法研究 [J]. 中南药学，2013，11（4）：293～298.

[53]　姜玢. 中国林蛙卵油数字化指纹图谱研究 [D]. 沈阳药科大学，2008.

[54]　王燕. 三黄片质量控制方法研究 [D]. 沈阳药科大学，2013.

[55]　秦海林，尚玉俊，赵伟，等. 核磁共振氢谱法鉴别黄连的研究 [J]. 中草药，2000（01）：50～52.

[56]　陈夏霖，耿婷，黄文哲，等. 基于 ^{1}H-NMR 技术的银杏二萜内酯原料药含量测定和指纹图谱研究 [J]. 中国中药杂志，2018，43（07）：1404～1409.

（侯志飞　闫　慧）

第3章

中药指纹信息学

中药指纹信息学是以中药指纹图谱为主导技术来研究中药作用机制和物质基础，揭示化学指纹所表达的化学物质信息和生物活性、药效、药代动力学及药剂学信息，是解析复杂中药体系化学和生物活性信息的主导技术。目前，色谱指纹图谱的相似度评价技术主要有夹角余弦法、相关系数法、Nei 系数法、改进 Nei 系数法等[1~4]，均以定性评价为主，即停留于化学成分分布比例的定性相似度评价上，很难展示色谱指纹图谱非常重要的宏观定量评价功能。距离系数法虽然具有一定程度的定量判别能力，但无法直接给出直观的综合定量评价结果。孙国祥教授根据向量理论和中药多元化学指纹成分分布的数学物理特征规律，建立了中药指纹信息学基本理论、色谱指纹图谱整体定性定量评价理论，以及色谱、紫外光谱和红外光谱指纹的数字化评价理论和技术，不仅实现了计算机软件化，更形成了中药指纹信息学的基本架构。

3.1 中药指纹整体定性定量相似度理论

3.1.1 定性相似度理论

3.1.1.1 定性相似度 S_F

在指纹图谱试验中，获得样品供试液指纹向量 $\vec{X}=(x_1, x_2, \cdots, x_n)$ 和标准指纹向量 $\vec{Y}=(y_1, y_2, \cdots, y_n)$，如图 3-1 所示，$x_i$ 与 y_i 为各指纹峰面积，计算 $\vec{X}$ 与 $\vec{Y}$ 间夹角余弦值即为定性相似度 S_F，见式(3-1)。

$$S_F = \cos\theta = \frac{\sum_{i=1}^{n} x_i y_i}{\sqrt{\sum_{i=1}^{n} x_i^2} \sqrt{\sum_{i=1}^{n} y_i^2}} \tag{3-1}$$

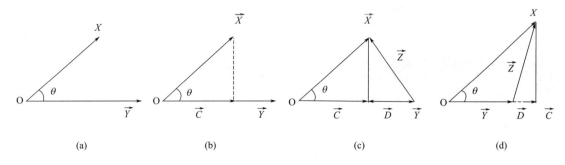

(a)   (b)   (c)   (d)

图 3-1　样品指纹向量与标准指纹向量

S_F 清晰地揭示了供试品化学成分与标准指纹图谱化学成分含量在分布比例上的相似程度，这是目前我国指纹图谱评价中最通用的方法。

3.1.1.2　比率定性相似度 S'_F

S_F 不具有定量的性质，正如向量 $\vec{a}=(1，2，3，4，5)$ 和向量 $\vec{b}=(5，10，15，20，25)$ 的 $S_F=1.0$，但 $\vec{b}$ 各组分含量却是 $\vec{a}$ 的 5 倍，而且各元素对 S_F 贡献不一样，存在大峰掩盖小峰的问题。若将标准指纹向量 $\vec{Y}$ 作 $\vec{P_0}=(1，1，1，\cdots，1)$，样品 $\vec{X}$ 作 $\vec{P_s}=\left(\dfrac{x_1}{y_1}，\dfrac{x_2}{y_2}，\cdots，\dfrac{x_n}{y_n}\right)=(r_1，r_2，\cdots，r_n)$，则 $\vec{P_s}$ 与 $\vec{P_0}$ 间夹角余弦值即为比率定性相似度，如式（3-2）所示。

$$S'_F = \frac{\sum_{i=1}^{n} r_i}{\sqrt{n\sum_{i=1}^{n} r_i^2}} \tag{3-2}$$

S'_F 反应的比例分布优于 S_F，评价时更灵敏。由于大小指纹峰均有 $r_i \rightarrow 1$，所以更为重要的是它对各指纹峰具有等权性，消除了大峰的影响。但也存在小峰比例异常值引起的比率相似度 S'_F 值异常低问题，可通过限比法加以消除。

3.1.2　定量相似度理论

3.1.2.1　投影含量相似度 C 与模长百分比 W

根据 $\vec{X}$ 在 $\vec{Y}$ 上的投影为：

$$X_L = \frac{\vec{X} \cdot \vec{Y}}{|\vec{Y}|} = \frac{\sum_{i=1}^{n} x_i y_i}{\sqrt{\sum_{i=1}^{n} y_i^2}} = |\vec{C}| \tag{3-3}$$

则

$$C(\%) = \frac{X_L}{|\vec{Y}|} \times 100\% = \frac{\sum_{i=1}^{n} x_i y_i}{\sum_{i=1}^{n} y_i^2} \times 100\% \tag{3-4}$$

$$W(\%) = \frac{|\vec{X}|}{|\vec{Y}|} \times 100\% = \sqrt{\frac{\sum_{i=1}^{n} x_i^2}{\sum_{i=1}^{n} y_i^2}} \times 100\% \tag{3-5}$$

$$C = S_F \cdot W \tag{3-6}$$

式中，C 为投影含量相似度，由于各批样品 $\vec{X}$ 均投影到 $\vec{Y}$ 上时为 $\vec{C}$，$\vec{C}$ 与 $\vec{Y}$ 方向相同，二者的模长比即为 C（%）；$\vec{X}$ 和 $\vec{Y}$ 大小的最简单比值即模长百分比为 W（%），见式（3-5），由此可突出大峰占比。式（3-6）揭示了 C 与 W 的关系，在 θ 趋于 0 时，$C = W$，在 $S_F \geqslant 0.90$ 时 W 可较好地反映样品中各组分与标准指纹图谱之间的总体含量关系，W 受大峰影响严重，存在大峰严重掩盖小峰问题，并受 θ 影响。C 考虑了样品中各组分的含量性质，同时也考虑了各组分的分布比例，具有精确性，是利用指纹图谱进行宏观定量评价时非常优秀的指标之一。C 对大指纹峰给予了良好权重比率，也对大峰过度的掩蔽效应进行了有效校正。

3.1.2.2　欧氏距离百分比 d 和投影含量相似度误差 ΔC

$\vec{X}$ 与 $\vec{Y}$ 差向量 $\vec{Z} = (x_1 - y_1, x_2 - y_2, \cdots, x_n - y_n)$ 的模长就是欧氏距离，能反映样品中各组分与标准指纹图谱中各组分的含量差距，其值越小越好。由于欧氏距离不能单独明确指出 $\vec{X}$ 比 $\vec{Y}$ 大多少或小多少，在判断上只能以其最小作为衡量标准，应用具有局限性。把 $\vec{Z}$ 与 $\vec{Y}$ 模长百分比值称为欧氏距离百分比 d（越小越好），用以表示 $\vec{X}$ 与 $\vec{Y}$ 的差别大小，见式（3-7）。$\vec{Z}$ 在 $\vec{Y}$ 上的投影 $|\vec{D}|$ 与 $|\vec{Y}|$ 的比值恰好反映样品与标准指纹图谱的宏观含量差别，见式（3-8），它恰好是投影含量相似度的误差。

$$d(\%) = \frac{|\vec{Z}|}{|\vec{Y}|} = \frac{\sqrt{\sum_{i=1}^{n}(x_i - y_i)^2}}{\sqrt{\sum_{i=1}^{n} y_i^2}} \tag{3-7}$$

$$\Delta C(\%) = \frac{|\vec{D}|}{|\vec{Y}|} \times 100\% = \frac{\sum_{i=1}^{n}(x_i - y_i)y_i}{\sum_{i=1}^{n} y_i^2} \times 100\% = C - 100\% \tag{3-8}$$

3.1.2.3　宏观含量相似度 R 和定量相似度 P

样品共有指纹峰总积分面积与标准指纹图谱的指纹峰总积分面积的百分比值 R，见式（3-9），称为**宏观含量相似度**，可宏观判定二者含量差异，因其对各指纹峰等权反映的含量性质准确，但存在大峰和小峰交叉抵偿问题。由于色谱法以峰面积一次方形式定量，R 值评价结果的可靠性是很理想的。

$$R(\%) = \frac{\sum_{i=1}^{n} x_i}{\sum_{i=1}^{n} y_i} \times 100\% \tag{3-9}$$

如考虑各峰的相对重量校正因子，其本身就是所有组分质量和的比值。相加时，不同指纹峰面积有互相抵偿作用，应进行相似度 S_F 校正，则得到定量相似度 P，见式（3-10）。P 考虑了不同组分的分布比例，评价准确性好于 R，特别在 S_F 较低时影响明显。

$$P(\%) = S_F \times R \tag{3-10}$$

3.1.2.4　含量相似度 Q 和校正含量相似度 Q_F

用 $\vec{P}_s$ 与 $\vec{P}_0$ 模长百分比值来从总体上评价样品中各组分与标准指纹成分含量的接近程度，见式（3-11）。Q 值能够代表指纹图谱中各组分的含量与标准指纹图谱对应各组分的含量相似情况，称为**含量相似度**。当考虑各成分分布比例时，对 Q 值进行校正得到**校正含量相**

似度，见式(3-12)，显然 Q_F 比 Q 计算结果更合理些，但由于公式中的平方项影响使得二者数值常常偏高，当 $r_i = 0.5 \sim 2.0$ 时，评价结果的真实性会更好些，故定义合理约比把所有指纹峰的比值限定在 $r_i = 0.5 \sim 2.0$ 范围内，从而消除异常低值和异常高值对评价结果的影响。

$$Q(\%) = \frac{|\vec{P}_s|}{|\vec{P}_0|} \times 100\% = \sqrt{\frac{1}{n} \sum_{i=1}^{n} r_i^2} \times 100\% \tag{3-11}$$

$$Q_F(\%) = Q \cdot S_F \tag{3-12}$$

3.1.2.5 平均质量百分数 M 与校正平均质量百分数 M_F

平均质量百分数 M，是 $\vec{P}_s$ 各元素 r_i 均值百分数，能反映不同指纹成分的大体含量情况。

$$M(\%) = \frac{1}{n} \sum_{i=1}^{n} r_i \times 100\% \tag{3-13}$$

对 M 进行定性相似度 S_F 校正，见式(3-14)，得校正平均质量百分数 M_F。

$$M_F(\%) = S_F \times M \tag{3-14}$$

M 和 M_F 能比较简洁地描述样品与标准指纹图谱间的含量相近情况。同样，定义约比法把所有指纹峰的比值限定在 $r_i = 0.5 \sim 2.0$ 范围内，使得二者评价结果更加真实。

3.1.3 定性相似度与定量相似度比较

3.1.3.1 仪器与试药

Agilent 1100 型液相色谱仪（配有二极管阵列检测器、低压四元梯度泵、在线脱气装置、自动进样器），ChemStation 工作站（Agilent 科技有限公司）。KQ-50B 型超声波清洗器（昆山市超声仪器有限公司），旋转蒸发仪 RE52（上海亚荣生化仪器厂），Sarturius-BS110S 分析天平（北京赛多利斯天平有限公司）。

乙腈（色谱纯，山东禹王实业有限公司），冰醋酸（色谱纯，天津市科密欧化学试剂开发中心），其他试剂均为分析纯，所用水为去离子水。栀子对照药材（中国药品生物制品检定所，No.120986-200303）。

3.1.3.2 对照药材供试液制备

取栀子对照药材 0.9g，精密称定，加水 30mL，回流提取 2h，滤过，残渣加水 20mL，继续回流 1.5h，合并两次滤液，减压浓缩至 20mL，加乙醇至 80%（V/V），冷处避光放置、醇沉 24h，滤除沉淀，减压回收乙醇至无醇味，残液再用水定容至 25mL，摇匀，即得。

3.1.3.3 指纹图谱检测条件

Century SIL C_{18} BDS 柱（25cm×4.6mm，5μm），所用流动相中 A 为 1% 醋酸水溶液，B 为乙腈（含 1% 醋酸）。低压线性梯度程序：0～3min，0～0%B；3～9min，0～5%B；9～22min，5%～10%B；22～30min，10%～12.5%B；30～45min，12.5%～30%B；45～50min，30%～36%B；50～75min，36%～86%B。流速为 1.0mL·min^{-1}；柱温为（30.0±0.15）℃；进样量为 5μL；紫外检测波长为 265nm（DAD 检测）。

3.1.3.4 栀子对照药材 HPLC 指纹图谱特征

在 3.1.3.3 项条件下完成不同产地栀子药材指纹图谱研究[5]，并在此色谱条件下精密取栀子对照药材供试液 5μL 进样检测，记录色谱图（图 3-2），获得 35 个共有指纹峰，以夹角余弦为测度计算其与栀子药材标准指纹图谱的相似度为 0.982，其共有峰面积之和与标准指纹图谱共有峰面积之和的比值为 144.0%。栀子对照药材的 HPLC 指纹图谱与计算生成的标准指纹图谱定性相似度很好，各成分总含量很高导致其定量相似度高，这说明栀子对照药材品质很好，故此研究中以对照药材为研究对象。

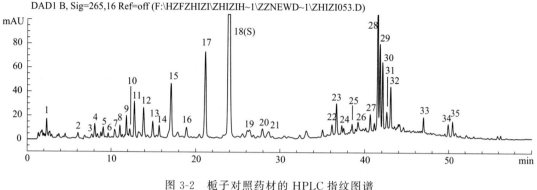

图 3-2 栀子对照药材的 HPLC 指纹图谱

3.1.3.5 定性定量相似度评价的差别

精密取栀子对照药材供液 $1\mu L$、$2\mu L$、$5\mu L$、$10\mu L$、$15\mu L$ 分别进样检测，另将供试液稀释 25 倍后，再分别进样 $1\mu L$、$2.5\mu L$ 和 $10\mu L$（分别相当原液 $0.04\mu L$、$0.10\mu L$ 和 $0.40\mu L$），记录色谱图（图 3-3）。

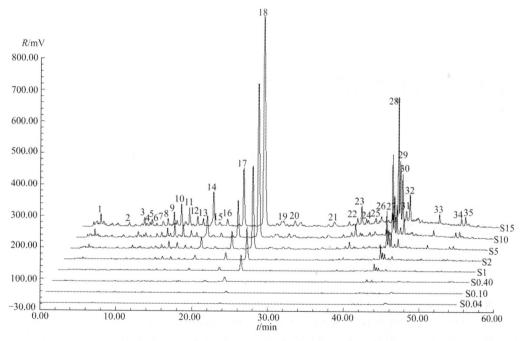

图 3-3 不同进样量时栀子对照药材的 HPLC 指纹图谱

将原始信号积分后导入"中药指纹图谱超信息特征数字化评价系统 4.0"软件，计算不同进样量时检测到的指纹图谱与进样量为 $5\mu L$ 时所获得的指纹图谱的定性和定量相似度，评价结果见表 3-1。由表 3-1 可以看到定性相似度 $S_F \geqslant 0.976$，这说明不同进样量时指纹成分分布的比例基本不变。在进样量为 $1 \sim 15\mu L$ 时，S_F 基本为 1（同一样品）；进样量很小时，S_F 低于 1 可能由进样引入误差，导致 S_F 降低。校正定性 S_F' 变动明显，高低进样之间比率定性相似度差异大，说明 S_F' 灵敏性好。当以标准药材供试液进样量 $5\mu L$ 获得的指纹信号为比较标准，以上进样质量百分数分别为 0.8%、2%、8%、20%、40%、100%、200%、300%，R、P、C、W 评价结果与实际很接近，相对误差均在 10% 以内，而 Q、Q_F、M 和 M_F 评价结果在 8%～300% 时计算结果误差较小。以上数据证明 R、P、C 和 W 等指标能够准确反映指纹成分的宏观含量变化，而 Q、Q_F、M 和 M_F 的评价结果的误差相对大些，但仍不失为从宏观角度定量评价指纹图谱的优秀指标。

表 3-1　不同进样量时定性和定量相似度评价结果

编号	参数	$V_{0.04}$	$V_{0.1}$	$V_{0.4}$	V_1	V_2	V_5	V_{10}	V_{15}	Min	Max
1	V/%	0.8	2.0	8.0	20.0	40.0	100.0	200.0	300.0	0.8	300
2	S_F	0.977	0.983	0.982	0.999	0.997	1.00	1.00	1.000	0.977	1.0
3	r	0.974	0.980	0.979	0.999	0.997	1.00	1.00	1.000	0.974	1.0
4	S_F'	0.823	0.807	0.831	0.980	0.938	1.00	0.985	0.986	0.807	1.0
5	d/%	99.1	98.0	92.3	78.1	56.5	0.00	99.7	194.0	0	194.0
6	R/%	1.0	2.2	7.5	20.9	45.2	100.0	193.5	286.2	1.0	286.2
7	P/%	1.0	2.2	7.3	20.9	45.1	100.0	193.4	286.1	1.0	286.1
8	C/%	0.9	2.0	7.7	21.9	43.6	100.0	199.5	293.8	0.9	293.8
9	ΔC/%	−99.1	−98.0	−92.3	−78.1	−56.4	0.00	99.5	193.8	−99.1	193.8
10	W/%	0.9	2.1	7.9	21.9	43.8	100.0	199.6	293.9	0.9	293.9
11	Q	1.7	3.4	10.3	20.0	53.1	100.0	187.3	275.9	1.7	275.9
12	Q_F	1.6	3.3	10.1	20.0	53.0	100.0	187.3	275.8	1.6	275.8
13	M/%	1.4	2.7	8.5	19.6	49.8	100.0	184.5	272.1	1.4	272.1
14	M_F/%	1.3	2.7	8.4	19.6	49.7	100.0	184.4	272.0	1.3	272.0

▶ 3.2　中药全定性全定量质控体系

中药指纹整体定性定量相似度（第 3.1 节）从本质上分为 2 类：第 1 类是全定性相似度，用来准确地反映中药化学成分分布比例的相似性而不具有任何定量评价功能；第 2 类是全定量相似度，能够从宏观上准确反映中药多元指纹化学成分整体含量情况，解决不同批次中药材或中药制剂与标准指纹图谱的总体含量差异的评判问题。

3.2.1　全定性相似度理论

用 S_F 和 S_F' 构成全定性相似度法[6,7]联合评价中药色谱指纹图谱可兼顾监测大峰和小峰对体系的贡献及其是否存在。两者构成的全定性相似度评价法具有合理性，可准确地解决色谱指纹图谱的宏观定性评价问题。当两者均大于 0.9 时，判定全定性相似度为合格，这一条是进行定量相似度判别的前提，即 S_F 和 S_F' 相差越小越好（小于 5% 时最理想）。用 S_F 和 S_F' 均值构成宏定性相似度作为四级全定性全定量指纹法的系统鉴别参数。2002 年孙国祥教授已系统地提出了比率定性相似度概念，并于 2003 年在日本《分析科学》杂志发表了指纹图谱定量相似度概念 Q 值。

3.2.2　全定量相似度及全定性全定量质控体系

用"W 与 R" "C 与 P" "Q 与 M" 以及"Q_F 与 M_F"分别构成一、二、三、四级全定量

相似度。

3.2.2.1 一级全定量相似度（L1-AQS）及一级全定性全定量法（L1-QAFM）

W 可较好地反映样品中各组分与标准指纹图谱之间的总体含量关系；而 R 可宏观判定样品与对照品含量差异，但存在大峰和小峰交叉抵偿问题，故由 W 和 R 构成一级全定量相似度。由宏定性相似度 S_m、W 与 R 的均值 P_{f1} 及指纹均化性误差 α 共同构成一级全定性全定量指纹法，按照表 3-2 进行质量分级，也可以按照限度法进行整体质量控制，计算公式见表 3-3。

表 3-2　系统指纹定量法划分中药质量级

	I	II	III	IV	V	VI	VII	VIII
S_m	$\geqslant 0.95$	$\geqslant 0.90$	$\geqslant 0.85$	$\geqslant 0.80$	$\geqslant 0.70$	$\geqslant 0.60$	$\geqslant 0.50$	< 0.50
P_m	$[95\sim105]$	$[90\sim110]$	$[85\sim115]$	$[80\sim120]$	$[70\sim130]$	$[60\sim140]$	$[50\sim150]$	$0\sim\infty$
α	$\leqslant 0.05$	$0.05\sim0.10$	$0.10\sim0.15$	$0.15\sim0.20$	$0.20\sim0.30$	$0.30\sim0.40$	$0.40\sim0.50$	>0.50
质量	极好	很好	好	良好	中	一般	次	劣
Quality	Best	Better	Good	Fine	Moderate	Common	Inferior	Defective

表 3-3　中药全定性全定量质控体系

编号	全定性全定量相似度法	宏定量相似度 L1-4-AQS	宏定性相似度	误差系数
1	一级全定性全定量法 L1-QAFM	$P_{f1}=\dfrac{1}{2}(W+R)\times100\%$	$S_m=\dfrac{1}{2}(S_F+S_F')$	$\alpha_1=\left\|1-\dfrac{R}{W}\right\|$
2	二级全定性全定量法 L2-QAFM	$P_{f2}=\dfrac{1}{2}(C+P)\times100\%$	$S_m=\dfrac{1}{2}(S_F+S_F')$	$\alpha_2=\left\|1-\dfrac{P}{C}\right\|$
3	三级全定性全定量法 L3-QAFM	$P_{f3}=\dfrac{1}{2}(Q+M)\times100\%$	$S_m=\dfrac{1}{2}(S_F+S_F')$	$\alpha_3=\left\|1-\dfrac{M}{Q}\right\|$
4	四级全定性全定量法 L4-QAFM	$P_{f4}=\dfrac{1}{2}(Q_F+M_F)\times100\%$	$S_m=\dfrac{1}{2}(S_F+S_F')$	$\alpha_4=\left\|1-\dfrac{M}{Q}\right\|$
5	均化全定性全定量法 M-QAFM	$P_H=\dfrac{1}{4}(P_{f1}+P_{f2}+P_{f3}+P_{f4})\times100\%$	$S_m=\dfrac{1}{2}(S_F+S_F')$	$\alpha_H=\dfrac{1}{4}(\alpha_1+\alpha_2+\alpha_3+\alpha_4)$

3.2.2.2 二级全定量相似度（L2-AQS）及二级全定性全定量法（L2-QAFM）

投影含量相似度 C 受大峰影响严重，同样存在大峰掩盖小峰问题；而 P 对各峰等权并校正了不同组分的分布比例特征，因此删除了交叉抵偿问题，两者构成了二级全定量相似度。很显然，两者均为一级全定量相似度的 S_F 校正值。由宏定性相似度 S_m、C 与 P 的均值 P_{f2} 及指纹均化性误差 α 共同构成二级全定性全定量指纹法，按照表 3-2 进行质量分级，也可以按照限度法进行整体质量控制，计算公式见表 3-3。

3.2.2.3 三级全定量相似度（L3-AQS）及三级全定性全定量法（L3-QAFM）

Q 能从总体上描述样品中各组分与标准指纹成分含量的接近程度，但公式的平方项放大了误差，将 Q 和 M 构成三级全定量相似度。由宏定性相似度 S_m、Q 与 M 的均值 P_{f3} 及指纹均化性误差 α 共同构成三级全定性全定量指纹法，按照表 3-2 进行质量分级，也可以按照限度法进行整体质量控制，计算公式见表 3-3。

3.2.2.4 四级全定量相似度（L4-AQS）及四级全定性全定量法（L4-QAFM）

由 Q_F 与 M_F 的公式可以看出，三级全定量相似度用 S_F 校正则得到四级全定量相似度法，评价结果优于三级。由宏定性相似度 S_m、Q_F 与 M_F 的均值 P_{f4} 及指纹均化性误差 α 共同构成四级全定性全定量指纹法，按照表 3-2 进行质量分级，也可以按照限度法进行整体质量控制，计算公式见表 3-3。

3.2.2.5 均化全定性全定量法（M-QAFM）

由宏定性相似度 S_m、四级全定量相似度均值及指纹均化性误差 α 共同构成均化全定性全定量法，按照表 3-2 进行质量分级，也可以按照限度法进行整体质量控制，计算公式见表 3-3。

3.2.3 评价体系应用原则

首先全定性相似度均大于 0.9 为必要条件，然后上述 5 种全定量相似度可选择任意一组作为评价方法。若制剂控制在 90%～110% 且组内相差≤10% 为合格，原料控制在 80%～120% 且组内相差≤10% 为合格。

当全定性相似度和全定量相似度合格时，一方面可保证削减大指纹峰影响，等权对待小指纹峰贡献；另一方面，从突出大指纹峰对体系的作用出发进行评价，这样能同时兼顾检测所有指纹峰对体系的定性定量的贡献作用。全定性相似度和全定量相似度的密切结合构成色谱指纹图谱新的质控体系，这是利用色谱指纹图谱宏观控制中药质量的最佳方法。

评价时可将原始指纹图谱积分信号，直接导入孙国祥等开发的"中药色谱指纹图谱超信息特征数字化评价系统 4.0"软件可立刻获得评价结果。该评价体系具有准确、可靠的特点，其可作为药材均化投料时的量化控制指标，应用效果十分理想[3]。

3.2.4 定性相似度和定量相似度关系

根据式（3-6）、式（3-10）、式（3-12）、式（3-14），可得式（3-15），根据式（3-11）和式（3-13）可得式（3-16），这表明定性相似度是两种定量相似度的比值。也因此说明为什么定性相似度不具有定量的性质。三、四级全定量相似度的比值为比率定性相似度（详见本章 3.4 节）。由 $\vec{X}=(x_1, x_2, \cdots, x_n)$ 和 $\vec{P_0}=(1, 1, 1, \cdots, 1)$ 的夹角余弦计算得样品指纹图谱的指纹均化系数，见式（3-17），由 $\vec{Y}=(y_1, y_2, \cdots, y_n)$ 和 $\vec{P_0}=(1, 1, 1, \cdots, 1)$ 的夹角余弦计算得标准指纹图谱的指纹峰化系数，见式（3-18），将式（3-17）与式（3-18）两式相除可得式（3-19），表明一、二级全定量相似度的比值等于标准指纹图谱与样品指纹图谱的指纹信号的均化系数比值。因此，均化系数的比值也是指纹图谱评价中一个很重要的定性评价指标。所规定的组内相差值不超过 10%，从实质上是对样品指纹图谱与标准指纹图谱的指纹信号分布均化性做出的严格要求。至此，全部给出了四级全定量相似度之间的关系。四级全定量相似度呈现高度的美学对称特征，其连接桥梁是定性相似度和比率定性相似度。

$$S_F=\frac{C}{W}=\frac{P}{R}=\frac{M_F}{M}=\frac{Q_F}{Q} \qquad (3\text{-}15)$$

$$S_F'=\frac{M}{Q}=\frac{M_F}{Q_F} \qquad (3\text{-}16)$$

$$\gamma_x=\frac{\sum_{i=1}^{n}x_i}{\sqrt{n\sum_{i=1}^{n}x_i^2}} \qquad (3\text{-}17)$$

$$\gamma_y = \frac{\sum_{i=1}^{n} y_i}{\sqrt{n \sum_{i=1}^{n} y_i^2}} \qquad (3\text{-}18)$$

$$\frac{\gamma_x}{\gamma_y} = \frac{\sum_{i=1}^{n} x_i \sqrt{n \sum_{i=1}^{n} y_i^2}}{\sqrt{n \sum_{i=1}^{n} x_i^2} \sum_{i=1}^{n} y_i} = \frac{\sum_{i=1}^{n} x_i}{\sum_{i=1}^{n} y_i} \times \frac{\sqrt{\sum_{i=1}^{n} y_i^2}}{\sqrt{\sum_{i=1}^{n} x_i^2}} = \frac{R}{W} = \frac{P}{C} \qquad (3\text{-}19)$$

3.2.5 数值约比定理

全定性全定量相似度质控体系要做重要的数值约比处理（图 3-4），以避免异常值产生的极大评价误差，就是：① $r_i = \dfrac{x_i}{y_i}$，若 $x_i > y_i$，则 $r_i = 2 - \dfrac{y_i}{x_i}$ 来限制异常高值；② 若 $r_i \leqslant 0.5$，则 $r_i = r_i - \dfrac{1}{5}\lg r_i$ 来限制异常低值。把异常低值提高和把异常高值变低进行数值约比处理能极大地减小异常值对定量指纹图谱评价结果的影响，一般数值约比到 $0.299 \sim 2$，见表 3-4。数值约比定理的实质是防止过度贫富分化，抑制极高异常值和提高极低异常值，这主要是因为这两个区间数值往往扭曲了指纹图谱的评价结果。

表 3-4　约比法计算极低异常值和极高异常值后的结果

编号	$r_i = \dfrac{x_i}{y_i}$	$P/\%$	$\lg\left(\dfrac{x_i}{y_i}\right)$	约比 r_i	编号	$r_i = \dfrac{x_i}{y_i}$	$P/\%$	$\lg\left(\dfrac{x_i}{y_i}\right)$	约比 r_i
1	0.01	1	−2.00	0.410	22	1.3	130	0.11	1.231
2	0.02	2	−1.70	0.360	23	1.4	140	0.15	1.286
3	0.03	3	−1.52	0.335	24	1.5	150	0.18	1.333
4	0.04	4	−1.40	0.320	25	1.6	160	0.20	1.375
5	0.05	5	−1.30	0.310	26	1.7	170	0.23	1.412
6	0.06	6	−1.22	0.304	27	1.8	180	0.26	1.444
7	0.07	7	−1.15	0.301	28	1.9	190	0.28	1.474
8	0.08	8	−1.10	0.299	29	2.0	200	0.30	1.500
9	0.09	9	−1.05	0.299	30	3.0	300	0.48	1.667
10	0.10	10	−1.00	0.300	31	4.0	400	0.60	1.750
11	0.20	20	−0.70	0.340	32	5.0	500	0.70	1.800
12	0.30	30	−0.52	0.405	33	6.0	600	0.78	1.833
13	0.40	40	−0.40	0.480	34	7.0	700	0.85	1.857
14	0.50	50	−0.30	0.500	35	8.0	800	0.90	1.875
15	0.60	60	−0.22	0.600	36	9.0	900	0.95	1.889
16	0.70	70	−0.15	0.700	37	10.0	1000	1.00	1.900
17	0.80	80	−0.10	0.800	38	20.0	2000	1.30	1.950
18	0.90	90	−0.05	0.900	39	30.0	3000	1.48	1.967
19	1.00	100	0.00	1.000	40	40.0	4000	1.60	1.975
20	1.10	110	0.04	1.091	41	50.0	5000	1.70	1.980
21	1.20	120	0.08	1.167	42	60.0	6000	1.78	1.983

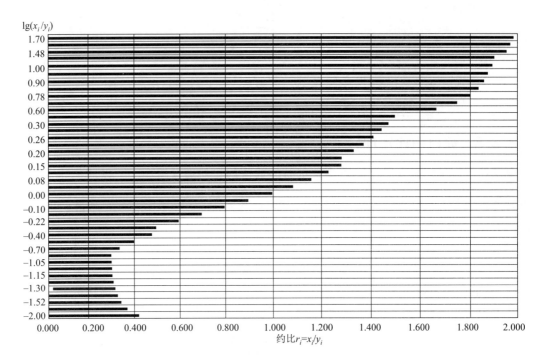

图 3-4　极低异常值和极高异常值约比后数值变化分布图

3.2.6　全定性全定量质控体系全面控制银杏叶提取物质量

3.2.6.1　仪器与试药

Agilent 1100 型液相色谱仪（配有二极管阵列检测器、低压四元梯度泵、在线脱气装置、自动进样器），ChemStation 工作站（Agilent 科技有限公司）。KQ-50B 型超声波清洗器（昆山市超声仪器有限公司），旋转蒸发仪 RE52（上海亚荣生化仪器厂），Sarturius-BS110S 分析天平（北京赛多利斯天平有限公司）。

乙腈（色谱纯，山东禹王实业有限公司），无水乙醇（分析纯，康科德科技有限公司），冰醋酸（色谱纯，天津市科密欧化学试剂开发中心），其他试剂均为分析纯，所用水为去离子水。芸香苷对照品、山柰素对照品、槲皮素对照品、异鼠李素对照品、银杏内酯 A 对照品、银杏内酯 B 对照品和银杏内酯 C 对照品（中国药品生物制品检定所）。银杏叶标准提取物 S1、S2、S3（上海杏灵科技药业股份有限公司），S4、S5、S6（浙江康恩贝制药股份有限公司），S7、S8（四川锦绣华福宁制药股份有限公司），S9、S10（自制）。

3.2.6.2　对照品溶液制备

精密称取 10mg 芸香苷对照品，置于 25mL 容量瓶中，用甲醇定容至刻度，摇匀，得 $400\mu g \cdot mL^{-1}$ 芸香苷对照品溶液。另用甲醇分别配制 $500\mu g \cdot mL^{-1}$ 山柰素对照品溶液、$800\mu g \cdot mL^{-1}$ 的槲皮素对照品溶液和 $600\mu g \cdot mL^{-1}$ 的异鼠李素对照品溶液。

3.2.6.3　供试液制备

精密称取银杏叶提取物约 75mg，置于 10mL 容量瓶中，加 50%（V/V）甲醇水溶液定容至刻度，摇匀，作供试液。

3.2.6.4　色谱条件

Century SIL C$_{18}$ BDS 柱（20cm×4.6mm，5μm），所用流动相中 A 为 1‰醋酸水溶液，B 为乙腈（含 1‰醋酸）。低压线性梯度程序：0～20min，0～15％B；20～35min，15％～22％B；35～55min，22％～35％B；55～70min，35％～62％B。流速为 1.0mL·min⁻¹，柱温为（30.0±0.15）℃，进样量为 5μL，紫外检测波长为 265nm（DAD 检测）。

3.2.6.5　系统适用性试验

将供试液、芸香苷、槲皮素、山奈素和异鼠李素对照品溶液分别进样 5μL，记录色谱图。对比保留时间可知峰 14 为芸香苷，其理论塔板数为 159684，与相邻峰分离较好，可选为参照物峰。峰 32 为槲皮素、峰 38 为异鼠李素、峰 39 为山奈素。考察 2h 基线图证明流动相系统无干扰，根据 2h 供试液图谱确定洗脱时间为 65min。

3.2.6.6　方法学考察

（1）精密度试验

取 S1 供试液，按"3.2.6.4"项条件重复进样 6 次，记录色谱图。结果显示各峰相对保留时间 RSD＜1％，相对峰面积 RSD＜3％，这表明进样精密度合格。

（2）溶液稳定性试验

取新制备 S1 供试液，分别于 0h、5h、8h、14h 和 20h 进样分析，记录色谱图。结果显示各峰相对保留时间 RSD＜1％，相对峰面积 RSD＜3％，这证明供试液在 20h 内稳定。

（3）重复性试验

取 S1 样品平行制备 5 份供试液，分别精密吸取 5μL 进样检测，记录色谱图。结果显示各峰相对保留时间 RSD＜1％，相对峰面积 RSD＜3％，这表明方法重复性较好。

3.2.6.7　银杏叶提取物 HPLC 指纹图谱建立和全面质量评价

制备 10 批银杏叶提取物供试液，分别进样测定，记录色谱图。以峰出现率 100％计，确定 39 个共有峰。用孙国祥等开发的"中药色谱指纹图谱超信息特征数字化评价系统 4.0"软件，以 10 批银杏叶提取物 HPLC 指纹图谱原始信号为基础，按平均值法计算生成标准指纹图谱 RFP，其标号见图 3-5。然后计算其全定性相似度和全定量相似度，计算结果见表 3-5。表 3-5 中数据表明，10 批提取物定性相似度 S_F 均≥0.978，比率定性相似度均≥0.936（除 S3 外），当 S_F/S_F'＜1.05 时则更理想，S3 的全定性相似度不合格。10 批提取物的一、二级全定量相似度全部合格；除 S3 外，三、四级全定量相似度也全部合格。从上述结果可以看到，若定性相似度不合格，则定量相似度很难合格。投料时应适当增加 S7～S10 样品的投料量。

表 3-5　10 批银杏叶提取物的全定性相似度和全定量相似度结果

编号	参数	S1	S2	S3	S4	S5	S6	S7	S8	S9	S10	Min	Max
1	S_F	0.981	0.981	0.982	0.988	0.994	0.994	0.979	0.979	0.978	0.978	0.978	0.994
2	S_F'	0.939	0.936	0.896	0.939	0.972	0.980	0.951	0.952	0.953	0.953	0.896	0.980
3	$C/\%$	103.9	102.9	103.7	103.5	105.6	106.3	92.7	92.9	94.8	93.6	92.7	106.3
4	$P/\%$	101.8	100.4	107.8	108.1	106.8	107.3	87.5	87.8	88.6	87.9	87.5	108.1
5	$W/\%$	105.9	104.9	105.6	104.8	106.2	107.0	94.7	94.9	96.9	95.7	94.7	107.0
6	$R/\%$	103.7	102.4	109.7	107.1	107.4	107.9	89.4	89.6	90.6	89.9	89.4	109.7
7	$Q/\%$	100.6	97.8	130.8	121.0	108.2	108.9	97.5	97.5	97.5	97.2	97.2	130.8

编号参数	S1	S2	S3	S4	S5	S6	S7	S8	S9	S10	Min	Max
8 M/%	94.5	91.6	117.2	113.7	105.2	106.7	92.7	92.9	92.9	92.6	91.6	117.2
9 Q_F/%	98.7	95.9	128.4	119.6	107.5	108.3	95.5	95.5	95.4	95.0	96.0	128.4
10 M_F	92.7	89.8	115.1	112.4	104.6	106.1	90.8	91.0	90.9	90.5	89.8	115.1

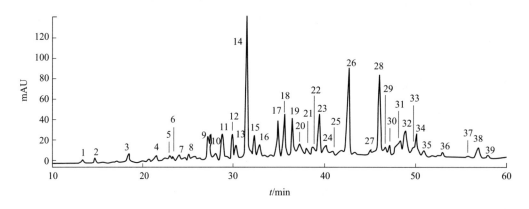

图 3-5　银杏叶提取物 HPLC 指纹图谱标号图

3.2.6.8　结论

全定性相似度和全定量相似度合格，一方面可保证削减大指纹峰影响，同等对待小指纹峰贡献；另一方面，从突出大指纹峰对体系的作用出发进行评价，因此它是兼顾检验各指纹峰对体系定性定量的贡献作用，思路是从 2 个端点出发而实现整体性的评判。这构成了利用色谱指纹图谱技术进行宏观全定性和宏观全定量评价中药质量的新方法体系，是切合中药指纹图谱规律特点的合理的评价方法选择。利用这一方法进行中药新药稳定性试验时，建议采取：①需要建立标准对照制剂或标准对照物，即先检测标准对照制剂或标准对照物的指纹图谱，以此作对比标准，以解决时间跨度问题；②选择科学方法对所建立的标准指纹图谱在时间跨度很大时进行科学校正，那么就能解决利用标准指纹图谱在任意时间范围内的定量评价问题。基于上述研究，孙国祥等最早提出了中药标准制剂模型概念（标准对照制剂或标准对照物）和标准指纹图谱定量校正概念。这是通过定量指纹图谱研究获得对中药质量控制模型的第一次深刻思索。

在中药色谱指纹图谱的初期研究过程中，国内外绝大多数学者更注重指纹图谱定性相似性的特征方面的研究，体现在整体性和模糊性的描述上，而忽视了色谱指纹图谱非常重要的宏观定量评价功能。本理论从全面的角度考虑色谱指纹图谱的评价问题，遵循了整体性原则，同时又把问题各分为两个侧面来考虑矛盾的特殊性即指纹图谱的特征性。在这一研究过程中，从本质上揭示全定性相似度和全定量相似度之间的理论关联。这一体系已编制成了计算机软件（Agilent、岛津、Waters 以及国产等 7 种色谱工作站的原始数据积分信号直接导入该软件，可即刻获得评价结果），相信这将为中药、植物药以及中药材均化投料的生产质量控制起到有益作用。我们更倾向于推荐使用第 2 组全定量相似度，其更全面、真实，且评价结果更好。

3.3 系统指纹定量法

系统指纹定量法（Systematically Quantified Fingerprint Method，SQFM）是中药指纹图谱整体定性定量理论的代表性方法，也是核心方法。该方法有可能成为中国中药乃至世界植物药质量控制的核心方法，这一方法的完美性和准确性是其他任何方法无法比拟的。SQFM 法是集中概括了所有指纹整体定量法后得到的最佳整体指纹定量方法。

3.3.1 系统指纹定量法的基本理论

中药是一个复杂性科学体系，通过指纹图谱合理评价中药质量应采取宏观定性分析和宏观定量分析相结合。系统指纹定量法是在对指纹系统宏观定性分析合格的基础上，直接对系统指纹进行整体定量分析，是对系统的宏观量化评价，具有实用性和可操作性。定性相似度 S_F 能清晰反映样品化学成分与标准指纹图谱反映的化学成分在分布比例上的相似程度，但受大峰影响严重，很难反映小峰丢失。比率定性相似度 S_F' 对所有指纹峰具有等权性，但对大峰变动反映不灵敏。综合以上两种定性性质，将双定性相似度（S_F 与 S_F'）均值 S_m 称为宏定性相似度，见式(3-20)，用其整体监测化学指纹数量和分布比例。投影含量相似度 C 能清晰反映供试品化学成分与标准指纹图谱反映的化学成分在总体含量上的相似程度，但受大峰影响严重，难以反映小峰丢失而具片面性。定量相似度 P 对所有峰积分值同等对待，能准确地反映小峰对应化学成分的含量变动。综合以上两种定量性质，将双定量相似度（C 与 P）均值 P_m 称为宏定量相似度，见式(3-21)，其能够整体监测化学指纹整体含量。指纹信号均化系数 γ 能清晰反映化学指纹信号分布的均化程度，γ 越接近 1，则各指纹信号大小越趋相等。样品的 γ_x 和标准指纹图谱的 γ_y 越接近，则样品与标准指纹图谱越相似。根据 γ_y 是比较标准，定义样品 γ_x 的相对偏差 α 为指纹均化性变动系数，见式(3-22)。用 S_m、P_m 和 α 相结合来鉴定中药质量的方法称为**系统指纹定量法**（Systematically Quantified Fingerprint Method，SQFM)[8~14]，据此将中药质量划分为 8 级列于表 3-2 中。当 S_m 满足表 3-2 中各级别的数值时，则认为中药化学成分数量、分布比例满足相应级要求。根据指纹系统模糊性降低情况，可决定是否进行整体定量鉴别评价。

$$S_m = \frac{1}{2}(S_F + S_F') = \frac{1}{2}\left[\frac{\sum_{i=1}^{n} x_i y_i}{\sqrt{\sum_{i=1}^{n} x_i^2}\sqrt{\sum_{i=1}^{n} y_i^2}} + \frac{\sum_{i=1}^{n} \frac{x_i}{y_i}}{\sqrt{n\sum_{i=1}^{n} \left(\frac{x_i}{y_i}\right)^2}}\right] \tag{3-20}$$

$$P_m = \frac{1}{2}(C + P) = \frac{1}{2}\left[\frac{\sum_{i=1}^{n} x_i y_i}{\sum_{i=1}^{n} y_i^2} + \frac{\sum_{i=1}^{n} x_i}{\sum_{i=1}^{n} y_i} S_F\right] \times 100\% \tag{3-21}$$

$$\alpha = \left|1 - \frac{\gamma_x}{\gamma_y}\right| = \left|1 - \frac{P}{C}\right| \tag{3-22}$$

系统指纹定量法是在对中药系统指纹整体定性分析基础上，直接对中药系统指纹进行整体定量分析，是对中药系统的整体量化评价，具有真实性和可靠性[15]。系统指纹定量法的宏定性相似度会警示中药品种的真伪问题；其宏定量相似度是指导中药质量量值幅度畅通的可行方法，二者构成相互依存的太极图，如图 3-6 所示。系统指纹定量法是从四级全定性全定量指纹法中提炼出来的最能代表四种方法本质特征的核心内容，SQFM 法曾获得中国百篇最具影响国内学术论文，充分表现了这一方法的重要性，是孙国祥教授的标志性研究成果。

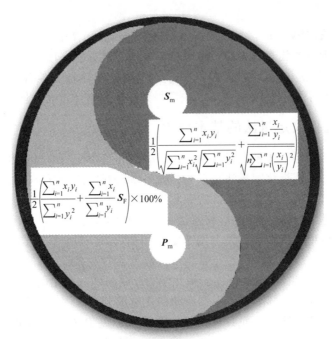

$$\frac{1}{2}\left(\frac{\sum_{i=1}^{n}x_iy_i}{\sqrt{\sum_{i=1}^{n}x_i^2}\sqrt{\sum_{i=1}^{n}y_i^2}}+\frac{\sum_{i=1}^{n}\frac{x_i}{y_i}}{\sqrt{n\sum_{i=1}^{n}\left(\frac{x_i}{y_i}\right)^2}}\right)$$

$$\frac{1}{2}\left(\frac{\sum_{i=1}^{n}x_iy_i}{\sum_{i=1}^{n}y_i^2}+\frac{\sum_{i=1}^{n}x_i}{\sum_{i=1}^{n}y_i}S_F\right)\times100\%$$

图 3-6　系统指纹定量法的宏定性相似度和宏定量相似度构成相互依存的太极图

3.3.2　系统指纹定量法评价牛黄解毒片质量[16]

3.3.2.1　仪器与试药

Agilent 1100 型液相色谱仪（DAD 检测器、四元低压梯度泵、在线脱气和自动进样装置），ChemStation 工作站（Agilent 科技有限公司），KDM 型控温电热套（山东鄄城华鲁仪器公司），RE-52 型旋转蒸发仪（上海亚荣生化仪器厂）。

黄芩苷、大黄素、大黄酚、大黄酸、大黄素甲醚（中国药品生物制品检定所）。15 批牛黄解毒片均为市售品，编号 S1～S15。

3.3.2.2　溶液制备

（1）对照品溶液制备

精密称取黄芩苷对照品 5mg，置于 10mL 容量瓶中，用甲醇溶解并稀释至刻度，得 $500\mu g\cdot mL^{-1}$ 的对照品溶液。用同法分别配制 $180\mu g\cdot mL^{-1}$ 大黄素、$150\mu g\cdot mL^{-1}$ 大黄酚、$200\mu g\cdot mL^{-1}$ 大黄酸、$180\mu g\cdot mL^{-1}$ 大黄素甲醚的对照品溶液。

（2）供试品溶液制备

取去糖衣后牛黄解毒片 1g，精密称定，加甲醇 40mL，回流提取 2h，过滤，残渣加甲醇 30mL，继续回流 1.5h，过滤。合并两次滤液，减压浓缩，用甲醇定容至 10mL，摇匀，作供试液备用，进样前用 0.45μm 微孔滤膜过滤。

3.3.2.3　色谱条件

Century SIL C$_{18}$ BDS 色谱柱（250mm×4.6mm ID，5μm）；流动相中 A 为 0.1% 磷酸

水溶液，B 为乙腈。梯度洗脱：0～8min，3%～5% B；8～25min，5%～22% B；25～40min，22%～22.5% B；40～65min，25.5%～50% B；65～80min，50%～80% B。柱温为（30.0±0.15）℃；流速为 1.0mL·min^{-1}，检测波长为 203nm，进样量为 10μL，洗脱时间为 85min。

3.3.2.4　系统适用性考察

将 S2 供试品溶液、黄芩苷（BCL）、大黄素（EMD）、大黄酚（CHP）、大黄酸（RHE）、大黄素甲醚（PHC）对照品溶液分别进样 10μL，记录色谱图。供试液色谱图中 24 号峰为黄芩苷（A）、43 号峰为大黄酸（B）、49 号峰为大黄素（C）、52 号峰为大黄酚（D）、53 号峰为大黄素甲醚（E）。因 24 号黄芩苷峰强度适中且与相邻峰分离较好，因此选作参照物峰，在此系统条件下，黄芩苷理论板数应不低于 210000。通过测试 2h 空针和 2h 样品供试液色谱图确定洗脱时间为 85min。

3.3.2.5　方法学考察

（1）精密度考察

精密吸取 S2 号样品供试液 10μL，连续进样 6 次，以黄芩苷的保留时间和峰面积为参照，计算各共有峰相对保留时间 RSD 均＜1.0%，各共有峰峰面积的 RSD 中除 19 号峰（3.84%）、39 号峰（3.45%）、40 号峰（3.31%）、50 号峰（4.16%）外，其余均＜3.0%。这表明系统进样精密度良好。

（2）稳定性考察

取 S2 号样品，分别在样品制备后 0h、5h、10h、15h、20h 和 24h 进样，以黄芩苷的保留时间和峰面积为参照，计算各峰相对保留时间 RSD＜1.0%，除 2 号峰（4.0%）、26 号峰（3.8%）、42 号峰（3.7%）外，其余各峰相对峰面积的 RSD 小于 3.0%。这表明样品在 24h 内基本稳定。

（3）重复性考察

取 S2 号样品制备供试液 6 份，进样 10μL 测定，以黄芩苷的保留时间和峰面积为参照，计算各峰相对保留时间 RSD＜1.0%，除 12 号峰（3.48%）、26 号峰（3.77%）、37 号峰（4.00%）、40 号峰（3.11%）外，其余各峰相对峰面积 RSD 小于 3.0%。这表明方法重复性良好。

3.3.2.6　指纹图谱及牛黄解毒片质量整体评价

将 15 个厂家的牛黄解毒片供试液分别进样检测，记录色谱图见图 3-7。以黄芩苷（24 号峰）为参照物峰，按峰出现率 100% 计，确定 53 个共有指纹峰。将谱图积分结果的 AIA 文件导入孙国祥等开发的"中药色谱指纹图谱超信息特征数字化评价系统 4.0"软件按平均值法生成准标准指纹图谱，并计算宏定性相似度 S_m 和宏定量相似度 P_m。以 S_m 和 P_m 为指标，用 SPSS 13.0 软件对 15 批样品进行系统聚类分析，结果 S1、S3、S4、S6、S8、S10、S11、S13、S14、S15 为第一类，S2、S5、S7、S9 和 S12 为第二类。第一类 10 批样品质量按系统指纹定量法鉴别主要为Ⅱ～Ⅲ级，仅 S8 为Ⅳ级，S6 和 S15 为Ⅴ级，这表明其化学成分种类、分布比例和整体成分含量都很相似，故选第一类样品指纹图谱按平均值法生成标准指纹图谱，见图 3-7 中 RFP。以此 RFP 为评价标准计算 15 批样品的 S_m 和 P_m 及 α 值，见表 3-6。

若规定 $S_m \geqslant 0.84$ 时样品化学成分数量和分布比例合格，则全部合格。若含量相似度合格标准为 80%＜P_m＜125%（$\alpha \leqslant 0.25$），则 S2、S5、S7、S9 和 S12 因含量低而不合格，虽然 S6 宏定性和宏定量相似度都合格，但因均化性变动系数偏高而不合格，其余 9 批完全合格。按照表 3-2 的规定鉴定 15 批牛黄解毒片的质量级别见表 3-6。

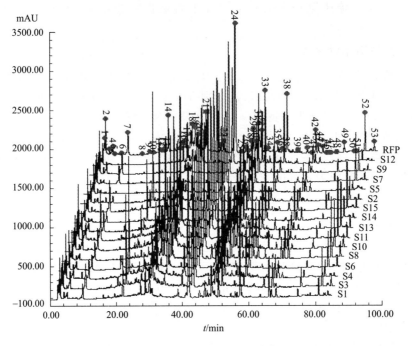

图 3-7　15 批牛黄解毒片的 HPLC 指纹图谱以及标准指纹图谱

表 3-6　SQFM 法评价 15 批牛黄解毒片的质量评价结果

参数	S1	S2	S3	S4	S5	S6	S7	S8	S9	S10	S11	S12	S13	S14	S15
S_m	0.9	0.86	0.88	0.86	0.87	0.9	0.86	0.84	0.9	0.91	0.94	0.8	0.88	0.87	0.9
P_m	103.7	63.7	83.3	88.5	65.8	92.6	49.5	113.6	74.5	92	99.1	67.7	115	96.7	82.3
α	0.15	0	0.03	0.07	0.09	0.29	0.31	0.01	0.23	0.08	0.04	0	0.02	0.08	0.21
等级	III	VI	III	III	VI	V	VII	IV	V	II	II	VI	III	III	V
Quality	Good	Common	Good	Good	Common	Moderate	Inferior	Fine	Moderate	Better	Better	Common	Good	Good	Moderate

3.3.2.7　结论

由于中药是一个复杂性科学体系，反映其质量的中药指纹图谱具有系统性、特征性、相对稳定性、模糊性、整体性、复杂性、动态开放性、活性交互性、微观精确性、宏观量化特征、超信息特征和数字化特征。虽然指纹图谱总量统计矩分析法具有定量功能，但方法便捷性不适合生产质量控制。遵从系统论和整体论方法学，系统指纹定量法是在对中药指纹系统宏观定性分析合格基础上，直接对中药指纹系统进行整体定量分析，这是对中药化学指纹系统的宏观量化评价。由 S_m、P_m 及 α 构成的系统指纹定量法运用了研究复杂性科学非常重要的方法学——宏观定性分析和宏观定量分析密切相结合，具有实用性和可操作性，是中药生产质量控制与评价的便捷有效方法。本课题组应用此法对多种药物如龙胆泻肝丸[15]等进行质量评价，详见第 7 章应用实例。系统指纹定量法已被中国一致性评价 289 目录第 97 号"复方甘草片质量一致性评价"作为主导评价方法，并订入该品种企业内控标准中。目前，系统指纹定量法已进入中国植物药质量控制领域，而进入《中国药典》作为中药质量一致性评价体系关键核心技术也是大势所趋。

系统指纹定量法符合钱学森的厅控制理论，对复杂性科学首先采取整体定性方法，在整体定性基础上再开展整体定量研究。SQFM 法自觉不自觉地与厅控制理论完美验证，这是其生命力所在。以 SQFM 为评价工具，通过建立复方甘草片标准制剂，成功应用于我国第一个植物药质量一致性评价。复方甘草片一致性评价系统地开创了中国崭新的中药质量控制模式，这是中药现代化以来的一个巨大突破和质量控制方法水平的质的飞跃。

3.3.3 中药多级系统指纹定量法（M-SQFM）

由 "W 与 R" "C 与 P" "Q 与 M" 以及 "Q_F 与 M_F" 所构成的一、二、三、四级全定量相似度，恰好是一个六面体，见图 3-8。

按照 8 种定量相似度分别取 2 种的均值作为新定量相似度，总计有 $28 - 4 = 24$ 种，见式(3-23)，因此构成二十四级系统指纹定量法[17]。这二十四级系统指纹定量法全部采用宏定性相似度作为定性属性的鉴定，只是把宏定量相似度分成二十四级，见表 3-7 和表 3-8，误差控制项为 $\alpha = \left| 1 - \dfrac{\gamma_x}{\gamma_y} \right|$。多级系统指纹定量法质控体系做数据约比处理十分重要，否则方法没有多大应用价值。也就是说，无论样品指纹图谱中大指纹峰

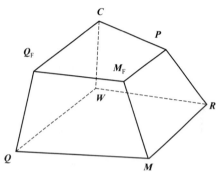

图 3-8　四级全定量相似度
构成的六面体

还是小指纹峰在与标准指纹图谱相应指纹峰的比值出现相差极大时，所计算的比值 $r_i = \dfrac{x_i}{y_i}$ 都会对系统定量评价结果产生极大影响，尤其是 C、W、M 和 Q 对这些异常值反应极为灵敏。

为避免异常值产生的极大评价误差，必须使用数值约比定理，即：① $r_i = \dfrac{x_i}{y_i}$，若 $x_i > y_i$ 则 $r_i = 2 - \dfrac{y_i}{x_i}$ 来限制异常高值；②若 $r_i < 0.5$ 则 $r_i = r_i - \dfrac{1}{5}\lg r_i$ 来限制异常低值。把异常低值提高和把异常高值降低都能极大地减小异常值对定量指纹图谱评价结果的影响，多级系统指纹定量法首先要满足此数值约比定理，才能得到基本一致的合理可信的评价结果，才能应用于中药工业实践的指纹图谱评价。

$$P_i = \frac{1}{2}(X_i + Y_i) \quad i = 1, 2, \cdots, 24 \tag{3-23}$$

表 3-7　二十四级指纹定量法的定量相似度组合

参数	P_1	P_2	P_3	P_4	P_5	P_6	P_7	P_8	P_9	P_{10}	P_{11}	P_{12}
X_i	WS_m	C	QS_m	$Q_F S'_F$	C	CS_m	P	P	WS_m	QS_m	MS_m	RS_m
Y_i	RS_m	P	MS_m	$M_F S'_F$	M_F	$Q_F S_m$	M_F	Q_F	MS_m	WS_m	RS_m	QS_m

参数	P_{13}	P_{14}	P_{15}	P_{16}	P_{17}	P_{18}	P_{19}	P_{20}	P_{21}	P_{22}	P_{23}	P_{24}
X_i	RS_m	RS_m	RS_m	WS_m	WS_m	WS_m	MS_m	MS_m	MS_m	QS_m	QS_m	QS_m
Y_i	C	$M_F S'_F$	$Q_F S'_F$	P	$M_F S'_F$	$Q_F S'_F$	P	C	$Q_F S'_F$	P	C	$M_F S'_F$

表 3-8　二十四级指纹定量法

编号	系统指纹定量法	宏定量相似度公式	宏定性相似度公式
1	一级系统指纹定量法	$P_1 = \frac{1}{2}(R+W)S_m \times 100\%$	$S_m = \frac{1}{2}(S_F + S_F')$
2	二级系统指纹定量法	$P_2 = P_m = \frac{1}{2}(C+P) \times 100\%$	$S_m = \frac{1}{2}(S_F + S_F')$
3	三级系统指纹定量法	$P_3 = \frac{1}{2}(M+Q)S_m \times 100\%$	$S_m = \frac{1}{2}(S_F + S_F')$
4	四级系统指纹定量法	$P_4 = \frac{1}{2}(M_F + Q_F)S_F' \times 100\%$	$S_m = \frac{1}{2}(S_F + S_F')$
5	五级系统指纹定量法	$P_5 = \frac{1}{2}(M_F + C) \times 100\%$	$S_m = \frac{1}{2}(S_F + S_F')$
6	六级系统指纹定量法	$P_6 = \frac{1}{2}(Q_F + C)S_m \times 100\%$	$S_m = \frac{1}{2}(S_F + S_F')$
7	七级系统指纹定量法	$P_7 = \frac{1}{2}(M_F + P) \times 100\%$	$S_m = \frac{1}{2}(S_F + S_F')$
8	八级系统指纹定量法	$P_8 = \frac{1}{2}(Q_F + P) \times 100\%$	$S_m = \frac{1}{2}(S_F + S_F')$
9	九级系统指纹定量法	$P_9 = \frac{1}{2}(M+W)S_m \times 100\%$	$S_m = \frac{1}{2}(S_F + S_F')$
10	十级系统指纹定量法	$P_{10} = \frac{1}{2}(Q+M)S_m \times 100\%$	$S_m = \frac{1}{2}(S_F + S_F')$
11	十一级系统指纹定量法	$P_{11} = \frac{1}{2}(M+R)S_m \times 100\%$	$S_m = \frac{1}{2}(S_F + S_F')$
12	十二级系统指纹定量法	$P_{12} = \frac{1}{2}(Q+R)S_m \times 100\%$	$S_m = \frac{1}{2}(S_F + S_F')$
13	十三级系统指纹定量法	$P_{13} = \frac{1}{2}(RS_m + C) \times 100\%$	$S_m = \frac{1}{2}(S_F + S_F')$
14	十四级系统指纹定量法	$P_{14} = \frac{1}{2}(RS_m + M_F S_F') \times 100\%$	$S_m = \frac{1}{2}(S_F + S_F')$
15	十五级系统指纹定量法	$P_{15} = \frac{1}{2}(RS_m + Q_F S_F') \times 100\%$	$S_m = \frac{1}{2}(S_F + S_F')$
16	十六级系统指纹定量法	$P_{16} = \frac{1}{2}(WS_m + P) \times 100\%$	$S_m = \frac{1}{2}(S_F + S_F')$
17	十七级系统指纹定量法	$P_{17} = \frac{1}{2}(WS_m + M_F S_F') \times 100\%$	$S_m = \frac{1}{2}(S_F + S_F')$
18	十八级系统指纹定量法	$P_{18} = \frac{1}{2}(WS_m + Q_F S_F') \times 100\%$	$S_m = \frac{1}{2}(S_F + S_F')$
19	十九级系统指纹定量法	$P_{19} = \frac{1}{2}(MS_m + P) \times 100\%$	$S_m = \frac{1}{2}(S_F + S_F')$
20	二十级系统指纹定量法	$P_{20} = \frac{1}{2}(MS_m + C) \times 100\%$	$S_m = \frac{1}{2}(S_F + S_F')$
21	二十一级系统指纹定量法	$P_{21} = \frac{1}{2}(MS_m + Q_F S_F') \times 100\%$	$S_m = \frac{1}{2}(S_F + S_F')$
22	二十二级系统指纹定量法	$P_{22} = \frac{1}{2}(QS_m + P) \times 100\%$	$S_m = \frac{1}{2}(S_F + S_F')$
23	二十三级系统指纹定量法	$P_{23} = \frac{1}{2}(QS_m + C) \times 100\%$	$S_m = \frac{1}{2}(S_F + S_F')$
24	二十四级系统指纹定量法	$P_{24} = \frac{1}{2}(QS_m + M_F S_F') \times 100\%$	$S_m = \frac{1}{2}(S_F + S_F')$

3.3.4 中药质量金字塔和警示门

按照系统指纹定量法（SQFM）控制模式，我国中药质量通用性控制等级应在 5 级以内，即满足 $S_m \geqslant 0.70$ 和 $70\% \leqslant P_m \leqslant 130\%$，这个控制标准充分考虑了中药复杂性科学系统的本质特征，目前我国中药传统剂型产品质量都高于此标准。国际植物药标准要求 $S_m \geqslant 0.90$ 和 $85\% \leqslant P_m \leqslant 115\%$，可以看到这个标准仅比化药标示量含量的一般规定低 5%。SQFM 控制不因几个指标成分含量变异而显著影响药物整体质量的评级，该方法具有缓冲性和宽容性，尤其适用中药全组分的整体质量的定量控制。我国中药只定性、不定量局面是制约其走向世界的一个根本因素。中药质量警示门告诉我们由于没有采用综合整体定量的技术导致我国中药质量一直通行在第 8 级的大门内。中药质量呈现金字塔型，故中药应该控制在金字塔上方（5 级以内），不能通行在 8 级的警示门中，见图 3-9。孙国祥教授课题组一直潜心研究中药整体定量的最佳质量控制方法，即采用标准制剂控制模式，随行对照测定标准指纹图谱并用 SQFM 定性定量评价样品指纹图谱所代表的中药质量。至于每个中药品种控制到哪个质量等级是由质量标准研究的制订者确定，因为标准的等级划分工作已经十分完善，使用者权限是根据具体药品质量的稳定特点最终来确定控制其质量的等级范围。位于金字塔顶的中药可作标准制剂（同时要符合疗效有效性和 BE 要求），使用时要对其指纹图谱进行 0 误差校正。

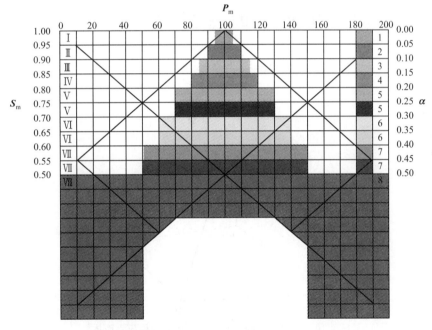

图 3-9　中药质量金字塔和警示门

S_m—宏定性相似度；P_m—宏定量相似度；α—变动系数

3.4　比率指纹定量法

3.4.1　比率指纹全定性全定量质控体系

中药指纹复杂科学系统包括样品指纹向量 $\vec{X} = (x_1, x_2, \cdots, x_n)$ 和标准制剂指纹向

量 $\vec{Y}=(y_1，y_2，\cdots，y_n)$，$x_i$ 和 y_i 分别为样品和标准指纹峰面积。比率指纹定量图谱是以 $r_i=\dfrac{x_i}{y_i}$ 对指纹保留时间作图所得指纹图谱，在比率指纹定量法图谱中，样品指纹向量变为 $\vec{X}_R=\left(\dfrac{x_1}{y_1}，\dfrac{x_2}{y_2}，\cdots，\dfrac{x_n}{y_n}\right)=(r_1，r_2，\cdots，r_n)^{[18]}$，其中 r_i 代表各指纹质量比，标准指纹向量为 $\vec{Y}_R=(1，1，\cdots，1)=(100\%，100\%，\cdots，100\%)^{[19]}$，表明各指纹含量均为 1（100%）。

根据 $\vec{X}_R$ 和 $\vec{Y}_R$ 得比率定性相似度，见式(3-24)，平均质量百分含量 M、宏观含量相似度 R、投影含量相似度 C 和校正定量相似度 Q_F 的关系见式(3-25)；模长百分比 W 和定量相似度 Q 的关系见式(3-26)；含量相似度 P 和校正平均质量百分含量 M_F 的关系见式(3-27)。上述 8 个参数构成全定性全定量质控体系[19]，如图 3-10 所示，用两个相似度指标取均值可组成 24 种全定量相似度，其中 W 和 R、P 和 C、Q 和 M、Q_F 和 M_F 分别构成一、二、三、四级比率全定量相似度。

$$S_F'=\frac{\sum_{i=1}^{n}r_i}{\sqrt{n\sum_{i=1}^{n}r_i^2}}=\frac{M}{Q} \tag{3-24}$$

$$M=R=C=Q_F=\frac{1}{n}\sum_{i=1}^{n}r_i\times100\% \tag{3-25}$$

$$W=Q=\sqrt{\frac{1}{n}\sum_{i=1}^{n}r_i^2}\times100\% \tag{3-26}$$

$$P=M_F=\frac{M^2}{Q} \tag{3-27}$$

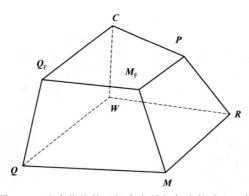

图 3-10　比率指纹的四级全定量相似度构成六面体

3.4.2　比率全定性相似度理论

在比率指纹定量法中，因 $S_F=S_F'$，所以此时宏定性相似度就是 S_F'。规定 S_F' 大于 0.9 时，判定比率全定性相似度为合格，这是进行比率全定量相似度判别的基础前提。

3.4.3　比率全定量相似度及全定性全定量比率法

在比率指纹图谱中，用 W 与 R、C 与 P、Q 与 M 以及 Q_F 与 M_F 分别构成一、二、三、四级比率全定量相似度。

3.4.3.1 一级比率全定量相似度（L1-RAQS）和一级比率全定性全定量法（L1-QRFM）

W 可较好地反映样品中各组分与标准指纹图谱之间的总体含量关系，R 可宏观判定样品与对标准指纹含量差异，但存在大峰和小峰交叉抵偿问题，由 W 和 R 构成了一级比率全定量相似度法。由宏定性相似度 S_F 和 W 与 R 的均值 P_{R1} 及指纹均化性误差 $\alpha = 1 - S_F'$ 共同构成一级比率全定性全定量法，按照表 3-9 进行质量分级，也可以按照限度法进行整体质量控制，计算公式见表 3-10。

表 3-9 比率指纹定量法划分中药质量等级标准

等级	S_m	$P_m / \%$	α	Quality
1	$\geqslant 0.95$	$95 \sim 105$	$\leqslant 0.05$	best
2	$\geqslant 0.90$	$90 \sim 110$	$\leqslant 0.10$	better
3	$\geqslant 0.85$	$85 \sim 115$	$\leqslant 0.15$	good
4	$\geqslant 0.80$	$80 \sim 120$	$\leqslant 0.20$	fine
5	$\geqslant 0.70$	$70 \sim 130$	$\leqslant 0.30$	moderate
6	$\geqslant 0.60$	$60 \sim 140$	$\leqslant 0.40$	normal
7	$\geqslant 0.50$	$50 \sim 150$	$\leqslant 0.50$	inferior
8	< 0.50	$0 \sim \infty$	> 0.50	defective

表 3-10 比率指纹全定性全定量质控方法

编号	比率全定性全定量法	比率宏定量相似度	比率宏定性相似度	均化性差异
1	一级比率全定性全定量法 L1-QRFM	$P_{R1} = \dfrac{1}{2}(W+R) \times 100\% = P_{R3}$	$S_m = S_F'$	$\alpha_1 = 1 - S_F'$
2	二级比率全定性全定量法 L2-QRFM	$P_{R2} = \dfrac{1}{2}(C+P) \times 100\% = P_{R4}$	$S_m = S_F'$	$\alpha_2 = 1 - S_F'$
3	三级比率全定性全定量法 L3-QRFM	$P_{R3} = \dfrac{1}{2}(Q+M) \times 100\% = P_{R1}$	$S_m = S_F'$	$\alpha_3 = 1 - S_F'$
4	四级比率全定性全定量法 L4-QRFM	$P_{R4} = \dfrac{1}{2}(Q_F+M_F) \times 100\% = P_{R2}$	$S_m = S_F'$	$\alpha_4 = 1 - S_F'$
5	均化比率全定性全定量法 M-QRFM	$P_H = \dfrac{1}{2}(P_{R1}+P_{R2}) \times 100\%$	$S_m = S_F'$	$\alpha_H = 1 - S_F'$

3.4.3.2 二级比率全定量相似度（L2-RAQS）和二级比率全定性全定量法（L2-QRFM）

投影含量相似度 C 受大峰影响严重，同样存在大峰掩盖小峰问题；P 对各峰等权并校正了不同组分的分布比例特征差异，因此删除了交叉抵偿问题，两者构成了二级比率全定量相似度。很显然，两者均为一级比率全定量相似度的 S_F（$S_F = S_F'$）校正值。由宏定性相似度 S_F' 和 C 与 P 的均值 P_{R2} 及指纹均化性误差 $\alpha = 1 - S_F'$ 共同构成二级比率全定性全定量法，按照表 3-9 进行质量分级，也可以按照限度法进行整体质量控制，计算公式见表 3-10。

3.4.3.3 三级比率全定量相似度（L3-RAQS）和三级比率全定性全定量法（L3-QRFM）

Q 能从总体上描述样品中各组分与标准指纹成分含量的接近程度，但公式的平方项放大了误差，将 Q 和 M 构成三级比率全定量相似度。由宏定性相似度 S_F' 和 Q 与 M 的均值 P_{R3} 及指纹均化性误差 $\alpha = 1 - S_F'$ 共同构成三级比率全定性全定量法，按照表 3-9 进行质量分级，也可以按照限度法进行整体质量控制，计算公式见表 3-10。一、三级比率全定性全定量法（L3-QRFM）为同一等价方法。

3.4.3.4 四级比率全定量相似度（L4-RAQS）和四级比率全定性全定量法（L4-QRFM）

由 Q_F 与 M_F 的公式可以看出，三级比率全定量相似度用 $S_F = S_F'$ 校正则得到四级比率全定量相似度法，评价结果优于三级。由宏定性相似度 S'_F 和 Q_F 与 M_F 的均值 P_{R4} 及指纹均化性误差 $\alpha = 1 - S'_F$ 共同构成四级比率全定性全定量法，按照表 3-9 进行质量分级，也可以按照限度法进行整体质量控制，计算公式见表 3-10。二、四级比率全定性全定量法（L4-QRFM）为同一等价方法。

3.4.3.5 均化比率全定性全定量法（M-QRFM）

由宏定性相似度 S'_F 和四级比率全定量相似度的均值及指纹均化性误差 α 共同构成均化比率全定性全定量法，按照表 3-9 进行质量分级，也可以按照限度法进行整体质量控制，计算公式见表 3-10。用一、二级比率全定量相似度均值即得到均化比率全定量相似度。四级比率指纹全定性全定量法本质上只提供 3 种新方法，其中二、四级比率指纹全定性全定量法（L2-QRFM 和 L4-QRFM）均为系统比率指纹定量法。

3.4.4 系统比率指纹定量法（QRFM）

用宏定性相似度 S_m 判断比率指纹类别属性，见式（3-28），用宏定量相似度 P_m 监测比率指纹整体定量属性，见式（3-29），以变动系数 α 控制比率指纹的均化性差异，见式（3-30），依据 S_m、P_m 和 α 3 个指标综合评价中药质量优劣的方法称为**系统比率指纹定量法**（Quantified Ratio Fingerprint Method，QRFM）[19]。显然 QRFM 的宏定性相似度 S_m 是三级比率全定量相似度的比值，P_m 是二级、四级比率全定量相似度的均值，α 为一、二级比率全定量相似度之比与 1 的偏离。QRFM 充分利用了全定性和全定量相似度来评判中药质量的好坏。比率指纹定量法划分中药质量等级标准见表 3-9。

$$S_m = S'_F = \frac{M}{Q} \tag{3-28}$$

$$P_m = \frac{1}{2}(C+P) = \frac{1}{2}(Q_F + M_F) = \frac{1}{2}(1+S'_F)M \tag{3-29}$$

$$\alpha = \left| 1 - \frac{R}{W} \right| = \left| 1 - \frac{P}{C} \right| = \left| 1 - \frac{\gamma_x}{\gamma_y} \right| = 1 - S'_F \tag{3-30}$$

3.4.4.1 比率指纹定量法分类

比率指纹是针对每个指纹组分相对标准指纹计算相对百分含量而提出的，使指纹图谱整体控制更注重于每个指纹的相对百分含量控制。指纹比率值突跃很容易致使比率指纹定量时产生巨大误差。这要求比率指纹建立数学模型时要重点考虑异常比值对准确评价比率指纹图谱的影响。无论怎样建立数学模型都很难完全避免计算误差。经过 10 余年科研探索，孙国祥课题组建立了严格监控和相对准确的 4 种比率指纹定量方法：限比指纹定量法、简单比率指纹定量法、综合比率指纹定量法和系统比率指纹定量法。

(1) 限比相似度

为消除大比率指纹引起的大误差提出**限比定性相似度**概念。样品指纹向量 $\vec{X} = (x_1, x_2, \cdots, x_n)$ 和标准指纹向量 $\vec{Y} = (y_1, y_2, \cdots, y_n)$，$x_i$ 与 y_i 为各指纹峰面积，若将 $\vec{Y}$ 作 $\vec{P}_0 = (1, 1, 1, \cdots, 1)$，$\vec{X}$ 作 $\vec{P}_s = (r_1, r_2, \cdots, r_n)$，其中 $r_i = \frac{x_i}{y_i}$，若 $x_i > y_i$ 则 $r_i = 2 - \frac{y_i}{x_i}(r_i < 2)$，此时计算 $\vec{P}_s$ 与 $\vec{P}_0$ 间夹角余弦称为限比定性相似度 S_r，见式（3-31），其可强烈削弱大峰影响，显著突出小峰作用，从根本上消除大峰掩蔽小峰效应。由于限定 $0 \leqslant r_i$

<2，则各指纹峰差异变小。对样品指纹控制采取标准指纹的归一化值加权，见式（3-32），其结果为宏观含量相似度 **R**。

$$S_r = \frac{\sum\limits_{i=1}^{n} r_i}{\sqrt{n\sum\limits_{i=1}^{n} r_i^2}} \tag{3-31}$$

$$M_{Fq} = \sum\limits_{i=1}^{n} q_i r_i \times 100\% = \sum\limits_{i=1}^{n} \frac{y_i}{\sum\limits_{i=1}^{n} y_i} r_i \times 100\% = R \tag{3-32}$$

（2）限比指纹定量法

用限比宏定性相似度 S_c 和限比宏定量相似度 P_c 及指纹变动系数 α 来定性定量控制样品指纹的方法，称为**限比指纹定量法**。这种方法限制了大比值引起的偏颇，反映的定性相似度准确性高。

（3）简单比率指纹定量法

用简单宏定性相似度 S_{mr} 和比率定量相似度 P_{mr} 及指纹变动系数 α 来定性定量控制样品指纹的方法，称为**简单比率指纹定量法**。由于比率指纹数值变动性，对定性相似度要求的严格程度仅次于比率指纹定量法。

（4）综合比率指纹定量法

用综合宏定性相似度 S_{mc} 和综合宏定量相似度 P_{mc} 及指纹变动系数 α 来定性定量控制样品指纹的方法，称为**综合比率指纹定量法**。它把限比指纹定量法和简单比率指纹定量法有机地结合在一起。

（5）系统比率指纹定量法

用比率定性相似度 S_F' 和比率宏定性相似度 P_m 及指纹变动系数 α 来定性定量控制样品指纹的方法，称为**系统比率指纹定量法**。

上述 4 种比率指纹定量方法的分类和计算模型见表 3-11。

表 3-11 比率指纹定量法分类表

编号	比率指纹定量法	比率指纹宏定性相似度	控制特点	比率指纹宏定量相似度	比率误差
1	限比指纹定量法	$S_c = \frac{1}{2}(S_F + S_r)$	限制高异常比值	$P_c = M_{Fq} S_m = R S_m$	$\alpha = \|1 - S_F'\|$
2	简单比率指纹定量法	$S_{mr} = \frac{1}{2}(r + S)$	①余弦；②限比；③比率	$P_{mr} = M_{Fq} r = R r$	$\alpha = \|1 - S_F'\|$
3	综合比率指纹定量法	$S_{mc} = \frac{1}{2}\left(S_F + \frac{S_F' + S_r}{2}\right)$	三种相似度均化	$P_{mc} = R\left(\frac{S_F}{2} + \frac{r + S_r}{4}\right)$	$\alpha = \|1 - S_F'\|$
4	系统比率指纹定量法	$S_m = S_F'$	真实比率计算	$P_m = \frac{1 + S_F'}{2} C$	$\alpha = \|1 - S_F'\|$

3.4.4.2 比率指纹图谱定量法（QRFM）特征和误差

中药比率指纹图谱具有如下特征：①以质量比为评价单元，QRFM 是以各指纹相对质量分数 x_i/y_i 作为计算的量值，其围绕 1 变动；②各标准指纹含量都为 1（100%）；③指纹量值同源性，因 $r_i = x_i/y_i$ 彻底消除了校正因子差异，以其为测度评价样品具等权性；④$r_i = x_i/y_i$ 表征能量大小，其高低直接反映样品体系与标准制剂体系的热力学能量差异；⑤准确性高，从指纹峰面积评价模式（校正因子差异大）转为相对质量比评价模式实现了元素量值无差异评价，因此更科学和更准确；⑥波动性受个别比值影响极大，即极小峰或极大峰的异常，$r_i = x_i/y_i$ 值对 M 结果可能造成很大误差；⑦因此当 $r_i \geqslant 2R$ 则 $r_i = 2kR$；若 $r_i \leqslant 0.1R$ 则 $r_i = 0.1kR$（若 $r_i = 0$，则 $r_i = \overline{r}$），对 $k = 0.1 \sim 10$ 倍控制，R 为表观含量相似度；⑧对奇异峰控制是评价比率指纹图谱的关键；⑨若分别考虑样品谱、标准制剂谱面积的权重，则有 2 种计算方法：样权质量百分比 M_x，见式（3-33）；对权质量百分比 M_y，见式（3-34）。这样可显著抑制奇异小峰的误差，但对造成 $\pm 20\%$ 以上误差的奇异大峰必须考虑特殊控制方法。

$$M_x = \sum_{i=1}^{n} p_i(x) r_i \tag{3-33}$$

$$M_y = \sum_{i=1}^{n} p_i(y) r_i = \sum_{i=1}^{n} \frac{x_i y_i}{y_i \sum_{i=1}^{n} y_i} = \sum_{i=1}^{n} \frac{x_i}{\sum_{i=1}^{n} y_i} = R \tag{3-34}$$

3.4.5 比率指纹图谱定量法评价柏子养心丸质量[19]

3.4.5.1 仪器与试药

Agilent1100 型液相色谱仪（DAD 检测器、四元低压梯度泵、在线脱气装置、自动进样器）、ChemStation 工作站（Agilent 科技有限公司），KS-120D 超声波清洗器（宁波科生仪器厂），KDM 型控温电热套（山东鄄城华鲁仪器公司），RE-52 型旋转蒸发仪（上海亚荣生化仪器厂），Sarturius-BS110S 分析天平（北京赛多利斯天平有限公司）。

绿原酸对照品（Chlorogenic Acid，CGA）、咖啡酸对照品（Caffeic Acid，CFA）、阿魏酸对照品（Ferulic Acid，FA）、甘草苷对照品（Liquiritin，LQR）、芦丁对照品（Rutin，RTN），批号分别为 110753-200413、885-200001、0773-9910、111610-200503、100080-200306，均购自中国药品生物制品检定所。甲醇、乙腈（色谱纯，山东禹王实业有限公司禹城化工厂），磷酸（色谱纯，沈阳经济开发区试剂厂），无水乙醇（分析纯，康科德科技有限公司），水为去离子水。12 批市售柏子养心丸（编号为 S1～S12，购于沈阳药店）。

3.4.5.2 对照品溶液制备

精密称取 CGA 对照品 5mg，置于 25mL 容量瓶中，用甲醇溶解并稀释至刻度，摇匀，得 $200\mu g \cdot mL^{-1}$ 的对照品溶液。同法分别配制 $400\mu g \cdot mL^{-1}$ FA、$500\mu g \cdot mL^{-1}$ LQR、$360\mu g \cdot mL^{-1}$ RTN 对照品溶液。

3.4.5.3 供试品溶液制备

取供试样品 1 丸，剪碎，精密称定（其中 S1～S11 为大蜜丸，约 9g；S12 为水蜜丸，按生药材等量折合取样），置于 25mL 烧瓶中，加甲醇 50mL 回流提取 2h，残渣再加甲醇 40mL 回流提取 1.5h，合并两次滤液，抽滤，减压浓缩至适量，用甲醇定容至 25mL，摇匀，作供试品溶液。

3.4.5.4 色谱条件

Century SIL C_{18} BDS 柱（200mm×4.6mm ID，5μm）；所用流动相中 A 为 0.1% 磷酸水溶液，B 为 0.1% 磷酸-乙腈溶液。梯度洗脱：0～30min，5%～35% B；30～60min，35%～75% B；60～70min，75%～90% B。根据 3D 谱图，紫外检测波长确定为 228nm、286nm 和 326nm；流速为 $1.0mL \cdot min^{-1}$，柱温为 (35.0 ± 0.15)℃，进样量为 5μL，洗脱时间为 70min。

3.4.5.5 系统适用性试验

将 S1 供试品溶液、CGA、CFA、FA、LQR 和 RTN 对照品溶液分别进样 5μL，记录色谱图。在 228nm、286nm 和 326nm 下通过保留时间和在线紫外光谱指认 6、9、10 号峰为 CGA；15、16、17 号峰为 LQR；17、18 号峰为 FA，选择绿原酸为参照物峰。在此系统条件下，绿原酸理论板数不低于 25000。根据 2h 空针色谱图和 2h 供试液色谱图确定洗脱时间为 70min。

3.4.5.6 精密度、稳定性和重复性试验

精密吸取 S1 供试液 5μL，重复进样 6 次，记录色谱图。以 CGA 为参照物峰，计算各共有峰相对保留时间和相对峰面积；取 S1 样品平行制备 6 份供试液，分别吸取 5μL 进样测定，记录色谱图；取 S1 样品平行制备 6 份供试液，分别吸取 5μL 进样测定，记录色谱图，结果显示 41 个共有峰相对保留时间 RSD 均≤1.0%，相对峰面积 RSD 均≤7.8%，这说明方法精密度和重复性合格，样品在 24h 内稳定。

3.4.5.7 三波长 BZYXP-HPLC 指纹图谱建立和整合评价

将 12 批柏子养心丸（BZYXPs）供试液分别进样检测，记录色谱图。以 CGA 为参照物峰，按峰出现率 100%计，确定三波长下共有指纹峰数分别是 56（228nm）、53（286nm）、45（326nm）个。将积分信号导入孙国祥等开发的“中药色谱指纹图谱超信息特征数字化评价系统 4.0”软件进行评价，用 SPSS 16.0 软件以 $\boldsymbol{S}_{\mathrm{m}}$ 和 $\boldsymbol{P}_{\mathrm{m}}$ 为聚类指标，其中 S1～S6 及 S8～S11 被聚为第Ⅰ类，S7 和 S12 为第Ⅱ类。选第Ⅰ类 10 批样品指纹图谱按均值法生成标准指纹图谱见图 3-11，重新评价各波长下样品 NFP 的定量结果，并按均值法进行整合，数据处理结果见表 3-12。

表 3-12 基于系统指纹定量法对 12 批 BZYXPs 采用均值法整合三波长 NFP 与 ROFP 的定量结果

波长	参数	S1	S2	S3	S4	S5	S6	S7	S8	S9	S10	S11	S12
228nm	$\boldsymbol{S}_{\mathrm{m}}$	0.97	0.96	0.98	0.99	0.96	0.92	0.73	0.96	0.97	0.97	0.99	0.95
	$\boldsymbol{P}_{\mathrm{m}}$	106.7	102	107.5	89.4	93.5	96.7	106.3	107.5	88.1	98.9	98.3	167.8
	$\boldsymbol{\alpha}$	0.03	0.02	0.09	0.01	0.00	0.02	0.18	0.03	0.02	0.01	0.07	0.11
	Grade	2	1	2	3	2	2	5	2	3	1	2	8
286nm	$\boldsymbol{S}_{\mathrm{m}}$	0.96	0.96	0.98	0.99	0.96	0.92	0.69	0.96	0.97	0.94	0.98	0.90
	$\boldsymbol{P}_{\mathrm{m}}$	98.0	98.4	105.4	90.5	88.7	114.0	189.1	109.3	83.5	108.5	89.7	166.5
	$\boldsymbol{\alpha}$	0.09	0.06	0.04	0.02	0.01	0.12	0.26	0.07	0.02	0.08	0.02	0.04
	Grade	2	2	2	2	3	3	8	2	3	2	3	8
326nm	$\boldsymbol{S}_{\mathrm{m}}$	0.98	0.98	0.98	0.99	0.97	0.95	0.90	0.98	0.97	0.96	0.99	0.95
	$\boldsymbol{P}_{\mathrm{m}}$	104.5	118.2	106.8	86.8	66.1	89.2	149.7	138.6	96.4	88.4	102.6	179.0
	$\boldsymbol{\alpha}$	0.10	0.08	0.07	0.00	0.25	0.06	0.12	0.10	0.03	0.07	0.06	0.05
	Grade	2	3	2	3	6	3	7	6	1	3	2	8
AM	$\boldsymbol{S}_{\mathrm{m}}$	0.97	0.97	0.98	0.99	0.96	0.93	0.77	0.97	0.97	0.96	0.98	0.93
	$\boldsymbol{P}_{\mathrm{m}}$	103.1	106.2	106.6	88.9	82.8	100.0	148.4	118.5	89.3	98.6	96.9	171.1
	$\boldsymbol{\alpha}$	0.07	0.05	0.06	0.01	0.09	0.06	0.19	0.06	0.02	0.05	0.05	0.07
	Grade	2	2	2	3	3	2	7	3	3	1	1	8

波长	参数	S1	S2	S3	S4	S5	S6	S7	S8	S9	S10	S11	S12
228nm ROFP	S_m	0.95	0.93	0.97	0.97	0.93	0.87	0.62	0.94	0.94	0.93	0.96	0.92
	P_m	116.1	104.4	94.9	91.8	95.6	85.4	92.4	105.5	87.1	90.2	90.9	149.96
	α	0.05	0.07	0.03	0.03	0.07	0.13	0.38	0.06	0.06	0.07	0.04	0.08
	Grade	3	2	2	2	2	3	6	2	3	2	2	7
286nm ROFP	S_m	0.95	0.94	0.97	0.97	0.95	0.87	0.49	0.94	0.97	0.89	0.98	0.87
	P_m	118.8	99.0	102.4	94.1	89.6	90.1	102.5	99.2	86.0	95.2	93.8	169.0
	α	0.05	0.06	0.03	0.03	0.05	0.13	0.51	0.06	0.03	0.11	0.03	0.13
	Grade	3	2	1	2	3	3	8	2	3	3	2	8
326nm ROFP	S_m	0.98	0.97	0.97	0.92	0.95	0.87	0.37	0.95	0.97	0.98	0.96	0.38
	P_m	118.1	105.3	103.6	96.4	83.5	84.6	201.0	109.8	89.4	89.2	97.8	231.3
	α	0.03	0.03	0.03	0.08	0.05	0.13	0.63	0.05	0.03	0.02	0.04	0.62
	Grade	3	2	1	2	3	3	8	2	3	3	1	8
AM	S_m	0.96	0.95	0.97	0.96	0.94	0.87	0.49	0.94	0.96	0.93	0.96	0.72
	P_m	117.6	102.9	100.3	94.1	89.6	86.7	132.0	104.8	87.5	91.5	94.2	183.4
	α	0.04	0.05	0.03	0.04	0.06	0.13	0.51	0.06	0.04	0.07	0.04	0.28
	Grade	3	2	1	2	3	3	8	2	3	2	2	8
NRFP	S_m	0.96	0.96	0.97	0.97	0.95	0.90	0.63	0.96	0.96	0.95	0.97	0.83
	P_m	110.4	104.6	103.4	91.5	86.2	93.3	140.2	111.7	88.4	95.1	95.5	177.3
	α	0.06	0.05	0.05	0.03	0.07	0.09	0.35	0.06	0.03	0.06	0.04	0.17
	Grade	3	2	2	2	3	2	7	3	3	2	1	8
	质量	好	很好	很好	很好	好	很好	次	好	好	很好	极好	劣

注：AM：均值法；NFP：normal fingerprints，原指纹图谱；ROFP：ratio fingerprints，比率指纹图谱；NRFP：NFP combined with ROFP，NFP 与 ROFP 结合图谱评价。

3.4.5.8　三波长 ROFP 指纹图谱建立和整合评价

依据图 3-11 中 A、B、C 计算 $r_i = \dfrac{x_i}{y_i}$ 并对指纹保留时间作图，得三波长下比率指纹图谱（ROFP），即图 3-11 中 A′、B′、C′。由此可知在对应 ROFP 中原指纹图谱指纹（NFP）总数不变，但峰高低发生显著变化。按照 QRFM 式（3-28）、式（3-29）评价 12 批 BZYXPs 比率指纹图谱的结果见表 3-12。在 ROFP 中 P_m 总和比 R 高 28.6%，说明 ROFP 评价准确度更高些。用 NFP 和 ROFP 的 P_m^N / P_m^R 考察 12 批样品表明用 ROFP 评价结果比 NFP 平均低 1.8%，尤其 S6、S7 和 S8 的 P_m 比 NFP 低 13%，而 S1 和 S12 高 12% 以上，后者是由于高 $r_i = \dfrac{x_i}{y_i}$ 导致评价结果偏高，而前者是由于有过低的 $r_i = \dfrac{x_i}{y_i}$ 导致结果偏低。

3.4.5.9　三波长 NFP 和三波长 ROFP 的均值整合评价

对 NFP 和 ROFP 的三波长均值法整合结果再进行二次均值整合，结果 S11（1 级）质量极好，S2、S3、S4、S6 和 S10 质量很好（2 级）；S1、S5、S8 和 S9 质量好（3 级）；S7 质量次（7 级）；S12 质量劣（8 级）。

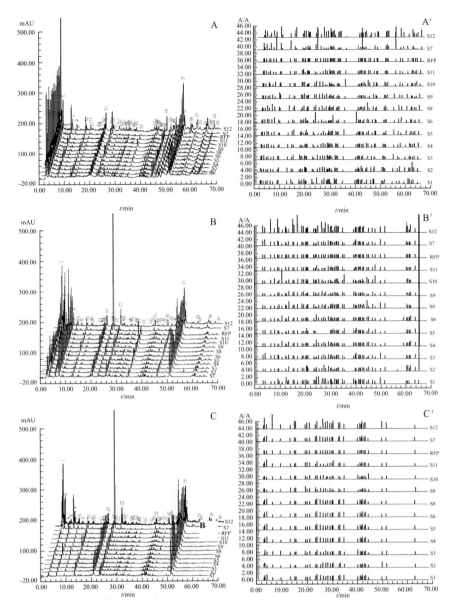

图 3-11　12 批 BZYXPs-HPLC 指纹图谱和比率指纹图谱

A—228nm NFP；B—286nm NFP；C—326nm NFP；A′—228nm ROFP；

B′—286nm ROFP；C′—326nm ROFP

3.4.5.10　讨论

通过 12 批三波长 BZYXPs 的 HPLC 指纹图谱与其比率指纹图谱进行对照研究，对比率指纹图谱评价中药质量进行基础理论探讨。由于 ROFP 各指纹量值不存在校正因子差异，因此其评价结果更准确和更客观，实例研究表明比率指纹图谱评价结果更接近于实际，但奇异峰比值易引起误差，因此应避免。比率指纹定量法对中药轮廓复杂化学成分的整体定量更客观和更准确。因此，基于中药标准制剂控制模式，以定量指纹图谱为基础和使用比率指纹定量法能对中药轮廓化学成分一致性和均一性控制发挥有效监测作用。

3.4.6 其他应用

用高效液相色谱二极管阵列检测器同时测定 12 批朱砂安神丸（ZSASPs）在 203nm 和 286nm 指纹谱（NFP）和比率指纹图谱（ROFP），分别以均值法整合同波长下指纹图谱，最后进行双波长指纹图谱的二次均值整合，计算双波长指纹图谱柱效指数并进行比较。最终评价出 12 批朱砂安神丸的优劣[20]。

▷ 3.5 线性指纹定量法

3.5.1 线性指纹定量法理论

虽然中药成分复杂，反映到色谱图上也是复杂体系，但是色谱峰积分与组分浓度之间是存在一次线性关系的，LQFM 便是依照这个原理建立的。用样品指纹向量（Sample Fingerprint Vector，SFV）$\vec{X} = (x_1, x_2, \cdots, x_n)$ 和标准指纹向量（Referential Fingerprint Vector，RFV）$\vec{Y} = (y_1, y_2, \cdots, y_n)$ 分别表示样品指纹图谱和标准指纹图谱的特征数据，其中 x_i 和 y_i 分别代表样品指纹图谱和标准指纹图谱中第 i 个组分的峰面积。以标准指纹向量（RFV）作自变量，样品指纹向量（SFV）作因变量，求解 SFV 包含几个 RFV，可表达为线性公式 $\vec{X} = a + b\vec{Y}$。线性公式 $\vec{X} = a + b\vec{Y}$ 的相关系数 r 可由式（3-35）来计算，将 r 定义为线性定性相似度（Linear Qualitative Similarity，LQLS），它能够反映中药化学指纹成分在数量和分布上的特征。根据式（3-36）可计算出线性公式 $\vec{X} = a + b\vec{Y}$ 的斜率 b，式中 m_j 表示第 j 批样品的称样量，m_R 表示样品的平均称样量。

从式（3-36）看出，为消除不同的 x_i/y_i 数值间交叉补偿所引起的误差，在计算中已用标准指纹的表观质量 m_R 和第 j 个样品质量 m_j 之比对其进行校正，因此可以用 b 来定量比较 $\vec{X}$ 和 $\vec{Y}$。将斜率 b 定义为线性定量相似度（Linear Quantitative Similarity，LQTS），它能够衡量样品指纹图谱和标准指纹图谱中化学指纹成分在总体含量上的定量相似度。实际上，b 与式（3-37）中的宏观含量相似度 R 非常接近，二者的误差可由 $e = R - b = a\,(\overline{y})^{-1} \times 100\%$ 计算，其误差值小于 3%。反映线性模型准确度的统计误差 α 可由式（3-38）计算。用 r、b 和 α 三个参数对中药进行质量评价的方法称为**线性指纹定量法**（Linear Quantitative Fingerprint Method，LQFM）。

$$r = \frac{\sum_{i=1}^{n}(x_i - \overline{x})(y_i - \overline{y})}{\sqrt{\sum_{i=1}^{n}(x_i - \overline{x})^2}\sqrt{\sum_{i=1}^{n}(y_i - \overline{y})^2}} \tag{3-35}$$

$$b = \frac{n\sum_{i=1}^{n}x_i y_i - \sum_{i=1}^{n}x_i \sum_{i=1}^{n}y_i}{n\sum_{i=1}^{n}y_i^2 - (\sum_{i=1}^{n}y_i)^2} \times \frac{m_R}{m_j} \times 100\% \approx \frac{\overline{x}}{\overline{y}} \times \frac{m_R}{m_j} \times 100\% = R \times \frac{m_R}{m_j} \times 100\% \tag{3-36}$$

$$R(\%) = \frac{\sum_{i=1}^{n}x_i}{\sum_{i=1}^{n}y_i} \times \frac{m_R}{m_j} \times 100\% \tag{3-37}$$

$$\alpha = \left|\frac{a}{by}\right| = \left|\frac{R}{b} - 1\right| = \left|\frac{e}{b}\right| \tag{3-38}$$

合格中药本身是呈多元线性变化的，参照《中国药典》（2015年版）的标准和文献，鉴于不同批次中药提取物及中药制剂化学成分复杂性，规定整体化学物质总含量的变化幅度在±30%之内为合格。如表3-13所示，该方法可将中药分为8个质量等级，通常认为1～5级为质量合格。

表3-13　LQFM指定的质量等级和划分标准

质量等级	1	2	3	4	5	6	7	8
	Best	Better	Good	Fine	Moderate	Common	Inferiors	Defective
$r \geqslant$	0.95	0.90	0.85	0.80	0.70	0.60	0.50	<0.50
$b \in$	95～105	90～110	85～115	80～120	70～130	60～140	50～150	0～∞
$\alpha \leqslant$	0.05	0.10	0.15	0.20	0.30	0.40	0.50	>0.50

3.5.2　线性指纹定量法分类

线性指纹定量法可分为：基本线性指纹定量法、平均线性指纹定量法、几何线性指纹定量法和综合线性指纹定量法。

3.5.2.1　基本线性指纹定量法

用相关系数相似度 r 和斜率 b 定量相似度及指纹变动系数 α 来定性定量整体控制样品指纹的方法，称为**基本线性指纹定量法**。

3.5.2.2　平均线性指纹定量法

用平均线性定性相似度 S_L 和平均线性定量相似度 P_L 及指纹变动系数 α 来定性定量控制样品指纹的方法，称为**平均线性指纹定量法**。该法包括余弦、限比和比率定性相似度三种控制（①S_F；②S_r；③S_F'），为递进控制方法。

3.5.2.3　几何线性指纹定量法

用几何线性定性相似度 S_L 和线性定量相似度 P_L 及指纹变动系数 α 来定性定量控制样品指纹的方法，称为**几何线性指纹定量法**。该法包括余弦、限比和比率定性相似度三种控制（①S_F；②S_r；③S_F'），为递进控制方法。

3.5.2.4　综合线性指纹定量法

用综合线性定性相似度 S_L 和综合线性定量相似度 P_L 及指纹变动系数 α 来定性定量控制样品指纹的方法，称为**综合线性指纹定量法**。该法包括余弦、限比和比率定性相似度三种控制（①S_F；②S_r；③S_F'），为递进控制方法。

线性系统指纹定量法分类见表3-14。

表3-14　线性系统指纹定量法分类表

编号	线性系统指纹定量法	线性定性相似度	控制类型	线性定量相似度	误差项
1	基本线性指纹定量法	$S_L = r$	单一控制	$P_L = b$	$\alpha = \left\|\frac{R}{b} - 1\right\|$
2	平均线性指纹定量法	$S_L = \frac{1}{2}(r+S)$	①余弦；②限比；③比率	$P_L = \frac{1}{2}(rb+RS)$	$\alpha = \left\|\frac{R}{b} - 1\right\|$

编号	线性系统指纹定量法	线性定性相似度	控制类型	线性定量相似度	误差项
3	几何线性指纹定量法	$S_L = \sqrt{rS}$	①余弦；②限比；③比率	$P_L = \sqrt{rbRS}$	$\alpha = \left\| \dfrac{R}{b} - 1 \right\|$
4	综合线性指纹定量法	$S_L = \sqrt{\dfrac{1}{2}(r+S)\sqrt{rS}}$	①余弦；②限比；③比率	$P_L = \sqrt{\dfrac{1}{2}(rb+RS)\sqrt{rbRS}}$	$\alpha = \left\| \dfrac{R}{b} - 1 \right\|$

3.5.3 分解相似度

将某指纹峰的峰面积作为分子分别代入式（3-35）和式（3-36），就可以依次计算得到线性定性相似度（LQLS）和线性定量相似度（LQTS）的分解相似度。分解相似度可以用来计算某个或某几个指纹峰的贡献。

3.5.4 线性指纹定量法评价苦参总碱质量[21]

3.5.4.1 仪器与试药

Agilent 1100 型液相色谱仪（配有二极管阵列检测器、四元低压梯度泵、在线脱气装置、自动进样器），ChemStation 工作站（Agilent 科技有限公司），Sarturius-BS110S 分析天平（北京赛多利斯天平有限公司）。

磷酸（色谱纯，天津市科密欧化学试剂有限公司），无水乙醇（色谱纯，天津市富宇精细化工有限公司），乙腈（色谱纯，山东禹王实业有限公司化工分公司），水为去离子水。苦参碱［成都曼思特生物科技有限公司（中科院成都生物研究所）研制，批号 MUST-13021904，纯度 99.2%，供 HPLC 定量用］；氧化苦参碱［成都曼思特生物科技有限公司（中科院成都生物研究所）研制，批号 MUST-13021902，纯度 99.5%，供 HPLC 定量用］；槐定碱（上海融禾医药科技有限公司，批号 141029，纯度＞99%）。自制 27 批苦参总碱，编号依次为 S1，S2，…，S27。市售苦参总碱（编号为 RS）由广西花红药业有限公司提供，批号为 20151101。

3.5.4.2 色谱条件

色谱柱为 Agilent ZOBAX NH₂ column（250×4.6mm，5μm），以乙腈-无水乙醇-3% 磷酸溶液（82：10：8，V/V/V）为流动相等度洗脱；检测波长为 210nm，进样量为 20μL，柱温为（35.0±0.15）℃，流速为 1.0mL·min⁻¹。

3.5.4.3 系统适用性试验

将供试品溶液 S1、苦参碱溶液、槐定碱溶液、氧化苦参碱溶液以及三种对照品的混合溶液分别进样，记录色谱图。对比保留时间及在线紫外光谱图可知，苦参碱（MT）、槐定碱（SPR）、氧化苦参碱（OMT）的保留时间分别是 16.19min、23.85min 和 26.69min（三者在线紫外光谱分别与苦参碱 a、槐定碱 b、氧化苦参碱 c 的在线紫外光谱相同），见图 3-12。槐定碱与氧化苦参碱之间分离度不低于 3.18。由于槐定碱峰保留时间适中，因此选择槐定碱峰作为参照物峰。在此系统条件下，大多数组分的分离度较好，以槐定碱计算色谱柱的理论板数应不低于 12000。

3.5.4.4 方法学考察

分别进行精密度试验、稳定性试验和重复性试验，结果表明仪器精密度良好，样品在 11h 内稳定，方法重复性很好，满足指纹图谱研究的技术要求。三组分的线性方程及检测限定量限见表 3-15。

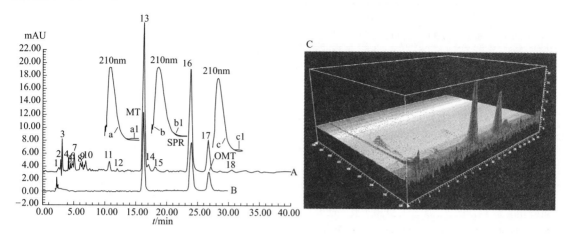

图 3-12 代表性 HPLC 色谱图：（A）苦参总碱样品；（B）混合对照品；（C）三维色谱-光谱图

表 3-15 3 组分的线性方程和范围以及检测限和定量限

成分	线性方程	r	检测限/ng	定量限/ng	线性范围/μg
MT	$y = 1256.8x - 12.181$	0.999998	2.1	6.3	0.225~1.800
SPR	$y = 1240.0x - 17.252$	0.999993	3.3	10	0.200~1.600
OMT	$y = 1124.5x - 3.042$	0.999991	0.83	2.5	0.090~0.720

3.5.4.5 苦参总碱 210nm HPLC 指纹图谱建立及质量评价

将 27 批苦参总碱供试液分别进样，记录色谱图。以槐定碱峰（16 号）为参照物峰，按峰出现率 100% 计，确定 18 个共有峰。将测得的 27 批苦参总碱色谱图进行积分，积分后的 CDF 文件导入"中药色谱指纹图谱定量相似度数字化评价系统 4.0"中，按平均值法生成标准指纹图谱（RFP）。

将 27 批苦参总碱和市售样品 210nm HPLC 色谱图积分后的 CDF 文件导入"中药色谱指纹图谱定量相似度数字化评价系统 4.0"中，采用线性指纹定量法对其进行评价，评价结果见表 3-16。从表 3-16 中可以看出，所有样品的线性定性相似度 r 都大于 0.996，误差 $\alpha \leqslant 0.022$，说明所有样品在化学成分分布上是极其相似的。但线性定量相似度 b 差别较大，在 76.5%~112.6% 范围内变动。线性定量相似度 b 能够从所有指纹峰的整体含量上准确区分样品间的差别，而线性定性相似度 r 却不具备这个功能。比如，S19 的线性定性相似度 r 高达 0.998，但线性定量相似度 b 却很低，为 76.5%。由此可见，当 r 值比较接近时，可以用 b 值来区分样品间的差异。

表 3-16 通过 LQFM 评估三组分化合物的定量分析结果和指纹图谱评价结果

编号	浓度/mg·g⁻¹				P_{3C} /%	R /%	ΔE_1	r	b	ΔE_2	ΔE_3	α	Grade	Quality
	MT	SPR	OMT	SUM										
S1	217.57	231.16	88.55	537.28	96.7	95.5	-1.2	0.997	94.9	-1.9	-0.7	0.007	2	better
S2	195.11	201.96	75.97	473.04	84.7	86.6	1.9	1.000	86.1	1.4	-0.5	0.006	3	good
S3	235.51	248.77	91.73	576.01	102.9	103.2	0.3	1.000	102.9	0.0	-0.3	0.003	1	best
S4	236.03	245.87	90.70	572.59	102.2	102.7	0.5	1.000	102.6	0.4	-0.1	0.000	1	best
S5	232.14	243.02	89.59	564.75	100.8	103.4	2.6	1.000	102.2	1.4	-1.3	0.012	1	best
S6	254.64	263.75	96.80	615.19	109.7	110.5	0.8	1.000	110.2	0.5	-0.4	0.003	3	good

编号	浓度/mg·g⁻¹				P_{3C} /%	R /%	ΔE_1	r	b	ΔE_2	ΔE_3	α	Grade	Quality
	MT	SPR	OMT	SUM										
S7	234.36	242.98	94.24	571.58	102.9	103.7	0.8	1.000	102.4	−0.5	−1.3	0.013	1	best
S8	240.58	249.81	92.05	582.44	103.9	104.8	0.9	1.000	104.2	0.3	−0.7	0.006	1	best
S9	257.31	266.62	98.57	622.51	111.1	111.9	0.8	1.000	111.0	−0.1	−1.0	0.009	3	good
S10	244.63	256.93	92.02	593.59	105.5	105.3	−0.2	1.000	105.3	−0.3	0.0	0.000	2	better
S11	237.67	246.59	92.77	577.03	103.3	103.5	0.2	1.000	103.6	0.3	0.1	0.001	1	best
S12	259.75	271.07	101.86	632.67	113.3	113.7	0.4	1.000	112.6	−0.7	−1.1	0.010	3	good
S13	251.95	264.00	94.70	610.65	108.5	107.4	−1.1	1.000	107.2	−1.3	−0.2	0.002	2	better
S14	261.54	271.06	104.91	637.51	114.7	113.7	−1.0	1.000	112.6	−2.1	−1.1	0.009	3	good
S15	221.87	230.42	84.41	536.70	95.7	97.4	1.7	1.000	96.2	0.5	−1.1	0.012	1	best
S16	250.64	260.95	98.17	609.76	109.2	106.9	−2.3	1.000	107.0	−2.3	0.0	0.001	2	better
S17	191.30	234.39	85.53	511.22	92.2	92.1	−0.1	0.996	91.6	−0.6	−0.6	0.006	2	better
S18	217.96	269.92	97.40	585.28	105.4	105.0	−0.4	0.996	104.4	−1.0	−0.5	0.005	1	best
S19	180.07	173.33	63.34	416.74	73.7	75.1	1.3	0.998	76.5	2.7	1.4	0.018	4	fine
S20	255.65	244.82	92.22	592.70	105.5	103.3	−2.2	0.998	104.1	−1.4	0.7	0.007	1	best
S21	245.99	260.49	98.66	605.14	108.6	104.3	−4.3	0.999	106.0	−2.6	1.7	0.017	2	better
S22	231.75	243.71	90.84	566.30	101.3	101.5	0.2	0.999	103.8	2.5	2.3	0.022	1	best
S23	220.09	231.14	86.49	537.52	96.2	93.0	−3.2	0.999	94.2	−2.0	1.1	0.012	2	better
S24	211.85	223.33	83.54	518.72	92.9	91.9	−1.0	0.999	93.0	0.1	1.1	0.011	2	better
S25	215.84	225.80	86.72	528.36	95.0	92.7	−2.3	0.998	92.8	−2.2	0.2	0.001	2	better
S26	202.66	211.18	78.75	492.59	88.1	84.6	−3.5	0.998	85.7	−2.4	1.1	0.012	3	good
S27	197.52	218.35	78.83	494.70	88.4	88.5	0.1	0.998	89.3	0.9	0.5	0.009	3	good
RFP	228.77	240.79	89.50	559.06	100.0	100.0	0.0	1.000	100.0	0.0	0.0	0.000	1	best
RS	228.63	237.62	86.59	552.84	98.5	98.8	0.3	0.998	99.3	0.8	0.5	0.005	1	best

注：$\Delta E_1 = R - P_{3C}$；$\Delta E_2 = b - P_{3C}$；$\Delta E_3 = b - R$。

根据表 3-13 中 LQFM 指定的质量等级和划分标准，27 批苦参总碱和市售样品（RS）全部为合格品。其中 S3、S4、S5、S7、S8、S11、S15、S18、S20、S22 和 RS 为 1 级；S1、S10、S13、S16、S17、S21、S23、S24 和 S25 为 2 级；S2、S6、S9、S12、S14、S26 和 S27 为 3 级；S19 由于 18 个指纹成分的含量比较低，为 4 级。

3.5.4.6 样品 3 组分含量测定及测定结果的主成分分析

经方法学考察所建立的指纹图谱测定方法可用于测定 27 批苦参总碱和市售样品中苦参碱、槐定碱和氧化苦参碱的含量，结果见表 3-16。为了考察苦参碱、槐定碱和苦参总碱 3 个指标成分的含量对样品的区分能力，采用 SIMCA 软件对 3 组分的含量和总量进行主成分分析。

从图 3-13 可以看出，所有的样品被分为了两组，分别为组 1 和组 2。组 1 包含的样品有 S1、S2、S15、S17、S19、S23、S24、S25、S26 和 S27，指标成分的含量都相对偏低。组 2 包含的样品有 S3～S14、S16、S18、S20、S21 和 S22，指标成分的含量都相对偏高。值得注意的是，在图 3-13 中市售样品（RS）和标准指纹图谱（RFP）位置很接近，而标准指纹图谱（RFP）几乎是位于原点上的，这说明由软件计算模拟得到的标准指纹图谱（RFP）与参比样品非常相似。

在 27 批样品中，根据 3 组分的含量有 3 批样品即 S17、S18 和 S19 被 PCA 模型判定为逸出值。但这并不能说明 S18 质量差，S18 被判定为逸出值的原因在于它比其他样品中的指标成分含量都要高很多。在应用线性指纹定量法进行评价时，S18 的质量等级是 1 级。另外，在 PCA 模型中同样被判定为逸出值的 S17 和 S19，应用线性指纹定量法来进行评价时，

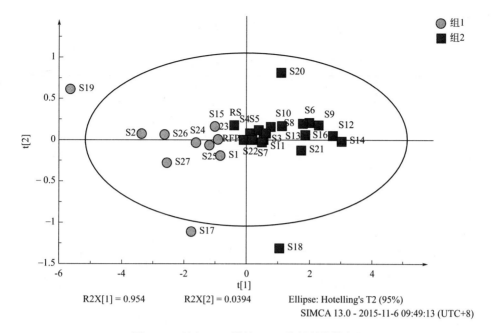

图 3-13　所有 ASF 样品 PCA 分析得分散点图

根据线性定量相似度的不同，S17 的质量等级是 2 级，S19 的质量等级是 4 级。由此可见，在某些时候 PCA 分析模型并不能很好地区分和评价样品，而线性指纹定量法能够更准确地评价中药样品的质量。

3.5.4.7　线性定量相似度与 3 组分定量分析结果间的关联分析

常规定量分析都需要待测成分的对照品，并建立标准曲线，比较费时。即使能得到对照品，完成了定量测定，定量结果只有在针对特定指标成分的含量范围标准存在时才有意义。但对很多中药来说，不仅对照品很难得到，某些指标成分的含量标准尚未建立。因此，指纹图谱定量结果若能与常规定量分析结果一致，指纹图谱定量分析将成为非常重要的一种定量方法。

为了进一步探究线性定量相似度 b 与 3 组分定量分析结果间的关系，我们进行了如下数据处理：首先，根据式（3-39）将 27 批样品的第 i 种组分的含量 z_i 变成它占 27 批样品的平均含量 $\bar{z}$ 的百分比 P_i，结果见表 3-17。值得注意的是，在计算 P_i 时，需要用质量系数 $f_j=\dfrac{m_R}{m_j}$ 对样品质量进行校正。然后，每个样品中的 3 种组分的 P_i 值的平均值 P_{3C} 按照式（3-40）来计算，R 值按照式（3-37）来计算。最后，以 27 批样品的 P_i、P_{3C} 和 R 分别对以 b 作图，见图 3-14。从图中可以看出，苦参碱、槐定碱和氧化苦参碱的 P_i 与 b 之间具有良好的线性关系，它们的相关系数分别为 0.9471、0.9664、0.9579。P_{3C} 与 b 之间具有较好的线性关系，相关系数为 0.9884。如图 3-14 所示，R 与 b 之间也具有非常好的线性关系，相关系数为 0.9950。由此可见，b 与指标成分含量具有高度相关性，b 值与 3 种组分的定量分析结果是基本一致的。因此，我们认为 LQTS（b）在定量评价中药质量时是非常可靠、有效的指标，多组分定量分析可以被线性指纹定量法所取代，这种方法具有简便、快捷、准确和经济的优势，有望被应用于实际生产对中药进行质量控制。

$$P_i(\%)=\frac{z_i}{\bar{z}}f_j\times100\%\qquad(3\text{-}39)$$

$$\boldsymbol{P}_{3C}(\%)=\frac{1}{3}\sum_{i=1}^{3}\boldsymbol{P}_i\times100\% \qquad\qquad (3\text{-}40)$$

表 3-17　ASF 样品的标记物含量百分比（$\boldsymbol{P}_i$）

编号	S1	S2	S3	S4	S5	S6	S7	S8	S9	S10	S11	S12	S13	S14	S15
MT/%	95.1	85.3	102.9	103.2	101.5	111.3	102.4	105.2	112.5	106.9	103.9	113.5	110.1	114.3	97.0
SPR/%	96.0	83.9	103.3	102.1	100.9	109.5	100.9	103.7	110.7	106.7	102.4	112.6	109.6	112.6	95.7
OMT/%	98.9	84.9	102.5	101.3	100.1	108.2	105.3	102.9	110.1	102.8	103.7	113.5	105.8	117.2	94.3

编号	S16	S17	S18	S19	S20	S21	S22	S23	S24	S25	S26	S27	RFP	RS
MT/%	109.6	83.6	95.3	78.7	111.8	107.5	101.3	96.2	92.6	94.3	88.6	86.3	100.0	99.9
SPR/%	108.4	97.3	112.1	72.0	101.7	108.2	101.2	96.0	92.8	93.8	87.7	90.7	100.0	98.7
OMT/%	109.7	95.6	108.8	70.8	103	110.2	101.5	96.4	93.3	96.9	88.0	88.1	100.0	96.8

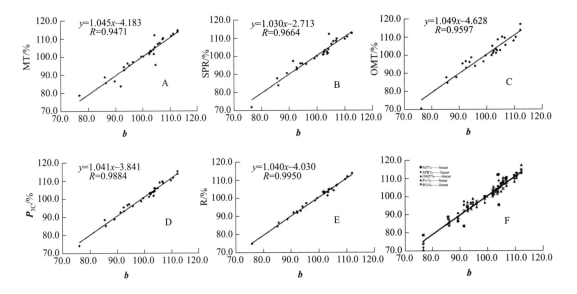

图 3-14　标记化合物的含量百分比（$\boldsymbol{P}_i$）与线性定量相似性（$\boldsymbol{b}$）的线性回归图

（A）对于 MT，（B）对于 SPR，（C）对于 OMT，（D）对于 $\boldsymbol{P}_{3C}$，（E）对于 $\boldsymbol{R}$，

（F）对所有标记化合物、$\boldsymbol{P}_{3C}$ 和 $\boldsymbol{R}$

　　苦参总碱标准指纹图谱（RFP）中苦参碱、槐定碱和氧化苦参碱的含量分别为 228.77mg·g^{-1}、240.79mg·g^{-1} 和 89.50mg·g^{-1}，这三种生物碱的总含量为 559.06mg·g^{-1}，扣除水分后，这三种生物碱总含量接近 70%（g/g）。根据 $\boldsymbol{b}$ 值，可以快速计算出每批样品中苦参碱、槐定碱和氧化苦参碱的含量以及三种生物碱的总含量。用 ΔE 表示误差值，$\Delta E_1=\boldsymbol{R}-\boldsymbol{P}_{3C}$，$\Delta E_2=\boldsymbol{b}-\boldsymbol{P}_{3C}$，$\Delta E_3=\boldsymbol{b}-\boldsymbol{R}$。如表 3-16 所示，以上误差值均在 3.5% 以内。综上所述，LQTS（$\boldsymbol{b}$）可以从总体上很好地表征苦参总碱中化学成分的总量。

3.5.4.8　线性指纹定量法中标准指纹图谱分解相似度

　　根据苦参总碱标准指纹图谱，计算出三个最大峰 16 号峰、13 号峰和 17 号峰的定性相似度分别为 0.478、0.458 和 0.055，定量相似度分别为 36.9%、35.8% 和 12.6%。三个指标成分的线性定性相似度之和为 0.99，线性定量相似度之和为 85.3%。通过计算三个最大峰的分解相似度及其加和，可以看出这三个大峰对线性定性相似度和线性定量相似度的贡献。苦参总碱的线性定性相似度由三个最大峰也就是三个指标成分决定，但是苦参总碱中含量较低的其他化学成分能够在定量指纹图谱评价模式下由线性定量相似度 b 来评价。

如果把苦参碱峰作为参比峰，根据表 3-15 中线性回归方程可以计算出 SPR/MT 的相对质量校正因子 $f_{SPR/MT} = \dfrac{A_{SPR} m_{MT}}{A_{MT} m_{SPR}} = 1.024$（RSD=0.77%，$n=5$），OMT/MT 的相对质量校正因子 $f_{OMT/MT} = \dfrac{A_{OMT} m_{MT}}{A_{MT} m_{OMT}} = 1.118$（RSD=0.48%，$n=5$）。将 $f_{SPR/MT}$ 和 $f_{OMT/MT}$ 分别带入式(3-33) 和式(3-34)，r 和 b 的变动在 1.2% 以内，这个误差是可以忽略的。数据进行限制方法按照孙国祥教授提出的中药指纹图谱约比定理（表 3-18）处理。

3.5.5 中药比率指纹约比定理

对比率指纹进行表 3-18 的约比处理。

表 3-18　中药比率指纹约比定理

编号	方法名称	中药比率指纹约比定理	方法特性
1	余弦法	采用夹角余弦相似度即中国药典相似度,最容易合格,反映各成分含量分布比例效果好,存在大峰严重掩蔽小峰效应。$S_m = \dfrac{1}{2}(S_F + S_F')$	最宽容评价指标,最容易合格的评价
2	限高法	$r = \dfrac{x_i}{y_i}$,若 $x_i > y_i$,则 $r = 2 - \dfrac{y_i}{x_i}$	限制极大峰
3	限低法	$r = \dfrac{x_i}{y_i}$,若 $r_i < 0.5$,则 $r = r_i - \dfrac{1}{5}\lg r_i$	限制极小峰
4	约比法	$r = \dfrac{x_i}{y_i}$,若 $r_i < 0.5$,则 $r = r_i - \dfrac{1}{5}\lg r_i$；若 $x_i > y_i$,则 $r = 2 - \dfrac{y_i}{x_i}$	约掉极大极小峰,双端约比
5	强约法	$r = \dfrac{x_i}{y_i}$,若 $r_i < 0.5$,则 $r = 0.5$；若 $x_i > y_i$,则 $r = 2 - \dfrac{y_i}{x_i}$	不按特定规律约比
6	比率法	$S_m = \dfrac{1}{2}(S_F + S_F') = \dfrac{1}{2}\left(\dfrac{\sum_{i=1}^{n} x_i y_i}{\sqrt{\sum_{i=1}^{n} x_i^2}\sqrt{\sum_{i=1}^{n} y_i^2}} + \dfrac{\sum_{i=1}^{n} \dfrac{x_i}{y_i}}{\sqrt{\sum_{i=1}^{n} \left(\dfrac{x_i}{y_i}\right)^2}} \right)$ 用真比计算	最严格评价方法;最高级评价

数值约比定理实质是中药指纹图谱评价采取了消高抬低技术，尤其评价比率指纹图谱时绝对不能采用比值贫富相差悬殊的数据。只有进行约比评价结果才能真实可靠。

3.6　中药指纹超信息数字化质控判据

中药化学成分的复杂性决定了中药色谱指纹图谱分析结果的复杂性，必须采用多维数据处理的方法和理论，对大量信息提取、加工、精练和挖掘，才能从多维数据角度揭示中药指纹图谱所具有的潜信息特征。色谱指纹图谱潜信息特征判据参数是从大量的、分散的、多侧面的色谱数据中挖掘出的对中药创新研究和质量控制有效的、新颖的、有潜在价值的特征数据。把考察参数变化引起指纹图谱变异的研究进而转变为追溯产生变异原因的中药质量研究，最终构成"中药色谱指纹图谱超信息特征数字化评价系统 4.0"信息判据质控方法。

超信息特征数字化参数是"中药色谱指纹图谱超信息特征数字化评价系统 4.0"的组成

框架和基本内容。具体包括：①中药色谱标准指纹图谱特征技术参数15个；②中药色谱指纹图谱定性相似度和定量相似度判据参数32个，其中定性相似度15个，定量相似度17个，使用时仅需32个参数的1～4个即可；③中药色谱指纹图谱相对统一化特征判据参数30个；④中药色谱指纹图谱超信息特征数字化评价参数100个。用以上4类参数可构建详实的中药数字化指纹图谱，能清晰准确地反映和控制中药质量。下面对这4类特征参数做详细介绍。

3.6.1 中药标准指纹图谱特征技术参数

中药标准指纹图谱的特征技术参数是标定指纹峰信息的基本特征和本质属性的指标，用以描述指纹系统整体特征概貌。中药标准指纹图谱给出了：①色谱峰保留时间、峰高、半峰宽、理论塔板数、峰面积和峰面积百分数等基础信息；②以单参照物峰体系确定的相对时间和相对峰面积；③以统一化参照物峰确定的统一化相对时间和统一化相对积分；④以双参照物峰体系确定的洗脱动量数和折合相对积分、表观分子量和表观保留指数等参数；⑤代表指纹峰对相似度贡献大小的分解相似度。具有3类型参照物体系标定指纹系统的基本特征属性。考察和研究系统指纹峰特征技术参数的变动差异能够及时发现中药质量变异或检测系统是否稳定（见表3-19）。

表 3-19　中药标准指纹图谱特征技术参数

编号	参数	名称	英文名称	物理意义
1	P. No.	峰号	Peak number	描述共有指纹峰编号顺序
2	t_R	保留时间	Retention time	描述指纹峰绝对峰位情况
3	H	峰高	Peak height	描述指纹峰绝对峰高大小
4	$W_{1/2}$	半峰宽	Half Peak width	描述指纹峰绝对半峰宽大小
5	N	理论塔板数	Theoretical plates	描述指纹峰计算的理论柱效大小
6	A_i	峰面积	Peak area	描述指纹峰绝对积分大小
7	$A_i(\%)$	峰面积百分值	Percent of peak area	描述指纹峰绝对积分归一化值大小
8	RT	相对保留时间	Relative rentention time	描述指纹峰相对峰位情况
9	RA	相对峰面积	Relative peak area	描述指纹峰相对积分大小
10	rt	统一化相对时间	Unified relative retention time	描述指纹峰相对峰位情况
11	ra	统一化相对积分	Unified relative peak area	描述指纹峰相对积分大小
12	$\cos^2 Y_i$	方向余弦平方	Square cosine of component	描述该指纹峰对定性相似度贡献大小
13	I_x	表观保留指数	Apparent retention index	描述指纹峰相对峰位大小
14	M_x	表观分子量	Apparent molecular weight	描述指纹表观相对分子量大小
15	δ	洗脱动量数	Elution force index	表观描述洗脱指纹时相对动量大小
16	φ	折合相对积分	Pseudo relative peak area	表观描述指纹峰相对折合积分大小

3.6.2 中药指纹定性相似度和定量相似度

孙国祥等将中药指纹图谱的相似度评价划分为定性相似度和定量相似度评价的两个侧面，真实地符合指纹图谱特点，提出了中药色谱指纹图谱全定性相似度和全定量相似度质控体系[22]，用定性相似度 S_F 和比率定性相似度 S_F' 构成全定性相似度法（其均值为宏定性相似度），彻底地解决了中药指纹图谱定性相似度评价问题，用模长百分比 W 与宏观含量相似度 R、投影含量相似度 C 与定量相似度 P、平均质量百分数 M 与含量相似度 Q、校正平均质量百分数 M_F 与校正含量相似度 Q_F 分别构成一、二、三、四级全定量相似度法。规定全定性相似度＞0.9为必要条件；任选一组全定量相似度控制在85%～120%（药材）和90%～110%（制剂）且组内相差不超过10%为合格，建立了系统的中药指纹图谱的宏观定性和宏观定量评价新体系。其中以全定性相似度和二级全定量相似度组合所构成的双定性双定量相似度法是这一体系方法的最合理的集中代表，这一方法后来发展为系统指纹定量法。孙国祥等[14]建立了定性定量评价功能兼备的中药色谱指纹图谱乘方相似度评价法，具有非常实用的特点。在研究这些相似度质控体系过程中，开发了数字化评价软件——中药色谱指纹图谱超信息特征数字化评价系统 4.0，该软件给出了如表 3-20 所示的 15 种定性相似度和 17 种定量相似度[23]（包括现有文献中绝大多数评价方法），使用时应根据需要选择其中 1～4 个参数进行评价即可。从宏观定性和宏观定量两个方面兼顾评价中药色谱指纹图谱所体现的中药质量，是中药质控的最合理选择和完善发展的必然方法。

表 3-20　中药指纹定性相似度和定量相似度

编号	参数	名称	物理意义	范围
1	S_F	定性相似度	定性描述化学成分数量和分布比例,大峰掩蔽小峰	$[0,1]$
2	r	相关系数	定性描述化学成分数量和分布比例,大峰掩蔽小峰	$[0,1]$
3	S'_F	比率定性相似度	定性等权描述化学成分数量和比例,大、小峰等权	$[0,1]$
4	S_r	差异角相似度	定性描述化学成分数量和分布比例,大、小峰等权	$[0,1]$
5	S'_p	调平角相似度	定性描述化学成分数量和分布比例,大、小峰等权	$[0,1]$
6	S_b	相似性比	定性描述化学成分数量和分布比例,大峰掩蔽小峰	$[0,\infty]$
7	S_{nr}	尼尔系数	定性描述化学成分数量和分布比例,大峰掩蔽小峰	$[0,1]$
8	S_{nir}	改进尼尔系数	定性描述化学成分数量和分布比例,大峰掩蔽小峰	$[0,1]$
9	S_{mp}	Minkowski 系数	定性描述化学成分数量和分布比例,大峰掩蔽小峰	$[0,1]$
10	S_{ml}	颜色相似度	定性描述化学成分数量和分布比例,大峰掩蔽小峰	$[0,1]$
11	S_{ch}	差和比相似度	定性描述化学成分数量和分布比例,大峰掩蔽小峰	$[0,1]$
12	S_{ro}	差异欧氏相似度	定性描述化学成分数量和分布比例,大、小峰等权	$[0,1]$
13	S_{gx}	乘方相似度	定性描述化学成分数量和分布比例,大、小峰等权	$[0,1]$
14	S_{gxp}	样权乘方相似度	定性描述化学成分数量和分布比例,突出样峰权重	$[0,1]$
15	S_{gxq}	对权乘方相似度	定性描述化学成分数量和分布比例,突出对峰权重	$[0,1]$
16	S_{gxs}	定量乘方相似度	定量描述总化学成分宏观含量,大、小峰等权	$[0,1]$
17	S_{gxsp}	样权定量乘方相似度	定量描述总化学成分宏观含量,突出样峰权重	$[0,1]$
18	S_{gxsq}	对权定量乘方相似度	定量描述总化学成分宏观含量,突出对峰权重	$[0,1]$
19	$d(\%)$	欧氏距离百分比	定量描述总化学成分宏观含量,大峰掩蔽小峰	$[0,\infty]$
20	$R(\%)$	宏观含量相似度	定量描述总化学成分宏观含量,大、小峰等权	$[0,\infty]$
21	$P(\%)$	定量相似度	定量描述总化学成分宏观含量,大、小峰等权	$[0,\infty]$
22	$C(\%)$	投影含量相似度	定量描述总化学成分宏观含量,大峰掩蔽小峰	$[0,\infty]$
23	$\Delta C(\%)$	投影含量相对误差	定量描述总化学成分宏观含量,大、小峰等权	$[-\infty,\infty]$
24	$W(\%)$	模长百分比	定量描述总化学成分宏观含量,大峰掩蔽小峰	$[0,\infty]$
25	$Q(\%)$	含量相似度	定量描述总化学成分宏观含量,大、小峰等权	$[0,\infty]$
26	$Q_F(\%)$	校正含量相似度	定量描述总化学成分宏观含量,大、小峰等权	$[0,\infty]$
27	$M(\%)$	平均质量百分数	定量描述总化学成分宏观含量,大、小峰等权	$[0,\infty]$
28	$M_F(\%)$	校正平均质量百分数	定量描述总化学成分宏观含量,校正分布比例	$[0,\infty]$
29	$M_p(\%)$	样权平均质量百分数	定量描述总化学成分宏观含量,突出样峰权重	$[0,\infty]$
30	$M_{Fp}(\%)$	样权校正平均质量百分数	定量描述总化学成分宏观含量,校正分布比例	$[0,\infty]$
31	$M_q(\%)$	对权平均质量百分数	定量描述总化学成分宏观含量,突出对峰权重	$[0,\infty]$
32	$M_{Fq}(\%)$	对权校正平均质量百分数	定量描述总化学成分宏观含量,校正分布比例	$[0,\infty]$

3.6.3　中药指纹相对统一化特征判据

有关中药指纹相对统一化特征判据详见第 5 章。

3.6.4 中药指纹超信息数字化参数

孙国祥教授研究建立 100 个从整体上描述色谱指纹图谱潜信息特征判据参数，用此 100 个数字化特征参数可判断不同种类药材或制剂的指纹图谱差异，也可比较同种药材或制剂批间质量差异，实现从多维数据角度、多侧面、全方位揭示色谱指纹图谱的特征性与变异性，其中多数指标可作为试验条件的优化目标函数。中药质量的微小变异能够通过此 100 个指标清晰反映出来。表 3-21 为 100 个中药指纹图谱超信息特征数字化评价参数[24]。

表 3-21　中药指纹图谱超信息数字化参数

编号	参数	名称	物理意义
1	λ	检测波长	简要揭示指纹峰紫外吸收情况
2	n	指纹峰总数	说明共有峰容量大小
3	m	基线分离($R \geqslant 1.5$)峰组数	直观反映分离情况
4	β	有效分离率	简明指出分离好坏
5	γ	指纹信号均化系数	γ 越接近 1，则信号平均化越好
6	A_0	指纹峰几何平均峰面积	简要代表指纹信号大小
7	$\overline{A}$	指纹峰算术平均峰面积	代表指纹信号大小
8	δ	峰面积比率	代表指纹峰积分信号的均化性
9	η	指纹横向空间占用率	代表共有指纹峰的横向空间占用率，η 越大越好
10	$\sum A_i$	总积分面积和	代表各成分的总体含量和，与积分信号大小正相关
11	$A_1(\%)$	第 1 强峰归一化面积	揭示第 1 强信号分布和大致含量
12	$A_2(\%)$	第 2 强峰归一化面积	揭示第 2 强信号分布和大致含量
13	$A_3(\%)$	第 3 强峰归一化面积	揭示第 3 强信号分布和大致含量
14	$A_4(\%)$	第 4 强峰归一化面积	揭示第 4 强信号分布和大致含量
15	$A_5(\%)$	第 5 强峰归一化面积	揭示第 5 强信号分布和大致含量
16	$A_6(\%)$	第 6 强峰归一化面积	揭示第 6 强信号分布和大致含量
17	$A_7(\%)$	第 7 强峰归一化面积	揭示第 7 强信号分布和大致含量
18	$A_8(\%)$	第 8 强峰归一化面积	揭示第 8 强信号分布和大致含量
19	$A_1 : A_2 : A_3$	三强峰比	揭示三强峰指纹含量比的大小
20	$\overline{H}$	平均峰高	从总体上揭示指纹信号强弱
21	$\overline{W}$	共有峰平均峰宽	揭示指纹系统柱效情况
22	N	最强峰柱效	揭示积分最大峰计算的理论塔板数
23	$\sum R_i$	总分离度和	代表系统分离情况，越大越好
24	$\overline{R}$	平均分离度	简要揭示系统整体分离情况
25	τ	分离度均化系数	τ 越接近 1 则分离度平均化越好，各峰间距越等距
26	T	末指纹峰保留时间	揭示分析方法的时间效率
27	Q	表观进样量	揭示一次进样量相当的原生药材(或制剂)质量
28	F	指纹图谱指数	揭示指纹信号大小、信号均匀化程度和分离效率高低
29	F_r	指纹图谱相对指数	综合揭示指纹信号强度、信号分布均匀性、分离效率(有效分离率和时间效率)以及原生药材(或制剂)取量等多方面信息
30	$F_{r(t)}$	指纹图谱时间校正指数	揭示固定时间内系统指纹图谱指数的大小
31	$F_{r(q)}$	标准指纹图谱指数	综合揭示指纹信号强度、信号分布均匀性、有效分离率和样品提取信息丰富程度的指数
32	S	指纹图谱总熵	揭示指纹图谱信息量大小，越大越好
33	I	指纹图谱信息量指数	揭示指纹信号大小、信号均化程度和信息量多少的指数
34	I_r	指纹图谱相对信息量指数	1mg 中药材(制剂)提取物进样后，50min 内获得 I 值
35	$I_{r(t)}$	时间校正信息量指数	揭示供试液进样后在 50min 内获得的 I 值
36	$I_{r(q)}$	标准信息量指数	揭示由 1mg 中药材(制剂)提取物进样后获得的 I 值
37	ω	两种指数比 F/I	揭示两种指数间的差异

编号	参数	名称	物理意义
38	RF	指纹图谱分离量指数	揭示分离度、指纹信号大小、信号均匀化程度和分离效率高低
39	RF_r	相对分离量指数	揭示固定时间和单位进样质量时分离度、指纹信号大小、信号均匀化程度和分离效率高低
40	$RF_{r(t)}$	时间校正分离量指数	揭示固定时间时分离度、指纹信号大小、信号均匀化程度和分离效率高低
41	$RF_{r(q)}$	标准分离量指数	揭示单位进样质量时分离度、指纹信号大小、信号均匀化程度和分离效率高低
42	RI	指纹分离信息量指数	揭示分离度、指纹信号、信号均匀化程度和信息量多少
43	RI_r	相对分离信息量指数	揭示固定时间和单位进样质量时分离度、指纹信号、信号均匀化程度和信息量多少
44	$RI_{r(t)}$	时间校正分离信息量指数	揭示固定时间时分离度、指纹信号、信号均匀化程度和信息量多少
45	$RI_{r(q)}$	标准分离信息量指数	揭示单位进样质量时分离度、指纹信号、信号均匀化程度和信息量多少
46	$R\omega$	分离量指数比	揭示两种分离量指数间比值大小
47	TZ	指纹分离数	反映图谱横空间可容纳的最多指纹数
48	μ	纵向空间占用率	揭示指纹平均峰高占最大峰高的百分比
49	ψ	指数去均化率	揭示指纹峰面积总和与信息量指数 I 的比值大小
50	ξ	衰减倍率	第一、二强峰面积增量与第二、三强峰面积增量的比
51	Pe	八强峰百分比	揭示 8 强峰总面积的百分比,比值越大,8 强峰越大
52	ρ	方均均方比	揭示均化系数 γ 平方的倒数大小,ρ 越大,均化越差
53	ε	均化相似度	揭示样品 γ_X 与对照指纹均化系数 γ_Y 的比,越大越好
54	X	指纹图谱复杂度	揭示在最理想状况下指纹系统单峰分离量指数大小
55	X_r	相对复杂度	揭示 50min 单位进样质量(mg)时获得的单峰 RF
56	$X_{r(t)}$	时间校正复杂度	揭示 50min 时获得的单峰分离量指数
57	$X_{r(q)}$	标准复杂度	揭示单位进样质量(mg)时获得的单峰分离量指数
58	Y	指纹图谱清晰度	揭示单位复杂度单位熵时各指纹峰面积的常用对数和
59	Y_r	指纹相对清晰度	揭示固定时间和单位进样质量时的指纹图谱清晰度
60	$Y_{r(t)}$	时间校正清晰度	揭示固定时间时的指纹图谱清晰度
61	$Y_{r(q)}$	指纹标准清晰度	揭示单位进样质量时的指纹图谱清晰度
62	$X\omega$	复清比	揭示复杂度与100倍的清晰度的比值大小
63	Δ	综合指数	揭示经典4指数与复清比倒数组合计算的指数大小
64	f_{wi}	称样量校正因子	标准指纹图谱与样品指纹图谱表观进样质量之比
65	π	积分占比	揭示总积分面积占色谱最大空间面积的百分比
66	ζ	指纹时效率	揭示图谱横向占时与最指纹峰保留时间的百分比(与进样量无关)
67	Ω	指纹动能率	揭示指纹总动能占最大动能百分比(与进样量无关)
68	SX	简复杂度	揭示分离率、均化系数、积分占比、信息量和峰率综合信息指数
69	SY	简清晰度	揭示单位复杂度和单位信息熵时的指纹峰面积总积的常用对数值
70	$S\omega$	简复清百分比	简复杂度与简清晰度之比的百分之一
71	TX	三维复杂度	揭示单位时效率和单位指纹动能度下复杂度、简复杂度和万分指纹率的三维积
72	TX_r	三维相对复杂度	揭示单位时间和单位进样质量下的三维复杂度
73	$TX_{r(t)}$	时间校正三维复杂度	揭示单位时间下的三维复杂度
74	$TX_{r(q)}$	标准三维复杂度	揭示单位进样质量下的三维复杂度
75	TY	三维清晰度	揭示单位三维复杂度下的指纹峰面积总积的常用对数值
76	TY_r	相对三维清晰度	揭示单位时间和单位进样质量下的三维清晰度
77	$TY_{r(t)}$	时间校正三维清晰度	揭示单位时间下的三维清晰度
78	$TY_{r(q)}$	标准三维清晰度	揭示单位进样质量下的三维清晰度
79	$T\omega$	三维复清比	揭示三维复杂度与三维清晰度之比

编号	参数	名称	物理意义
80	θ	高低比率	揭示比率大于1与比率小于1的指纹数之比
81	Φ	增益度	高出对照指纹峰的积分与低于对照指纹峰的积分比
82	φ	正负增益均比	单峰的正负增益比
83	Θ	积分动率	单位时间内相邻峰积分自然对数的平均变化率
84	j	峰同态性因子	揭示样品指纹平均峰宽与对照指纹平均峰宽之比的大小
85	$j\gamma$	峰同态均化度	揭示均化向量和指纹同态向量间夹角余弦,越接近1峰同态性越好
86	$h(\%)$	峰等高度	揭示样品指纹平均峰高与对照指纹平均峰高之比的大小
87	$r(\%)$	分离度百分比	揭示样品指纹平均分离度与对照指纹平均分离度之比的大小
88	Ml	定量弹性度	揭示峰等高度乘以10为底的2倍宏定性相似度幂的定量弹性度值
89	SR_1	第一强比峰	x_i/y_i 最大比值
90	SR_2	第二强比峰	x_i/y_i 第二比值
91	SR_3	第三强比峰	x_i/y_i 第三比值
92	SR_4	第四强比峰	x_i/y_i 第四比值
93	WR_1	第一弱比峰	x_i/y_i 最小比值
94	WR_2	第二弱比峰	x_i/y_i 第二小比值
95	WR_3	第三弱比峰	x_i/y_i 第三小比值
96	WR_4	第四弱比峰	x_i/y_i 第四小比值
97	$A_1:A_{1r}$	第一强峰比	第一强峰比值大小
98	$A_2:A_{2r}$	第二强峰比	第二强峰比值大小
99	$A_3:A_{3r}$	第三强峰比	第三强峰比值大小
100	$A_4:A_{4r}$	第四强峰比	第四强峰比值大小

"中药色谱指纹图谱超信息特征数字化评价系统 4.0"是进行中药信息质量控制的重要有效工具,其 177 个指标基本构成了数字中药信息质控核心,是中药现代信息质量控制的一种最佳技术和合理选择。

3.7 中药指纹图谱不确定度与可靠度理论

由于标准指纹图谱是以多批样品指纹图谱经平均计算而得,显然存在不确定度和可靠度问题,用其评价每批样品质量可直接影响各批样品鉴定结果的可靠性。单批样品在被评价时,由于单批样品与标准指纹图谱的差异也同样存在结果的不确定度和可靠度问题。不确定度是 20 世纪 80 年代以来,BIPM 等国际组织建议并推广用来表述测量结果的可信赖程度的方法,已广泛应用于计量检测、工业、商业、外贸等领域,但在中药指纹图谱中应用文献报道较少[25~28]。不确定度和可靠度是从误差传递原理出发对中药标准指纹图谱和每批被评价样品指纹图谱的不确定度和可靠度进行研究,用来表征标准指纹图谱及合理地定量说明对单批样品鉴定结果的可靠程度。通过不确定度和可靠度参数评价化学指纹数量、含量分布比例和整体含量等综合质量评价结果的可信程度,从而实现对中药指纹图谱评价结果的再评价[29]。它是一种对中药指纹评价结果可信程度的再评价。

3.7.1 中药标准指纹图谱可靠度理论

中药标准指纹图谱一般通过 10 批以上有代表性的不同样品的指纹图谱按平均值法计算生成,样品间差异性必然导致中药标准指纹图谱具有一定的不确定度。具有 n 个指纹峰的中药标准指纹向量 $\vec{Y}=(y_1,y_2,\cdots,y_n)$ 是由 m 批样品指纹向量 $\vec{X}_j=(x_{j1},x_{j2},\cdots,$

x_{jm}）按平均值法计算生成，其中 x_{ji} 与 y_i 为各指纹峰面积，评价每批样品与标准指纹图谱的相似度包括：定性相似度 S_F、比率定性相似度 S'_F、宏定性相似度 S_m、投影含量相似度 C、定量相似度 P、宏定量相似度 P_m 以及样品指纹向量均化系数 γ_x 和标准指纹向量均化系数 γ_y 的相对误差绝对值 α。中药标准指纹图谱是经计算得到的平均标准模式，其宏定性相似度为 1，宏定量相似度为 100%，用 m 批样品的相似度的标准偏差除以 $\sqrt{m}$ 即为标准指纹图谱的不确定度。不确定度越趋近 0，可靠度越接近 1，则 RFP 表征的化学指纹整体含量的可靠度越高，见表 3-22。

表 3-22　中药标准指纹图谱和单批中药指纹图谱不确定度和可靠度

编号	不确定度	标准指纹图谱不确定度公式	代表意义	可靠度	可靠度公式
		中药标准指纹图谱不确定度和可靠度			
1	定性不确定度	$U_f = \sqrt{\dfrac{1}{m(m-1)}\sum_{j=1}^{m}(S_{F(i)}-1)^2}$	化学成分含量分布比例的不确定性	定性可靠度	$SR_f = 1 - U_f$
2	比率定性不确定度	$U_r = \sqrt{\dfrac{1}{m(m-1)}\sum_{j=1}^{m}(S'_{F(i)}-1)^2}$	化学成分数量分布的不确定性	比率定性可靠度	$SR_r = 1 - U_r$
3	宏定性不确定度	$U_S = \dfrac{1}{2}\sqrt{U_f^2 + U_r^2}$	化学成分含量分布比例和数量分布的不确定性	宏定性可靠度	$SR = 1 - U_s$
4	投影含量不确定度	$U_C = \sqrt{\dfrac{1}{m(m-1)}\sum_{j=1}^{m}(C_i-1)^2}$	化学成分总体含量的不确定性	投影含量可靠度	$PR_C = 1 - U_C$
5	等权含量不确定度	$U_P = \sqrt{\dfrac{1}{m(m-1)}\sum_{j=1}^{m}(P_i-1)^2}$	化学成分整体含量的不确定性	等权含量可靠度	$PR_P = 1 - U_P$
6	宏定量不确定度	$U_M = \dfrac{1}{2}\sqrt{U_C^2 + U_P^2}$	化学成分含量分布比例和数量分布的不确定性	宏定量可靠度	$PR = 1 - U_M$
		单批中药指纹图谱不确定度和可靠度			
编号	不确定度	单批中药指纹图谱不确定度公式	代表意义	可靠度	可靠度公式
1	定性不确定度	$U_{fi} = \sqrt{U_f^2 + \alpha^2}$	单批化学指纹含量分布比例的不确定性	定性可靠度	$SR_{fi} = 1 - U_{fi}$
2	比率定性不确定度	$U_{ri} = \sqrt{U_r^2 + \alpha^2}$	单批化学指纹数量分布的不确定性	比率定性可靠度	$SR_{ri} = 1 - U_{ri}$
3	宏定性不确定度	$U_{ri} = \sqrt{U_f^2 + U_r^2 + \alpha^2}$	单批化学指纹含量分布比例和数量分布的不确定性	宏定性可靠度	$SR_i = 1 - U_{Si}$
4	投影含量不确定度	$U_{Ci} = \sqrt{U_C^2 + \alpha^2}$	单批化学指纹投影含量的不确定性	投影含量可靠度	$PR_{Ci} = 1 - U_{Ci}$
5	等权含量不确定度	$U_{Pi} = \sqrt{U_P^2 + \alpha^2}$	单批化学指纹等权含量的不确定性	等权含量可靠度	$PR_{pi} = 1 - U_{pi}$
6	宏定量不确定度	$U_{Mi} = \dfrac{1}{2}\sqrt{U_C^2 + U_P^2 + 2\alpha^2}$	单批化学指纹整体含量的不确定性	宏定量可靠度	$PR_i = 1 - U_{Mi}$

3.7.2　单批中药指纹图谱可靠度理论

在确定以中药标准制剂的标准指纹图谱作为评价标准后，可开展对样品指纹图谱的评价。那么对单批中药指纹图谱评价时，所代表的化学指纹数量、分布比例和整体含量的结果所产生的不确定度是由样品化学指纹均化系数 γ_x 和标准指纹图谱化学指纹均化系数 γ_y 所计算的相对偏差绝对值来表示，α 为指纹均化性变动系数，即对单批指纹图谱进行定性和定量评价时所产生的不确定度，主要由本次样品差异系数 α 和原标准指纹图谱形成时体系不确定度所决定。考虑到标准指纹图谱自身不确定度的传递作用，以 3 个定性不确定度和 3 个定量不确定度来描述单批化学指纹数量分布、含量分布比例以及整体含量评价的不确定性，不确定性越低越好，见表 3-23。用 1 分别扣除以上 6 个单批指纹图谱不确定度就得到各自对应的可靠度，单批指纹图谱可靠度见表 3-23。可靠度越接近 1 越可靠。依据中药指纹图谱自身性质并结合其不确定度和可靠度特点制作划分标准，见表 3-23。

表 3-23　中药指纹评价结果不确定度和可靠度划分标准

参数	R1	R2	R3	R4	R5	R6	R7	R8
U_i	≤0.05	≤0.10	≤0.15	≤0.20	≤0.30	≤0.40	≤0.50	>0.50
R_i	≥0.95	≥0.90	≥0.85	≥0.80	≥0.70	≥0.60	≥0.50	<0.50
结果	极可靠	很可靠	可靠	较可靠	中	一般	不可靠	很不可靠

不确定度是衡量中药指纹图谱评价结果的准确性和可靠性的重要参数，它能给出指纹图谱评价结果的可信度和可信区间，是表征中药指纹图谱鉴定结果合格与否的可信赖程度的参量指标因素，能准确反映中药指纹图谱评价结果带有的变动性和不确定性变化[30]，进行可靠度评估有利于纠正或证明实验结果的准确性，达到减小或消除评价误差，对分析结果起校准和复核的目的。将其引入到中药的质量控制体系中具有极其重大的实践意义，实现了对指纹图谱评级方法所得结果的可信度评价。孙国祥等[31]建立平行多波长色谱指纹谱均值法，并通过不确定度和可靠度研究准确反映了该法标准指纹图谱和单批指纹图谱所表征的中药质量的定性和定量信息的可靠程度。尹霞等[32]通过系统指纹定量法对朱砂安神丸进行鉴别，通过不确定度和可靠度研究证明用中药指纹图谱控制中药质量准确可行。可靠度评价技术是对中药指纹图谱评价方法的再评价，不但给出中药指纹图谱的评价结果并对该评价的可靠度和可信度给出了评估，这是对中药指纹图谱评价结果的负责任评估升级。

参 考 文 献

[1] Nie L，Cao J，Luo G A，et al. Comparison of different methodsfor evaluating the similarity of fingerprints of traditional Chinesemedicine [J]. Chinese Traditional Patent Medicine，2005，27（3）：249～252.

[2] 王龙星，肖红斌，梁鑫淼，等. 一种评价中药色谱指纹谱相似性的新方法：向量夹角法 [J]. 药学学报，2002，37（9）：713～717.

[3] 孟庆华，刘永锁，王健松，等. 色谱指纹图谱相似度的新算法及其应用 [J]. 中成药，2003，25（1）：4～8.

[4] 曾令杰，陈矛，王德勤，等. HPLC 指纹图谱的中成药质量控制模式研究 [J]. 中成药，2003，25（5）：347～348.

[5] 孙国祥，侯志飞，宋文璟. 栀子 HPLC 数字化指纹图谱及其统一化研究 [J]. 中成药，2007，29（11）：1561～1566.

[6] 孙国祥，吴波，毕开顺. 平行五波长高效液相色谱指纹图谱全息整合法定量鉴定杞菊地黄丸的整体质量 [J]. 色谱，2010，28（9）：877～884.

[7] 孙国祥，宋杨，毕雨萌，等. 色谱指纹图谱全定性相似度和全定量相似度质控体系研究 [J]. 中南药学，2007，5（3）：263～267.

[8] 胡用珊，孙国祥，刘迎春. 系统指纹定量法评价牛黄解毒片毛细管电泳指纹图谱 [J]. 中南药学，2015，13（9）：897～900.

[9] 邹跃，孙国祥，侯志飞，等. 双色谱系统定量指纹图谱评价石斛夜光丸质量 [J]. 中南药学，2014（11）：1057～1061.

[10] 孙国祥，王佳庆. 基于双波长 HPLC 指纹谱和其融合谱的系统指纹定量法鉴定甘草质量 [J]. 中南药学，2009，7

（5）：378～383.

[11] 孙国祥，张静娴. 基于三波长融合谱的系统指纹定量法鉴定龙胆泻肝丸的真实质量 [J]. 色谱，2009，27（3）：318～322.

[12] 孙国祥，王荧荧，孙金山. 三级系统指纹定量法评价丹参五波长 HPLC 指纹图谱 [J]. 中南药学，2010，8（11）：863～868.

[13] 孙国祥，宋宇晴，等. 基于 HPLC 指纹图谱的系统指纹定量法评估复方丹参滴丸质量 [J]. 中南药学，2009，7（4）：297～300.

[14] 孙国祥，史香芬. 基于高效液相色谱指纹谱的系统指纹定量法鉴定玄参药材质量 [J]. 中南药学，2009，7（8）：618～622.

[15] 孙国祥，张静娴. 系统指纹定量法鉴别龙胆泻肝丸质量 [J]. 分析化学，2009，37（8）：1183～1187.

[16] 胡玥珊，孙国祥，刘迎春. 系统指纹定量法评价牛黄解毒片毛细管电泳指纹图谱 [J]. 中南药学，2015（9）：897～900.

[17] 孙国祥，李闫飞，池剑玲，等. 多级系统指纹定量法评价复方丹参片质量 [J]. 中南药学，2012，10（2）：140～144.

[18] 孙国祥，王玲娇. 基于双波长 HPLC 指纹谱的一级系统指纹定量法鉴定木香顺气丸质量 [J]. 化学学报，2010，68（18）：1903～1908.

[19] 孙国祥，殷瑞娟，苏雷，等. 比率指纹图谱定量评价柏子养心丸质量 [J]. 中南药学，2014（8）：721～725.

[20] 孙国祥，尹霞，高嘉悦，等. 基于柱效指数监测的双波长定量比率指纹图谱评价朱砂安神丸 [J]. 中南药学，2014（9）：833～836.

[21] Hou Z，Sun G，Guo Y. Linear quantitative profiling method fast monitors alkaloids of *Sophora Flavescens* that was verified by tri-marker analyses [J]. PloSONE，2016，11（8）：e0161146.

[22] 孙国祥，刘金丹，宗东升，等. 清热解毒注射液指纹图谱多维多息特征的数字化评价 [J]. 中南药学，2006，4（5）：323～328.

[23] Sun G，Wang Y，Sun Y，et al. The quality assessment of compound liquorice tablets by capillary electrophoresis fingerprints [J]. Analytical Sciences，2003，19（10）：1395～1399.

[24] 孙国祥，李闫飞，邵艳玲，等. 中药紫外指纹图谱超信息特征数字化和定量化评价方法研究 [J]. 中南药学，2013，11（4）：293～298.

[25] 孙国祥，智雪枝，张春玲，等. 中药色谱指纹图谱超信息特征数字化评价系统 [J]. 中南药学，2007，5（6）：549～555.

[26] 孙国祥，任培培，毕雨萌，等. 双定性双定量相似度法评价银杏达莫注射液高效液相色谱指纹图谱 [J]. 色谱，2007，25（4）：518～523.

[27] 孙国祥，智雪枝. 用 HPLC 指纹图谱对复方甘草片实施全质量控制研究 [J]. 中南药学，2008，6（3）：349～355.

[28] 孙国祥，侯志飞，毕雨萌，等. 中药色谱指纹图谱潜信息特征判据研究 [J]. 药学学报，2006，41（9）：857～862.

[29] 孙国祥，孙万阳，宋思洋，等. 中药色谱指纹图谱评价方法的不确定度和可靠度研究 [J]. 中南药学，2011，9（5）：366～371.

[30] 孙国祥，王建会. 双黄连胶囊 HPLC 指纹图谱的不确定度和可靠度研究 [J]. 时珍国医国药，2011，22（12）：2831～2834.

[31] 孙国祥，詹丹丹，李闫飞，等. 平行多波长色谱指纹图谱均值评价法的不确定度和可靠度研究 [J]. 中南药学，2011，9（12）：924～929.

[32] 孙国祥，尹霞. 朱砂安神丸定量指纹图谱可靠度研究 [J]. 中成药，2012，34（4）：592～595.

（孙国祥　兰丽丽）

第 4 章

中药指纹在线专家系统和评价软件

4.1 中药指纹定量相似度评价系统

4.1.1 软件背景介绍

自 2002 年以来，孙国祥主持承担了国家药典委员会中药注射剂指纹图谱项目——射干抗病毒注射液指纹图谱研究（8 味）和清热解毒注射液指纹图谱研究（12 味）。以此为契机，在 2006～2008 年孙国祥获得国家自然科学基金重大研究计划"以网络为基础的科学环境研究"项目资助（中药指纹图谱在线专家系统研究，90612002）。在执行项目研究过程中孙国祥系统地提出中药指纹学体系，建立了：①中药指纹信息质量控制技术；②中药指纹图谱整体定量控制理论与技术，并推动其广泛应用。并从中药指纹图谱基本特征出发深入地进行理论研究，建立了 100 多个中药色谱指纹图谱评价的潜信息特征判据指标，形成了中药数字化信息质量控制技术。同时，孙国祥深入探讨中药指纹图谱本质特征，实现了利用中药指纹图谱对中药质量进行整体定量的鉴别评价，形成了完善的中药系统指纹定量法，把中药质量划分为 8 个等级，最终开发出"中药色谱指纹图谱超信息特征数字化评价系统 4.0"软件，并取得国家计算机软件著作权。

4.1.2 软件功能介绍

"中药色谱指纹图谱超信息特征数字化评价系统"软件功能包括以下 5 种。

（1）中药数字化质量控制技术

中药数字化质量控制技术能给出中药指纹特征技术参数 16 个，中药指纹潜信息特征判据参数 100 个，真正实现中药质量数字化控制和中药信息质量控制。系统指纹峰特征技术参数及其物理意义如表 4-1，软件部分使用界面见图 4-1～图 4-4。

表 4-1　系统指纹峰特征技术参数和物理意义

编号	参数	名称	英文名称	物理意义
1	P. No.	峰号	Peak number	描述共有指纹峰编号顺序
2	t_R	保留时间	Retention time	描述指纹峰绝对峰位情况
3	H	峰高	Peak height	描述指纹峰绝对峰高大小
4	$W_{1/2}$	半峰宽	Peak width	描述指纹峰绝对半峰宽大小
5	N	理论塔板数	Theoretical plates	描述指纹峰计算的理论柱效大小
6	A_i	峰面积	Peak area	描述指纹峰绝对积分大小
7	$A_i(\%)$	峰面积百分值	Percent of peak area	描述指纹峰绝对积分归一化值大小
8	RT	相对保留时间	Relative retention time	描述指纹峰相对峰位情况
9	RA	相对峰面积	Relative peak area	描述指纹峰相对积分大小
10	rt	统一化相对时间	Unified relative retention time	描述指纹峰相对峰位情况
11	ra	统一化相对积分	Unified relative peak area	描述指纹峰相对积分大小
12	$\cos^2 Y_i$	方向余弦平方	Square cosine of component	描述该指纹峰对定性相似度贡献大小
13	I_x	表观保留指数	Apparent retention index	描述指纹峰相对峰位大小
14	M_x	表观分子量	Apparent molecular weight	描述指纹表观相对分子量大小
15	δ	洗脱动量数	Elution force index	表观描述洗脱指纹时相对动量大小
16	φ	折合相对积分	Pseudo relative peak area	表观描述指纹峰相对折合积分大小

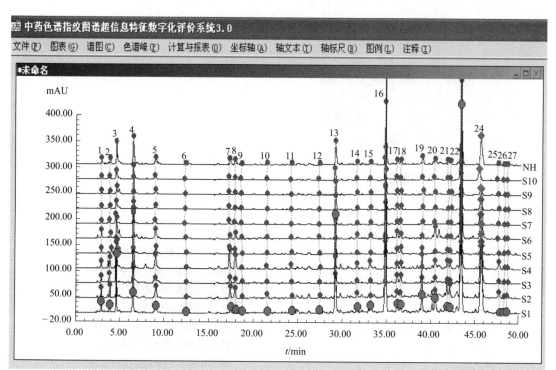

图 4-1　色谱图匹配和相似度计算：样品（S1～S10）和对照指纹图谱（NH）

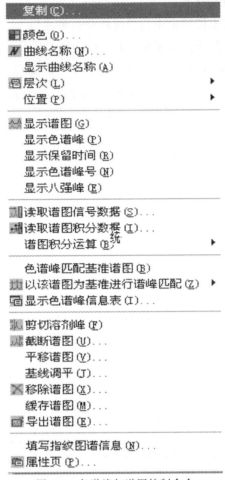

复制(C)...

颜色(O)...
曲线名称(N)...
显示曲线名称(A)
层次(L)   ▶
位置(P)   ▶

显示谱图(G)
显示色谱峰(P)
显示保留时间(R)
显示色谱峰号(N)
显示八强峰(E)

读取谱图信号数据(S)...
读取谱图积分数据(I)...
谱图积分运算(B)   ▶

色谱峰匹配基准谱图(B)
以该谱图为基准进行谱峰匹配(Z)   ▶
显示色谱峰信息表(I)...

剪切溶剂峰(F)
截断谱图(U)...
平移谱图(V)...
基线调平(T)...
移除谱图(X)...
缓存谱图(M)...
导出谱图(E)...

填写指纹图谱信息(N)...
属性页(P)...

图 4-2 色谱峰与谱图控制命令

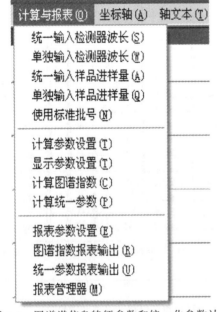

计算与报表(O)   坐标轴(A)   轴文本(T)

统一输入检测器波长(S)
单独输入检测器波长(W)
统一输入样品进样量(A)
单独输入样品进样量(Q)
使用标准批号(N)

计算参数设置(T)
显示参数设置(T)
计算图谱指数(C)
计算统一参数(P)

报表参数设置(E)
图谱指数报表输出(R)
统一参数报表输出(U)
报表管理器(M)

色谱峰匹配基准谱图(B)
以该谱图为基准进行谱峰匹配(Z)
显示色谱峰信息表(I)...
显示相似度计算结果分量表(P)...
显示相似度变异性分析表(V)
显示相似度计算结果表(R)...
显示差异因子相似度计算结果表(D)...

图 4-3 图谱潜信息特征参数和统一化参数计算   图 4-4 指纹图谱相似度分析命令

指纹峰特征技术参数是标定指纹图谱峰信息的基本特征和本质属性指标，用以描述指纹系统整体特征概貌。它给出了：①色谱峰保留时间、峰高、半峰宽、理论塔板数、峰面积和峰面积百分数等基础信息；②以单参照物峰体系确定的相对时间和相对峰面积；③以统一化参照物峰确定的统一化相对时间和统一化相对积分[1]；④以双参照物峰体系确定的洗脱动量数和折合相对积分[2]、表观分子量和表观保留指数等参数[3]；⑤代表指纹峰对相似度贡献大小的方向余弦平方值[3]。它具有 3 类型参照物体系标定指纹系统的基本特征属性，考察和研究系统指纹峰特征技术参数变动差异能够及时发现中药质量变异或检测系统是否稳定[4]。

（2）中药系统指纹定量法控制技术

系统指纹定量法是在对指纹系统宏观定性分析合格基础上，直接对系统指纹进行整体定量分析，是对系统的宏观量化评价，具有实用性和可操作性。宏定性相似度 S_m，见式（4-1），整体监测化学指纹数量和分布比例。宏定量相似度 P_m，见式（4-2），整体监测化学指纹整体含量。指纹信号均化性变动系数 α 能清晰反映样品 γ_x 和对照指纹图谱 γ_y 接近程度，见式（4-3）。用 S_m、P_m 和 α 相结合来鉴定中药质量的方法称为系统指纹定量法，据此将中药质量划分为 8 级，列于表 4-2 中。式（4-1）～式（4-3）中，n 为指纹峰数，x_i 与 y_i 为各指纹峰积分面积。

$$S_m = \frac{1}{2}(S_F + S_F') = \frac{1}{2}\left[\frac{\sum_{i=1}^{n} x_i y_i}{\sqrt{\sum_{i=1}^{n} x_i^2}\sqrt{\sum_{i=1}^{n} y_i^2}} + \frac{\sum_{i=1}^{n} \frac{x_i}{y_i}}{\sqrt{n\sum_{i=1}^{n}\left(\frac{x_i}{y_i}\right)^2}}\right] \tag{4-1}$$

$$P_m = \frac{1}{2}(C + P) = \frac{1}{2}\left(\frac{\sum_{i=1}^{n} x_i y_i}{\sqrt{\sum_{i=1}^{n} y_i^2}} + \frac{\sum_{i=1}^{n} x_i}{\sum_{i=1}^{n} y_i}S_F\right)\times 100\% \tag{4-2}$$

$$\alpha = \left|1 - \frac{\gamma_x}{\gamma_y}\right| = \left|1 - \frac{P}{C}\right| \tag{4-3}$$

表 4-2　系统指纹定量法划分中药质量等级标准

参数	Ⅰ	Ⅱ	Ⅲ	Ⅳ	Ⅴ	Ⅵ	Ⅶ	Ⅷ
S_m	≥0.95	≥0.90	≥0.85	≥0.80	≥0.70	≥0.60	≥0.50	<0.50
P_m/%	95～105	90～110	85～115	80～120	70～130	60～140	50～150	0～∞
α	≤0.05	≤0.10	≤0.15	≤0.20	≤0.30	≤0.40	≤0.50	>0.50
质量	极好	很好	好	良好	中	一般	次	劣

系统指纹定量法是对中药整体定性分析和整体定量的可靠技术，经过 10 年多的运行试验，证明其完全能够控制好现有工业化生产中的中药原料药物、中间体和中药制剂的质量控制。

（3）提供复方中药化学指纹定量法分析技术

通过对单味药化学指纹的归属度、逸出度以及多种定性定量相似度检测，判别单味药在复方中的分布程度，实现中药复方化学指纹的合理控制。

（4）提供中药原料和中间体的双定性双定量均化投料技术

通过对中药原料和中间体的双定性双定量均化投料控制，实现利用中药指纹图谱对生产工艺的定性定量的整体过程控制，控制批间均化投料的定性定量差异小于 5%。

（5）提供标准制剂控制模式

该软件能提供以检测中药标准制剂生成方法的标准制剂控制模式，以及单标定量指纹法和多标定量指纹法技术。

（6）其他方面应用

① 该软件技术适合于多组分蛋白和多组分多肽注射剂和固体制剂的整体质量和数字化质量控制。

② 该软件技术适合于化药杂质谱总量数字化鉴别和整体定量控制。

4.2 中药GC指纹图谱在线专家系统

4.2.1 中药 GC 指纹图谱在线专家系统结构

中药 GC 指纹图谱在线专家系统（以下简称 ES）包括文献查询模块、按科分类方法推荐模块、通用方法推荐模块以及实验数据评价模块，流程图如图 4-5 所示。该系统能聚合和共享众多中药指纹图谱研究数据，整合分析仪器设备，节约人力物力，实现中药质量控制方法建立的快速化。

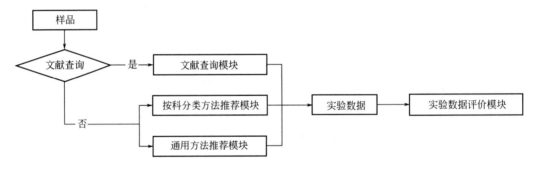

图 4-5　中药 GC 指纹图谱在线专家系统流程图

ES 的实质是模拟专家建立与优化指纹图谱试验方法的过程。用户可按照模块推荐与指导，按步骤进行指纹图谱研究试验。在试验的每一过程中，专家系统都根据专家的知识严格按照《中药指纹图谱指导原则》，给出相应的推荐或指导，避免用户走弯路，以期迅速、准确地建立某味中药的气相色谱指纹图谱试验方法，适用于专业或非专业研究人员分析任意含有挥发性成分的中药。将专家调整程序升温的知识编写成规则，由专业计算机人员采用 Visual Prolog 语言制作成模块，写入 ES 中[5]。

4.2.1.1 文献查询模块[6]

该模块中收载了 40 味中药指纹图谱实验方法，共涉及 124 篇文献。对文献资料整理之后，按照一定的格式把他们转换成数据，分别存储在中药材基本信息表、中药制剂基本信息表、方法信息表、化合物信息表、谱图信息表和文献信息表共 6 个表中，存入专家知识库中。具体包括柴胡、细辛、白芷、杜衡、独活、羌活、小茴香、枳壳、斑蝥、陆英、降香、厚朴、紫穗槐、广藿香、花椒、金银花、青蒿、青皮、阳春砂、连翘、肉桂、姜、苏格姆勒、石菖蒲、绿绒蒿、岗松油、郁金、茵陈、荜澄茄、辛夷、五味子、蜂胶、鱼腥草注射液、金鱼注射液、青银注射液、肾宝片、艾迪冻干粉针、东乐膏、银杏注射液、甘露消毒颗粒等。用户可通过模块，按药材名称、汉语拼音、英文名称、拉丁名称、基原归属、功能主治、主要挥发性成分、样品预处理方法、参照物、参照物溶液制备、供试品溶液制备、仪器信息、汽化室温度、进样方式、分流比、进样量、色谱柱及参数、升温程序、载气、载气模式、载气流速、检测器、检测器参数、典型谱图和参考文献等关键字段进行索引查询。

4.2.1.2 按科分类方法推荐模块

基于同科近缘药材所含化学成分相似的思路，在大量查阅相关文献的基础上，通过仔细分析文献中每一个科中有代表性的常用中药所含的化合物和该药材指纹图谱分析方法，总结共同点，建立了按科分类方法推荐模块。该模块目前包括 9 个科的色谱条件推荐，分别为：芸香科、唇形科、马兜铃科、木兰科、姜科、菊科、樟科、伞形科和豆科。用户进入该模块后，输入待分析药材名称，模块按科分类自动匹配该药材来源，并给出推荐试验方法。用户按试验方法进行试验后，若对该试验方法不满意，则自动进入通用方法推荐模块。

4.2.1.3 通用方法推荐模块

该模块是中药 GC 指纹图谱专家系统核心部分之一。在专家理论基础上，采用专家系统的逻辑表达方式[7]建立。该模块的实质是模拟专家建立与优化指纹图谱实验方法的过程。该模块采用人机交互的工作方式，即用户按步骤选择相关实验条件或参数，模块给出推荐试验方法，用户根据推荐试验方法进行试验，得到结果后，用户根据试验结果做出判断，再按模块指导进行试验方法优化，最终建立某中药 GC 指纹图谱最佳试验方法[6]。

4.2.2 中药 GC 指纹图谱在线专家系统应用[6]

本章以建立细辛挥发油指纹图谱为例来介绍 GC 指纹图谱在线专家系统的应用。

4.2.2.1 试验方法推荐过程

(1) 咨询系统的过程

① 测组分选择药材：挥发油组分。

② 预处理方法选择：药典法甲（推荐方法）。

③ 供试品溶液配制选择：挥发油溶液配制；溶剂：正己烷（推荐）；溶液浓度：0.2g·mL⁻¹（药材量/溶剂量）。

④ 检测器选择：FID；载气选择：N_2。

⑤ 色谱柱分别选择：（Ⅰ）非极性色谱柱 DB-1（30m×0.25mm×0.25μm，-60~350℃）；（Ⅱ）弱极性色谱柱 HP-5（30m×0.32mm×0.25μm，-60~350℃）；（Ⅲ）中等极性色谱柱 DB-17（30m×0.25mm×0.25μm，40~300℃）；（Ⅳ）极性色谱柱 PEG-20M（30m×0.25mm×0.5μm，20~240℃）。

⑥ 升温参数选择：4℃·min⁻¹（推荐）。

⑦ 辅助条件选择：载气模式为恒流模式（推荐）；载气流速为 1.0mL·min⁻¹（推荐）；进样量为 1.0μL；分流比为 10∶1；汽化室温度和检测器温度分别对应相应色谱柱最高使用温度（以 280℃为上限）；尾吹 N_2，流速为 20mL·min⁻¹；H_2 流速为 45mL·min⁻¹；空气流速为 450mL·min⁻¹。

(2) 推荐试验方法

① 推荐预处理方法　取样品粗粉 10g，精密称定，置于圆底烧瓶中，加水，浸泡 1h，按《中国药典》（2015 版）四部通则 2204 挥发油测定法（甲法）测定。自冷凝管上端加水使充满刻度部分，并溢流入烧瓶中为止。再加正己烷 1mL，加热至沸，并保持微沸约 6h，

至测定器中油量不再增加，放冷，分取正己烷液，并用 1mL 正己烷洗涤提取器刻度管，合并正己烷液，无水硫酸钠除水，待用。

② 供试品溶液配制　将所得挥发油用正己烷稀释，配制成浓度为 0.2g·mL^{-1}（药材量/溶剂量）溶液。

③ 推荐色谱条件　各色谱柱对应的升温程序见表 4-3。其他色谱条件均为：检测器 FID，280℃（Ⅳ，240℃）；汽化室 280℃（Ⅳ，240℃）；载气 N$_2$，恒流模式，流速 1.0mL·min^{-1}；尾吹 N$_2$，流速 20mL·min^{-1}；H$_2$ 流速 45mL·min^{-1}；空气流速 450mL·min^{-1}；分流比 50∶1，进样量 1.0μL。

表 4-3　ES 推荐的色谱条件

编号	程序升温
Ⅰ	40℃～4℃·min^{-1}～280℃（保持 30min）
Ⅱ	40℃～4℃·min^{-1}～280℃（保持 30min）
Ⅲ	40℃～4℃·min^{-1}～280℃（保持 30min）
Ⅳ	40℃～4℃·min^{-1}～240℃（保持 30min）

4.2.2.2　优化试验方法过程

① 按推荐条件分析样品，记录图谱。

② 色谱条件优化　按 ES 指导，结合所得色谱图具体情况，分别对 4 个推荐色谱条件进行优化。得到 4 根色谱柱对应的优化色谱条件，见表 4-4。其他色谱条件均为：检测器 FID，280℃（Ⅳ，240℃）；汽化室 280℃（Ⅳ，240℃）；载气 N$_2$，恒流模式，流速 1.0mL·min^{-1}；尾吹 N$_2$，流速 20mL·min^{-1}；H$_2$ 流速 45mL·min^{-1}；空气流速 450mL·min^{-1}；分流比 10∶1，进样量 1.0μL。

表 4-4　经 ES 优化的色谱条件

编号	程序升温
Ⅰ	80℃～2℃·min^{-1}～100℃～4℃·min^{-1}～200℃
Ⅱ	60℃～2℃·min^{-1}～100℃～4℃·min^{-1}～200℃
Ⅲ	40℃～4℃·min^{-1}～200℃
Ⅳ	40℃～4℃·min^{-1}～88℃～8℃·min^{-1}～120℃～2℃·min^{-1}～160℃～10℃·min^{-1}～240℃

③ 柱系统优化　按优化色谱条件分析样品得到色谱柱考察图（图 4-6）。将所得色谱图积分后转换为 *.cdf 格式，应用 ES 中提供的"中药色谱指纹图谱超信息特征数字化评价系统"计算色谱指纹图谱指数 F 值，通过综合考虑 F 值、程序升温梯度数及分析时间，选择 Ⅲ号色谱柱为最佳色谱柱，其对应色谱条件为最佳色谱条件。

④ 预处理方法优化　以色谱指纹图谱指数值为优化目标，采用正交试验设计优化，对细辛挥发油的提取方法进行考察，因素选择提取时间（h）、浸泡时间（h）和溶剂倍量（times）。每因素选三水平，见表 4-5。根据 L$_9$（3^4）正交表进行试验，按最佳色谱条件测定，结果见表 4-6。

表 4-5　因素和水平

因素 水平	A 提取时间/h	B 浸泡时间/h	C 溶剂倍量/times
1	4	3	10
2	6	5	20
3	8	7	30

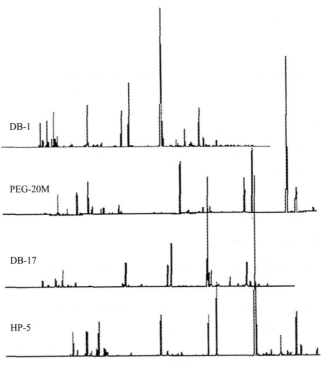

图 4-6 色谱柱考察图

表 4-6 正交试验表

编号	A	B	C	D	指纹图谱指数 F
1	1	1	1	1	25.7
2	1	2	2	2	26.8
3	1	3	3	3	30.5
4	2	1	2	3	33.9
5	2	2	3	1	35.7
6	2	3	1	2	33.5
7	3	1	3	2	33.4
8	3	2	1	3	32.8
9	3	3	2	1	33.1
I	83.00	93.00	92.00	94.50	
II	103.10	95.30	93.80	93.70	
III	99.30	97.10	99.60	97.20	
R	20.10	4.10	7.60	3.50	

a. 直观分析 由表 4-6 可见，各因素对 F 值的影响为：A＞C＞B，最佳水平组合为 $A_2B_3C_3$。

b. 方差分析 由表 4-7 的方差分析结果可见，只有因素 A 对色谱指纹图谱指数 F 有显著影响，其他两个因素都无显著性差异。

表 4-7 方差分析表

因素	平方和	自由度	均方差	F	P	显著性
A	76.02	2	38.01	33.90	$P<0.05$	*
B	2.82	2	1.41	1.26	$P>0.05$	

因素	平方和	自由度	均方差	F	P	显著性
C	10.52	2	5.26	4.69	$P>0.05$	
误差(D)	2.24	2	1.12	1.00		

注：$F_{(0.05)(2, 2)}=19.00$；"$*$" $P<0.05$。

c. 综合分析　根据直观分析结果及方差分析结果，结合实验实际情况，确定细辛挥发油的预处理优化方法为：$A_2B_1C_3$，即加 30 倍量蒸馏水，浸泡 3h，提取 6h。

验证试验为验证优化后的提取方法的可靠性，重复条件 $A_2B_1C_3$。试验结果与正交表中的最好的试验结果基本一致。

4.2.2.3　试验过程

按照 ES 推荐及优化条件进行试验。

4.2.2.4　采用专家系统推荐结果

① 应用系统推荐色谱条件时，本试验选用的色谱柱均为常规色谱柱（DB-1，HP-5，DB-17，PEG-20M），采用的条件均为推荐条件。

② 应用系统优化色谱条件时，4 个推荐色谱条件所得图谱后段恒温 30min 内均无色谱峰出现，故舍弃恒温操作；溶液浓度调整与分流比调整配合，使色谱峰响应值适宜；分析按 4 个推荐色谱条件所得图谱分离情况，按升温程序优化软件的理论指导，将疏松区段、密集区段和无峰区段对应的时间输入系统，得到调整后的色谱条件。由于系统采用互动方式进行优化，故有一定的主观性。

③ 用系统建立细辛挥发油的 GC 指纹图谱的方法，所得实验数据进行聚类分析与相似度分析，结果较好，故该系统可用于细辛药材的质量评价。

▶ 4.3　中药HPLC指纹图谱在线专家系统

4.3.1　中药 HPLC 指纹图谱在线专家系统结构

中药 HPLC 指纹图谱在线专家系统包含 4 个子系统：查询系统、分离系统、优化系统和评价系统，其逻辑关系如图 4-7 所示。用户输入药名之后，系统会询问是否查询数据库，如果选择"是"将进入查询系统，选择"否"将进入分离系统。这两个系统结束之后，系统会询问用户是否满意，如果满意将直接进入评价系统对所得谱图进行评价，如果不满意将进入优化系统对所得色谱方法进行优化。查询系统目前收录了白芍药、白土茯苓、白鲜皮等 200 味临床常用中药的高效液相色谱指纹图谱信息，存储于中药材基本信息表、分类信息表、化合物信息表、官能团信息表、HPLC 关系表和文献信息表 6 个表中。优化系统包含预处理优化、固定相优化、流动相优化和辅助条件优化 4 个部分。该评价系统即为沈阳药科大学孙国祥开发的"中药色谱指纹图谱超信息特征数字化评价系统 4.0"[8]。

4.3.1.1　查询数据库结构[9]

HPLC 指纹图谱数据库结构包括：①基本信息表，即中药材基本信息、中药制剂基本信息和方法模式；②分类信息表，即 HPLC 试验信息表（如色谱柱、检测器、洗脱方式和流动相等）、化合物信息表、官能团信息表和预处理信息表；③HPLC 关系表，即检测器、

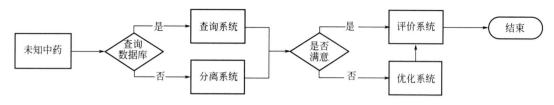

图 4-7 HPLC 在线专家系统结构

流动相和梯度时间表、图谱峰号信息表和文献信息表。在线专家系统要达到知识网络共享的目的，就需要把搜集的资料转化成计算机语言，即针对各信息形式定义各个字段的含义、数据类型、宽度、是否为主键、是否为空，通过计算机对计算机语言的识别，利用计算机处理软件最终形成网络资源共享的数据库。知识库结构构建完毕后，不断检索和更新相关知识，经过计算机筛选，就可以按照知识库表结构的形式录入到知识库中。

4.3.1.2 分离系统结构[8]

分离系统包含药材和制剂 2 个模块，总体逻辑框图见图 4-8。制剂模块包含固体、液体、其他和君药成分 4 个子模块，每个子模块下均有相应的处理方法。药材模块包含所属科属、主含化合物和一般方法 3 个子模块。其中所属科属子模块目前可提供毛茛科、木兰科、豆科等常用 10 科药材的方法推荐；主含化合物子模块目前可提供黄酮、萜类、生物碱等 8 种化合物类型方法推荐。

图 4-8 中 Pp 代表预处理方法，Met 代表色谱方法，Rm 代表特殊说明，Case 代表条件或者情况，DW 代表检测波长，Col 代表色谱柱。

4.3.2 中药 HPLC 指纹图谱在线专家系统应用[10]

在 HPLC 指纹图谱在线专家系统的指导下，建立白术液相色谱指纹图谱。

4.3.2.1 在线专家系统的逻辑语言表达

建立白术液相色谱指纹图谱，如果用在线专家子系统的逻辑语言表达，见图 4-9。此图中各个符号代表不同的含义：M 1，M 2，…，M n 为菊科科属的备选条件；Pp n 表示提取条件编号（表 4-8）；Met n 表示色谱条件编号（表 4-9）；Case n 表示色谱峰分离可能出现情况的编号；Rm n 表示特殊说明编号。

表 4-8 提取条件

Pp n	预处理方法
Pp 1	称取适量供试品,加 20 倍量乙醇回流提取 2 次,每次 2h,合并提取液,过滤,蒸干乙醇,残渣用水溶解,再用 40 倍量醋酸乙酯萃取 4 次,挥干醋酸乙酯,残渣用甲醇溶解,定容,0.45μm 滤膜过滤即得
Pp 2	称取适量供试品,加 20 倍量石油醚超声 20min,过滤,残渣用甲醇洗涤 3 次,每次 5 倍量,合并滤液和洗涤液,挥干,残渣用甲醇溶解,定容,0.45μm 滤膜过滤即得
Pp 3	称取适量供试品,加 30 倍量甲醇,称重,超声提取 1h,补足失重,0.45μm 滤膜过滤即得

表 4-9 色谱条件

Met n	流动相	梯度	检测波长
Met 1	甲醇-水	0～30min,甲醇为 15%～52%;30～60min,甲醇为 52%	350nm
Met 2	甲醇-水	0～75min,甲醇为 65%～100%	254nm
Met 3	甲醇-0.05%磷酸水溶液	0～60min,甲醇为 5%～70%;60～90min,甲醇为 70%～100%	275nm

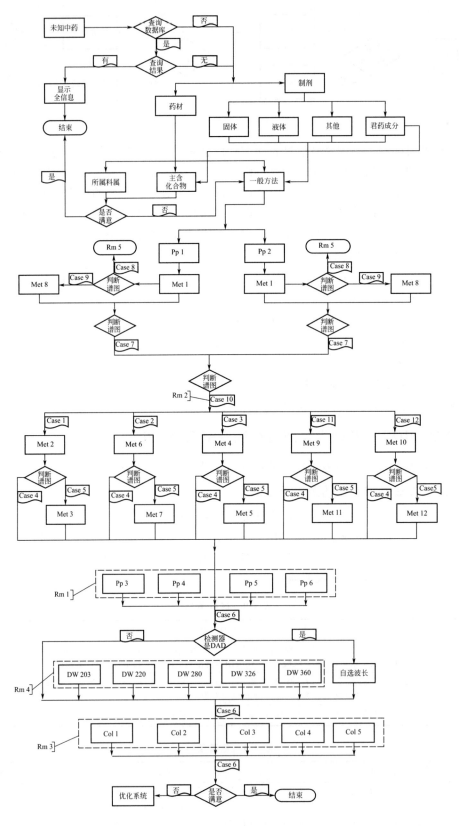

图 4-8 分离系统结构逻辑图

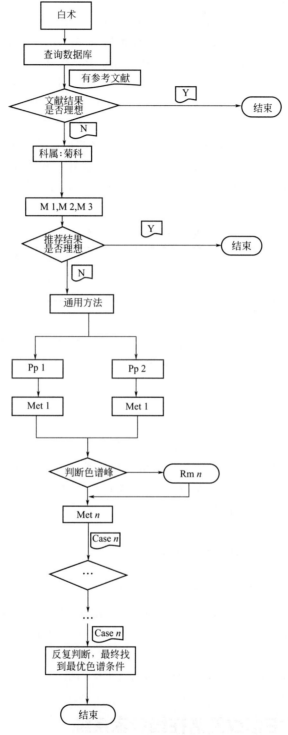

图 4-9　在线专家系统的逻辑语言表达

4.3.2.2　在线专家子系统指导下试验

在已经建立的接口输入白术，系统软件对数据库进行咨询，库中有相关的参考文献，文献结果不理想，进入到科属通路。

（1）科属通路的运行

系统提供的文献结果用户不满意，进入科属通路。药材名称白术输入以后，系统检测到样品是菊科植物，在菊科构建的规则中，有三种备选条件供用户使用。推荐用户平行使用三种预处理方法 Pp 1、Pp 2、Pp 3 提取，其中 Pp 1、Pp 2、Pp 3 提取方法的具体内容见表 4-8，平行提取的三份样品溶液，依次用流动相 Met 1、Met 2、Met 3 洗脱，其中流动相 Met 1、Met 2、Met 3 的具体色谱条件见表 4-9，将得到的色谱图进行比较。如果其中任意一个色谱条件分离的效果理想，系统就通过接口将试验条件反馈给用户，则结束运行；如果分离结果相反，则进入通用方法通路。在选择白术药材的色谱条件时，观察色谱图发现，采用预处理方法 Pp 3 和 Met 3 流动相时，色谱峰分离度较好，峰数较多，色谱分离的效果较理想，于是系统通过接口将试验条件反馈给用户，则结束运行。根据科属通路确立的初次色谱条件见表 4-10。

表 4-10　初次色谱条件

编号	提取方法 Pp 3	流动相梯度 Met 3	检测波长
M 1	称取适量供试品，加 30 倍量甲醇，称重，超声提取 1h，补足失重，0.45μm 滤膜过滤即得	甲醇-0.05%磷酸水溶液，0~60min，甲醇为 5%~70%；60~90min，甲醇为 70%~100%	275nm

（2）样品预处理推荐

在初次确立的提取条件 Pp 3 的基础上，略微调整提取溶剂倍量和提取时间，最终确定样品预处理方法为：10 倍量 100%甲醇超声提取 1 次，提取 30min。

（3）固定相推荐

C_{18} 柱。

（4）流动相推荐

在初次确立的色谱条件 Met 3 的基础上，根据出现色谱图的情况，对流动相略为调整，最终确立的流动相为：甲醇-0.05%磷酸水溶液梯度洗脱，在 30min 内，甲醇从 5%线性升至 70%，从 30min 到 60min，甲醇保持 70%，从 60min 到 75min，甲醇从 70%线性升至 100%，从 75min 到 95min，甲醇保持 100%。

（5）检测器推荐

由于含有紫外吸收，推荐使用紫外检测器。

（6）辅助条件推荐

①检测波长的选择：采用二极管阵列检测器考察 190~370nm 不同检测波长的图谱，结果表明，280nm 检测波长下图谱清晰、特征性强、色谱信息丰富，因此选择 280nm 为指纹图谱的检测波长。②柱温：30℃。③进样量：20μL。④色谱柱：中汇达 Kromasil C_{18} 柱（250mm×4.6mm，5μm）。

根据以上条件进行试验，建立白术的液相色谱指纹图谱。

4.4　中药HPCE指纹图谱在线专家系统

4.4.1　中药 HPCE 指纹图谱在线专家系统[11]

专家系统的建立分为三个步骤：①确定目标，即需要解决什么问题；②解决途径，即需要哪些知识（数据和规则）；③实现方法，即推理引擎的设计。其逻辑关系如图 4-10 所示。

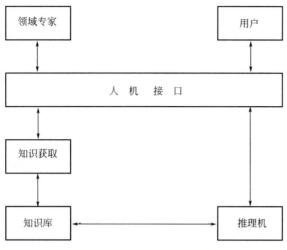

图 4-10　专家系统结构逻辑图

中药 HPCE 指纹图谱在线专家系统解决的主要问题就是在用户建立中药 HPCE 指纹图谱时，从样品溶液的制备（包括样品的预处理方法和提取方法）、电泳试验条件的推荐和优化直至指纹图谱的评价等方面提供一系列系统的、科学的指导方法。所需要的知识不仅涉及目前已经建立的中药 HPCE 指纹图谱的数据，还有高效毛细管电泳法、中药提取方法、试验优化、数据处理等多方面的知识和规则。通过设计，将这些知识和规则形成一个完整的系统，用于指导用户逐步建立中药 HPCE 指纹图谱，并解决其过程中可能存在的各种问题。

中药 HPCE 指纹图谱在线专家系统主要包括知识库、电泳条件推荐推理单元、电泳条件优化推理单元、指纹图谱评价单元、信息输入单元、信息输出单元、人机界面等组成部分。

本系统采取人机交互的方式，首先系统根据用户提供的信息判断是否可以用高效毛细管电泳法（HPCE）建立指纹图谱。若满足条件，根据样品信息，系统可推荐样品预处理方法和毛细管电泳操作条件。用户根据系统推荐的条件进行试验后，若分离结果不满意，系统可以根据用户的试验结果提供建议，用户再根据建议继续进行试验，通过一系列互动和试验，最终建立中药 HPCE 指纹图谱。

4.4.2　中药 HPCE 指纹图谱在线专家系统组成[12]

4.4.2.1　关键模块

当样品采用高效毛细管电泳法（HPCE）进行分析时，面临的问题就是如何选择最佳的电解质组成和合适的操作条件以达到满意的分离。因此，高效毛细管电泳专家系统应该具有如下几个关键模块。

(1) 毛细管电泳分离模式的推荐或样品是否可以用高效毛细管电泳法的判断

当样品既可以用气相色谱、高效液相色谱，又可以用高效毛细管电泳分析时，由于气相色谱使用气体作流动相、分离技能高、操作简单、价格便宜，因此能用气相色谱分析的物质首先推荐用气相色谱；目前常用的反相高效液相色谱适合分离中等极性和非极性化合物。HPCE 具有灵敏度高、稳定性好、成本消耗少等特点，在分析强极性和非挥发性样品方面取得了很大的进展，目前主要是针对离子型和极性成分的分析[12]。

（2）样品预处理方法和毛细管电泳操作条件的推荐设计

建立中药 HPCE 指纹图谱时，电泳条件的推荐可分为以下两种情况：

① 第一种情况是文献中已有该中药 HPCE 指纹图谱的相关报道，针对这种情况，本系统建立了知识库。用户可以从图谱号、中药材或者制剂的名称、组分检索出感兴趣的图谱，也能添加自己收集的图谱。用户在建立中药 HPCE 指纹图谱时，可首先输入药材的名称，应用专家系统的查询功能，从该数据库中进行查询，若数据库中包含该药材的指纹图谱，系统即可给出建立该药材 HPCE 指纹图谱的样品溶液的配制方法、电泳条件、指纹图谱和相关数据。

② 第二种情况是文献中尚无报道。用户在建立指纹图谱时，首先根据专家系统选择合适的样品前处理方法和提取方法（具体规则见第 4.4.3 节）。用户在初步确定中药的前处理方法和提取方法后，按照专家系统设计的三种推荐方法：a. 按照中药所属的科属（M 1）；b. 按照中药所含主要化合物的类别（M 2）；c. 按照通用方法（M 3），得到系统推荐的电泳条件。首先，系统需要对中药中所含药材的数目进行判断（J 1），若样品为中药材、饮片或者只含有一味药材的制剂时（Case 5），可判断该单味药材所属的科属（J 2）或者所含主要化合物的类别（J 3）选择合适的电泳条件，或者直接选用通用方法推荐的电泳条件；若样品为复方制剂（Case 6），用户也可以根据制剂中君药所属的科属（J 4）或者所含主要化合物的类别（J 5），按照同样的方法从系统中搜索合适的电泳条件。由于目前知识库中仅含有 10 个常见科属和 6 类常见化合物的电泳条件的相关规则，若样品的科属或者类别不在上述 10 个科属和 6 类化合物类别中，此时只能使用通用方法。

用户根据系统推荐的电泳条件进行试验，然后系统根据用户对试验结果是否满意（J 6）进行判断，若满意（Case 7），用户即可退出或者进入评价系统；若不满意（Case 8），用户可进入优化系统对实验方法进行优化。

（3）毛细管电泳操作条件的最优化

（4）高效毛细管电泳指纹图谱在线定量定性分析

4.4.2.2　知识库建造[11]

中药 HPCE 指纹图谱在线专家系统主要分为两大部分：中药 HPCE 指纹图谱建立和评价，其中建立部分又分为条件的推荐和优化两部分。为了在专家系统中实现电泳操作条件的推荐，首要任务就是获取知识，通过对知识的概念化和形式化，将知识转化成计算机容易处理的形式。

本系统的知识库包括 1 个事实库和 2 个规则库。事实库是在国内外现有文献和资料基础上总结有关中药 HPCE 指纹图谱的实际例子，提取其中相关信息，按照分类录入数据表中。目前该库中已有丹参、黄芩、银杏提取物、麻黄、白僵蚕、红花、川芎、刺五加、大青叶、复方甘草片、葛根芩连汤、虎杖、黄柏、黄连、苦碟子注射液、连翘、人参和西洋参、人工蛹虫草、沙苑子、山茱萸、射干、太子参、心舒口服液（当归、红花、川芎）、栀子、冬虫夏草、月季等约 30 味药材和制剂的指纹图谱的相关信息。该事实库中包含 8 个数据表：中药材基本信息表（BI）、天然药物化合物主要成分分类表（CF）、中药指纹图谱分类表（CA）、中药指纹图谱 HPCE 信息表、HPCE 预处理信息表（LY）、毛细管电泳柱参数信息表（ZB）、检测器信息表（DT）、指纹图谱信息表，比较全面地涵盖了与每一味药材 HPCE 指纹图谱建立相关的各种信息。其中，中药材基本信息表见表 4-11。

规则库 1 是从高效毛细管电泳法、指纹图谱技术和中药提取方法等多方面获取和总结的关于样品溶液制备方法和电泳试验条件的知识表达集。规则库 2 是从高效毛细管电泳法、指纹图谱技术、中药提取方法以及试验设计与优化方面总结的关于优化样品溶液制备方法和电泳试验条件的知识表达集。

表 4-11　用计算机语言表达中药基本信息表

编号	字段名	含义	类型	宽度	是否为主键	说明
1	BI_Name	中药材名称	char	20	是	
2	BI_Cate	所属科目	char	20	是	
3	BI_Pinyin	汉语拼音	char	40	否	
4	BI_EnName	英文名称	char	40	否	或为拉丁文名称
5	BI_Jiyuan	基原	char	20	否	药用部位
6	BI_Chandi	产地	char	40	否	
7	BI_Yaoli	药理作用及药效	text		否	
8	BI_Active	活性成分	text		否	ID,链接化合物数据表
9	BI_Category	主要化学成分类别	char		是	
10	BI_Picture	图片	image		否	

4.4.3　样品预处理方法和毛细管电泳操作条件推荐[11]

4.4.3.1　样品预处理方法推荐[13]

建立中药 HPCE 指纹图谱时，首先要对样品进行预处理。中药分为中药材、中药饮片和中药制剂三种。提取时，中药材和中药饮片一般可以直接进行提取；而中药制剂一般需要经过预处理，才可以进行提取。中药制剂预处理方法（Pretreatment Methods，PM）规则为：If Case n，then PM n。具体解释见表 4-12 和表 4-13。

表 4-12　Case n 含义

Case n	中药制剂类型
Case 1	液体制剂为水或醇的提取物:合剂、酒剂、酊剂、流浸膏和浸膏剂、露剂、注射剂、搽剂、涂剂、涂膜剂、鼻用液体制剂、眼用液体制剂、喷雾剂、气雾剂
Case 2	含蜂蜜、糖浆、糖液或者糊精的丸剂、锭剂、煎膏剂、颗粒剂、糖浆剂;蜡丸
Case 3	基质较难除去的栓剂、软膏剂、鼻用半固体制剂、眼用半固体制剂
Case 4	不含蜂蜜、糖等黏合剂的丸剂、散剂、颗粒剂、片剂、锭剂、滴丸、胶囊、贴膏剂、膏药、凝胶剂、搽剂、鼻用固体制剂

表 4-13　PM n 含义

PM n	预处理方法
PM 1	经过过滤、稀释可直接进样。其中流浸膏和浸膏剂、搽剂、涂剂、涂膜剂、鼻用液体制剂、眼用液体制剂中溶剂不是水或醇的可以再进行提取;气雾剂在分析之前，需要将药物与抛射剂分离,方法为:将气雾剂冷却至5℃左右,取橡皮管一根,两端各套上 6 号或 7 号针头,一端放入水中,在铝盖下穿一个小孔,将另一端注射针头插入瓶中,针头勿与液面接触,待抛射剂缓缓排除后,除去铝盖、喷头等,放置至室温,备用。合剂若含杂质较大,有一定的黏稠度,用于直接分析有困难,大多需净化后方可分析。常用的净化方法有液-液萃取法及柱色谱法。
PM 2	包糖衣的丸剂提取前应刮去糖衣层,蜜丸、水蜜丸、水丸、蜡丸、浓缩丸中以蜂蜜或糖液、糖浆为黏合剂的,如果比较黏稠,不易研细,可加入分散剂(如硅藻土、硅胶等)研磨均匀后提取。宜使用高浓度的醇或其他有机溶剂提取测定组分,最好不使用水为溶剂。糖浆剂因其含有较多的蔗糖,溶液较为黏稠,往往给含量测定增加了不少的困难,所以样品需分离净化后才可以进行含量测定。分离净化的方法可选用溶剂萃取法、柱层析法等。蜡丸中所含的蜂蜡对测定有影响,要将其除去:可先将蜡丸切碎,加水煮沸使溶解,然后移至冰浴中冷却,使蜡析出,可除去蜡层,剩余样品再进行提取。也可先将样品进行提取,提取液再用适当的溶剂除去蜂蜡。

PM n	预处理方法
PM 3	将栓剂与硅藻土研匀,置于回流提取器中,用合适的溶剂提取。脂肪性基质还可以将栓剂切成小块,加适量溶剂,于温水浴上加热熔化,搅拌一定时间,取出于冰浴中再使基质凝固,将溶液滤出。
PM 4	制剂一般先研磨均匀,再取样分析。糖衣或薄膜衣中常含色素,应刮去或洗去;贴膏剂、膏药需要先除去被衬;搽剂推荐用水提取;滴丸中的水溶性基质,可用有机溶剂提取被测成分,而水不溶性基质,可将滴丸加热使其融化,然后再冷却使其析出而除去。

4.4.3.2 提取方法和提取溶剂推荐

样品提取是否完全直接决定着指纹图谱研究的结果。由于中药含有的成分复杂,有效成分含量甚微,对样品进行预处理是十分必要的。通过对样品的提取,可以减少杂质干扰,对其中的微量成分进行浓缩,从而提高检测灵敏度,改善分离效果。供试品的制备应根据中药材中所含化学成分的理化性质和检测方法的需要,选择适宜的方法进行制备。制备方法必须确保该中药材的主要化学成分在指纹图谱中的体现。

4.4.3.3 提取溶剂推荐

提取溶剂推荐使用水或者醇的溶液。由于高效毛细管电泳法适合中药中水溶性成分或者醇溶性成分的分析,HPCE 主要是针对离子型和极性成分的分析。中药的汤剂、冲剂及注射剂等许多剂型多以其水溶性成分为药效成分,以水作为溶剂提取其中的水溶性成分建立指纹图谱,可以科学合理地反映制剂的内在信息,达到中药质量控制的目的;而使用醇的溶液可以提取样品中的极性成分,也可以提取一些非水溶性活性成分;以水或醇的溶液提取样品时,所得的样品溶液一般能和缓冲液互溶,不会引起样品沉淀,也不易因样品溶剂和背景电解质电导差异大而引起峰畸变;另外以水和醇溶液作为提取溶剂,经济、环境污染小[14]。

在中药提取中,为增加浸出率、增加浸出成分的溶解度、除去某些杂质和增加制品的质量稳定性等目的,常加入一些浸出辅助剂于溶媒中,如加入酸、碱、甘油或表面活性剂等。提取时加入酸主要是为了促进生物碱的浸出,适量的酸对许多生物碱也有稳定作用,且能使部分杂质沉淀。常用的酸有硫酸、盐酸、磺酸、酒石酸、枸酸等,用以调整 pH 值。

4.4.3.4 提取方法(Extraction Methods,EM)推荐

中药提取常用的方法有加热回流提取(EM 1)、超声提取法(EM 2)、微波提取法(EM 3)、超临界流体萃取法(EM 4)、MIXXOR 提取器提取(EM 5)、索氏提取器提取(EM 6)、渗漉法、浸渍法等,还有一些新方法(EM 7)已经初步应用到中药的提取中,如微波辅助萃取法、半仿生提取法、荷电提取法、高速逆流色谱提取法、破碎提取法、酶解提取法、空气爆破提取法、液泛提取法、大孔树脂吸附分离技术、双水相萃取技术等。

在常用的提取方法中,浸渍法和渗漉法提取时间较长,水蒸气蒸馏法仅适用于挥发性成分的提取,不是一种普适性的方法;超临界流体萃取法由于价格等原因,目前在实验室普及度不高。回流提取比渗漉时间更短,速度更快、使用的溶媒更少、提取有效成分更完全,但是对热不稳定的成分不适用。而超声提取法具有省时、产率高、低温提取不会破坏有效成分等优点[15]。因此在建立中药 HPCE 指纹图谱时,同时推荐超声提取和回流提取这两种方法,具体方法如下:取样品适量,加入 10~50 倍量的溶剂(一定浓度的甲醇、乙醇溶液或者水)提取 1~2 次,其中超声常用时间为 10~90min,加热回流法为 0.5~2h。用户可以根据所提取中药中所含成分的特点选择合适的提取方法。若对中药中所含成分的热稳定性不了解,可以通过实验对这两种提取方法进行比较选择合适的方法。

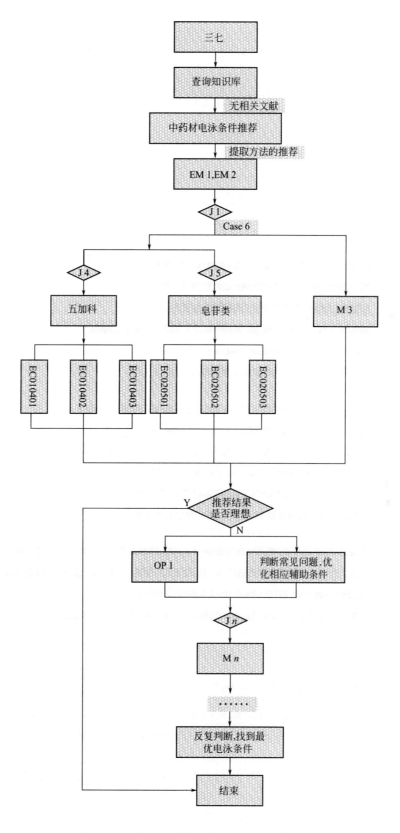

图 4-11　在线专家系统推荐三七 CEFP 研究流程

4.4.3.5 毛细管电泳操作条件推荐

本系统按照 3 种方法推荐毛细管电泳条件：①按照科属推荐（M 1）；②按照所含主要化合物的类别（M 2）；③通用方法（M 3）。

4.4.4 在线专家系统指导三七 CEFP 建立研究[11]

用专家系统指导建立三七 CEFP 具体流程见图 4-11。

4.4.4.1 在线专家系统优选提取溶剂

根据在线专家系统的推荐分别考察以水、25％（V/V）乙醇、50％（V/V）乙醇、75％（V/V）乙醇、95％（V/V）乙醇和甲醇为提取溶剂时（前三者乙醇醇沉，其他水沉）三七的电泳图，以色谱指纹图谱指数 F 为评价指标，结果见图 4-12(a)，这表明以 75％（V/V）乙醇提取样品得到的图谱最理想。因此选择 75％（V/V）乙醇提取并进行水沉。

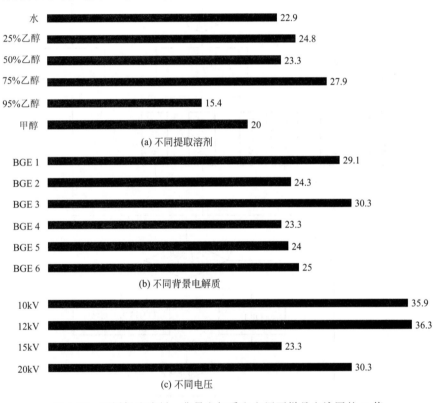

图 4-12 不同提取溶剂、背景电解质和电压下样品电泳图的 F 值

4.4.4.2 在线专家系统优选背景电解质

三七属于五加科植物，专家系统中五加科植物共推荐 3 种背景电解质：①30mmol·L^{-1} $Na_2B_4O_7$（pH＝9.0）；②10mmol·L^{-1} H_3PO_4，140mmol·L^{-1} SDS，20％乙腈，15％异丙醇，pH 2.4；③1.0％（W/W）SDS，6.6％（W/W）正丁醇，0.7％（W/W）正庚烷，25mmol·L^{-1} 硼砂溶液（91.6，W/W，pH 9.5）。首先，选择组成较简单的背景电解质：50mmol·L^{-1} 和 25mmol·L^{-1} $Na_2B_4O_7$ 溶液分别进行试验，发现使用 50mmol·L^{-1} $Na_2B_4O_7$ 溶液（BGE 1）作背景电解质时，峰数较少；而当使用 25mmol·L^{-1} $Na_2B_4O_7$ 溶液（BGE 2）时，位于谱图后半部分的峰峰形差。由于硼砂溶液呈碱性，试验尝试用

$200mmol \cdot L^{-1}$ 硼酸溶液调整背景电解质的酸碱度以改善分离。分别考察体积比为 1 : 1、1 : 2 和 2 : 1 的 $50mmol \cdot L^{-1}$ $Na_2B_4O_7$ $200mmol \cdot L^{-1}$ 硼酸溶液（BGE 3，BGE 4，BGE 5）作背景电解质时的分离情况，发现样品在 $50mmol \cdot L^{-1}$ $Na_2B_4O_7$ $200mmol \cdot L^{-1}$ 硼酸（1 : 1，V/V）中分离情况良好，峰数目多且峰形良好。为了更进一步改善分离，向上述背景电解质中加入 5%（V/V）乙腈（BGE 6）。以色谱指纹图谱指数 F 为评价指标，考察以上不同背景电解质下的图谱，结果见图 4-12(b)，表明在 BGE 3 条件下的分离效果最理想。因此，最终确定背景电解质为：$50mmol \cdot L^{-1}$ 硼砂-$200mmol \cdot L^{-1}$ 硼酸（1 : 1，V/V）。

4.4.4.3 在线专家系统优选分离电压

根据专家系统的推荐，选取 10kV、12kV、15kV、20kV 的电压分别进行试验。以色谱指纹图谱指数 F 为评价指标，结果见图 4-12(c)，发现分离电压为 12kV 得到的图谱最理想。因此最终确定分离电压为 12kV。

4.5 中药IR指纹图谱在线专家系统

4.5.1 TCM-IRFP-ESG 设计与建立[16]

中药 IR 指纹图谱在线专家系统（TCM-IRFP-ESG）是由知识库系统、试验方法推荐系统、试验方法优化系统和评价系统构成。系统采取人机交互方式，用户按照提示操作，输入中药名称，选择必要选项，便能查询 IRFP 数据信息，或由系统智能化、专家化地指导用户根据其实际情况设置或调整试验条件和操作方法，最终顺利完成 IRFP 试验。首先系统根据用户提出的信息判断是否可以建立 IRFP，若可行则专家系统根据样品信息可推荐样品预处理方法和试验操作条件以及 IRFP 解析方法等。用户根据系统推荐的条件进行试验后，若测试结果不满意，系统会根据用户试验结果的具体情况推荐优化方法，用户据此优化方案继续进行试验，通过一系列互动和具体试验，最终建立理想的中药 IRFP。

4.5.2 TCM-IRFP-ESG 知识库构建[16]

专家系统在推荐 TCM-IRFP 试验操作条件时，首要任务是获取知识，通过对知识的概念化和形式化，将知识转化成计算机容易处理的规则形式。IRFP-ESG 知识库包括 1 个事实库和 2 个规则库。事实库是在国内外现有文献和资料基础上总结有关 TCM-IRFP 的实例，提取其中相关信息，按照分类进行构建并录入数据库中。目前该库中已有苦参、大黄、人参、三七、丹参、黄芩、红花、益母草、甘草、川芎、射干、五味子等约 60 余味药材及 8 种中药制剂的指纹图谱的相关信息。规则库 1 是从红外光谱法、指纹图谱技术和中药提取方法等多方面获取和总结的关于样品制备方法和红外试验条件的知识表达集。规则库 2 是从红外光谱法、指纹图谱技术、中药提取方法以及试验设计与优化方面总结的关于样品制备方法优化和红外试验条件优化的知识表达集。

4.5.3 TCM-IRFP-ESG 推荐系统构建[16]

4.5.3.1 样品预处理方法推荐

建立 TCM-IRFP，首先要对样品进行预处理。提取时，大部分中药材和中药饮片可以直接进行提取，可采用 F 1（直接处理法）；而少量药材及制剂则需要经过预处理，才可以进行下一步处理，推荐采用 F 2（溶剂提取法）或 F 3（分离处理或梯度萃取法），总体逻辑结构见图 4-13。预处理方法的具体解释见表 4-14。

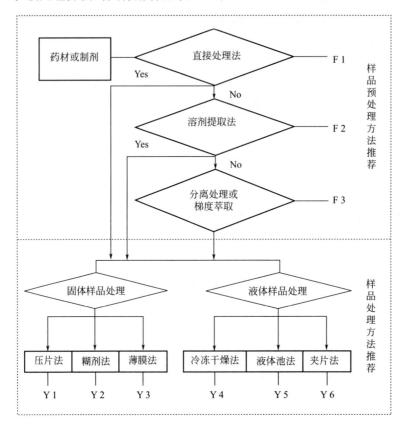

图 4-13　样品处理方法逻辑结构图

表 4-14　F n 含义

F n	样品预处理方法
F 1	干燥粉碎后,过 200 目筛
F 2	由于有些中药材成分很复杂,可用若干种不同极性的溶剂对若干份同一药材进行提取,这样就把药材中的化学成分按极性的不同分成几部分,从而使差异性成分被掩蔽的机会大大降低,使其在某一极性部分或几个极性部分中表现出来。在实际工作中可以考虑使用 50％乙醇、丙酮、氯仿、石油醚 4 种溶剂,他们可以将中药中的绝大多数化学成分提取出来。然后取适量提取液(试验表明,提取液浓度为每毫升相当于 5g 生药时,取样量在 0.5～4mL 之间为宜,在此范围内基本是随溶剂极性的降低取样量增加)置于玛瑙钵中,用电吹风将溶剂挥干
F 3	极少数中药可能用溶剂法仍不能鉴别,可考虑将其进一步分离,即可考虑除去植物药中同性质的成分,如蛋白质、多肽、碳水化合物、树脂和无机盐等,然后再将提取物按极性分成若干部分。也可采用梯度提取法,即对同一样品分别用几种极性不同的溶剂进行提取

4.5.3.2　样品处理方法推荐

　　本系统按照待测样品的性状推荐通用处理方法，其中固态样品的处理方法分为：Y 1（压片法）、Y 2（糊剂法）和 Y 3（薄膜法），其中首推压片法；而液态样品处理方法分为：Y 4（冷冻干燥法）、Y 5（液体池法）和 Y 6（夹片法），样品处理方法的具体解释见表 4-15。

表 4-15　Y n 含义

Y n	样品处理方法
Y 1	取 200 目光谱纯、干燥的 KBr 粉末 200mg,样品 1～2mg,在玛瑙钵中研匀,装入压片模具,边抽气边加压,至压力为 10GPa 时,维持压力 1min,卸掉压力,可得厚约为 1mm 的透明 KBr 样品片。光谱纯 KBr 在中红外区无特征吸收,因此将含样品的 KBr 片放在仪器的光路中,可测样品红外光谱
Y 2	取固体样品大约 10mg 在玛瑙钵中研细,滴加几滴液体石蜡或全氟代烃,研成糊剂。将此糊剂夹于可拆卸的两片窗片中,或夹于两块空白的 KBr 片中放入光路中,既可测定。但液体石蜡适用于 1300～400cm^{-1} 条件;全氟代烃适用于 4000～1300cm^{-1} 条件,两者配合可完成整个波段的测定
Y 3	将固体样品溶于挥发性溶剂中,涂于窗片或空白 KBr 片上,溶剂挥发后,样品遗留在窗片上而形成薄膜,不要强制剥离,以免损坏窗片
Y 4	先将液体样品冷冻后,抽真空下脱水,然后将冷冻干燥后的粉末压片测定
Y 5	将液体样品装入具有岩盐窗片的液体池中,测定样品的吸收光谱。样品所用的溶剂需选择在测定波段区间内无强吸收的溶剂,否则即使使用空白抵偿也不能完全消除。因此在进行精密测定时,需按波段选择溶剂来完成整个区间的测定。一般常用有 CCl$_4$(4000～1350cm^{-1})及 CS$_2$(1350～600cm^{-1})
Y 6	适用于挥发性不太大的液体样品,压制两片空白 KBr 片,将液态样品滴至其中的一片上,再盖上另一片,片的两外侧放上环形保护滤纸垫,先放入片剂框中夹紧,然后放入光路中,即可测得样品的红外光谱

4.5.3.3　IR 检测条件推荐

本系统在总结现有文献和实验室试验结果的基础上推荐了 IR 测试条件,详细测试条件见表 4-16。

表 4-16　系统推荐的通用 IRFP 测试条件

IR 试验条件	参数	IR 试验条件	参数
仪器	Bruker IFS-55	扫描速度	20 次/秒
检测器	DTGS	分辨率	8cm^{-1}
波长范围	7500～370cm^{-1}	升温速度	2℃·min^{-1}

4.5.4　TCM-IRFP-ESG 优化系统

当用户按照专家系统中推荐的红外条件进行试验时,若得到满意的结果,即可直接进入推荐的评价系统对得到的指纹图谱进行评价;但在很多情况下,用户对可能得到的试验结果并不满意,这时,就需要对红外条件进行优化,以达到满意分离。中药 IRFP-ESG 优化系统逻辑流程见图 4-14,优化系统规则的含义见表 4-17。

表 4-17　优化系统规则的含义

名称	代表含义	名称	代表含义
Case 1	特征峰响应值低	M 4	保证样品与溴化钾研磨均匀
Case 2	特征峰数目少	M 5	保证压片剂厚度均匀
Case 3	特征峰峰形异常	M 6	增大扫描范围
OP 1	样品预处理的优化	M 7	减小扫描范围
OP 2	样品制备方法的优化	M 8	使用常用扫描范围:400～5000cm^{-1},选择最优扫描速度
OP 3	扫描范围的优化		
OP 4	扫描速度的优化	M 9	增大扫描速度
M 1	若直接处理法不行,可采用溶剂提取或梯度分离法纯化样品	M 11	使用常用扫描速度:20 次/秒试验,选择最优扫描范围
M 2	适当调整取样量,一般取样品 1～2mg,200 目光谱纯、干燥的 KBr 粉末 200mg	M 12	增大升温速度
		M 13	减小升温速度
M 3	进一步干燥样品及 KBr,防止鬼峰出现	M 14	使用常用升温速度:2℃·min^{-1},选择最佳温度

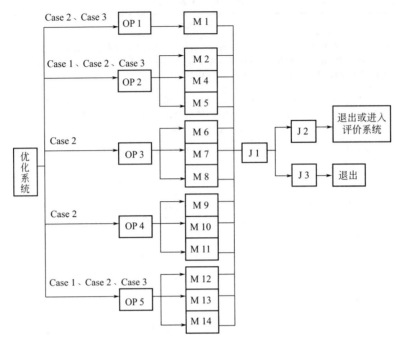

图 4-14 IRFP-ESG 优化系统逻辑流程

4.5.5 TCM-IRFP-ESG 评价系统构建

本系统在总结现有文献和试验结果的基础上推荐了：M 1（标准品对照法）、M 2（标准谱图查对法）、M 3（导数法）、M 4（比对法）、M 5（聚类分析法）和 M 6（人工神经网络法）六种评价方法，用户可根据需要自行选择一种或几种方法进行 IRFP 评价。

4.5.6 用 IRFP-ESG 指导射干 IRFP 建立[16]

以射干 IRFP 的建立来介绍 IRFP-ESG 的功能。

4.5.6.1 试验方法推荐

访问本专家系统，推荐具体试验方法如下：

① 样品预处理方法：将样品干燥粉碎后，过 200 目筛。

② 样品处理方法：本样品为固体，首选压片法进行试验。样品制备将药材样品干燥后研磨成粉末，过 200 目筛，取约 2mg 粉末，加入约 200mg 干燥的 KBr 粉末，在玛瑙研钵中研磨、混匀，转移到模具中，在低真空下用 10GPa 左右的压力，经约 2min 即可将样品压成透明薄片。

③ 检测条件：用系统推荐试验参数对试验室仪器进行设定。波长范围为 4000～400cm^{-1}，分辨率为 8cm^{-1}，扫描速度为 20 次/秒，升温速度 2℃·min^{-1}。

4.5.6.2 仪器与试药

Bruker IFS-55 型傅里叶红外分光光度仪，DTGS 型检测器。

10 批射干药材，分别产自 S1 安徽、S2 东北、S3 湖南监利、S4 陕西商洛、S5 河北、S6 广西、S7 河南、S8 安徽六安、S9 山西、S10 陕西，经鉴定均为鸢尾科植物射干的干燥根。溴化钾粉末为 AR 级。

4.5.6.3　样品 IRFP 检测

用 IRFP-ESG 推荐的条件测定 10 个产地射干药材 IRFP（图 4-15）。由图 4-15 可见，不同产地的同一种中药材在相同条件下测得的红外特征吸收峰基本相同，可通过光谱图直接鉴定中药材的真伪，并可使用导数法、比对法等评价方法进行中药产地、含量等指标的评价。

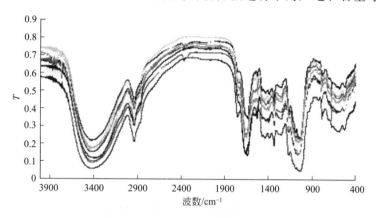

图 4-15　10 个产地射干药材 IRFP

从图 4-15 可见 10 个产地射干药材 IRFP 的特征峰为 $3340cm^{-1}$、$2928cm^{-1}$、$1648cm^{-1}$、$1423cm^{-1}$、$1322cm^{-1}$、$1162cm^{-1}$、$1081cm^{-1}$、$987cm^{-1}$、$860cm^{-1}$。其中 $1648cm^{-1}$ 峰是与 C＝C 共轭的 C＝O 的伸缩振动峰，为酮类的特征吸收带；$2928cm^{-1}$ 和 $1423cm^{-1}$ 是亚甲基的 C—H 伸缩振动吸收峰和弯曲振动吸收峰，$1081cm^{-1}$ 峰为伯醇的 C—O 的伸缩振动峰，$1322cm^{-1}$ 峰是一水草酸钙的特征吸收带，在该 IRFP 中，$3400cm^{-1}$ 处强而宽的峰表明射干所含化学成分含有很多羟基类化合物。综上所述，可初步证明射干所含化学成分以异黄酮类为主，结果与文献相符[17]。

4.6　中药X射线衍射指纹图谱在线专家系统

中药 X 射线衍射指纹图谱法（TCM-XFP）是现代中药质量鉴别的重要方法之一，它能够从微观上反映药物内在成分的分布状况。X 射线衍射谱因中药各组分衍射效应的叠加而显得较为复杂，且信息丰富，但缺点是指纹谱与化学成分间缺乏相关性，样品前处理和试验条件直接影响测量结果。对特定样品所得谱图的定性、定量分析需要由高水平专家参与[18]，XFP 可为研究者提供各种数据和可能的鉴定方案以供中药鉴定时选择使用。目前，X 射线衍射指纹谱领域中未见网络化专家系统，因此，通过构建中药 X 射线衍射指纹图谱在线专家系统（TCM-XFP-ESG），将该领域内专家知识和经验转变成计算机程序，利用网络化专家系统来模拟专家的分析思路，帮助解决复杂的 TCM-XFP 建立和解析问题。建立 TCM-XFP-ESG 是一种有效的信息共享手段，可充分利用国内外 TCM-XFP 信息资源，必将极大地提高中药分析鉴定的效率，对中药鉴定技术发展具有深远的推动意义。

4.6.1　TCM-XFP-ESG 基本结构[19]

TCM-XFP-ESG 以 VB. NET 2.0 为程序设计语言，采用模块化程序设计技术，利用计算机和网络技术建立一个基于网络的、贴近最终用户的组织模式，有组织、系统地为广大药学工作者服务，从而实现 TCM-XFP 信息资源共享。该系统采用产生式规则的知识表达方式，并将知识库划分为若干个相互独立的局部知识库供推理机分别调用，大大提高了系统的运行效率。TCM-XFP-ESG 包含 4 部分：查询系统、推荐系统、优化系统和评价系统，其逻辑关系见图 4-16。查询系统及知识库能迅速地检索到与所查询中药相匹配的实例，目前收录了甘草、白芍、当归等 40 味临床常用中药 XFP 信息；通过推荐系统可便捷地获得实验方法的推荐；通过优化系统可以轻松地获取样品预处理优化、试验条件优化方案；XFP 评价系统包括三种 XRD 指纹图谱分析法，可以有效地对试验结果进行评价。

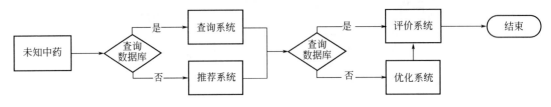

图 4-16　TCM-XFP-ESG 逻辑关系

4.6.2　TCM-XFP-ESG 查询系统和知识库构建

TCM-XFP-ESG 查询系统以 SQLSERVER 2003 编制数据库为基础，通过对文献进行收集、整理，目前已存储 40 味中药图谱数据，可方便地进行数据增、删、改和查等操作。

TCM-XFP-ESG 知识库包括 1 个数据库和 2 个规则库。规则库 1 是从 X 射线衍射法原理、中药指纹图谱技术和中药提取方法等多方面知识总结和构建的关于样品制备方法和衍射试验条件的知识表达集；规则库 2 是从中药 X 射线衍射试验设计原理与优化方法总结的关于样品制备优化方法和衍射试验条件优化方法的知识表达集，即基于规则推理。

4.6.3　TCM-XFP-ESG 推荐系统

推荐系统是根据大量专家的经验总结出适用于大部分中药进行 X 射线衍射的试验条件及样品预处理方法，TCM-XFP-ESG 推荐系统逻辑结构见图 4-17。中药包括中药材和中药制剂，两者皆以相同的方法进行衍射实验。当样品进行预处理后（PT），用户根据系统推荐的试验条件（EC）进行衍射试验，获得的 XFP 用 AM 1、AM 2 和 AM 3 三种分析方法进行评价。其中 AM 1 为物相分析法；AM 2 为粉末 X 衍射 Fourier 谱分析法；AM 3 为 PDF 卡片法。若用户对所得到的 X 射线衍射指纹图谱满意，则退出；不满意，则进入试验条件优化系统。

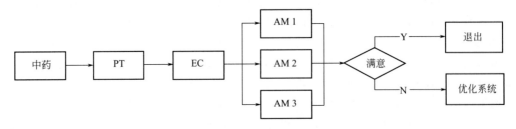

图 4-17　TCM-XFP-ESG 推荐系统逻辑结构

4.6.4　TCM-XFP-ESG 优化系统

当用户按照推荐的试验条件进行试验后对所得的结果不满意时，专家系统将引导用户进入优化系统。优化系统是在推荐系统基础上，通过改进样品预处理方法和优化试验条件，使

X射线衍射指纹图谱更加理想化的一种手段。图 4-18 为 TCM-XFP-ESG 优化系统的逻辑结构，对各项优化系统规则的解释见表 4-18。

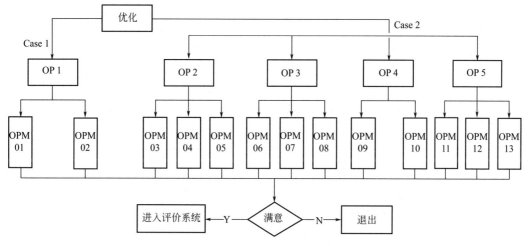

图 4-18　TCM-XFP-ESG 优化系统逻辑结构

表 4-18　优化系统规则含义

名称	代表含义	名称	代表含义
Case 1	峰数目少或峰形异常		在 20～150mA 范围内选择几个电流分别试验，
Case 2	峰响应低	OPM 05	选择最优电流；或者使用常用
OP 1	样品前处理优化		电流：80mA、150mA 试验，选择最优电流
OP 2	电流优化	OPM 06	以 10kV 的幅度上调电压
OP 3	电压优化	OPM 07	以 10kV 的幅度下调电压
OP 4	扫描范围优化		在 30～50kV 范围内选择几个电压
OP 5	扫描速度优化	OPM 08	分别试验，选择最优电压
OPM 01	适当增大颗粒细度，过筛在 100～500 目范围内	OPM 11	增大扫描速度
OPM 02	烘干粉末至松散程度	OPM 12	减小扫描速度
OPM 03	以 5mA 的幅度上调电流		使用常用扫描速度：$8° \cdot min^{-1}$、$0.06° \cdot s^{-1}$
OPM 04	以 5mA 的幅度下调电流	OPM 13	试验，选择最优扫描范围

4.6.5　TCM-XFP-ESG 评价系统

在总结文献和试验结果基础上推荐了 3 种 XFP 分析方法，分别为：①物相分析法（AM 1），常用于不同样品鉴定；②粉末 X 衍射 Fourier 谱分析法（AM 2），常用于道地药材的鉴定[20]；③PDF 卡片法（AM 3），常用于矿物药的鉴定。用户可以根据需要自行选择一种或几种方法进行评价。

4.6.6　TCM-XFP-ESG 的研究应用[19]

以 XFP-ESG 指导 10 味中药 XFP 建立为例来说明本系统的应用。

4.6.6.1　试验方法推荐

XFP-ESG 推荐具体试验方法如下。

①样品预处理方法：将样品烘干，粉碎，研磨，过 100～300 目筛，制成粉末状样品；

②试验条件：CuKα 辐射，石墨单色器，管流在 20～150mA 中选择，管压 40kV，步长 0.02°，扫描速度 $5° \cdot min^{-1}$ 或 $8° \cdot min^{-1}$，扫描角度（2θ）在 3°～60°，狭缝：1、0.3、1。

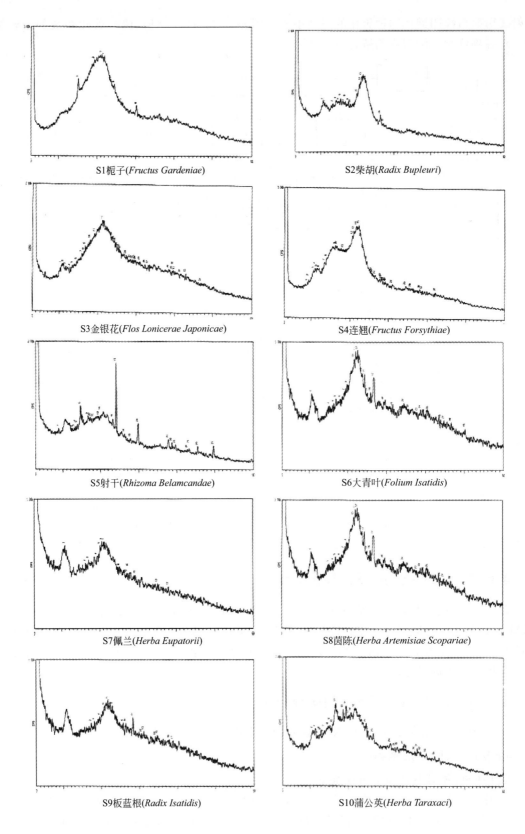

图 4-19　10 味药材 X 射线衍射指纹图谱（XFP）

4.6.6.2　仪器与试剂

仪器：日本理学 D/MAX-rb 型 X 射线衍射仪。

试剂：10 味药材，分别为 S1 栀子（江西）、S2 柴胡（山西）、S3 金银花（河南）、S4 连翘（陕南）、S5 射干（陕西）、S6 大青叶（陕西）、S7 佩兰（四川）、S8 茵陈（陕西）、S9 板蓝根（安徽）、S10 蒲公英（三九万荣）。经鉴定各药材基原属实。

4.6.6.3　样品 XFP 检测

将药材样品干燥后粉碎，研磨成粉末，过 100 目筛，取约 1mg 粉末置 X 射线衍射仪样品座中。

样品 XFP 检测的试验条件为：CuKα 辐射，石墨单色器，管流 50mA，管压 40kV，步长 0.02°，扫描速度 5°·min^{-1}，扫描角度（2θ）在 3°～60°，狭缝：1、0.3、1。

4.6.6.4　10 味药材的 XFP 评价

当对某物质（晶体或非晶体）进行衍射分析时，该物质被 X 射线照射产生不同程度的衍射现象，物质组成、晶型、分子内成键方式、分子的构型与构象等决定该物质产生特有的衍射图谱。如果物质是混合物（如中药材或中成药）则所得衍射图是各组分衍射效应的叠加，只要混合物组成恒定，该衍射图谱就可作为该混合物的特征图谱，这是 X 射线衍射法用于中药鉴定的理论基础。由于不同中药的成分各不相同，其衍射图谱各不相同，就可达到对中药材及中成药鉴定的目的[21]。按照 XFP-ESG 推荐的试验条件，10 味药材的 XFP 见图 4-19，试验数据以晶面间距 d（Å）和衍射峰相对强度 I/I_0 表示。由图可见，含有晶体的中药 XFP 中含有较尖锐的衍射峰，如射干薄壁组织中含有草酸钙柱晶；药材中不含晶体的衍射指纹图谱中多弥散峰，如柴胡。X 射线衍射指纹图谱可使用粉末 X 射线衍射 Fourier 谱分析法结合内标法标记 2～5 种化学成分的主特征峰，以期获取药材的量化信息，从而达到对样品进行分析鉴定的目的。

4.7　中药GAP在线专家系统

中药材 GAP（Good Agricultural Practice）是《中药材生产质量管理规范》的简称[22]，是专门对中药材生产实施规范化管理的基本准则。建立中药材 GAP 是从源头上控制中成药、中药制剂质量的一项最基本的工程[23]。中药材 GAP 内容包括：①中药材种植环境，主要是对大气、水质、土壤环境等生态因子的要求；②繁殖过程，包括有性繁殖和无性繁殖，有些药材两种繁殖方法均可以；③优良的栽培技术措施，如对土壤深度、湿度的控制；④田间管理和病虫害防治；⑤采收与产地加工，确定适宜采收期及产地加工技术、包装、运输、贮藏、质量管理等系统原理。

专家系统是一个含有大量的某个领域专家水平的知识与经验的智能计算机程序系统，能够利用人类专家的知识和解决问题的方法来处理该领域问题。简而言之，专家系统是一种模拟人类专家解决领域问题的计算机程序系统。中药材规范化种植专家系统网格（TCM-GAP-ESG）是利用 VB. NET 2.0 和 SQL SERVER 2003 语言与中药材 GAP 基本信息相结合构建，利用专家思维模式解决中药材 GAP 疑难问题，即方便用户查阅和解答问题。所建立的 TCM-GAP-ESG 实现了数字化、信息化和智能化。文献专利中已报道冯光泉等对三七的专家系统进行研究与开发，本文针对常见科属的 30 味药材建立了 TCM-GAP-ESG。

TCM-GAP-ESG 由知识获取模块、知识库、推理机、人机接口等几部分组成，见图 4-20。知识获取模块主要是构建知识库的过程，是 ESG 中获取知识的部分，能对知识库中存储的知识进行添加和删改的程序。知识库是领域知识的存储器，存放着一定形式的专家知识和经验。根据查阅大量文献，本文所建立的知识库目前收载了 30 种种属药材信息。推理机是模拟专家思维模式，对中药材种植过程中出现的问题进行优化设计。人机接口是专家系统与用户、领域专家或知识工程师进行信息交换的媒介，用于完成输入输出工作。

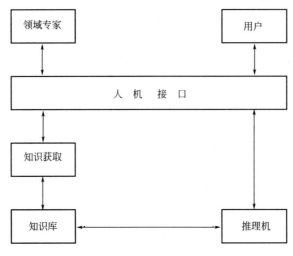

图 4-20　TCM-GAP-ESG 结构

4.7.1　TCM-GAP-ESG 构建

TCM-GAP-ESG 包含 4 部分：查询系统、推荐系统、优化系统和评价系统[16,19]。用户在查找中药材 GAP 信息时，可首先输入药材的名称，应用 TCM-GAP-ESG 的查询功能进行查询，若数据库中录有该药材的相关信息，系统即可给出其 GAP 栽培的一系列方法及相关数据。若数据库中无相关信息，系统会自动提示用户进入推荐系统，便捷地获得试验方法的推荐。通过优化系统可以轻松地获取种植过程中不同问题的优化条件。目前该系统中有唇形科、小檗科、伞形科、五加科、芸香科、毛茛科、木犀科、蓼科、菊科、豆科类 30 味药材的 GAP 种植信息。

4.7.2　TCM-GAP-ESG 推荐系统

根据所查大量文献，总结出 GAP 植物栽培主要包含以下几方面内容：①选择或创造适合某药材生长的环境因素，如土壤、水分、温度等，进行整地、栽种。②根据药材性质选择种子繁殖或无性繁殖，种子繁殖需经过种子萌芽、移栽等。③田间管理，包括对不同生长期的药材追肥。④病虫害防治，可通过生物、化学等方法对不同的病虫害防治，保证药材生长良好。⑤采收，根据根、茎、叶、种子等不同的需求采用不同的采收方法。⑥加工。⑦干燥。⑧贮藏。GAP 专家系统推荐条件的流程如图 4-21 所示。

图 4-21 中，环境因素项下 0101～0110 分别代表唇形科、小檗科、伞形科、五加科、芸香科、毛茛科、木犀科、蓼科、菊科、豆科此 10 类科属的编号，010101～011003 代码是根据所查文献总结的影响 10 类科属的生长环境因素；繁育方法又分为种子繁殖（02001）和无性繁殖（02002）；田间管理项下 03001～03008 表示灌溉，排水、中耕、除草、培土、间苗、

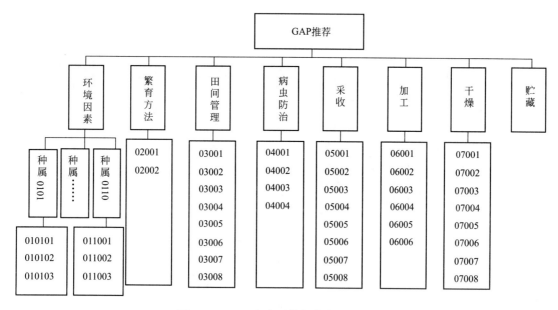

图 4-21　GAP 专家系统推荐条件的流程

定苗，追肥，覆盖，遮阴、支架，整枝等一些具体操作方法及注意事项；病虫防治是根据不同要求给出的防治方法，包括农业防治法（04001）、生物防治法（04002）、物理或机械防治法（04003）和化学防治法（04004）；采收和加工是根据药材用药部位不同采用不同的方法，主要包括：根茎类、树皮类、花类、全草类、叶类、根皮类、果实类、种子类等。干燥常用的方法有日晒、摊晾、烘炕、烘房和干燥机、远红外加热、微波；所有药材经过采收加工后，一般情况下都要在通风、干燥处贮藏，以保证药效成分。

4.7.3　TCM-GAP-ESG 优化系统

用户按照推荐系统中 GAP 条件进行试验，若得到满意的结果，即可直接进入评价系统对种植中药材进行评价；但在很多情况下，可能得到的实验结果用户并不满意，这时，就需要对种植的某些条件进行优化，以达到满意结果。GAP 专家系统的优化（Optimization，OP）流程如图 4-22 所示，流程中各项的解释说明见表 4-19～表 4-22。

表 4-19　Case n 含义

Case n	常见问题	Case n	常见问题
Case 1	种子出芽率低	Case 6	果实、种子干瘪
Case 2	根茎细小、发育不好	Case 7	花易脱落
Case 3	根及根皮易腐烂	Case 8	根皮或树皮剥落
Case 4	全草或叶、藤、茎易枯萎	Case 9	药材贮藏中腐烂或变色
Case 5	叶子发黄或有斑点		

表 4-20　OP n 含义

OP n	优化方式	OP n	优化方式
OP 1	繁育方法	OP 4	病虫害防治
OP 2	环境因素	OP 5	采收加工
OP 3	田间管理	OP 6	贮藏

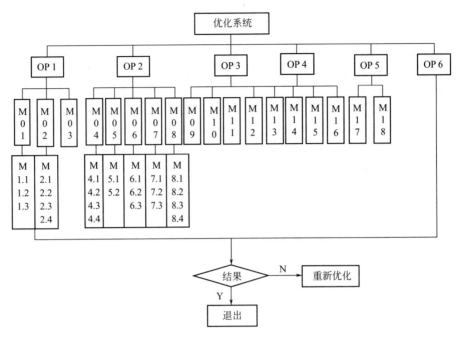

图 4-22 GAP 专家系统的优化流程

表 4-21 OP M *n* 含义

M *n*	优化方式	M *n*	优化方式
M 01	种子繁殖	M 10	除草
M 02	营养繁育	M 11	间苗
M 03	组织培养	M 12	补苗
M 04	土壤	M 13	追肥
M 05	水分	M 14	浇水
M 06	温度	M 15	排水
M 07	光照	M 16	搭架
M 08	地形	M 17	采收时间
M 09	松土	M 18	加工方法

表 4-22 OP M *n.n* 含义

M *n.n*	优化方式	M *n.n*	优化方式
M 1.1	种子处理	M 5.2	减少水分
M 1.2	播种量	M 6.1	升高温度
M 1.3	播种时间	M 6.2	降低温度
M 2.1	分株	M 6.3	控制温度
M 2.2	扦插	M 7.1	增加光照时间
M 2.3	压条	M 7.2	减少光照时间
M 2.4	嫁接	M 7.3	控制不同生长阶段光照
M 4.1	土壤有机质含量	M 8.1	海拔
M 4.2	土壤 pH 值	M 8.2	坡度
M 4.3	土壤肥力	M 8.3	坡向
M 4.4	土壤湿度	M 8.4	地形外貌
M 5.1	增加水分		

4.7.4 TCM-GAP-ESG 评价系统

TCM-GAP-ESG 采用"中药色谱指纹图谱超信息特征数字化评价系统 4.0"软件作为指纹图谱的定性定量评价工具。将从工作站获得的积分信号导入该软件，即可得定性定量参数的评价结果，从而实现对中药材进行全面的质量评价。由于种植条件限制，根据文献中的实验数据对 TCM-GAP-ESG 进行评价。

4.7.5 结论

中药指纹图谱具有整体性和模糊性的特点，由于其既可以完善表述中药的整体性特征，又有别于西药单一成分定量的质量控制模式，在中药现代化分析中发展越来越迅速，随之而来的中药指纹图谱专家系统的建立也越来越广泛化[5,24~26]。而中药指纹图谱建立则要以中药材 GAP 生产、中药质量控制技术为基础。本节以查阅的大量文献为研究对象，通过计算机辅助中药材质量辨识技术，构建了中药材 GAP 专家系统，建立了 GAP 种植的推荐系统和优化系统的工作方式，并根据文献中提供的经验对该专家系统相关药材进行了质量评价，为中药材质量控制评价体系提供了更智能、全面的新方法。

参 考 文 献

[1] 孙国祥，刘晓玲，邓湘昱，等. 色谱指纹图谱指数 F 和相对指数 F_r 的研究 [J]. 药学学报，2004，39（11）：921~924.

[2] 孙国祥，王璐，侯志飞. 注射用苦碟子 HPLC 数字化指纹图谱研究 [J]. 中成药，2008，30（6）：784~789.

[3] 孙国祥，任培培，雒翠霞，等. 中药统一化色谱指纹图谱和相对统一化特征判据研究 [J]. 中南药学，2007，5（2）：168~172.

[4] 孙国祥，智雪枝，张春玲，等. 中药色谱指纹图谱超信息特征数字化评价系统 [J]. 中南药学，2007，5（6）：549~555.

[5] 刘玉磊，孙国祥，程晓辉，等. 中药气相色谱指纹图谱在线专家系统在细辛挥发油分析中的应用 [J]. 中南药学，2008，6（6）：743~747.

[6] 刘玉磊. 中药气相色谱指纹图谱专家系统研究 [D]. 沈阳：沈阳药科大学，2008.

[7] 金杰，董鸿晔，张洵. 中药指纹图谱专家系统推理机的构建 [J]. 科技咨询导报，2007，27：103.

[8] 梁健，孙国祥，熊丽，等. 中药 HPLC 指纹图谱在线专家系统分离系统初步研究 [J]. 中南药学，2009，7（3）：220~223.

[9] 阎丽丽，孙国祥，陈晓辉，等. 中药高效液相色谱指纹图谱在线专家系统设计与应用 [J]. 中南药学，2008，6（4）：466~470.

[10] 阎丽丽. 中药色谱指纹图谱在线专家系统研究 [D]. 沈阳：沈阳药科大学，2008.

[11] 刘金丹. 中药高效毛细管电泳指纹图谱在线专家系统研究 [D]. 沈阳：沈阳药科大学，2008.

[12] 杨睿，汪昆华. 裂解气相色谱专家系统在聚合物研究中的应用 [J]. 现代仪器，1995，5：1~7.

[13] 梁生旺，刘伟. 中药制剂定量分析. 北京：中国中医药出版社，2001：338~371.

[14] 孙毓庆. 现代色谱法及其在医药中的应用 [M]. 北京：科学出版社，2005.

[15] 刘小平，李湘南，徐海星. 中药分离工程 [M]. 北京：化学工业出版社，2005.

[16] 孙国祥，王真，金杰，等. 中药红外光谱指纹图谱专家系统网格（TCM-IPFP-ESG）构建与应用 [J]. 中南药学，2009，7（8）：622~625.

[17] 张红梅，郭西华. 应用红外光谱法鉴定中药材射干质量 [J]. 光谱实验室，2008，25（4）：609~610.

[18] 许国旺，路鑫，孙宏伟，等. 色谱专家系统的应用和发展 [J]. 色谱，2005，23（5）：449~455.

[19] 孙国祥，胡玥珊，金杰，等. 中药 X 射线衍射指纹图谱专家系统网格（TCM-XFP-ESG）构建与应用 [J]. 中南药学，2009，7（10）：766~769.

[20] 王钢力，田金改，林瑞超. X 射线衍射分析法在中药分析中的应用 [J]. 中国中药杂志，1999，24（7）：387~389.

[21] 黄燕，娄国菁. X 射线衍射法在中药鉴定中的应用 [J]. 山东中医杂志，2004，23（4）：232~234.

[22] 周荣汉. 实施中药材 GAP, 促进中药现代化 [J]. 国外医药—植物药分册, 2001, 16 (1): 5~7.

[23] 魏建和, 陈士林, 郭巧生, 等. 中国实施 GAP 现状及发展探析 [J]. 中药研究与信息, 2004, 6 (9): 4~8.

[24] 许国旺, 杨黎, 刘辉等. 气相色谱专家系统的进展 [J]. 色谱, 1995, 13 (5): 310~315.

[25] 万仁甫, 徐伟亚. 中药数据库的现状及发展趋势探讨 [J]. 中国药房, 2006, 17 (10): 794~796.

[26] 屈景辉, 廖琪梅, 张星. 指纹图谱数据库建立技术 [J]. 医学信息, 2006, 19 (2): 190~191.

（孙国祥　高倩楠）

第5章

中药标准制剂控制模式建立与应用

　　中药是复杂性科学体系，这决定了中药质量评价过程具有高难度，显著区别于化学药物单一组分质量评价。中药标准制剂解决了中药原料来源复杂性和工艺技术差异导致的中药标准化困难。中药标准制剂涵盖全部中药原料和成品制剂[1,2]。我国学者尝试从化学成分含量角度引进数学方法评价中药质量，包括：①化学模式识别；②相似度评价法。在中药指纹图谱推广后，在前2种方法基础上增加了③总量统计矩法；④中药定量指纹图谱整体定量法和色谱指纹图谱超信息特征数字化评价体系[3,4]；⑤中药指纹图谱评价软件，以指纹图谱的指纹峰物理量为基础用计算机软件实现快速鉴定中药质量，评价原理有定性为主和定

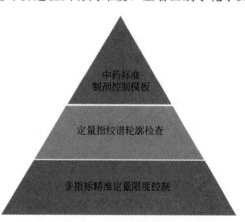

图 5-1　中药质量一致性
评价体系逻辑关系

量为主两类；⑥中药指纹图谱在线专家系统，在线指导中药指纹图谱建立和评价[5,6]。中药标准制剂控制模式本质上从属于化学模式识别，即中药原料和中药制剂首先要建立一个恒定不变的理想化并切合中药现实的标准化模型，以此标准制剂模式对中药样品（原料和制剂）实施宏定性相似度和宏定量相似度双重质量鉴别评价[7,8]。中药标准制剂控制模式以标准制剂为模板，定量指纹图谱轮廓检查为第一要素，多指标精准定量为重点关注核心，三者互为基础，互为核心。中药质量一致性评价体系逻辑关系见图 5-1。

5.1 中药标准制剂概念、来源、条件和复原校正

5.1.1 中药标准制剂

中药标准制剂[1,2]也称中药本底制剂，是在中药研制和创新过程中用药效学和毒理学试验证明为最佳组方（药效最优、毒性最小）和具有恒定化学成分含量和分布比例的规范制剂，中药标准制剂的全成分含量固定不变（或在一定微小范围变化）。我们在提出中药标准制剂概念时受到日本标准汤剂概念的启发，标准汤剂是一个相对的动态标准，就是一种标准汤剂由不同实验室和不同人来实验可能得到较大差异的标准，因为它没有经过系统定量指纹大数据筛选后的恒定量值固化，也没有药效学和毒理学数据支撑。标准汤剂概念提示中药可以走标准制剂控制模式，并且中国在配方颗粒行业已接受了标准汤剂概念。中药标准制剂以系统指纹定量法控制化学指纹归属和药效物质总量转移，明确指认各重要指纹并标示含量，以数学方法解析药效活性和标示毒性量值大小从而使其显著超越标准汤剂内涵与外延（标准汤剂经水煎煮而制约有效成分的溶出），因此中药标准制剂是中药的最佳理想模型和现实实物制剂的统一。标准制剂涵盖标准药材、标准饮片、标准提取物、标准配方颗粒、标准超微粉和中药标准制剂，以上每个都能得到标准物，从此中药质量有了一个理想的控制模式。

5.1.2 中药标准制剂的来源

通过中药定量指纹图谱大数据来筛选中药标准制剂，按以下方法基本能够筛选出合格的中药标准制剂。

① 在新药创制过程中，今后研制中药时首先要建立标准制剂和对应质量标准，方可批准其工业化生产。

② 从中药原料标准制剂（药材、饮片、提取物、超微粉、配方颗粒）中寻找方法，根据有代表性 2 个或 3 个以上主产地（或厂家）总批次应不低于 15 批次研究结果来建立中药标准制剂。同时，原料标准制剂还要考虑中药制剂生产工艺技术水平和中药标准制剂的具体量值。

③ 从工业化生产的中药制剂中寻找标准制剂，采取分层抽样方法，单一品种不少于 100批制剂（每月采样 10 批连续考察 1 年，排除药厂检修期）。对于多家生产的中药产品，具有代表性的主要厂家参与标准制剂研究的样品数量不得低于 10 批次。样品要有代表性，能够跨越保质期的不同时间段，要考虑生产总量与抽样数量的概率一致，取样方法和抽样要求见表 5-1。标准制剂指纹图谱要给出指纹峰稳定性情况，这是确定标准制剂保质期的科学依据。标准制剂一旦建立，严格上讲需要由定点厂家生产，由法定检验单位检验标定后发放。对于质量管理规范的制药企业，可以自行研制中药标准制剂，作为企业生产质量的内控标准，但必须在国家申报。

④ 中药原料标准制剂（药材、饮片、提取物、配方颗粒、超微粉）和中药标准制剂可以用标准图谱法固定下来，首先标定好重要指纹量值和指纹系统定量校正系数，可在后续质控中首先测定该系数后即可直接控制样品质量，此为标准图谱法。

⑤ 中药标准制剂必须有临床数据支撑药效为最优，否则不构成标准制剂。

⑥ 中药标准制剂必须有安全性数据支撑毒性为最小，否则不构成标准制剂。

表 5-1　寻找中药标准制剂的方法和抽样要求

编号	生产厂家数	分层抽样批次	定量指纹图谱	指标成分定量	组分 S_m、P_m 归属
1	独家生产	≥100 批次/厂	定量指纹谱轮廓控制	指标成分限度控制	原料 S_m、P_m 归属
2	两家生产	各≥30 批次/厂	定量指纹谱轮廓控制	指标成分限度控制	原料 S_m、P_m 归属
3	三至十家生产	33 到≥10 批/厂	定量指纹谱轮廓控制	指标成分限度控制	原料 S_m、P_m 归属
4	十家以上生产	≥10 批/厂	定量指纹谱轮廓控制	指标成分限度控制	原料 S_m、P_m 归属
标准制剂建立方法：统计总样本数，用 S_m 和 P_m 聚类分析，按指标含量聚类分析,预测产品质量					

中药标准制剂只有上升到国家战略层面，才能全面彻底提高中药品质，充分丰富中药标准物质库。中药标准制剂控制模式为中药获得国际化认可奠定了理论支撑和技术支撑。目前，在仪器检测技术十分稳定和成熟条件下，当务之急是对中药质量控制布局做出战略上宏观革新。在原有《中国药典》一部关于中药质量控制框架下，增加定量指纹图谱检查项，以宏定性相似度不低于 0.9 和宏定量相似度控制在 80％～120％（依据品种稳定情况灵活制订控制幅度级别）。在此战略布局下，中药整体质量必然趋于稳定一致。

5.1.3　中药标准制剂基础条件

中药标准制剂应具备以下基础条件：

① 已鉴定制剂中主要化学成分（必要时全指认）；

② 已准确标定主要成分含量（必要时全标定）；

③ 主要化学指纹成分含量分布比例量值已确定为恒定值；

④ 建立定量指纹图谱标准；

⑤ 有基本谱效定量关系；

⑥ 有固定浓度单参照物或双参照物标定系统指纹适用性（单标、双标参照物峰），来标定系统基本定量度量系数；

⑦ 中药标准制剂必须有临床有效性和安全性大数据支撑；

⑧ 对于来源于工业化的中药标准制剂，必须经过大数据定量指纹筛选；

⑨ 中药标准制剂必须有可靠的制剂量值的等量等价复原方法；

⑩ 中药标准制剂必须制订好确定条件下的标准制剂的标准指纹图谱（单标谱或双标谱）；

⑪ 中药标准制剂应以临床疗效为首要基础。

5.1.4　中药标准制剂的复原和 0 误差校正

在过保质期后，中药标准制剂需要重新复原。重新复原的方法是：主要指标成分含量要求变动范围应在 ±5％之内，其指纹图谱满足宏定性相似度 S_m 大于 0.95，宏定量相似度 P_m 在 95％～105％之间，即为极好等级的中药制剂或原料，同时要满足体外溶出度和重要指标绝对生物利用度合格。当用复原标准制剂进行指纹图谱定量检查时，要对新测定标准制剂指纹图谱进行 0 误差校正，以保证检验标准 0 误差。也就是把复原标准制剂即新标准制剂指纹图谱通过误差校正方法达到 0 误差，校正依据就是标准制剂建立时标定的系统指纹量值和比率基础，这个校正由法定药检部门完成，企业购买标准制剂时也随行购买了无法更改的校正程序文件。通常来说复原标准制剂需要校正的情况主要发生在高含量指纹峰，制备工艺技术稳定化后标准制剂需要校正情况将很少。标准制剂 0 误差校正能彻底消除标准制剂是变动标准的认识误区，标准制剂复原后必要的数学校正要遵循科学和量化的原则[9~13]。

5.1.5 中药标准制剂的特点

对中药标准制剂的研究基本要满足以下几个方面。

① 已鉴定制剂中主要化学成分（定性指认越多越好）。

② 已准确测定主要成分的含量。

③ 主要化学成分含量的分布比例范围已确定。

④ 建立定量指纹图谱标准。

⑤ 有条件时最好建立基本谱效的定量关系。

⑥ 建立基于参照物峰的相对特征指纹图谱。

⑦ 标准制剂控制模式，采用定量指纹图谱检查项，a. 限度、幅度控制法：S_m 不低于 0.90，P_m 依据品种质量特点来确定控制幅度，如 $85\% \leqslant P_m \leqslant 115\%$，$80\% \leqslant P_m \leqslant 120\%$，$75\% \leqslant P_m \leqslant 125\%$，$70\% \leqslant P_m \leqslant 130\%$ 等；b. 分级控制法：按照系统指纹定量法分级来控制质量，见表 5-2。规定产品控制等级在第 1～5 级范围内的某级以内为合格产品（例如，按照系统指纹定量法，本品质量应在 4 级内），级数越低质量越好。质量越高控制成本越大，因此产品的市场定价可适当提高。

⑧ 指纹图谱增加 P_m 控制后，能杜绝产品造假。

⑨ P_m 幅度控制能确保产品质量的一致性。

⑩ 为整体控制和随行即时比对定量控制，消除了可能存在的系统误差。

⑪ 方法宽容度提高、耐用性强，它不纠结个别或几个组分含量的变动，而是整体含量控制。

⑫ 用 P_m 监测原料含量便于得到合格的产品质量，通过复方制剂各单一组分原料的定量指纹图谱可直接预测产品质量，实现智能化预测中药产品质量。

⑬ 符合钱学森关于复杂性科学的厅控制理论：a. 中药定量指纹图谱把中药化学指纹整体看成一个复杂科学系统；b. 首先判别系统的类别属性即进行宏定性分析；c. 然后对系统进行宏定量评价；d. 只有宏定性（$S_m \geqslant 0.90$ 合格）判别为同种类后的宏定量分析才具有意义；e. 承认中药化学指纹符合多元线性规划原则。即对复杂性科学研究首先进行宏观定性控制，再采取宏观定量方法控制。

⑭ S_m 和 P_m 控制设在质量标准的检查项中，不影响质量标准中对指标成分的准确含量测定。这类似于化药有关物质的限量检查项（是对微量组分含量进行定量限度控制），所不同的是中药定量指纹图谱是对所有药效物质采取宏观总量的幅度控制。该方法具有前沿性和创新性，是中药质量控制的一次历史变革，具有里程碑性的意义。之所以采用双相似度 S_m 和 P_m 同时控制的原因是二者呈现向量的正交性特征，只控制其中任何一个都无法科学合理地评价中药和植物药的质量。中药缺乏最多的就是整体定量方面控制，无论其质量还是其药效的共性问题都聚焦到此点上。

表 5-2　系统指纹定量法划分中药质量级别标准（新）

参数	1	2	3	4	5	6	7	8
S_m	≥0.95	≥0.90	≥0.85	≥0.80	≥0.70	≥0.60	≥0.50	<0.50
P_m/%	95～105	90～110	85～115	80～120	70～130	60～140	50～150	0～∞
α	≤0.05	≤0.10	≤0.15	≤0.20	≤0.30	≤0.40	≤0.50	>0.50
等级	1	2	3	4	5	6	7	8
质量	极好	很好	好	良好	中	一般	次	劣

5.1.6 参比制剂

中药一致性评价使用参比制剂也是一种选择，但这个参比制剂必须经历化学质量和疗效一致性的标准化和指标化。错误的参比制剂会毁了整个中药行业。中药参比制剂的标准化将面临十分巨大困难，因此要把参比制剂基本做到接近中药标准制剂水平，即使略低，也不能低太多。

中药参比制剂应具备以下特征：

① 化学物质恒定化、稳定化；

② 主要指标成分指认清晰和量值化；

③ 工艺标准化和稳定化，且保证产品保质期内足够稳定；

④ 溶出度和绝对生物利用度在良好水平以上且批内批间稳定；

⑤ 中药参比制剂必须有临床有效性数据和安全性数据支撑，否则无法作为参比制剂；

⑥ 中药参比制剂必须有可靠的制剂量值范围的等量等价复原方法。

在这里我们看到经过这些研究后的参比制剂基本达到或接近中药标准制剂水平。中药参比制剂的临床试验无法免去，安全性试验也无法免去。无论作为参比制剂还是作为中药标准制剂只是概念上的差异，本质上二者都必须经历严格的标准化。用参比制剂无非是更符合化药一致性评价，概念更容易被接受，但对中药来说标准制剂更为准确可靠。在中药研究中，无论担当标准制剂还是参比制剂都不是一件容易的事，只有做到最佳标准化才是可接受的和令人信服的参比制剂。中药参比制剂又不完全等同于中药标准制剂，按照参比制剂的定义，只要质量达到良好或者良好以上即可以作为参比制剂，参比制剂可以指定，但标准制剂需要定量指纹大数据筛选试验验证和必须经历药效优化和毒性最小化的规范化程序选择。中药参比制剂选择不当会引发企业之间的诉讼案件，因为中药参比制剂不经历严格标准化和自证证明必然导致行业混乱和企业之间的竞争性倾轧。

5.1.7 中药标准制剂和参比制剂区别

参比制剂是指用于仿制药质量和疗效一致性评价的对照药品，通常为被仿制的对象，如原研药品或国际公认的同种药物。参比制剂应为处方工艺合理、质量稳定、疗效确切的药品。无论是对仿制药的开发还是对仿制药的质量评价，均是基于对参比制剂的深度解读[14]。参比制剂是仿制药产物，基本是原研药物。把参比制剂作为仿制目标进行质量和疗效一致性评价是为了保证仿制药质量和疗效。因此参比制剂只有在对化药原研药物进行模仿研制和质量疗效评价一致性时才会使用到，因此参比制剂概念可能不适用于中药。

中药从原料和制剂都没有系统地建立和制订严格的科学标准，也就是中药从原料到制剂的物料传输平衡存在显著变动问题，导致中药原研质量极不稳定。中药原研制剂质控模式仍然无法保证中药质量稳定均一，也无法保证中药疗效一致和安全。因此中药原研不具有参比作用和价值，那么非要用参比制剂概念的话，这个参比制剂必须经历严格的标准化。只有中药原研或者备选制剂达到或接近标准制剂水平才有参比制剂功能，否则仍然是一个不合格参比，会引起质量与疗效的极大混乱。中药独家品种也要检验论证质量与药效的一致性，因为中药独家品种没有做到批内和批间的化学物质等质量平衡传递和等药效平衡传递。因此中药原研要想成为参比制剂必须经历系统的标准化过程。中药标准制剂必须是一个各化学成分含量、分布比例绝对恒定化、稳定化标准体系，具有药效最佳和毒性最低的显著特点。中药必须深刻认识自身特征本质和经历系统地整体质量平衡传递标准化研究来建立标准制剂体系。

因此，标准制剂是中药质量控制模式的变革，变革必然有牺牲，就是要牺牲局部利益服从于中药事业的长远和未来发展。中药原研在质量还没有控制好的前提下，以中药标准制剂作为实现中药质量和疗效一致性控制的标准制剂控制模式是当务之急，更是合理选择。中药从参比制剂概念上升到标准制剂概念是一次科学创新，中药标准制剂具有原创性和探索性，已完全脱离基于仿制为目的的参比制剂概念层次。中药标准制剂是适应中药工业现实的质量控制模式，必然具有极强的生命力。

5.2　中药标准制剂控制模式

采取中药标准制剂作为中药质量和疗效控制的基础模板，通过系统地科学地建立中药标准制剂来实现中药原料和中药质量的高度一致性，以及实现中药药效等价性的方法称为中药标准制剂控制模式。

用标准制剂控制模式实施中药质量标准布局战略改革，增设【指纹图谱检查项】，鉴定中药品质真伪用 $S_m \geqslant 0.90$ 控制；对整体组分含量用 $80\% \leqslant P_m \leqslant 120\%$ 控制（以具体情况而定）。它不排除对中药指标成分的精准控制，因为指标成分定量控制有其科学道理，在中药质控中十分必要，是控制好中药质量不可缺少的必要措施，建议对含量很高指标成分实施重点幅度范围控制。在轮廓上限定范围，在骨架上设定指标低限，把指标精准定量限控在宏观范围内。

5.2.1　中药标准制剂控制模式的建立

中药原料的多源性决定中药参比制剂很难寻找，中药要依据多源原料和多源同一品种制剂来筛选标准制剂。一般按照单一原料样品不低于 15 批次（具有代表性）和独家中药制剂品种不低于 100 批次，多厂家同品种平均分担总批次且每家最低批次不得低于 10 批来建立标准制剂的标准指纹图谱。样品来源增多可以分摊样品批次，见表 5-1。依据 n 批以上定量指纹图谱，按照平均模式产生的预评标准指纹图谱对每一批次样品指纹图谱进行预评。然后以宏定性相似度和宏定量相似度为指标进行聚类分析或主成分分析，根据聚类分析结果中大类样品 m 批次重新生成对照指纹图谱即为标准制剂的标准指纹图谱（单标谱或双标谱）。准确标定指标成分含量作为标准制剂的重要指纹量值（有条件时全标定）。之后重新评价每批次样品并返回到样品指纹图谱评价结果，对于样品中宏定性相似度 $S_m \geqslant 0.95$ 和宏定量相似度 $P_m \approx 100\%$ 的即初选为标准制剂，同时溶出度或重要指纹成分的绝对生物利用度必须符合规定值。按照标准不变原则需要对新找到的标准制剂图谱按照最初标准制剂的指纹量值进行各指纹校正到误差为零，才能作为评价样品质量的标准指纹图谱。

标准制剂是极好质量的制剂产品而且其指纹图谱需要 0 误差校正后才能用于样品质量评价，做到评价标准与初始标准无一丝误差，即 0 误差原则，这在数学上和计算机软件上是完全能够实现的。如果固定品牌色谱固定相填料和固定色谱柱规格以及固定生产厂家品牌（称为三固色谱柱）等条件，采用标准制剂的标准指纹图谱进行（单标谱或双标谱）控制将更为简单和高效，这种方法称为标准图谱控制法，即单标谱法或双标谱法，其涉及系统定量校正因子的校正问题。

5.2.2　中药标准制剂控制模式的实现方式

标准制剂控制模式可采用：①标准指纹图谱控制法，即单标谱法或双标谱法；②标准制剂随行对照法。这两种控制模式都来源于中药标准制剂，二者各具特点，只要做到控制系统0误差，两种方法都可以采用。前者需要使用三固色谱柱和系统定量校正因子，而后者需要使用随行标准制剂检测指纹图谱后的0误差校正文件。前者符合当前《中国药典》【指纹图谱检查项】，在此基础上加入了宏定量相似度的幅度控制。因此标准指纹图谱控制法更易被接受，使用更方便，效果更好，建议推广使用。

5.2.2.1　标准指纹图谱法

（1）标准指纹图谱的质量 m_{RFP}

在标准指纹图谱生成时所对应的物质的质量，称为标准指纹质量，用 m_{RFP} 表示。表示方法如下：

① 用绝对称样质量表示，在供试品溶液制备方法中与标准指纹图谱生成时对应的配样质量即为标准指纹图谱质量。

② 用表观绝对进样质量（mg）表示，用供试品溶液 C 浓度（$g \cdot mL^{-1}$ 即 $mg \cdot \mu L^{-1}$）和进样量 V（μL）相乘得 $m_{RFP} = CV$（mg，毫克）。它代表把 m_{RFP} 毫克中药原料或制剂提取后直接进样分离检测获得的指纹图谱，因此称为表观进样质量，尤其用药材和饮片的称样量计算的表观浓度，其实真正代表的是提取的化学成分被进样测试。

③ 用均值法获得标准指纹图谱，则标准指纹质量为 $m_{RFP} = \dfrac{1}{p} \sum_{i=1}^{p} m_i$，其中 p 是按均值法生成标准指纹图谱时所用样品数量。

④ 用测试标准指纹图谱所用供试液浓度表示，$C_{RFP} = \dfrac{m_{RFP}}{V}$，公布标准指纹图谱时必须公布标准供试液浓度 C_{RFP}。

（2）样品指纹质量 m_i

每一张样品指纹图谱所对应的样品质量称为样品指纹质量，用 m_i 表示。即样品指纹图谱产生于物质组分基础质量大小，是一种指纹对应质量的等恒关系。样品指纹图谱和标准指纹图谱从建立的那一刻起就有确定的质量基础，必须把样品指纹质量 m_i 和对照指纹质量 m_{RFP} 作为定量指纹图谱的基础特征参数收纳在标准体系中。

（3）称样量校正系数

把标准指纹图谱和样品指纹图谱的称样质量之比 $f_{w_i} = \dfrac{m_{RFP}}{m_i}$，称为称样量校正系数。称样量校正系数 f_w 直接乘以宏定量相似度就校正了称样量变动带来的误差，$P_m = \dfrac{1}{2}(C+P)f_w = \dfrac{1}{2}(C+P)\dfrac{m_{RFP}}{m_i}$。实质是把标准指纹图谱和样品指纹图谱都校正到单位质量下再计算宏定量相似度。

（4）制剂单元称样校正系数

用称样量除以平均片重得称样制剂单元数 $p_i = \dfrac{m_i}{m} = \dfrac{10 m_i}{\sum_{i=1}^{10} m_i}$（单位：片），用称样片数值作为称样量进行校正 $f_{w_i} = \dfrac{p_{RFP}}{p_i}$。对于片重不同的同种中药制剂，此法特别有效。

（5）色谱系统度量变化校正操作原理

把第一色谱系统称为初指纹系统，其定量相似度为1，各种相对定量校正因子均为1。

把发生显著变化的第二色谱系统称为新指纹系统。把第一色谱系统建立的标准指纹图谱作为定量基准时，如果想对第二色谱系统的样品指纹图谱进行整体定量评价，必须对新色谱系统进行系统定量差异值的校正。校正方法是把基于系统计算的新色谱系统的相对定量因子乘在称样质量上。校正方法包括单标校正法和双标校正法。

① 单标校正法　在测定标准制剂的标准指纹图谱时，用居中大指纹峰作为系统度量的单标参照物峰，测定固定浓度单标 C 对应的峰面积 A 来计算系统绝对校正因子 $f=\dfrac{A}{C}$；在色谱系统经历显著变动后，测定单标 C' 对应的峰面积 A' 来计算新系统绝对校正因子 $f'=\dfrac{A'}{C'}$，则单标相对校正因子 $f_r=\dfrac{f'}{f}=\dfrac{CA'}{AC'}$。用标准指纹图谱直接对样品指纹整体定量检查时，样品称样量需要乘以单标相对校正因子 f_r 即 $m_i'=m_i f_r$。

本法采用三固色谱柱经过单标校正后的定量误差会很小。单标校正法实质是把绝对校正因子分别乘到 RFP 的称样量 m_{RFP} 和样品的称样量 m_i 上面，宏定量相似度校正见式(5-1)。单标校正时选择非常稳定的一个主组分峰作为单标，单标应具有以下特征：a. 与其他组分基线分离；b. 非常稳定；c. 不与系统其他组分发生化学反应；d. 有确定分子量；e. 单标最好处于谱图中心位置。单标绝对校正因子越大越灵敏。

$$P_m=P_m^0\frac{m_{RFP}f}{m_i f'}=P_m^0\frac{f_w}{f_r} \tag{5-1}$$

② 双标校正法　在测定标准制剂的标准指纹图谱时，测定固定浓度双参照物混合溶液 (C_1,C_2) 对应的色谱峰面积 (A_1,A_2) 来标定系统绝对定量校正因子（由 $f_1=\dfrac{A_1}{C_1}$ 和 $f_2=\dfrac{A_2}{C_2}$ 得 $f_d=\sqrt{f_1 f_2}$）；在色谱系统经历显著变动后，用双参照物混合溶液 (C_1',C_2') 测定系统对应的双标峰面积 (A_1',A_2') 来计算新系统绝对定量校正因子（由 $f_1'=\dfrac{A_1'}{C_1'}$ 和 $f_2'=\dfrac{A_2'}{C_2'}$ 得 $f_d'=\sqrt{f_1' f_2'}$）并得到系统双标相对定量校正因子 f_q，见式(5-2)。用标准指纹图谱直接对样品指纹整体定量检查，样品称样量需要乘以双标相对定量校正因子 f_q 即 $m_i'=m_i f_q$。

本法采用三固色谱柱经过双标校正后的定量误差会很小，但两次双标浓度不易差异过大，否则会引起很大误差。双标校正法实质是把双标绝对校正因子分别乘到 RFP 的称样量 m_{RFP} 和样品的称样量 m_i 上面，见宏定量相似度校正公式［式(5-3)］。双标校正原理图见图 5-2。

$$f_q=\frac{f_d'}{f_d}=\sqrt{\frac{f_1' f_2'}{f_1 f_2}} \tag{5-2}$$

$$P_m=P_m^0\frac{m_{RFP}f_d}{m_i f_d'}=P_m^0\frac{f_w}{f_q} \tag{5-3}$$

经单标校正和双标校正后的标准指纹图谱法更易于被广泛接受，原因是此法在《中国药典》标准指纹图谱基础上仅仅增加了整体指纹的宏定量功能，其前提基础是需要对标准制剂的标准指纹图谱进行科学合理的量值校正。

(6) 双标定量指纹法恢复 RFP 原理

通过重要指标成分定量测定，RFP 标准在生产实践中能够合理恢复，这对中药指纹图谱实现实时随行对照整体定量分析具有迫切性和关键作用。在指纹图谱前部分（极性大组分）和后部分（极性小组分）首先选择有药效活性且信号较大的两个指标成分作为双标（双

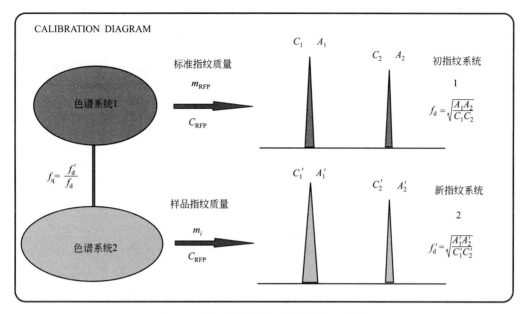

图 5-2 中药定量指纹图谱双标校正原理图

参照物峰)。精密称取 m_s(g) 样品,制备样品溶液 V_0 mL,得标示浓度为 $C_s = \dfrac{m_s}{V_0}$ (g·mL^{-1} 或 mg·μL^{-1})溶液。准确测定出 RFP 中双标含量 C_{s1} 和 C_{s2},双标含量是标定 RFP 的最重要基础,RFP 恢复必须保证双标含量准确,以双标为参照可计算 RFP 特征技术向量,见式(5-4)~式(5-9)。

$$\overrightarrow{RT_{s1}} = (RT_{11}, RT_{21}, \cdots, RT_{n1}) \tag{5-4}$$

$$\overrightarrow{RT_{s2}} = (RT_{12}, RT_{22}, \cdots, RT_{n2}) \tag{5-5}$$

$$\overrightarrow{RA_{s1}} = (RA_{11}, RA_{21}, \cdots, RA_{n1}) = (y_1, y_2, \cdots, y_n)\dfrac{f_{s1}}{C_{s1}} \tag{5-6}$$

其中
$$f_{s1} = \dfrac{C_{s1}}{y_{s1}} \tag{5-7}$$

$$\overrightarrow{RA_{s2}} = (RA_{12}, RA_{22}, \cdots, RA_{n2}) = (y_1, y_2, \cdots, y_n)\dfrac{f_{s2}}{C_{s2}} \tag{5-8}$$

其中
$$f_{s2} = \dfrac{C_{s2}}{y_{s2}} \tag{5-9}$$

当指纹含量用双标含量来表示时,则得到指纹含量表观向量,见式(5-10)~式(5-11)。

$$\overrightarrow{RC_{s1}} = C_1(RA_{11}, RA_{21}, \cdots, RA_{n1}) = (C_{11}, C_{21}, \cdots, C_{n1}) = (y_1, y_2, \cdots, y_n)f_{s1} \tag{5-10}$$

$$\overrightarrow{RC_{s2}} = C_2(RA_{12}, RA_{22}, \cdots, RA_{n2}) = (C_{12}, C_{22}, \cdots, C_{n2}) = (y_1, y_2, \cdots, y_n)f_{s2} \tag{5-11}$$

RFP 双标含量、双标相对时间向量和双标相对峰面积向量及双标指纹含量表观向量是准确恢复 RFP 真实状态的定量技术参数,它以两个标杆性成分含量为基准,是准确定位系统相对含量的最关键基础,双标定量指纹法前提条件是恒定双标含量,所计算的特征向量显然具备定量性质,因此显著区别于国家药典委员会颁布的只有定性功能的相对峰面积。

恢复 RFP 前提条件:精密称取 m_i (g,$m_i \approx m_0$)样品,制备供试液 V_0 mL,得标示浓度为 $C_i = \dfrac{m_i}{V_0}$ (g·mL^{-1} 或 mg·μL^{-1})溶液。①**X** 指纹谱双标含量限度不得超过 $\pm 5\%$

$(C_1 = 95\% C_{s1} \sim 105\% C_{s1}$ 和 $C_2 = 95\% C_{s2} \sim 105\% C_{s2})$；②$X$ 指纹谱$\overrightarrow{RT_1}$、$\overrightarrow{RT_2}$ 分别与 $\overrightarrow{RT_{s1}}$、$\overrightarrow{RT_{s2}}$ 的夹角余弦相似度不得低于 0.90；③X 指纹谱$\overrightarrow{RA_1}$、$\overrightarrow{RA_2}$($\overrightarrow{RC_1}$、$\overrightarrow{RC_2}$)分别与 $\overrightarrow{RA_{s1}}$、$\overrightarrow{RA_{s2}}$($\overrightarrow{RC_{s1}}$、$\overrightarrow{RC_{s2}}$)双标计算的宏定性相似度 $S_m \geqslant 0.95$ 和宏定量相似度 $95\% \leqslant P_m^s \leqslant 105\%$，$\boldsymbol{\alpha} \leqslant 0.05$。为消除称样量误差必须考虑称样量校正因子，见式(5-12)；同时应考虑双标浓度校正因子，见式(5-13)。定义双标在两次试验中峰面积校正因子见式(5-14)，双标相对重量校正因子见式(5-15)，三者之间关系见式(5-16)，X 指纹谱特征向量见式(5-17)～式(5-22)。

$$f = \frac{m_s}{m_i} \tag{5-12}$$

$$f_C = \frac{C_s}{C_i} \tag{5-13}$$

$$f_A = \frac{A_s}{A_i} \tag{5-14}$$

$$f_{is} = \frac{f_i}{f_s} = \frac{C_i A_s}{C_s A_i} = \frac{f_A}{f_C} \tag{5-15}$$

$$f_A = f_{is} f_C \tag{5-16}$$

$$\overrightarrow{RT_1} = (RT'_{11}, RT'_{21}, \cdots, RT'_{n1}) \tag{5-17}$$

$$\overrightarrow{RT_2} = (RT'_{12}, RT'_{22}, \cdots, RT'_{n2}) \tag{5-18}$$

$$\overrightarrow{RA_1} = (RA'_{11}, RA'_{21}, \cdots, RA'_{n1}) = (x_1, x_2, \cdots, x_n)\frac{f_1}{C_1} \tag{5-19}$$

其中
$$f_1 = \frac{C_1}{x_1} \tag{5-20}$$

$$\overrightarrow{RA_2} = (RA_{12}, RA_{22}, \cdots, RA_{n2}) = (x_1, x_2, \cdots, x_n)\frac{f_2}{C_2} \tag{5-21}$$

其中
$$f_2 = \frac{C_2}{x_2} \tag{5-22}$$

当指纹含量用双标含量来表示时，则得到指纹含量表观向量，见式(5-23)～式(5-24)。

$$\overrightarrow{RC_1} = C_1(RA'_{11}, RA'_{21}, \cdots, RA'_{n1}) = (C'_{11}, C'_{21}, \cdots, C'_{n1}) = (x_1, x_2, \cdots, x_n)f_1 \tag{5-23}$$

$$\overrightarrow{RC_2} = C_2(RA'_{12}, RA'_{22}, \cdots, RA'_{n2}) = (C'_{12}, C'_{22}, \cdots, C'_{n2}) = (x_1, x_2, \cdots, x_n)f_2 \tag{5-24}$$

C_1 和 C_2 分别是样品中双标浓度，而 x_1 和 x_2 分别是双标峰面积，可推导出 S_m，见式(5-25)，P_m^i 计算方法见式(5-26)，双标 P_m^s 取均值见式(5-27)，两个 RFP 变异系数 α 见式(5-28)。

具备以上三个条件的样品指纹谱可作 RFP，该样品具备标准指纹对照物特征，可作为标准随行对照定量检测其他样品指纹谱。

$$S_m = \frac{1}{2}(S_F + S'_F) = \frac{1}{2}\left(\frac{\sum_{i=1}^{n} x_i y_i}{\sqrt{\sum_{i=1}^{n} x_i^2} \sqrt{\sum_{i=1}^{n} y_i^2}} + \frac{\sum_{i=1}^{n} \frac{x_i}{y_i}}{\sqrt{n \sum_{i=1}^{n} \left(\frac{x_i}{y_i}\right)^2}} \right) \tag{5-25}$$

$$P_{\mathrm{m}}^{i} = \frac{1}{2}(C+P)\frac{A_{\mathrm{s}}}{A_{i}}f_{\mathrm{w}} = \frac{1}{2}(C+P)\frac{f_{i}}{f_{\mathrm{s}}}\frac{C_{\mathrm{s}}}{C_{i}}f_{\mathrm{w}} = \frac{1}{2}\left(\frac{\sum_{i=1}^{n}x_{i}y_{i}}{\sum_{i=1}^{n}y_{i}^{2}} + \frac{\sum_{i}^{n}x_{i}}{\sum_{i}^{n}y_{i}}S_{\mathrm{F}}\right)f_{is}f_{\mathrm{c}}f_{\mathrm{w}}\times100\%$$

$$(5\text{-}26)$$

$$P_{\mathrm{m}}^{\mathrm{s}} = \frac{1}{2}(P_{\mathrm{m}}^{\mathrm{s}1} + P_{\mathrm{m}}^{\mathrm{s}2}) \qquad\qquad (5\text{-}27)$$

$$\boldsymbol{\alpha} = \left|1 - \frac{\gamma_{x}}{\gamma_{y}}\right| = \left|1 - \frac{P}{C}\right| \qquad\qquad (5\text{-}28)$$

按照此方法原理，当选择一个居中大指纹峰作为单标，把以上的公式换为 1 个参数即得到单标校正指纹定量法。以此类推可以实现三标、四标等定量指纹法恢复 RFP 的标准操作。但标准指纹图谱校正不建议使用 3 个以上的参照物峰，参照物峰越多引入误差机会越大，最简单最有效和最实用的校正方法就是单标校正法，双标校正法的误差相对来说还不大。

5.2.2.2 标准制剂随行对照法

标准制剂随行对照法是以实物标准——中药标准制剂替代标准指纹图谱这一图谱标准模式。该法是基于标准制剂指纹图谱采用随行对照模式对样品指纹图谱进行整体定量，能避免各种指纹系统的显著变动带来的系统误差问题。该方法的前提条件是标准制剂恒定准确和易于复原，即保持标准制剂在质和量上等值传输。对于新复原标准制剂，要进行标准制剂指纹图谱的 0 误差校正，通过合理方法校正达到标准制剂指纹系统 0 误差。标准制剂随行对照法是在相同色谱条件下，首先测定标准制剂指纹图谱 2 次，再测定样品指纹图谱 2 次，直接对测定结果进行定性定量比对分析。定量分析在系统的紧邻状态下完成从而消除系统可能产生的跨越误差。

5.2.3 中药标准制剂控制模式的标准操作规程

精密吸取中药标准制剂供试液适量测定 2 次指纹图谱的平均模式作为标准指纹图谱，另精密吸取等量的中药待检制剂供试液测定 2 次指纹图谱的平均模式作为样品指纹图谱，采用系统指纹定量法：①用宏定性相似度 $S_{\mathrm{m}} \geqslant 0.90$ 整体监测化学指纹数量和含量分布比例一致性；②用宏定量相似度 $120\% \geqslant P_{\mathrm{m}} \geqslant 80\%$（依据具体品种稳定性制订这一幅度值）整体监测化学指纹整体含量一致性；③指纹变动系数 $\boldsymbol{\alpha}$ 能清晰反映样品化学成分指纹与标准制剂化学成分指纹含量变异。

与中药标准制剂相比，合格中药的一个最基本质量等级应在 5 级内（$130\% \geqslant P_{\mathrm{m}} \geqslant 70\%$），这是中药质量合格的最低门槛。国际植物药关于定量指纹谱图的基本要求是：宏定性相似度 $S_{\mathrm{m}} \geqslant 0.90$；宏定量相似度 $115\% \geqslant P_{\mathrm{m}} \geqslant 85\%$，这个要求已经足够高，由于 P_{m} 缓冲性，达到这标准并不难。这种方法不纠结个别指纹的变动性，而是关注整体指纹运算结果。

5.3 中药标准制剂控制模式对中药一致性评价的重要意义

5.3.1 中药指纹图谱基本控制模式

《中国药典》（2015 版）采用中药指纹图谱定性检查项，实现了对标准指纹图谱模式的全化学指纹含量分布即比例分布相似程度鉴别。就像一个人从儿童到成年的五官的相似性面貌判别一样，定性相似度判别是基于特征性权重提取所决定的，具有模糊性和跨越性，因此属于中药指纹图谱的第一层次的远控制功能，见图 5-3。但是，无论采用何种数学模型来计算这种类别属性的判别都不具有对单一和整体化学指纹的定量度量作用（指纹数据标准化实质是彻底抹杀定量原始信息）。图 5-3 真实描述了中药指纹图谱的第二层次的近控制功能，我国对中药标准指纹图谱的功能仅利用 50%，还有 50% 的整体定量功能没被使用。中药指纹近控制整体定量功能属于中药指纹高级控制功能，见图 5-3。中药标准制剂控制模式是第二层次近控制的有效方法之一。

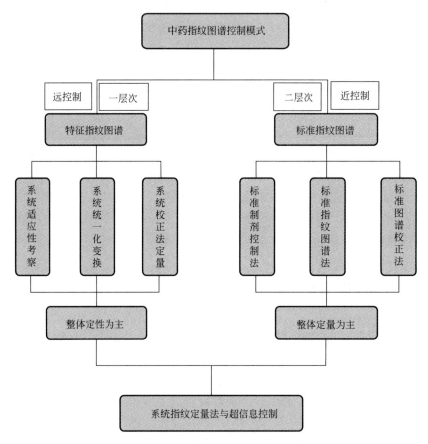

图 5-3　中药指纹图谱双层次控制模式图

我国中药指纹图谱研究初期受模糊数学规律影响忽视了化学指纹整体定量功能，多数学者没有从中药指纹图谱整体化学指纹角度开展基础科学评价研究，而是更多采用了目前数学方法上把数据标准化后或者以流行的 SPSS、SARS、ORIGIN 等计算机软件进行定性相似度计算与刻画特征性研究。欧式距离虽然能判别出定量距离但因无法准确反映两个向量间长度属性比值大小，加上其计算偏差大就导致其在中药整体量化控制方面仍无法简捷奏效。在第一层次控制中，用夹角余弦相似度控制[15]容易出现大峰因权重过大而掩蔽小指纹峰贡献问题，从而出现定性指纹图谱相似度欠准确状况。定性相似度 S_F 只反映方向性，因为 $S_F = \cos(\vec{X}, \vec{Y}) = \cos(A\vec{X}, \vec{Y})$，其中 A 为实数（$\vec{Y}$ 具有恒定不变性，而 $\vec{X}$ 每个元素扩大 A 倍后并不改变定性相似度 S_F 大小），因此 S_F 不具备判别指纹量值变化的功能，不能解决大峰大权重问题就会出现以偏概全，从而降低相似度鉴别结论可靠性，相关系数 r 作测度与夹角余弦结果很接近。

中药系统指纹定量法[7,8,16]是第二层次近控制的最佳整体定量方法，系统指纹定量法具备控制中药产品质量一致性工业化的理论和应用基础。例如 SQFM 就是我国复方甘草片质量一致性评价的关键方法，作为企业内控标准用 P_m 指导原料放行标准和规范制剂 P_m 量值幅度及检验放行标准。

5.3.2　中药标准制剂模式强调固化指纹成分含量比例

近代中药未能在质量控制方法上创新突破的根本原因是：①过分强调中药变动性；②忽视中药标准制剂模式，不承认可找到中药标准制剂模式可行性；③强调中药通俗性和非标准化。中药标准制剂控制模式首先承认中药制剂具有几乎固定的化学指纹数量和与之对应的含量与分布比例，因此整体上清晰地呈现了布局固定的整体比例特征——简约多元线性化特征。实现中药化学物质含量和分布比例一致性已不是难题。为实现中药原料（中药材、饮片、标准提取物、浓缩品、配方颗粒、超微粉）、中间体和中药制剂的化学指纹数量分布和含量分布的相对稳定，可采取同基原品种原料药材均化投料，应承认其科学性。所以必须承认基于化学物质总量指纹控制的均化投料符合科学规律。承认单味中药本身就是一个复方——不同物质群含量变动时以均化投料方式达到均一稳定，就是承认均化投料能促进化学指纹物质含量和分布比例的一致性，当然这些前提是重金属和农残不超标。

中药标准制剂控制和理念不是高不可攀和不切实际的空谈，中药在经历了几千年发展后进行标准化首先应实现中药标准制剂控制模式观念的提升，中药标准制剂应是：

① 化学指纹数量、种类和含量均固定化和完成基本化学指认。

② 经试验证明疗效最佳和毒性最低。

③ 能控制药量等位，即药效等价。

④ 检测标准制剂能很容易获得标准定量指纹图谱，制剂化学指纹已准确定量标化。

⑤ 标准制剂复原能通过校正方法实现标准检验图谱 0 误差。

⑥ 标准制剂药效和活性也是恒定量化的，可作为药效对照物。

⑦ 工业化规范生产制剂具备成为标准制剂的基础条件，尚需大数据找寻。

⑧ 标准制剂可以国家法规化，药企亦可用于产品质量自控（标准高于药典）。标准制剂是中药行业创新理念和行业新标准，提升到战略高度意义深远重大。

⑨ 标准制剂指纹图谱可以采用标准图谱控制法，即：a. 选择两个固定浓度的参照物混合标准溶液单独进样标定实验指纹系统度量系数；b. 在检验时首先进样两个固定浓度的参照物混合对照品溶液，对系统进行随行标定度量值，通过系统指纹绝对（或相对）定量校正因子对评价结果误差加以校正（消除可能存在的±3％定量误差）。

5.3.3　中药标准制剂控制模式对中药一致性评价的重要意义

标准制剂控制模式是中药质量一致性控制最佳方法和中药国际化基础，这是因为：①药材标准指纹对照物；②饮片标准指纹对照物；③提取物标准指纹对照物；④配方颗粒标准指纹对照物；⑤超微粉标准指纹对照物；⑥各类型中药标准制剂的标准指纹对照物，在中药工业化质量过程控制中，都会起到不可替代的作用。用中药化学对照品进行多指标定量分析显然无法有效解决中药原料、中药提取中间体和中成药的质量控制问题，而且成本太高，方法昂贵。

标准制剂控制模式所包含的标准指纹系列对照物可采用道地药材和符合 GAP 规范要求

栽培的优质中药材，经过严格鉴定和标定含量后作为国家法定的药品检验用标准指纹对照物。其对国家药品标准实施，中药原料和中成药检验规范化，以及化学指纹物质的稳定性、均一性都具有十分重要的意义：①指纹标准对照物包含丰富的化学指纹组分而信息量充分；②指纹标准对照物具备标准指纹图谱（有明确峰归属和等价活性当量）；③指纹标准对照物的主要化学指纹成分比例固定、含量固定；④指纹标准对照物的制备要考虑到代表性、稳定性和标准溶液的易得性。

中药标准制剂控制模式是最经济最准确最科学的中药质量控制模式，利国利民，是实现中药全面准确定量控制的最佳方法和必由之路。中药一致性评价离不开中药标准制剂，中药标准制剂控制模式是中药质量一致性评价和药效一致性评价的首选方法。标准制剂控制模式在我国改革开放 40 年时刻正式走向中药工业化，这是中药界对中药标准战略布局的改革创新贡献。中药标准制剂与当前我国中药工业生产水平实际相切合，根植于现实必然争奇斗艳。

5.4 系统指纹定量法是中药质量一致性评价体系的核心控制方法

5.4.1 系统指纹定量法的两类实现方式

中药标准制剂控制模式采用系统指纹定量法（SQFM），依从：①标准图谱控制法，用标准制剂的标准指纹图谱作为定量标准（单标校正法和双标校正法保证了量值传输可靠准确，《中国药典》标准指纹图谱可通过系统定量校正系数实现定量功能）；②标准制剂随行控制法，用中药标准制剂测定标准指纹图谱法，实现对中药整体指纹的定量。前者需要系统定量校正因子校正，后者在相同色谱条件下即时测定样品指纹图谱，直接定量比对计算，一次完成全组分整体定量给出分别定量。以上在原理上针对每个化学指纹都采用了外标法定量，因此 SQFM 是对系统最大简化和最优定量检验。标准图谱法乘以系统定量校正因子具有标准固定和量值准确的特点，而标准制剂随行控制法的前提是标准制剂要进行 0 误差校正，就是标准制剂复原存在一定的技术难题。故标准图谱控制法更容易被接受，《中国药典》2015版已采用标准图谱法进行整体鉴定检查，在此基础上开展整体定量检查简单易行。多波长串联指纹图谱和多波长全融合指纹图谱能增强中药质量一致性控制；而中药智能组方指纹图谱能直接预测中药产品质量（要有原料对制剂的工艺转移系数校正），避免低劣原料入药。中药智能组方指纹图谱是利用中药定量指纹图谱智能化控制中药质量的前沿技术，属于中药定量指纹前沿技术范畴[17~23]。

对 31 个厂家总计 501 批复方甘草片进行标准制剂初筛，发现宏定性相似度 S_m 均≥0.90，但宏定量相似度 P_m＜85％有 120 批次，P_m＞120％有 27 批次。按照就高不就低原则，如果标准制剂选择宏定量相似度在 85％≤P_m≤120％范围，则有 354 批次（占 70.66％参与了标准制剂指纹图谱的生成计算）按照平均值法生成标准制剂指纹图谱，见表 5-3，依据此标准指纹图谱可以标定标准制剂重要化学指纹含量值。返回来再评价 501 批次复方甘草片 HPLC 指纹图谱，发现：①能满足 S_m≥0.95 和 P_m≈100％的复方甘草片制剂具备作为标准制剂的化学物质条件；②还要考察这些制剂的崩解时限和体外溶出度条件是否满足要求。如果具备这两个方面条件，则该批次制剂基本具备作复方甘草片标准制剂的条件。用此方法我们建立了复方甘草片标准制剂的标准指纹图谱，也找到了复方甘草片标准制剂模式。

也是用此方法我们选择出了复方甘草片的参比制剂，显然这里标准制剂与参比制剂在概念上是等价的。为此我们设计了从原料、中间体到制剂，全程用定量指纹图谱监控定量检查复方甘草片质量一致性控制流程。生产实施过程中要把原料和中间体及制剂基本按照 $P_m \approx$ 110%作为工艺的具体调控指标，这是这一方法的关键所在。

表 5-3 基于 SQFM 依据宏定量相似度 P_m 初筛复方甘草片标准制剂

P_m	样品含量情况	批次	取舍
$P_m \leqslant 40\%$	极低含量	3	舍弃
$40\% < P_m \leqslant 50\%$	很低含量	3	舍弃
$50\% < P_m \leqslant 60\%$	低含量	8	舍弃
$60\% < P_m \leqslant 70\%$	中等偏下含量	27	舍弃
$70\% < P_m \leqslant 80\%$	中等偏上含量	43	舍弃
$80\% < P_m \leqslant 85\%$	接近合理含量区间	36	舍弃
$85\% < P_m \leqslant 90\%$	合理含量区间偏低	63	保留
$90\% < P_m \leqslant 120\%$	高含量区间	291	保留
$120\% < P_m \leqslant 130\%$	很高含量区间	22	舍弃
$130\% < P_m$	极高含量区间	5	舍弃

5.4.2 基于标准制剂控制模式的系统指纹定量法特征

基于标准制剂控制模式的系统指纹定量法具有如下特征：

① 宏定量相似度反映化学指纹总量特征，除受到检测技术限制，中药定量指纹图谱力求基本展现和准确反映中药整体化学指纹总量，这是中药定量指纹图谱的基本出发点；

② 宏定量相似度体现均量特征，具有统计学意义，因为标准制剂补充选择方法是经过工业化生产几十批甚至几百批制剂的定量指纹图谱经过剔除异常值，取代表性指纹经过平均化模板得到能标示该制剂化学物质的指纹图谱，它也同时必须准确代表制剂具有恒定疗效和等价活性，这是从规范生产中获得标准制剂的补充方法。实际上从中药研制初期获得标准制剂必须经历化学组成相关药效的最优化过程，其必然考虑原料基础和工艺水平等现实技术的具体条件，必须经历药效物质含量与疗效相关的精准量化研究；

③ 宽容性和缓冲性特征，被评价样品个别几个指纹含量显著变动不影响整体评价结果；

④ 简约性，不需要大量高消耗单体对照品进行定量，属于外标法一次全定量；

⑤ 同一性，在同一色谱条件下只要有标识标准制剂各化学指纹组分含量就能一次定量测定全指纹组分含量；

⑥ 上限和下限控制，实现对全指纹总体的上限含量和下限含量的幅度控制而不拘泥于单个或局部指纹显著波动限制；

⑦ 多元线性特征，总体指纹定量原理的前提就是在类别属性一致的基础上，无论是单指纹还是整体指纹线性都具有线性规划特征；

⑧ 活性相关特征，中药是整体作用不割裂，强调重点指纹活性是正确方法；

⑨ 整体性，多指标定量就像是把一件衣服分成不同部位来洗涤，宏定量就是把整件衣服一次洗好，简单快捷准确；

⑩ 数字化，借助于指纹数字化技术，能用 100 多个数字化指标实现对每一批样品的指纹细微差异鉴别和控制；

⑪ 真实性，指纹图谱增加宏定量相似度控制后，能杜绝产品造假，确保产品质量的一

致性；

⑫ 过程监控，用 $P_m = 110\%$ 监测原料含量便于得到合格的产品质量，通过复方制剂各单一组分原料的定量指纹图谱可直接预测产品质量，实现智能化预测中药产品质量；

⑬ 符合钱学森关于复杂性科学的厅控制理论，即对复杂性科学研究首先进行宏观定性控制，再采取宏观定量方法控制；

⑭ 宏定性相似度和宏定量相似度控制设置在质量标准中的检查项，不影响质量标准中对指标成分的精准含量测定。

这类似于化药有关物质的限量检查项（即对微量组分含量进行定量上限控制），所不同的是中药定量指纹图谱是对所有药效物质采取宏观总量的幅度控制。方法具有前沿性和创新性，是中药质量控制的一次历史变革，具有里程碑的意义。当我们采取系统整体指纹定量方法控制中药，便完成了把中药质量控制的布局从点控制转化为整体面控制的一次系统化的质量升级控制。中药要想走向国际、得到国际广泛认可，采用先进的质控方法无法避免。SQFM 是一个既简单又高效的控制方法，宏定性相似度和宏定量相似度构成相互依存、不可分离的太极图，见图 3-6。

▷ 5.5 中药标准制剂控制模式的应用

5.5.1 双标定量指纹法建立六味地黄丸对照指纹图谱动态技术标准研究

六味地黄丸（Liuwei Dihuang Wan，LWDHW）自张仲景的"金匮肾气丸"衍化而来，是传统中医"滋补肾阴"经典名方。本方由熟地黄、山茱萸（制）、牡丹皮、山药、茯苓和泽泻组成，用于多种疾病治疗和保健[24]。近代运用创新尤多，其浓缩丸是革新剂型，生产厂家众多、质量良莠不一[25]。《中国药典》（2010 版）[26]六味地黄丸质量控制标准中只测定大蜜丸、小蜜丸和水蜜丸中丹皮酚和马钱苷含量，未对浓缩丸规定。有文献报道 HPLC 法测定该制剂中丹皮酚和马钱苷含量[27]。本例为提高灵敏度和降低误差故选择最大紫外吸收波长测定各化合物含量，用 DAD 检测记录 LWDHW 在 200~400nm 在线光谱，在 273nm、280nm 和 274nm 分别测定没食子酸、5-羟甲基糠醛和丹皮酚。对马钱苷和芍药苷完全对称重叠峰采用等吸收双波长消去法分别测定，同时建立 210nm、230nm、246nm、265nm、280nm 和 310nm LWDHW-HPLC 指纹谱，用均值法整合 6 波长 HPLC 定量指纹谱，以 5 组分测定指纹谱鉴定结果并分别聚类分析比较不同厂家产品质量差异。

5.5.1.1 材料与方法

Agilent 1100 高效液相色谱仪（配有 DAD 检测器、四元低压梯度泵、在线脱气装置和自动进样器）、ChemStation 工作站（Agilent 科技有限公司），旋转蒸发仪 RE52（上海亚荣生化仪器厂），Sarturius-BS110S 分析天平（北京赛多利斯天平有限公司），KDM 型控温电热套（山东鄄城华鲁仪器公司），KQ-50B 型超声波清洗器（昆山市超声仪器有限公司）。

甲醇（色谱纯，山东禹王实业有限公司禹城化工厂），95%（V/V）乙醇（分析纯，沈阳市富康消毒药剂厂），磷酸（色谱纯，天津市科密欧化学试剂有限公司），水为去离子水。没食子酸（Gallic Acid，GA，110831-2008003）对照品、5-羟甲基糠醛（5-Hydroxymethyl-2-Fural dehyde，5-HMF，111626-200503）对照品、马钱苷（Loganin，LGN，11640-200502）对照品、芍药苷（Paeoniflorin，PNF，110736-200933）对照品和丹皮酚

（Paeonol，POL，110708-200505）对照品（均内购自中国药品生物制品检定所）。13 批 LWDHW 均为 OTC 市售品，编号 S1～S13。

（1）对照品溶液制备

取 GA、5-HMF 和 POL 对照品适量，精密称定，加甲醇制成含 GA 170μg • mL^{-1}、5-HMF 260μg • mL^{-1} 和 POL 130μg • mL^{-1} 溶液，作为含量测定时的对照品储备液。

取 LGN 和 PNF 对照品适量，精密称定，加甲醇制成 9 个浓度梯度的混合对照品溶液 PNF-LGN：600＋0μg • mL^{-1}；550＋50μg • mL^{-1}；500＋100μg • mL^{-1}；400＋200μg • mL^{-1}；300＋300μg • mL^{-1}；200＋400μg • mL^{-1}；100＋500μg • mL^{-1}；50＋550μg • mL^{-1}；0＋600μg • mL^{-1}。

（2）供试品溶液制备

取 LWDHW 16 粒（相当于原药材 6g），研碎，精密称定，加 75％（V/V）乙醇 40mL，超声提取两次，每次 20min，过滤，残渣加 75％（V/V）乙醇 40mL，回流提取 1h，过滤，合并三次滤液，减压浓缩至 20mL，用 75％（V/V）乙醇定容至 25mL，摇匀，作供试品溶液。

（3）阴性样品供试液制备

按处方制备缺熟地黄、山茱萸和牡丹皮的阴性对照液，按供试品溶液制备，作阴性供试液。

（4）色谱条件

SCIENHOME Kromasil C$_{18}$柱（250mm×4.6mm，5μm）；所用流动相中 A 为水-0.1％ 磷酸溶液，B 为甲醇-0.1％磷酸溶液；梯度洗脱 0～10min，5％～15％B；10～30min，15％～60％B；30～40min，60％～85％B；流速 1.0mL • min^{-1}；检测波长 190～400nm（DAD）；柱温（30.0±0.15）℃；进样量 3μL；洗脱时间 40min。

（5）色谱分离及系统适用性试验

将 S1 供试品溶液，阴性供试液，GA、5-HMF、LGN、PNF 和 POL 5 组分对照品混合溶液分别进样 3μL，记录色谱图。图 5-4 显示，除 LGN 与 PNF 色谱峰完全重叠外，GA、5-HMF 和 POL 与相邻组分的分离度 R＞1.5，均达到基线分离，理论板数均不低于 20000。阴性样品供试液色谱图在各组分的峰位处均无干扰，图 5-4 表明可对 5 种活性成分同时进行定量分析。

（6）HPLC-DAD 等吸收双波长消去法原理

色谱峰重叠但吸收光谱有差异的 a、b 两组分混合物，要消除 b 干扰以测定 a，可从 b 吸收光谱图上选择两个吸光度相等的波长 λ_1 和 λ_2，测定混合物峰面积差来计算 a 含量，同法可测定 b。选择波长的原则[28]：①干扰组分 b 在这两个波长处应具有相等吸光度（色谱峰面积差几乎为 0），即 $\Delta A^b = A^b_{\lambda_1} - A^b_{\lambda_2} = 0$；②待测组分在这两个波长处吸收峰面积差值 ΔA^a 应足够大（色谱峰面积差越大越好）。从单一对照品溶液 HPLC-DAD 图上提取 LGN 和 PNF 在线光谱并选择双波长见图 5-5。依据不同浓度混合对照品溶液色谱图测定 LGN 标准曲线时，选择 238nm 和 203nm 色谱信号作差，PNF 在此二波长处具有等吸收；测定 PNF 标准曲线时，选择 202nm 和 264nm 色谱信号作差，LGN 在此二波长处有等吸收。Agilent 公司 ChemStation 工作站具有色谱图信号作差功能，应用等吸收双波长消去法原理可消去双组分重叠峰中一个组分对色谱峰贡献，实验时要配制混合组分双梯度浓度对照品混合液，结合等吸收双波长消去法即能同时测定 2 条标准曲线。同法处理样品溶液并将差谱积分面积代入标准曲线，即可计算 LGN 和 PNF 含量。

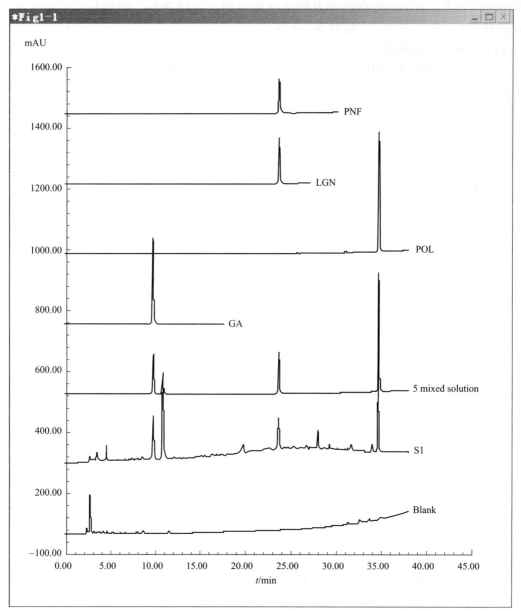

图 5-4　样品和对照品高效液相色谱图

供试液（S1）；芍药苷（PNF）；马钱苷（LGN）；丹皮酚（POL）；没食子酸（GA）；

5 组分对照品混合液（5 mixed solution）；阴性对照液（Blank）

（7）检测波长的选择

根据 HPLC-DAD 检测器记录的 190～400nm 色谱[29]光谱图，GA、5-HMF 和 POL 的分析波长分别选择最大吸收波长 273nm、280nm 和 274nm。考虑到 PNF 和 LGN 色谱峰完全重叠故选择 202nm～264nm 和 238nm～203nm 用等吸收双波长消去法进行含量测定。

（8）方法学考察

GA、5-HMF、LGN、PNF 和 POL 的线性回归方程、相关系数、线性范围、回收率以及相对标准偏差 RSD 见表 5-4。13 批样品含量测定结果见表 5-5。精密度、重复性以及稳定性试验结果均符合含量测定要求。

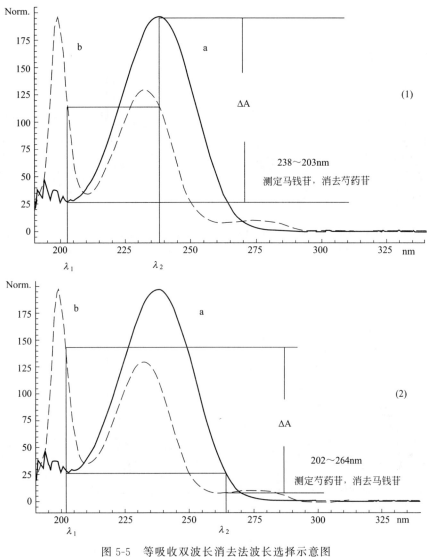

图 5-5　等吸收双波长消去法波长选择示意图

a—马钱苷；b—芍药苷

表 5-4　5 种活性组分的线性回归方程、相关系数、线性范围、回收率以及相对标准偏差 RSD 值

组分	回归方程	相关系数 r	线性范围/μg	回收率/%($n=6$)	RSD/%
GA	$y=2428.8x+156.6$	0.9989	$0.085\sim1.70$	101.4	0.75
5-HMF	$y=7282.5x+167.5$	0.9996	$0.13\sim2.60$	100.0	1.16
LGN	$y=1483.2x-56.5$	0.9992	$0.10\sim1.20$	99.9	1.22
PNF	$y=1600.0x+15.2$	0.9986	$0.10\sim1.20$	99.8	1.15
POL	$y=5099.5x+56.4$	0.9995	$0.065\sim1.30$	101.8	1.03

5.5.1.2　结果与讨论

(1) 样品含量测定

　　将 13 批 LWDHWs 的供试液分别进样检测，记录色谱图（图 5-6），用标准曲线分别计算供试液中 GA、5-HMF、LGN、PNF 及 POL 含量，并换算成在 LWDHWs 中的含量，测定结果见表 5-5。

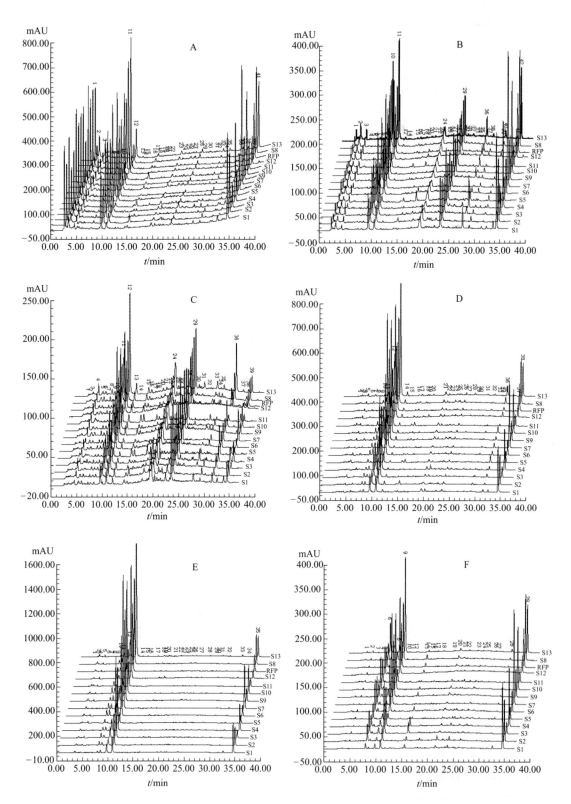

图 5-6　在 6 个不同波长下 13 批 LWDHWs 的 HPLC 指纹图谱及其 RFP

A—210nm；B—230nm；C—246nm；D—265nm；E—280nm；F—310nm

表 5-5　13 批 LWDHWs 中 5 种活性成分含量

样品编号	厂家	批号	GA /mg·g^{-1}	5-HMF /mg·g^{-1}	LGN /mg·g^{-1}	PNF /mg·g^{-1}	POL /mg·g^{-1}
S1	山东仙河药业有限公司	080201	1.25	0.74	1.19	1.31	1.69
S2	湖北清大药业科技有限公司	070901	1.26	1.39	2.62	0.00	1.50
S3	河南省宛西股份有限公司	080688	1.61	2.97	1.17	0.71	0.48
S4	合肥神鹿双鹤九华药业有限责任公司	0801402	1.67	2.32	1.45	2.73	1.51
S5	马鞍山神鹿科瑞药业有限公司	20081011	1.65	0.58	1.52	0.70	0.58
S6	哈药集团世一堂制药厂	0805703	2.03	2.72	1.55	0.22	0.64
S7	九芝堂股份有限公司	20080812	0.98	4.45	1.26	0.11	2.17
S8	北京同仁堂科技发展股份有限公司制药厂	7073602	2.37	3.25	1.33	0.74	1.76
S9	北京同仁堂科技发展股份有限公司制药厂	7073614	2.32	3.43	1.39	0.76	0.88
S10	九芝堂股份有限公司	20081223	1.43	4.00	1.61	0.10	1.61
S11	马鞍山神鹿科瑞药业有限公司	20081201	1.40	1.16	1.30	1.29	0.58
S12	河南省宛西股份有限公司	0811101	1.88	4.11	1.11	0.74	0.54
S13	安徽华佗国药厂	20081204	2.69	4.70	1.36	0.40	1.21

(2) 用 6 波长 HPLC 定量指纹图谱鉴定 LWDHW 质量[7,15,30~34]

① LWDHW-PSW-HPLC-FP 建立　LWDHW 中大部分组分在 230~260nm 有较强吸收，黄酮类和有机酸类在 280~330nm 波长范围有较大吸收，少数极性强组分在低波长处有较强吸收，为了尽可能地表达 LWDHW 化学指纹整体定性和整体定量信息，故选择 210nm、230nm、246nm、265nm、280nm 和 310nm 检测指纹图谱，以实现最大限度合理表征整体化学物质定性定量全信息。将 13 批 LWDHWs 进行含量测定谱图，以 POL 为参照物峰，按峰出现率≥70% 确定不同波长下共有指纹峰分别是 41（210nm）、42（230nm）、39（246nm）、38（265nm）、35（280nm）和 29（310nm），详见图 5-6。将谱图积分 AIA 文件导入"中药色谱指纹图谱超信息特征数字化评价系统 3.0"软件按均值法生成各波长下准RFP（PRFP），计算样品 S_m 和 P_m 并进行聚类分析，结果表明 S1、S2、S3、S4、S5、S6、S7、S9、S10、S11 和 S12 被分为第 I 类，S8 和 S13 为第 II 类。分别以各波长下第 I 类样品指纹谱按均值法重新生成 RFP，并以此 RFP 为标准计算 13 批 LWDHWs 的 S_m 和 P_m 及 α，按系统指纹定量法鉴定各波长下 13 批 LWDHWs 质量等级见表 5-6。试验结果表明，用 210nm、230nm、246nm、265nm、280nm 和 310nm 指纹谱分别定量鉴定 13 批 LWDHWs，其质量等级随检测波长变化而发生明显改变，见图 5-7。因此有必要对 6 波长下鉴定结果进行数据整合。

表 5-6　用系统指纹定量法鉴定 13 批 LWDHWs 真实质量等级结果

波长	参数	S1	S2	S3	S4	S5	S6	S7	S9	S10	S11	S12	S8	S13
210nm	S_m	0.934	0.914	0.929	0.918	0.902	0.950	0.880	0.952	0.945	0.927	0.953	0.958	0.943
	P_m/%	105.2	82.3	93.8	110.5	80.2	112.2	98.9	114.5	104.0	77.3	100.5	131.0	133.6
	α	0.01	0.04	0.06	0.01	0.02	0.09	0.14	0.05	0.04	0.05	0.06	0.04	0.09
	Grade	2	3	2	3	3	3	3	3	2	4	2	6	6
230nm	S_m	0.919	0.898	0.951	0.912	0.864	0.962	0.894	0.956	0.940	0.920	0.945	0.962	0.952
	P_m/%	99.1	81.5	89.7	119.8	73.6	99.9	113.1	108.9	108.7	76.9	95.4	123.9	132
	α	0.08	0.03	0.02	0.03	0.09	0.04	0.26	0.02	0.15	0.02	0.06	0.05	0.10
	Grade	2	3	3	3	5	1	5	2	4	2	2	4	6
246nm	S_m	0.884	0.900	0.955	0.917	0.870	0.975	0.905	0.953	0.955	0.930	0.942	0.953	0.940
	P_m/%	95.5	94.8	92.7	99.6	86.7	105.6	99.5	108.6	110.9	83.9	94.2	111.6	135.3
	α	0.08	0.08	0.02	0.03	0.02	0.04	0.17	0.01	0.08	0.01	0.06	0.02	0.05
	Grade	3	2	2	2	3	2	4	2	3	2	3	3	6

波长	参数	S1	S2	S3	S4	S5	S6	S7	S9	S10	S11	S12	S8	S13
265nm	S_m	0.876	0.900	0.965	0.920	0.846	0.959	0.935	0.964	0.955	0.916	0.939	0.967	0.952
	$P_m/\%$	60.1	62.7	102.3	105.0	43.1	108.4	151.8	121.6	137.2	57.7	125.1	129.0	167.7
	α	0.13	0.19	0.11	0.06	0.39	0.07	0.21	0.04	0.13	0.26	0.16	0.02	0.12
	Grade	6	6	3	2	8	2	8	4	6	7	5	5	8
280nm	S_m	0.857	0.903	0.968	0.913	0.832	0.960	0.921	0.943	0.967	0.908	0.926	0.955	0.978
	$P_m/\%$	47.3	55.2	106.6	100.3	33.2	111.4	170.3	124.2	147.5	51.0	136.4	127.8	176.4
	α	0.19	0.21	0.11	0.07	0.49	0.03	0.14	0.03	0.10	0.25	0.16	0.05	0.12
	Grade	8	7	3	2	8	3	8	4	7	7	6	5	8
310nm	S_m	0.853	0.925	0.916	0.935	0.855	0.960	0.928	0.956	0.947	0.924	0.936	0.954	0.941
	$P_m/\%$	69.6	75.6	94.2	105.9	48.6	102.0	158.1	107.7	139.9	60.2	106.4	124.8	144.3
	α	0.15	0.06	0.01	0.01	0.26	0.01	0.21	0.03	0.11	0.13	0.15	0.06	0.14
	Grade	6	4	2	2	8	1	8	2	6	6	4	4	7
AM	S_m	0.887	0.907	0.947	0.919	0.862	0.961	0.911	0.954	0.952	0.921	0.940	0.958	0.951
	$P_m/\%$	79.5	75.4	96.6	106.9	60.9	106.6	132.0	114.3	124.7	67.8	109.7	124.7	148.2
	α	0.11	0.10	0.05	0.03	0.21	0.05	0.19	0.03	0.10	0.13	0.11	0.04	0.10
	Grade	4	4	2	2	6	2	6	3	4	6	3	6	3

注：AM：average method，均值法。

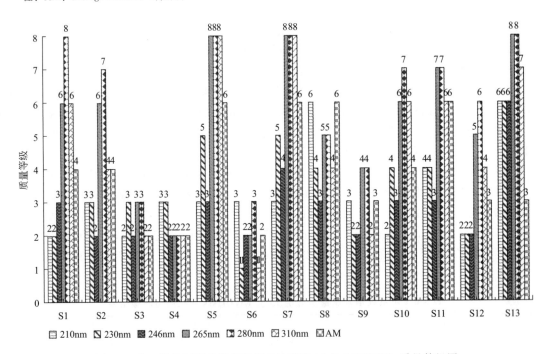

图 5-7　在 6 波长下用系统指纹定量法鉴定 13 批 LWDHWs 质量等级图

② 用均值法（AM）整合 6 波长指纹谱综合评估 LWDHWs 质量　用 SW-FP-AM 计算 $\overline{S}_m$、$\overline{P}_m$ 和 $\overline{\alpha}$ 并按系统指纹定量法鉴定 LWDHWs 质量等级，结果见表 5-6。经鉴定，S3、S4 和 S6（2 级）质量很好；S9、S12 和 S13（3 级）质量好；S1、S2 和 S10（4 级）质量较好；S5、S7、S8 和 S11（6 级）质量一般。

③ 5 组分含量测定结果和 6 波长定量指纹图谱鉴定结果比较　按 5 组分含量结果将 13 批样品进行系统聚类分析，见图 5-8（A）。当类间距离大于 10 时，13 批样品质量可被明显地划分为 3 类，同一厂家不同批号均被划分为一类，除 S4 单独划分为一类，其余 12 批样品聚类结果

与文献一致[30]，说明此方法通过测定多组分含量能够很好地鉴别出 LWDHW 质量级别。

以 6 波长指纹图谱均值法整合结果的 $\overline{\pmb{S}}_m$ 和 $\overline{\pmb{P}}_m$ 为指标进行系统聚类分析，见图 5-8(B)。其中 S1、S2、S5 和 S11 被分为第Ⅲ类与含量测定结果的分类一致，其整体含量都围绕 70.9% 变动（RSD=11.6%）；S7、S8、S10 和 S13 被分为第Ⅰ类，其整体含量都很高；S3、S4、S6、S9 和 S12 被分为第Ⅱ类，其整体含量围绕 106.8% 变动（RSD=6.1%）。聚类分析结果表明，多指标定量结果的聚类分析不等同于定量指纹谱的聚类分析结果。二者有相似处但无法替代，其中以定量指纹谱聚类分析结果更可靠。

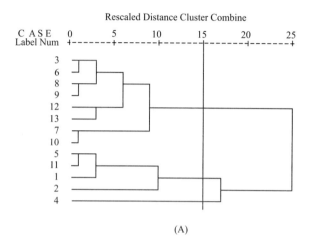

(A)

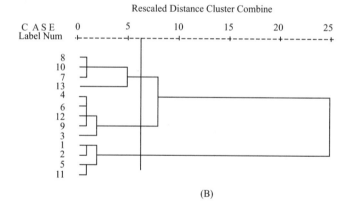

(B)

图 5-8　13 批 LWDHWs 样品含量聚类分析图（A）和 6 波长指纹谱系统指纹定量结果聚类分析图（B）

④ 双标定量相对峰面积标准和对照指纹制剂的判别　根据 RFP 由 11 批 LWDHWs 指纹谱按均值法计算生成，计算 RFP 中没食子酸含量为 1.59mg·g⁻¹（RSD=24.2%），丹皮酚为 1.11mg·g⁻¹（RSD=54.0%）。因二者分别是极性大组分和极性小组分的代表，峰信号适中，因此选作 RFP 双标。二者含量可作为 RFP 双标基准值，因此规定 LWDHW 双标定量指纹限度范围（±5%）分别为 1.51～1.67mg·g⁻¹ 和 1.05～1.16mg·g⁻¹。在 13 批样品中未见满足此条件者。分别以没食子酸和丹皮酚峰面积为参照计算 6 波长下 LWDHW-RFP 相对峰面积（表 5-7）。厂家自控 LWDHW 标准制剂 RFP 应符合本文提出的三个必要条件。由标准制剂测定指纹谱可替代 RFP 作即时系统条件下的随行检测标准，实

现利用中药指纹谱对中药制剂的整体定量分析和评价。

表 5-7　双标 LWDHW-RFP 在 6 波长下相对峰面积

编号	没食子酸为参照物峰时相对峰面积 RA						丹皮酚为参照物峰时相对峰面积 RA					
	210nm	230nm	246nm	265nm	280nm	310nm	210nm	230nm	246nm	265nm	280nm	310nm
1	0.633	0.226	0.042	0.089	0.009	0.126	0.962	0.212	0.087	0.015	0.007	0.038
2	0.199	0.247	0.025	0.298	0.007	0.173	0.303	0.232	0.052	0.051	0.006	0.053
3	0.133	0.215	0.075	0.164	0.152	0.070	0.202	0.201	0.157	0.028	0.119	0.021
4	0.086	0.049	0.324	0.092	0.030	0.043	0.131	0.046	0.674	0.016	0.023	0.013
5	0.025	0.018	0.156	0.364	0.077	0.040	0.039	0.016	0.325	0.062	0.060	0.012
6	0.021	0.015	0.112	0.254	0.043	2.140	0.032	0.014	0.233	0.043	0.034	0.650
7	0.011	0.029	0.049	0.390	0.018	0.239	0.017	0.027	0.102	0.066	0.014	0.073
8	0.009	0.048	0.108	0.197	0.028	1.000	0.014	0.045	0.226	0.033	0.022	0.304
9	0.061	0.070	0.108	0.109	0.014	4.135	0.093	0.066	0.226	0.019	0.011	1.256
10	0.016	1.000	0.128	0.989	0.344	0.090	0.024	0.937	0.266	0.168	0.270	0.027
11	1.000	1.082	1.000	1.000	0.290	0.055	1.519	1.014	2.085	0.170	0.228	0.017
12	0.327	0.053	1.676	6.256	1.000	0.172	0.498	0.050	3.493	1.062	0.785	0.052
13	0.018	0.019	0.272	14.957	4.459	0.089	0.027	0.018	0.566	2.539	3.499	0.027
14	0.015	0.024	0.037	0.805	0.039	0.599	0.023	0.023	0.077	0.137	0.031	0.182
15	0.016	0.036	0.235	0.183	0.045	0.062	0.024	0.034	0.490	0.031	0.036	0.019
16	0.053	0.074	0.155	0.421	0.022	0.054	0.080	0.069	0.323	0.071	0.017	0.016
17	0.035	0.032	0.040	0.527	0.043	0.148	0.053	0.030	0.083	0.089	0.034	0.045
18	0.013	0.040	0.039	0.234	0.054	0.074	0.019	0.038	0.081	0.040	0.042	0.023
19	0.019	0.019	0.036	0.091	0.018	0.069	0.028	0.018	0.075	0.016	0.014	0.021
20	0.008	0.100	0.095	0.134	0.038	0.472	0.012	0.093	0.199	0.023	0.030	0.144
21	0.013	0.039	0.134	1.087	0.011	0.161	0.019	0.036	0.279	0.185	0.008	0.049
22	0.009	0.020	0.065	0.412	0.053	0.177	0.014	0.020	0.135	0.070	0.042	0.054
23	0.075	0.020	0.052	0.136	0.023	0.132	0.114	0.019	0.108	0.023	0.018	0.040
24	0.019	0.532	1.718	0.388	0.031	0.134	0.029	0.499	3.581	0.066	0.024	0.041
25	0.020	0.025	0.140	0.433	0.040	0.155	0.031	0.024	0.292	0.074	0.031	0.047
26	0.025	0.026	0.065	0.576	0.048	0.055	0.039	0.025	0.135	0.098	0.037	0.017
27	0.035	0.044	0.063	0.122	0.028	0.042	0.054	0.041	0.131	0.021	0.022	0.013
28	0.090	0.100	0.308	0.198	0.021	0.124	0.136	0.094	0.642	0.034	0.017	0.038
29	0.017	0.864	1.688	0.087	0.024	3.292	0.025	0.809	3.518	0.015	0.019	1.000
30	0.017	0.038	0.075	0.156	0.027		0.026	0.035	0.155	0.027	0.021	
31	0.019	0.018	0.084	0.170	0.031		0.029	0.017	0.174	0.029	0.024	
32	0.023	0.049	0.036	0.265	0.041		0.034	0.046	0.076	0.045	0.032	
33	0.038	0.031	0.209	0.064	0.050		0.057	0.029	0.435	0.011	0.039	
34	0.006	0.044	0.050	0.040	0.009		0.009	0.042	0.105	0.007	0.007	
35	0.042	0.037	0.159	0.081	1.274		0.064	0.034	0.331	0.014	1.000	
36	0.027	0.283	0.615	1.046			0.040	0.265	1.281	0.178		
37	0.019	0.020	0.040	0.146			0.028	0.018	0.083	0.025		
38	0.045	0.108	0.190	5.890			0.068	0.101	0.396	1.000		
39	0.016	0.019	0.480				0.024	0.018	1.000			
40	0.016	0.103					0.024	0.096				
41	0.658	0.174					1.000	0.163				
42		1.068						1.000				

（3）结论

本例首次建立了双标定量指纹法精确恢复中药对照指纹图谱（RFP）的理论和方法，对动态指纹图谱标准的校正和复原方法进行了研究。利用 HPLC-DAD 在最大吸收波长同时测定了 GA、5-HMF 和 POL 含量，结合等吸收双波长消去法对色谱峰完全重叠的 PNF 和 LGN 进行同时定量测定，方法准确灵敏。同时建立 210nm、230nm、246nm、265nm、

280nm 和 310nm LWDHW-HPLC 指纹谱，用均值法整合 6 波长 HPLC 定量指纹谱和综合评价分析。以 5 组分测定和 6 波长指纹谱鉴定结果分别聚类分析比较不同厂家产品质量差异，结果以后者更为准确可靠。在此基础上利用新建立的双标定量指纹法制订了 LWDHW 在 6 个波长下 RFP 双标含量标准和相对积分标准，对寻找符合标准指纹图谱的制剂制订了技术标准依据，为 LWDHW 标准制剂的制备提供了十分重要的技术标准参数，这对提高 LWDHW 行业标准在内在质量控制水平提高方面提供了重要参考依据。

本例对中药指纹图谱标准的动态变化实现了技术层面的精确恢复和准确复原，是利用中药指纹图谱标准开展中药工业化整体定量分析和评价的重要方法的进一步发展。这种方法首先激活了我国颁布的中药指纹图谱标准，推动其具有实时性和即刻性定性定量分析功能，对其应用于中药工业化生产质量整体控制赋予强大生命力，是中药指纹图谱评价方法发展历程中一次重要的技术飞跃。

5.5.2 应用紫外光谱定量指纹图谱寻找标准制剂研究[35]

5.5.2.1 紫外指纹定量法（QUFM）

紫外光谱非常适合定量控制中药复方的质量，在最大波长处定量的灵敏度较高，反映的是多组分吸光度的加和。虽然紫外光谱特征性不是很强，但测定 190～400nm 紫外光谱具有指纹图谱特性，并且这种特性尤其表现在以波长为单元测定多化合物的叠加吸光度性质具有多数据点定量检测特征，信息量巨大和数据稳定性好，从而构成以紫外指纹图谱监控中药质量的坚实基础。因此紫外指纹定量法是以各波长下的光谱点为计算单元，用宏定性相似度 S_m 监测紫外指纹数量和分布比例，见式(5-25)；用宏定量相似度 P_m 监测紫外指纹含量状况及多成分紫外吸收叠加状况，见式(5-29)，同时用变动系数 α 限定紫外指纹的变异性［式(5-28)］。x_i 与 y_i 分别为样品和对照 UVFP 各指纹点吸光度，m_{RFP} 和 m_i 分别为对照 UVFP 和样品的进样质量，用以对称样差异的校正。用 S_m、P_m 和 α 来联合鉴定中药质量，并划分为 8 个质量等级，见表 5-8[36～38]。

$$P_m = \frac{1}{2}(C+P)\frac{m_{RFP}}{m_i} = \frac{1}{2}\left(\frac{\sum_{i=1}^{n} x_i y_i}{\sum_{i=1}^{n} y_i^2} + \frac{\sum_{i}^{n} x_i}{\sum_{i}^{n} y_i} S_F\right)\frac{m_{RFP}}{m_i} \times 100\% \quad (5-29)$$

表 5-8 UVFM 划分中药质量级别标准

参数	1	2	3	4	5	6	7	8
S_m	≥0.95	≥0.90	≥0.85	≥0.80	≥0.70	≥0.60	≥0.50	<0.50
P_m/%	95～105	90～110	85～115	80～120	70～130	60～140	50～150	0～∞
α	≤0.05	≤0.10	≤0.15	≤0.20	≤0.30	≤0.40	≤0.50	>0.50
Grade	1	2	3	4	5	6	7	8
质量	极好	很好	好	良好	中	一般	次	劣

5.5.2.2 材料与方法

Agilent 1100 型液相色谱仪（配有二极管阵列检测器、低压四元梯度泵、在线脱气装置、自动进样器），ChemStation 工作站（Agilent 科技有限公司），Sarturius-BS110S 分析天平（北京赛多利斯天平有限公司），KQ-50B 型超声波清洗器（昆山市超声仪器有限公司）。

95% (V/V) 乙醇（分析纯，沈阳市富康消毒药剂厂），乙腈（色谱纯，山东禹王实业有限公司禹城化工厂），水为去离子水。九芝堂六味地黄丸 S1～S107（201201002、201201003、201201014、201201019、201201025、201201031、201201037、201201041、

201201051；201202001、201202007、201202015、201202020、201202027、201202032、201202044、201202050、201202063；201203004、201203016、201203024、201203033、201203045、201203059、201203064、201203070、201203081；201204002、201204009、201204011、201204012、201204018、201204019、201204025、201204030、201204035、201204039；201205001、201205007、201205010、201205015、201205018、201205020、201205027、201205029、201205032、201205035；201206001、201206007、201206012、201206018、201206023、201206026、201206029、201206032、201206037、201206049；201207008、201207014、201207021、201207027、201207035、201207043；201208007、201208018、201208025、201208030、201208035、201208042、201208054、201208060、201208078；201209004、201209009、201209022、201209035、201209043、201209048、201209054、201209060、201209066；201210001、201210007、201210013、201210018、201210021、201210027、201210036、201210037、201210045；201211001、201211006、201211012、201211024、201211031、201211042、201211054、201211062、201211070、201211086；201212004、201212011、201212018、201212031、201212037、201212045、201212048、201212059）。

（1）供试品溶液制备

取 6 粒六味地黄丸研碎，约 1.1g，精密称定。加 80％乙醇 20mL 提取 40min，过滤，再加 80％乙醇 20mL 回流提取 40min，过滤合并滤液，定容至 50mL。0.45μm 滤膜过滤备用。

（2）UVFP 检测条件

Agilent 聚醚醚酮（PEEK）管（6500mm×0.12mm），柱温（35.0±0.15）℃，流动相为乙腈，流速 0.5mL·min^{-1}，进样量 1μL，检测波长 190～400nm（DAD），数据采集间隔 1nm，狭缝宽度 1nm。

（3）系统适用性试验

将 S1 号供试液进样 1μL，记录 5 波长（210nm、236nm、254nm、265nm 和 274nm）非分离色谱图和 190～400nm 在线紫外光谱。因所有组分在 1min 内出峰完全，故确定检测时间为 1min，此系统理论板数≥45，其光谱图见图 5-9。根据前期研究中 HPLC 指纹图谱的光谱图（图 5-10）[39,40]可以看到，LWDHW 的紫外光谱有 3 个峰，其中 1 号峰为 204nm，2 号峰为 215nm，3 号峰 276nm，三者与丹皮酚的 1、2、3 号峰有一定的对应性，这说明 LWDHW 中丹皮酚对紫外指纹图谱有较重要的贡献（图 5-11）。

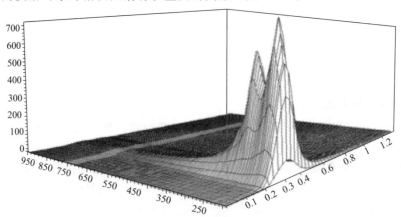

图 5-9　LWDHW-流动注射紫外光谱 3D 图

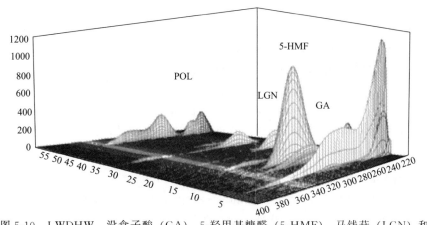

图 5-10 LWDHW、没食子酸（GA）、5-羟甲基糠醛（5-HMF）、马钱苷（LGN）和
丹皮酚（POL）的 HPLC-紫外光谱图

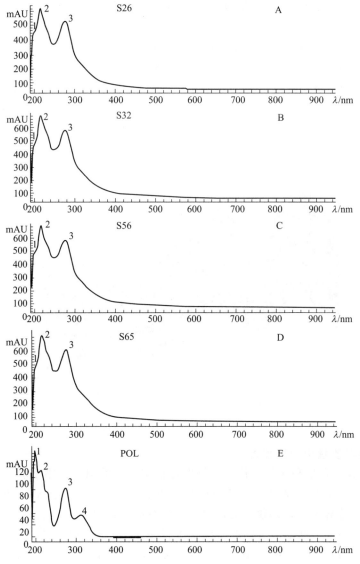

图 5-11 LWDHW 4 个典型样品（A～D）和丹皮酚（E）紫外光谱图

（4）方法学考察

将 S1 号供试液连续进样 6 次，记录 6 波长下非分离色谱图和 190～400nm 在线紫外光谱。以 236nm 时非分离色谱图考察进样精密度，计算其保留时间 RSD 均<1%，峰面积 RSD<1.2%，表明进样精密度很好。取 S1 号供试液，分别在样品制备后 0h、1h、2h、3h 和 4h 进样，保留时间 RSD 均<1%，峰面积 RSD<1.4%，这表明样品在 4h 内基本稳定。制备 S1 号 UVFP 供试液 6 份，精密吸取 1μL 进样测定，以 236nm 时非分离色谱图考察方法的重复性，其保留时间 RSD 为 0.4%，峰面积 RSD 为 1.8%，这表明方法重复性良好。

5.5.2.3 结果与讨论

（1）LWDHW-UVFP 建立

紫外光谱是由组分的 $\pi \to \pi^*$、$n \to \pi^*$ 和 $n \to \sigma^*$ 化学键产生，主要反映不饱和结构信息。中药紫外光谱指纹图谱是由各成分紫外光谱叠加而成，具备反映复杂中药化学成分总量特征。测定 107 批 LWDHWs 紫外光谱指纹图谱（图 5-12），将 107 批样品 CSV 文件导入孙国祥等开发的"中药紫外指纹图谱超信息特征数字化评价系统 3.0 软件"，以各数据点为评价单元按均值法生成对照指纹谱（UV-RFP），并以此标准评价各批样品 S_m、P_m 和 α 并评价样品质量等级，评价结果见表 5-9。107 批样品中有 47 批质量极好（1 级），28 批质量很好（2 级），28 批质量好（3 级），3 批质量良好（4 级）和 1 批质量中（5 级）。107 批样品 S_m 值在 0.981～1 之间，P_m 值在 76.7%～126.9% 之间，α 值在 0.055～0 之间。根据 P_m 在 99.0%～101.5% 和 $S_m \geqslant 0.95$ 的标准，样品 S1、S2、S7、S15、S17、S23、S24、S30、S54、S61、S63、S81、S82、S89、S95、S99、S100 基本符合标准制剂的要求，可初步用于 LWDHW 的定量指纹图谱控制。

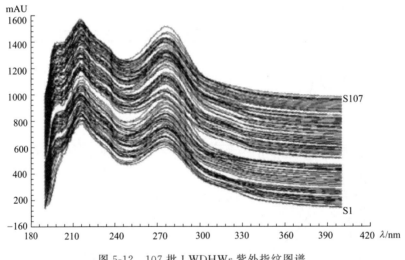

图 5-12　107 批 LWDHWs 紫外指纹图谱

（2）LWDHW 质量均一性评价

中药中化学成分含量和比例的稳定，是发挥稳定疗效的前提。本实验计算 S_m 和 P_m 的 RSD、ΔX（极差）和 K 值来衡量 107 批样品的质量均一性。RSD、ΔX（极差）和 K 值越小，则 S_m 和 P_m 差异越小，即供试品质量均一性越好。K 值的计算公式见式(5-30)～式(5-32)，A 值为样品均值与理论值之间的差值，A 值越小表示样品与对照指纹图谱越接近，当 β 分别代表 $S_m \times 100\%$、P_m、α、Grade（等级）时，α 分别为 100、100、0、1。A 值和标准偏差越小，K 值越小，样品质量和均一性越好。107 批 LWDHWs 质量均一性结果见表 5-10。

表 5-9 紫外指纹定量法鉴定 107 批 LWDHWs 质量

编号	S_m	$P_m/\%$	α	Grade	编号	S_m	$P_m/\%$	α	Grade	编号	S_m	$P_m/\%$	α	Grade	编号	S_m	$P_m/\%$	α	Grade	编号	S_m	$P_m/\%$	α	Grade
	S1~S22					S23~S44					S45~S66					S67~S88					S89~S107			
S1	0.996	114.7	0.018	3	S23	0.999	100.5	0.001	1	S45	0.981	80.3	0.053	3	S67	0.999	94.6	0.006	2	S89	0.999	100.5	0.005	1
S2	0.998	110.4	0.011	3	S24	1.000	100.4	0.003	1	S46	0.997	126.9	0.021	5	S68	0.999	97.0	0.003	1	S90	0.996	87.9	0.022	3
S3	0.997	124.7	0.017	4	S25	0.999	98.0	0.001	1	S47	0.998	103.6	0.013	1	S69	0.999	94.4	0.007	2	S91	0.999	107.6	0.012	2
S4	0.997	116.3	0.016	3	S26	0.999	97.0	0.002	1	S48	0.997	110.8	0.004	3	S70	0.999	112.2	0.002	3	S92	0.997	102.6	0.012	1
S5	0.997	120.7	0.018	4	S27	1.000	106.8	0.004	2	S49	0.995	108.7	0.029	2	S71	1.000	102.3	0.005	1	S93	0.999	98.0	0.010	1
S6	0.993	119.9	0.031	3	S28	1.000	102.7	0.006	1	S50	0.998	108.6	0.011	2	S72	1.000	108.6	0.009	2	S94	0.999	94.0	0.002	2
S7	0.990	100.3	0.009	1	S29	1.000	96.0	0.006	1	S51	0.996	98.3	0.020	1	S73	1.000	112.0	0.004	3	S95	1.000	100.8	0.001	1
S8	0.987	110.0	0.020	3	S30	0.999	101.3	0.007	1	S52	0.997	103.2	0.018	1	S74	0.999	106.2	0.003	2	S96	0.995	89.7	0.021	3
S9	0.990	114.1	0.019	3	S31	0.999	92.8	0.008	2	S53	0.982	108.2	0.055	2	S75	0.999	116.9	0.012	3	S97	0.998	89.9	0.009	3
S10	0.998	90.4	0.013	2	S32	0.998	97.4	0.001	1	S54	0.997	100.9	0.014	1	S76	0.998	114.8	0.017	3	S98	0.999	92.8	0.007	2
S11	0.998	89.4	0.013	3	S33	1.000	92.0	0.007	2	S55	0.999	105.3	0.008	2	S77	1.000	92.1	0.003	2	S99	0.999	100.1	0.007	1
S12	0.999	96.5	0.006	1	S34	0.999	101.8	0.002	1	S56	0.999	104.0	0.007	1	S78	0.998	113.4	0.014	3	S100	0.999	99.4	0.005	1
S13	0.998	90.0	0.022	3	S35	0.998	96.2	0.011	1	S57	0.998	93.5	0.007	2	S79	0.993	96.9	0.020	1	S101	0.998	101.8	0.004	1
S14	0.999	87.3	0.015	3	S36	0.999	110.2	0.002	3	S58	0.999	94.1	0.006	2	S80	0.999	105.7	0.000	2	S102	1.000	96.5	0.002	1
S15	1.000	97.4	0.001	1	S37	1.000	101.0	0.006	1	S59	0.999	103.6	0.000	1	S81	0.999	101.1	0.002	1	S103	0.999	97.6	0.004	1
S16	1.000	93.3	0.007	2	S38	0.999	93.9	0.013	2	S60	0.999	108.9	0.008	2	S82	0.999	100.6	0.002	1	S104	0.998	95.6	0.010	1
S17	0.999	99.3	0.009	1	S39	1.000	101.9	0.007	1	S61	1.000	100.7	0.006	1	S83	0.997	108.2	0.007	2	S105	0.996	87.4	0.019	3
S18	0.998	95.8	0.012	1	S40	0.992	84.5	0.037	3	S62	1.000	105.4	0.000	2	S84	0.998	97.2	0.015	1	S106	0.991	89.3	0.032	3
S19	0.997	92.2	0.018	2	S41	0.986	81.9	0.045	3	S63	1.000	100.7	0.003	1	S85	1.000	103.2	0.004	1	S107	0.998	89.0	0.015	3
S20	0.996	88.0	0.024	3	S42	0.996	100.7	0.025	1	S64	0.999	96.0	0.000	1	S86	0.998	93.6	0.012	2					
S21	0.997	88.4	0.022	3	S43	0.986	81.1	0.046	3	S65	1.000	103.1	0.004	1	S87	0.999	94.1	0.009	2					
S22	1.000	95.6	0.007	1	S44	0.982	76.7	0.051	4	S66	1.000	97.6	0.002	1	S88	1.000	106.0	0.006	2					

表 5-10　107 批 LWDHWs 质量均一性结果

参数	平均值				ΔX				RSD/%		K			
	S_m	P_m	α	Grade	S_m	P_m	α	Grade	S_m	P_m	S_m	P_m	α	Grade
107 批	0.997	100	0.012	1.9	0.019	50.2	0.055	4	0.39	9.41	0.274	17.0	0.033	2.62

S_m 的 ΔX 值为 0.019，P_m 的 ΔX 值为 50.2，α 的 ΔX 值为 0.055，Grade 的 ΔX 值为 4。S_m 的 RSD=0.39≤1；P_m 的 RSD=9.41≤10；K 值的 S_m=0.274≤0.5；K 值的 P_m=17≤20；K 值的 α=0.033≤0.05，K 值的 Grade=2.62≤3，说明 107 批 LWDHWs 质量均一性很好。

$$A = \left| \alpha - \frac{\sum \beta}{n} \right| \tag{5-30}$$

$$S = \sqrt{\frac{\sum_{i=1}^{n}(\beta - \overline{\beta})^2}{n-1}} \tag{5-31}$$

$$K = A + 1.8 \times S \tag{5-32}$$

(3) LWDHW 标准制剂的正态分布检验

正态分布检验在指纹图谱中多用于共有峰和变异峰的判断[40~42]，本研究采用 SPSS16.0 软件对 107 批样品的 S_m、P_m 和 α 进行 W 正态分布检验来评价 LWDHW 质量均一性，并给出标准指纹图谱置信限，P_m 的 Q-Q 图和各数据频数分布见图 5-13。S_m 值的 Skewness（Sk）=−2.682，Kurtosis（Ku）=7.293，分布呈负偏态，数据在 0.999 处聚集，说明样品相似度较高；P_m 值的 Sk=0.316≤1，Ku=0.233≤1，P=0.505≥0.5，近似正态分布，数据在 100 处聚集，这说明质量均一性很好；α 值的 Sk=1.675，Ku=3.536，分布呈正偏态，数据在 0.01 处聚集，这说明指纹图谱均化性较高。按照置信限为 95% 确定标准制剂的 S_m 应≥0.9966，P_m 置信区间为 99.0%~101.5%，α 应≤0.014。在此范围内，S17、S23、S24、S30、S37、S54、S61、S63、S81、S82、S89、S95、S99 和 S100 共 14 批样品可作标准制剂。

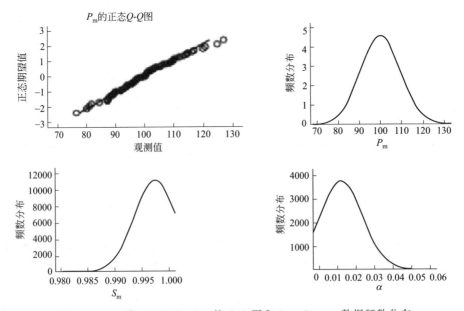

图 5-13　107 批 LWDHWs P_m 的 Q-Q 图和 S_m、P_m、α 数据频数分布

（4）结论

本例建立了 107 批 LWDHWs 紫外定量指纹图谱，采用紫外定量指纹法评价质量，质量等级均在 5 级以内，质量变动性不大。除 S4、S6 和 S46 质量良好（4 级），S48 质量中（5 级），其余质量均为好（3 级）。4 个批次质量差异突出反映在宏观定量相似度 P_m 上，S46 的 P_m 值较小，说明 S46 化学组分含量较低，其余 3 批次则化学组分含量较高。基于 S_m、P_m、α 和 Grade 的 RSD、ΔX（极差）和 K 值表明 LWDHW 全年质量均一性很好。LWDHW 含量相似度近似正态分布，因此均值指纹图谱可以作为标准制剂指纹图谱用于其余批次的评价。按照置信限为 95％确定标准制剂的 $S_m \geqslant 0.9966$，P_m 置信区间为 99.0％～101.5％，$\alpha \leqslant 0.014$。在此范围内，S17、S23、S24、S30、S37、S54、S61、S63、S81、S82、S89、S95、S99 和 S100 共 14 批样品可作标准制剂。因此一个厂家在不同生产时间段都能找到符合要求的标准制剂以随行检测对照指纹图谱方法来控制中药质量。

参 考 文 献

[1] 孙国祥，陈新新，孙万阳，等. 中药标准制剂控制模式发展历程和构建全质量关控制中药质量模式 [J]. 中南药学，2014，12（1）：1～9.

[2] 孙国祥，张玉静，孙万阳，等. 中药一致性评价关键问题——中药标准制剂控制模式和定量指纹图谱检查项 [J]. 中南药学，2016，14（10）：1025～1032.

[3] 孙国祥，侯志飞，毕雨萌，等. 中药色谱指纹图谱潜信息特征判据研究 [J]. 药学学报，2006，（9）：857～862.

[4] 孙国祥，智雪枝，张春玲，等. 中药色谱指纹图谱超信息特征数字化评价系统 [J]. 中南药学，2007，5（6）：549～555.

[5] 阎丽丽，孙国祥，陈晓辉，等. 中药高效液相色谱指纹图谱在线专家系统设计与应用 [J]. 中南药学，2008，6（4）：466～470.

[6] 王海慧，董鸿晔，孙国祥，等. 中药指纹图谱专家系统知识库构架研究 [J]. 黑龙江中医药，2010，1（23）：13.

[7] 孙国祥，胡玥珊，毕开顺. 系统指纹定量法评价牛黄解毒片质量 [J]. 药学学报，2009，（4）：401～405.

[8] 孙国祥，张静娴. 系统指纹定量法鉴别龙胆泻肝丸 [J]. 分析化学，2009，37（8）：1183～1187.

[9] 孙国祥，高雅宁，侯志飞，等. 色谱特征指纹定量法和多标定量指纹法评价血府逐瘀丸质量 [J]. 中南药学，2015，12（1）：1～7.

[10] 孙国祥，吴玉，杨婷婷，等. 基于 5 组分测定和 6 波长高效液相色谱指纹谱的双标定量指纹法建立六味地黄丸对照指纹图谱动态技术标准研究 [J]. 中南药学，2012，10（5）：385～392.

[11] 孙国祥，车磊，吴玉. 用双标定量指纹法测定桂附地黄丸平行五波长高效液相色谱对照指纹图谱标准 [J]. 中南药学，2012，10（8）：623～629.

[12] 孙国祥，邵艳玲，李闫飞，等. 三波长定量指纹谱结合 4 种化合物定量测定银翘解毒丸对照指纹图谱标准 [J]. 中南药学，2013，11（5）：366～371.

[13] 孙国祥，侯志飞，张春玲，等. 色谱指纹图谱定性相似度和定量相似度的比较研究 [J]. 药学学报，2007，（1）：75～80.

[14] 食品药品监管总局办公厅.《进一步规范仿制药质量和疗效一致性评价参比制剂选择等相关事宜的指导意见（征求意见稿）》. 2016 年 11 月 29 日.

[15] 孙国祥，任培培，毕雨萌，等. 双定性双定量相似度法评价银杏达莫注射液高效液相色谱指纹图谱 [J]. 色谱，2007，25（4）：518～523.

[16] 孙国祥，王玲娇. 基于双波长 HPLC 指纹谱的一级系统指纹定量法鉴定木香顺气丸质量 [J]. 化学学报，2010，68（18）：1903～1908.

[17] Liu Y，Liu Z，Sun G，et al. Monitoring and evaluating the quality consistency of compound *Bismuth Aluminate* tablets by a simple quantified ratio fingerprint method combined with simultaneous determination of five compounds and correlated with antioxidant activities，PLoS ONE，2015，10（3）：e0118223.

[18] Yang L，Sun G，Guo Y，et al. Holistic evaluation of quality consistency of *Ixeris sonchifolia* (Bunge) Hance injectables by quantitative fingerprinting in combination with antioxidant activity and chemometric methods，PLoS ONE，

2016，11（2）：e0148878.

[19] Yang L，Xie X，Zhang J，et al. Microemulsion electrokinetic chromatography in combination with chemometric methods to evaluate the holistic quality consistency and predict the antioxidant activity of *Ixeris sonchifolia* （Bunge） Hance injection，PLoS ONE，2016，11（6）：e0157601.

[20] Liu X，Li Y，Tong L，et al. A multi-residue method for simultaneous determination of 74 pesticides in Chinese material medica using modified QuEChERS sample preparation procedure and gas chromatography tandem mass spectrometry，Journal of Chromatography B，2016，1015-1016：1～12.

[21] 赵红占，王俊杰. 中药外用制剂剂型选择及生物等效性研究现状 [J]. 世界最新医学信息文摘，2015，15（54）：34～35.

[22] 谢沐风，张启明，陈洁. 国外药政部门采用溶出曲线评价口服固体制剂内在品质情况简介 [J]. 中国药事，2008，（3）：257～261.

[23] 杨荣平，杨明，刘小彬. 中药固体制剂及其溶出度的研究概况 [J]. 世界科学技术，2005，（2）：45～49.

[24] 封亮，贾晓斌，李长春，等. HPLC 同时测定六味地黄浓缩丸中 4 种主要成分的含量 [J]. 中国药科大学学报，2009，40（1）：59～61.

[25] 赵新峰，孙毓庆. 六味地黄丸的高效液相色谱/电喷雾电离-质谱分析 [J]. 色谱，2003，21（5）：500～502.

[26] 中国药典（2010 版）. 一部 [S]. 2010：598.

[27] 朱振亚，沙娟，吴慧，等. 六味地黄丸（浓缩丸）含量测定方法研究 [J]. 时珍国医国药，2007，18（6）：1396～1397.

[28] 李发美. 分析化学. 第 6 版 [M]. 北京：人民卫生出版社，2006.

[29] 刘道杰，王霞，孙吉令. 反相高效液相色谱-二极管阵列检测同时测定去痛片中 4 组分的含量 [J]. 分析化学，2002，30（9）：1106～1108.

[30] 孙国祥，杨婷婷. 基于分离信息量指数评价的系统指纹定量法鉴别六味地黄丸质量 [J]. 中南药学，2010，8（2）：143～148.

[31] 孙国祥，孙万阳，宋思洋，等. 中药色谱指纹图谱评价方法的不确定度和可靠度研究 [J]. 中南药学，2011，9（5）：366～371.

[32] 孙国祥，吴波，毕开顺. 平行五波长高效液相色谱指纹图谱全息整合法定量鉴定杞菊地黄丸的整体质量 [J]. 色谱，2010，28（9）：877～884.

[33] 孙国祥，蔡新凤，丁楠. 平行五波长高效液相色谱指纹图谱全息整合法定量鉴定补中益气丸整体质量 [J]. 中南药学，2010，8（6）：473～478.

[34] 孙国祥，张静娴. 基于三波长融合谱的系统指纹定量法鉴定龙胆泻肝丸真实质量 [J]. 色谱，2009，27（3）：318～322.

[35] 陈新新，孙国祥，刘中博，等. 用紫外定量指纹图谱寻找六味地黄丸标准制剂的研究 [J]. 中南药学，2014，12（5）：385～388.

[36] 孙国祥，邵艳玲，刘中博，等. 三波长高效液相色谱指纹图谱、紫外指纹图谱及燃烧热联合鉴定银翘解毒丸质量 [J]. 中南药学，12，10（6）：463～468.

[37] 孙国祥，李闫飞，邵艳玲，等. 中药紫外指纹图谱超信息特征数字化和定量化评价方法研究 [J]. 中南药学，2013，11（4）：293～298.

[38] 孙万阳，孙国祥，刘中博，等. 五波长高效液相色谱指纹图谱和紫外指纹图谱联用评价二妙丸质量 [J]. 中南药学，2013，11（9）：678～682.

[39] 陈新新，孙国祥，邹跃，等. 五波长高效液相指纹谱与紫外指纹谱联用评价六味地黄丸质量均一性研究 [J]. 中南药学，2013，11（11）：832～836.

[40] 郝延军，赵晓笠，桑育黎，等. 六味地黄丸对照提取液的实验研究 [J]. 中草药，2013，44（2）：180～182.

[41] 邹华彬，袁浩，王爱武，等. 白芍紫外指纹图谱共有峰率和变异峰率双指标序列分析 [J]. 光谱学与光谱分析，2007，27（9）：1815～1819.

[42] 袁天军，王元忠，赵艳丽，等. 滇龙胆紫外指纹图谱共有峰率和变异峰率双指标序列分析法 [J]. 光谱学与光谱分析，2011，31（8）：2161～2165.

（孙国祥　李　琼）

第 6 章

多元多维中药指纹图谱建立与评价

多元多维指纹图谱是利用不同分析技术方法和同一分离方法的不同检测条件或不同检测原理获得中药立体多维空间指纹图谱，能够反映化学组分多维全息特征。由于中药材质量受多种因素影响，并且其有效成分的含量与疗效直接相关，只有对中药材进行多元多维测量才能保证中药质量合格。多元指纹图谱依据多种原理完全不同的分析方法（多元分析技术）测定指纹图谱，可相互弥补单一分析技术的缺陷；多维指纹图谱采用相同分离技术和不同检测条件或不同检测原理获得指纹图谱，是检测方式多维化。由于多元多维指纹图谱技术从多元分析方法和多维检测方式角度来获得中药化学组分全信息而形成立体多息谱，只有对其进行合理整合和有效挖掘，才能从多侧面全方位详细描述和准确表征中药全部组分的含量分布状况。测定原理多元化和检测方式多维化，实现了基于从立体多方位透视监测中药质量的大数据来整合评价中药真实质量[1]，见图 6-1。

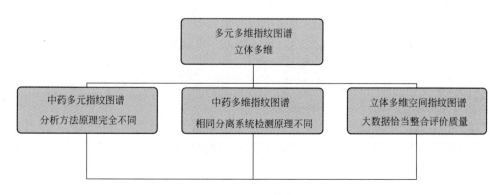

图 6-1　中药多元多维指纹图谱构成方式和结构特征图

6.1.1 多波长 HPLC 指纹图谱

中药指纹图谱首要任务是反映中药化学成分种类、数量和含量分布，以便对中药进行定性定量评价。高效液相色谱法常用紫外检测器，但紫外光谱仅反映分子外层价电子发生 $\pi\to\pi^*$、$n\to\pi^*$ 和 $n\to\sigma^*$ 以及长共轭体系信息，故紫外检测获得 HPLC 指纹图谱的信息具有局限性（无法检测饱和化合物信息），而且不同化合物最大紫外吸收波长不同。因此用单一波长指纹图谱对中药进行整体组分的定性定量分析结果具有片面性，用平行多波长检测获得 HPLC 指纹图谱能展示中药多波长指纹图谱的丰富信息，用其定性和定量分析更准确。

6.1.1.1 平行多波长 HPLC 指纹图谱[2~6]

对于 n 个样品，在 p 个波长下检测 $n\times p$ 个多波长指纹图谱。因为不同检测波长下 HPLC 指纹图谱鉴定中药质量结果有差异，孙国祥课题组用独立权重法、均值法和投影参数法等[7~11]整合多波长下各样品定性定量全信息，实现对全紫外吸收化学信息的简化定量，在鉴定十全大补丸、补中益气丸和杞菊地黄丸整体质量时，以多波长 HPLC 指纹图谱弥补单波长 HPLC 指纹图谱的片面性。尽可能使每个化学指纹成分在最大吸收波长下表达在指纹图谱中，突出强调信息最大化，并显著降低 HPLC-DAD 三维指纹系统信息冗余度。

(1) 均值法

均值法是用 p 个紫外波长下 S_m、P_m 和 α 均值分别作为样品的宏定性相似度、宏定量相似度和均化性变动系数。其实质是进行等权融合，简单便捷，但降低极大值和极小值对整合结果影响。p 个紫外波长下 S_m、P_m 和 α 的标准偏差不大时使用较为理想。詹丹丹等[12]建立了二妙丸的平行六波长高效液相色谱指纹谱，并采用均值法整合平行六波长下样品的定性定量全信息，用系统指纹定量法鉴定 11 批二妙丸整体质量，为二妙丸在质量控制方面提供全面客观的评价方法。

(2) 权重法

① 自然权重法　以固定波长指纹图谱生成对照指纹图谱并评价样品，同法分别求得 p 波长下 S_m、P_m 和 α 来计算权重 w_{ij}，见 (6-1) 式，其突出大值贡献。

$$X_j=\sum_{i=1}^{p}w_{ij}X_{ij}=\frac{\sum_{i=1}^{p}X_{ij}^2}{\sum_{i=1}^{p}X_{ij}}\,,\quad i=1,2,\cdots,n;j=S_m,P_m,\gamma \qquad (6\text{-}1)$$

② 独立权重法　以独立样品自身 p 波长指纹图谱按平均值法计算生成一个拟合谱，以其计算不同波长下 S_m、P_m 和 α 值，以此为基础再计算权重 w_{ij}，该法注重样品自身的实际性，不与对照指纹图谱发生联系，属于独立权重。

③ 固定权重法　以 p 波长 p 个对照指纹图谱按平均值法计算生成一个对照拟合谱，以其计算不同波长的对照指纹图谱的 S_m、P_m 和 α，以此为基础再计算权重 w_{ij}。对不同样品

采取统一的固定权重，该法注重标准的固定分布。

（3）投影参数法

分别计算 $\vec{a}=(1,1,\cdots,1)$ 与 p 波长指纹图谱向量 $\vec{S_m}=(S_{m1},S_{m2},\cdots,S_{mn})$、$\vec{P_m}=(P_{m1},P_{m2},\cdots,P_{mn})$ 和 $\vec{a}=(\alpha_1,\alpha_2,\cdots,\alpha_n)$ 的夹角余弦 S，见式(6-2)，以反映不同波长时的比例分布。再计算其与均值 $\overline{X}$ 的均值见式(6-3)，是投影和均值等权整合，因表达两种条件下数据量的分别贡献而更具代表意义。

$$S=\cos\theta=\frac{\sum_{i=1}^{n}X_i}{\sqrt{n\sum_{i=1}^{n}X_i^2}}=\overline{X}\sqrt{\frac{n}{\sum_{i=1}^{n}X_i^2}},\quad i=1,2,\cdots,p;X=S_m,P_m,\alpha \quad (6-2)$$

$$X_m=\frac{1}{2}(1+S)\overline{X}=\frac{1}{2}(1+\overline{X}\sqrt{\frac{n}{\sum_{i=1}^{n}X_i^2}})\overline{X},\quad i=1,2,\cdots,p;X=S_m,P_m,\alpha \quad (6-3)$$

（4）均谱法

均谱法[13]是将 p 波长指纹图谱求均值得到均谱，以其代表多波长指纹图谱，是对指纹图谱信号的均化处理。以最多指纹峰的指纹图谱为基准，按固定漂移时间（0.1～1min）执行峰匹配，实现同一组分在不同波长检测的指纹峰完成匹配。若某组分不出峰，则峰积分以 0 计。显然能把不同波长下同一化学成分指纹信号合理表达，最后用 SQFM 判定样品质量。孙国祥等将桂附地黄丸同一样品在 210nm、230nm、246nm、265nm 和 280nm 5 个波长下 HPLC 指纹图谱的信号加和后求平均值作为该样品的均谱，将各批样品的 HPLC 均谱按平均值法生成对照指纹均谱来综合评价 12 批样品均谱。结果表明用均谱法评价的结果与用平行五波长法评价的结果一致。均谱法能最大限度保留指纹峰，实现化学指纹信息最大化，同时能有效改善指纹信号质量。

（5）基于信息熵的多波长整合法

信息熵是指纹图谱的一个超信息特征的数字化参数，它能够揭示指纹图谱的总熵值和绝对信息量，建立基于信息熵的整合指纹评价方法，其基本步骤如下：首先将 p 个波长下的 HPLC 指纹信号导入"中药色谱指纹图谱超信息特征数字化评价系统 4.0"软件，即可获得关于 p 个波长下比率指纹图谱的质量评价参数（S_F'，M_F 和 α）以及 p 个波长下的信息熵值。然后，将三个参数 S_F'、α 和 M_F 按照式(6-4)～式(6-7)进行整合，其中，j 波长的整合权重可由式(6-4)计算，S_{Fj}'、M_{Fj}、α_j 以及 S_F'、M_F' 和 α' 分别代表在整合前和整合后的比率指纹图谱的三个参数。最后，根据三个整合后的评价参数 S_F'、M_F' 和 α'，按照中药/草药质量等级划分标准（表 6-1），即可获得中药复方制剂多波长整合后的评价质量等级。

$$e_j=\frac{S_j}{\sum_{j=1}^{5}S_j} \quad (6-4)$$

$$S_F'=\sum_{j=1}^{5}e_jS_{Fj}' \quad (6-5)$$

$$M_F'=\sum_{j=1}^{5}e_jM_{Fj} \quad (6-6)$$

$$\alpha'=\sum_{j=1}^{5}e_j\alpha_j \qu(6-7)$$

表 6-1　系统指纹定量法划分中药质量级别

参数	Ⅰ	Ⅱ	Ⅲ	Ⅳ	Ⅴ	Ⅵ	Ⅶ	Ⅷ
S_m	≥0.95	≥0.90	≥0.85	≥0.8	≥0.70	≥0.60	≥0.50	<0.50
$P_m/\%$	95～105	90～110	85～115	80～120	70～130	60～140	50～150	0～∞
α	≤0.05	≤0.10	≤0.15	≤0.21	≤0.30	≤0.40	≤0.50	>0.50
质量	极好	很好	好	良好	中	一般	次	劣

实例 6-1　以复方铝酸铋片的多波长 HPLC 指纹图谱研究为例介绍基于信息熵的多波长整合原理[14]

（1）仪器与试药

Agilent 1100 高效液相色谱仪（配有 G1315B UV-vis 二极管阵列检测器、G1311A 低压四元梯度泵、G1379A 在线脱气装置和 G1313A 自动进样器），Agilent 化学工作站（美国 Agilent 技术有限公司），Century SIL C$_{18}$ BDS 柱（250mm×4.6mm；5.0μm）（大连江申分离科学技术公司）和 Agilent poroshell 120SB C$_{18}$ 柱（150mm×4.6mm；2.7μm）（美国 Agilent 技术有限公司），RE-52 旋转蒸发仪（上海亚荣生化仪器厂），Sarturius-BS120S 分析天平（北京赛多利斯天平有限公司），KDM 型控温电热套（山东鄄城华鲁仪器公司）。

色谱纯乙腈、甲醇及冰醋酸均购自山东禹王实业有限公司，对照品甘草酸单铵盐（GHIA）、甘草苷（LQ）、异甘草素（ILG）、异甘草苷（ILQ）及芹糖异甘草苷（ILA）购自上海融禾医药科技有限公司，实验用水均为去离子水。27 批复方铝酸铋片（沈阳同联集团有限公司）编号为 S1～S27。

（2）溶液制备

① 对照品溶液制备　分别精密称定 5 个对照品适量，转移至容量瓶中，用甲醇定容，配制成甘草酸单铵盐、甘草苷、异甘草素、异甘草苷和芹糖异甘草苷的 5 个对照品溶液。

② 供试品溶液制备　取复方铝酸铋片 20 片，研成细粉，混匀，精密称定约 1 片的质量（1.2g），用 25mL 甲醇回流提取 0.5h，共提取三次；将合并的提取液减压蒸发浓缩，将浓缩液转移至 25mL 容量瓶中，用甲醇定容，摇匀，保存在 4℃ 备用；在进行 HPLC 分析前用 0.22μm 滤膜过滤。

（3）色谱条件

色谱柱为 Century SIL C$_{18}$ BDS 柱（250mm×4.6mm；5μm），流动相为：A 为 1% 冰醋酸-水，B 为 1% 冰醋酸-乙腈；梯度洗脱程序为：0～8min，5%～8% B；8～25min，8%～25% B；25～45min，25%～30% B；45～65min，30%～50% B；65～85min，50%～70% B；85～90min，70%～77% B。流速为 0.5mL·min^{-1}，柱温为 35℃，检测波长为 250nm、276nm、330nm、360nm 及 375nm，进样量为 5μL。

（4）系统适用性试验

将供试品溶液 S1，对照品溶液甘草酸单铵盐（GHIA）、甘草苷（LQ）、异甘草素（ILG）、异甘草苷（ILQ）和芹糖异甘草苷（ILA）分别进样 5μL，记录 250nm、276nm、330nm、360nm 和 375nm 下的色谱图。通过对比保留时间和在线紫外光谱，可以确定在供试品溶液的色谱图中，250nm 下的 8、9、10、16 和 25 号峰分别为 LQ、ILA、ILQ、ILG 和甘草酸（GLY）；276nm 下的 6、9、10、17 和 22 号峰分别为 LQ、ILA、ILQ、ILG 和 GLY；330nm 下的 3、4、5 和 12 号峰分别为 LQ、ILA、ILQ 和 ILG 峰；360nm

下的 5、6 和 11 号峰分别为 ILA、ILQ 和 ILG 峰；375nm 下的 1、2 和 6 号峰分别为 ILA、ILQ 和 ILG 峰。由于甘草酸峰与相邻峰分离好，且保留时间适中，因此选择它作为参照物峰。在本实验条件下，甘草酸计理论塔板数应不低于 600000。通过测试 2h 空针图，发现图中未出现干扰峰，通过测试 2h 样品供试液的色谱图（图 6-2），确定洗脱时间为 90min。

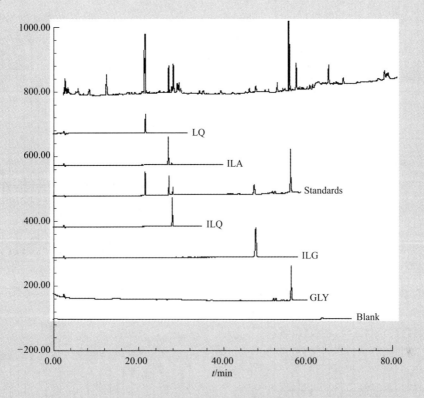

图 6-2 5 种对照品和供试液 S1 的色谱图

（5）方法学验证

经精密度试验、重复性试验、稳定性试验，表明仪器的精密度良好，方法的重复性良好，样品在 24h 内基本稳定。

（6）复方铝酸铋片五波长 HPLC 指纹图谱建立

将 27 批复方铝酸铋片供试液分别分析，记录 5 个波长的色谱图。按峰出现率 100% 计，确定复方铝酸铋片在 250nm、276nm、330nm、360nm 及 375nm 下 HPLC 指纹图谱中分别含有 39、31、16、15 和 9 个共有峰，见图 6-3。将 27 批复方铝酸铋片五波长的 HPLC 色谱图导入"中药色谱指纹图谱超信息特征数字化评价系统 4.0"软件中，按平均值法生成对照指纹图谱（RFP）。

（7）复方铝酸铋片在五波长和整合波长下的质量评价

采用简单定量比率指纹法进行质量评价。对复方铝酸铋片在五波长和按照"基于信息熵的多波长 HPLC 整合指纹评价原理"得到的多波长整合后的质量等级见表 6-2 和图 6-4。

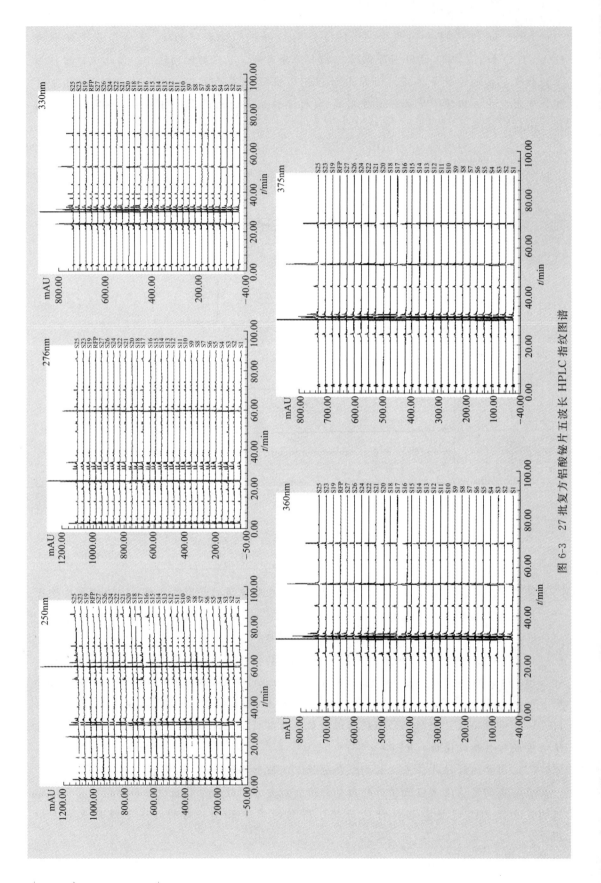

图 6-3　27 批复方铝酸铋片五波长 HPLC 指纹图谱

表 6-2 27 批复方铝酸铋片应用简单定量比率指纹法评价结果

λ	参数	S1	S2	S3	S4	S5	S6	S7	S8	S9	S10	S11	S12	S13	S14	S15	S16	S17	S18	S19	S20	S21	S22	S23	S24	S25	S26	S27	RFP
250nm	S'_F	0.95	0.98	0.94	0.96	0.99	0.97	0.98	0.98	0.98	0.98	0.97	0.96	0.96	0.98	0.99	0.89	0.87	0.91	0.92	0.88	0.87	0.95	0.90	0.96	0.87	0.96	0.98	1
	M_F	84.0	96.8	101.2	92.1	93.8	101.3	95.2	95.8	104.1	97.2	99.3	100.6	97.6	94.7	103.4	97.3	127.5	81.3	70.4	69.5	102.6	83.9	69.0	77.6	133.3	89.0	98.8	100
	α	0.05	0.02	0.06	0.04	0.01	0.03	0.02	0.02	0.02	0.02	0.03	0.04	0.02	0.02	0.01	0.11	0.14	0.09	0.08	0.12	0.13	0.05	0.10	0.04	0.14	0.04	0.02	0
	Grade	3	1	2	2	2	2	3	2	2	2	1	1	1	2	1	3	5	3	5	6	3	3	6	4	4	3	1	1
276nm	S'_F	0.96	0.98	0.97	0.96	0.99	0.96	0.97	0.98	0.99	0.98	0.99	0.99	0.99	0.98	0.98	0.90	0.86	0.91	0.87	0.91	0.89	0.96	0.91	0.96	0.85	0.97	0.98	1
	M_F	86.1	92.9	101.7	82.3	95.1	95.0	88.5	88.1	99.9	96.7	94.2	100.1	100.7	99.2	107.2	103.9	116.4	82.0	71.1	89.2	109.9	85.9	72.3	79.9	122.1	89.6	99.3	100
	α	0.05	0.02	0.03	0.04	0.01	0.04	0.03	0.02	0.01	0.02	0.01	0.02	0.02	0.02	0.02	0.10	0.14	0.09	0.13	0.09	0.11	0.04	0.09	0.04	0.15	0.03	0.03	0
	Grade	3	1	1	3	3	3	3	3	3	3	2	2	1	1	2	2	3	3	5	3	3	3	5	4	4	3	3	1
330nm	S'_F	0.97	0.99	0.97	0.98	0.99	0.99	0.99	1.00	0.99	0.98	0.99	1.00	1.00	0.99	0.99	0.98	0.97	0.89	0.99	0.88	0.96	0.99	0.96	0.99	0.96	0.99	0.98	1
	M_F	80.9	92.9	92.5	80.8	97.0	87.6	86.5	97.4	98.15	102.1	91.5	100.7	98.9	101.1	95.2	93.9	185.1	81.0	79.1	82.4	148.1	178.5	72.9	81.1	190.3	88.5	95.9	100
	α	0.03	0.01	0.03	0.02	0.00	0.00	0.01	0.00	0.005	0.02	0.01	0.01	0.01	0.01	0.02	0.02	0.03	0.12	0.02	0.12	0.04	0.01	0.04	0.01	0.04	0.01	0.02	0
	Grade	3	2	2	3	3	3	3	2	1	1	2	1	1	1	1	2	8	3	4	3	7	4	5	3	8	2	1	1
360nm	S'_F	0.97	0.97	0.85	0.98	0.98	0.98	0.99	0.98	0.97	0.98	0.97	0.98	0.99	0.99	0.99	0.97	0.94	0.88	0.95	0.90	0.97	0.95	0.91	0.95	0.93	0.93	0.96	1
	M_F	81.2	86.9	90.0	91.3	96.8	90.3	85.2	90.2	85.6	96.6	82.0	90.1	99.2	98.0	96.8	92.9	145.9	88.8	79.3	107.6	149.1	191.1	84.1	88.9	144.5	91.0	85.4	100
	α	0.03	0.03	0.15	0.02	0.02	0.02	0.01	0.01	0.03	0.01	0.03	0.03	0.01	0.01	0.01	0.03	0.06	0.12	0.05	0.10	0.03	0.05	0.09	0.05	0.07	0.07	0.04	0
	Grade	3	2	4	3	2	2	3	2	3	2	3	2	1	1	1	2	7	4	4	2	7	3	3	3	7	2	3	1
375nm	S'_F	0.97	1.00	0.98	0.99	0.99	0.97	1.00	0.99	0.99	0.98	1.00	0.99	0.99	0.98	1.00	1.00	0.95	0.84	0.97	0.85	0.96	1.00	0.96	0.98	0.95	0.99	0.99	1
	M_F	80.6	94.8	101.5	92.4	98.7	91.1	89.2	100.6	100.6	105.3	97.1	103.3	98.9	102.9	97.8	97.2	168.8	83.1	73.1	84.4	134.0	76.7	72.1	82.0	172.8	81.1	97.6	100
	α	0.03	0.00	0.02	0.01	0.01	0.03	0.00	0.01	0.01	0.01	0.00	0.01	0.01	0.02	0.00	0.00	0.05	0.16	0.03	0.15	0.04	0.00	0.04	0.02	0.05	0.01	0.01	0
	Grade	3	2	2	2	2	2	3	2	2	2	2	1	1	1	1	2	8	4	5	4	6	4	5	3	8	3	1	1
整合	S'_F	0.96	0.98	0.94	0.97	0.99	0.98	0.99	0.99	0.98	0.98	0.98	0.98	0.99	0.99	1.00	0.94	0.91	0.89	0.94	0.89	0.93	0.97	0.93	0.97	0.91	0.97	0.98	1
	M'_F	82.8	92.9	97.7	87.7	96.0	93.6	89.2	94.3	98.2	99.3	93.2	99.1	98.9	98.9	100.5	97.3	147.0	83.1	74.3	85.8	126.7	83.4	73.8	81.6	151.2	88.1	95.8	100
	α'	0.04	0.02	0.06	0.03	0.01	0.02	0.02	0.01	0.02	0.02	0.02	0.02	0.01	0.01	0.01	0.06	0.09	0.11	0.07	0.11	0.08	0.03	0.07	0.03	0.09	0.03	0.02	0
	Grade	3	2	3	2	2	2	3	2	1	1	2	2	1	1	1	2	7	3	5	3	5	3	5	3	8	3	1	1

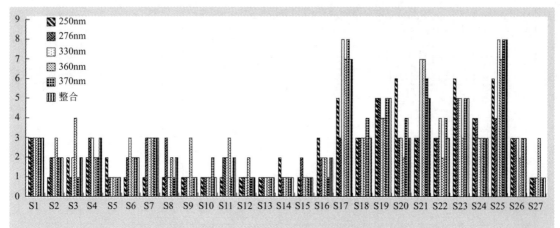

图6-4　27批复方铝酸片在五波长和多波长整合后采用SQRFM评价的质量等级

从表6-2可以看出：S1和S13在所有波长下都具有相同的质量等级（分别为3级和1级）；S17和S25具有不合格的整合质量（分别为7级和8级），其余的25批样品均为合格的整合质量（1~5级）；通过对整合后和单波长的质量等级进行比较，发现在两者之间存在明显的差异，如S3和S22单波长下的质量等级分别为1、2、4级和2、3、4级，而它们的整合等级处于单波长等级的中等水平（分别为2级和3级）；S17和S25具有不合格的整合质量，而它们在某些单波长下是合格的（3、5级和4级）；S20和S23具有合格的整合质量（分别为3级和5级），而在250nm单波长下是不合格的（分别为6级和6级）；上述结果可能是由于化学成分在不同波长下的响应强度不同所导致的。将多波长指纹信息进行整合，可以有效地减少这种误差，有利于准确评价样品质量。另外，27批样品的多波长整合指纹S_F^l和α'值均分别大于0.89和小于0.11，这些表明27个样品均具有相同的化学成分；尽管从定性角度，根据整合的S_F^l和α'，27个样品均应该是合格的，且质量等级应处于1~5级之间，然而实际上并非如此，从定量角度，在考虑定量的整合参数M_F^l后，S17和S25（M_F^l分别为147.0%和151.2%）均为不合格的（分别为7级和8级）；这些说明质量等级的判定首先应进行定性评估（S_F^l大于0.7且α'小于0.3），接下来的定量评估（M_F^l应在70.0%~130.0%之间）也是不可忽视的，参数M_F^l能够反映样品中全部成分的含量，与临床药效相关。所建立的五波长指纹图谱能最大限度地反映该药的HPLC指纹特征，很好地避免了单波长质量评价的片面性，为复方铝酸铋片全面的质量控制提供了一个有效的途径。

6.1.1.2　多波长融合指纹图谱[15~18]

信息融合技术是协同利用多源信息，以获得对同一事物或目标的更客观、更本质认识的信息综合处理技术。它比直接从各信息源得到的信息更全面，对事物的评价更客观、更有价值。指纹图谱融合技术以非分离、快速、简便为优点，以宏观指纹特征为基础，与计算机技术相结合，实现指纹图谱的全面和整体评价。目前，所研究的融合指纹图谱有两种：第一种是不同时间段的融合，即对不同波长谱图的指纹峰信号很强区段按时间顺序融合得到的融合图谱，可使同一谱图中峰的数目最多，信息量更加丰富。第二种是不同波长的全融合，使峰的强度增加，一般采用均值法判断中药质量等级。

多波长融合指纹图谱技术使信号最大化，更能准确反映样品化学指纹信息，同时能够对图谱隐含的定性、定量信息进行多侧面、全方位的展示而方便数据挖掘。融合谱技术（或变波长检测）和多波长中药指纹图谱技术日益得到重视和发展，这提高了对中药实施整体定性和整体定量的准确性，但该法仍无法检测无紫外吸收组分。

实例 6-2　以双波长 HPLC 指纹谱和其融合谱的系统指纹定量法鉴定甘草质量[15]

　　甘草主要包括三萜类和黄酮类 2 类物质，显然仅采用单一波长检测化学指纹无法实现对甘草化学成分的整体表达和全面评价。用 DAD 检测器采集 200～400nm 的光谱图，根据三萜类组分在 254～260nm 有较强吸收，黄酮类在 270～340nm 有较大吸收，且对应色谱峰在 203nm 均有很好的吸收峰，因此对 203nm、228nm、254nm、280nm、326nm 时检测的色谱图进行考察，通过比较 203nm 和 254nm 色谱图（图 6-5 与图 6-6），可知 0～50min 的色谱图在 203nm 指纹信息丰富，50～70min 色谱峰在 254nm 响应值最高，70min 后仍以 203nm 检测的指纹峰强度均很大，因此最终确定按表 6-3 时间段等信号融合，遵循信息最大化原则建立其融合谱（图 6-7），实现了对甘草整体化学指纹的宏观定性和定量评价。

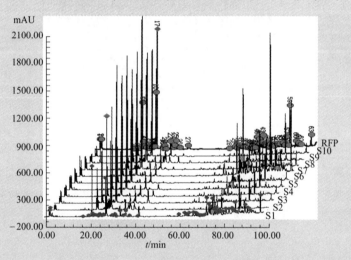

图 6-5　在 203nm 检测的 10 批甘草（S1～S10）HPLC 指纹图谱和对照指纹图谱（RFP）

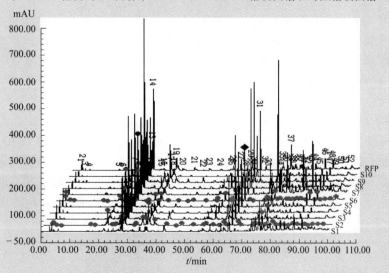

图 6-6　在 254nm 检测的 10 批甘草（S1～S10）HPLC 指纹图谱和对照指纹图谱（RFP）

表 6-3　双波长融合 HPLC 指纹谱的检测波长构成

t/min	0～50.0	50.0～70.0	70.0～100.0
λ/nm	203	254	203

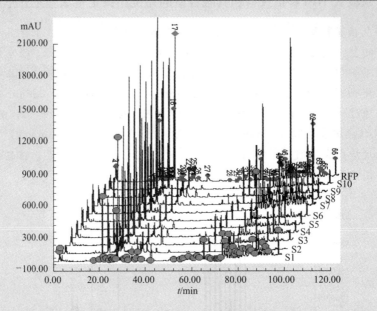

图 6-7　10 批甘草（S1～S10）双波长融合 HPLC 指纹图谱和对照指纹图谱（RFP）

经主成分分析表明，融合谱优于此二波长下的 HPLC 指纹图谱，其反映的信息量更全面和合理，F 值分析结果也从指纹信号强度、峰信号的均化性和分离度大小方面说明融合谱显著优于此双波长 HPLC 指纹谱。

实例 6-3　龙胆泻肝丸多波长 HPLC 指纹图谱[18]

龙胆泻肝丸主要含有环烯醚萜苷、皂苷、黄酮、有机酸等多类化学成分，其紫外吸收光谱特征差异较大，单波长色谱图难以对其进行全面表达。本研究采用两种方法对不同波长色谱图进行融合，实现指纹图谱最大信息化原则，充分体现样品质量信息，为其质量控制提供新参考。

（1）应用"中药色谱指纹图谱超信息特征数字化评价系统 4.0"软件进行融合

用 DAD 检测器采集 200～400nm 的龙胆泻肝丸色谱光谱图，结果显示大部分组分在254nm 有较强吸收，黄酮类、有机酸类在 270～360nm 有较大吸收，选择 254nm、280nm 和326nm 三个波长按表 6-4 等信号融合。融合点选择在无色谱峰处以不损失谱峰，信号不作任何改变的融合（连接）。如果谱图基线纵坐标有差异则需要将整体平移至同一信号水平，采用"中药色谱指纹图谱超信息特征数字化评价系统 4.0"软件生成融合指纹谱见图 6-8。

表 6-4　融合指纹谱检测波长区段构成

t/min	0～15.0	15.0～50.5	50.5～59.0	59.0～72.5	72.5～77.5	77.5～95.0
λ/nm	280	254	326	280	254	280

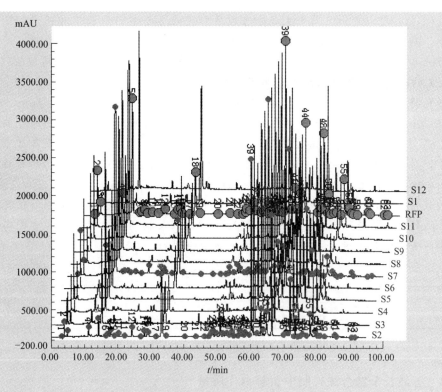

图 6-8　12 批龙胆泻肝丸融合 HPLC 指纹图谱和对照指纹图谱（RFP）

（2）基于主成分分析法进行融合

采用主成分分析法进行多维数据融合，在保证数据信息损失最小的前提下，将不同波长下的指纹图谱融合成一张色谱图，可充分体现出色谱和光谱信息。

由 DAD 检测的数据矩阵 $\boldsymbol{X}$ 为样本的原指标，以峰面积表示，如式（6-8）所示，包含了 m 个紫外检测波长，n 个指纹峰，例如第一列 $x_1 = (x_{11}, x_{21} \cdots x_{n1})'$，表示在第一个波长下的各色谱峰面积，$n$ 代表指纹峰峰数，符号 "'" 表示矩阵的转置。

$$\boldsymbol{X} = \begin{pmatrix} x_{11} & \cdots & x_{1m} \\ \vdots & \ddots & \vdots \\ x_{n1} & \cdots & x_{nm} \end{pmatrix} \tag{6-8}$$

对矩阵 $\boldsymbol{X}(n \times m)$ 进行主成分分析得到得分矩阵 $\boldsymbol{F}(n \times m)$，如式（6-9）所示，$\boldsymbol{V}(n \times m)$ 为主成分的载荷矩阵，表达了 DAD 测定的每个紫外检测波长的光谱信息。

$$\boldsymbol{F} = \boldsymbol{XV} \tag{6-9}$$

例如第 i 个主成分可以表示为

$$\boldsymbol{f}_i = \boldsymbol{XV}_i \quad (i = 1, 2, \cdots\cdots, m) \tag{6-10}$$

主成分个数提取原则为主成分对应的特征根大于 1 的前 m 个主成分，若第一主成分方差贡献率较大（大于 85%），则第一主成分包含了测量矩阵足够多的信息，那么可以用第一主成分 $\boldsymbol{f}_1$ 近似描述整个矩阵 $\boldsymbol{X}$ 所表达的数据信息，见式（6-11）。

$$\boldsymbol{f}_1 = \boldsymbol{XV}_1 = \begin{pmatrix} x_{11} & \cdots & x_{1m} \\ \vdots & \ddots & \vdots \\ x_{n1} & \cdots & x_{nm} \end{pmatrix} \begin{pmatrix} v_{11} \\ \vdots \\ v_{m1} \end{pmatrix} = \begin{pmatrix} x_{11}v_{11} + \cdots x_{1m}v_{m1} \\ \vdots \\ x_{n1}v_{11} + \cdots + x_{nm}v_{m1} \end{pmatrix} \tag{6-11}$$

由式(6-11)可以看出，第一主成分可以看作是在各个不同波长下的色谱指纹图谱的线性组合，而其线性组合的系数由载荷矩阵的第一列决定，它代表了分析对象的光谱性质，因为此系数是在尽可能保留原始样本信息的前提下自动生成的，与平均值法（系数为 $1/m$）生成的融合指纹图谱相比，更具有客观性。

本研究将 12 批龙胆泻肝丸（LDXGPs）供试液分别进样检测，记录 254nm、265nm、280nm、326nm 和 350nm 波长下的色谱图，在 Agilent ChemStation 上导出每个样本各波长下的 CSV 信号，记录所有保留时间，对比保留时间和紫外光谱图，调整各波长下指纹峰的峰号，对应保留时间处无峰的将峰面积设为 0。以质量级别为 I 级的 S6 为标准应用 SPSS 11.0 软件进行主成分分析得到载荷矩阵，第一主成分载荷矩阵见表 6-5，265nm 波长对应的载荷最大，这说明它在融合谱的建立中贡献最大，以色谱指纹图谱信息量指数 I_r 为目标函数对波长进行优化，结果显示 265nm 波长反映的信息量最大，可见二者评价结果高度一致。按照上述方法即可对 12 个样本分别进行融合。

表 6-5　第一主成分载荷矩阵

λ/nm	254	265	280	326	350
Component	0.954	0.981	0.953	0.935	0.951

实例 6-4　五波长全融合法控制牛黄解毒片质量[19]

牛黄解毒片（NHJDT）由牛黄、石膏、黄芩、冰片、雄黄、大黄、桔梗、甘草 8 味中药组成。牛黄主要含有胆红素、胆固醇；黄芩主要含有黄酮类化合物；大黄的主要成分为蒽醌类化合物；桔梗的主要成分为皂苷类化合物；甘草的主要成分为黄酮类和三萜类化合物。三萜类组分在 254～260nm 有较强吸收，黄酮类在 270～340nm 有较大吸收，蒽醌类在 230～400nm 有较大吸收，胆固醇的最大吸收在 205nm，皂苷在低波长下吸收较好。由于化合物种类多，单一波长下不能全面反映牛黄解毒片中化学成分的数量和分布比例，经考察将不同批次样品在 203nm、228nm、254nm、280nm 和 326nm 五个波长下的 HPLC 指纹图谱的 AIA 信号导入"中药色谱指纹图谱超信息特征数字化评价系统 4.0"软件，以保留时间为横坐标、色谱峰面积为纵坐标，按平均值法进行全波长融合的拟合处理，得到的五波长拟合指纹图谱（图 6-9）信息量丰富，以黄芩苷峰为参照物峰，按峰出现率 100% 计，确定 54 个共有指纹峰。再用系统指纹定量法对拟合指纹图谱进行评价，评价结果见表 6-6。

表 6-6　系统指纹定量法评价 15 批牛黄解毒片拟合指纹图谱

参数	S1	S2	S3	S4	S5	S6	S7	S8	S9	S10	S11	S12	S13	S14	S15
S_m	0.90	0.89	0.92	0.89	0.88	0.94	0.87	0.86	0.92	0.89	0.95	0.77	0.85	0.90	0.92
P_m	112.9	60.6	80.1	82.6	61.8	107.5	59.4	113.9	77.4	96.7	103.2	62.8	113.7	94.8	92.1
α	0.17	0.08	0.01	0.15	0.01	0.33	0.25	0.06	0.21	0.22	0.03	0.10	0.13	0.05	0.19
Grade	IV	VI	IV	III	VI	II	VII	III	V	V	I	VI	III	II	IV
质量	良好	一般	良好	好	一般	一般	次	好	中	中	极好	一般	好	很好	很好

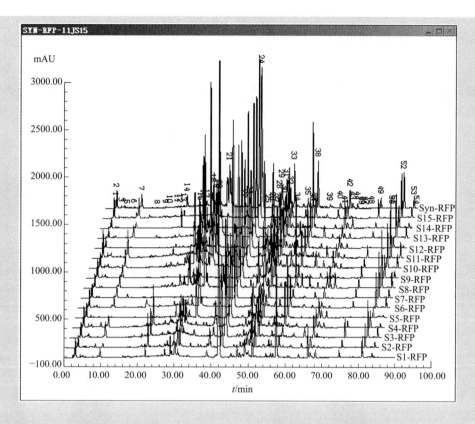

图 6-9 15 批牛黄解毒片拟合指纹图谱及其对照指纹图谱

对 NHJDT 质量的整体评价：若规定 $S_m \geqslant 0.85$ 时样品化学成分数量和分布比例合格，则仅 S12 不合格。若含量相似度合格标准为 $80\% < P_m < 125\%$（$\alpha \leqslant 0.25$），则 S2、S5、S7 和 S9 因含量低不合格，S6 因均化系数相对偏差较高而不合格，其余 9 批完全合格。

6.1.1.3 中药色谱指纹图谱多波长串联技术

由于中药中化学成分复杂，种类繁多，各化学成分最大吸收波长不一致，因此，单一波长下不能同时测定多种成分的含量。多波长串联图谱技术运用多个波长串联解决了一个或几个化学成分不足以评价复杂中医药整体协同作用效果的特征、不能揭示中药各种成分间复杂的相互作用的问题。孙国祥教授提出"把分别表征不同化学成分最大紫外吸收的 2 个以上的色谱指纹图谱按照时间顺序串联起来"，即串联指纹图谱。串联指纹图谱具有以下优点：①串联指纹图谱把多维波长信息排列在同一色谱图平面上，便于数据评价；②采用时间延续方式串联，除第一波长谱外其他谱不代表真实保留时间，因此是一种虚拟时间排列；③采用真实保留时间的串联方式所展现的是多维波长指纹的平面化表达；④串联指纹图谱的 SQFM 计算结果与均值法在理论上应该十分接近；⑤串联指纹图谱是多维波长指纹图谱的一种简化方式；⑥串联指纹图谱能克服单波长定量评价中药质量的片面性，保留了每个波长指纹图谱全信息，是原谱信息的整体整合；⑦串联指纹图谱符合信息最大化原则，对真实地整体评价中药质量更为有力；⑧因串联指纹图谱能弥补单波长信息缺失，故可应用于中药质量标准中来控制中药质量。

实例6-5 丹参四波长串联定量指纹图谱[20]

丹参主要由脂溶性二萜类成分和水溶性酚酸类成分构成，还含有黄酮类、三萜类、甾醇等其他成分。黄酮类、有机酚酸类成分在270～360nm内有强紫外吸收，综合考虑丹参药材中化学成分的紫外吸收情况，即根据9个对照品（迷迭香酸、原儿茶酸、原儿茶醛、咖啡酸、丹参酮2A、丹酚酸B、丹参素钠、丹酚酸A、紫草酸）的最大吸收波长，结合DAD检测器采集190～400nm波长范围内的紫外光谱图，最终确定本试验紫外检测波长分别为270nm、280nm、290nm和326nm。

将30批丹参供试液在HPLC上进样分析，记录色谱图，以丹酚酸B为参照物峰，以峰出现率100%计，确定各检测波长下的共有指纹峰分别为65（270nm）个、62（280nm）个、64（290nm）个、51（326nm）个，见图6-10。从图6-10中可以看出，丹参在4个波长下所表达的指纹信息具有不同的特点，不同化学成分的特征吸收不等，这表明单波长指纹图谱不能全面覆盖整体化学信息的特征。将样品积分信号导入孙国祥等研制的"中药色谱指纹图谱超信息特征数字化评价系统4.0"软件进行评价，评价结果如

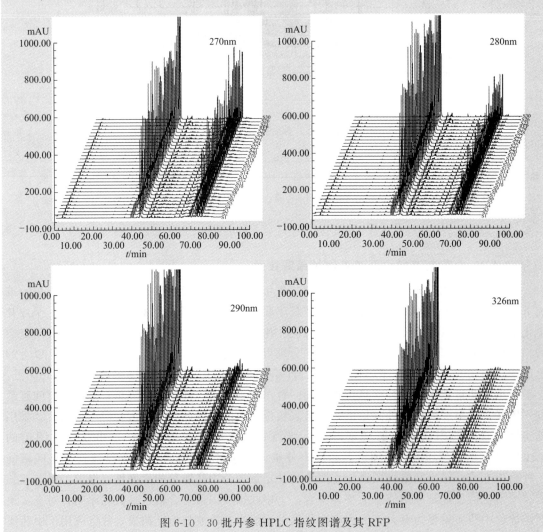

图6-10 30批丹参HPLC指纹图谱及其RFP

图 6-11所示。任何单一波长并不能涵盖四波长反映的整体信息，对于复杂中药体系，显然以单一紫外检测波长分析结果用以表征和体现中药质量级别不具有全面性。故用 4 个波长下的 S_m、P_m 和 α 的均值作为代表丹参质量的综合值来整合评价丹参质量，从而更客观地反映丹参的质量。

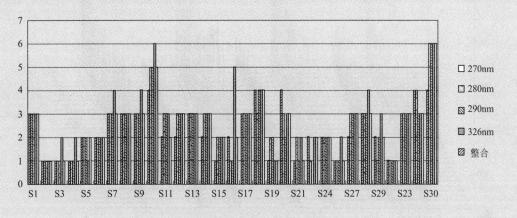

图 6-11　30 批丹参样品的质量等级比较图

另采用串联法将四波长指纹信息按照时间序列整合到一个色谱图中，克服单波长指纹法中存在的缺陷。将指纹信号导入软件中，生成四波长串联指纹图谱，如图 6-12 所示，用 SQFM 对 30 批丹参四波长串联指纹图谱进行评价。评价结果表明四波长串联指纹图谱评价结果与均值法整合四波长 HPLC 指纹图谱的评价结果无显著性差异。因此四波长串联指纹图谱为中药质量评价提供了一种全新方法，其特点是基于图谱自身整合后的评价而非数学整合。

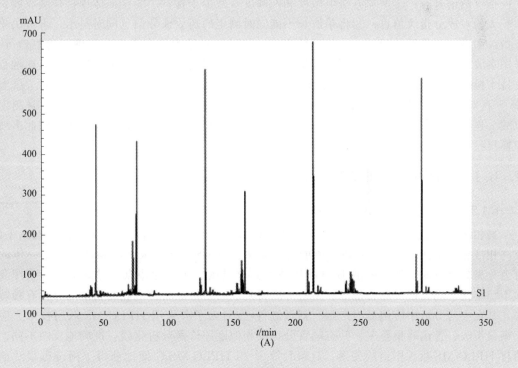

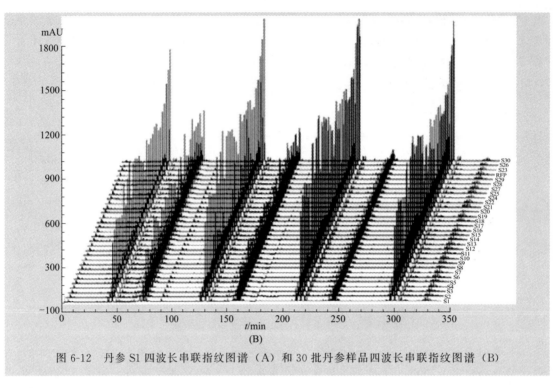

图 6-12　丹参 S1 四波长串联指纹图谱（A）和 30 批丹参样品四波长串联指纹图谱（B）

6.1.1.4　多波长切换指纹图谱

由于中药成分复杂，其有效成分最大吸收波长相差甚远，通过在不同保留时间段切换检测波长实现有效成分均在最大吸收波长处测定指纹图谱，即得多波长切换指纹图谱。多波长切换指纹图谱具有：①增加方法灵敏度和准确度及减少干扰；②能全面体现特征吸收波长相差较大的多成分指纹信息；③将单波长不能同时测定的药效成分信息同时显示，可解决单波长指纹图谱信息量不足问题；④分离效果好、指纹信息量大、多个成分明确。魏惠珍等[21]采用多波长切换技术建立麻杏石甘汤指纹图谱，避免了遗失药效化学成分信息，其比融合指纹技术操作简便。因不涉及信号剪切，用该法控制中药质量更易获得认可和批准。徐大志等[22]在双黄连口服液 4 种有效成分含量分析时，运用 DAD 检测器在多波长下同时测定绿原酸、连翘苷、黄芩苷、汉黄芩素含量。由于检测波长切换可能导致基线变化，因此多波长切换指纹图谱对仪器检测技术要求较高。

6.1.2　HPLC 多维指纹图谱

6.1.2.1　HPLC-UV-MS 二维指纹图谱

高相液相色谱法 UV 检测-质谱法联用所构成的二维指纹图谱，是以质谱仪为检测手段，集高相液相色谱法（HPLC）高分离能力与质谱法（MS）高灵敏度和高选择性于一体的强有力分离分析方法。液相色谱-质谱联用技术具有灵敏、快速的特点，对高沸点、难挥发和热不稳定化合物，以及对含量低、不易分离得到或缺乏特征紫外吸收的物质的分析有独特优势，其在中药分析中应用最为广阔。刘训红等[23]对太子参采用 HPLC-MS 联用技术，应用模糊聚类法、色谱峰重叠率、共有峰百分比及相似度评价做分析比较，准确地反映不同产地药材 HPLC-MS 指纹图谱的关系。赵恒利等[24]用 HPLC-MS 快捷地获得了阿奇霉素片剂与胶囊的代谢指纹图谱，HPLC-MS 总粒子流色谱可以对无紫外吸收的成分和低含量组分都能进行多维定性和定量指纹图谱研究。刘思明等[25]建立了岩黄连注射液指纹图谱，通过 LC-MS 对 11 种主要成分进行指认，以 LC-UV 对 2 种成分进行定量评价。李松林等[26]用 HPLC-DAD-MS 联用技术建立了川芎液相色谱指纹图谱，对主要色谱峰进行特征成分表征，提高了色谱指纹谱作为药材质量控制的特征性；同时优化后色谱操作时间也比最近文献对川芎研究的色谱操作时间缩短近一半。马欣等[27]利用 HPLC-DAD-MS/MS 技术，建立了银杏叶提取物的多维指纹图谱，并指出多维指纹图谱具有很强的唯一性，可同时得到各个成分的保留时间、在线紫外光谱图、一级质谱图（各个成分的分子量）和二级质谱图（某成分的特征碎片）四方面信息，从概率上讲，除了手性化合物以外，要找到四方面信息完全相同的两个化合物的可能性是微乎其微的，多维指纹图谱为解决中药缺乏对照品的难题提供了一条可行之路；罗国安等[28]建立了"清开灵注射剂"的 HPLC-DAD-MS/MS 多维化学特征谱库，也指出多维指纹图谱可解决缺乏对照品难题；陈辉等[29]用 HPLC-DAD-MS/MS 对 9 种化合物定量分析和鉴别 18 种化合物评价银黄制剂质量。康杰等[30]用 HPLC-DAD-ESI-MS" 对白芷中呋喃香豆素进行分析和相似度评价，基于离子阱质谱分析呋喃香豆素碎片模式并对 20 种呋喃香豆素进行定性评价。

6.1.2.2　HPLC-UV-ELSD 联用二维指纹图谱[31~34]

HPLC-UV-ELSD 联用二维指纹图谱采用高效液相色谱法（HPLC）紫外检测-蒸发光散射检测器联用模式，因同一分离系统用不同检测原理，故属于二维指纹图谱。HPLC 检测速度快、分辨率高，紫外吸收光谱只能用于具有共轭体系组分的检测分析，灵敏度高，检出限低，但无法检测只含饱和化学键组分。蒸发光检测器（ELSD）属于质量检测器，能进行全物质检测，HPLC-UV-ELSD 联用可以取长补短，弥补了色谱定性定量分析的不足。张敏等[35]采用 HPLC-UV-ELSD 联用技术测定多维指纹图谱，从整体上系统地反映救心丹的内在化学信息。UV 和 ELSD 两种检测模式互为补充，对 UV 不能检测的无紫外吸收或有末端吸收的物质，通过 ELSD 补充进行检测。朱东亮[36]利用 HPLC-DAD-ELSD 联用对知母药中两类不同性质共 6 个成分进行含量测定，建立了知母药材 DAD、ESLD 及 MSD 检测的多维指纹图谱并提出多维融合指纹图谱的概念。

6.1.2.3　HPLC-IR 联用二维指纹图谱

HPLC-IR 联用二维指纹图谱是高效液相色谱法 UV 检测-傅里叶变换红外光谱联用获得的二维指纹图谱的技术。傅里叶变换红外光谱仪（FTIR）以其高分辨、高灵敏度和快速扫描等特点把红外光谱的定性特征提高到了一个新水平。HPLC-IR 可以得到复杂混合物中各组分的红外谱图，弥补色谱定性分析的不足，实现在线方式单指纹 IR 鉴别。第二个联用方式是 HPLC 和 IRFP 的离线联用，HPLC 紫外检测器主要检测具有不饱和双键、三键和长共轭体系结构的组分产生的指纹峰，突出反映分子结构不饱和键信息。中红外光谱能反映中药中多种化合物成分的单键、双键和三键等振动（转动）时对中红外线吸收光谱的叠加（但以振动为主），主要反映饱和化学键特征，孙国祥等提出把 HPLC 指纹图谱和 IRFP 用等权整合法来鉴定中成药质量，这是一种很好的思路[37]。

6.1.2.4　高效液相色谱-在线消解-氢化物发生原子吸收光谱（AAS）联用

高效液相色谱-在线消解-氢化物发生原子吸收光谱是高效液相色谱与氢化物发生原子吸收光谱联用，HPLC 与 AAS 联用用于形态分析的关键是需要专门设计一个反应系统，即具有高效率在线消解-氢化物发生功能的接口。刘华琳等[38]运用自行设计接口实现了高效液相色谱与原子吸收光谱联用，通过对常见砷化合物进行形态分析，考察了自行设计的高效液相色谱-紫外在线消解-氢化物发生原子吸收光谱联用（HPLC-UV-HGAAS）接口性能，实现了将分离后不能直接用于氢化物发生的大分子，通过紫外"在线"消解成小分子砷化合物的目的。

6.1.2.5 高效液相色谱与石墨炉原子吸收光谱（GFAA）联用

李科等[39]研究了重金属的液相色谱流出液，引进石墨炉用原子吸收峰高法进行定量测定方法（对于色谱峰保留时间准确已知的金属可用此法）。经 HPLC 分离后，克服了性质相近元素的 GFAA 测定干扰，从而提高分析准确度。GFAA 可对 HPLC 分离组分进行专属性检测，灵敏度要比紫外检测高一到两个数量级。

6.1.2.6 HPLC-UV-HCS 联用

HPLC-UV-HCS 联用是高效液相色谱 UV 检测-紫外指纹图谱-燃烧热谱三者联用所构成的三维指纹模式。紫外检测灵敏度高、操作方便，但检测限低，且只能鉴定具有共轭体系的化合物而应用受限。紫外指纹图谱（190~400nm）虽然仍具缺陷，但由于紫外波长覆盖范围宽，并用紫外指纹点进行评价，其定量意义远超过 HPLC 的几个波长的检测结果。燃烧热能反映有机组分变成最高氧化态时的热释放情况，用热含量相似度（HCS）评价中药总物质含量具有一定现实意义。把 HPLC-UV-HCS 综合联用可覆盖中药化学物质总体物质信息全貌，能准确、便捷、快速、重现、有效地控制中药质量，形成中药质量控制和评价新模式。孙国祥等[40]将银翘解毒丸三波长 HPLC 指纹图谱和紫外指纹与燃烧热谱联用，从整体角度监控制剂全部化学物质含量变动情况。

6.1.3 GC 多维指纹图谱

6.1.3.1 GC-MS 联用二维指纹图谱

GC-MS 是气相色谱与质谱联用获得二维指纹图谱的模式。前者解决挥发性有机混合物样品分离，后者检测离子质量获得化合物质谱，二者结合能很好地定性定量鉴定化合物。谢丽琼等[41]采用 GC-MS 对刺山柑进行研究，用面积归一化法测定 46 个成分的相对含量。

6.1.3.2 气相色谱-红外光谱联用二维指纹图谱

气相色谱-红外光谱（GC-IR）联用技术可获得二维指纹图谱，是一种技术互补的分析测试手段，在分析正异构体产物结构方面具有独到优越性。GC-IR 可通过研究催化反应生成的产物种类、数量及结构，探讨该催化反应的机理。原位红外技术（FTIR）则是通过研究催化反应过程中生成的催化剂活性物种来探讨该反应机制[42]。刘密新等[43]利用 GC-FTIR 联用仪分析了小茴挥发油化学组成，鉴定出 9 种物质。刘布鸣等[44]确证白花前胡和马山前胡两种植物挥发油的主要化学成分为蒎烯等化合物，并鉴定其中的同分异构体。通过对两种植物挥发油成分对比，为中药前胡质量研究与资源开发提供了科学数据。李智立等[45]用 GC-FTIR 对单叶蔓荆子挥发油的主要化学成分进行了验证。

6.1.3.3 气相色谱-原子发射光谱联用二维指纹图谱

原子发射光谱检测器（AED）是气相色谱的选择性检测器之一，由于 GC-AED 技术能提供被测组分中元素组成和各种元素含量，尤其是能提供未知化合物的各元素含量，且不受基质干扰，它将与 GC-MS、GC-FTIR 等技术配合，在有机化合物结构测定和复杂体系中有机化合物定量方面发挥作用；而且可实现复杂基质中各种化合物的定性[46]。凌凤香等[47]采用气相色谱-原子发射光谱（GC-AED）联用技术对柴油中硫化物进行了定性定量研究，考察了柴油加氢脱硫处理前后硫化物变化及不同柴油原料中硫化物的分布情况。GC-AED技术由于其响应不依赖化合物类型而变化、不存在歧视效应，是一种很好定量测定柴油中硫化物类型分布的方法。

6.1.3.4 气相色谱-原子吸收光谱联用二维指纹图谱

气相色谱与原子吸收光谱联用（GC-AAS）包括气相色谱与火焰原子吸收光谱联用（GC-FAAS）、气相色谱与石墨炉原子吸收光谱联用（GC-GFAAS）以及气相色谱与电热原子吸收光谱联用（GC-ETAAS）等。GC-GFAAS可以获得很高的灵敏度，因而使用者较多。这种方法的缺点是接口装置的耐高温性能不佳，目前尚没有合适材料。另外，普通石墨管使用寿命为 10～15h，而 GC-GFAAS 要求石墨管在整个色谱测定过程中维持 1500～2500℃高温，这种运行成本相当高，而且随着石墨管的使用，其灵敏度逐步下降，不断更换石墨管，容易带来灵敏度改变及重复性差等问题[48]。

6.1.3.5 气相色谱-微波等离子体发射光谱联用二维指纹图谱

元素受激原子的外层电子从较高能级回到较低能级时所释放的光能符合一定的选择规律。因此原子受激辐射谱线波长能显示该元素的特征，而谱线强弱取决于释放光量子的原子数目，也就是与各元素受激的原子数目有关，因而与待测元素的浓度有关。二极管阵列检测器的发展使得原子发射光谱的上述特点得到了充分体现。由于使用了二极管阵列检测器，可以实现多元素的连续测定或同时测定，具有很好的应用前景。目前特别是气相色谱与常压微波等离子体发射光谱逐渐被广泛使用[49]。

6.1.3.6 气相色谱-触角电位检测器联用二维指纹图谱[50]

气相色谱触角电位联用（GC-EAD）以昆虫的触角作为气相色谱的检测器，可检测被检物生物活性，其充分利用了气相色谱对样品的高分辨率和昆虫触角对样品的高灵敏度、高选择性等优点。GC-EAD 联用技术在昆虫性信息素结构鉴定中的应用，除对昆虫性信息素检测快速、完全和简便外，更重要的是还能发挥其他分析技术所不及的优势，如昆虫性信息素几何异构体和旋光异构体活性的鉴别。在昆虫与植物的协同进化过程中，昆虫可以通过嗅觉感受器来识别植物的信号物质（主要是次生物质），因此可以利用 GC-EAD 技术检测此类次生物质。

6.2　中药多元指纹图谱技术

应用指纹图谱鉴定中药质量的方法很多，如薄层色谱法、紫外光谱法、红外光谱法、高效液相色谱法、气相色谱法、X 射线衍射法和核磁共振光谱法等仪器分析方法，都能对中药化学成分进行指纹图谱鉴定。因中药化学指纹图谱的复杂性，仅用单一方法鉴定中药具有片面性，几种方法联用构成多元指纹图谱技术能更加客观地从整体上评价中药质量。多元指纹图谱采用检测原理明显不同的联用方式，它与多维色谱指纹图谱明显不同。多元指纹图谱拓展了人们对指纹图谱技术的整合空间。

6.2.1　HPLC-GC 联用指纹图谱

HPLC-GC 是高效液相色谱与气相色谱联用获得二元指纹图谱的模式。毛细管气相色谱（GC）具有高分离能力和高分离速度的特点，是分离复杂样品的重要手段，但 GC 的分离能力较差、进样量小，很难用于多组成复杂样品及痕量组分分析。与之相反，液相色谱能提供很好的分离，可以对样品做净化、富集等处理，但其总柱效低，难于分离检测复杂异构体，将液相色谱与 GC 联用可使两者扬长避短。因微柱 HPLC 流量小，将较长时间内 HPLC 流出物转移到 GC 中不至于对 GC 分离造成较大干扰，能减少峰重叠，便于定性定量分析。胡坪等[51]在重质石油中含氮化合物的形态及分布分析时，采用该法将 HPLC 流出物部分转移到极性毛细管柱中进行分离，实现 HPLC-GC 联用分析极性化合物。白军超等[52]建立了一种用于烟草样品中挥发性、半挥发性成分分析的液相色谱-毛细管气相色谱/质谱（LC-CGC/MS）离线联用方法。江涛等[53]在分析润滑油的全组分分析时，建立了一套填充毛细管液相色谱-高温毛细管气相色谱在线联用装置，特殊设计的多储存位接口可完成一次 LC 进样，对样品所有组成在线切割、贮存并无损失转入 GC 分析，保证了复杂样品全组分分析的准确定性和定量，缩短了分析时间。王晓春等[54]首次将填充毛细管高效液相色谱-毛细管气相色谱在线联用技术用于分离分析八角茴香果实的挥发油成分，并采用不分流柱内进样模式以利于定量及谱图的叠加和比较。

6.2.2　HPLC-CE 联用指纹图谱

HPLC-CE 是液相色谱与毛细管电泳联用获得指纹图谱的模式。毛细管电泳柱效高、分离模式多样，因此二者联用可实现复杂样品指纹分离。HPLC-CE 部分弥补 2D-PAGE 不足，在蛋白质分离鉴定方面取得令人瞩目成绩。叶淋泉等[55,56]在高效液相色谱-毛细管电泳二维分离平台初探时，考察了液滴接口二维分离平台可行性和有效性，并获得 3000 以上的指纹峰容量，构建了反相液相色谱-毛细管电泳二维分离平台，并应用于复杂多肽混合物分离分析。

6.2.3　HPLC-TLC 联用指纹图谱

HPLC-TLC 联用指纹图谱是高效液相与薄层色谱联用获得的二元指纹图谱，可用薄层色谱先分离纯化，将样品在薄层的斑点洗脱下来，再将洗脱液进样与高效液相色谱分析。因 TLC 分离时间长且有明显扩散效应，而 HPLC 分离能力强和扩散效应小，HPLC-TLC 联用可改善分离度、提高灵敏度和重现性，适用于复杂样品分析，尤其适用于中药原料和中成药制剂的局部指纹图谱建立和单一指纹定量分析。吴文达等[57]用 HPLC-TLC 检测玉米赤霉稀酮含量即以薄层色谱处理样品。

6.2.4　高效液相色谱-紫外光谱（HPLC-UV）联用指纹图谱

HPLC-UV 联用指纹图谱是高效液相色谱与紫外光谱联用获得的二元指纹图谱。HPLC 精度高、分析时间长，但检测波长单一；紫外光谱灵敏度高，操作方便，DAD 可对 190～400nm 光谱同时进行检测。将 HPLC 指纹图谱与紫外指纹图谱联用能对样品中 $\pi \rightarrow \pi^*$、$n \rightarrow \pi^*$ 及 $\sigma \rightarrow \pi^*$ 的化学组分进行彻底检测。孙国祥等用三波长高效液相色谱指纹图谱和紫外指纹图谱联用鉴定了银翘解毒丸的质量。

6.2.5　薄层色谱-光谱联用指纹图谱

王小燕等[58]采用薄层色谱法分离了金属清洗剂，并用红外吸收光谱法、核磁共振波谱法确定了 4 种非离子表面活性剂的分子结构，克服了 HPLC 耗时、成本高、不能获取组分等缺点。

陈艳琼等[59]建立薄层色谱（TLC）与表面增强拉曼光谱（Surface-enhanced Raman Spectroscopy，SERS）联用技术对中药黄连鉴别的方法，可实现黄连的无标化鉴别。张彬彬等[60]建立窄带薄层色谱-表面增强拉曼光谱（narrow-band TLC-SERS）分析方法来改善传统薄层色谱-表面增强拉曼光谱法（TLC-SERS）在色谱展开过程中斑点横向扩散以及由于滴加 SERS 基底而导致的斑点二次扩散的不足，进一步提高了 TLC-SERS 方法的检测灵敏度，降低了固定相的用量，节约了成本。

6.2.6　中药 IR-UV 联用指纹图谱

中药指纹图谱多用高效液相色谱法测得，该方法高效、简单，但是中药属于复杂性学科，高效液相色谱的检测器主要以紫外为主，它所反映的中药质量信息侧重于中药中具有不饱和化学键及其共轭体系的基本物质情况，而忽略了具有重要药效作用的饱和化学物质基础。要想全面的控制中药材质量，必须建立一种能将中药中所有化学成分的化学键都考虑进去的一种方法。因此提出利用中药红外-紫外（IR-UV）联用指纹图谱宏观定性定量鉴别中药质量，该方法能实现中药质量控制，是一种便捷、准确、重现、可行和实用的分析方法。

傅里叶变换红外光谱法（FTIR）测定的是物质中分子吸收光谱，由分子振动或转动引起偶极矩的净变化产生，不同的物质有其特征指纹性。中药 IR 光谱反映的是中药系统总体化学物质的整体化学键振动信息的叠加，中药 IR 光谱是特征性极强的中药鉴别方法，而且用固定量样品测得的 IR 光谱具有可信的综合定量能力，反映整体物质化学结构中的单键定量信息尤为突出，这是紫外光谱和以紫外检测器检测的 HPLC 指纹谱所不具备的。不同中药都有其独特 IR 光谱特征，有较高鉴别价值，只要复方中药质和量上保持相对稳定，其光谱就有一定的客观性和可重复性。它不仅可以从图谱整体特征来综合地鉴别真伪，还可以定量化评价中药产品质量的稳定性和一致性。在现阶段，据此判断原料、半成品、成品质量相关性、一致性和稳定性，应用范围包括原料药材筛选、生产工艺优化、成品质量稳定性考察、市场商品的质量监控。实践证明，中红外光谱指纹图谱整体分析所表达的质量信息远比测试单一成分要丰富得多，且更为准确，可为复方中药质量控制研究提供新的研究思路和手段。

目前，用于红外光谱研究的方法有主成分分析法、偏最小二乘法和人工神经网络等，实现了复杂物质的鉴别与定量分析。由固定溶媒提取固定质量中药的紫外光谱指纹谱，反映了整体化学物质结构中不饱和化学键及其共轭体系的吸收情况。文献中有峰值比法、共有峰率和变异峰率双指标序列法等，通过分析紫外指纹图谱用以实现中药质量控制。以往的光谱分析法多以光谱计量学为手段，涉及大量复杂运算，但以 IR-UV 联用为基础的光谱指纹图谱对中药实施整体定量控制不需要对中药各组分进行充分分离和详细地定性分析，但必须有标样即比较标准模板，孙国祥等一直主张我国必须系统地建立国家中药材、中药饮片、中药提取物原料和中成药的能用于整体定性和整体定量的中药指纹对照品标准系，采用整体定性和整体定量化控制中药，是中药发展的必由出路。实践表明中药整体定性定量控制是实现中药质量稳定性、均一性和有效性的简捷可行方法。用红外-紫外（IR-UV）光谱联用控制中药质量具有获取数据快速、成本低、准确和便捷的特点[61]。

6.2.6.1　中药 IR-UV 联合应用指纹系统等权融合法的原理

①中红外光谱能反映中药中多种化合物成分的单键（C—H，O—H，N—H，C—C，C—N，C—O）、双键（C＝C，C＝O，C＝N，C＝S）和三键（C≡C，C≡N）等化学键振动（转动）时对中红外线吸收光谱的叠加（以振动为主），突出反映中药中饱和化合

物的质量信息，即反映化合物单键对红外光谱贡献。②中药紫外光谱（200～400nm）主要由不饱和双键、三键和长共轭体系结构产生，突出反映分子结构的不饱和键信息。③选择一固定对照模式作评价标准，分别以 IR 和 UV 光谱各数据点为评价单元，计算样品的 IR 和 UV 光谱与标准光谱间的宏定性相似度 S_m，见式(6-12)，计算宏定量相似度 P_m，见式(6-13)，均化系数相对偏差 α 见式(6-14)；④对 IR 和 UV 指纹图谱反映的两类宏观定性定量信息进行等权融合，见式(6-12)～式(6-14)，据此建立中药 IR-UV 联用指纹系统等权融合模型（图 6-13）。中药红外光谱和紫外光谱突出反映了两类宏观定性定量信息，以红外光谱对紫外光谱检测的信号信息进行全方位补偿，即以红外光谱能够检测单键信息补偿紫外光谱仅检测不饱和键的单一功能。这一方法构成了基于中药整体系统化学键振动和价电子跃迁的光谱指纹定量法。中药 IR-UV 联用系统指纹定量法所反映的整体定性定量信息明显好于任何单一色谱指纹谱和单一光谱指纹谱。据此方法可将中药质量划分为Ⅰ～Ⅷ级（表 6-7）。

$$S_{\text{m-IRUV}}=\frac{1}{2}(S_{\text{m-IR}}+S_{\text{m-UV}}) \tag{6-12}$$

$$P_{\text{m-IRUV}}=\frac{1}{2}(P_{\text{m-IR}}+P_{\text{m-UV}}) \tag{6-13}$$

$$\alpha_{\text{IRUV}}=\frac{1}{2}(\alpha_{\text{IR}}+\alpha_{\text{UV}}) \tag{6-14}$$

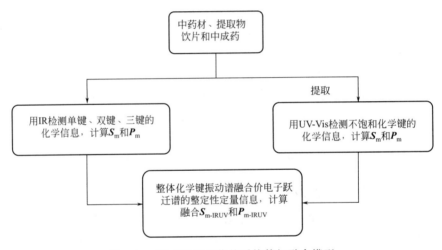

图 6-13　IR-UV 联用指纹系统等权融合模型

表 6-7　中药 IR-UV 联用指纹系统定量法划分中药质量级别

参数	Ⅰ	Ⅱ	Ⅲ	Ⅳ	Ⅴ	Ⅵ	Ⅶ	Ⅷ
$S_{\text{m-IRUV}}$	≥0.95	≥0.90	≥0.85	≥0.80	≥0.70	≥0.60	≥0.50	<0.50
$P_{\text{m-IRUV}}/\%$	95～105	90～110	85～125	80～120	70～130	60～140	50～150	0～∞
$\alpha_{\text{m-IRUV}}$	≤0.05	≤0.10	≤0.15	≤0.20	≤0.30	≤0.40	≤0.50	>0.50
质量	极好	很好	好	良好	中	一般	次	劣

6.2.6.2　中药 IR-UV 联用指纹系统的建立规则

(1) 中药 IR 指纹图谱

测定固体中药原料和中成药的中红外光谱，不经分离提取可直接进行检测鉴定。一般精密称取经干燥的 1～2mg 固体中药样品（w_i）和溴化钾约 100mg（W），混合研匀，压片，

精密称取晶片质量 M_i，测定 IR 光谱。计算时应进行 $A=-\lg T$ 逐点转换，则中药样品质量 m_i 由式(6-15)计算。

$$m_i=\frac{w_i}{W+w_i}M_i \tag{6-15}$$

(2) 中药 UV 指纹图谱

UV 光谱的形状特征会受到提取溶剂种类、测定时样品浓度的影响，建议以类似流动注射的方式采用空管路（5000mm；0.12～0.18mm，ID）以 DAD 检测（190～600nm）紫外可见光指纹谱，至样品无吸收为止。实验时精密称取中药样品 m_i（g），经提取后，过滤，最后用溶剂定容至 V（mL）。一般进样量在 0.1～10μL（V_i），绝对进样质量 Q（μg）按原样品的标示量浓度计［式(6-16)］。能够反映中药定量特征的 UV 光谱检测条件必须进行优化以降低可能存在的误差。用 DAD 检测，中药 UV 光谱在确定条件下具有稳定、重现、可靠和易于获取的特点。

$$Q_i=1000V_i\frac{m_i}{V} \tag{6-16}$$

宏观定性相似度 S_m 不受称样量大小影响，但宏观定量相似度 P_m 必须对称样量大小进行校正。精密称取 i 样品 m_i，n 个样品的平均称样质量为 $\overline{m}$，则定义 i 样品的称样量校正因子 f_i［式(6-17)］。初始定量相似度 P_m^0 按［式(6-18)］校正得 P_m，用 IR 和 UV 光谱定量时必须如此进行校正。

$$f_i=\frac{\overline{m}}{m_i}=\frac{1}{m_i}\left(\frac{1}{n}\sum_{i=1}^{n}m_i\right) \tag{6-17}$$

$$P_{m_i}=P_{m_i}^0 f_i \tag{6-18}$$

实例 6-6　UV-IR 光谱指纹定量法鉴定六味地黄丸质量[62]

六味地黄丸（LWDHW）是传统中医"滋补肾阴"的经典代表方剂，疗效确切，临床应用广泛。有关文献报道 HPLC、GC 和 TLC 法测定该制剂中熊果酸、马钱苷和丹皮酚等含量，近红外光谱法测定丹皮酚和熊果酸含量，这些方法虽能从图谱上看出不同样品间成分差异，但是操作复杂、分析时间长、快速监测存在困难。为寻找更加简便、全面、可靠地控制 LWDHW 的方法，孙国祥等提出利用红外-紫外（IR-UV）联用指纹谱宏观定性定量鉴别含有众多化学成分的六味地黄丸的内在质量。此方法是从整体上反映物质的吸收特性的，这和中医从整体入手，辨证施治的理念是一致的，能很好地反映中药及其制剂的全貌。

(1) 仪器与试药

Agilent1100 HPLC 高效液相色谱仪（DAD 检测器、四元低压梯度泵、在线脱气和自动进样装置），ChemStation 工作站（Agilent 科技有限公司），KDM 型控温电热套（山东鄄城华鲁仪器公司），Sarturius-BS110S 分析天平（北京赛多利斯天平有限公司），RE-52 型旋转蒸发仪（上海亚荣生化仪器厂）。BrukerIFS-55 型傅里叶红外分光光度仪（瑞士布鲁克公司），DTGS 型检测器（瑞士布鲁克公司）。

甲醇（色谱纯，山东禹王实业有限公司禹城化工厂），其他试剂均为分析纯，水为去离子水。10 批六味地黄丸浓缩丸均为 OTC 市售品。

(2) 样品制备

① 六味地黄丸浓缩丸 UV 供试品溶液制备　取六味地黄丸浓缩丸 16 粒，相当于原药

材 6g，精密称定，加 75%（V/V）乙醇 40mL，超声提取 2 次，20min·次$^{-1}$，过滤，残渣加 75%（V/V）乙醇 40mL，回流提取 1h，过滤，合并 3 次滤液，减压浓缩至 20mL，用 75%（V/V）乙醇定容至 25mL，摇匀，作为供试液。进样前用 0.45μm 微孔滤膜过滤。

② 六味地黄丸浓缩丸 IR 供试品 KBr 晶片制备　取六味地黄丸浓缩丸 6 粒于 60℃ 干燥 40min，研磨成粉末，过 200 目筛，取 1~2mg 粉末，精密称定，精密称取 150mg 干燥的 KBr 粉末，在玛瑙研钵中研磨、混匀，转移到模具中，在低真空下用 10GPa 左右的压力，经约 2min 即可将样品压成透明薄片，精密称取六味地黄丸浓缩丸 KBr 晶片质量，之后，10min 内测试。

（3）检测条件

① UV 指纹图谱检测条件　Agilent 聚四氟乙烯（PTFE）管（600mm×0.17mm），柱温（30.0±0.15）℃，流动相为甲醇-水（50：50），流速为 0.5mL·min^{-1}，进样量 0.25μL。检测波长 190~600nm（DAD），数据采集间隔 0.5nm，狭缝宽度 1nm。

② IR 指纹图谱检测条件　Bruker IFS-55 型傅里叶红外分光光度仪，DTGS 型检测器。波长范围为 4000~400cm^{-1}，分辨率为 8cm^{-1}，扫描速度为 20 次·秒$^{-1}$，升温速度 2℃·min^{-1}。扫描时扣除 H_2O 和 CO_2 的干扰。

（4）指纹图谱建立

① 六味地黄丸浓缩丸 UV 指纹图谱建立　将 10 批不同厂家不同批号的六味地黄丸浓缩丸 UV 供试液按选定的条件分别进样检测，记录 5 个波长下的非分离色谱图和 190~600nm 在线紫外光谱。导出 10 批不同 LWDHWs 浓缩丸 215~450nmUV 指纹谱的 CSV 文件，按平均值法计算生成对照紫外指纹谱（RUVFP），以此 RUVFP 为标准计算 10 批六味地黄丸浓缩丸的宏性相似度 S_m 和宏定量相似度 P_m（表 6-8）。10 批六味地黄丸浓缩丸的紫外指纹图谱及对照指纹图谱见图 6-14。鉴定结果与 5 个波长下的非分离色谱图峰面积计算的平均结果及 AUC 计算的结果很相似。

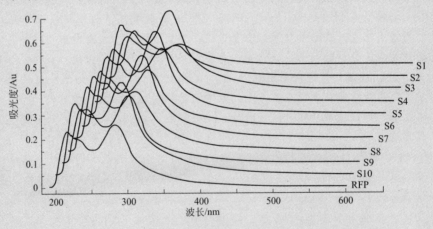

图 6-14　10 批六味地黄丸浓缩丸的紫外指纹图谱及对照指纹图谱

② 六味地黄丸浓缩丸 IR 指纹图谱建立　将 10 批不同厂家和批号 LWDHW 浓缩丸分别进行红外光谱检测，记录 400~4000cm^{-1} 的中红外光谱及对照指纹图谱（图 6-15）。主要 IR 吸收峰出现在 400~1500cm^{-1} 和 2800~3600cm^{-1} 区间，恰为 LWDHW 所含药效物质中各类单键振动（或转动）的吸收引起，因此 IR 谱能够突出反映各类化合物中饱和

化学键产生的质量信息特征。导出 10 批不同批号的六味地黄丸浓缩丸 $400\sim4000\text{cm}^{-1}$ IR 指纹谱的 CSV 文件，按平均值法计算生成对照红外指纹谱（RIRFP），以此 RIRFP 为标准计算各批样品（以光谱点为基础）的宏定性相似度 S_m 和宏定量相似度 P_m，见表 6-8，据表 6-1 划分质量等级。用 IR 光谱指纹图谱实现了整体定性和整体定量鉴定 LWDHW 浓缩丸中以单键为重要特征的化学成分的质量结果。

表 6-8　用 UVFP、IRFP 及 UV-IRFP 联合鉴定 10 批 LWDHW 浓缩丸质量等级

类型	参数	S1	S2	S3	S4	S5	S6	S7	S8	S9	S10
UV	S_m	0.978	0.994	0.999	0.999	0.993	0.998	0.998	0.997	0.998	0.995
	$P_m/\%$	40.5	60.3	124.4	87.3	117.8	93.6	127.0	107.4	101.9	151.4
	α	0.044	0.002	0.006	0.008	0.033	0.006	0.001	0.002	0.018	0.025
	Grade	Ⅷ	Ⅶ	Ⅳ	Ⅲ	Ⅲ	Ⅱ	Ⅴ	Ⅱ	Ⅱ	Ⅷ
	质量	劣	次	良好	好	好	很好	中	很好	很好	劣
IR	S_m	0.999	0.992	0.994	0.999	0.999	1.000	0.998	0.998	1.000	0.993
	$P_m/\%$	87.7	76.0	122.5	97.1	85.6	111.8	89.6	88.0	98.8	141.7
	α	0.018	0.050	0.049	0.023	0.006	0.001	0.007	0.029	0.001	0.053
	Grade	Ⅲ	Ⅳ	Ⅳ	Ⅰ	Ⅲ	Ⅲ	Ⅲ	Ⅲ	Ⅰ	Ⅶ
	质量	好	良好	良好	极好	好	好	好	好	极好	次
UV+IR	$S_{m\text{-}IRUV}$	0.988	0.993	0.997	0.999	0.996	0.999	0.998	0.997	0.999	0.994
	$P_{m\text{-}IRUV}/\%$	64.1	68.1	123.4	92.2	101.7	102.7	108.3	97.7	100.4	146.6
	α_{IRUV}	0.031	0.026	0.027	0.015	0.020	0.003	0.004	0.015	0.009	0.039
	Grade	Ⅵ	Ⅵ	Ⅳ	Ⅱ	Ⅰ	Ⅰ	Ⅱ	Ⅰ	Ⅰ	Ⅶ
	质量	一般	一般	良好	很好	极好	极好	很好	极好	极好	次

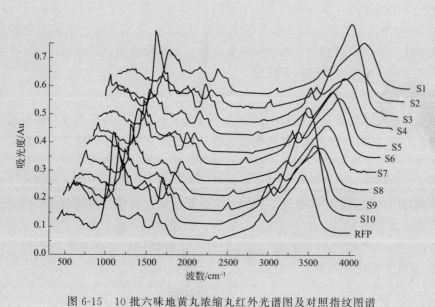

图 6-15　10 批六味地黄丸浓缩丸红外光谱图及对照指纹图谱

（5）用 IR-UV 联用谱鉴定六味地黄丸浓缩丸质量

用 IR 和 UV 指纹谱分别计算 10 批六味地黄丸浓缩丸的 S_m 均不低于 0.97，这两种方法都证明各批样品的化学成分的种类和分布比例都十分相似，但宏定量相似度 P_m 差异很大。不同厂家不同批号的六味地黄丸浓缩丸的 P_m 差异是源于 IR 和 UV 光谱检测原理的显著不同，中药 IR 光谱主要反映整体物质化学结构中饱和化学键的定量信息，而中药 UV 光谱则侧重于反映中药中具有不饱和化学键及共轭体系的物质的含量信息。因此，把 IR-UV 谱反映的整体定性定量信息进行合理整合可得到中药全化学物质的整体质量的鉴定信息，能够更为全面和准确地控制中药质量。

把 IR-UV 光谱指纹图谱的宏定性和宏定量信息进行等权融合，用 SQFM 法鉴定 10 批六味地黄丸浓缩丸质量结果见表 6-8。10 批样品 $S_{m-IRUV} \geqslant 0.988$，这表明 10 批六味地黄丸浓缩丸的化学成分的种类和分布比例十分相似。S5、S6、S8 和 S9 质量为极好（Ⅰ级），S4 和 S7 质量为很好（Ⅱ级），S3 质量为良好（Ⅳ级），S1 和 S2 质量为一般（Ⅵ级），S10 质量为次等（Ⅶ级）。

（6）结论

本研究实现了用 UV-IR 光谱法对 LWDHW 的质量进行整体定性和整体定量的快速鉴定。以光谱指纹定量法鉴定 10 批 LWDHW 浓缩丸的质量等级，结果显示：4 批质量极好，2 批质量很好，1 批质量良好，2 批质量一般，1 批质量为次品。光谱指纹定量法无需对中药各组分进行充分分离和不需进行复杂的光谱计量学运算，就能快速获得反映中药中整体化学物质的宏观定性定量信息，具有便捷性和易操作性特点。由于中药药效是基于所含的多种成分，在对单一中药成分及它们的综合药理药效没有全面深入研究的情况下，依据全成分对中药进行科学的质量评价是中药质量控制的正确的发展道路，同时该方法的提出及应用能为中药质量研究、质量控制等提供新技术参考。

6.2.7 紫外和红外光谱指纹谱与燃烧热谱联合定量评价中药质量

紫外和红外指纹谱可以反应中药中化学键的信息，而燃烧热（Q_V，仪器测得的恒容燃烧热）是指 1mol 物质完全燃烧时所放出的热量。Q_V 大小直接反映中药化学物质总含量的高低，能从整体上表征中药制剂全部化学成分含量以及对机体热值的增加作用，是衡量中药化学物质总含量的一个重要物理科学数据。

6.2.7.1 热含量相似度

众所周知，燃烧热值常用于衡量营养膳食能量的大小，而中药化学成分体内的氧化过程与体外燃烧有类似之处，测定中药燃烧热值则能从能量角度反映中药质量。药物进入机体在体内代谢酶作用下必然伴随着中药化学物质的能量释放过程，尽管中药化学成分不是完全变成氧化物形式，但燃烧热值高的中药化学物质总含量一定高。测定中药燃烧热在一定程度上能够反映中药对机体热值的增加作用，同时更为重要的是仅利用一种简单便捷的方法便能够从整体上准确地测定出中药中化学物质的总含量。燃烧热值可作为衡量中药质量的一个重要物理科学数据。热含量相似度（HCS）P_{m-Q} 为单批药物燃烧热与模型燃烧热的百分比 ［式(6-19)］，P_{m-Q} 越大则化学物质总含量越高。

$$P_{m-Q} = \frac{Q_{V_i}}{Q_V} \times 100\%$$
(6-19)

6.2.7.2　紫外和红外指纹图谱联合燃烧热值等权融合理论

通过 UVFQM 得到宏定性相似度 S_{UV}、宏定量相似度 P_{UV} 和指纹均化变动系数 α_{UV}；通过 IRFQM 得到宏定性相似度 S_{IR}、宏定量相似度 P_{IR} 和指纹均化变动系数 α_{IR}；通过测定其等容燃烧热得到热含量相似度为 P_{m-Q}。为了尽可能展现中药质量全貌，故将三者联合用于中药质量评价更能反映中药真实质量。将 UVFPs、IRFPs 与燃烧热的质量评价结果进行等权融合，融合后的宏定性相似度用 S_{UIQ} 表示，宏定量相似度用 P_{UIQ} 表示，指纹均化变动系数用 α_{UIQ} 表示，见式(6-20)～式(6-22)。并依据表 6-9 来判断融合后的质量等级。

$$S_{UIQ}=\frac{1}{2}(S_{UV}+S_{IR})\qquad(6\text{-}20)$$

$$\alpha_{UIQ}=\frac{1}{2}(\alpha_{UV}+\alpha_{IR})\qquad(6\text{-}21)$$

$$P_{UIQ}=\frac{1}{3}(P_{UV}+P_{IR}+P_{m-Q})\qquad(6\text{-}22)$$

表 6-9　UV-IR 指纹图谱联合燃烧热值等权融合评价中药等级标准

参数	1	2	3	4	5	6	7	8
S_{UIQ}	≥0.95	≥0.90	≥0.85	≥0.80	≥0.70	≥0.60	≥0.50	<0.50
$P_{UIQ}/\%$	95～105	90～110	80～120	75～125	70～130	60～140	50～150	0～∞
α_{UIQ}	≤0.05	≤0.10	≤0.15	≤0.20	≤0.30	≤0.40	≤0.50	>0.50
质量	best	better	good	fine	moderate	common	defective	inferior

实例 6-7　紫外和红外光谱指纹谱与燃烧热谱联合定量评价人参归脾丸质量[63]

人参归脾丸 (Ren shen gui pi Wan，RSGPW) 是由人参、当归、甘草、黄芪等 11 味中药加炼蜜组方而成，其中包含有机酸、皂苷、多糖、挥发油及黄酮类等多种有效成分，这些化学物质的紫外及红外吸收特征明显。本实验以人参归脾丸为研究对象，采集 RSGPW 的 95% 乙醇提取物在 190～400nm 紫外光谱数据点，均值法建立人参归脾丸 UVFP；通过将 RSGPW 甲醇提取液涂抹于溴化钾晶片上测定 4000～400cm^{-1} 区间的中红外光谱，用均值法计算生成人参归脾丸 IRFP；采用氧弹式量热计测定人参归脾丸等容燃烧热值 Q，之后对 UVFP、IRFP 评价的宏定性宏定量信息与燃烧热评价的热含量相似度进行等权融合后，再采用系统指纹定量法鉴定 10 批市售 RSGPWs 质量，评价结果见图 6-16，这为人参归脾丸的质量评价提供新参考。

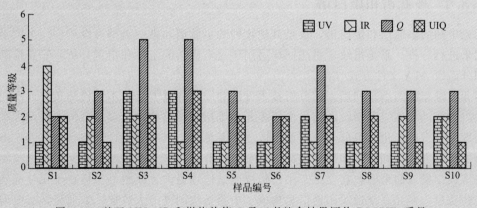

图 6-16　基于 UV、IR 和燃烧热值 Q 及三者整合结果评价 RSGPWs 质量

6.3 多元多维指纹图谱的广泛应用

6.3.1 化学全成分指纹图谱

中药成分较复杂，用单一提取溶剂很难将药物有效成分完整提取出来，采用多种提取溶剂能有效提取更多极性差别大的组分。艾立等[64]对腰痛宁胶囊 HPLC 指纹图谱进行研究，采用30%乙醇、60%乙醇、90%乙醇和甲醇提取，发现甲醇可将大多数成分提取出来，但非极性成分少，最终选择甲醇和氯仿配合提取并加适量浓盐酸。中药全成分指纹图谱包括紫外吸收化学组分谱、无紫外吸收成分谱（单糖、多糖和氨基酸指纹谱）、挥发性成分谱、鞣质和蛋白谱、高分子谱、微量元素谱、纤维素谱以及无机物组分谱。

6.3.2 不同部位化学指纹图谱

对中药的根、茎、叶分别建立指纹图谱。黄月纯等[65]在研究了广藿香茎和叶的 HPLC 指纹图谱后，发现广藿香茎、叶的特征指纹峰差异很大。易中宏等[66]研究了巫山淫羊藿的根、茎及叶的黄酮类成分指纹图谱具有明显差异。周刚等[67]研究牡丹皮栓皮部、韧皮部、粗木心部、中木心部、细木心部指纹图谱时发现栓皮部、韧皮部、木心部存在差异，提出不去皮只去心，既能简化产地加工的繁琐程序又能提高样品有效成分含量。鉴于中药不同部位化学组分的差异，提倡中成药制药采用混批勾兑原料方式或者采用提取物入药方式均能实现产品质量均一稳定和重现。中药固定原料批次的投料方式是一种保守、传统、落后的生产技术方式，终归会被历史淘汰，这种教条化的投料方式导致产品质量很难重现。

6.3.3 组分中药指纹图谱

组分中药质量可用多元多维指纹图谱来控制，虽然其构成变得简单，但多元多维空间指纹图谱能提供全信息，对药物质量控制能提供更可靠的保证。多元多维指纹图谱技术是一种分析方法多元和检测方式多维的综合鉴别、客观量化和精准评价中药质量的有效可行方法，任何单一方法都无法清晰准确地分析系统各类化学成分的含量与分布情况。

6.3.4 多肽谱和蛋白谱

无论中药的多肽谱和蛋白谱，还是其他物种的多肽谱和蛋白谱都可以用多元多维指纹图谱方式来进行分析。系统指纹定量法同样适用于这类谱学的定性和定量分析，只要检测的信号能积分后以 AIA 文件方式导出。

多元多维指纹图谱是利用不同分析技术方法和同一分离方法的不同检测条件或不同检测方式获得中药的立体空间指纹图谱。由于多元多维指纹图谱技术从多元分析方法和多维检测方式角度来获得中药化学组分全信息而形成立体多息谱，只有对其合理整合和有效挖掘才能从多侧面整体方位详细描述和准确表征中药全部组分的含量分布状况。多元多维指纹图谱技术是在实践中发展起来的，它立足于中药指纹图谱信息最大化原则，目标在于完整准确地控制好中药质量。多元多维指纹图谱信息构成了中药指纹图谱的大数据，如何科学有效地利用好这一技术，采用数学方法进行合理整合是十分必要的。多元多维指纹图谱必然为中药工业质量控制提供又一种新技术和新方法。

参 考 文 献

[1] 孙国祥，侯志飞，李文颖，等. 中药多元多维指纹图谱特征和构成方式及评价方法研究 [J]. 中南药学，2014，12 (6)：497～504.

[2] 于文成，董鸿晔，孙国祥. 平行四波长高效液相指纹图谱鉴定十全大补丸质量 [J]. 中南药学，2010，8 (12)：925～928.

[3] 孙国祥，蔡新凤，丁楠. 平行五波长高效液相色谱指纹图谱全息整合法定量鉴定补中益气丸整体质量 [J]. 中南药学，2010，8 (6)：473～478.

[4] 孙国祥，吴波，毕开顺. 平行五波长高效液相色谱指纹图谱全息整合法定量鉴定杞菊地丸的整体质量 [J]. 色谱，2010，28 (9)：877～884.

[5] 孙国祥，王玲娇. 基于双波长 HPLC 指纹谱的一级系统指纹定量法鉴定木香顺气丸质量 [J]. 化学学报，2010，68 (18)：1903～1908.

[6] 孙国祥，赵梓余. 五波长高效液相色谱指纹谱定量鉴定速效救心丸 [J]. 中成药，2012，34 (5)：777～780.

[7] 孙国祥，胡玥珊，毕开顺. 系统指纹定量法评价牛黄解毒片质量 [J]. 药学学报，2009，44 (4)：401～405.

[8] Guoxiang SUN, YU Wang, Hongxia LIU, Yuqing SUN. The quality assessment of compound liquorice tablets by capillary electrophoresis fingerprints [J]. Analytical Sciences，2003，19 (10)：1395～1399.

[9] 孙国祥，侯志飞，张春玲，等. 色谱指纹图谱定性相似度和定量相似度的比较研究 [J]. 药学学报，2007，(01)：75～80.

[10] 孙国祥，宋杨，毕雨萌，等. 色谱指纹图谱全定性相似度和全定量相似度质控体系研究 [J]. 中南药学，2007，5 (3)：263～267.

[11] 孙国祥，任培培，毕雨萌，等. 双定性双定量相似度法评价银杏达莫注射液高效液相色谱指纹图谱 [J]. 色谱，2007，25 (4)：518～523.

[12] 詹丹丹，张颖，孙国祥. 平行六波长高效液相色谱指纹谱评价二妙丸质量 [J]. 黑龙江医药，2012，25 (4)：518～520.

[13] 孙国祥，车磊，李闯飞. 一种评价多波长中药色谱指纹图谱新方法——均谱法 [J]. 中南药学，2011，9 (7)：533～538.

[14] Liu Y，Liu Z，Sun G，et al. Monitoring and Evaluating the Quality Consistency of Compound Bismuth Aluminate Tablets by a Simple Quantified Ratio Fingerprint Method Combined with Simultaneous Determination of Five Compounds and Correlated with Antio Xidant Activities [J]. PloS ONE，2015，10.

[15] 孙国祥，王佳庆. 基于双波长 HPLC 指纹图谱和其融合谱的系统指纹定量法鉴定甘草质量 [J]. 中南药学，2009，7 (5)：378～383.

[16] 侯志飞，孙国祥. 栀子双波长融合高效液相色谱数字化指纹图谱研究 [J]. 时珍国医国药，2010，21 (9)：2353～2357.

[17] 任培培，孙国祥，孙丽娜. 附子理中丸多波长融合 HPLC 指纹图谱研究 [J]. 药物分析杂志，2009，29 (3)：411～415.

[18] 孙国祥，张静娴. 基于三波长融合谱的系统指纹定量法鉴定龙胆泻肝丸真实质量 [J]. 色谱，2009，27 (3)：318～322.

[19] 胡玥珊，姜明燕，孙国祥. 基于五波长高效液相色谱指纹谱均谱和主成分分析法评价牛黄解毒片质量 [J]. 山西医药杂志，2012，41 (10)：955～957.

[20] 张玉静，孙万阳，孙国祥，等. 丹参四波长串联定量指纹图谱与抗氧化活性谱相关研究 [J]. 中南药学，2017，15 (6)：723～729.

[21] 魏惠珍，王信，王跃生，等. 麻杏石甘汤多波长切换指纹图谱研究 [J]. 时珍国医国药，2012，23 (1)：60～62.

[22] 徐大志，张荣，刘启德，等. HPLC 波长转换法同时检测双黄连口服液中 4 种有效成分的含量 [J]. 中药新药与临床药理，2012，23 (1)：73～76.

[23] 刘训红，居文政，蔡宝昌，等. 太子参 HPLC-MS 指纹图谱的初步研究 [J]. 中成药，2008，30 (2)：160～163.

[24] 赵恒利，崔稀，王本杰，等. HPLC-MS 法研究阿奇霉素片剂与胶囊的人体相对生物利用度及药代动力学 [J]. 药物分析杂志，2006，26 (3)：304～307.

[25] 刘思明，胡坪，罗国安，等. 岩黄连注射液的高效液相色谱质谱联用指纹图谱研究 [J]. 药学学报，2005，40（9）：846～849.

[26] 李松林，林鸽，钟凯声，等. 应用 HPLC-DAD-MS 联用技术研究中药川芎指纹图谱 [J]. 药学学报，2004，39（8）：621～626.

[27] 马欣，孙毓庆. 银杏叶提取物的多位指纹图谱研究 [J]. 色谱，2003，21（6）：562～567.

[28] 罗国安，王义明，曹进. 多维多息特征谱及其应用 [J]. 中成药，2000，22（6）：395～397.

[29] Hui Chen，Xu Chen，Qiang Han，et al. A new strategy for quality control and qualitative analysis [J]. Anal Bionanl Chem，2012，404：1851～1865.

[30] Jie Kang，Lei Zhou，Jianghao Sun，et al. Chromatographic fingerprint analysis and charaterrization of furocoumarins in the roots of *Angelica dahurica* by HPLC/DAD/ESI-MS" technique [J]. Journal of Pharmaceutical and Biomedical Analysis，2008，47：778～785.

[31] 谷筱玉，陈振鹏，陈乾平，等. HPLC-UV-ELSD 测定山银花中绿原酸、灰毡毛忍冬皂苷乙和川续断皂苷乙的含量 [J]. 药物分析杂志，2011，31（5）：884～887.

[32] 张东，杨岚，杨立新，等. HPLC-UV- ELSD 法同时测定青蒿中青蒿素、青蒿乙素和青蒿酸的含量 [J]. 药学学报，2007，42（9）：978～981.

[33] 王珏，瞿海斌，邵青. HPLC-UV-ELSD 法同时测定痰热清注射液中主成分含量 [J]. 药物分析杂志，2009，29（11）：1804～1807.

[34] 陈靖，赵瑞，陈俊，等. HPLC-UV-ELSD 联用测定黄花蒿叶片中青蒿素及相关倍半萜的含量 [J]. 沈阳药科大学学报，2008，25（11）：897～900.

[35] 张敏，王义明，罗国安. 日本救心丹多维指纹图谱研究 [J]. 药学学报，2006，41（12）：1161～1165.

[36] 朱东亮. 知母药材多维色谱指纹图谱研究 [D]. 第二军医大学硕士学位论文，2006.

[37] 孙国祥，池剑玲，孙万阳，等. 五波长高效液相指纹谱和红外指纹谱联合鉴定复方丹参片质量 [J]. 中南药学，2013，11（8）：601～605.

[38] 刘华琳，赵蕊，韦超，等. 高效液相色谱-在线消解-氢化物发生原子吸收光谱联用技术研究 [J]. 分析化学研究报告，2005，33（11）：1522～1526.

[39] 李科，辛本仕，陈心桂. 高效液相色谱与石墨炉原子吸收光谱（GFAA）联用技术测定锗、铂、金 [J]. 分析化学，1998，16（7）：603～607.

[40] 孙国祥，邵艳玲，刘中博，等. 三波长高效液相色谱指纹图谱、紫外指纹图谱及燃烧热联合鉴定银翘解毒丸质量 [J]. 中南药学，2012，10（6）：463～468.

[41] 谢丽琼，马东建，薛淑媛，等. 维药刺山柑果实挥发油和脂肪酸成分的 GC-MS 研究 [J]. 食品科学，2007，28（5）：262～263.

[42] 谢宝汉，夏春谷，牛建中，等. 气相色谱-红外光谱联用技术及其在催化反应机理研究中的应用 [J]. 分子催化，1998，12（4）.

[43] 刘密新，汪伟. GC-FTIR 法分析天然小茴挥发油 [J]. 光谱学与光谱分析，1996，16（5）：35～37.

[44] 刘布鸣，张慧玲，龙刚强. 前胡挥发油化学成分的 GC-FTIR 分析 [J]. 广西化工，1995，24（1）：32.

[45] 李智立，刘淑莹. 单叶蔓荆子挥发油成分的 GC-MS 分析 [J]. 色谱，1997，15（4）：344.

[46] 杨永坛，杨海鹰，陆婉珍. 气相色谱-原子发射光谱联用技术及其在石油分析中的应用 [J]. 现代仪器分析，2003，（2）：46～51.

[47] 凌凤香，姚银堂，马波，等. 气相色谱-原子发射光谱联用技术测定柴油中硫化物 [J]. 燃料化学学报，2002，30（6）：535～539.

[48] 王充，关玉群，胡锡珉. 简便气相色谱法测定空气中的三甲基锡 [J]. 中国工业医学杂志，2001，14（16）：380～381.

[49] 顾文奎，慕毓，陈文杰. 气相色谱及其联用技术在环境有机锡化合物分析中的应用 [J]. 环境与健康杂志，2006，23（5）：478.

[50] 孔祥波，王睿，高伟，等. 气相色谱与触角电位检测器联用技术及其应用 [J]. 昆虫知识，2001，38（4）：304.

[51] 胡坪，孙科夫，陈卫东，等. 重质石油中含氮化合物的形态及分布分析 [J]. 色谱，1996，14（1）：10～13.

[52] 白军超，刘邵峰，谢复炜，等. 液相色谱-毛细管气相色谱/质谱离线联用分析烟草中的挥发性及半挥发性成分 [J]. 色谱，2010，28（6）：608～614.

[53] 江涛，关亚风. 填充毛细管液相色谱-毛细管气相色谱在线联用技术 [J]. 高等学校化学学报，1998，19（4）：520～525.

[54] 王晓春，王涵文，马继平，等.填充毛细管液相色谱-毛细管气相色谱在线联用分析八角茴香挥发油［J］.色谱，2004，22（2）：101～105.

[55] 叶淋泉，吴清实，戴思敏，等.基于液滴微流控接口的高效液相色谱-毛细管电泳二维分离平台初探［J］.色谱，2011，29（9）：857～861.

[56] 张维冰，张丽华，张玉奎.蛋白质组研究中分离新技术与新方法［J］.生命科学，2007，19（3）：281～288.

[57] 吴文达，王宝杰，蔡兰芬，等.薄层色谱与高效液相色谱联用检测玉米赤霉稀酮的方法研究［J］.畜牧与兽医，2010，42（7）：17～20.

[58] 王小燕，何清.薄层色谱-光谱联用鉴定金属清洗剂中非离子表面活性剂组分［J］.光谱实验室，2010，27（4）.

[59] 陈艳琼，郝勇，戚雪勇.薄层色谱与表面增强拉曼光谱联用技术快速鉴别中药黄连［J］.现代中药研究与实践，2016，30（2）：10～13.

[60] 张彬彬，史毅，朱青霞，等.窄带薄层色谱-表面增强拉曼光谱联用法的建立及应用［J］.光散射学报，2017，29（2）：129～132.

[61] 孙国祥，孙丽娜，毕开顺.基于整体化学键振动和价电子跃迁的光谱指纹定量法鉴定麻黄质量［J］.中南药学，2010，8（1）：52～57.

[62] 孙国祥，杨婷婷，车磊.UV-IR 光谱指纹定量法鉴定六味地黄丸质量［J］.中南药学，2010，8（10）：766～771.

[63] 孙国祥，豆小文，李利锋.紫外和红外光谱指纹谱与燃烧热谱联合定量评价人参归脾丸质量［J］.中南药学，2012，10（7）：543～548.

[64] 艾立，罗国安，王义明.腰宁胶囊 HPLC 指纹图谱研究［J］.中成药，2008，30（11）：1409～1412.

[65] 黄月纯，魏刚，尹雪.广藿香不同部位 HPLC 指纹图谱的比较研究［J］.中成药，2008.30（8）：1096～1099.

[66] 易中宏，郑敏，傅善全，等.巫山淫羊藿不同部位的高效液相色谱指纹图谱测定［J］.时珍国医国药，2005，16（5）：377～378.

[67] 周刚，吕庆红.牡丹皮不同部位有效成分含量测定及指纹图谱化学成分研究［J］.中国中药杂志，2008，33（18）：2070～2073.

（侯志飞　邢　秀）

第 7 章

中药统一化指纹与相对特征指纹图谱

中药指纹图谱是国际公认的控制中药质量的最佳技术，在植物药生产中得到了成功应用。目前广泛开展的 HPLC、GC、HPCE、TLC 等色谱指纹图谱研究仍然停留在化学成分分离与鉴别、成分分布比例识别的化学成分指纹图谱研究的初级阶段。随着中药指纹图谱研究的深入，色谱指纹图谱的统一化研究和揭示指纹成分的统一化特征、寻找和发现活性指纹组分群共性规律、实现对活性指纹群组分的定量控制和探究指纹图谱峰动力参数，都越发显得迫切和必要。中药色谱指纹图谱质控技术在完成复杂样品分离和初步定性鉴别以及控制指纹成分分布比例的前提下，为开展深层次的专属性特征描述，应建立一个标准化和统一化的图谱模式，来实现整体性的特征化表现。

7.1 中药统一化指纹和相对统一化特征判据

本节提出中药统一化色谱指纹图谱和相对统一化特征判据方法，实现在保留本质特征前提下的中药指纹图谱的统一化变换，通过考察静态图谱的动态化参数来揭示指纹系统的固有特征，扩充和挖掘对中药色谱指纹图谱研究有特征意义的信息并推动中药色谱指纹图谱质控技术的进一步发展。孙国祥教授提出用 30 个参数来描述中药统一化色谱指纹图谱的统一化特征，并基于 Microsoft Visual Studio. NET 2003 在 Windows 界面下开发了 "中药指纹图谱超信息特征数字化评价系统 4.0" 软件，仅导入谱图原始积分信号可即刻获得 30 个统一化参数，这为建立理想的中药色谱指纹图谱提供了统一化特征判据参数，是一种创新的尝试。

7.1.1　中药统一化色谱指纹图谱

7.1.1.1　统一化相对时间向量 $\overrightarrow{RT}$

取末指纹峰 $RT=1$，计算各峰相对保留时间 [式(7-1)]：

$$RT_i = \frac{t_{R(i)}}{t_{R(E)}} \tag{7-1}$$

所得 $\overrightarrow{RT} = (RT_1, RT_2, \cdots, 1)$ 称为统一化相对时间向量。各峰 RT 均值 $\overline{RT} < 0.50$，说明多数指纹峰集中在谱图前部分，反之则集中在后部分。

7.1.1.2　统一化相对积分向量 $\overrightarrow{RA}$

取积分最大峰（A_{max}）为参照物峰，计算各峰相对积分 [式(7-2)]

$$RA_i = \frac{A_i}{A_{max}} \tag{7-2}$$

所得 $\overrightarrow{RA} = (RA_1, RA_2, \cdots, RA_n)$ 称为统一化相对积分向量。各峰 RA 均值 $\overline{RA} < 0.50$，说明多数指纹峰积分较小，反之较大。

7.1.1.3　统一化色谱指纹图谱（UFP）

以 $\overrightarrow{RT} = (RT_1, RT_2, \cdots, 1)$ 各元素为横坐标，以 $\overrightarrow{RA} = (RA_1, RA_2, \cdots, RA_n)$ 各元素为纵坐标作图，称为统一化色谱指纹图谱（unified fingerprint，UFP），也称原位相对统一化指纹图谱（original unified fingerprint，OUFP），能实现所有指纹图谱在同一坐标系中呈现。

7.1.2　中药统一化指纹的定量转化规则

用系统指纹定量法评测 UFP 定量相似度结果需乘以最大峰校正系数，见式(7-3)，这样系统经校正回到其真实定量状态。UFP 是相对特征谱中最重要之一，对色谱指纹系统能统一投影到横纵坐标都是 1 的坐标系中。

$$f_i = \frac{A_{max(i)}}{A_{RFP}}, \quad j = 1, 2, \cdots, m \tag{7-3}$$

7.1.3　统一化指纹数字化评价理论

7.1.3.1　指纹相对空间占用率 Φ

指纹相对空间占用率 Φ 是统一化色谱指纹图谱各峰顶点连线与横轴围成的面积占最大峰高与最末峰保留时间之积的分数，Φ 代表了色谱指纹图谱空间利用效率（0～100%），Φ 越大越好。

7.1.3.2　统一化指纹特征变化图

统一化指纹特征变化图是以峰序号为横坐标，统一化相对时间 RT 和统一化相对积分 RA 为纵坐标所作图，可比较描述 RT 和 RA 变化。RT 曲线为一条上升形曲线，跳跃上升段代表相邻两峰距离远，两者相对值相等或相近者为相似特性峰。统一化相对时间对峰号回归的斜率称为相对时间斜率因子 κ，κ 越大反应峰分散程度越大，其相关系数 r 代表了指纹出峰时间分布均匀性，r 越大则出峰越均匀。

7.1.3.3 统一化指纹峰表观保留指数 I

假设首峰 $I=1$，末峰 $I=n$，则第 i 指纹峰表观保留指数用式(7-4)表示，第 i 峰表观保留指数误差 $\Delta I=I_i-i$，ΔI-n 曲线可清晰描述峰表观保留指数变动情况。

$$I_i=1+(n-1)\frac{\lg t_{R(i)}-\lg t_{R(1)}}{\lg t_{R(E)}-\lg t_{R(1)}} \tag{7-4}$$

7.1.3.4 相对积分统一化

假设指纹峰通过后移（保留时间延长）能够使其峰面积增大。相对积分统一化参数是假设通过移动峰位将所有指纹峰积分增大至最大指纹峰，描述达到定信号时指纹峰相对时间变化规律的参数。

① 统一化指纹峰等距系数 α［式(7-5)］ 由 $\overrightarrow{RT}$ 得相对峰间距向量 $\vec{d}=(RT_2-RT_1,RT_3-RT_2,\cdots,1-RT_{n-1})$ 与 $\vec{a}=(1,1,\cdots,1)$ 夹角余弦称为峰等距系数。当 $\alpha=1$ 时，各峰等距。

$$\alpha=\cos\theta=\frac{\sum_{i=2}^{n}(RT_i-RT_{i-1})}{\sqrt{(n-1)\sum_{i=2}^{n}(RT_i-RT_{i-1})^2}}=\frac{1-RT_1}{\sqrt{(n-1)\sum_{i=2}^{n}(RT_i-RT_{i-1})^2}}$$
$$=\frac{t_{R(E)}-t_{R1}}{\sqrt{(n-1)\sum_{i=2}^{n}(t_{Ri}-t_{Ri-1})^2}} \tag{7-5}$$

② RA 统一化相对时间 b［式(7-6)］ 指纹峰 $RA=1$ 时，统一化相对时间 b 对应 RT 表观值，变化越大，表明原峰后移越多，原信号越小。

$$b_i=\frac{RT_i}{RA_i} \tag{7-6}$$

③ RA 统一化相对时间和 B［式(7-7)］ B 是各峰 $RA=1$ 时 RT 总和。B 越大说明各峰 RA 达到 1 越困难，费时越多，多数峰明显小于大峰。

$$B=\sum_{i=1}^{n}b_i \tag{7-7}$$

④ RA 统一化相对时间均值 $\bar{b}$［式(7-8)］ $\bar{b}$ 是各指纹峰 b 的均值。$\bar{b}$ 越大说明 $RA=1$ 越困难，费时越多，多数峰显著小于大峰。

$$\bar{b}=\frac{B}{n} \tag{7-8}$$

⑤ 前等距 RA 统一化相对时间均值 $\bar{b'}$［式(7-9)］ 各指纹峰等距的 $\bar{b'}$ 越大，说明 RA 达到 1 越难，费时越多，多数峰显著小于大峰。

$$\bar{b'}=\frac{\bar{b}}{\alpha} \tag{7-9}$$

⑥ 峰后等距系数 α' 由 $RA=1$ 得移动后相对时间向量 $\overrightarrow{RT'}$（从小到大排序），计算相对峰间距向量 $\overrightarrow{d'}$，再求出 $\overrightarrow{d'}$ 与 $\vec{a}=(1,1,\cdots,1)$ 夹角余弦称为峰后等距系数。当 $\alpha'=1$ 时，峰移动后等距，其数值往往很小。

⑦ 后等距 RA 统一化相对时间均值 $\bar{b''}$［式(7-10)］ 使各指纹峰 $RA=1$ 并等距时的 RT 均值，$\bar{b''}$ 越大，说明 RA 达到 1 并等距越难。

$$\bar{b''}=\frac{\bar{b}}{\alpha'} \tag{7-10}$$

⑧ **RT** 扩展率 **f**［式(7-11)］ 各峰 **RA**＝1 时的 **RT** 总和与原来 **RT** 总和之比称为 **RT** 扩展率。**f** 越大，说明各峰 **RA** 达到 1 越难，费时越多，表明原信号远小于最大峰信号。各成分含量分布差异大，**f** 一般很大。

$$f = \frac{B}{\sum_{i=1}^{i=n} RT_i} \tag{7-11}$$

7.1.3.5 相对时间统一化

相对时间统一化参数是假设所有指纹峰定点于最末指纹峰位置，描述其达到定点位置时相对积分值发生变化的特征规律的参数。

① **RT** 统一化相对积分 **v**［式(7-12)］ **RT** 统一化相对积分 **v** 是指纹峰 **RT**＝1 时对应 **RA** 的表观值，**v** 变化越大，说明峰 **RT** 达到 1 越难，原峰位于谱图前边。

$$v_i = \frac{RA_i}{RT_i} = \frac{1}{b_i} \tag{7-12}$$

② **RT** 统一化相对积分和 **V**［式(7-13)］ 该参数是各峰 **RT**＝1 时 RA_i 和，**V** 越大，说明各峰 **RT** 达到 1 越难，各峰 **RA** 大多或集中在谱图的前边。

$$V = \sum_{i=1}^{n} v_i \tag{7-13}$$

③ **RT** 统一化相对积分均值 $\overline{v}$［式(7-14)］ 该参数是各峰 **v** 的均值，$\overline{v}$ 越大，说明 **RT** 达到 1 越难，指纹峰越集中出现在谱图前边或各峰原信号均较大。

$$\overline{v} = \frac{V}{n} \tag{7-14}$$

④ **RA** 扩展率 **g**［式(7-15)］ 该参数是各峰 **RA** 扩展和与原 **RA** 和的比值。**g** 越大，说明 **RT**＝1 越难，指纹峰越集中出现在谱图前边。

$$g = \frac{V}{\sum_{i=1}^{i=n} RA_i} \tag{7-15}$$

⑤ 扩展比 **p**［式(7-16)］ 该参数是 **RT** 扩展率 **f** 与 **RA** 扩展率 **g** 的比值（**p**≈2～50），一般 **f**（10～100）远大于 **g**（≈2），**p** 越小表明各峰原信号均很大，反之很小，即与最大峰信号差异都很大。

$$p = \frac{f}{g} \tag{7-16}$$

⑥ **UFP** 定点指数 $F_{a/t}$［式(7-17)］ 该参数是将各峰定点于最末峰位置（**RT**＝1），在系统有效分离率 β＝1 和指纹信号均化系数 γ＝1 时的 **RT** 统一化相对积分和 **V**。

$$F_{a/t} = \frac{V}{\beta\gamma} \tag{7-17}$$

⑦ **UFP** 定信号指数 $F_{t/a}$［式(7-18)］ 该参数是将各指纹峰均视为最大峰信号（**RA**＝1），在系统有效分离率 β＝1 和峰等距系数 α＝1 时的 **RA** 统一化相对积分和 **B**。

$$F_{t/a} = \frac{B}{\alpha\beta} \tag{7-18}$$

7.1.3.6 指纹峰动力指数

时间单位为分钟（min），积分值单位为微伏·秒（μV·s）。

① 积分速率指数 e_i［式(7-19)］ 该参数是指纹峰积分值与保留时间比值的常用对数。e_i 越大揭示大积分指纹峰出峰快。

$$e_i = \lg\left(\frac{A_i}{TR_I}\right) \qquad (7\text{-}19)$$

② 积分速率指数和 E ［式（7-20）］ 该参数是各指纹峰积分速率指数 e_i 之和。E 越大说明各峰出峰快且信号大。

$$E = \sum_{i=1}^{n} e_i \qquad (7\text{-}20)$$

③ 平均积分速率指数 $\overline{e}$ ［式（7-21）］ 该参数是各指纹峰积分速率指数 e_i 的均值。$\overline{e}$ 越大说明各指纹峰出峰快且信号大。

$$\overline{e} = \frac{E}{n} \qquad (7\text{-}21)$$

④ 峰体指数 Λ_i ［式（7-22）］ 该参数是指纹峰积分与保留时间乘积的常用对数值。Λ_i 越大说明积分值高或保留时间长。

$$\Lambda_i = \lg(A_i \cdot t_{Ri}) \qquad (7\text{-}22)$$

⑤ 峰体指数和 $\sum\Lambda$ ［式（7-23）］ 该参数是各峰峰体指数 Λ_i 和。$\sum\Lambda$ 越大说明各指纹峰积分大或保留时间长。

$$\sum\Lambda = \sum_{i=1}^{n} \Lambda_i \qquad (7\text{-}23)$$

⑥ 平均峰体指数 $\overline{\Lambda}$ ［式（7-24）］ 该参数是各峰 Λ_i 的均值。$\overline{\Lambda}$ 越大说明各峰出峰慢或信号强。

$$\overline{\Lambda} = \frac{\sum\Lambda}{n} \qquad (7\text{-}24)$$

⑦ 积分效率指数 q ［式（7-25）］ 该参数是峰体指数和 $\sum\Lambda$ 与积分速率指数和 E 的比值。q 越小则积分效率越高。

$$q = \frac{\sum\Lambda}{E} \qquad (7\text{-}25)$$

⑧ 定号定点指数比 ξ ［式（7-26）］ 该参数是 $F_{t/a}$ 与 $F_{a/t}$ 的比值。

$$\xi = \frac{B\gamma}{\alpha V} \qquad (7\text{-}26)$$

⑨ 等距系数比率 π ［式（7-27）］ 该参数用于描述指纹峰定信号移动前后等距系数变化。

$$\pi = \frac{\alpha}{\alpha'} \qquad (7\text{-}27)$$

7.1.3.7 统一化指纹系统变换消除率

统一化指纹系统变换消除率用于描述定信号和定点条件下的变换消除效率，数值越小越好。

① 定号消除率 qf ［式（7-28）］ 该参数用于描述定信号扩展消除率并关联积分效率大小。qf 值越小越好。

$$qf = \frac{qf}{E} \qquad (7\text{-}28)$$

② 统一指纹指数 NI ［式（7-29）］ 该参数是描述全等距峰关联定信号定点指数时，系统扩展因子的总消除率。NI 值越小越好。

$$NI = \frac{1}{q\alpha} gf \lg\left(F_{t/a} F_{a/t}\right) \qquad (7\text{-}29)$$

③ 单峰扩展率 qb ［式（7-30）］ 该参数主要描述定信号定点时单峰扩展的消除率。qb

值越小越好。

$$qb = \frac{(\overline{b} + \overline{v})}{q} \tag{7-30}$$

④ 号点消除数 qe ［式(7-31)］ qe 是描述定号定点比关联峰体消除速率大小的指数。qe 值越小越好。

$$qe = q\frac{\xi}{E} \tag{7-31}$$

⑤ 展距消除率 πq ［式(7-32)］ πq 用于描述信号最大化时等距比的消除率。

$$\pi q = \frac{\pi}{q} \tag{7-32}$$

7.1.3.8 UFP 特征数字化判据

不同仪器采用相同方法检测同一样品指纹进行比较时，仪器间的系统差别导致比较计算困难甚至无法进行。针对此提出中药 UFP 即取末指纹峰为参照物峰计算各峰统一化相对时间作横坐标，取积分最大峰为参照物峰计算各峰统一化相对积分为纵坐标，得到 UFP。基于两点假设：①假设指纹峰通过后移（保留时间延长）能够使其峰面积增大至与最大峰相等而得到相对积分统一化参数；②假设所有指纹峰定点于最末峰位置时积分发生变化而得到相对时间统一化参数，建立了 UFP 特征数字化判据，包括表 7-1 中 30 个参数，划分为 5 类：Ⅰ. 描述中药指纹系统基本特征的判据参数（$\overline{rt}$、$\overline{ra}$、Φ、k、r、α 和 α'，为双因素直接获得参数），这 7 个参数用来揭示统一化指纹和指纹峰相对特征变化特性规律；Ⅱ. 描述指纹系统指纹峰定点性质参数（$F_{a/t}$、V、$\overline{v}$、g），这 4 个参数描述在假设各指纹峰 $RT = 1$ 时相对积分的变化规律；Ⅲ. 描述指纹系统各指纹峰 $RA = 1$ 时参数（$F_{t/a}$、$\overline{b}$、B、$\overline{b'}$、$\overline{b''}$、f、π、p 和 ξ），这 9 个参数描述在假设各指纹峰与最大指纹峰信号都相等时相对时间的变化规律；Ⅳ. 描述系统指纹峰动力参数（E、$\overline{e}$ 和 $\Sigma\Lambda$、$\overline{\Lambda}$ 及 q），这 5 个参数描述综合信号强度和时间因变量大小；Ⅴ. 描述系统指纹变换消除率（qf、NI、qb、qe 和 πq），这 5 个参数描述定信号和定点条件下的变换消除效率，数值越小越好。各参数的符号及物理意义见表 7-1。上述 5 类中药 UFP 数字化判据参数总计 30 个，可实现对静态图谱的动态化考察，揭示中药 UFP 系统的固有特征。

表 7-1　统一指纹数字化判据参数的符号及物理意义

编号	参数	物理符号	物理意义	类别
1	统一化平均相对时间	$\overline{rt}$	小于 0.5 说明峰集中在前边,反之在后边	Ⅰ
2	统一化平均相对积分	$\overline{ra}$	小于 0.5 说明峰多数小于最大峰,反之亦反	Ⅰ
3	峰等距系数	α	相对时间间距向量与$(1,1,\cdots,1)$余弦	Ⅰ
4	RA 统一化相对时间均值	$\overline{b}_{-avg}$	越大表明指纹峰后移越多或原信号越小	Ⅲ
5	RA 统一化相对时间和	B	越大表明多数指纹峰后移越多或原信号小	Ⅲ
6	峰后距系数	α'	后移相对时间向量与$(1,1,\cdots,1)$余弦	Ⅰ
7	前等距 RA 统一化相对时间均值	$\overline{b'}$	描述在等距条件下 RA 统一化相对时间大小	Ⅲ
8	后等距 RA 统一化相对时间均值	$\overline{b''}$	描述在后等距时 RA 统一化相对时间大小	Ⅲ
9	RT 扩展率	f	描述定信号时系统相对时间扩增倍数	Ⅲ
10	RT 统一化相对积分和	V	越大,多数峰 RA 达到 1 越费时或位于前面	Ⅱ
11	RT 统一化相对积分均值	$\overline{v}$	越大,多数峰 RA 达到 1 越费时或位于前面	Ⅱ
12	RA 扩展率	g	越大说明 $RT = 1$ 时越难,峰集中在谱图前边	Ⅱ
13	积分速率指数和	E	描述各指纹峰出峰快慢和信号大小	Ⅳ

编号	参数	物理符号	物理意义	类别
14	平均积分速率指数	$\bar{e}$	描述系统总体指纹峰出峰快慢和信号大小	IV
15	峰体指数和	$\Sigma\Lambda$	描述指纹峰被洗脱的难易	IV
16	平均峰体指数	$\bar{\Lambda}$	描述系统总体指纹峰被洗脱的难易	IV
17	定号点扩展比	p	描述定信号与定点信号放大倍数	III
18	积分效率指数	q	描述系统指纹峰积分效率高低,越大越好	IV
19	UFP 定点指数	$F_{a/t}$	分离率、均化性、等距性 $RT=1$ 积分综合值	II
20	UFP 定信号指数	$F_{t/a}$	分离率、均化性、等距性 $RA=1$ 积分综合值	III
21	指纹相对空间占用率	Φ	描述系统中指纹峰的色谱空间利用率	I
22	峰相对时间斜率因子	k	描述峰相对时间增率,越大,后面峰 RT 大	I
23	RT 对峰号相关系数	r	描述峰相对时间增率,越大,后面峰 RT 大	I
24	等距系数比率	π	描述指纹峰定信号移动前后等距系数变化	III
25	定号定点指数比	ξ	描述指纹系统定信号和定点指数比的大小	III
26	定号消除数	qf	描述信号最大时系统积分效率的大小	V
27	统一指纹指数	NI	描述信号最大并定点时系统总指数大小	V
28	单峰扩展率	qb	描述信号最大并定点时单峰扩展大小	V
29	号点消除数	qe	描述定信号定点指数比关联峰体大小	V
30	展距消除率	πq	描述信号最大化时等距比的消除率	V

▶ 7.2 相对特征指纹图谱研究

7.2.1 相对特征指纹图谱

选择参照物峰保留时间计算各峰相对保留时间 RT [式(7-33)],用其参照物峰面积计算各指纹峰相对峰面积 [式(7-34)]。

$$RT_i = \frac{t_{R_i}}{t_{R(E)}} \tag{7-33}$$

$$RA_i = \frac{A_i}{A_R} \tag{7-34}$$

以相对峰面积(RA_1,RA_2,…,RA_n)为纵坐标对相对保留时间(RT_1,RT_2,…,RT_n)作图得相对特征指纹图谱(relative characteristic fingerprint,RCFP),简称相对特征谱或原位特征谱,可描述原指纹图谱基本面貌并能校正峰位移和积分值波动。由国家药典委员会要求公布的色谱指纹图谱特征技术参数就构成了 RCFP。显然用 RCFP 相对峰面积计算的定性相似度不发生任何改变,但定量相似度却发生明显改变。

7.2.2 相对特征指纹的定量转化规则

系统指纹定量法对 RCFP 进行定量时,宏定量相似度 P_m 需乘以参照物峰校正系数 [式(7-35)],其中 A_i、A_s 分别为样品和对照指纹图谱中参照物峰面积。

$$f_i = \frac{A_i}{A_s} \tag{7-35}$$

若相对保留时间拟等距为 d(不低于各峰达基线分离的相对间距),则得到拟等距相对特征谱。RCFP 是对目前中药指纹图谱国家标准技术参数的形象刻画和计算机图形化,通过参照物峰校正因子的校正可实现对 RCFP 精准整体定量化分析。

7.2.3 相对特征指纹统一变换规则

国家药典委选择参照物峰计算特征技术参数是基于要排除系统变化给指纹图谱检测带来的误差的，进行统一化变化基于以下两点假设：①假设指纹峰通过后移（保留时间延长）能够使其峰面积增大，直至与参照物峰相等而得到相对积分统一化参数；②假设所有指纹峰定点于参照物峰位置时积分发生变化而得到相对时间统一化参数。据此 RCFP 统一化变化参数包括表 7-1 中 30 个参数，划分为 5 类，与统一化指纹图谱相同。RCFP 参照物峰改变只对 19 个参数产生影响，其中 11 个强度性质（$\boldsymbol{\Phi}$、$\boldsymbol{k}$、$\boldsymbol{r}$、$\boldsymbol{\alpha}$、$\boldsymbol{\alpha}'$、$\boldsymbol{E}$、$\bar{\boldsymbol{e}}$、$\boldsymbol{\Sigma\Lambda}$、$\bar{\boldsymbol{\Lambda}}$、$\boldsymbol{q}$、$\boldsymbol{\pi q}$）的参数不发生改变。

在 RCFP 相对统一化参数中 3、6、13、14、15、16、18、21、23、24、30 号共 11 个参数（$\boldsymbol{\alpha}$、$\boldsymbol{\alpha}'$、$\boldsymbol{E}$、$\bar{\boldsymbol{e}}$、$\boldsymbol{\Sigma\Lambda}$、$\bar{\boldsymbol{\Lambda}}$、$\boldsymbol{q}$、$\boldsymbol{\Phi}$、$\boldsymbol{r}$、$\boldsymbol{\pi}$、$\boldsymbol{\pi q}$）与 UFP 对应参数完全相等，选择任意峰为参照物峰，其值不发生改变，仅 19 个参数发生变化。以参照物峰 S 为基础计算 19 个发生变化的参数并除以对应 19 个统一化参数，其结果表明 [1]=[22]，[4]=[5]=[7]=[8]=[17]=[20]=[28]，[9]=[26]，[10]=[11]=[19]，[25]=[29]，因此可以用 8 个参数代表 19 个参数的变化，即用 [1]、[2]、[5]、[9]、[10]、[12]、[25]、[27] 参数比值能很好地解释 S 作参照物峰时统一化参数值发生的具体变化。

7.2.4 统一化指纹与相对特征指纹关系

中药 RCFP 与 UFP 相似但不相同，统一化指纹图谱（unified fingerprint，UFP）是相对特征谱的一种，参照物选择为二者的本质区别。UFP 取最末指纹峰的保留时间计算相对保留时间，取积分最大峰计算相对峰面积，以相对峰面积对相对保留时间作图即得（也称原位统一化指纹图谱，original unified fingerprint，OUFP）。RCFP 是选取一个特定峰作为参照物峰，用此峰保留时间与峰面积分别计算各峰相对保留时间 $\boldsymbol{RT}_i$ ［式(7-1)］与相对峰面积 $\boldsymbol{RA}_i$ ［式(7-34)］，以 $\boldsymbol{RA}_i$ 对 $\boldsymbol{RT}_i$ 作图，得到 RCFP。选取不同峰作为参照物峰，会得到不同 RCFP。而 UFP 最大特征是都统一在 1 之内（仅有 1 个 UFP），RCFP 不受此限制。用 UFP 对中药整体组分定量同样要用参照物峰定量校正因子 f_i 校正，此时式(7-35) 中的 A_i、A_s 分别为样品和对照指纹图谱中最大峰面积（参照物峰面积）。最大积分峰有时会出现交叠现象，定量时要注意此问题。

7.2.5 相对特征指纹的定量方法

一个 RCFP 可以有 1、2、3、…、n 个参照物峰，分别称为单标、双标、…、多标，但建议不超过 3 个。参照物可以是外加也可是系统峰。

7.2.5.1 单标定量指纹法（Q1FM）[1]

指纹图谱宏定性相似度 $\boldsymbol{S}_m$ 能揭示整体化学指纹浓度分布比例的相似性，由原谱或相对特征谱计算。单标定量相似度等于单标定量百分含量 $\boldsymbol{P}_{1S}$ 乘以 $\boldsymbol{S}_m$ ［式(7-36)］，单标定量相似度有一定局限性，由其计算结果不准确导致。样品浓度可折算成参照物峰总质量表示，见式(7-37)。单标定量的最大好处是能查明单标含量与对照指纹图谱间有多大差异。

$$P_m = P_{1S}S_m \tag{7-36}$$

$$C = C_s \sum_{i=1}^{n} \frac{A_i}{A_s} = C_s \sum_{i=1}^{n} f_i \tag{7-37}$$

7.2.5.2　双标定量指纹法（Q2FM）[2,3]

在选择参照物峰后再选择第 2 参照物峰来标定指纹图谱，一般分别选择大极性和小极性指纹作为双标，双标要准确定量。由双标折合峰面积 A_0［式（7-38）］计算得到双标 dRCF。S_m 由原谱或相对特征谱计算得出，样品可折算成双标折合质量表示，见式（7-39）和式（7-40）。双标定量相似度将分别出现 2 个值，在判断标准制剂时都非常有用。

$$A_0 = \frac{A_{s1} A_{s2}}{(A_{s1} + A_{s2})} \tag{7-38}$$

$$C_0 = \frac{C_{s1} C_{s2}}{C_{s1} + C_{s2}} \tag{7-39}$$

$$C = C_0 \sum_{i=1}^{n} \frac{A_i}{A_0} \tag{7-40}$$

7.2.5.3　三标定量指纹法（Q3FM）

选择 3 个参照物峰来标定指纹图谱系统，一般分别选择大极性、中极性和小极性各一个指纹作为三标，三标需要准确定量。由三标折合峰面积 A_0 计算得到三标特征谱 tRCF。S_m 由原谱或相对特征谱得到，样品可折算成三参照物峰折合质量表示，见式（7-41）～式（7-43）。三标定量相似度将分别出现 3 个值，用以判断标准制剂是否合格。

$$A_0 = A_{s1} A_{s2} A_{s3} / (A_{s1} + A_{s2} + A_{s3}) \tag{7-41}$$

$$C_0 = \frac{C_{s1} C_{s2} C_{s3}}{C_{s1} + C_{s2} + C_{s3}} \tag{7-42}$$

$$C = C_0 \sum_{i=1}^{n} \frac{A_i}{A_0} \tag{7-43}$$

7.2.5.4　多标定量指纹法（QmFM）

选择 m 个参照物峰来标定指纹图谱系统，一般平均分布选择指纹参照物峰，多标均需要准确定量。由多标可计算折合峰面积 A_0 和折合质量 C_0，样品可用多标折合质量表示，见式（7-44）～式（7-47）。

$$A_0 = \frac{\prod_{i=1}^{n} A_{si}}{\sum_{i=1}^{n} A_{si}} \tag{7-44}$$

$$C_0 = \frac{\prod_{i=1}^{n} C_{si}}{\sum_{i=1}^{n} C_{si}} \tag{7-45}$$

$$C = C_0 \sum_{i=1}^{n} \frac{A_i}{A_0} \tag{7-46}$$

$$P_m = P_{iC} S_m \tag{7-47}$$

▶ 7.3　统一化指纹与相对特征指纹特征判据的应用

自 2007 年以来，为解决不同仪器采用相同方法检测同一样品的指纹图谱的比较问题和消除仪器间系统误差或自身系统差别，孙国祥课题组建立了统一化色谱指纹图谱的 30 个特征判据参数。取末指纹峰为参照物峰计算各峰统一化相对时间作横坐标，取积分最大峰为另一参照物峰计算各峰统一化相对积分为纵坐标，所作图称为统一化指纹图谱。统一化指纹图谱是经校正后能准确定量的一种指纹图谱。当把参照物峰都改成中国药典委员会制定的参照物峰时，可得到相对特征指纹图谱的最主要形式。将统一化参数的计算规则进行应用，这时就变成了相对特征技术参数，一种与中国药典委员会指纹图谱变换方法一致的新的 30 个计算参数也就诞生了。统一化方法正在逐渐地系统地与中国药典委员会指纹图谱方法在理论上和应用上完全融合。中药指纹图谱从技术角度研究时，它只能是一门技术；当我们从学科角度拓展研究时，中药指纹基础是中药化学组分，中药指纹学就变成了以中药化学为基础的一门新兴边缘交叉学科。

目前，已利用统一化参数对柴胡舒肝丸、木香顺气丸、附子理中丸、黄芩、血府逐瘀丸、复方丹参滴丸、复方甘草片等多种中成药进行评价，对统一化指纹图谱定点指数和定信号指数进行了重点评价[4~17]。

7.3.1 石斛夜光丸统一化 HPLC 指纹和相对统一化特征判据

石斛夜光丸（Shihuyeguang Pill，SHYGP）由石斛等 25 味药材组方，具有滋阴补肾、清肝明目等功效，用于肝肾两亏、阴虚火旺所致的内障目暗、视物昏花，是著名的眼科中医方剂，也是眼科常用的中成药之一。方中以石斛、麦冬、天冬、地黄、熟地黄共为君药。本例对石斛夜光丸 RP-HPLC 指纹图谱进行 30 个统一化参数评价，从 UFP 和 NFP 双重定量角度分析石斛夜光丸指纹图谱特征，对不同厂家石斛夜光丸质量进行了统一化定性和定量评价，探讨统一化指纹定量法的校正方法和可靠性。

7.3.1.1 材料与方法

高效液相色谱仪（1100 型，Agilent 科技有限公司，配有 DAD 检测器，低压四元梯度泵，在线脱气，自动进样器），ChemStation 工作站（Agilent 科技有限公司）。Sarturius-BS110S 分析天平（北京赛多利斯天平有限公司）。

柚皮苷（Naringin，NG，批号 4483A0146，中国食品检定研究院）；乙腈为色谱纯，其他试剂均为分析纯；十二批市售石斛夜光丸（S1～S12，沈阳药店）。

(1) 对照品溶液制备

精密称取 NG 对照品 10.0mg，置于 100mL 容量瓶中，用甲醇溶解并稀释至刻度，摇匀，即得。

(2) 供试品溶液制备

取 SHYGP 1 丸，剪碎，精密称定，加 75％乙醇 25mL，回流提取 1h，过滤，药渣加 75％乙醇 25mL 再回流 1h，合并滤液，得滤液Ⅰ，药渣加水 25mL 再回流 1h，抽滤，滤液浓缩至 10mL，加 40mL 95％乙醇醇沉 12h，抽滤，得滤液Ⅱ，与滤液Ⅰ合并定容至 100mL，摇匀，即得。

(3) 色谱条件

TEDA Chrom kromasil C_{18} 柱（250mm×4.6mm，5μm），流动相 A 为 0.2％ H_3PO_4 水溶液，B 为 0.2％ H_3PO_4 乙腈溶液。梯度程序如下：0～10min，3％B；10～25min，10％～30％B；25～50min，30％～60％B；50～70min，60％～90％B；70～80min，90％～100％B。流速 1.0mL·min^{-1}，紫外检测波长 203nm，柱温（30.0±0.15）℃，进样量 10μL，洗脱时间为 99min。

(4) 系统适用性试验

精密吸取 S1 供试品溶液和 NG 对照品溶液各 10μL，分别进样，记录 203nm 色谱图，比较保留时间和在线紫外光谱确定色谱图中 18 号峰为柚皮苷。测得 NG 理论板数不低于 25000。

(5) 方法学考察

以 NG 保留时间和峰面积为参照,连续进样后计算各共有指纹峰相对保留时间和相对峰面积,结果相对保留时间 RSD 均小于 2.4%,各共有峰相对峰面积 RSD 均小于 5.0%;样品溶液在 24h 内稳定性试验时各共有峰相对峰面积 RSD 均小于 5.0%;重复性试验时各共有峰相对峰面积的 RSD 均小于 5.0%。试验结果表明该方法的精密度和重现性良好,在 24h 内样品基本稳定。

7.3.1.2 结果与讨论

(1) SHYGPs-UFP 建立和评价

在 203nm 测定 12 批 SHYGPs 供试液的指纹图谱,结果有 32 个共有指纹峰。用"中药色谱指纹图谱超信息特征数字化评价系统 4.0"软件,依据文献方法对各批次指纹图谱和对照指纹图谱计算生成其 UFP(图 7-1),原 HPLC 指纹图谱特征得到充分体现。同时计算相对统一化特征参数(表 7-2),结果显示:①指纹峰相对时间均值相等且小于 0.5,说明各图谱共有峰分布一致且指纹峰相对靠前集中在图谱前半部分。②$\overline{ra}$ 小于 0.17,说明多数指纹峰积分较小(S6 最小)。③峰等距性参数(α、α'、π),因 $\alpha_i > 0.62$ 表明各指纹图谱的峰等距性较好。④$F_{t/a}$ 以 RFP 最小,S12 次之,二者图谱达到定信号理想状况最容易。⑤$F_{a/t}$ 以

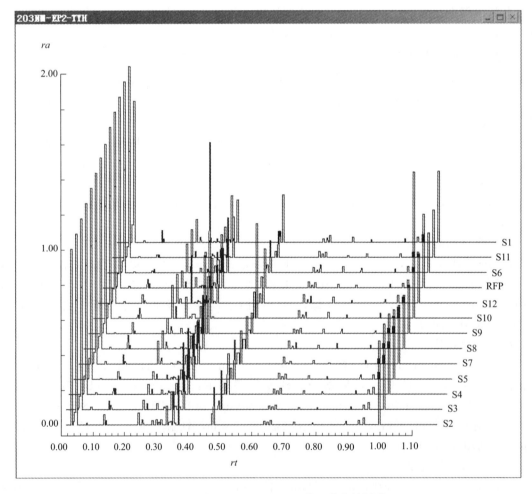

图 7-1 12 批 SHYGPs-HPLC 统一化指纹图谱

表 7-2　12 批 SHYGPs 的统一化特征参数

编号	参数	S2	S3	S4	S5	S7	S8	S9	S10	S12	RFP	S6	S11	S1	Min	Name	Max	Name	Mean
1	$\bar{r_i}$	0.42	0.42	0.42	0.42	0.42	0.42	0.42	0.42	0.42	0.42	0.42	0.42	0.42	0.42	S2	0.42	S11	0.42
2	$\bar{ra}$	0.12	0.11	0.12	0.12	0.11	0.11	0.12	0.17	0.12	0.12	0.10	0.10	0.12	0.10	S6	0.17	S10	0.12
3	α	0.63	0.63	0.63	0.63	0.63	0.64	0.64	0.64	0.64	0.64	0.64	0.64	0.64	0.63	S2	0.64	S11	0.64
4	$\bar{b}$	17.43	25.88	18.58	18.95	27.85	19.62	19.24	17.30	18.21	15.62	21.98	23.71	17.78	15.62	RFP	27.85	S7	20.17
5	B	540.2	802.2	576	587.4	863.3	608.3	596.6	536.2	564.6	484.1	681.5	735.0	551.3	484.1	RFP	863.3	S7	625.1
6	a'	0.0046	0.0012	0.0034	0.004	0.0019	0.0042	0.0054	0.0014	0.0049	0.006	0.0036	0.0029	0.004	0.0012	S3	0.006	RFP	0.0036
7	$\bar{b}'$	27.6	40.8	29.3	29.9	44.1	30.8	30.2	27.1	28.6	24.6	34.6	37.2	28.0	24.6	RFP	44.1	S7	31.7
8	$\bar{b}''$	3775.3	22302.9	5444.6	4716.8	15026.6	4618.3	3579.9	12700.5	3745.4	2602.6	6059.9	8073.6	4494.6	2602.6	RFP	22302.9	S3	7472.4
9	f	41.6	61.6	44.2	45.1	66.2	46.6	45.7	41.1	43.2	37.1	52.3	56.2	42.2	37.1	RFP	66.2	S7	47.9
10	v	47.9	47.5	48.9	49.6	47.3	49.7	48.7	51.4	48.1	48.7	44.6	44.8	50.7	44.6	S6	51.4	S10	48.3
11	$\bar{v}$	1.55	1.53	1.58	1.6	1.53	1.60	1.57	1.66	1.55	1.57	1.44	1.44	1.63	1.44	S6	1.66	S10	1.56
12	g	13.38	13.56	13.3	13.72	13.89	14.36	13.04	9.8	13.34	13.08	14.3	14.23	13.23	9.8	S10	14.36	S8	13.32
13	E	91.3	88.9	88.9	88.4	88.7	88.0	90.6	89.4	90.1	91.5	88.0	87.6	88.8	87.6	S11	91.5	RFP	89.3
14	$\bar{e}$	2.95	2.87	2.87	2.85	2.86	2.84	2.92	2.89	2.91	2.95	2.84	2.83	2.86	2.83	S11	2.95	RFP	2.88
15	$\Sigma\Lambda$	59.1	56.7	56.7	56.3	56.6	55.8	58.5	57.3	57.9	59.3	55.8	55.5	56.6	55.5	S11	59.3	RFP	57.1
16	$\bar{\Lambda}$	1.91	1.83	1.83	1.82	1.82	1.80	1.89	1.85	1.87	1.91	1.80	1.79	1.83	1.79	S11	1.91	RFP	1.84
17	p	3.107	4.545	3.325	3.285	4.769	3.248	3.508	4.193	3.243	2.839	3.656	3.95	3.192	2.839	RFP	4.769	S7	3.605
18	q	0.647	0.638	0.638	0.636	0.638	0.635	0.645	0.640	0.643	0.648	0.634	0.633	0.638	0.633	S11	0.648	RFP	0.640
19	$F_{a/t}$	123.2	129.7	136.0	139.7	128.8	132.9	118.0	123.5	109.9	115.9	119.1	120.3	137.9	109.9	S12	139.7	S5	125.8
20	$F_{t/a}$	1028.5	1582.7	1184.9	1207.7	1707.0	1145.8	1079.7	1009.1	985.3	878.9	1285.8	1382.7	1131.5	878.9	RFP	1707.0	S7	1200.8
21	Φ	0.100	0.098	0.105	0.102	0.101	0.100	0.097	0.143	0.102	0.105	0.093	0.091	0.112	0.091	S11	0.143	S10	0.104
22	k	0.030	0.031	0.031	0.031	0.031	0.031	0.031	0.031	0.031	0.031	0.031	0.031	0.031	0.030	S2	0.031	S11	0.031
23	r	0.963	0.964	0.964	0.964	0.965	0.965	0.965	0.965	0.965	0.965	0.965	0.966	0.965	0.963	S2	0.966	S11	0.965
24	π	136.5	546.0	185.8	157.9	341.1	149.9	118.6	468.2	130.9	105.9	175.3	217.2	160.6	105.9	RFP	546.0	S3	222.6
25	ξ	8.35	12.21	8.72	8.65	13.25	8.62	9.15	8.17	8.96	7.58	10.79	11.49	8.21	7.58	RFP	13.25	S7	9.55
26	qf	1.41	3.15	1.65	1.67	3.56	1.72	1.77	1.93	1.56	1.15	2.17	2.53	1.52	1.15	RFP	3.56	S7	1.98
27	NI	12.15	12.69	12.27	12.33	12.83	12.26	12.06	11.77	11.94	11.81	12.36	12.42	12.19	11.77	S10	12.83	S7	12.24
28	qb	17.44	25.27	18.71	19.28	27.10	19.97	19.48	18.37	18.18	15.91	20.04	21.69	18.54	15.91	RFP	27.10	S7	20.00
29	qe	0.0592	0.0876	0.0626	0.0622	0.0952	0.0622	0.0651	0.0585	0.0639	0.0537	0.0778	0.0831	0.059	0.0537	RFP	0.0952	S7	0.0685
30	πq	211.0	856.0	291.2	248.2	535.0	236.3	183.9	731.3	203.7	163.4	276.4	342.9	251.7	163.4	RFP	856.0	S3	348.5

S12 最小，表明其指纹峰易达到定点位置。⑥积分效率指数（E、$\bar{e}$、q）表明 RFP 和 S2 积分速率最高。⑦峰体大小（$\varSigma\varLambda$、$\overline{\varLambda}$）指数反映出 S2 最大。根据最小值出现频率和积分效率高低，综合评价 RFP 和 S11 谱图统一化变换最理想。

（2）UFP 与 NFP 定量评价结果比较

用 HPLC 指纹图谱（NFP）评价的结果与 UFP 评价 SHYGPs 质量结果见表 7-3，二者定量结果有显著差异。P_m 经最大峰系数校正后重新评价 SHYGPs 的质量等级与 NFP 评价结果完全一致。结果显示 NFP 与 UFP 等级波动均在 1 级以内，仅 S10 相差较大（$\Delta P_m =$ -23.2%），UFP 比 NFP 偏高 20% 左右，校正后相差为 0.8%。因此 UFP 经校正后完全可以评价 SHYGPs 质量。

表 7-3　12 批 SHYGPs 基于 NFP 和 UFP 的质量评价结果

类型	参数	S2	S3	S4	S5	S7	S8	S9	S10	S12	S6	S11	S1	Mean	RSD
UFP	S_m	0.928	0.967	0.972	0.970	0.959	0.963	0.935	0.820	0.896	0.939	0.940	0.968	0.938	4.6
	$P_m/\%$	92.7	96.0	97.7	98.3	95.1	97.7	99.8	115.2	95.9	86.8	87.7	102.7	97.1	7.5
	α	0.038	0.057	0.033	0.046	0.054	0.075	0.02	0.029	0.003	0.075	0.08	0.013	0.044	
	Grade	2	2	1	1	2	2	2	4	3	3	3	1	2.2	
	质量	很好	很好	极好	极好	很好	很好	很好	良好	好	好	好	极好		
CUFP	f	1.060	1.052	0.967	0.986	1.085	0.959	1.108	0.792	0.994	1.075	1.071	0.920	1.006	8.9
	$P_m/\%$	98.3	101.0	94.4	96.9	103.2	93.7	110.5	91.2	95.4	93.3	94.0	94.5	97.2	5.6
	Grade	2	2	2	1	2	2	3	4	3	2	2	2	2.3	
	质量	很好	很好	很好	极好	很好	很好	好	良好	好	很好	很好	很好		
NFP	S_m	0.928	0.967	0.972	0.970	0.959	0.963	0.935	0.820	0.896	0.939	0.940	0.968	0.938	4.6
	$P_m/\%$	98.2	101.1	94.4	97.0	103.1	93.6	110.5	92.0	95.3	93.3	94.0	94.5	97.2	5.5
	α	0.038	0.057	0.033	0.046	0.054	0.075	0.02	0.029	0.003	0.075	0.08	0.013	0.044	
	Grade	2	2	2	1	2	2	3	4	3	2	2	2	2.3	
	质量	很好	很好	很好	极好	很好	很好	好	良好	好	很好	很好	很好		
N-U	$\Delta P_m/\%$	5.5	5.1	−3.3	−1.3	8.0	−4.1	10.7	−23.2	−0.6	6.5	6.3	−8.2	0.1	−2.1
N-CU	$\Delta P_m/\%$	−0.1	0.1	0.0	0.1	−0.1	−0.1	0.0	0.8	−0.1	0.0	0.0	0.0	0.1	−0.1

7.3.1.3　结论

UFP 是经校正后能准确定量的一种指纹图谱，通过把色谱指纹图谱进行统一化变换可实现所有色谱指纹图谱在同一坐标系中作出，有利于比较指纹图谱特征并利于化学计量学模糊识别方法的应用。中药统一化色谱指纹图谱 30 个统一化参数的系统评价方法，可解决统一化指纹图谱的定量问题。在本例中，UFP 经校正后可用于评价 SHYGP 质量，从质量评价结果来看 S5 可作为标准制剂。

7.3.2　牛黄解毒丸统一化和相对特征 HPLC 指纹图谱

牛黄解毒丸（Niuhuang Jiedu Pills，NHJDP）由人工牛黄、雄黄、生石膏、冰片、大黄、黄芩、桔梗和甘草八味药组成。药理作用主要有苦寒辛凉、清热解毒，用于头晕目赤、咽干咳嗽，风火牙痛，大便秘结，牙龈肿痛，口舌生疮，目赤肿痛等症。

7.3.2.1 材料与方法

Agilent 1100 液相色谱仪（DAD 检测器、低压四元梯度泵、在线脱气装置、自动进样器），ChemStation 工作站（Agilent 科技有限公司）；KQ-50B 型超声波清洗器（昆山市超声仪器有限公司）；Sartorius-BS110S 分析天平（北京赛多利斯天平有限公司）；旋转蒸发仪 RE-52（上海亚荣生化仪器厂）；KDM 型控温电热套（山东郓城华鲁电热仪器有限公司）。

甲醇（色谱纯，山东禹王实业有限公司），乙腈（色谱纯，天津市大茂化学试剂厂），无水乙醇（色谱纯，天津市康科德科技有限公司），磷酸（色谱纯，天津市科密欧化学试剂有限公司），其他试剂均为分析纯，水为去离子水。对照品英文缩写及厂家、批号见表 7-4，对照品结构式见图 7-2；样品为 22 批市售牛黄解毒丸（规格：丸重 3g，8 个不同厂家）编号 S1～S22，见表 7-5。大黄、黄芩、桔梗、甘草四味药材均为市售。

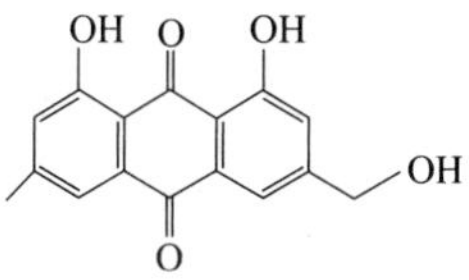

Aloe-emodin(AE)
芦荟大黄素
(1)

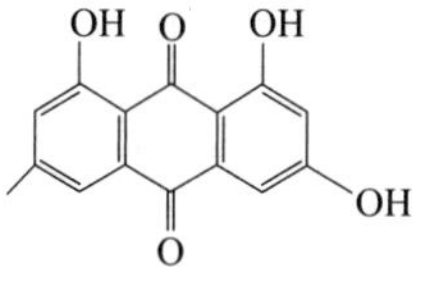

Emodin(EMD)
大黄素
(2)

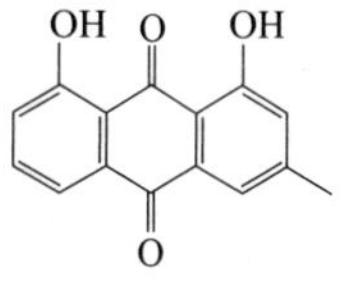

Chrysophanol(CHP)
大黄酚
(3)

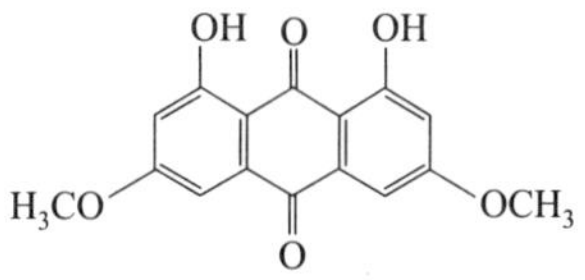

Physcion(PHS)
大黄素甲醚
(4)

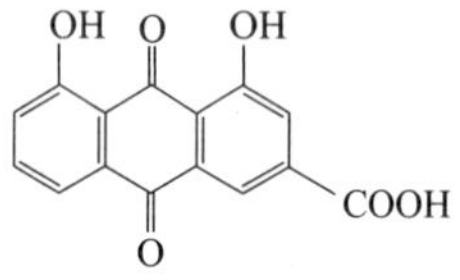

Rhein(RHE)
大黄酸
(5)

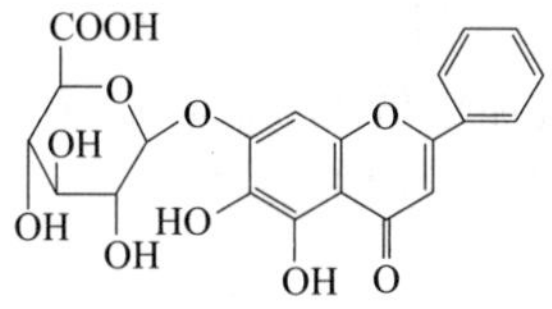

Baicalin(BCL)
黄芩苷
(6)

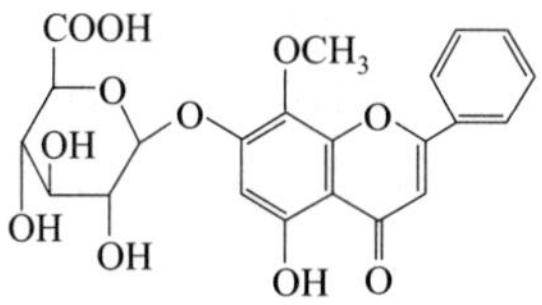

Wogonoside(WGN)
汉黄芩苷
(7)

图 7-2　对照品结构式

表 7-4　标准对照品批号及英文缩写

编号	标准对照品	英文名称	英文缩写	产品批号	厂家
1	芦荟大黄素	Aloe-emodin	AE	110795-201007	中国药品生物制品检定所
2	大黄素	Emodin	EMD	110756-200110	中国药品生物制品检定所
3	大黄酚	Chrysophanol	CHP	110796-201017	中国药品生物制品检定所
4	大黄素甲醚	Physcion	PHS	121120	上海融禾医药科技有限公司
5	大黄酸	Rhein	RHE	110757-200206	中国药品生物制品检定所
6	黄芩苷	Baicalin	BCL	110715-201016	中国药品生物制品检定所
7	汉黄芩苷	Wogonoside	WGN	110802	上海融禾医药科技有限公司

表 7-5　22 批牛黄解毒丸厂家及批号

编号	厂家	批号
S1	山东大陆药业有限公司	14070720
S2	北京同仁堂科技发展股份有限公司制造厂	14013670
S3	北京同仁堂科技发展股份有限公司制造厂	14013673
S4	北京同仁堂科技发展股份有限公司制造厂	14013678
S5	北京同仁堂科技发展股份有限公司制造厂	15011566
S6	北京同仁堂科技发展股份有限公司制造厂	15011908
S7	北京同仁堂科技发展股份有限公司制造厂	15013072
S8	北京同仁堂科技发展股份有限公司制造厂	15013097
S9	北京同仁堂科技发展股份有限公司制造厂	15013090
S10	北京同仁堂科技发展股份有限公司制造厂	15013092
S11	北京同仁堂科技发展股份有限公司制造厂	15012156
S12	北京同仁堂科技发展股份有限公司制造厂	15012157
S13	包头中药有限责任公司	A14163
S14	药都制药集团股份有限公司	150402
S15	药都制药集团股份有限公司	151001
S16	药都制药集团股份有限公司	160401
S17	天津中新药业集团股份有限公司达仁堂制药厂	3980047
S18	天津中新药业集团股份有限公司达仁堂制药厂	3980048
S19	颈复康药业集团赤峰丹龙药业有限公司	151012
S20	保定中药制药有限公司	150601
S21	保定中药制药有限公司	160301
S22	吉林市鹿王制药股份有限公司	16020134

(1) 溶液的制备

① 对照品溶液制备　分别取表 7-4 中对照品 AE、EMD、CHP、PHS、RHE、BCL、WGN 适量，精密称定，加甲醇配制成 $0.1mg \cdot mL^{-1}$ 的溶液对照品，4℃保存，备用。

② 供试品溶液制备　取牛黄解毒丸 2 丸，剪块，每丸 20～30 块，精密称取相当于 2 丸的质量，加甲醇 25mL，回流提取 1h，滤过，残渣加甲醇 25mL，继续回流提取 30min，滤过，合并两次滤液，加甲醇定容至 50mL，摇匀，进样前用 $0.45\mu m$ 的微孔滤膜滤过。

(2) 色谱条件

色谱柱为 Kromasil C_{18} 色谱柱（250mm×4.6mm，5μm）；流动相：A 为 0.1%磷酸水（含 5mmol · mL^{-1} 庚烷磺酸钠），B 为乙腈-无水乙醇-水（82：10：8，$V/V/V$，含 0.24%磷酸）；线性梯度洗脱程序：0～10min，8%～18%B；10～20min，18%～33%B；20～25min，33%～50%B；25～30min，50%～53%B；30～50min，53%～80%B；50～60min，80%～100%B；流速 1.0mL · min^{-1}；柱温：(35.0±0.15)℃；紫外检测波长：220nm；进样量：2μL；洗脱时间为 60min。

(3) 系统适用性试验

取 BCL、WGN、AE、RHE、EMD、CHP 和 PHS 对照品溶液和 S1 供试品溶液分别进样，在色谱条件下分析，记录色谱图见图 7-3。对比保留时间和在线紫外光谱图可知，图中 15 号峰为 BCL、23 号峰为 WGN、31 号峰为 AE、33 号峰为 RHE、36 号峰为 EMD、38 号峰为 CHP、40 号峰为 PHS，综合考虑，15 号峰（BCL）与其他峰达基线分离，且含量较高，可选作参照物峰，本系统条件下测得其理论板数不低于 10000。对比供试品溶液、混合对照品溶液、空白系统色谱图，7 个成分色谱峰分离较好，附近的色谱峰不干扰测定，表明该方法的专属性良好。此条件下 1h 空针图无干扰峰，组分在 1h 内出峰完全。

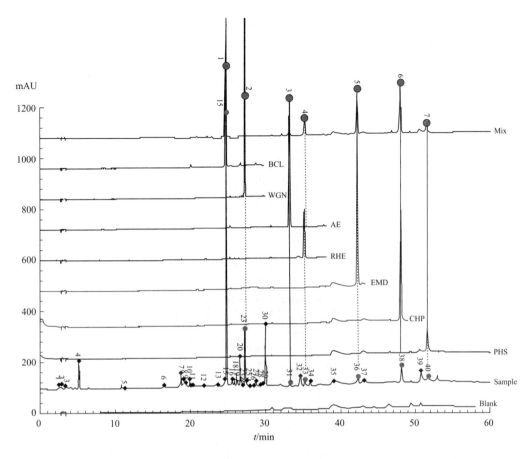

图 7-3 供试品（Samples）、对照品（Standards）、混合对照（Mix）的 HPLC 图

（4）指纹图谱方法学验证

① 精密度试验　精密吸取同一供试品溶液（S1：批号 14070720），按色谱条件重复进样 5 次，记录色谱图。以 BCL 为参照物峰，计算各共有峰相对保留时间和相对峰面积，40个共有峰相对保留时间 RSD 均≤1.0%，相对峰面积 RSD 均≤3.0%，表明检测系统的进样精密度良好。

② 稳定性试验　取同一新制备供试液（S1：批号 14070720），分别于 0h、6h、12h、18h、24h 按色谱条件进样分析，记录色谱图。以 BCL 为参照物峰，计算各共有峰的相对保留时间和相对峰面积，结果显示，各共有峰相对保留时间的 RSD 均≤1.0%，相对峰面积 RSD 均≤3.0%，表明供试液在 24h 内基本稳定。

③ 重复性试验　取同一样品（S1：批号 14070720）平行制备 6 份供试液，分别吸取10.0μL 进样测定，记录色谱图。以 BCL 为参照物峰，计算各共有峰的相对保留时间和相对峰面积，结果表明各共有峰的相对保留时间 RSD 均≤1.0%，相对峰面积 RSD 均≤3.0%，试验结果表明该方法的重复性良好。

7.3.2.2　结果与讨论

（1）NHJDP 220nm HPLC 统一化指纹图谱（UFP）

在 220nm 波长下，按已建立方法，测定 22 批 NHJDPs 供试液的 HPLC 指纹图谱，结果有 40 个共有指纹峰。用"中药色谱指纹图谱定量相似度数字化评价系统 3.0"软件自动生成 UFP（图 7-4），对各批次指纹图谱和对照指纹图谱进行评价，系统指纹定量法评价 22 批 NHJDPs-UFP 质量结果见表 7-6。评价结果显示，S13、S21、S22 的 S_m 小于 0.90，其余均大于 0.90；S13、S14、S20、S21、S22 的 P_m 大于 105％，其余均在 95％～105％之间；因此，S13、S21、S22 被划入 3 级，其余样品质量等级均很好。

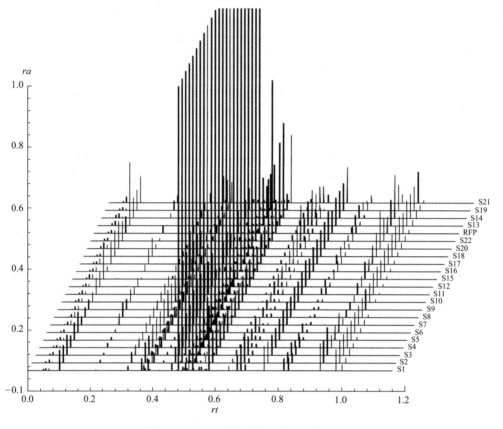

图 7-4　220nm 下 22 批 NHJDPs 的 UFP

表 7-6　220nm 下 22 批 NHJDPs 基于 UFP 的质量评价结果

参数	S1	S2	S3	S4	S5	S6	S7	S8
S_m	0.943	0.979	0.973	0.988	0.986	0.983	0.962	0.964
$P_m/\%$	100.1	99.3	101.9	97.3	97	98.6	96	97.4
α	0.006	0.004	0.04	0.029	0.036	0.013	0.054	0.036
Grade	2	1	1	1	1	1	2	1
质量	很好	极好	极好	极好	极好	极好	很好	极好

参数	S9	S10	S11	S12	S15	S16	S17	S18
S_m	0.963	0.964	0.981	0.986	0.952	0.913	0.984	0.97
$P_m/\%$	96.3	96.7	100.1	101.4	99.5	95.7	100	100.1
α	0.053	0.046	0.003	0.022	0.028	0.056	0.006	0.008
Grade	2	1	1	1	1	2	1	1
质量	很好	极好	极好	极好	极好	很好	极好	极好

续表

参数	S20	S22	RFP	S13	S14	S19	S21	Mean
S_m	0.948	0.892	1	0.867	0.932	0.973	0.881	0.956
P_m/%	106.8	110.2	100	106.9	106.8	97.6	106.4	100.5
α	0.06	0.064	0	0.064	0.066	0.023	0.085	0.034
Grade	2	3	1	3	2	1	3	1.5
质量	很好	好	极好	好	很好	极好	好	很好

UFP 和 NFP 的系统指纹定量法等级评价结果门式图见图 7-5，对 UFP 进行系统指纹定量法评价，与原指纹图谱（NFP）评价结果比较，UFP 评价结果均在 3 级以内，样品点在图中分布比较集中，对样品的区分度不大。更重要的是，在 NFP 等级较低的样品宏定量相似度 P_m 均低于 100%，而在 UFP 中，等级较低的样品宏定量相似度 P_m 均高于 100%。根据 UFP 的定义可以知道，计算出的 P_m 值与 NFP 中的样品最大峰面积 A_{max} 有很大关系。因为 UFP 取积分最大峰为参照物峰，计算各峰统一化相对积分为纵坐标，这样如果样品最大峰的峰面积过低则会导致统一化后样品的其余峰的峰面积过高，最终导致样品的宏定量相似度 P_m 偏高。NFP 中 22 批样品及 RFP 的最大峰（15 号峰，黄芩苷）峰面积见图 7-6。可以看出 S13、S14、S20、S21、S22 这 5 批样品的最大峰峰面积明显比 RFP 的最大峰峰面积低，明显与其他样品区别开来，而且在 UFP 中也是这 5 批样品的宏定量相似度超过 100%，这就显示出 UFP 的一个"缺陷"：当最大峰的峰面积明显偏低时，会导致宏观定量相似度 P_m 偏高，从而使得定量不准。所以 UFP 在进行定量时，必须保证每个样品的最大峰的峰面积与 RFP 的最大峰峰面积基本保持一致。

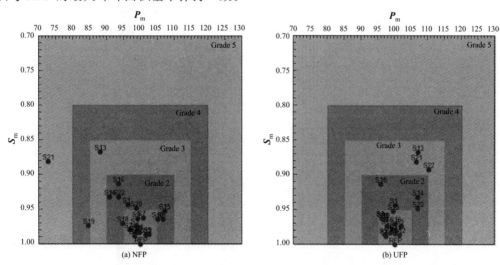

图 7-5　系统指纹定量法评价 22 批牛黄解毒丸质量的 UFP 与 NFP 门式图

（2）NHJDP 220nm HPLC 相对特征指纹图谱（RCFP）

在 220nm 波长下，按已建立方法，测定 22 批 NHJDPs 供试液的 HPLC 指纹图谱，结果有 40 个共有指纹峰。分别选择八强峰（峰号为：15、23、30、7、13、35、39、38）作参照物峰，用"中药色谱指纹图谱定量相似度数字化评价系统 3.0"软件自动计算生成对应 RCFP，分别为 RCFP-15、RCFP-23、RCFP-30、RCFP-7、RCFP-13、RCFP-35、RCFP-39、RCFP-38，详见图 7-7 与图 7-8，其对应门式图见图 7-9 与图 7-10。采用系统指纹定量法对各批次指纹图谱和对照指纹图谱评价。22 批 NHJDPs-RCFP 的质量结果见表 7-7。

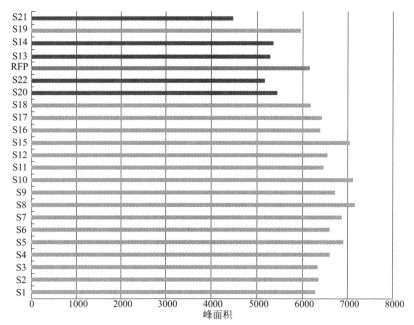

图 7-6　22 批牛黄解毒丸样品及 RFP 的最大峰峰面积

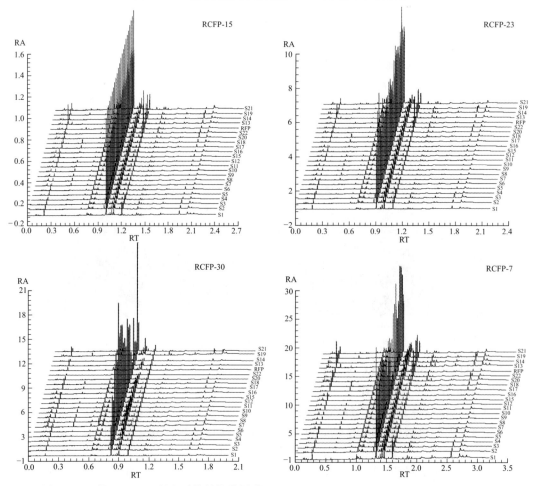

图 7-7　22 批 NHJDPs 的相对特征指纹图谱（RCFP-15、RCFP-23、RCFP-30 和 RCFP-7）

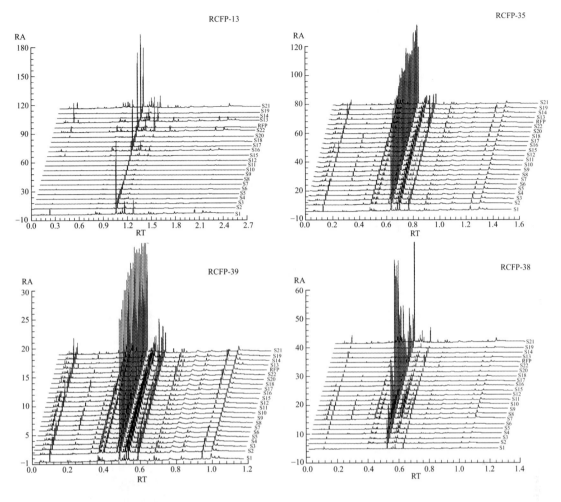

图 7-8　22 批 NHJDPs 的相对特征指纹图谱（RCFP-13、RCFP-35、
RCFP-39 和 RCFP-38）

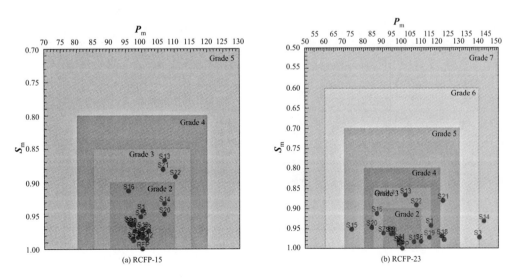

图 7-9

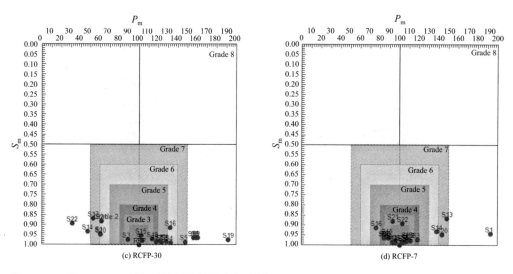

图 7-9　22 批 NHJDPs 的相对特征指纹图谱门式图（RCFP-15、RCFP-23、RCFP-30 和 RCFP-7）

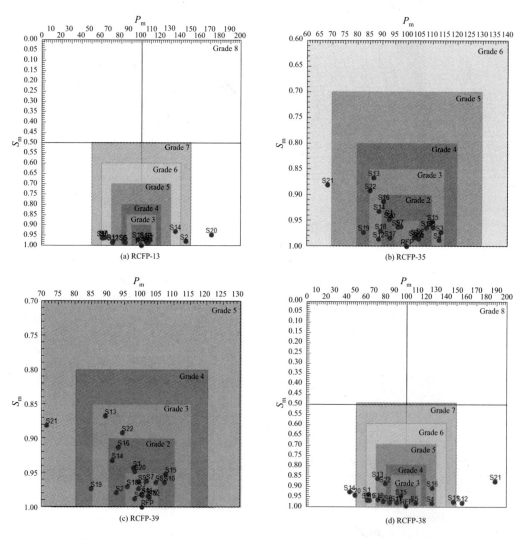

图 7-10　22 批 NHJDPs 的相对特征指纹图谱门式图（RCFP-13、RCFP-35、RCFP-39 和 RCFP-38）

表 7-7 22 批牛黄解毒丸八强峰对应 RCFP 质量评价结果

批号	参数	S1	S2	S3	S4	S5	S6	S7	S8	S9	S10	S11	S12	S15	S16	S17	S18	S20	S22	RFP	S13	S14	S19	S21
RCFP-15	S_m	0.943	0.979	0.973	0.988	0.986	0.983	0.962	0.964	0.963	0.964	0.981	0.986	0.952	0.913	0.984	0.97	0.948	0.892	1	0.867	0.932	0.973	0.881
	$P_m/\%$	100.1	99.3	101.9	97.3	97	98.6	96	97.4	96.3	96.7	100.1	101.4	99.5	95.7	100	100.1	106.8	110.2	100	106.9	106.8	97.6	106.4
	α	0.006	0.004	0.04	0.029	0.036	0.013	0.054	0.036	0.053	0.046	0.003	0.022	0.028	0.056	0.006	0.008	0.06	0.064	0	0.064	0.066	0.023	0.085
	Grade	2	1	1	1	1	1	2	1	2	1	1	1	1	2	1	1	2	3	1	3	2	1	3
RCFP-23	S_m	0.943	0.979	0.973	0.988	0.986	0.983	0.962	0.964	0.963	0.964	0.981	0.986	0.952	0.913	0.984	0.97	0.948	0.892	1	0.867	0.932	0.973	0.881
	$P_m/\%$	115.1	122	140.2	99	100	109.8	90.2	94.5	95.3	94.2	98.5	98.2	73.6	86.7	106	120.9	84	107.3	100	101.6	142.6	114.2	121.4
	α	0.006	0.004	0.04	0.029	0.036	0.013	0.054	0.036	0.053	0.046	0.003	0.022	0.028	0.056	0.006	0.008	0.06	0.064	0	0.064	0.066	0.023	0.085
	Grade	4	5	7	1	7	2	2	2	2	2	1	1	5	3	2	5	4	3	1	3	7	3	5
RCFP-30	S_m	0.943	0.979	0.973	0.988	0.986	0.983	0.962	0.964	0.963	0.964	0.981	0.986	0.952	0.913	0.984	0.97	0.948	0.892	1	0.867	0.932	0.973	0.881
	$P_m/\%$	60.3	103.1	88.4	133	147.9	128.3	211.5	159.5	161.1	156.5	121.9	123.5	102.1	132.4	118	113.7	60.6	31.1	100	52.9	47.1	191.9	61.6
	α	0.006	0.004	0.04	0.029	0.036	0.013	0.054	0.036	0.053	0.046	0.003	0.022	0.028	0.056	0.006	0.008	0.06	0.064	0	0.064	0.066	0.023	0.085
	Grade	6	1	3	6	7	5	8	8	8	8	5	5	1	6	4	3	6	8	1	8	8	8	6
RCFP-7	S_m	0.943	0.979	0.973	0.988	0.986	0.983	0.962	0.964	0.963	0.964	0.981	0.986	0.952	0.913	0.984	0.97	0.948	0.892	1	0.867	0.932	0.973	0.881
	$P_m/\%$	192.7	111.3	118.3	95.4	103.8	106.8	87.4	84.1	88.1	85.4	94.3	92.5	86.7	75.9	102.5	107.3	143.3	102.8	100	148.2	137.7	109.6	92.9
	α	0.006	0.004	0.04	0.029	0.036	0.013	0.054	0.036	0.053	0.046	0.003	0.022	0.028	0.056	0.006	0.008	0.06	0.064	0	0.064	0.066	0.023	0.085
	Grade	8	3	4	1	1	2	3	4	3	3	2	2	3	5	1	2	7	3	1	7	6	2	3

批号	参数	S1	S2	S3	S4	S5	S6	S7	S8	S9	S10	S11	S12	S15	S16	S17	S18	S20	S22	RFP	S13	S14	S19	S21
RCFP-13	S'_m	0.943	0.979	0.973	0.988	0.986	0.983	0.962	0.964	0.963	0.964	0.981	0.986	0.952	0.913	0.984	0.97	0.948	0.892	1	0.867	0.932	0.973	0.881
	$P'_m/\%$	285.8	145.1	109	106.1	84	83.1	63.8	60.8	62.8	60.7	71.6	71.2	225.7	525.1	106.5	96.4	171.1	662.6	100	456.7	134.6	104	634.3
	α'	0.006	0.004	0.04	0.029	0.036	0.013	0.054	0.036	0.053	0.046	0.003	0.022	0.028	0.056	0.006	0.008	0.06	0.064	0	0.064	0.066	0.023	0.085
	Grade	8	7	2	2	4	4	6	6	6	6	5	5	8	8	2	1	8	8	1	8	6	1	8
RCFP-35	S'_m	0.943	0.979	0.973	0.988	0.986	0.983	0.962	0.964	0.963	0.964	0.981	0.986	0.952	0.913	0.984	0.97	0.948	0.892	1	0.867	0.932	0.973	0.881
	$P'_m/\%$	93.6	106	113.7	113	104.8	103.1	97.7	110.6	96.4	107.9	103.9	88.8	110.3	90.7	93.3	89.5	93.1	85.3	100	86.8	88.9	82.7	68.4
	α'	0.006	0.004	0.04	0.029	0.036	0.013	0.054	0.036	0.053	0.046	0.003	0.022	0.028	0.056	0.006	0.008	0.06	0.064	0	0.064	0.066	0.023	0.085
	Grade	2	2	3	3	1	1	2	3	2	2	1	3	3	2	2	3	2	3	1	3	3	4	6
RCFP-39	S'_m	0.943	0.979	0.973	0.988	0.986	0.983	0.962	0.964	0.963	0.964	0.981	0.986	0.952	0.913	0.984	0.97	0.948	0.892	1	0.867	0.932	0.973	0.881
	$P'_m/\%$	97.4	92.3	98.9	97.8	102.2	100.1	101.4	104.3	99	106.9	99.9	102.2	107.3	92.9	101.8	95.6	97.8	94.1	100	89	91.1	84.6	71.2
	α'	0.006	0.004	0.04	0.029	0.036	0.013	0.054	0.036	0.053	0.046	0.003	0.022	0.028	0.056	0.006	0.008	0.06	0.064	0	0.064	0.066	0.023	0.085
	Grade	2	2	1	1	1	1	2	1	2	2	1	1	2	2	1	1	2	3	1	3	3	4	6
RCFP-38	S'_m	0.943	0.979	0.973	0.988	0.986	0.983	0.962	0.964	0.963	0.964	0.981	0.986	0.952	0.913	0.984	0.97	0.948	0.892	1	0.867	0.932	0.973	0.881
	$P'_m/\%$	62.6	77.2	61.2	125.8	109.7	83.8	228.1	209.1	208.4	229.9	147.3	156	94.9	126	90.6	71.9	48.9	79.1	100	71.6	43.5	63.6	188.7
	α'	0.006	0.004	0.04	0.029	0.036	0.013	0.054	0.036	0.053	0.046	0.003	0.022	0.028	0.056	0.006	0.008	0.06	0.064	0	0.064	0.066	0.023	0.085
	Grade	6	5	6	5	2	4	8	8	8	8	7	8	2	5	2	5	8	5	1	5	8	6	8

在 RCFP-15 中，S13、S21 和 S22 被评价为三级，其余批次在三级以内，由于原始谱中最大峰为 15 号峰，RCFP-15 所选取的参照物峰也是 15 号峰，所得评价结果是一致的，由于 S13、S14、S20、S21、S22 这 5 批样品的 15 号峰峰面积明显比 RFP 的 15 号峰峰面积低，导致这 5 批样品评价结果宏定量相似度偏高。

在 RCFP-23、RCFP-30、RCFP-7、RCFP-13 和 RCFP-38 中评价结果散乱，规律性不强，这是因为对应的参照物峰（峰号：23、30、7、13、38）的峰面积变动很大。在 RCFP-35 和 RCFP-39 中，等级评价结果基本和原始谱图评价结果保持一致，说明 22 批 NHJDP 色谱图中 35 号峰和 39 号峰的峰面积变动不大，八强峰的峰面积相对标准偏差数据也证明了 35 号峰和 39 号峰的峰面积变动比其他八强峰小很多。八强峰峰面积及相对标准偏差见表 7-8。由此可以总结出：RCFP 的参照峰选取是有条件的，即参照峰的峰面积相对标准偏差不能太大，否则样品参照物峰的峰面积与标准对照指纹图谱参照物峰的峰面积差异会对评价结果造成影响；从另外一个角度说，RCFP 系统指纹定量法等级评价结果不仅与样品质量有关，还包含了样品与标准对照指纹图谱中该参照峰的差异。例如 RCFP-38 中 S21 被评价为 8 级，其 S_m 为 0.88，P_m 接近 190%，表明 S21 的 38 号峰峰面积比 RFP 的 38 号峰峰面积小很多。查表 7-8 可知，S21 的 38 号峰峰面积为 214，RFP 的 38 号峰峰面积为 556。所以，RCFP 反映的是样品质量情况与选取的参照物峰变动情况两个方面，如果要用 RCFP 进行准确定性定量评价必须选取变动较小的峰作为参照物峰，或者在进行评价之前将参照物峰变动这个影响因素除去。

表 7-8　22 批牛黄解毒丸八强峰峰面积及相对标准偏差

编号	G15	G23	G30	G7	G13	G35	G39	G38
S1	6286.2	1169.35	1753.58	381.42	254.08	770.04	672.63	854.93
S2	6375.47	1109.98	1031.13	664.04	503.33	683.57	713.77	697.37
S3	6336.23	985.29	1227.42	637.48	683.95	650.2	679.61	898.26
S4	6599.69	1387.1	810.94	786.33	698.04	650.52	683.37	434.36
S5	6908.86	1432.52	760.85	753.97	920.09	731.7	682.23	519.47
S6	6609.85	1270.17	853.61	712.57	905.18	724.16	677.7	662.16
S7	6866.14	1564.07	523.59	880.88	1192.36	772.28	677.03	245.95
S8	7164.17	1579.43	734.7	968.62	1324.65	721.88	696.31	283.85
S9	6730.08	1454.65	675.79	858.68	1191.51	769.74	681.38	264.69
S10	7103.48	1559.69	737.38	939.82	1306.9	729	669.36	254.37
S11	6465.73	1406.22	892.02	801.52	1043.9	713.49	674.88	374.04
S12	6548.99	1445.99	903.52	838.21	1076.53	855.89	676.72	362.2
S15	7043.93	2035.57	1153.25	944.24	358.23	727.39	679.59	628.37
S16	6389.59	1508.19	775.48	941.03	134.32	771.49	685.13	412.83
S17	6439.91	1298.89	916.96	733.32	697.65	789.79	658.2	605.02
S18	6181.56	1094.72	914.63	673.68	740.7	791.84	673.84	732.01
S20	6042.44	1643.52	1788.58	526.04	435.28	794.04	687.24	1122.74
S22	5551.87	1219.79	3308.56	695.43	106.57	821.89	676.75	658.03
RFP	6535.79	1398.06	1097.89	763.18	754.07	748.27	680.32	556.15
S13	5383.2	1212.51	1827.13	453.55	145.43	759.58	672.99	684.2
S14	5564.83	890.93	2119.89	503.76	509.27	765.25	678.75	1161.87
S19	5667.91	1035.3	483.96	588.86	613.34	765.13	680.55	739.9
S21	4470.2	837.86	1296.88	597.62	86.52	795.74	695.9	214.48
Max	7164.17	2035.57	3308.56	968.62	1324.65	855.89	713.77	1161.87
Min	4470.2	837.86	483.96	381.42	86.52	650.2	658.2	214.48
Mean	6315.92	1327.82	1155.99	723.66	681.82	752.3	680.62	581.18
SD	637.84	273.98	639.93	164.76	393.97	49.67	10.75	268.05
RSD%	1009.9	2063.4	5535.82	2276.77	5778.21	660.26	157.92	4612.1

（3）结论

本例对 220nm 波长下 NHJDP-UFP 用系统指纹定量法进行分析得出，当最大峰的峰面积明显偏低时，会导致宏观定量相似度 P_m 偏高，从而使得定量不准。所以 UFP 在进行定量时，必须保证每个样品的最大峰峰面积与 RFP 的最大峰峰面积基本保持一致；对 220nm 波长下 NHJDP 八强峰 RCFP 用系统指纹定量法分析得出，RCFP 反映的是样品质量情况与选取的参照物峰变动情况两个方面，如果要用 RCFP 进行准确定性定量评价必须选取变动较小的峰作为参照物峰，或者在进行评价之前将参照物峰变动这个影响因素除去。

7.3.3 特征指纹定量法和多标定量指纹法评价血府逐瘀丸质量

血府逐瘀丸（XFZYP）由 11 味中药组方的复方制剂，包括桃仁、当归、枳壳、川芎、柴胡、红花、牛膝、赤芍、地黄、桔梗和甘草。原方始见于清代王清任《医林改错》，具有活血祛瘀，行气止痛之功效，临床上多用于治疗瘀血引起的心血管疾病和慢性肝脏疾病，用于瘀血内阻，如头痛或胸痛、内热烦闷、失眠多梦、心悸怔忡、急躁易怒等症状[18]。文献有薄层色谱法（TLC）、火焰原子吸收光谱法（FAAS）、高效液相色谱法（HPLC）和液质联用技术（UPLC-DAD-MS/MS）对血府逐瘀丸进行质量分析[19~24]。对于中药复方体系使用定量指纹图谱具有独到优势，本例以色谱相对特征指纹图谱定量理论和单标定量[5]、双标定量[16]和多标定量指纹法理论相结合，把 MARKER 定量结果和指纹定性相似度完美结合，实现利用中药整体轮廓组分的量化控制和特殊指标的定量结果来选择中药标准制剂。尤其色谱相对特征指纹图谱最佳地与国家药典委员会公布的色谱指纹图谱特征技术参数结合实现了定性统一和定量功能化计算。国家药典委员会公布的色谱指纹图谱的特征技术参数具有十分好的定量功能。

7.3.3.1 材料与方法

高效液相色谱仪（1100 型，Agilent 科技有限公司，配有 DAD 检测器，低压四元梯度泵，在线脱气，自动进样器），ChemStation 工作站（Agilent 科技有限公司）。Sarturius-BS110S 分析天平（北京赛多利斯天平有限公司）。

橙皮苷（HPD，110721-201115），新橙皮苷（NHP，111857-201102），柚皮苷（NG，110722-201111）和扁桃苷（AGL，110820-201004）均由中国食品药品检定研究院提供；甲醇、乙腈、磷酸为色谱纯，其他试剂均为分析纯；24 批市售血府逐瘀丸，编号 S1～S24，均购于沈阳药店。

（1）对照品溶液制备

精密称取 HPD、NHP、NG 和 AGL 对照品适量，分别加甲醇溶解制得各对照品储备液。同法配制混合对照品储备液。

（2）供试品溶液制备

取 XFZYP 1 丸（丸重约 9g），剪碎，精密称定，加甲醇 50mL，回流提取 1h，过滤，残渣加甲醇 50mL，回流提取 0.5h，合并两次滤液，减压浓缩至 16mL，以甲醇定容至 25mL，摇匀即得供试品溶液。

（3）色谱条件

色谱柱为 Agilent Poroshell 120 SB-C$_{18}$ 柱（150mm×4.6mm，2.7μm）。二元流动相：A 为 20mmol·L^{-1} 磷酸二氢钠-水溶液；B 为 0.2%磷酸-乙腈溶液。梯度程序：0～10min，5%～14%B；10～20min，14%～17%B；20～35min，17%～22%B；35～50min，22%～

45％B；50～70min，45％～85％B；70～85min，85％ B。流速为 0.5mL·min^{-1}，柱温为 (35.0±0.1)℃，紫外检测波长为 203nm，进样 5μL，洗脱时间 90min。

(4) 系统适用性试验

分别精密吸取扁桃苷（AGL）、柚皮苷（NG）、橙皮苷（HPD）和新橙皮苷（NHP）对照品溶液与供试品溶液 5L 进样，记录 203nm 色谱图（图 7-11），比较保留时间和在线紫外光谱确定 7、20、21 和 22 号峰分别为扁桃苷、柚皮苷、橙皮苷和新橙皮苷。因 22 号峰（新橙皮苷）与其他峰达基线分离，因此选作参照物峰，本系统中测得其理论塔板数不低于 350000。

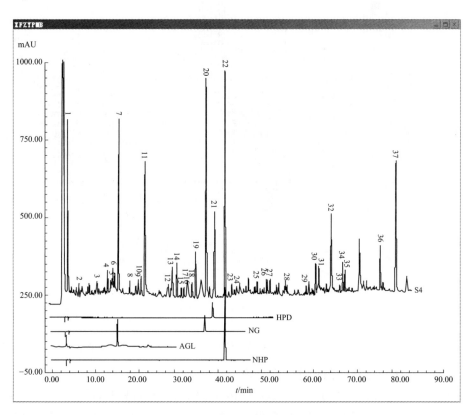

图 7-11　血府逐瘀丸样品（S4）、扁桃苷（AGL）、柚皮苷（NG）、
橙皮苷（HPD）和新橙皮苷（NHP）的 HPLC 图

(5) 方法学考察

取 S1 供试液，按"色谱条件"项条件重复进样 5 次，记录色谱图，按 100％出峰率计有 37 个共有峰；在制备 S1 供试液后分别在 0h、4h、8h、12h、16h、20h、24h 进样分析，记录色谱图；取 S1 号样品照"供试品溶液制备"项平行制备 5 份供试液，分别进样检测，记录色谱图，均以新橙皮苷保留时间和峰面积为参照，计算各指纹峰相对保留时间均 RSD＜1.0％，相对峰面积 RSD＜3.0％；这表明系统进样精密度和重复性合格，样品在 24h 内稳定。

7.3.3.2 结果与讨论

(1) XFZYPs 指纹图谱建立和评价

将 24 批供试液进样检测，记录色谱图（图 7-12）。以新橙皮苷为参照物峰，按出峰率 100％计确定 37 个共有指纹峰。将积分信号 CDF 文件导入孙国祥等研制的"中药色谱指纹图谱超信息特征数字化评价系统 4.0"软件，按平均值法生成对照指纹图谱（RFP），评价各批次的 XFZYPs 质量，评价结果见表 7-9。评价结果显示，S2、S4～S6、S8～S10、S12、S13、S15 共 10 批样品的质量等级在 2～4 级，不能作为标准制剂。其余 14 批样品质量等级都是极好，可以作为标准制剂的预选样品。

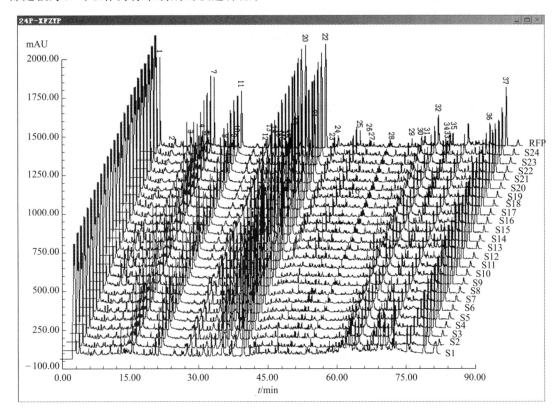

图 7-12　203nm 时 24 批 XFZYs-HPLC 指纹图谱和对照指纹图谱

（2）XFZYPs 统一化指纹图谱建立和评价

按照统一化指纹图谱生成方式计算 XFZYPs-UFP，记录色谱图（图 7-13）。其评价结果见表 7-9，评价结果表明 UFP 与 NFP 有很大差别，主要原因在于 UFP 是利用相对值定量的。在 UFP 中 S12～S14、S17～S24 的最大峰为 20 号峰，其他 13 批样品最大峰为 22 号峰，即最大峰位置出现了交叠，利用最大峰校正因子计算的结果并未出现很大误差。本文校正计算时仍然以 22 号峰对照指纹的峰面积为基础。24 批样品的定性相似度不改变，定量相似度经校正后的误差不大于 0.1%。

（3）基于单标定量的 XFZYPs 相对特征指纹建立和评价

按照以 20 号峰（柚皮苷）为参照物峰，计算相对特征指纹图谱，用所得对照指纹图谱对其他 RCFP 进行定量评价，评价结果见表 7-9，仍然是宏定性相似度不发生改变，RCFP 评价结果差异出现在宏定量相似度上面。由于均以 20 号峰为参照物峰，无峰位交叠现象，利用参照物峰校正因子进行校正计算的结果见表 7-9，其结果完全校正到 NFP 水平，宏定量相似度误差不大于 0.1%。

准确计算的前提是必须先对 UFP 和 RCFP 定量结果采用称样量校准，校准后可以得到相同称样量条件小的参照物峰面积，以其计算相对特征谱的数值经过第二次参照

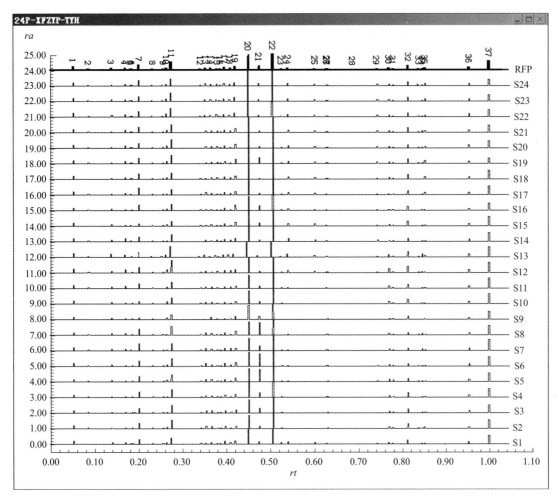

图 7-13 203nm 时 24 批 XFZYs-统一化指纹图谱和对照指纹图谱

物峰校正因子定量计算校正就能完全消除误差，实验结果表明用 UFP 和 RCFP 定量时，通过最大峰和参照物峰校正因子校准后，宏定量相似度误差不超过 0.1％。本例方法用特征相对指纹图谱实现了准确定量，尤其是充分利用了中国药典指纹图谱的特征技术参数。

（4）基于双标定量的 XFZYPs 相对特征指纹建立和评价

按照以 7 号峰（扁桃苷）和 20 号峰（柚皮苷）为参照物峰，计算相对特征指纹图谱，用所得对照指纹图谱对其他 RCFP 进行定量评价，评价结果见表 7-9。RCFP 评价结果差异出现在宏定量相似度上面，由于均以折合峰面积计算 RCFP，无峰位交叠现象，参照物峰校正因子也是通过折合峰面积计算，计算结果见表 7-9，宏定性相似度不改变，但宏定量相似度误差不大于 3.3％。显然，多标定量误差要大于单标定量。

（5）基于双标选择 XFZYPs 标准制剂

从"XFZYPs 指纹图谱建立和评价"项可知 S1、S3、S7、S11、S14、S16～S24 共 14 批样品质量等级都是极好（1 级），可以作为标准制剂的预选样品。根据 7 号峰和 20 号峰计算的定量相似度，按照 $S_m \geqslant 0.95$ 和 $95.0\% \leqslant P_m \leqslant 105.0\%$ 确定 S14、S18、S20～S23 共 6 批样品能够作为标准制剂使用。

（6）四个 Marker 定量分析

① 线性关系、检测限（LOD）和定量限（LOQ）考察　以色谱峰面积（y）分别对 4 种对照品浓度（x，$mg \cdot mL^{-1}$）回归计算 HPD、NHP、NG 和 AGL 的线性方程、相关系数和线性范围（表 7-10）。以加样回收试验来验证方法的准确度，结果 4 组分的加样回收率介于 98.4%～102.5% 之间，证明方法准确度合格。

表 7-9　24 批 XFZYPs 基于 NFP、RCFP 和 UFP 和 RCFP′ 的质量评价结果

类型	参数	S1	S2	S3	S4	S5	S6	S7	S8	S9	S10	S11	S12
NFP	S_m	0.970	0.969	0.975	0.979	0.924	0.935	0.959	0.923	0.943	0.958	0.969	0.967
	$P_m/\%$	104.5	89.4	103.5	102.7	102.1	95.5	99.2	101.5	103.0	101.3	100.8	89.2
	α	0.005	0.052	0.041	0.053	0.031	0.007	0.005	0.041	0.153	0.066	0.026	0.040
	Grade	1	3	1	2	2	2	1	2	4	2	1	3
	质量	极好	好	极好	很好	很好	很好	极好	很好	良好	很好	极好	好
UFP	S_m	0.970	0.969	0.975	0.979	0.924	0.935	0.959	0.923	0.943	0.958	0.969	0.967
	$P_m/\%$	97.4	92.8	95.5	97.0	98.7	102.5	97.0	99.3	82.5	92.4	94.7	108.3
	α	0.005	0.052	0.041	0.053	0.031	0.007	0.005	0.041	0.153	0.066	0.026	0.04
	Grade	1	2	1	2	2	1	2	2	4	2	2	2
	质量	极好	很好	极好	很好	很好	很好	极好	很好	良好	很好	很好	很好
UFP′ S-Mark RCFP	A_{20}	11816.2	10616.3	11944.0	11671.5	11386.9	10260.6	11274.1	11254.9	13749.4	12066.8	11730.8	9072.2
	f_i	1.073	0.964	1.084	1.060	1.034	0.931	1.023	1.022	1.248	1.095	1.065	0.824
	$P'_m/\%$	104.5	89.4	103.5	102.8	102.0	95.5	99.3	101.5	103.0	101.2	100.8	89.2
	ΔP_m	−0.02	0.04	0.05	0.08	−0.07	−0.03	0.08	−0.04	−0.03	−0.08	0.05	−0.01
	S_m	0.970	0.969	0.975	0.979	0.924	0.935	0.959	0.923	0.943	0.958	0.969	0.967
	$P_m/\%$	99.6	102.3	104.8	96.8	110.3	109.3	117.3	111.5	89.1	104.5	106.8	102.5
	α	0.005	0.052	0.041	0.053	0.031	0.007	0.005	0.041	0.153	0.066	0.026	0.040
	Grade	1	2	1	2	3	2	3	3	4	2	2	1
	质量	极好	很好	极好	很好	好	很好	好	好	良好	很好	很好	极好
S-Mark RCFP′	A_{20}	10941.9	9114.5	10302.7	11069.0	9646.3	9109.1	8817.0	9490.9	12058.0	10103.4	9841.8	9072.2
	f_i	1.050	0.874	0.988	1.062	0.925	0.874	0.846	0.910	1.157	0.969	0.944	0.870
	$P'_m/\%$	104.5	89.4	103.5	102.7	102.1	95.5	99.2	101.5	103.0	101.3	100.8	89.2
	ΔP_m	0.04	0.04	0.07	0.08	0.04	0.01	0.01	0.01	0.06	0.02	0.03	0.00
Bi-Mark RCFP	S_m	0.970	0.969	0.975	0.979	0.924	0.935	0.959	0.923	0.943	0.958	0.969	0.967
	$P_m/\%$	109.0	88.4	99.0	88.3	95.8	102.5	81.4	85.0	254.4	173.3	106.6	103.3
	α	0.005	0.052	0.041	0.053	0.031	0.007	0.005	0.041	0.153	0.066	0.026	0.040
	Grade	2	3	1	3	2	2	3	3	8	8	2	1
	质量	很好	好	极好	好	很好	很好	好	好	劣	劣	很好	极好
Bi-Mark RCFP′	A_{7M20}	2538.5	2637.4	2805.9	3055.3	2781.0	2443.0	3215.1	3090.8	1092.5	1570.8	2484.0	2185.4
	f_i	0.966	1.003	1.067	1.162	1.058	0.929	1.223	1.176	0.416	0.598	0.945	0.831
	$P'_m/\%$	105.3	88.7	105.7	102.6	101.4	95.3	99.6	99.9	105.7	103.6	100.7	85.9
	ΔP_m	0.8	−0.7	2.2	−0.1	−0.7	−0.2	0.4	−1.6	2.7	2.3	−0.1	−3.3

类型	参数	S13	S14	S15	S16	S17	S18	S19	S20	S21	S22	S23	S24
NFP	S_m	0.963	0.971	0.966	0.974	0.969	0.972	0.970	0.979	0.983	0.978	0.971	0.961
	$P_m/\%$	92.3	97.3	107.7	103.2	96.2	97.4	99.8	95.9	96.2	96.5	98.7	104.6
	α	0.054	0.020	0.039	0.040	0.022	0.014	0.035	0.003	0.012	0.038	0.021	0.016
	Grade	2	1	2	1	1	1	1	1	1	1	1	1
	质量	很好	极好	很好	极好	极好	极好	极好	极好	极好	极好	极好	极好
UFP	S_m	0.963	0.971	0.966	0.974	0.969	0.972	0.970	0.979	0.983	0.978	0.971	0.961
	$P_m/\%$	113.2	98.6	92.0	93.3	100.4	94.3	101.6	98.9	98.3	100.3	95.8	99.6
	α	0.054	0.02	0.039	0.04	0.022	0.014	0.035	0.003	0.012	0.038	0.021	0.016
	Grade	3	1	2	2	1	2	1	1	1	1	1	1
	质量	好	极好	很好	很好	极好	很好	极好	极好	极好	极好	极好	极好
UFP′	A_{max}	8979.9	10867.7	12897.2	12189.9	10551.3	11380.6	10820.2	10678.3	10779.8	10589.2	11342.9	11571.5
	$f_{i\text{-}max}$	0.815	0.987	1.171	1.107	0.958	1.033	0.982	0.969	0.979	0.961	1.030	1.050
	$P'_m/\%$	92.3	97.3	107.7	103.2	96.2	97.4	99.8	95.9	96.2	96.4	98.6	104.6
	ΔP_m	−0.02	−0.02	0.01	0.05	−0.03	0.02	0.00	−0.03	0.00	−0.08	−0.05	0.03
	质量	很好	很好	极好	极好	极好	极好	极好	极好	极好	极好	极好	极好
S-Mark RCFP	S_m	0.963	0.971	0.966	0.974	0.969	0.972	0.970	0.979	0.983	0.978	0.971	0.961
	$P_m/\%$	107.2	93.4	91.4	99.8	95.0	89.2	96.2	93.6	93.0	95.0	90.7	94.2
	α	0.054	0.020	0.039	0.040	0.022	0.014	0.035	0.003	0.012	0.038	0.021	0.016
	Grade	2	2	2	1	1	3	1	2	2	2	2	2
	质量	很好	很好	很好	极好	极好	好	极好	很好	很好	很好	很好	很好
S-Mark RCFP′	A_{20}	8979.9	10867.7	12283.2	10780.7	10551.3	11380.6	10820.2	10678.3	10779.8	10589.2	11342.9	11571.5
	f_i	0.861	1.042	1.178	1.034	1.012	1.092	1.038	1.024	1.034	1.016	1.088	1.110
	$P'_m/\%$	92.3	97.3	107.7	103.2	96.2	97.4	99.8	95.9	96.2	96.5	98.7	104.6
	ΔP_m	0.04	0.07	−0.01	0.01	−0.05	−0.02	0.05	−0.02	−0.03	0.00	−0.01	−0.04
Bi-Mark RCFP	S_m	0.963	0.971	0.966	0.974	0.969	0.972	0.970	0.979	0.983	0.978	0.971	0.961
	$P_m/\%$	117.2	100.1	177.3	88.8	74.8	88.3	91.9	98.8	93.6	94.3	96.3	91.9
	α	0.054	0.020	0.039	0.040	0.022	0.014	0.035	0.003	0.012	0.038	0.021	0.016
	Grade	3	1	8	3	5	3	2	1	2	2	1	2
	质量	好	极好	劣	好	中	好	很好	极好	很好	很好	极好	很好
Bi-Mark RCFP′	A_{7M20}	2094.7	2609.7	1561.6	3065.0	3459.5	2832.1	2834.0	2573.3	2685.3	2653.4	2624.3	3077.0
	f_i	0.797	0.993	0.594	1.166	1.316	1.077	1.078	0.979	1.022	1.009	0.998	1.171
	$P'_m/\%$	93.4	99.4	105.3	103.5	98.4	95.1	99.1	96.7	95.6	95.2	96.1	107.6
	ΔP_m	1.1	2.1	−2.4	0.3	2.2	−2.3	−0.7	0.8	−0.6	−1.3	−2.6	3.0

表 7-10　4 组分线性回归方程、相关系数和线性范围

峰号	化合物	线性回归方程[①]	r	线性范围($\mu g \cdot mL^{-1}$)
7	AGL	$y = 8072.5x - 57.854$	0.9993	35～693
20	NG	$y = 19242x + 307.68$	0.9985	56～1120

峰号	化合物	线性回归方程[1]	r	线性范围($\mu g \cdot mL^{-1}$)
21	HPD	$y = 35001x + 67.22$	0.9982	24~480
22	NHP	$y = 33852x + 146.92$	0.9985	27~533

[1] y 是峰面积；x 是对照品浓度。

② 样品测定　将 24 批血府逐瘀丸供试品溶液进样 2 次，记录色谱图，将 4 组分的平均峰面积代入标准曲线计算 24 批样品中各组分的含量，结果见表 7-11。不同批次间组分含量差异较大，主要源于药材质量和工艺差异引起。以平均含量为基础计算扁桃苷（AGL，7 号峰）、柚皮苷（NG，20 号峰）和新橙皮苷（NHP，22 号峰）的百分含量 P_i 和经过宏定性相似度 S_m 校正的定量相似度 P_{im}。根据扁桃苷（AGL，7 号峰）和柚皮苷（NG，20 号峰）的 $95\% \leqslant P_{im} \leqslant 105\%$ 确定样品 S14、S18、S20~S23 共 6 批样品可作标准制剂。虽然新橙皮苷含量很高，但是其含量变动性很大，不适宜作为选择标准制剂的依据，同样橙皮苷也不适合作依据。把各样品所有指纹峰折算成柚皮苷（NG，20 号峰）的含量 C_{20p}（$mg \cdot g^{-1}$）。在双标定量特征指纹图谱中，把各指纹峰面积折算成双标折合质量计算各批次样品指纹图谱 dC 值（$mg \cdot g^{-1}$）。

表 7-11　24 批血府逐瘀丸中 4 组分的含量（$mg \cdot g^{-1}$）

编号	S_m	AGL_{7p}	P_7	P_{7m}	NG_{20p}	P_{20}	P_{20m}	HPD_{21p}	NHP_{22p}	P_{22}	P_{22m}	Mean	C_{20p}	dC
S1	0.970	1.175	93.9	91.1	1.574	105.9	102.7	0.122	0.121	54.4	52.8	82.2	10.41	19.3
S2	0.969	1.324	105.9	102.6	1.282	86.2	83.6	0.117	0.116	52.1	50.5	78.9	8.66	15.1
S3	0.975	1.360	108.8	106.1	1.498	100.8	98.3	0.319	0.314	141.9	138.3	114.2	10.08	18.0
S4	0.979	1.498	119.8	117.3	1.579	106.2	104.0	0.268	0.265	119.6	117.1	112.8	9.94	17.5
S5	0.924	1.392	111.3	102.8	1.362	91.6	84.7	0.753	0.743	335.5	310.0	165.8	10.48	18.2
S6	0.935	1.190	95.2	89.0	1.289	86.7	81.1	0.654	0.645	291.3	272.4	147.5	9.83	17.5
S7	0.959	1.788	143.0	137.1	1.254	84.4	80.9	0.261	0.257	116.1	111.3	109.8	9.92	16.0
S8	0.923	1.636	130.8	120.8	1.328	89.4	82.5	0.733	0.724	326.6	301.5	168.2	10.37	17.3
S9	0.943	0.440	35.2	33.2	1.771	119.2	112.4	0.201	0.198	89.4	84.3	76.6	9.61	21.7
S10	0.958	0.669	53.5	51.3	1.471	99.0	94.8	0.126	0.124	56.2	53.8	66.6	9.84	20.2
S11	0.969	1.184	94.6	91.7	1.400	94.1	91.2	0.126	0.124	56.0	54.3	79.1	9.95	18.1
S12	0.967	1.040	83.1	80.4	1.239	83.4	80.6	0.073	0.072	32.3	31.2	64.1	9.17	16.7
S13	0.963	0.973	77.8	75.0	1.289	86.7	83.5	0.062	0.062	27.8	26.7	61.7	9.51	17.8
S14	0.971	1.215	97.2	94.3	1.583	106.5	103.8	0.068	0.067	30.4	29.5	75.8	9.65	17.8
S15	0.966	0.648	51.8	50.1	1.719	115.7	111.7	0.196	0.193	87.2	84.2	82.0	10.68	22.5
S16	0.974	1.518	121.3	118.2	1.543	103.8	101.1	0.314	0.310	140.0	136.3	118.5	10.12	17.7
S17	0.969	1.803	144.2	139.7	1.539	103.5	100.3	0.099	0.098	44.3	42.9	94.3	9.55	16.1
S18	0.972	1.350	108.0	104.9	1.588	106.8	103.8	0.066	0.066	29.8	29.0	79.3	9.71	17.5
S19	0.970	1.368	109.4	106.1	1.533	103.1	100.0	0.346	0.341	154.0	149.4	118.5	10.22	18.3
S20	0.979	1.204	96.3	94.3	1.537	103.4	101.2	0.089	0.089	40.0	39.2	78.2	9.58	17.6
S21	0.983	1.274	101.9	100.2	1.529	102.9	101.1	0.080	0.079	35.4	34.8	78.7	9.67	17.5
S22	0.978	1.265	101.1	98.9	1.491	100.3	98.1	0.086	0.085	38.3	37.4	78.1	9.84	17.8

编号	S_m	AGL$_{7p}$	P_7	P_{7m}	NG$_{20p}$	P_{20}	P_{20m}	HPD$_{21p}$	NHP$_{22p}$	P_{22}	P_{22m}	Mean	C_{20p}	dC
S23	0.971	1.225	97.9	95.1	1.578	106.2	103.1	0.094	0.093	42.0	40.8	79.6	10.03	18.4
S24	0.961	1.474	117.8	113.2	1.701	114.4	110.0	0.133	0.132	59.4	57.1	93.4	10.57	19.0
Mean	0.964	1.251	100.0	96.4	1.487	100.0	96.4	0.224	0.222	100.0	95.2	96.0	9.90	17.9

（7）HPLC 指纹、统一化指纹、单标特征谱、双标特征谱的定量相似度比较

将 HPLC 指纹图谱、未校准的统一化指纹图谱、单标特征指纹图谱、双标特征指纹图谱的定量相似度进行比较，发现以双标定量指纹图谱的计算定量相似度的误差最大。对单标 M20 和双标 7M20 折算结果按照百分比取均值后能很好地接近于正常 HPLC 的定量相似度，见图 7-14。

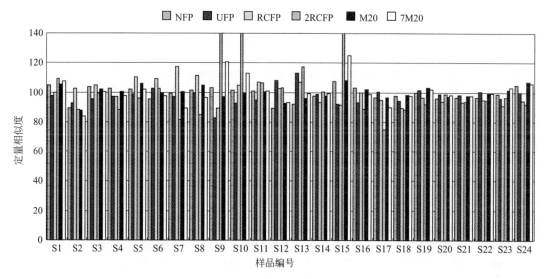

图 7-14　24 批 XFZYPs-HPLC 的 NFP、UFP、RCFP、2RCFP、M20 和 7M20 指纹图谱测定的定量相似度比较图

7.3.3.3　结论

本例对 203nm 波长下 24 批次 XFZYPs 样品进行了特征指纹图谱的定量分析，结果表明统一化指纹图谱和色谱相对特征指纹图谱都能对中成药制剂进行准确定量分析。色谱相对特征指纹图谱与国家药典委员会的特征技术参数实现了完美结合，把只有定性能力的特征技术参数实现了利用其对中成药制剂轮廓化学组分进行整体定量分析，定量的前提条件是首先要对进样量进行校正，结果再经准确计算参照物峰校正因子，并对特征谱宏定量结果进行校准，宏定量相似度经校准后的误差不超过 0.1％。上述评价结果表明双标定量结果没有单标 RCFP 和 UFP 的定量结果准确。标准制剂除满足是极好（1 级）条件外，还必须满足用单标、双标、多标计算的定量相似度条件，一般建议选择不超过 3 个参照物峰来完成标准制剂的选择。用色谱相对特征指纹图谱定量评价 XFZYPs 样品的结果表明，中药指纹图谱的定量功能是先天的、与生俱有的。

中药定量指纹图谱是中药指纹图谱的高级阶段，但不是终极发展阶段。以定量指纹为基础实现对局部、整体活性指纹归属定量分析，达到对中药化学组分等价等效控制，并实现中成药组分在生物体内动态药效监控，这才是中药指纹图谱终极发展目标。中药指纹图谱从来不只是一门技术，而是与中药体外化学组分定性定量监控、活性效价测定以及相关体内生物利用度和代谢程度监控相关的一门学科，这也是中药指纹学的研究范畴。

参 考 文 献

[1] 孙国祥，张宇，高嘉悦，等. 内标定量指纹法评价冠心苏合丸质量 [J]. 中草药，2014，45（5）：642～647.

[2] 孙国祥，吴玉，杨婷婷，等. 基于 5 组分测定和 6 波长高效液相色谱指纹谱的双标定量指纹法建立六味地黄丸对照指纹图谱动态技术标准研究 [J]. 中南药学，2012，10（5）：385～391.

[3] 孙国祥，车磊，吴玉. 用双标定量指纹法定桂附地黄丸平行五波长高效液相色谱对照指纹谱标准 [J]. 中南药学，2012，10（8）：623～629.

[4] 中国药典 2010 版. 一部 [S]. 2010，631.

[5] 孙国祥，任培培，雒翠霞，等. 中药统一化色谱指纹图谱和相对统一化特征判据研究 [J]. 中南药学，2007，5（2）：168～172.

[6] 孙国祥，侯志飞，宋文璟. 栀子 HPLC 数字化指纹图谱及其统一化研究 [J]. 中成药，2007，29（11）：1561～1566.

[7] 孙国祥，智雪枝，张春玲，等. 中药色谱指纹图谱超信息特征数字化评价系统 [J]. 中南药学，2007，5（6）：549～555.

[8] 孙国祥，胡玥珊，张春玲，等. 构建中药数字化指纹图谱研究 [J]. 药物分析杂志，2009，29（1）：160～169..

[9] 任培培，孙国祥，孙丽娜. 附子理中丸多波长融合 HPLC 指纹图谱研究 [J]. 药物分析杂志，2009，29（3）：411～415.

[10] 孙国祥，史香芬，赵新. 清热解毒注射液统一化 HPLC 指纹图谱的评价 [J]. 沈阳药科大学学报，2009，26（4）：293～298.

[11] 孙国祥，闫娜娜. 柴胡舒肝丸高效液相色谱数字化指纹图谱研究 [J]. 中南药学，2009，7（12）：935～941.

[12] 孙国祥，宋杨，胡玥珊，等. 射干抗病毒注射液统一化 HPLC 指纹图谱的评估 [J]. 中成药，2008，30（12）：1717～1720.

[13] 智雪枝. 复方甘草片数字化指纹图谱研究 [D]. 沈阳药科大学，2009.

[14] 时存义. 黄芩数字化指纹图谱研究 [D]. 沈阳药科大学，2008.

[15] 孙国祥，王玲娇. 用高效液相色谱数字化指纹图谱鉴定木香顺气丸质量 [J]. 中南药学，2010，8（1）：57～63.

[16] 高嘉悦，孙国祥，朱婧然. 三种定量指纹图谱模式评价复方丹参片质量 [J]. 中南药学，2014，12（5）：1～7.

[17] 孙国祥，高雅宁，侯志飞，等. 色谱特征指纹定量法和多标定量指纹法评价血府逐瘀丸质量 [J]. 中南药学，2015，13（1）：1～7.

[18] 中华人民共和国卫生部药典委员会主编. 中华人民共和国卫生部药品标准中药成方制剂（第一册）[M]. 北京，1989：72.

[19] 张平，刘志辉，刘汉清，等. HPLC 测定血府逐瘀合剂中芍药苷的含量 [J] 中成药，2008，30（2）：285～287.

[20] 李丹. 血府逐瘀丸质量控制方法和金属元素测定研究 [D]. 沈阳药科大学，2008.

[21] 孙伟，李世玲，张欣愉. 血府逐瘀丸主要成分的鉴别 [J]. 黑龙江医药，2011，01：75～76.

[22] 李丹，左金梁，白璐，等. 火焰原子吸收法测定血府逐瘀丸中微量元素含量 [J]. 药物分析杂志，2009，29（1）：150～152.

[23] 王瑞芬. 血府逐瘀丸质量标准的建立 [J]. 中国药师，2011，05：646～647.

[24] L Zhang, L Zhu, Y F Wang, et al. Characterization and quantification of major constituents of Xue Fu Zhu Yu by UPLC-DAD-MS/MS [J]. J. Pharm. Biomed. Anal., 2012, 62, 203～209.

（孙国祥　李　琼）

第 **8** 章 →→→

中药指纹质控学

8.1 指纹定量法测定指纹归属度和药效物质收率

8.1.1 指纹定量法原理[1]

指纹定量法是利用中药复方化学指纹有机加和模型原理，首先进行指纹归属定性分析，然后进行指纹归属定量分析，将二者有机综合来解决中药复方指纹归属的定量问题。

8.1.1.1 复方化学指纹有机加和模型原理

中药复方化学指纹可看成是各单味药指纹的有机加和模型，中药复方是各单味药化学成分的聚集，由于是按照中医理论组方（非简单拼凑）而致单味药在方中具有独特作用（君、臣、左、使），各单味药活性成分共生共存才形成具有特定功能疗效的系统；中药复方中各单味药化学指纹成分存在着物质流、能量流和信息流的交换。物质流体现为化学性质相似成分类的稳定共存和不能共存的化学成分发生化学反应后生成稳定新物质（新指纹）；能量流体现药性相克、相长；信息流体现各单味药药效功能的多靶点和协同作用于生命体。中药复方经合理组方形成具有鲜明治症特点的临床药物，是各单味药药效的凝聚作用，因此形成新标示；中药复方构成了复杂性科学系统，各单味药疗效功能作用、化学成分种类、成分数量和分布浓度都呈现显著的非线性关系。因此中药复方指纹化学成分完全定性定量分析存在很大困难，作者提出采用指纹定量法来解决。指纹定量法是利用中药复方化学指纹有机加和模型原理，首先进行指纹归属定性分析，然后进行指纹归属定量分析，将二者有机综合来解决中药复方指纹归属的定量问题。这种方法完全符合钱学森先生的论断，即复杂性科学需要采用从定性到定量的综合集成方法。指纹定量法遵循复杂性科学，可采用模型简化研究方法，这是对还原论方法的有效利用。

8.1.1.2　化学成分数量和分布比例的归属度

（1）归属度 p_i 和逸出度 q_i

若 S1 模拟复方的指纹峰数为 n、单味药指纹与之相匹配的指纹峰数为 m_i，不匹配峰数为 m_i'，则定义归属度 p_i 和逸出度 q_i，见式（8-1）和式（8-2）。归属度和逸出度是定性描述单味药对制剂的化学指纹成分数量的归属程度，p_i（q_i）越大（小）表明归属度越大。采用 p_i 和 q_i 直观描述单味药化学指纹成分在复方中的出现比率和逸出比率。

（2）双定性相似度（S_F 与 S_F'）及其均值 S_m 和拟合定性相似度 S_{syn}

比率定性相似度 S_F' 对所有指纹峰等权，其数值与归属度 p_i 有较好相关性，能反映单味药化学成分对复方贡献的数目。定性相似度 S_F 反映化学成分的分布比例，能够突出大指纹峰的贡献。双定性相似度均值 S_m〔式（8-3）〕能够综合反映单味药化学成分数量和分布比例与复方的相似程度。通过降低化学成分分布比例作用和放大对每个指纹峰的权重作用，构造拟合定性相似度 S_{syn}〔式（8-4）〕，可得各单味药的 S_{syn} 之和等于 1〔式（8-5）〕，因此 S_{syn} 反映了各单位药对复方指纹成分的贡献的相对大小，具有归一性。

（3）Jacard 相似度（相似性比）S_b

S_b 是两个对象相似程度的数值度量，见式（8-6）。两个对象越相似，则它们的相似性就越高。其取值在 0（不相似）和 1（完全相似）之间，该值具有鲜明的定量功能，但含量超过 100% 时，其值不超过 1。研究复方时，各单味药指纹与复方指纹的相似性比 S_b 之和等于 1〔式（8-7）〕，据此可准确判断各单味药对复方化学成分的具体归属贡献。显然，S_b 受大峰影响严重。

$$p_i = \frac{m_i}{n} \tag{8-1}$$

$$q_i = \frac{m_i'}{n} \tag{8-2}$$

$$S_m = \frac{1}{2}(S_F + S_F') = \frac{1}{2}\left(\frac{\sum_{i=1}^{n} x_i y_i}{\sqrt{\sum_{i=1}^{n} x_i^2}\sqrt{\sum_{i=1}^{n} y_i^2}} + \frac{\sum_{i=1}^{n} \dfrac{x_i}{y_i}}{\sqrt{n \sum_{i=1}^{n} \left(\dfrac{x_i}{y_i}\right)^2}} \right) \tag{8-3}$$

$$S_{syn} = S_F^2 \sqrt{S_F'} = \frac{(\sum_{i=1}^{n} x_i y_i)^2}{\sum_{i=1}^{n} x_i^2 \sum_{i=1}^{n} y_i^2} \sqrt{\frac{\sum_{i=1}^{n} \dfrac{x_i}{y_i}}{\sqrt{\sum_{i=1}^{n} \left(\dfrac{x_i}{y_i}\right)^2}}} = \frac{C^2}{W^2}\sqrt{\frac{M}{Q}} = \frac{P^2}{R^2}\sqrt{\frac{M}{Q}} \tag{8-4}$$

$$S_{syn(1)} + S_{syn(2)} + \cdots + S_{syn(n)} = \sum_{i=1}^{n} S_{syn(i)} \approx 1 \tag{8-5}$$

$$S_b = \frac{\sum_{i=1}^{n} x_i y_i}{\sum_{i=1}^{n} x_i^2 + \sum_{i=1}^{n} y_i^2 - \sum_{i=1}^{n} x_i y_i} = \frac{C}{W^2 + 1 - C} \leqslant \frac{S_F}{2 - S_F} \tag{8-6}$$

$$S_{b(1)} + S_{b(2)} + \cdots + S_{b(n)} = \sum_{i=1}^{n} S_{b(i)} \approx 1 \tag{8-7}$$

8.1.1.3　化学成分含量归属度

（1）单味药宏观含量相似度之和 R_T 及其偏差 ΔR_T

以中药复方标准指纹图谱作为比较的基础，可用各单味药的宏观含量相似度 R_i 简洁描述其对复方化学指纹成分的含量贡献，理论上各单味药的宏观含量相似度 R_i 之和应为 100%，超过或不足 100% 的误差部分 ΔR_T 恰是复方中药制剂工艺的作用结果，ΔR_T 越大则说明工艺收率越低。很显然，这里忽略了检测器对不同化学指纹的峰面积的相对重量校正因子的影响。

$$R_T = R_1 + R_2 + \cdots + R_n \tag{8-8}$$

$$\Delta R_T = R - 100\% = (R_1 + R_2 + \cdots + R_n) - 100\% \tag{8-9}$$

（2）双定量相似度（C，P）及其宏定量相似度 P_m

由投影含量相似度 C 和定量相似度 P 构成的双定量相似度法是定量评价化学指纹总体含量的最佳方法，实践证明 C 能够准确反映各组分含量特征和各组分分布比例特征，但常因大峰影响引起误差，发生大峰掩蔽小峰错误。定量相似度 P 是由 R 经定性相似度 S_F 校正后得到，因校正了不同峰积分相加时而产生的抵偿作用，因此能很好地反映组分的分布比例和含量性质，P 对所有峰积分值具有等权性，能较好地反映大峰和小峰的含量变动。因此，将 C 与 P 构成双定量相似度，可灵敏监测大峰和小峰的含量变动与缺失。为运算和判别的方便，以二者的平均值（宏定量相似度）P_m［式(8-10)］来准确地定量判别单味药指纹对中药复方化学指纹的含量的贡献程度，方法见图 8-1。

$$P_m = \frac{1}{2}(C + P) = \left(\frac{\sum_{i=1}^{n} x_i y_i}{\sum_{i=1}^{n} y_i^2} + \frac{\sum_{i=1}^{n} x_i}{\sum_{i=1}^{n} y_i} S_F \right) \times 100\% \tag{8-10}$$

（3）亚定量相似度 P'_m

亚定量相似度 P'_m 是利用宏定量相似度计算单指纹回收率的精准指标，是消除定性相似度校正的宏定量相似度，见式(8-11)。

$$P'_m = \frac{1}{2}(C + R) = \left(\frac{\sum_{i=1}^{n} x_i y_i}{\sum_{i=1}^{n} y_i^2} + \frac{\sum_{i=1}^{n} x_i}{\sum_{i=1}^{n} y_i} \right) \times 100\% \tag{8-11}$$

8.1.2 指纹定量法测定复方药效物质工艺收率

我国中药工业制剂整体质量缺乏合理检测方法，很多企业利用中药成分复杂和单指标（或几个指标）控制质量特点，生产制剂时没有按处方投料，用劣质药材投料甚至只保证指标成分含量而不顾及其他常有发生。低劣质量造成疗效不佳，最终损害了整个行业的信誉。我们建立指纹定量法旨在彻底解决中药制剂质量检测评价问题，解决复方制剂工艺对药效物质收率是否合理问题。中药传统工艺为水煎煮法，因此评价中药复方药效物质工艺收率首先以水煮醇沉制备的模拟处方制剂为参照，因为这是最传统和体现中医特点的剂型，建立其指纹图谱作为评价的标准。在相同实验条件检测制剂，用双定性双定量相似度法测定（以 S_b、R、S_{syn} 三参数为辅助）判别新工艺所制备制剂的药效物质工艺收率，方法见图（8-1）。

8.1.3 应用实例

以清热解毒注射液（QRJDI）为例，每 1.0mL 含金银花 0.134g、黄芩 0.067g、连翘 0.067g、龙胆 0.067g、生石膏 0.670g、知母 0.054g、栀子 0.067g、板蓝根 0.067g、地黄 0.080g、麦冬 0.054g、甜地丁 0.067g、玄参 0.107g 总计 12 味药材。该药用于治疗流感、轻型脑膜炎、外感发热等症，具有清热解毒的功效，尤以清头热疗效甚佳[2,3]。

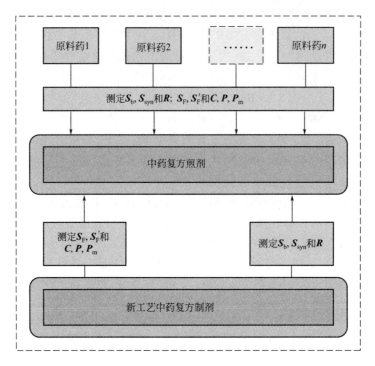

图 8-1 指纹定量法测定指纹归属度和药效物质工艺收率流程

8.1.3.1 材料与方法

（1）仪器与试药

Agilent 1100 型液相色谱仪（配有 DAD、低压四元梯度泵、在线脱气装置、自动进样器），ChemStation 工作站。RE52 旋转蒸发仪，Sarturius-BS 110S 分析天平，KDM 型控温电热套。

绿原酸、黄芩苷、咖啡酸、龙胆苦苷、芒果苷、栀子苷、尿苷、5-羟甲基糠醛（5-HMF）、腺苷、哈巴俄苷对照品。甲醇，乙腈，冰醋酸，去离子水。S1 模拟样Ⅰ和 S2 模拟样Ⅱ（物理混合）；S3 市售清热解毒注射液；S4 金银花、S5 黄芩、S6 连翘、S7 龙胆、S8 知母、S9 栀子、S10 板蓝根、S11 地黄、S12 麦冬、S13 甜地丁、S14 玄参，S15～S22 为 8 批市售清热解毒注射液。

（2）色谱条件

色谱柱：Century SIL C_{18} BDS（250mm × 4.6mm，5μm）；所用流动相中 A 为 1% HAC-水溶液，B 为 1% HAC-甲醇溶液。梯度程序：0～8min，15% B；8～15min，15%～25% B；15～35min，25%～50% B；35～50min，50%～80% B。流速：1.0mL·min^{-1}；柱温：（30±0.15）℃；进样量：5μL；紫外检测波长 254nm。

（3）样品溶液制备

① 药材供试品溶液　按注射液 20mL 量，精密称取除石膏外 11 种单味药材（见表 8-1），分别加水 30mL，回流提取 2h，滤过，残渣加水 30mL 继续回流 1.5h，合并两次滤液，减压浓缩至 20mL，加 80%（V/V）乙醇，醇沉 24h，回收乙醇至无醇味，加水定容至 25mL，摇匀即得（S4～S14）。按注射液 20mL 量精密称取 12 味药材，混合，同法制备 S1 模拟样Ⅰ；另取各单味药材供试液 1.0mL 混合，超声混匀，作 S2 物理混合模拟样Ⅱ。

② 对照品溶液　精密称取绿原酸、黄芩苷、咖啡酸、龙胆苦苷、芒果苷、栀子苷、尿

苷、5-HMF、腺苷、哈巴俄苷对照品适量，分别用甲醇配制如表 8-1 中所示浓度的对照品溶液。

③ 注射液供试品溶液　取清热解毒注射液 2 支，混匀作供试液，进样前用 0.45μm 滤膜过滤。

（4）系统适用性试验和参照物峰选择

将各单味药材供试液、模拟样和 QRJDI 供试液和各对照品溶液分别进样 5μL（S2 进样 55μL），记录色谱图，比较保留时间和在线紫外吸收光谱，确定各供试品色谱图谱中参照物峰并以其计算理论塔板数，结果见表 8-1。

表 8-1　系统适用性试验与参照物峰选择结果

样品编号	S1	S2	S3	S4	S5	S6	S7	S8	S9	S10	S11	S12	S13	S14
缩略名	BL	BL	BL	CGA	BL	CFA	GTP	MF	JMI	UR	5-HMF	AD	AD	HPG
$C_{Ref}/\mu g \cdot mL^{-1}$	380	380	380	120	380	120	200	160	200	200	200	200	200	200
参照物峰	36	36	43	15	27	18	12	13	19	5	10	5	5	18
$N/\times10^4$	19	14	23	5.0	13	6.5	9.5	9.4	7.9	0.8	1.0	1.0	0.4	28

8.1.3.2　定性定量测定单味药指纹对复方指纹的归属度

按照指纹图谱方法学要求考察色谱柱种类、梯度洗脱系统、检测波长等条件，确定 QRJDI 指纹图谱的检测条件，并进行进样精密度、溶液稳定性和方法重复性试验等各项内容使其符合指纹图谱研究要求。通过测定 10 批供试液建立了 QRJDI 的 HPLC 指纹图谱。

按指纹图谱检测条件将 S1～S14 供试液分别进样检测，记录色谱图见图 8-2。将各指纹图谱信号的积分文件导入孙国祥等研制的"中药色谱指纹图谱超信息特征数字化评价系统 4.0"软件，以 S1 模拟制剂的指纹图谱作为参照标准进行评价，计算各单味药的 p_i 和 q_i，进一步计算 S_b、R、S_{syn}、S_F、S'_F、S_m、P、C 和 P_m 的结果，见表 8-2。

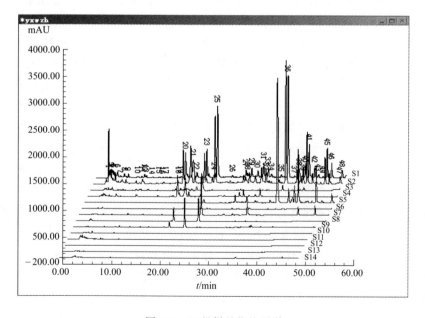

图 8-2　14 批样品指纹图谱

表 8-2　自制样品、清热解毒注射液和原料药指纹归属度结果

参数	S1	S2	S3	S4	S5	S6	S7	S8	S9	S10	S11	S12	S13	S14	Sum(S4~S14)
S_b	1.000	0.902	0.106	0.110	0.598	0.004	0.165	0.118	0.067	0.001	0.001	0.000	0.001	0.001	1.0
$R/\%$	100.0	124.8	14.8	20.8	58.2	1.9	15.6	8.5	10.3	0.7	1.4	0.1	0.5	1.1	119.1
S_F	1.000	0.976	0.469	0.356	0.750	0.196	0.523	0.541	0.301	0.043	0.033	0.113	0.238	0.086	3.2
S'_F	1.000	0.810	0.591	0.602	0.563	0.540	0.500	0.250	0.494	0.378	0.257	0.362	0.417	0.459	4.8
S_m	1.000	0.893	0.530	0.479	0.657	0.368	0.512	0.396	0.398	0.211	0.145	0.238	0.328	0.273	4.0
S_{syn}	1.000	0.857	0.169	0.098	0.422	0.028	0.193	0.146	0.064	0.001	0.0006	0.008	0.037	0.005	1.0
$P/\%$	100.0	121.8	7.0	7.4	43.7	0.4	8.2	4.6	3.1	0.0	0.0	0.0	0.1	0.1	67.6
$C/\%$	100.0	124.1	10.0	10.8	80.6	0.4	15.4	11.0	6.6	0.1	0.1	0.0	0.1	0.1	125.2
$P_m/\%$	100.0	123.0	8.5	9.1	62.2	0.4	11.8	7.8	4.9	0.1	0.1	0.0	0.1	0.1	96.4

图 8-3 表明单味药 S4、S5、S6、S7 和 S9 的归属度 p_i 均很高，这说明这几味药对复方化学指纹成分贡献较大，为复方的主要药味。其 q_i 均较大说明单味药材的化学成分在多味药混煎过程中有部分成分被损失掉。11 味药归属度之和（为 4.7）＞1，这说明制剂某些指纹为几个单味药共有（或部分指纹峰为非单一组分峰）。

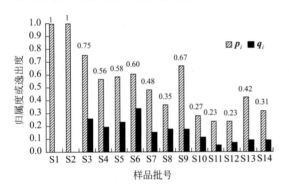

图 8-3　14 批样品的 p_i 和 q_i 比较　　　　图 8-4　14 批样品 S_b 和 S_m 比较

14 批样品的 S_b 和 S_m 比较见图 8-4，以 S4、S5、S7、S8 和 S9 的 S_m 值较高，说明此 6 味药化学成分数量和分布比例与复方指纹相似性较高。S5 单味药的 S_b 最大，表明 S5 从化学成分数量和含量方面都贡献最大，其次是 S7、S4、S8 和 S9。11 单味药供试液物理混合样 S2 指纹与模拟样 S1 基本一致，这表明复方指纹化学成分为单味药化学指纹的加和模型这一结论成立。S5 的 S_b 和 S_m 值均很高，与上述归属度研究结果一致。通过对该注射剂的炽灼残渣适当处理后经配位滴定法证明其几乎不含 Ca^{2+}，也就否定了其中医组方时君药为石膏的设计。因此按照指纹定量测定结果判断本制剂的君药为黄芩，最重要的臣药为 S7 龙胆和 S4 金银花，其次是 S9 栀子和 S8 知母，其他为辅药。各单味药的 R 数值证明上述结论合理，将 R 对 S_b 和 S_{syn} 分别回归得 $R = 1.43 + 99.39S_b$（$r = 0.9834$）和 $R = -1.16 + 131.37S_{syn}$（$r = 0.9482$），表明 S_b 和 S_{syn} 具有一定的定量描述作用。S4~S14 各单味药的 S_b、S_{syn} 的总合均为 1，表现其具有良好的归一性，S_b、S_{syn} 和 $R/100$ 三者变化图见图 8-5；各单味药的 $\sum R = 121.8\%$ 与物理混样 S2 的 $R = 124.8\%$ 数值基本一致，S2 的 $S_b = 0.90$ 和 $S_{syn} = 0.86$ 表明物理混样与模拟样化学成分的分布比例有较大差异，这是因混合煎煮过程造成药效物质浓度有一定变化，致使 R 降低约 20%（即 $\Delta R_T \approx 20\%$）。上述结果表明，在 QRJDI 制剂生产过程中，多味药的化学指纹群成分因产生沉淀或生成新物质等相互作用，致使某些化学成分含量损失约 20%。双定性相似度和其均值 P_m 同样证明对制剂化学指纹

贡献最大的依次为 S5 黄芩、S7 龙胆、S4 金银花、S8 知母和 S9 栀子，因此 P_m 可准确地定量判别单味药指纹对复方化学指纹含量的贡献程度。市售制剂 S3 几项指标值都很低，表明其质量与模拟样有很大差别，初步判断该制剂在灌装前被稀释。

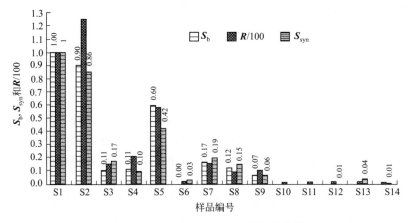

图 8-5　S_b、S_{syn} 和 $R/100$ 之间的差异

8.1.3.3　复方药效物质工艺转移率研究

将 S1～S8 在上述色谱条件下分别进样，记录色谱图（图 8-6）。再将各指纹图谱积分文件导入"中药色谱指纹图谱超信息特征数字化评价系统 4.0"软件，以 S1 为参照指纹图谱进行评价，结果见表 8-3。

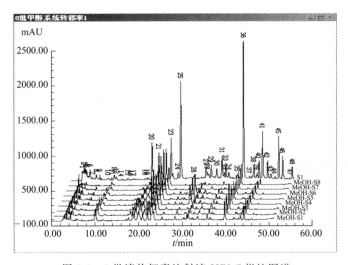

图 8-6　8 批清热解毒注射液 HPLC 指纹图谱

表 8-3　双定性双定量相似度法评价 8 批清热解毒注射液结果

参数	S15	S16	S17	S18	S19	S20	S21	S22	Mean
S_b	0.245	0.267	0.262	0.210	0.202	0.209	0.175	0.142	0.214
$R/\%$	41.3	43.9	39.5	36.7	38.0	36.5	27.2	17.0	35.0
S_F	0.574	0.585	0.637	0.527	0.496	0.522	0.500	0.666	0.563
S_F'	0.655	0.635	0.609	0.664	0.680	0.669	0.620	0.635	0.646
S_m	0.615	0.610	0.623	0.596	0.588	0.596	0.560	0.651	0.605
$P/\%$	23.7	25.7	25.2	19.3	18.9	19.0	13.6	11.3	19.6
$C/\%$	22.8	24.9	23.6	19.8	19.4	19.8	16.6	12.9	20.0
P_m	23.3	25.3	24.4	19.6	19.2	19.4	15.1	12.1	19.8

结果显示，8批QRJDIs的S_m约为0.6（化学成分数量和分布比例差异大），P_m约为20%（代表化学成分含量很低），二者均较低。这表明市售制剂药效物质收率远远低于传统水煎工艺，可能原因是：①处方不合理，处方中的大量生石膏可能和其他药味化学成分发生络合或沉淀作用，致使部分成分损失掉；②药材投料量不足或制剂被稀释3～4倍（注射剂受澄明度影响迫使厂家加水稀释）；③使用了劣质药材。采用$0.050\,\mathrm{mol\cdot L^{-1}}$ EDTA配位滴定法测定8批制剂的炽灼残渣所含金属离子时，每5mLQRJDI消耗滴定液体积均不超过0.5mL，这表明制剂中几乎不含石膏即大量生石膏并未转移到制剂中（由醇沉工艺造成）。

8.1.3.4 结论

通过建立中药复方化学指纹有机加和模型，阐述构成中药复方的各单味药化学指纹组成复杂系统的四个方面的作用，提出了解决中药复方化学指纹成分归属的完全定性定量分析新方法——指纹定量法。指纹定量法是利用中药复方化学指纹有机加和模型原理，首先进行指纹归属的定性分析，然后进行指纹归属定量分析，二者有机综合来解决中药复方化学指纹归属的定量问题和测定中药复方药效物质工艺收率。这种方法采用从定性到定量的综合集成方法，遵循采用简化模型研究复杂性科学，是对还原论方法的有效利用。单味药化学成分数量和分布比例的归属度描述可用①归属度p_i和逸出度q_i；②双定性相似度（S_F与S'_F）及其均值S_m和拟合定性相似度S_{syn}；③Jacard相似度（相似性比）S_b等多个指标表示，特别是各单味药指纹与复方化学指纹的相似度S_b（S_{syn}）之和等于1，即S_b和S_{syn}均具有很好的归一性。采用归属度p_i和逸出度q_i评价QRJDI单味药对S1模拟样化学指纹成分贡献大小，结合S_b、R和双定性双定量相似度结果，得出S5黄芩对QRJDI化学指纹成分贡献最大，为QRJDI的君药，臣药是S7龙胆、S4金银花、S8知母和S9栀子。用双定性双定量相似度及其均值，评价了8批市售清热解毒注射液的药效物质工艺收率均很低，可能是由处方或工艺的不合理、投料量减小或制剂被稀释等原因造成。由此可见，指纹定量法能够客观、准确地定量描述单味药对复方制剂化学指纹的贡献大小和定量评价中药复方药效物质的工艺收率，为中药复方制剂化学指纹归属度的定量控制以及工艺优化提供新的可行方法。

▶ 8.2 中药数字化指纹图谱质控

8.2.1 射干[4]

射干为鸢尾科植物射干的根茎。味苦辛，性寒，归肺肝经；具清热解毒、祛痰利咽、消瘀散结之功，为治疗喉痹咽痛之要药。

8.2.1.1 材料与方法

(1) 仪器与试药

Agilent 1100型液相色谱仪，ChemStation工作站；电子天平；超声波清洗器；微孔滤膜（$0.45\mu m\times25mm$）。

甲醇，异丙醇，冰醋酸，去离子水。鸢尾苷（TED）、野鸢尾苷（IRD）、野鸢尾黄素（IRG）、次野鸢尾黄素（IRF）。射干药材产地分别为：S1沈阳，S2安徽六安，S3安徽合肥，S4安徽亳州，S5陕西商洛，S6河南信阳，S7湖南监利，S8河南郑州，S9安徽淮南，

S10 河北。

(2) 色谱条件

江申 Kromasil ODS（200mm×4.6mm，5μm）色谱柱，以 0.5%冰醋酸溶液至 0.5%冰醋酸的甲醇溶液为流动相经线性梯度洗脱，流速为 1.0mL·min⁻¹，检测波长为 265nm，柱温 30℃，进样量 5μL。

(3) 样品溶液制备

① 对照品溶液的制备　精密称取 2.5mg TED、8.0mg IRD、3.3mg IRG 和 7.8mg IRF 于 25mL 容量瓶中，以甲醇超声溶解，摇匀，分别配成 100μg·mL⁻¹、320μg·mL⁻¹、130μg·mL⁻¹ 和 312μg·mL⁻¹ 的对照品溶液。

② 样品供试液的制备　准确称取射干药材细粉约 2.50g，以 50mL 水回馏提取 2h，两次，过滤，合并滤液并减压浓缩至 15mL，加 85mL 95%乙醇混匀后置冰箱中放置 24h，回收乙醇至无醇味，用水定容至 25mL，摇匀即得。

③ 对照样品供试液的制备　本文采取将 10 产地的药材供试液等量混合的方法制备对照样品供试液。

(4) 系统适用性试验与方法学考察

在此系统条件下，大多数组分在 75min 前出峰，4 种对照品出峰时间如图 8-7 所示，以 IRF 峰为参照物峰，其理论板数应不低于 119000；通过对进样精密度、稳定性和方法重复性进行考察，结果表明检测系统进样精密度合格，样品在 24h 内基本稳定，方法重复性良好。

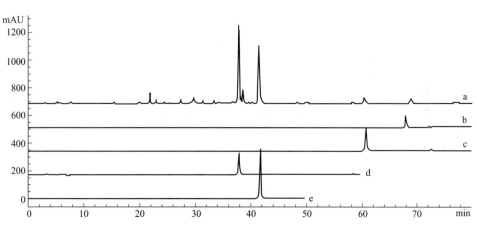

图 8-7　样品与对照品峰位比较

a—样品；b—IRF；c—IRG；d—TED；e—IRD

8.2.1.2　10 个产地射干指纹图谱分析

对比 10 个产地射干药材样品供试液的指纹图谱（其中 S1 产地和对照样品供试液指纹图谱见图 8-8），它们有 40 个共有峰，其中 TED、IRD、IRG 和 IRF 分别对应 26、30、37 和 40（S）号峰。

由 10 个产地射干药材和它们的对照样品供试液所得指纹图谱计算 10 个产地和对照样品间以及 10 个产地间相似度（见表 8-4、表 8-5），可看出 S1 沈阳与对照样品相似度仅为 0.9237，但与安徽亳州射干较为相似（相似度 0.9838），其中安徽六安、河南信阳与对照样品相似度均达 0.9980 以上，它们之间相似度达 0.9982。

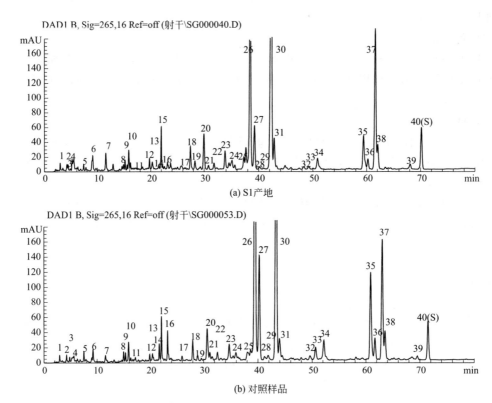

图 8-8 S1 射干（产地沈阳）与对照样品 HPLC 指纹图谱

表 8-4 每个产地射干与对照品的相似度

产地	1	2	3	4	5	6	7	8	9	10
S	0.9237	0.9986	0.9814	0.9617	0.9676	0.9980	0.9806	0.9960	0.9937	0.9825

表 8-5 10 个产地射干的相似度

S	1	2	3	4	5	6	7	8	9	10
1	1.0000									
2	0.9149	1.0000								
3	0.8580	0.9849	1.0000							
4	0.9838	0.9524	0.9023	1.0000						
5	0.8167	0.9736	0.9920	0.8706	1.0000					
6	0.9048	0.9982	0.9819	0.9483	0.9720	1.0000				
7	0.8598	0.9776	0.9570	0.9258	0.9576	0.9848	1.0000			
8	0.9070	0.9957	0.9911	0.9455	0.9818	0.9936	0.9730	1.0000		
9	0.9537	0.9881	0.9598	0.9835	0.9401	0.9870	0.9688	0.9870	1.0000	
10	0.9688	0.9742	0.9346	0.9938	0.9097	0.9732	0.9560	0.9707	0.9966	1.0000

8.2.1.3 射干指纹峰控制要求

在射干指纹图谱中，26 号峰（39.44min）和 30 号峰（43.31min）分别占总峰面积的 29.75％和 19.92％，按中药指纹图谱研究的技术要求需对其进一步控制。以四个对照品紫外光谱图（图 8-9）为参照，根据在线光谱扫描，统计各共有峰的最大吸收波长 λ_{max}，结果 20 个共有峰的 λ_{max} 为 265nm，它们很可能为异黄酮类化合物，因此对其进行重点控制。综合上述，20 个共有峰的技术参数应满足表 8-6 的要求。按色谱条件进样分析射干抗病毒注射液，记录色谱图（图 8-10），将射干药材指纹谱与其比较，可知射干指纹图谱中的 1、2、4、5、6、8、9、10、11、14、15、16、17、18、19、20、21、22、23、26、27、29、30、37 和 40 号峰在制剂的色谱图中相应的位置出现，因此生产射干抗病毒注射液（SGKBDI）用射干原料药材指纹图谱中指纹峰还需满足表 8-7 要求。

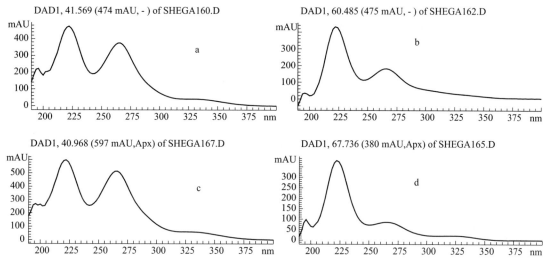

图 8-9　四种对照品在线紫外光谱图

a—IRD；b—IRG；c—TED；d—IRF

表 8-6　共有峰技术参数

No.	T	RT	RA	$P/\%$
1	2.89±0.02	0.041±0.000	0.094±0.027	0.12±0.06
6	9.08±0.08	0.128±0.001	0.327±0.108	0.60±0.22
8	14.97±0.10	0.211±0.001	0.120±0.051	0.17±0.11
15	22.06±0.04	0.310±0.001	1.421±1.297	2.03±0.94
16	23.25±0.07	0.327±0.002	1.095±1.047	1.47±0.81
18	27.66±0.13	0.389±0.002	0.664±0.379	1.07±0.23
22	32.11±0.17	0.451±0.003	0.211±0.103	0.30±0.07
23	34.16±0.21	0.480±0.003	0.628±0.227	1.15±0.33
25	37.61±0.24	0.529±0.003	0.463±0.197	0.79±0.11
26	38.87±0.22	0.547±0.003	17.175±3.435	29.75±5.00
27	39.69±0.21	0.558±0.003	4.165±2.987	6.71±1.87
30	42.74±0.22	0.601±0.003	10.723±2.145	19.92±1.60
31	43.34±0.23	0.609±0.003	0.955±0.282	1.85±0.40
33	49.89±0.31	0.701±0.004	0.497±0.347	0.77±0.33
34	51.53±0.27	0.724±0.004	0.836±0.236	1.80±0.63
35	60.23±0.29	0.847±0.003	3.356±1.353	6.31±0.98
36	61.07±0.29	0.858±0.003	0.715±0.232	1.34±0.21
37	62.45±0.30	0.878±0.002	3.675±0.849	8.19±2.68
38	62.93±0.30	0.885±0.003	1.017±0.349	1.93±0.28
40	71.13±0.39	1.000±0.000	1.000±0.000	2.21±0.67

表 8-7　其余峰的技术参数

No.	T	RT	RA	P/%
2	4.14±0.07	0.058±0.001	0.113±0.036	0.14±0.06
4	5.37±0.12	0.075±0.002	0.388±0.169	0.70±0.33
5	7.28±0.11	0.102±0.002	0.206±0.129	0.38±0.31
9	15.25±0.07	0.214±0.000	0.117±0.040	0.15±0.04
10	15.89±0.07	0.223±0.001	0.595±0.421	0.90±0.28
11	17.20±0.08	0.242±0.001	0.101±0.038	0.13±0.09
14	21.60±0.04	0.304±0.001	0.214±0.116	0.35±0.17
17	25.78±0.06	0.362±0.002	0.176±0.074	0.25±0.09
19	28.55±0.14	0.401±0.002	0.259±0.138	0.38±0.13
20	30.23±0.18	0.425±0.003	0.871±0.247	1.82±0.56
21	31.01±0.12	0.436±0.002	0.557±0.494	0.74±0.36
29	41.37±0.21	0.582±0.003	0.142±0.052	0.21±0.11

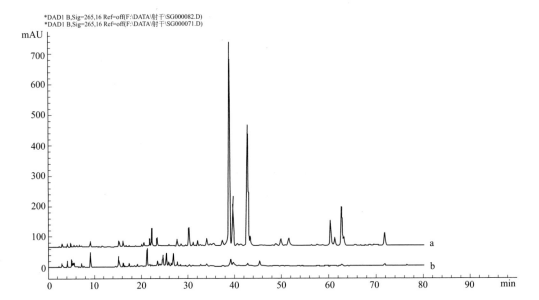

图 8-10　射干抗病毒注射液（a）和射干药材（b）色谱图

8.2.1.4　射干指纹条形码建立

为了更形象描述射干中不同成分含量的高低及各成分简单的光谱特性，分别以其峰面积百分比对峰号、最大吸收波长对峰号作柱形图建立其色谱和光谱指纹码条形码（图 8-11）。

8.2.2　连翘[5]

连翘为木犀科植物连翘的干燥果实。具有清热解毒、消肿散结的功效。用于痈疽肿毒、瘰疬、丹毒、风热感冒、温病。

8.2.2.1　连翘 HPLC 指纹图谱研究

（1）仪器与试药

Agilent1100 型液相色谱仪（配有二极管阵列检测器、四元梯度泵、在线脱气装置、自动进样器）、ChemStation 工作站、旋转蒸发仪、分析天平、控温电热套。

咖啡酸，连翘苷，芦丁。连翘药材产地分别为：S1 河南焦作，S2 河南南阳，S3 河南崇

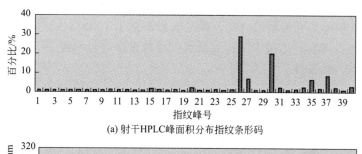

(a) 射干HPLC峰面积分布指纹条形码

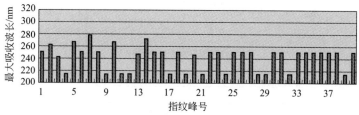

(b) 射干液相指纹峰紫外最大吸收波长条形码

图 8-11　射干指纹图谱条形码

县，S4 陕西商洛，S5 陕西安康，S6 陕西渭南，S7 浙江温州，S8 四川南充，S9 河北安国，S10 山西临汾，S11 市售连翘。乙腈，冰醋酸，去离子水。

（2）溶液制备

① 连翘苷对照品溶液　精密称取连翘苷对照品 10.00mg，置于 100mL 容量瓶中，用甲醇溶解并稀释至刻度，摇匀，即得。

② 芦丁对照品溶液　精密称取芦丁对照品 12.00mg，置于 100mL 容量瓶中，用甲醇溶解并稀释至刻度，摇匀，即得。

③ 咖啡酸对照品溶液　精密称取咖啡酸对照品 12.00mg，置于 100mL 容量瓶中，用甲醇溶解并稀释至刻度，摇匀，即得。

④ 供试品溶液的制备　精密称取于 40℃ 干燥 40min 的连翘 2.50g，加水 50mL，回流提取 2h，过滤，残渣加水 30mL 继续回流 2h，合并两次滤液，减压浓缩至 20mL，加乙醇至 80%（V/V）醇沉 24h，过滤，回收乙醇至无醇味，样品液用水定容至 25mL，摇匀，作供试液。

⑤ 药材混批供试液制备　取 10 批连翘等量混合均匀，取 2.5g，精密称定，照供试品溶液的制备项制备混批供试溶液。

（3）色谱条件

色谱柱：大连江申 Century SIL BDS （20cm×4.6mm，5μm）。

流动相系统见表 8-8；流速为 1.0mL·min^{-1}；紫外检测波长为 265nm；柱温为 （30.0±0.15）℃；进样量 5μL。

表 8-8　连翘指纹图谱的梯度洗脱程序

梯度	时间/min	0	3	9	22	30	45	60	80
A	水（含 1% 醋酸）	100	100	95	90	87.5	85	75	40
B	乙腈（1% 醋酸）	0	0	5	10	12.5	15	25	60

（4）系统适用性与方法学考察

在此系统条件下，将咖啡酸、芦丁和连翘苷对照品溶液和样品供试液分别进样，色谱图见图 8-12。由图 8-12 可知咖啡酸峰在 29.1min 左右、芦丁峰在 53.5min 左右、连翘苷峰在 53.5min 左右。以咖啡酸峰为参照物峰，理论板数不低于 75000。通过对进样精密度、稳定性和方法重复性进行考察，结果表明检测系统进样精密度符合指纹图谱要求，样品在 24h 内基本稳定，方法重复性良好。

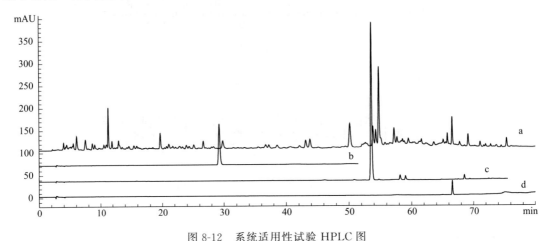

图 8-12　系统适用性试验 HPLC 图

a—供试品；b—咖啡酸对照品；c—芦丁对照品；d—连翘苷对照品

(5) 指纹图谱建立及评价

取 10 批次连翘药材供试液按上述色谱条件进样记录色谱图，根据 10 批样品指纹图谱的特点，确定 30 个共有指纹峰，以 S1 连翘为例，其 HPLC 指纹图谱标号图见图 8-13。导出各批指纹图谱的信号，用国家药典委员会主持开发的《中药指纹图谱相似度评价软件》计算生成对照指纹图谱并计算各批次连翘药材的供试液指纹图谱与对照指纹图谱之间的相似度，相似度评价结果见表 8-9，对照指纹图谱见图 8-14。由表 8-9 可知，10 批次的指纹图谱与对照指纹图谱的相似度均不低于 0.944。考虑各种因素对连翘药材质量的影响，规定连翘与对照指纹图谱的相似度应不低于 0.85；反之，则不合格。

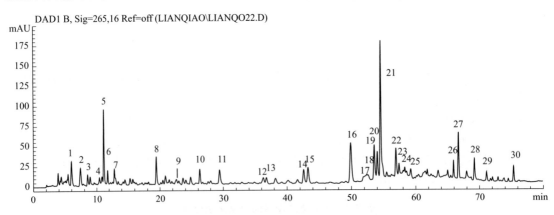

图 8-13　连翘药材 HPLC 指纹图谱标号图

表 8-9　10 批次连翘指纹图谱相似度评价结果

批次	S1	S2	S3	S4	S5	S6	S7	S8	S9	S10	对照 FP
对照 FP	0.979	0.992	0.980	0.992	0.944	0.984	0.977	0.966	0.947	0.959	1.000

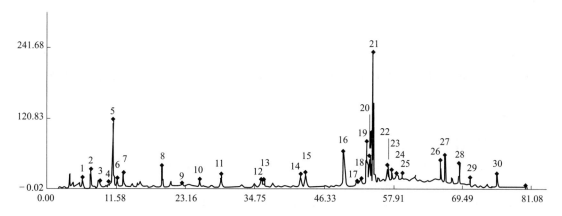

图 8-14　连翘 HPLC 对照指纹图谱

特征指纹峰的技术参数如下：

① 特征指纹峰相对保留时间（共有峰序号）　0.20（1）、0.25（2）、0.30（3）、0.35（4）、0.38（5）、0.40（6）、0.44（7）、0.67（8）、0.77（9）、0.88（10）、1.00（11、s）、1.23（12）、1.24（13）、1.45（14）、1.47（15）、1.69（16）、1.77（17）、1.79（18）、1.83（19）、1.84（20）、1.86（21）、1.95（22）、1.97（23）、2.00（24）、2.03（25）、2.25（26）、2.28（27）、2.36（28）、2.43（29）、2.58（30）。

② 特征指纹峰相对峰面积（共有峰序号）　0.65（1）、1.37（2）、0.30（3）、0.21（4）、3.24（5）、0.40（6）、0.75（7）、1.26（8）、0.34（9）、1.50（10）、1.00（11、s）、0.65（12）、0.50（13）、1.35（14）、1.58（15）、3.73（16）、0.41（17）、0.63（18）、2.45（19）、1.38（20）、7.86（21）、1.04（22）、0.59（23）、0.56（24）、0.54（25）、0.76（26）、1.34（27）、0.91（28）、0.40（29）、0.64（30）。

（6）用色谱指纹图谱信息量指数 I 和相对信息量指数 I_r 评价连翘 HPLC 指纹图谱[7]

测定连翘药材的 I 和 I_r 结果见表 8-10。根据实验结果，I 和 I_r 值应分别不低于 17.0 和 22.6，否则为不合格产品，如 S11。

表 8-10　指纹图谱相似度计算结果

编号	产地	S	I	I_r	Q	$A\%$	F	F_r
S1	河南焦作	0.979	18.0	23.9	108.0	103.1	34.3	36.5
S2	河南南阳	0.992	18.0	23.8	94.7	84.3	36.7	39.1
S3	河南崇县	0.980	17.8	23.5	163.7	172.8	29.5	31.4
S4	陕西商洛	0.992	18.4	24.4	110.8	91.4	39.1	41.7
S5	陕西安康	0.944	17.0	22.6	93.9	87.1	30.2	32.2
S6	陕西渭南	0.984	18.6	24.3	134.3	137.5	34.0	36.3
S7	浙江温州	0.977	17.6	23.4	108.3	68.1	38.0	40.6
S8	四川南充	0.966	18.3	24.4	124.3	127.3	34.2	36.5
S9	河北安国	0.947	18.0	24.0	92.5	85.7	37.0	39.4
S10	山西临汾	0.959	18.2	24.3	98.7	94.8	36.7	39.1
S11	市售连翘	0.852	15.3	20.4	72.8	67.4	24.1	25.7

（7）不同产地连翘的 HPLC 指纹图谱指数特性与表观含量情况

由于峰面积代表组分的含量，在药材取样量、样品提取方法和进样量固定的前提下，本文分别给出了含量相似度 Q、指纹峰总积分面积和百分比 $A\%$、指纹图谱相对指数 F、相对标准指纹图谱相对指数 F_r 等指标来评价不同产地连翘药材中各组分含量与对照指纹图谱的接近程度和指纹图谱指数的特征，S1～S11 指纹图谱相似度计算结果见表 8-10。根据实验结果，Q、$A\%$、F 和 F_r 应分别不低于 92.5、84.3、29.5 和 31.4，否则为不合格产品，如 S11。

8.2.2.2 毛细管区带电泳法指纹图谱

(1) 仪器与试药

大连江申 HPCE-10 高效毛细管电泳仪，江申色谱数据工作站。超声波清洗器，未涂层石英毛细管，电子天平，精密数显酸度计。

硼砂，硼酸，磷酸氢二钠，所用水为去离子水。其余同 8.2.2.1。

(2) 溶液制备

① 供试品溶液制备　精密称取连翘细粉 2.50g，加水 50mL，回流 2h，过滤，药渣加水 30mL 提取 2h，过滤，合并滤液，减压浓缩至 15mL，再以 80%（V/V）乙醇醇沉，冷处避光放置 24h，滤除沉淀，回收乙醇至无醇味，再用水稀释至 25mL，摇匀即得。进样前用 0.45μm 滤膜过滤。

② 连翘苷对照品溶液　精密称取连翘苷对照品 10.0mg，置于 100mL 容量瓶中，用甲醇溶解并稀释至刻度，摇匀，即得。

③ 腺苷对照品溶液　精密称取腺苷对照品 10.0mg，置于 100mL 容量瓶中，用甲醇溶解并稀释至刻度，摇匀，即得。

④ 尿苷对照品溶液　精密称取尿苷对照品 12.0mg，置于 100mL 容量瓶中，用甲醇溶解并稀释至刻度，摇匀，即得。

(3) 毛细管电泳条件

毛细管柱 65cm×75μm I.D，有效长度 50cm，以 75mmol·L⁻¹ 硼砂溶液（氢氧化钠溶液调 pH 至 9.7）为背景电解质（BGE），电压 14kV，紫外检测波长为 228nm，重力进样 15s（高度 9cm），每次进样前用 BGE 加压冲洗毛细管柱 5min。

(4) 系统适用性试验与方法学考察

将连翘苷、腺苷、尿苷溶液及样品供试液在电泳仪上进样分析，记录电泳图见图 8-15 (a)、(b)。通过对比迁移时间可知，图 8-15(b) 中 18.68min、22.41min、38.08min 的峰分别为连翘苷、腺苷、尿苷。以尿苷峰为参照物峰，理论板数应不低于 30000。通过对进样精密度、稳定性和方法重复性进行考察，结果表明进样精密度合格，样品在 28h 内基本稳定，方法重复性符合指纹图谱要求。

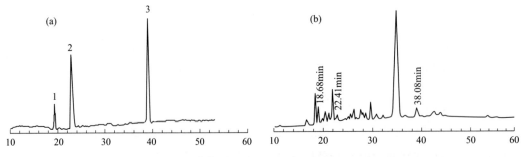

图 8-15　(a) 对照品溶液与 (b) 样品溶液的毛细管电泳图

1—连翘苷；2—腺苷；3—尿苷

(5) 共有指纹峰确定

将 10 个不同产地连翘供试液在毛细管电泳仪上进样分析，记录电泳图。通过对 10 个不同产地连翘毛细管电泳指纹图谱（CEFP）进行比较，以电泳峰出现率 80% 计，确定连翘中共有指纹峰为 29 个，以 S1 连翘为例，代表性标号见图 8-16。

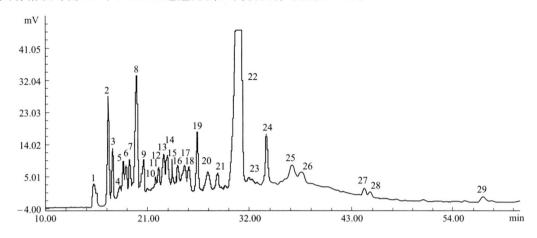

图 8-16　连翘毛细管电泳指纹图谱

(6) 连翘标准 CEFP 测定

按照指纹图谱建立方法，以共有指纹峰面积为指标，获得表征各产地特征的指纹向量 $\vec{P_i}=(y_1,y_2,\cdots,y_{29})$，计算各共有峰峰面积的平均值作为平均向量 $\vec{P}$，然后分别计算 10 产地峰面积向量 $\vec{P_i}$ 与这个平均向量 $\vec{P}$ 之间的夹角余弦值，以计算获得的夹角余弦 S 表示相似度，相似度结果见表 8-11。

表 8-11　10 个产地连翘 CEFP 与标准 CEFP 的相似度结果

产地	S1	S2	S3	S4	S5	S6	S7	S8	S9	S10
S	0.998	0.985	0.984	0.992	0.968	0.955	0.947	0.994	0.997	0.998
$R/\%$	137.8	84.4	82.4	81.9	86.8	121.8	79.3	126.7	80.3	118.5

将不同产地连翘 CEFP 的各共有指纹峰积分面积之和除以各共有峰峰面积的平均值之和，计算结果见表 8-11。规定 R 范围应不超过 80%~120%，反之为不合格药材。由表 8-11 可知，各产地所含化学物质总量波动较大。试验结果表明在此 10 批样品 R 值中 S1、S6、S7 和 S8 在此范围之外，在使用这些药材时，应考虑混批勾兑，使之符合要求。

8.2.2.3　结论

采用 HPLC 建立了连翘的指纹图谱，从整体上控制连翘的质量，达到鉴别真伪、评定药材优劣的目的。采用相似度法和色谱指纹图谱指数 F、色谱指纹图谱信息量指数 I 对不同产地连翘质量进行了评价。此外，以毛细管区带电泳法对连翘的水提取液进行了指纹图谱初步研究，对连翘的质量控制提供了新的参考方法。

8.2.3　金银花[6]

金银花为忍冬科植物忍冬的干燥花蕾或初开的花，具有清热解毒、凉散风热等作用，用于痈肿疔疮、喉痹、丹毒、热毒血痢、风热感冒、温病发热。

8.2.3.1　金银花 HPLC 指纹图谱

Ⅰ．金银花水提物 HPLC 指纹图谱研究

(1) 仪器与试药

Agilent 1100 型液相色谱仪（配有二极管阵列检测器、四元梯度泵、在线脱气装置、自动进样器），ChemStation 工作站，RE52 旋转蒸发仪，Sarturius-BS110S 分析天平，KDM 型控温电热套。

甲醇、乙腈，四氢呋喃，冰醋酸，乙醇，去离子水。绿原酸（CGA），咖啡酸（CFA），木樨草素（LTL）对照品，3,5-二咖啡酰奎尼酸（DCQ，HPLC 纯度 98.6%）。金银花产地为：S1 山东临沂，S2 河北巨鹿，S3 陕西汉中，S4 陕西商洛，S5 陕西宝鸡，S6 河南新乡，S7 山东平邑，S8 山东费县，S9 山东，S10 河南封丘，S11 陕西柞水，S12 山西万荣，S13 湖南隆回，S14 河南。

(2) 样品溶液制备

① CGA 对照品溶液　精密称取 CGA 对照品适量，以 20% 甲醇溶解并稀释成 $120\mu g \cdot mL^{-1}$ 的 CGA 对照品溶液。

② CFA 对照品溶液　精密称取 CFA 对照品适量，以 20% 甲醇溶解并稀释成 $150\mu g \cdot mL^{-1}$ 的 CFA 对照品溶液。

③ DCQ 对照品溶液　精密称取 DCQ 对照品适量，以甲醇溶解并稀释成 $680\mu g \cdot mL^{-1}$ 的 DCQ 对照品溶液。

④ LTL 对照品溶液　精密称取 LTL 对照品适量，以甲醇溶解并稀释成 $230\mu g \cdot mL^{-1}$ 的 LTL 对照品溶液。

⑤ 供试品溶液制备　取于 60℃ 干燥 40min 的金银花药材 5.0g，精密称定，分别用 100mL、60mL 水回流提取 2 次，每次 2h，合并提取液，减压浓缩至 20mL，加乙醇至 80% （V/V），醇沉 24h，回收乙醇至无醇味，同法进行二次醇沉，最后样品液以水定容至 50mL，摇匀即得。

⑥ 药材混批对照溶液的制备　取 1～3 号和 5～11 号共 10 批金银花药材等量混合，取 5.0g 精密称定，照"供试品溶液制备"项制备混批对照溶液。

(3) 色谱条件

大连江申 Century SIL C_{18} AQ（250mm×4.6mm，$5\mu m$），以水-乙腈-THF-醋酸为流动相，梯度洗脱程序见表 8-12，检测波长为 254nm，流速 $1.0mL \cdot min^{-1}$，柱温（30.0±0.15）℃，进样量 $5\mu L$。

表 8-12　金银花药材指纹图谱的梯度洗脱程序

梯度洗脱	时间/min	0	8	30	60	75
A	乙腈（含 5%THF 和 0.5%醋酸）	2	5	20	40	50
B	水（含 0.5%醋酸）	98	95	80	60	50

(4) 系统适用性试验与方法学考察

各对照品溶液和药材供试液分别进样 $5\mu L$，记录色谱图。如图 8-17 所示，CGA 峰在 35.6min 左右，CFA 峰在 38.3min 左右，DCQ 峰在 57.5min 左右，且供试液中 LTL 含量非常低，几乎检测不出。选择 CGA 峰作为参照物峰，在此系统条件下，其理论板数均大于 140000。通过对进样精密度、稳定性和方法重复性进行考察，结果表明检测系统进样精密度合格，样品在 25h 内基本稳定，方法重现性良好。

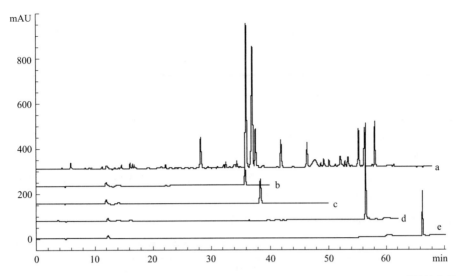

图 8-17　金银花药材供试液（a）和 CGA（b）、CFA（c）、DCQ（d）、LTL（e）对照液色谱图

（5）金银花 HPLC 指纹图谱建立

① 共有峰的确定　分别检测 14 个产地金银花药材的指纹图谱，经过比较可知，金银花水提物所有组分色谱峰在 65min 之内全部出现，按出现率 100％计，确定 22 个共有峰，以金银花 S1 为例，其指纹图谱标号图见图 8-18。

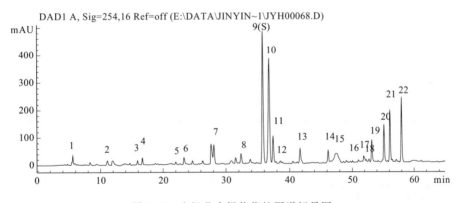

图 8-18　金银花水提物指纹图谱标号图

② 对照指纹图谱建立　试验中考察了计算生成和药材混批两种方法建立的对照指纹图谱。首先，利用国家药典委颁布的《中药色谱指纹图谱相似度评价系统》计算生成 14 个产地金银花的对照指纹图谱，然后计算各产地金银花的相似度。舍弃相似度明显低于其他产地的 4 号（0.906）、13 号（0.873）和 14 号（0.875）药材，利用其余的 11 产地样品分别采用平均值和中位数两种方式计算生成对照指纹图谱。同时，取药材混批对照溶液进样并记录色谱图，作为药材混批对照指纹图谱。经计算生成的对照指纹图谱与药材混批指纹图谱间的相似度见表 8-13。比较可见，这三种方式生成的对照谱间的相似度相差不大。由于药材数据的离散度比较大，因此选用具有稳健性质的中位数法生成对照指纹图谱。

表 8-13　不同方式生成的对照指纹图谱间的相似度

项目	平均值对照指纹图谱	中位数对照指纹图谱	混批对照指纹图谱
平均值对照指纹图谱	1.000	0.999	0.992

项目	平均值对照指纹图谱	中位数对照指纹图谱	混批对照指纹图谱
中位数对照指纹图谱	0.999	1.000	0.991
混批对照指纹图谱	0.992	0.991	1.000

(6) 不同产地金银花相似度评价

各批药材的相似度计算结果见表 8-14，不同相似性参数结果比较图见图 8-19。结果反映化学成分分布比例相似性的 S 和 R 一致，4 号、13 号和 14 号药材的相似度较差，而其他批号的相似度则很接近，因此规定夹角余弦低于 0.90 的药材是不合格药材。反映含量相似性的 $E.D.$ 和 ΔP 也基本一致，2 号、5 号比较好，$E.D.$ 最大的是 14 号，ΔP 则反映出 3 号、8 号、11 号化学成分含量整体上较低，6 号、7 号、9 号、14 号整体上较高。F 和 F_r 指数反映的趋势相同，即都是 7 号、8 号、9 号较高，5 号、11 号、13 号较低。

表 8-14　金银花样品不同相似度计算结果

样品编号	S	R	$E.D.$	$P/\%$	$\Delta P/\%$	F	F_r
1	0.990	0.986	18.3	93.2	−6.8	22.9	39.5
2	0.998	0.997	15.4	109.5	9.5	22.0	37.9
3	0.984	0.977	47.4	59.6	−40.4	20.5	35.3
4	0.828	0.759	63.2	91.1	−8.9	20.8	35.8
5	0.998	0.998	8.0	97.4	−2.6	20.0	34.6
6	0.999	0.998	5.8	131.9	31.9	22.0	38.0
7	0.993	0.991	30.1	128.0	28.0	24.7	42.6
8	0.989	0.985	28.2	72.0	−28.0	24.8	42.7
9	0.951	0.934	49.6	139.7	39.7	24.8	42.9
10	0.978	0.969	53.5	116.3	16.3	23.2	40.1
11	0.996	0.996	29.3	73.4	−26.6	20.9	36.1
12	0.969	0.959	44.2	91.9	−8.1	24.4	42.0
13	0.784	0.707	86.7	113.7	13.7	19.6	33.7
14	0.786	0.704	104.7	140.8	40.8	21.6	37.1

注：图表中的欧氏距离 $E.D.$ 均省略了 $\times 10^2$。

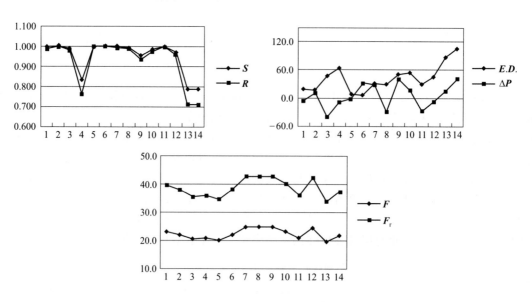

图 8-19　不同相似性参数结果比较

Ⅱ. 金银花醇提物 HPLC 指纹图谱研究

(1) 仪器与试药　同"金银花水提物 HPLC 指纹图谱研究"。

(2) 样品溶液的制备

① 对照品溶液的制备　同"金银花水提物 HPLC 指纹图谱研究"。

② 供试品溶液的制备　取于 60℃ 干燥 40min 的金银花药材 5.0g，精密称定，分别用 50mL、40mL 90% 乙醇回流提取 2 次，每次 2h，合并提取液，减压浓缩至干，加甲醇溶解并定容至 50mL，摇匀即得。

(3) 色谱条件

同"金银花水提物 HPLC 指纹图谱研究"。

(4) 系统适用性试验与方法学考察

将各对照品溶液和药材供试液分别进样 5μL，记录色谱图（图 8-20）。如图 8-20 所示，CGA、CFA、DCQ、LTL 的保留时间分别为 36.10min、38.87min、56.32min、66.11min。选择 CGA 峰作为参照物峰，计算其理论板数均大于 160000。通过对进样精密度、稳定性和方法重复性进行考察，结果表明检测系统进样精密度合格，样品在 27h 内基本稳定，方法重现性合格。

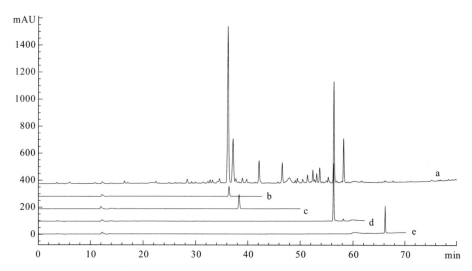

图 8-20　金银花药材供试液（a）及 CGA（b）、CFA（c）、DCQ（d）、LTL（e）对照液色谱图

(5) 金银花 HPLC 指纹图谱建立

① 共有指纹峰的确定　取各产地药材供试液分别进样 5μL，检测其指纹图谱，经比较选定 40 个共有峰。以金银花 S1 为例，其指纹图谱标号图见图 8-21。

② 对照指纹图谱建立　利用相似度软件计算 14 个产地金银花药材的相似度，其中 3 个产地的相似度低于 0.94（8 号 0.934、13 号 0.939 和 14 号 0.933），将它们舍弃，保留 11 个产地，应用软件采用中位数法生成对照指纹图谱。

(6) 不同产地金银花相似度评价

计算各产地药材的化学成分分布及含量相似度以及 F 和 F_r 值，计算结果见表 8-15。化学成分分布比例相似度以夹角余弦 S 为例，低于 0.93 的是 8 号、13 号和 14 号，其余 11 批均高于 0.94，因此规定相似度 S 低于 0.94 的药材为不合格药材。$E.D.$ 最小的是 2 号，最大的是 10 号。ΔP 显示 2 号、6 号与对照最接近，3 号、8 号和 9 号的化学成分含量整体上低于对照指纹图谱，而 7 号、10 号和 11 号的含量整体上高于对照。F 和 F_r 显示的趋势基

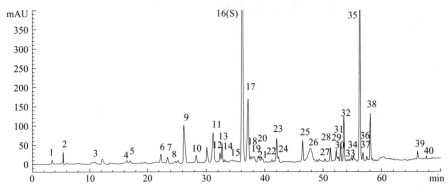

图 8-21　金银花醇提物指纹图谱标号图

本相同，3 号、7 号稍低于其他产地，这是由于 3 号化学成分含量低于其他产地，7 号的信号均化程度与其他产地不一致。

表 8-15　金银花醇提样品不同相似度指标计算结果

样品编号	S	R	$E. D.$	$\Delta P/\%$	F	F_r
1	0.991	0.990	1798.7	4.1	26.3	38.9
2	0.992	0.991	1744.7	−0.7	25.7	38.0
3	0.966	0.960	6592.2	−41.8	23.8	35.1
4	0.942	0.931	4671.0	4.2	26.7	39.5
5	0.993	0.992	2470.2	16.5	27.1	40.0
6	0.979	0.976	2872.5	0.2	27.6	40.8
7	0.991	0.990	7373.7	45.6	25.0	36.9
8	0.928	0.915	6430.1	−30.7	26.0	38.3
9	0.955	0.947	6042.4	−33.4	25.2	37.2
10	0.977	0.973	10916.4	74.6	26.2	38.7
11	0.994	0.993	6526.4	48.4	27.5	40.6
12	0.966	0.960	3858.4	−6.7	27.5	40.6
13	0.925	0.912	7316.6	30.6	25.7	38.0
14	0.919	0.905	7557.1	34.5	26.6	39.3

（7）金银花水提物与醇提物指纹图谱比较研究

取同一批金银花药材照供试品溶液制备方法分别制备水提物和醇提物供试液，按照色谱条件检测其指纹图谱见图 8-22。由图 8-22 可见，4、7、8、9 号峰只在水提物指纹图谱中检测到，1、12、14、16、25、26、34、40、41、44、47、49 号峰只在醇提物指纹图谱中检测到，二者共有峰数只占总峰数的 68%，共有峰相似度 0.861，指纹峰面积和之比为 0.77，醇提物中化学成分总量高于水提物。由此可见，金银花的水提物和醇提物在化学成分的分布和比例上有较大差别，因此要全面反映药材中的化学成分，应分别建立反映药材中水溶性和脂溶性成分的两种指纹图谱。

8.2.3.2　金银花毛细管电泳指纹图谱（CEFP）

（1）仪器与试药

HPCE-3000 高效毛细管电泳仪；江申色谱工作站；超声波清洗器；pHS-3DC 型精密数显酸度计。

硼砂、磷酸、NaH_2PO_4、Na_2HPO_4 和 β-环糊精（β-CD）均为分析纯，绿原酸对照品，去离子水。12 批不同产地的金银花样品，产地分别为：S1 河北巨鹿，S2 临沂，S3 新乡，

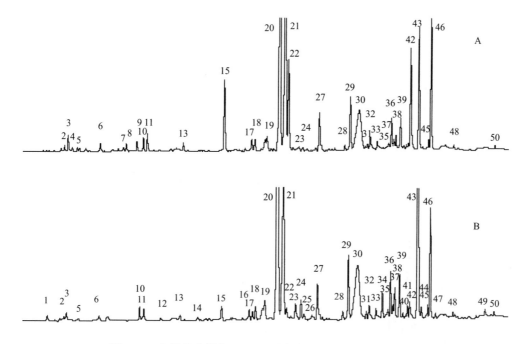

图 8-22　金银花水提物（A）和醇提物（B）指纹图谱比较图

S4 平邑县流峪镇，S5 费县，S6 商洛，S7 宝鸡，S8 柞水县，S9 贵州黔西南州，S10 封丘，S11 隆回县，S12 新和县。

（2）样品溶液制备

① 对照品溶液的制备　精密称取绿原酸对照品适量，用甲醇制成 480mg·mL^{-1} 的绿原酸对照品溶液。

② 供试品溶液制备　取金银花细粉约 5.0g，精密称定，加水 50mL 回流提取 2 次，合并滤液并减压浓缩至 20mL，加 95％乙醇 80mL，于阴凉避光处放置 24h，滤过，回收乙醇至无醇味，最后以水定容至 25mL，摇匀，作供试液。

（3）电泳条件

石英毛细管 65cm×75μm I.D.，有效长度 53cm；紫外检测波长 254nm；灵敏度 0.005AUFS；运行电压 12kV；电流约 112μA；背景电解质：50mmol·L^{-1} 硼砂（含 20mmol·L^{-1} β-CD，磷酸调 pH 至 8.0）；重力进样 15s（高度 8.5cm）。

（4）系统适用性试验与方法学考察

将绿原酸对照品溶液与供试品溶液分别进样测定，记录色谱图，对比迁移时间可知 19.85min 峰为绿原酸峰，以其作为参照物峰，其理论板数为 83220。在样品供试液中添加绿原酸对照品溶液，进样，结果电泳峰增益图也显示该峰为绿原酸峰，如图 8-23 所示。通过对方法精密度、溶液稳定性以及重现性进行考察，结果表明进样精密度合格，样品在 24h 内基本稳定，重现性符合指纹图谱要求。

（5）金银花毛细管电泳指纹图谱（CEFP）建立

将 12 个不同产地的金银花样品的供试液在毛细管电泳仪上进样分析，记录电泳图，其中 1 个产地的金银花 CEFP 见图 8-24。通过比较 12 个不同产地金银花的毛细管电泳指纹图谱，以电泳峰出现率 100％计，确定金银花的共有指纹峰为 18 个。以 8 号峰（绿原酸）为参照物峰，按平均值法计算生成对照指纹图谱。

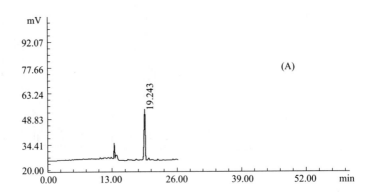

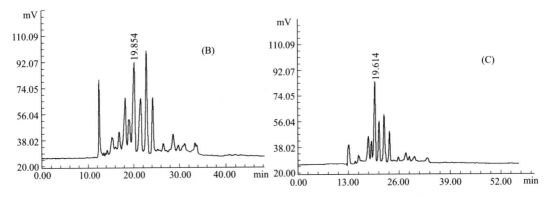

图 8-23　绿原酸对照品 (A)、药材 (B) 和峰增益 (C) 电泳图

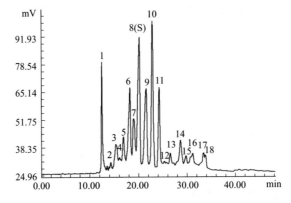

图 8-24　金银花样品的毛细管电泳指纹图谱

(6) 金银花 CEFP 化学成分相似性和含量相似性

12 产地金银花药材相似性评价结果见表 8-16，若规定 **P** 值应不低于 80％，则 8 号金银花药材的定量相似度是不合格的，其 **S**＝0.918 说明该药材的化学成分的分布与对照指纹图谱相似性达到了 91.8％，但其各成分的含量约为对照指纹图谱中各成分的 63％。

表 8-16　12 产地金银花相似性评价结果

No.	S	β	γ	t_R/min	lg$A$	lgA_0	δ	R/%	Q/%	P/%	C/%	F	F_r	I	I_r	ω
1	0.996	0.67	0.56	28.59	5.74	5.12	0.24	97.5	80.3	97.1	103.6	34.6	15123	11.7	5120	0.34
2	0.979	0.72	0.66	33.14	5.67	5.30	0.43	82.0	187.1	80.3	72.9	45.7	17249	13.3	5035	0.29
3	0.980	0.72	0.64	35.98	5.79	5.29	0.32	108.8	207.9	106.6	99.8	44.3	15381	13.3	4628	0.30

No.	S	β	γ	t_R/min	lg$A$	lgA_0	δ	R/%	Q/%	P/%	C/%	F	F_r	I	I_r	ω
4	0.963	0.72	0.67	35.40	5.68	5.27	0.39	84.0	135.0	80.9	72.8	45.7	16149	13.4	4732	0.29
5	0.995	0.78	0.58	27.81	5.69	5.16	0.30	85.4	85.4	85.0	87.3	42.2	18978	12.4	5554	0.29
6	0.997	0.67	0.59	28.88	5.70	5.23	0.34	87.6	96.9	87.3	88.8	37.1	16047	12.5	5416	0.34
7	0.999	0.72	0.57	33.17	5.78	5.16	0.24	106.3	104.6	106.2	112.0	38.2	14404	12.1	4556	0.32
8	0.918	0.67	0.66	33.34	5.59	5.10	0.32	68.6	99.2	63.0	57.1	40.6	15220	13.0	4887	0.28
9	0.995	0.72	0.56	28.26	5.84	5.29	0.28	120.1	118.4	119.7	124.2	42.9	18982	12.3	5450	0.29
10	0.986	0.67	0.56	34.38	5.99	5.47	0.30	170.5	167.1	168.1	180.1	40.0	14550	12.7	4606	0.32
11	0.991	0.78	0.55	32.47	5.25	5.25	0.30	105.6	115.2	104.6	114.2	40.5	15576	12.0	4621	0.30
12	0.973	0.67	0.56	30.48	5.68	5.24	0.36	83.4	93.6	81.1	87.3	35.0	14361	12.2	4984	0.35
Mean	0.981	0.73	0.60	31.83	5.74	5.24	0.32	100.0	124.2	98.1	100.0	41.1	16214	12.6	4966	0.31
Max	0.999	0.78	0.67	35.98	5.99	5.47	0.30	170.5	207.9	170.3	180.1	47.4	18982	13.4	5554	0.35
Min	0.918	0.67	0.55	27.81	5.59	5.10	0.32	68.6	80.3	63.0	57.1	34.6	14361	11.7	4556	0.28

8.2.3.3 结论

本节分别建立了金银花水提物和醇提物的高效液相色谱指纹图谱，并且从其化学成分的分布比例和含量两方面评价其相似度，对水提物和醇提物指纹图谱进行了比较研究，全面反映金银花中水溶性和脂溶性成分。本文还建立了金银花毛细管电泳指纹图谱，为金银花的质量控制提供了参考。

8.2.4 大青叶[7]

大青叶为菘蓝、马蓝和蓼科草本植物廖蓝的干燥叶，具有清热解毒、凉血消斑等功效。

8.2.4.1 大青叶 HPLC 指纹图谱研究

(1) 仪器与试药

Agilent 1100 型液相色谱仪（配有二极管阵列检测器、四元梯度泵、在线脱气装置、自动进样器），ChemStation 工作站，旋转蒸发仪 RE52，Sarturius-BS110S 分析天平，KDM 型控温电热套。

甲醇，乙腈，冰醋酸，无水乙醇，去离子水。胞苷（AG），尿苷（SIGMA），鸟苷，4 (3H)-喹唑酮（DELTA）。10 个批次的大青叶药材：S1 陕西宝鸡Ⅰ，S2 陕西宝鸡Ⅱ，S3 陕西宝鸡Ⅲ，S4 陕西宝鸡Ⅳ，S5 陕西铜川，S6 陕西商洛Ⅰ，S7 陕西商洛Ⅱ，S8 陕西渭南Ⅰ，S9 陕西渭南Ⅱ，S10 甘肃定西。

(2) 样品溶液制备

① 对照品溶液制备　精密称取胞苷、尿苷和鸟苷对照品各 10.0mg，置于 50mL 容量瓶中，分别用水定容至刻度，摇匀，制得 200μg·mL^{-1} 的三种对照品溶液。分别精密量取三种对照品溶液各 2.5mL 置于 10mL 容量瓶中，加水稀释至刻度，摇匀，得浓度均为 50μg·mL^{-1} 的混合对照品溶液。

② 供试品溶液制备　精密称取于 60℃干燥 40min 的大青叶药材 2.50g，加水 50mL，回馏提取 2h，过滤，残渣加水 30mL 继续回馏 2h，合并两次滤液，减压浓缩至 10mL，以 80%（V/V）乙醇醇沉 24h，回收乙醇至无醇味，同法进行二次醇沉，最后样品液定容至 25mL，摇匀，作供试液，进样前用 0.45μm 滤膜过滤。

(3) 色谱条件

色谱柱：Kroma SIL ODS（25cm×4.6mm，5μm）；流动相：A 为甲醇，B 为 1%

HAC 水溶液，梯度洗脱（流动相梯度洗脱程序见表 8-17）；流速 1.0mL·min^{-1}；检测波长 254nm；柱温（25.0±0.1）℃。

表 8-17　流动相梯度洗脱程序

时间/min	A(甲醇)	B(1% HAC 水溶液)
0	10	90
10	65	35
40	65	35
60	90	10

（4）系统适用性试验与方法学考察

将对照品溶液和样品供试液分别进样 5μL，记录色谱图。胞苷、尿苷和鸟苷混合对照品的色谱图见图 8-25(A)，大青叶样品的色谱图见图 8-25(B)，对比保留时间可知，S1 峰为胞苷（t_R 为 3.81min），S2 峰为尿苷（t_R 为 8.43min），S3 峰为鸟苷（t_R 为 16.51min）。在样品供试液中加入对照品溶液，进样，记录色谱图见图 8-25(C)，色谱峰增益结果也证明了上述推断的正确性。以尿苷为参照物峰，其理论塔板数为 12700。通过对进样精密度、稳定性和方法重复性进行考察，结果表明检测系统进样精密度合格，样品在 24h 内基本稳定，方法重复性良好。

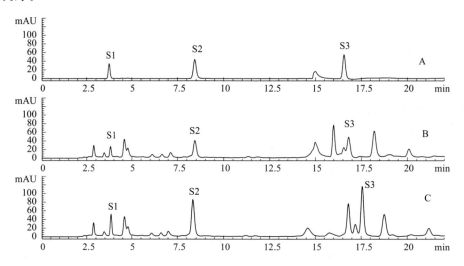

图 8-25　胞苷、尿苷和鸟苷混合对照品的色谱图（A）；大青叶样品色谱图（B）；
大青叶样品加混合对照溶液的色谱图（C）

（5）大青叶 HPLC 指纹图谱建立

根据 10 批供试品 HPLC 图谱所给出的相关参数，确定大青叶的共有峰 29 个，参照物峰尿苷标号为 S，以大青叶 S1 为例，其指纹图谱标号图见图 8-26。

（6）不同产地大青叶的 LCFP 与对照 LCFP 的相似性研究与评价

取等量的 10 个不同产地大青叶药材，混合均匀，取约 2.5g，精密称定，照药材"供试品溶液制备方法"制备供试液，然后在 HPLC 仪上进样测定 2 次，记录色谱图，即为对照谱图。以夹角余弦为测度，计算各产地药材谱图与对照谱图间的相似度，相似度计算结果见表 8-18。由相似度计算结果可见，10 个不同产地药材中 S8（陕西渭南Ⅰ）和 S10（甘肃定西）的相似度小于 0.92，其余均不低于 0.92，因此认为相似度小于 0.92 的药材与对照谱图间有显著差别。

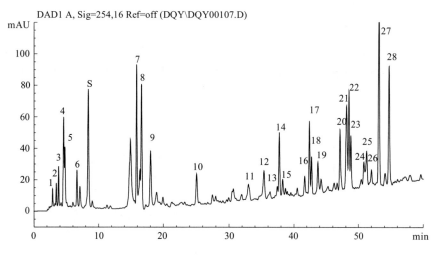

图 8-26 大青叶指纹图谱（S1 陕西宝鸡Ⅰ）

此外，根据实验结果，γ 应大于 0.75，F 和 F_r 值应分别不低于 44 和 81，否则为不合格药材。

表 8-18 指纹图谱相似度计算结果

批次	S1	S2	S3	S4	S5	S6	S7	S8	S9	S10
S	0.98	0.92	0.92	0.96	0.95	0.96	0.95	0.87	0.96	0.84
A_0	203.3	157.0	138.5	155.0	172.3	127.7	139.2	149.1	164.4	178.2
β	0.87	0.87	0.90	0.87	0.87	0.87	0.87	0.93	0.83	0.83
γ	0.79	0.67	0.75	0.80	0.83	0.79	0.81	0.60	0.78	0.80
$t/\min$	54.70	54.89	54.77	54.57	54.28	54.80	54.84	54.66	54.73	54.21
Q/mg	0.500	0.501	0.500	0.501	0.501	0.501	0.502	0.501	0.501	0.501
F	49.0	39.8	44.8	46.8	49.8	44.7	46.6	38.1	44.9	46.3
F_r	89.6	72.4	81.7	85.7	91.5	81.6	84.9	69.5	81.9	85.3

8.2.4.2 大青叶毛细管电泳指纹图谱（CEFP）研究

（1）仪器与试药

HPCE-10 高效毛细管电泳仪、自制重力进样器、江申色谱工作站、超声波清洗器、pHS-25 型酸度计。

硼砂、硼酸、氢氧化钾、胞苷对照品。11 个批次的大青叶药材：同大青叶 HPLC 指纹图谱研究。

（2）样品溶液制备

① 对照品溶液制备 精密称取胞苷对照品 10.0mg，置于 50mL 容量瓶中，用水定容至刻度，摇匀，超声 5min，得 $200\mu g \cdot mL^{-1}$ 的胞苷对照品溶液。

② 样品供试液制备 精密称取大青叶药材 2.50g，加水 50mL，回流提取 2h，过滤，残渣加水 30mL 继续回流 2h，合并两次滤液，减压浓缩至 10mL，以 80%（V/V）乙醇醇沉 24h，回收乙醇至无醇味，同法进行 2 次醇沉，最后将样品液定容至 25mL，摇匀，作供试液，进样前用 $0.45\mu m$ 滤膜过滤。

（3）电泳条件

石英毛细管 65cm×75μm I.D.，有效长度 50cm；紫外检测波长 228nm；灵敏度 0.002AUFS；运行电压 12.5kV；背景电解质（BGE）为硼酸（100mmol·L^{-1}）：硼砂

（50mmol·L^{-1}）＝11∶10（调 pH 至 11）；重力进样 20s（高度 8.5cm）。

（4）系统适用性试验与方法学考察

在此系统条件下，以胞苷峰（6 号）为参照物峰，测得其理论塔板数不得小于 48000，胞苷和大青叶样品电泳图谱见图 8-27。通过对方法精密度、溶液稳定性以及重现性进行考察，结果表明进样精密度考察合格，样品在 36h 内基本稳定，重现性符合指纹图谱要求。

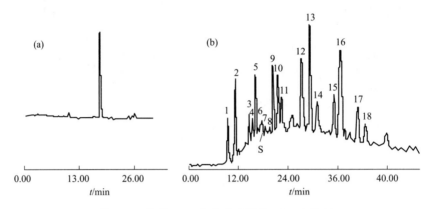

图 8-27 胞苷（a）和大青叶样品（b）电泳图

（5）大青叶标准 CEFP 测定

将 11 个产地大青叶供试液在毛细管电泳仪上进样分析 2 次，记录电泳图。以相对迁移时间和相对峰面积平均值标定其指纹特征。确定共有指纹峰为 18 个 ［图 8-27(b)］。陕西商洛大青叶 CEFP 离群，舍弃，取余下 10 个产地药材各 10g，混匀，精密称取 2.50g，制备供试液。将供试液进样分析 2 次，记录电泳图，以迁移时间、相对迁移时间、峰面积和相对峰面积标定大青叶 CEFP，得大青叶标准 CEFP ［图 8-27(b)］。

（6）不同产地大青叶 CEFP 与标准 CEFP 相似性研究

将电泳条件测得的各产地 CE 图谱，以相对峰面积为指标，计算不同产地 CEFP 与标准 CEFP 相似度（S），相似度评价结果见表 8-19。除了陕西宝鸡 Ⅱ 的 $S＝0.87$ 外，其余均大于 0.91，说明不同产地大青叶化学成分是很相似的，其中甘肃定西、陕西商洛 Ⅰ 和陕西铜川 Ⅱ 与标准 CEFP 最相似（相似度为 0.98），而陕西宝鸡 Ⅱ 大青叶与标准 CEFP 有显著差异（相似度为 0.87）。测定大青叶的 F 和 F_r 结果见表 8-19，根据实验结果，γ 应大于 0.69，F 和 F_r 值应分别不低于 60 和 $5.8×10^7$，否则为不合格药材。

表 8-19 大青叶毛细管电泳指纹图谱相似度评价结果

药材产地	S	A_0	γ	β	F	F_r
甘肃定西	0.98	$9.4×10^4$	0.84	0.94	73.70	$6.2×10^7$
陕西宝鸡 Ⅰ	0.93	$9.4×10^4$	0.86	0.94	73.72	$8.3×10^7$
陕西宝鸡 Ⅱ	0.87	$1.2×10^5$	0.65	0.89	50.21	$5.6×10^7$
陕西宝鸡 Ⅲ	0.93	$7.2×10^4$	0.81	0.94	67.70	$7.5×10^7$
陕西宝鸡 Ⅳ	0.92	$1.4×10^5$	0.69	0.89	53.35	$5.8×10^7$
陕西商洛 Ⅰ	0.98	$6.7×10^4$	0.76	1.00	70.94	$6.2×10^7$
陕西商洛 Ⅱ	0.94	$1.4×10^5$	0.86	0.89	70.94	$7.1×10^7$
陕西铜川 Ⅰ	0.91	$1.0×10^5$	0.81	1.00	72.77	$7.9×10^7$
陕西铜川 Ⅱ	0.98	$9.3×10^4$	0.77	1.00	70.37	$5.3×10^7$
陕西渭南 Ⅰ	0.92	$7.7×10^4$	0.66	1.00	59.63	$4.0×10^7$
陕西渭南 Ⅱ	0.91	$1.3×10^5$	0.77	1.00	81.72	$6.6×10^7$

8.2.5 栀子[8]

栀子为茜草科植物栀子的干燥成熟果实。具有泻火除烦，清热利尿，凉血解毒之功效。本文采用 HPLC 法对栀子水提取液进行数字化指纹图谱研究。从多维数据的角度、全方位、多侧面揭示栀子指纹图谱信息特征，对不同产地栀子质量进行定性和定量评价，同时建立了栀子的标准化 HPLC 指纹图谱，为栀子的全面质量控制提供新参考。

8.2.5.1 材料与方法

(1) 仪器与试药

Agilent 1100 型液相色谱仪，ChemStation 工作站，超声波清洗器，旋转蒸发仪，分析天平。

乙腈，甲醇，冰醋酸，去离子水。绿原酸，栀子苷，10 批栀子药材产自：S1 河南唐河县，S2 贵州铜仁，S3 安徽池州东至县，S4 河南桐柏县，S5 云南威信县，S6 云南省红河哈尼族彝族自治州，S7 浙江五凤乡，S8 四川达县，S9 江西金溪县，S10 广西鹿寨县。

(2) 样品溶液制备

① 对照品溶液制备 精密称取栀子苷对照品适量于容量瓶中，以甲醇溶解并定容至刻度，摇匀，得浓度为 $200\mu g \cdot mL^{-1}$ 栀子苷对照品溶液。同法配制 $400\mu g \cdot mL^{-1}$ 绿原酸对照品溶液。

② 样品供试液制备 取栀子细粉约 2.5g，精密称定，加水 50mL，回流提取 2h，过滤，残渣加水 30mL，继续回流 1.5h，合并两次滤液，减压浓缩至 20mL，加乙醇至 80% (V/V)，冷处避光放置，醇沉 24h，滤除沉淀，减压回收乙醇至无醇味，残液再用水定容至 25mL，摇匀，即得。

③ 对照药材供试液制备 精密称取 0.8975g 栀子对照药材，加水 30mL，回流提取 2h，过滤，残渣加水 20mL，继续回流 1.5h，其余操作同"样品供试液制备"项，样品液最后用水定容至 10mL，摇匀，即得。

(3) 色谱条件

色谱柱：Century SIL C_{18} BDS 柱（20cm×4.6mm，5μm）；流动相系统见表 8-20；流速 $1.0mL \cdot min^{-1}$；柱温（30.0±0.15）℃；进样量 5μL；紫外检测波长 265nm。

表 8-20 栀子 HPLC 指纹图谱的梯度洗脱程序

梯度	时间/min	0	9	22	30	45	50	75	80
A	水（含 1%醋酸）	95	95	90	87.5	70	64	14	14
B	乙腈（含 1%醋酸）	5	5	10	12.5	30	36	86	86

8.2.5.2 栀子 HPLC 指纹图谱建立

按上述色谱条件将 10 个不同产地栀子供试液在 HPLC 仪上进样分析，记录色谱图，比较分析并以出现率 100% 计，确定栀子共有峰 35 个。以 S1 为例，其指纹图谱标号见图 8-28。将 10 批栀子色谱图原始信号导入"中药指纹图谱超信息特征数字化评价系统"软件生成对照指纹图谱（平均值法）。结果显示，10 批栀子与对照指纹图谱的相似度 $S_F \geq 0.936$。

8.2.5.3 应用对照药材相对定量方法研究

精密取栀子对照药材供试液 5μL 进样检测，记录色谱图，见图 8-29。计算其与对照指纹图谱的相似度为 0.982，其共有峰面积之和与对照指纹图谱共有峰面积之和的比为

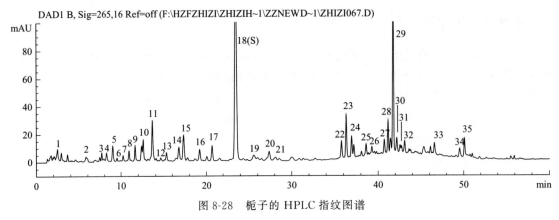

图 8-28　栀子的 HPLC 指纹图谱

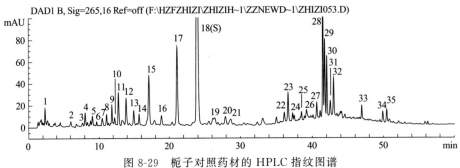

图 8-29　栀子对照药材的 HPLC 指纹图谱

144.0％。栀子对照药材的 HPLC 指纹图谱与计算生成的对照指纹图谱相似度很好，各成分总含量很高，说明栀子对照药材品质很好，在下述研究中以对照药材为参照物质。

本实验以矩阵 $X_{m \times n} = \begin{bmatrix} x_{11} & x_{12} & \cdots & x_{1n} \\ x_{21} & x_{22} & \cdots & x_{2n} \\ \vdots & \vdots & \vdots & \vdots \\ x_{m1} & x_{m2} & \cdots & x_{mn} \end{bmatrix}$ 来表示同一条件下多张指纹图谱中各指

纹成分的峰面积。该矩阵由 $m \times n$ 个数 x_{ij}（$i=1,2,\cdots,m$；$j=1,2,\cdots,n$）排成，共有 n 个列向量，有 m 个行向量。精密取栀子对照药材供试液 $1\mu L$、$2\mu L$、$5\mu L$、$10\mu L$、$15\mu L$ 分别进样检测，记录色谱图（图 8-30）和不同进样量时各指纹峰的峰面积。令 $n=35$，$m=5$，

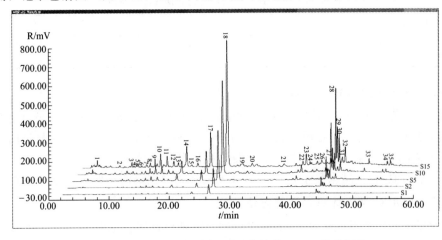

图 8-30　不同进样量时栀子对照药材的 HPLC 指纹图谱

将所得各指纹图谱原始信号导入"中药指纹图谱超信息特征数字化评价系统"软件，以每一列向量中的各元素对表观进样量（mg）进行线性回归，则每个指纹成分可得到一条对照药材折合标准曲线，共得到 35 条，各曲线回归方程数据见表 8-21，其中峰 1、4、6 和 15 的相关系数 r 较低（0.81～0.94），其余各峰的相关系数 r 均大于 0.9866。

表 8-21　不同进样量时各指纹峰的峰面积及对照药材折合曲线数据

No.	表观进样量/mg					截距	斜率	相关系数
	0.090	0.180	0.449	0.898	1.346			
1	22.5	158.3	139.8	205.5	301.7	61.9	175.0	0.9052
2	16.1	32.9	80.0	152.5	223.8	3.5	164.8	0.9998
3	24.0	59.8	108.3	217.2	315.7	9.9	228.0	0.9987
4	8.5	26.3	93.9	67.2	107.1	21.7	65.7	0.8139
5	19.4	56.9	110.6	179.7	252.5	18.7	177.4	0.9936
6	7.8	29.7	54.1	47.6	75.3	17.5	42.8	0.8826
7	17.5	53.1	82.2	144.5	218.5	14.0	150.5	0.9946
8	19.8	55.2	94.5	191.1	280.1	8.5	201.9	0.9980
9	33.4	54.6	150.2	278.0	382.4	12.4	282.5	0.9974
10	56.8	116.0	273.3	534.1	808.5	5.7	594.3	0.9999
11	48.2	104.3	246.0	471.5	702.1	8.6	516.3	0.9998
12	28.3	73.2	124.1	260.9	384.3	9.6	277.9	0.9980
13	17.8	82.3	100.6	223.3	322.3	13.3	229.6	0.9891
14	138.4	278.4	582.5	1188.4	1780.7	23.5	1300.2	0.9997
15	10.5	76.7	81.6	120.9	184.0	26.7	114.9	0.9474
16	20.7	67.0	136.3	210.5	318.3	18.4	223.1	0.9931
17	192.5	388.8	853.6	1768.7	2636.6	16.9	1943.3	0.9998
18	898.7	1780.1	4073.5	8169.3	11997.5	149.2	8837.0	0.9999
19	47.8	121.2	212.9	356.3	545.9	34.0	376.1	0.9963
20	32.6	83.1	95.9	208.4	306.8	21.9	208.5	0.9894
21	25.6	66.3	154.2	247.6	363.9	17.4	260.2	0.9956
22	14.6	34.4	100.7	193.6	288.2	−2.5	217.5	0.9996
23	45.4	91.9	247.1	458.7	690.5	4.3	510.6	0.9996
24	20.1	41.6	116.1	256.2	308.6	5.5	241.5	0.9867
25	19.9	29.2	95.1	190.6	299.0	−6.1	224.3	0.9992
26	18.4	33.9	112.3	240.3	343.0	−7.2	264.7	0.9988
27	25.9	50.9	125.2	254.0	377.1	0.6	280.3	1.0000
28	215.6	424.3	1049.7	2039.9	3029.7	26.7	2237.1	0.9999
29	119.2	235.8	593.3	1090.3	1659.4	20.7	1213.6	0.9996
30	86.9	173.2	440.2	789.3	1174.5	24.7	857.7	0.9992
31	27.2	52.2	135.3	227.7	352.1	8.7	253.6	0.9981
32	59.3	115.1	311.3	593.6	894.3	1.7	663.5	0.9998
33	22.1	41.6	103.2	231.6	330.2	−2.5	250.2	0.9989
34	20.4	50.6	96.5	200.4	298.0	4.1	217.9	0.9991
35	23.5	56.9	109.9	208.5	312.8	9.2	224.7	0.9991
$\sum A_i$	2405	5195	11484	22217	32865	589.38	24036.15	0.9998

　　将每一行向量中各元素加和即得相应指纹图谱的总积分面积 $\sum A_i$，以各指纹图谱的总积分面积 $\sum A_i$ 对表观进样量回归得回归方程 $\sum A_i = 589.38 + 24036.15m$(a)，$r = 0.9998$，线性关系良好。

　　对于不同产地药材，令 $n = 35$，$m = 10$，以矩阵 $B_{m \times n} = \begin{bmatrix} b_{11} & b_{12} & \cdots & b_{1n} \\ b_{21} & b_{22} & \cdots & b_{2n} \\ \vdots & \vdots & \vdots & \vdots \\ b_{m1} & b_{m2} & \cdots & b_{mn} \end{bmatrix}$ 表示各

产地栀子 HPLC 指纹图谱的峰面积，如 b_{11} 表示 S1 栀子指纹图谱中 1 号峰的峰面积。

因 10 产地栀子的定性相似度均合格，将其总积分面积值分别代入方程（a），根据称样量以及进样体积进行校正，计算得各产地栀子与对照药材间的折合百分含量（表 8-22）。这种算法是以对照药材指纹图谱的总积分值为参照，不同产地样品指纹图谱的总积分值与之做比较，由于指纹图谱的总积分值的大小是其所含化学成分多少的一个客观反映，所以这种表示方法可以反映出不同产地药材中所含化学成分总量的多少，也可以反映出其与对照药材所含化学成分在总量上的差异。结果表明，各产地栀子均低于对照药材，且含量差异很大，其中 S2 和 S7 号栀子与对照药材最为接近，折合百分含量大于 85%（g/g）；S4 号栀子与对照药材含量相差最大，折合百分含量仅为 39.9%（g/g）。

表 8-22　不同产地栀子与对照药材折合百分含量

样品	S1	S2	S3	S4	S5	S6	S7	S8	S9	S10
称样量/g	2.4993	2.5001	2.5001	2.4990	2.4997	2.4998	2.5002	2.5000	2.5000	2.5003
$\sum A_i$	6706	10828	7697	5385	6199	8228	11346	9444	7173	9424
表观进样量/mg	0.254	0.426	0.296	0.200	0.233	0.318	0.448	0.368	0.274	0.368
折合百分含量/(g/g)	50.9%	85.2%	59.1%	39.9%	46.7%	63.6%	89.5%	73.7%	54.8%	73.5%

上述算法的缺陷是无法反映各产地药材中每个指纹成分在量上的差异。根据 35 个指纹成分的折合曲线则可以计算出以各指纹成分为研究对象时各产地栀子与对照药材的折合百分含量（表 8-23）。表 8-23 中结果是以对照药材为参照来反映某产地样品中某成分含量的多少；当与药效学相结合时，则该算法对评价药材品质更有指导意义。

表 8-23　不同产地栀子与对照药材各指纹成分的折合百分含量

No.	S1	S2	S3	S4	S5	S6	S7	S8	S9	S10
1	78.0%	95.4%	94.6%	49.9%	71.9%	64.0%	80.3%	102.9%	103.4%	81.7%
2	74.5%	71.4%	46.6%	57.9%	69.8%	52.3%	65.1%	25.2%	88.3%	103.9%
3	40.0%	40.6%	29.3%	38.0%	40.4%	39.1%	42.7%	17.9%	29.5%	62.9%
4	47.4%	38.4%	32.6%	39.6%	37.5%	39.5%	109.2%	46.5%	61.4%	79.4%
5	92.0%	128.9%	100.2%	85.1%	82.0%	79.8%	128.1%	83.1%	121.6%	125.0%
6	45.8%	67.5%	67.3%	76.1%	42.9%	68.2%	80.1%	96.4%	84.8%	68.4%
7	32.6%	80.3%	53.3%	44.4%	40.1%	48.7%	80.1%	70.9%	64.9%	91.3%
8	64.2%	95.4%	70.6%	45.7%	51.9%	71.3%	92.7%	90.1%	105.3%	110.4%
9	55.3%	103.4%	109.9%	46.4%	47.0%	87.3%	104.1%	94.2%	96.5%	117.7%
10	72.9%	101.0%	124.0%	66.3%	64.6%	106.3%	99.6%	117.0%	78.3%	109.6%
11	109.1%	98.5%	132.1%	74.2%	102.7%	116.3%	112.8%	123.7%	61.6%	93.5%
12	16.9%	103.7%	41.2%	29.9%	19.6%	40.0%	105.6%	51.5%	44.3%	46.4%
13	59.2%	107.3%	88.0%	47.2%	53.2%	81.1%	106.8%	89.1%	103.4%	104.3%
14	16.6%	23.0%	7.0%	8.3%	18.5%	14.8%	29.7%	19.0%	17.4%	25.4%
15	142.9%	157.9%	162.1%	156.0%	145.8%	155.8%	158.8%	159.2%	159.9%	164.1%
16	64.2%	55.3%	126.9%	97.5%	63.4%	109.1%	52.2%	124.2%	63.1%	91.2%
17	13.1%	93.0%	24.2%	18.4%	11.6%	44.3%	93.3%	49.0%	40.8%	42.3%
18	46.3%	91.7%	60.3%	37.8%	45.2%	71.8%	90.7%	75.3%	47.3%	71.6%
19	39.1%	88.7%	25.1%	31.8%	26.2%	40.1%	80.3%	45.5%	71.8%	68.3%
20	106.7%	124.1%	34.4%	48.9%	96.6%	95.8%	106.2%	128.6%	129.4%	93.4%
21	60.1%	37.8%	16.7%	26.5%	25.0%	49.3%	42.1%	55.0%	57.6%	49.1%
22	108.8%	91.8%	115.2%	80.6%	103.3%	64.6%	93.2%	109.8%	68.4%	134.9%
23	98.5%	69.8%	124.5%	67.6%	93.4%	33.4%	77.4%	51.8%	52.1%	130.8%
24	115.3%	56.7%	83.8%	93.4%	111.9%	48.0%	94.2%	106.5%	121.3%	139.2%

No.	S1	S2	S3	S4	S5	S6	S7	S8	S9	S10
25	82.4%	83.2%	133.1%	79.6%	69.0%	84.4%	71.1%	128.9%	41.4%	70.9%
26	73.3%	74.2%	106.3%	43.5%	25.4%	66.6%	88.3%	135.6%	33.3%	62.1%
27	59.8%	73.2%	124.0%	47.8%	59.5%	50.8%	83.1%	71.2%	28.3%	83.0%
28	13.5%	86.9%	7.9%	21.7%	13.6%	48.5%	101.8%	49.7%	47.8%	54.3%
29	128.3%	106.9%	86.6%	86.1%	121.9%	113.1%	113.5%	116.4%	81.0%	70.8%
30	17.1%	11.6%	4.9%	9.8%	16.3%	12.3%	11.9%	12.8%	16.7%	9.9%
31	36.9%	69.8%	21.4%	52.4%	38.0%	33.7%	79.0%	41.1%	27.1%	47.0%
32	20.5%	46.0%	14.2%	23.5%	21.0%	16.2%	56.1%	19.8%	13.3%	25.9%
33	64.5%	89.8%	95.9%	42.4%	67.2%	37.5%	97.3%	69.8%	140.0%	124.9%
34	64.5%	80.1%	22.6%	44.1%	64.7%	51.5%	95.2%	60.4%	57.9%	62.6%
35	109.7%	92.1%	16.8%	36.8%	87.1%	88.8%	101.5%	91.3%	33.2%	74.1%

8.2.5.4 栀子共有指纹峰的紫外吸收光谱类型

栀子共有指纹峰的在线紫外光谱见图 8-31，根据光谱特点将其分类并通过对照品指认及查阅文献[5~10]，初步判断了各组分的归属类别，见表 8-24。

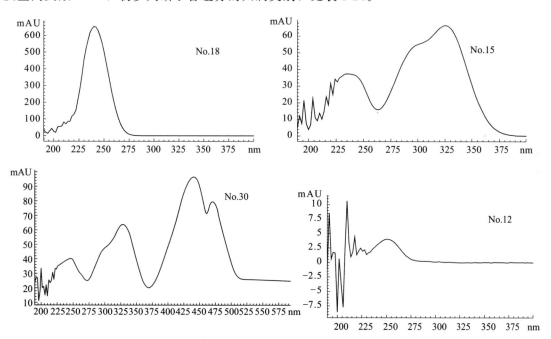

图 8-31 栀子 HPLC 指纹图谱中共有指纹峰典型紫外吸收光谱

表 8-24 栀子共有指纹峰的紫外吸收光谱类型

类别	峰号	λ_{max}	UV 图	发色团结构
环烯醚萜苷类	2、6、7、9、10、11、13、14、17、18、20	239nm	No. 18	见图 8-32(A)
有机酸酯类	15、16、25、26、27、32	246nm，329nm	No. 15	见图 8-32(B)
西红花苷类	28、29、30、31、34、35	250~260nm，320~340nm，400~500nm	No. 30	见图 8-32(C)
第四类	1、3、5、8、12、24	250nm	No. 12	未知

第一类是环烯醚萜苷类色谱峰（2、6、7、9、10、11、13、14、17、18、20 号峰），

λ_{max} 为 239nm，见图 8-31 中 No.18；第二类是有机酸酯类色谱峰（15、16、25、26、27、32 号峰），λ_{max} 为 246nm、329nm，300nm 处有特征肩峰出现，见图 8-31 中 No.15；第三类是西红花苷类色谱峰（28、29、30、31、34、35 号峰），λ_{max} 为 250～260nm、320～340nm、400～500nm，其中 250～260nm 吸收最弱，400～500nm 吸收最强，见图 8-31 中 No.30。

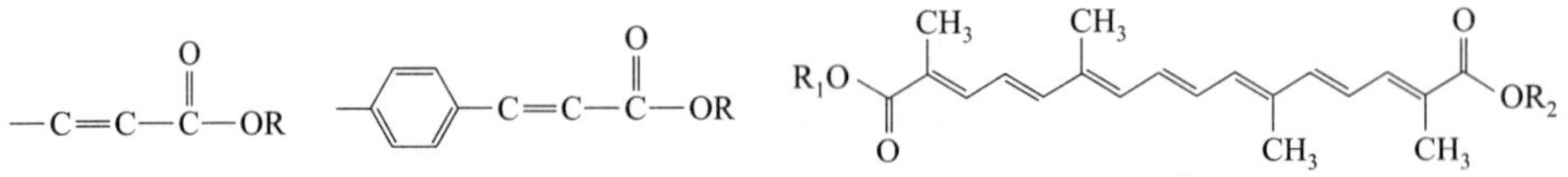

图 8-32　栀子中化合物的典型发色团结构

8.2.5.5　栀子炮制品 HPLC 指纹图谱建立

将栀子药材按《中国药典》2010 年版（一部）记载的方法分别制备成生栀子、栀子仁、栀子皮、炒栀子、焦栀子和栀子炭。按照供试品制备方法制备 6 种栀子炮制品溶液，按 8.2.5.1 色谱条件测定，记录色谱图，其共有峰的标定以栀子对照指纹图谱为参照进行，共有峰均为 35 个，见图 8-33。以栀子苷峰选作参照物峰，标号为 18（S）。

(1) 栀子不同炮制品 HPLC 指纹图谱特征

将每种炮制品的色谱图原始信号分别导入"中药指纹图谱超信息特征数字化评价系统"软件，以夹角余弦为测度计算栀子仁、栀子皮、炒栀子、焦栀子、栀子炭与生栀子指纹图谱的相似度，计算结果见表 8-25。除栀子皮外，其他炮制品与生栀子的相似度均大于 0.90，可见各组分的分布较为相似，但含量相差较大。各炮制品指纹图谱总积分面积百分值（R）见表 8-25，其由高到低的顺序为：栀子仁＞生栀子＞炒栀子＞栀子皮＞焦栀子＞栀子炭。由此可见栀子仁与栀子皮含量差异很大，栀子经炮制处理后各组分含量变化也较大，且随炮制时条件加剧，成分总含量呈降低趋势。按《中国药典》方法测定栀子苷含量，结果见表 8-25，栀子苷含量为：栀子仁＞生栀子＞炒栀子＞焦栀子＞栀子炭＞栀子皮。

表 8-25　栀子各种炮制品指纹图谱计算结果

样品名称	生栀子	栀子仁	栀子皮	炒栀子	焦栀子	栀子炭
相似度	1.000	0.985	0.787	0.984	0.949	0.910
总积分面积值	10828.5	13194.2	7808.3	9534.6	7132.2	6715.6
R/%	100.0	121.8	72.1	88.1	65.9	62.0
栀子苷含量/%	3.41	3.88	1.07	2.44	1.71	1.69

(2) 栀子不同炮制品 HPLC 指纹图谱比较

将栀子仁与栀子皮的指纹图谱进行比较，如图 8-34 所示，栀子仁中 16、17、18、19、20、28、29、30、33、34、35 号峰明显高于栀子皮中相应峰的含量，而栀子皮中 1、2、5、6、9、10、14、15、22、23、24 号峰的含量明显高于栀子仁中相应峰的含量。将生栀子、炒栀子、焦栀子和栀子炭的指纹图谱进行比较，如图 8-35 所示，栀子经加热炮制后随炮制条件加剧，大部分指纹峰（10、11、12、14、17、18、22、25、28、29、31、32、34 和 35 号峰）含量呈降低趋势，但也有指纹峰含量（1、2、3、4、5、6、7、8 和 16 号峰）呈升高趋势，其中焦栀子中 4 号和 6 号峰含量远高于其他炮制品中相应峰的含量，而栀子炭中 3 号和 5 号峰含量远高于其他炮制品中相应峰的含量，这说明其他指纹峰在一定温度下因结构发生变化转变成相应成分使其含量增加。

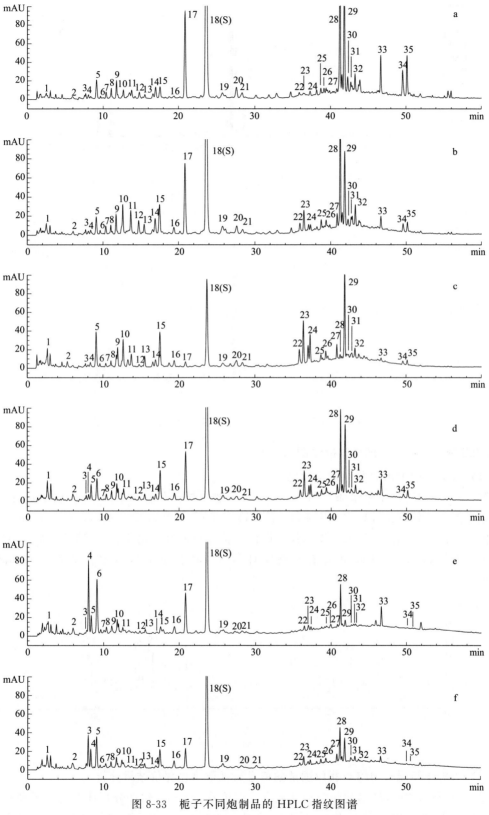

图 8-33 栀子不同炮制品的 HPLC 指纹图谱

（a—生栀子；b—栀子仁；c—栀子皮；d—炒栀子；e—焦栀子；f—栀子炭）

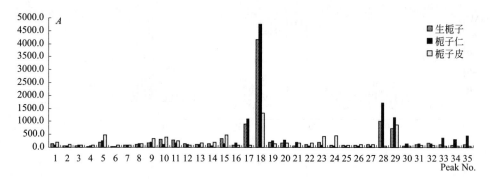

图 8-34 栀子仁、栀子皮与生栀子的对照 HPLC 指纹图谱比较

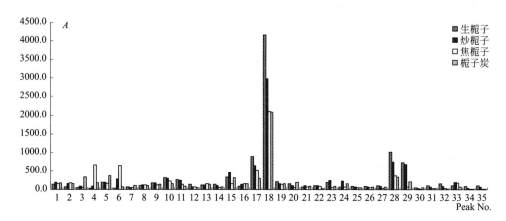

图 8-35 生栀子、炒栀子、焦栀子和栀子炭的对照 HPLC 指纹图谱比较图

8.2.5.6 水栀子的 HPLC 指纹图谱

（1）水栀子的 HPLC 指纹图谱建立

按 "8.2.5.1" 项下色谱条件将 10 个不同产地水栀子供试液在 HPLC 仪上进样分析，记录色谱图，比较分析并以出现率 100% 计，确定水栀子的 35 个共有峰，见图 8-36。将 10 批水栀子色谱图原始信号导入"中药指纹图谱超信息特征数字化评价系统"软件生成对照指纹图谱（平均值法）。以夹角余弦为测度计算 10 批水栀子与对照指纹图谱的相似度 $S_F \geqslant 0.921$。

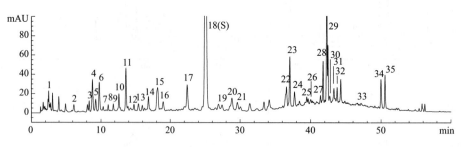

图 8-36 水栀子的 HPLC 指纹图谱

（2）水栀子和栀子 HPLC 指纹图谱超信息特征数字化评价结果分析

由"中药色谱指纹图谱超信息特征数字化评价系统 4.0"软件分别计算得栀子和水栀子 HPLC 指纹图谱超信息特征数字化评价结果，选择代表性指标进行比较，评价结果见

表 8-26（表中数据为二者对照指纹图谱数据），从表 8-26 中可见：①水栀子的 γ 和 δ 值都比栀子的相应数值小，说明其指纹信号均化性差；②水栀子的 η 值较大，说明其色谱空间占有率较大；③水栀子的平均峰高 $\overline{H}$ 较大；④指纹图谱指数 F 和指纹图谱信息量指数 I 是反映指纹信号强度、信号大小均性、分离程度的综合指数，水栀子的 F、F_r、I 和 I_r 值都较大。

表 8-26　栀子和水栀子 HPLC 指纹图谱超信息特征数字化评价结果

No.	参数	水栀子	栀子	No.	参数	水栀子	栀子	No.	参数	水栀子	栀子
5	γ	0.402	0.412	20	$\overline{H}$	31.5	24.9	33	I	16.1	14.4
8	δ	0.424	0.483	28	F	33.1	31.7	34	I_r	31.9	26.2
9	η	0.168	0.132	29	F_r	65.5	51.2				

将栀子对照指纹图谱和水栀子对照指纹图谱信号分别导入"中药指纹图谱超信息特征数字化评价系统 4.0"软件，以栀子对照指纹图谱作为参照，计算得水栀子对照指纹图谱的定性相似度 S_F 为 0.986，总积分面积百分值为 182.3%。由此可见水栀子与栀子在化学成分分布上极为相似，但各组分的含量相差较大，水栀子中各成分总含量显著高于栀子。将水栀子与栀子的对照指纹图谱进行比较（图 8-37）。从各指纹成分来看，除 10、28、30 和 33 号峰外，水栀子中各峰的含量均等于或高于栀子中相应峰的含量，其中 4、6、18 和 29 号峰比栀子中相应峰的含量高了约一倍。

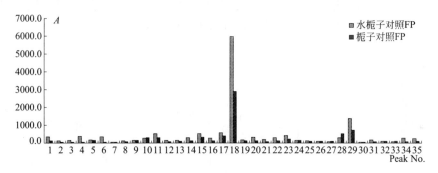

图 8-37　水栀子对照指纹图谱与栀子对照指纹图谱比较

8.2.6　甜瓜蒂

甜瓜蒂为葫芦科一年生草质藤本植物甜瓜的果蒂，别名瓜蒂、苦丁香，可用于痰热郁积、痰迷清窍、精神错乱，以及误食毒物、停于胃脘、尚未吸收者及湿热黄疸。主要含葫芦素 B、葫芦素 E、葫芦素 D、异葫芦素 B、葫芦素 B 葡萄糖苷以及葫芦素类化合物，尚含甾醇、皂苷及氨基酸。实践证明甜瓜蒂治疗顽固性黄疸疗效显著。

8.2.6.1　甜瓜蒂 HPLC 指纹图谱研究[9]

(1) 仪器与试药

Agilent 1100 型液相色谱仪（配有二极管阵列检测器、四元梯度泵、在线脱气装置、自动进样器），ChemStation 工作站，微孔滤膜（0.45μm×25mm），10 批甜瓜蒂产于：上海市南汇区祝桥镇（S1）、宁夏中卫市中宁县白马乡（S2）、新疆师县（S3）、酒泉市安西县河东乡（S4）、玉溪市通海县（S5）、济南市高官寨镇（S6）、江西省萍乡市芦溪县宣风镇（S7）、沧州市沧县（S8）、兰州市皋兰县（S10）。

乙腈（色谱纯），磷酸（色谱纯），庚烷磺酸钠（色谱纯），无水乙醇（色谱纯），去离子水。

(2) 样品溶液的制备

① 对照品溶液制备　精密称取葫芦素 B 对照品 10.0mg，置于 50mL 容量瓶中，以乙腈定容至刻度，摇匀，即得。

② 供试品溶液制备　取于 60℃干燥 40min 的甜瓜蒂药材 2.5g，精密称定，加 25%乙醇 50mL，回流提取 2h，过滤，残渣加 25%乙醇 40mL，继续回流 1.5h，合并两次滤液，减压浓缩至 20mL，加乙醇 80mL，醇沉 24h，过滤，减压回收乙醇至约 10mL，用 25%乙醇定容至 25mL，摇匀，即得。

(3) 色谱条件

色谱柱：大连江申 Century SIL C$_{18}$ BDS 柱（200mm×4.6mm，5μm）；流动相：A 为 0.1%磷酸（含 2mg · mL^{-1}庚烷磺酸钠），B 为乙腈（含 0.1%磷酸）；梯度程序：0～70min，A 与 B 比例由 95∶5→30∶70；流速 1.0mL · min^{-1}；紫外检测波长 228nm；柱温（30.0±0.15）℃；进样 5μL。

(4) 系统适用性试验与方法学考察

分别进样测定葫芦素 B 对照品与供试品溶液，记录色谱图，见图 8-38。比较保留时间和在线紫外光谱图可知，19 号峰（44.81min）为葫芦素 B，以其作为参照物峰，理论塔板数不低于 714000。通过对进样精密度、稳定性和方法重复性进行考察，结果表明检测系统进样精密度合格，样品在 14h 内基本稳定，方法重复性良好。

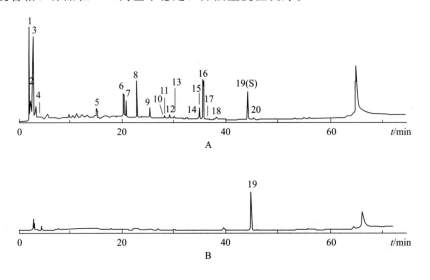

图 8-38　甜瓜蒂（S1）（A）和葫芦素 B（B）的 HPLC 图

(5) 甜瓜蒂指纹图谱建立

按照色谱条件，测定 10 个不同产地甜瓜蒂指纹图谱，见图 8-39，按出现率 100%计，确定甜瓜蒂的 20 个共有峰。由 10 批甜瓜蒂指纹图谱的原始信号计算生成对照指纹图谱。

(6) 指纹图谱定量评价

甜瓜蒂指纹图谱向量和对照指纹图谱向量的夹角余弦值 S_F 均大于 0.977，表明供试品化学成分与对照指纹图谱在分布比例上十分相似；不同批次甜瓜蒂的投影含量相似度 C 在 89.2%～104.2%之间，说明化学成分宏观含量差异不大。如尽管 S10（S_F＝0.984）和 S7（S_F＝0.999）的定性相似度很接近，但 C 分别为 89.2%和 104.2%，说明定性相似度 S_F 很

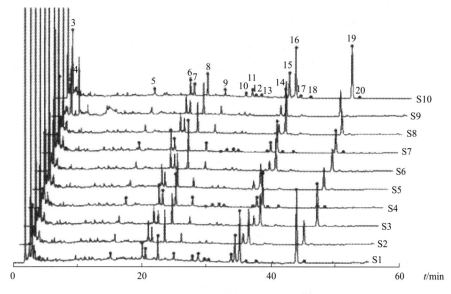

图 8-39　10 批甜瓜蒂 HPLC 指纹图谱

接近时，定量相似度并不一定一致。以总积分面积和计算的宏观含量相似度 R 在一定程度上也较好地代表了供试品中各成分在总体上与对照指纹图谱的含量接近程度，但存在指纹峰间积分面积相互抵偿作用而产生误差，若以 S_F 校正得 $P = S_F R$ 称为定量相似度，它符合色谱法以峰面积一次方形式进行定量的特征，是定量评价的较好方法，其变化与 C 一致。由含量相似度 Q 类推得到校正含量相似度 $Q_F = S_F Q$，Q 和 Q_F 的评价结果一般情况下较高，主要受公式中平方项影响。在生产制剂时甜瓜蒂 C、R、Q、Q_F、P 值应控制在 90%～110%，反之应采取混批方法或通过投料量增减以达到合格。

8.2.6.2　甜瓜蒂 CE 指纹图谱研究[10]

（1）仪器与试药

HPCE-3000 高效毛细管电泳仪，数据由江申色谱工作站记录，KS-120D 超声波清洗器，RE-52 旋转蒸发仪，BS 110S 电子天平，微孔滤膜（0.45μm×25mm）。

硼砂，硼酸，SDS，庚烷磺酸钠，乙腈，去离子水。葫芦素 B，10 批甜瓜蒂产于：上海市南汇区（S1）、宁夏中卫市中宁县（S2）、新疆师县（S3）、酒泉市安西县（S4）、玉溪市通海县（S5）、济南市高官寨镇（S6）、江西省萍乡市芦溪县（S7）、沧州市沧县（S8）、兰州市皋兰县（S9）、湖南省株洲县（S10）。

（2）样品供试液制备

① 对照品溶液制备　称取葫芦素 B 对照品适量，置于 10mL 容量瓶中，以乙腈定容至刻度，摇匀，即得。

② 供试品溶液制备　取于 60℃干燥 40min 的甜瓜蒂 2.0g，精密称定，加 95%（体积分数）乙醇 50mL，回流提取 2h，滤过，残渣加 95%（体积分数）乙醇 40mL 继续回流 1.5h，合并 2 次滤液，减压浓缩至 20mL，加 80mL 水沉 24h，过滤，减压回收乙醇至约 10mL，用水定容至 25mL，摇匀，即得。

（3）毛细管电泳条件

石英毛细管 75cm×75μm I. D.，有效长度 63cm；紫外检测波长 228nm；灵敏度 0.005AUFS；运行电压 12kV；电流约 100mA；BGE 为 50mmol·L^{-1} 硼砂（含 5%乙腈）；

重力进样 15s，高度 8.5cm。

（4）系统适用性试验与方法学考察

在此系统条件下，葫芦素 B 峰为参照物峰，出峰时间为 15.181min（图 8-40），测得理论板数应不低于 2800。通过对进样精密度、稳定性和方法重复性进行考察，结果表明进样精密度合格，样品在 12h 内基本稳定，方法重复性符合指纹图谱要求。

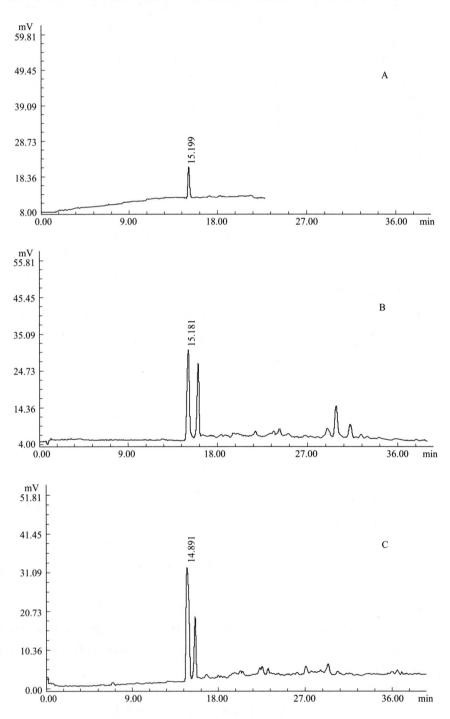

图 8-40　葫芦素 B 对照品（A）、甜瓜蒂（B）和峰增益（C）电泳图

（5）甜瓜蒂 HPLC 指纹图谱建立与评价

按电泳条件，测定 10 个不同产地甜瓜蒂指纹图谱，见图 8-41。经比较分析，按出现率 100％计，确定 11 个共有峰。将此 10 批甜瓜蒂 CEFP 原始信号导入"中药色谱指纹图谱超信息特征数字化评价系统 3.0"，以葫芦素 B 峰（1 号）为参照物峰生成对照指纹图谱。1、2 号峰对相似度的贡献约为 $\cos Y_1^2 = 0.809^2 = 0.654$，$\cos Y_2^2 = 0.517^2 = 0.267$，因此二者存在 S_F 大于 0.9。经计算，此 10 个产地的甜瓜蒂的全定性和全定量相似度结果见表 8-27。按照药材定性相似度应大于 0.90，定量相似度 C 与 P 应为 85％～120％（组内差＜10％）的标准，S4、S10 甜瓜蒂 S_F 小于 0.90，为不合格品，S10 双定量相似度都不合格（组内差＞10％），因此 S4、S10 甜瓜蒂为不合格药材。S7、S8、S9 定量相似度略偏低，用其投料生产制剂时应适当增加投料量。

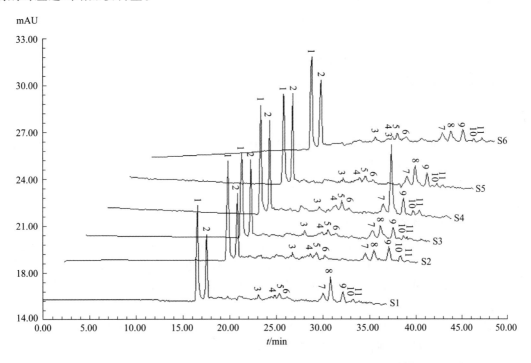

图 8-41　不同批次（S1～S6）甜瓜蒂的 CEFP

表 8-27　10 批甜瓜蒂的全定性全定量相似度结果

No.	参数	S1	S2	S3	S4	S5	S6	S7	S8	S9	S10
1	S_F	0.990	0.992	0.997	0.923	0.998	0.998	0.994	0.995	0.997	0.973
2	S_F'	0.969	0.927	0.98	0.856	0.982	0.963	0.956	0.972	0.985	0.850
3	$P/\%$	97.2	89.1	92.4	118.5	100.2	95.0	86.6	87.3	84.5	132.0
4	$C/\%$	92.6	92.4	93.2	111.9	98.6	94.3	88.3	88.7	86.7	153.2

（6）结论

由 S_F 与 S_F'、C 与 P 构成的全定性全定量相似度法（简称全相似度法），能同时监测大峰和小峰的变动与缺失，能准确地解决色谱指纹图谱的宏观定性和定量评价问题。本部分分别建立的甜瓜蒂 HPLC 与 CEFP 方法结合全定性全定量相似度评价法能较好地实现对甜瓜蒂宏观定性定量质量控制，这为其他色谱指纹图谱方法研究及中药生产质量控制提供了有益参考。

8.2.7 斑蝥[11]

斑蝥为芫青科昆虫南方大斑蝥或黄黑小斑蝥的干燥体，具有破血消癥、攻毒蚀疮、发泡冷灸之功效，用于癥瘕癌肿、积年顽癣、瘰疬、赘疣、痈疽不散、恶疮死肌。

8.2.7.1 材料与方法

（1）仪器与试药

Agilent 1100 型液相色谱仪（配有二极管阵列检测器、四元梯度泵、在线脱气装置、自动进样器），ChemStation 工作站，旋转蒸发仪 RE52，Sartorius BS110S 分析天平，KDM 型控温电热套。

甲醇（色谱纯），乙腈（色谱纯），冰醋酸（色谱纯），无水乙醇（分析纯），去离子水。尿苷、鸟苷、腺苷（中国药品生物制品检定所）。10 批斑蝥药材产地为：S1 罗甸县红河镇，S2 罗甸县罗暮乡，S3 罗甸县罗苏乡，S4 罗甸县龙坪镇，S5 罗甸县沫阳镇，S6 罗甸县八总乡，S7 罗甸县斑人乡，S8 罗甸县茂井乡，S9 罗甸县大庭乡，S10 罗甸县平岩乡。

（2）样品溶液制备

① 尿苷对照品溶液　精密称取尿苷对照品 9.0mg，置于 50mL 容量瓶中，以 50％甲醇溶液定容至刻度，摇匀，即得。

② 鸟苷对照品溶液　精密称取鸟苷对照品 10.0mg，置于 50mL 容量瓶中，以 50％甲醇溶液定容至刻度，摇匀，即得。

③ 腺苷对照品溶液　精密称取腺苷对照品 12.0mg，置于 50mL 容量瓶中，以 50％甲醇溶液定容至刻度，摇匀，即得。

④ 供试品溶液制备　取斑蝥药材于 40℃干燥 30min，粉碎后取约 2.5g，精密称定，加 75％（V/V）乙醇 50mL，回流提取 1.5h，过滤，残渣加 75％（V/V）乙醇 40mL 继续回流 1.5h，合并两次滤液，减压浓缩至 20mL，加 80mL 水至含水量为 80％，冷处放置，水沉 24h，滤除沉淀，将样品液减压浓缩并用水定容至 25mL，摇匀，即得。进样前用 0.45μm 滤膜过滤。

⑤ 药材混批供试液制备　精密称取 10 批斑蝥细粉均 2.5g，充分混匀后，再精密称取 2.5g，按上述样品供试液制备方法制备混批供试液。

（3）指纹图谱检测条件

色谱柱：大连江申 Century SIL BDS 柱（200mm×4.6mm，5μm）；流动相系统见表 8-28。紫外检测波长 265nm；柱温（30.0±0.15）℃；进样 10μL；流速 1.0mL·min⁻¹。

表 8-28　斑蝥 HPLC 指纹图谱的梯度洗脱程序

梯度	时间/min	0	5	11	22	30	45	60
A	水（含 1％醋酸）	100	100	97	94	88	75	60
B	乙腈（含 1％醋酸）	0	0	3	6	12	25	40

（4）系统适用性试验与方法学考察

分别吸取斑蝥样品供试液、180μg·mL⁻¹尿苷、240μg·mL⁻¹腺苷和 200μg·mL⁻¹鸟苷对照品溶液各 10μL 进样，记录色谱图见图 8-42，对比保留时间及在线紫外光谱图，确定 7、9、10 号峰分别为尿苷、腺苷、鸟苷。在此系统条件下，以尿苷峰为参照物峰，其理论板数应不低于 30000。通过对进样精密度、稳定性和方法重复性进行考察，结果表明检测系统进样精密度合格，样品在 14h 内基本稳定，方法重复性良好。

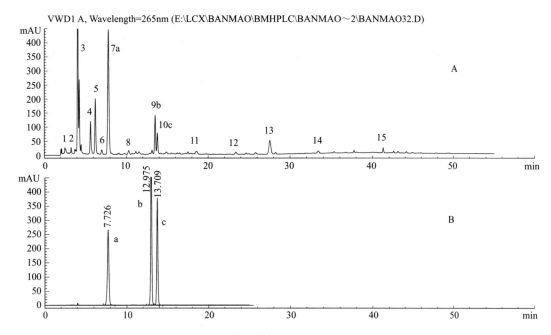

图 8-42 系统适用性试验 HPLC 图 (A 样品供试液;B 对照品溶液:a—尿苷,b—腺苷,c—鸟苷)

8.2.7.2 斑蝥 HPLC 指纹图谱建立

(1) 共有指纹峰的标定

对 10 个不同产地的斑蝥进行指纹图谱检测,记录其色谱图,见图 8-43。比较分析并以共有率 100% 计,确定共有峰为 15 个。以尿苷峰(7 号)为参照物峰,10 批供试品 HPLC 图谱各共有峰相对保留时间的 RSD 均小于 2.0%。

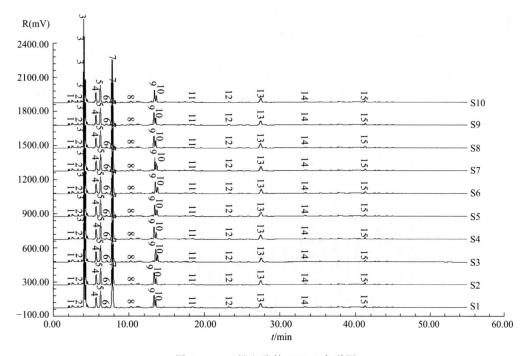

图 8-43　10 批斑蝥的 HPLC 色谱图

（2）对照指纹图谱建立及相似度评价

将 10 批斑蝥色谱图原始信号导入"中药色谱指纹图谱超信息特征数字化评价系统 4.0"软件计算生成对照指纹图谱（平均值法），标号图见图 8-44。10 批斑蝥药材与对照指纹图谱的相似度（向量夹角余弦法）结果见表 8-29。由相似度计算结果可见，10 批药材的指纹图谱与对照指纹图谱的相似度均不低于 0.90，考虑到生产中的实际变化因素，规定药材与对照指纹图谱间的相似度应不低于 0.85，反之为不合格斑蝥药材。

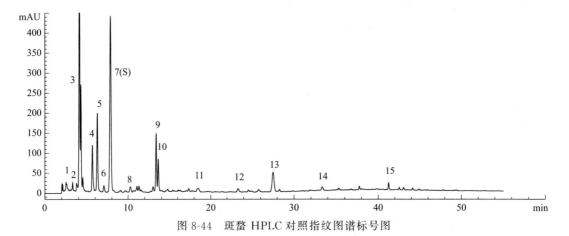

图 8-44　斑蝥 HPLC 对照指纹图谱标号图

表 8-29　斑蝥 HPLC 指纹图谱相似度评价结果

批号	S1	S2	S3	S4	S5	S6	S7	S8	S9	S10	*RF*
RF	0.991	0.991	0.983	0.991	0.986	0.983	0.984	0.993	0.992	0.986	1.000

方向余弦平方 $\cos^2 Y_i$ 代表指纹峰的分解相似度，3 号峰 $S_{F(3)} = 0.531$、7 号峰 $S_{F(7)} = 0.375$，二者对定性相似度贡献起绝对作用（二者存在就有 $S_F > 0.90$，因此严重掩盖小峰），因此方向余弦可作对照指纹图谱特征指标，能清晰揭示 S_F 分解情况。

（3）斑蝥 265nm HPLC 统一化指纹图谱

中药色谱指纹图谱质控技术在完成复杂样品分离、初步定性鉴别以及从比例上控制指纹成分分布比例的前提下，为开展深层次的专属性特征描述，有必要建立一个标准化和统一化的图谱模式，实现整体性的特征化表现方式。斑蝥 265nm 统一化 HPLC 指纹图谱见图 8-45。

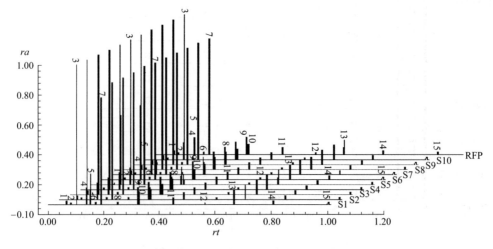

图 8-45　10 批斑蝥药材和对照指纹图谱的统一化 HPLC 指纹图谱

以峰序号为横坐标，用 **RFP** 指纹图谱统一化相对时间和统一化相对积分为纵坐标作图，称为 **RFP** 相对特征变化图，该图可比较描述 *rt* 和 *ra* 变化。*rt* 曲线为一条上升形曲线，跳跃上升段代表相邻两峰距离远，两者相对值相等或相近者为相似特性峰，斑蝥药材对照指纹图谱相对特征变化图见图 8-46。图中 *rt* 曲线显示 14、15 号峰间距离最远，13、14 号峰间次之，其余各峰间距离相对较小；*ra* 曲线显示 3 号峰和 7 号尿苷峰峰面积较大，远远超过其余各峰。该图以曲线形式再现了原指纹图谱的特征。

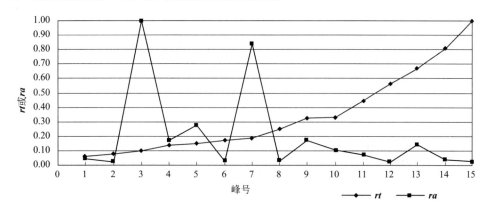

图 8-46　斑蝥药材对照指纹图谱的相对统一特征曲线

（4）10 批斑蝥等量混合提取后检测的 HPLC 指纹图谱特征

精密量取混批供试液 10μL 注入 HPLC 进行检测，记录色谱图，并用"中药色谱指纹图谱超信息特征数字化评价系统"软件计算其与对照指纹图谱的相似度为 0.980，其共有峰面积之和与对照指纹图谱共有峰面积之和的比为 100.4％。10 批斑蝥等量混批产生的指纹图谱与计算生成的对照指纹图谱相似度很好，这说明计算生成的斑蝥对照指纹图谱可靠。

（5）不同批次斑蝥 HPLC 指纹图谱的宏观含量相似度

考虑各批药材整体化学成分含量有一定差异，规定 **R** 范围应为 80％～120％，反之应采取混批勾兑的方法使之符合要求。由于药材取样量相差较小，对积分面积的百分比影响不大，因此不必校正称样量，计算结果见表 8-30。试验结果表明，此 10 批样品的 **R** 均符合要求。

表 8-30　不同产地斑蝥指纹峰总积分面积百分值

批号	S1	S2	S3	S4	S5	S6	S7	S8	S9	S10	RFP
R/％	98.2	91.2	104.6	95.7	90.5	100.4	89.7	99.6	104.3	100.3	100.0

8.2.7.3　斑蝥 HPLC 指纹图谱超信息特征数字化评价

用孙国祥等研制的"中药指纹图谱超信息特征数字化评价系统 3.0"软件评价斑蝥指纹图谱结果见表 8-31。①描述分离程度参数的基线分离峰对数 m 均为 14，有效分离率 β 均为 1，平均分离度 $\overline{R}$ 在 9.7～10.4 之间，说明分离情况较好，所有峰均达到基线分离；②三强峰比例 A_1：A_2：A_3 及八强峰可评价信号大致分布状况，本例 A_1 超过 33.2％，$A_2 >$ 26.7％，这说明以一、二强峰为主；③均化系数 γ 为 0.560～0.625，峰面积比率 δ 为 0.427～0.436，这表明信号平均化程度一般；分离度均化系数 τ 为 0.828～0.850，这表明峰间等距性较好；④总积分面积和 $\sum A_i$ 为 20247～20711，峰平均峰面积 A_0 为 588.1～591.9，几何平均峰面积 $\overline{A}$ 为 1349.9～1380.7，平均峰高 $\overline{H}$ 为 131.14～135.5，都表明斑蝥指纹信号较强；⑤指纹峰平均峰宽 $\overline{W}$ 为 $0.22\sim0.23$，最强分峰柱效 N 为 $11746\sim13906$，说明柱效较高；⑥指纹图谱指数 F 和指纹图谱信息量指数 I 是反映指纹信号强度、信号大小均性、分离程度的综合指数，F 为 $23.1\sim23.4$、I 为 $14.2\sim14.4$ 均表明斑蝥指纹图谱绝对指数处于中等水平；指纹图谱相对指数 F_r 为 $28.0\sim28.4$，相对信息量指数 I_r 为 $17.2\sim17.4$，都分别大于 F 和 I，这说明此图谱的时间效率和原生药材中所含化学成分信息都较高。$F_{r(t)}$ 和 $I_{r(t)}$ 是对分析时间进行校正的指数值，二者分别高于 F 和 I 值，说明时间效率较高；$F_{r(q)}$ 和 $I_{r(q)}$ 是对进样量进行校正的指数，二者分别与 F 和 I 值相当，说明样品化学信息不高。F 综合了指纹信号强度、信号分布均匀性、有效分离率；F_r 考虑了时间效率和一次进样相当的原生药材质量（反映样品化学信息量）；I 代表指纹信号大小、信号均匀化程度和指纹信息量大小；I_r 与 F_r 意义相近，在考虑到储藏及加工等因素的影响下，F、F_r、I 和 I_r 应分别不低于 23、28、14、17；⑦色谱指纹图分离数 TZ、色谱指纹图分离量指数 RF、色谱指纹图相对分离量指数 RF_r、时间校正分离量指数 $RF_{r(t)}$ 和进样量校正分离量指数 $RF_{r(q)}$ 均为指纹图谱相关分离量指数，斑蝥 HPLC 指纹图谱 RF 为 $386.7\sim409.6$，RF_r 为 $468.6\sim496.2$，$RF_{r(t)}$ 为 $468.6\sim496.2$，$RF_{r(q)}$ 为 $386.7\sim409.6$，因此规定四者应分别不低于 386、468、468 和 386。

表 8-31　10 批斑蝥 HPCE 指纹图谱超信息特征数字化评价结果

No.	参数	S1	S2	S3	S4	S5	S6	S7	S8	S9	S10	RF
1	λ	265	265	265	265	265	265	265	265	265	265	265
2	n	15	15	15	15	15	15	15	15	15	15	15
3	m	14	14	14	14	14	14	14	14	14	14	14
4	β	1	1	1	1	1	1	1	1	1	1	1
5	γ	0.564	0.56	0.56	0.56	0.561	0.56	0.56	0.557	0.56	0.56	0.56
6	A_0	588.1	590.1	591.3	591.5	588.5	591.7	591.8	584.6	591.9	590.6	590.1
7	$\overline{A}$	1349.9	1380.1	1379.2	1379	1371.3	1379.8	1380.7	1370	1379.6	1379.4	1374.9
8	δ	0.436	0.428	0.429	0.429	0.429	0.429	0.429	0.427	0.429	0.428	0.429
9	η	0.089	0.087	0.085	0.085	0.085	0.087	0.086	0.084	0.087	0.084	0.086
10	$\sum A_i$	20247	20701	20687	20684	20569	20697	20711	20549	20694	20691	20623
11	$A_1\%(i)$	34.3(3)	33.5(3)	33.5(3)	33.5(3)	33.2(3)	33.5(3)	33.5(3)	33.7(3)	33.5(3)	33.5(3)	33.6(3)
12	$A_2\%(i)$	26.7(7)	28.4(7)	28.4(7)	28.3(7)	28.5(7)	28.3(7)	28.3(7)	28.5(7)	28.3(7)	28.4(7)	28.2(7)
13	$A_3\%(i)$	9.3(5)	9.2(5)	9.2(5)	9.2(5)	9.2(5)	9.2(5)	9.2(5)	9.2(5)	9.2(5)	9.2(5)	9.2(5)
14	$A_4\%(i)$	6.0(9)	5.9(9)	5.8(9)	5.8(9)	5.8(9)	5.8(9)	5.8(9)	5.9(9)	5.8(9)	5.9(9)	5.9(9)
15	$A_5\%(i)$	5.8(4)	5.7(4)	5.7(4)	5.7(4)	5.7(4)	5.7(4)	5.7(4)	5.7(4)	5.7(4)	5.7(4)	5.7(4)
16	$A_6\%(i)$	4.9(13)	4.9(13)	4.8(13)	4.8(13)	4.9(13)	4.9(13)	4.9(13)	4.2(13)	4.8(13)	4.8(13)	4.8(13)
17	$A_7\%(i)$	3.5(10)	3.4(10)	3.4(10)	3.4(10)	3.5(10)	3.5(10)	3.4(10)	3.5(10)	3.5(10)	3.5(10)	3.5(10)
18	$A_8\%(i)$	2.5(11)	2.4(11)	2.4(11)	2.4(11)	2.4(11)	2.4(11)	2.4(11)	2.4(11)	2.4(11)	2.4(11)	2.4(11)
19	A_1：A_2：A_3	3.7：2.9：1	3.7：3.1：1	3.7：3.1：1	3.7：3.1：1	3.6：3.1：1	3.7：3.1：1	3.6：3.1：1	3.7：3.1：1	3.7：3.1：1	3.7：3.1：1	3.7：3.1：1
20	$\overline{H}$	133.62	132.72	133.54	135.19	132.91	131.14	134.89	135.5	131.35	134.13	133.5
21	$\overline{W}$	0.23	0.22	0.22	0.22	0.22	0.22	0.22	0.22	0.23	0.22	0.22
22	N	13650	13163	12756	13906	13868	12198	12918	13788	11746	12918	13063
23	$\sum R_i$	146	148.3	153.6	153.5	153.4	149.2	150.1	155.5	147	152.9	150.7
24	$\overline{R}$	9.7	9.9	10.2	10.2	10.2	9.9	10	10.4	9.8	10.2	10
25	τ	0.849	0.845	0.837	0.828	0.833	0.842	0.842	0.837	0.85	0.849	0.842
26	T/min	41.26	41.25	41.28	41.26	41.28	41.27	41.27	41.27	41.28	41.27	41.27
27	Q/mg	1	1	1	1	1	1	1	1	1	1	1
28	F	23.4	23.3	23.3	23.3	23.3	23.3	23.3	23.1	23.3	23.3	23.3

No.	参数	S1	S2	S3	S4	S5	S6	S7	S8	S9	S10	RF
29	F_r	28.4	28.2	28.2	28.2	28.2	28.2	28.2	28	28.2	28.2	28.2
30	$F_{r(t)}$	28.4	28.2	28.2	28.2	28.2	28.2	28.2	28	28.2	28.2	28.2
31	$F_{r(q)}$	23.4	23.3	23.3	23.3	23.3	23.3	23.3	23.1	23.3	23.3	23.3
32	S	1.9	1.9	1.9	1.9	1.9	1.9	1.9	1.9	1.9	1.9	1.9
33	I	14.4	14.3	14.3	14.3	14.3	14.3	14.3	14.2	14.3	14.3	14.3
34	I_r	17.4	17.3	17.3	17.3	17.3	17.3	17.3	17.2	17.3	17.3	17.3
35	$I_{r(t)}$	17.4	17.3	17.3	17.3	17.3	17.3	17.3	17.2	17.3	17.3	17.3
36	$I_{r(q)}$	14.4	14.3	14.3	14.3	14.3	14.3	14.3	14.2	14.3	14.3	14.3
37	ω	1.63	1.63	1.63	1.63	1.63	1.63	1.63	1.62	1.63	1.63	1.63
38	RF	25.7	25.9	26.4	26.1	26.2	25.9	26.1	26.5	25.9	26.7	26.1
39	RF_r	31.2	31.4	32	31.6	31.7	31.4	31.7	32.2	31.4	32.4	31.7
40	$RF_{r(t)}$	31.2	31.4	32	31.6	31.7	31.4	31.7	32.2	31.4	32.4	31.7
41	$RF_{r(q)}$	25.7	25.9	26.4	26.1	26.2	25.9	26.1	26.5	25.9	26.7	26.1
42	TZ	209	208	206	209	201	203	209	196	209	199	205

8.2.7.4　斑蝥 HPLC 数字化指纹图谱双定性双定量评价

将 10 批斑蝥药材 HPLC 指纹图谱原始信号导入"中药色谱指纹图谱超信息特征数字化评价系统 3.0"软件计算双定性双定量相似度，评价结果见表 8-32。10 批斑蝥与对照指纹图谱的定性相似度 S_F 均大于 0.983，说明这 10 个产地斑蝥药材在化学成分分布上与对照指纹图谱相似性较好，其定性相似度均合格。S_F' 均大于 0.90，数值上均低于 S_F，是因为它将各峰等权计算，排除了二强峰所起的绝对作用，评价时更为灵敏。10 批斑蝥的 C 和 P 值均在 80%～120%之间且 $|C-P|\leqslant10\%$ 结果较理想，这表明大峰和小峰含量变异较小，与对照指纹图谱比较，其定量相似度均合格。

表 8-32　10 批样品的相似度评价结果

参数	S1	S2	S3	S4	S5	S6	S7	S8	S9	S10
S_F	0.991	0.991	0.983	0.991	0.986	0.983	0.984	0.993	0.992	0.986
S_F'	0.960	0.912	0.953	0.959	0.967	0.900	0.863	0.945	0.953	0.920
$C/\%$	98.1	100.4	93.3	95.5	99.7	90.4	92.4	99.6	100.3	91.8
$P/\%$	97.5	115.4	91.4	100.3	108.1	100.4	96.8	96.1	98.7	95.6

8.2.7.5　结论

本实验建立了斑蝥 265nm HPLC 指纹图谱，比较了混批药材与计算生成的对照指纹图谱间的相似度，结果相似度很好，说明计算生成的斑蝥对照指纹图谱可靠。建立斑蝥统一化色谱指纹图谱，有利于比较指纹图谱特征并利于化学计量学模糊识别方法的应用。

8.2.8　茵陈[6]

茵陈是菊科植物滨蒿或茵陈蒿的干燥地上部分。具有清湿热、退黄疸的功能，用于黄疸尿少，湿疮瘙痒，传染性黄疸型肝炎。

8.2.8.1　茵陈水提物 HPLC 指纹图谱

(1) 仪器与试药

Agilent1100 型液相色谱仪（配有二极管阵列检测器、四元梯度泵、在线脱气装置、自动进样器），ChemStation 工作站。

绿原酸，6,7-二甲氧基香豆素，甲醇，乙醇，冰醋酸，去离子水。茵陈药材产地为：S1甘肃天水，S2 陕西宝鸡，S3 甘肃陇西，S4 陕西铜川，S5 河南禹州，S6 陕西渭南，S7 河北，S8 东北，S9 安徽定远，S10 山西万荣，S11 河南开封，S12 青海玉树。

(2) 样品溶液制备

① 绿原酸对照品溶液　精密称取绿原酸对照品适量，以20%甲醇溶解并稀释成$120\mu g \cdot mL^{-1}$的 CGA 对照品溶液。

② 咖啡酸对照品溶液　精密称取咖啡酸对照品适量，以20%甲醇溶解并稀释成$150\mu g \cdot mL^{-1}$的 CFA 对照品溶液。

③ 6,7-二甲氧基香豆素对照品溶液　精密称取 6,7-二甲氧基香豆素对照品适量，以甲醇溶解并稀释成$170\mu g \cdot mL^{-1}$的 DMC 对照品溶液。

④ 供试品溶液制备　取于 60℃ 干燥 40min 的茵陈药材 5.0g，精密称定，分别用100mL、60mL 水回流提取 2 次，每次 2h，合并提取液，减压浓缩至 20mL，加乙醇至80%（V/V），醇沉 24h，回收乙醇至无醇味，同法进行二次醇沉，最后样品液以水定容至 50mL，摇匀即得。

⑤ 药材混批对照溶液制备　取 1～5 号、7～8 号和 10～12 号共 10 批茵陈药材等量混合，取 5.0g 精密称定，照"供试品溶液制备"项制备混批对照溶液。

(3) 色谱条件

色谱柱：Kroma SIL ODS（25cm×4.6mm，$5\mu m$）。流动相：A 为 1% 醋酸水溶液；B为甲醇。线性梯度洗脱：0～30min，20%B；30～70min，20%～55%B。流速$1.0mL \cdot min^{-1}$。柱温（30.0±0.15）℃。进样量$5\mu L$。紫外检测波长 326nm。

(4) 系统适用性试验与方法学考察

取各对照品溶液和药材供试液分别进样$5\mu L$，记录色谱图。由峰位对照图（图 8-47）可知，绿原酸和咖啡酸的保留时间分别为 14.0min、18.8min 左右，而 6,7-二甲氧基香豆素在供试液中未检出。以绿原酸峰作为参照物峰，其理论板数均大于 9000。通过对进样精密度、稳定性和方法重复性进行考察，结果表明进样精密度合格，样品在 26h 内基本稳定，方法重复性符合指纹图谱要求。

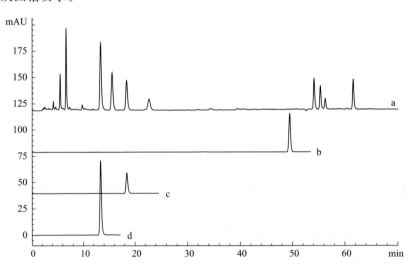

图 8-47　茵陈药材色谱图（a）及对照品 6,7-二甲氧基香豆素（b）、
咖啡酸（c）、绿原酸（d）的色谱图

（5）茵陈水提物 HPLC 指纹图谱建立

① 共有峰确定　分别检测 12 个产地茵陈药材的指纹图谱，经过比较可知，茵陈水提取液所有成分的色谱峰在 70min 之内出现，按色谱峰出现率 100％计，确定 20 个共有峰。参照物 CGA 峰标号为 10（S），其他共有峰依次编号。以 1 号茵陈色谱图为例，其指纹图谱标号见图 8-48。

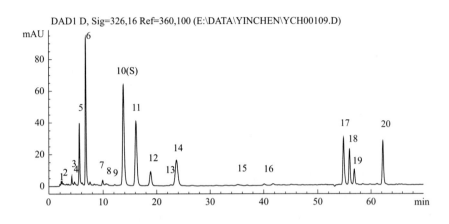

图 8-48　茵陈药材的指纹图谱

② 对照指纹图谱建立　应用相似度软件计算 12 产地茵陈的对照指纹图谱，并计算每一产地的相似度，舍弃相似度低的 8 号（0.853）和 9 号（0.906），利用余下的 10 批药材计算它们的平均值和中位数对照指纹图谱。同时，取药材混批对照溶液进样测定，以其检测到的指纹图谱作为混批对照。上述三种方式得到的指纹图谱间的相似度（表 8-33）相差不大，因此仍采用中位数法生成对照指纹图谱。

表 8-33　不同方式生成的对照指纹图谱间相似度

指纹图谱	平均值对照指纹图谱	中位数对照指纹图谱	混批对照指纹图谱
平均值对照指纹图谱	1.000	0.999	0.982
中位数对照指纹图谱	0.999	1.000	0.979
混批对照指纹图谱	0.982	0.979	1.000

（6）不同产地茵陈药材相似性评价

采用药材与对照指纹图谱峰面积指纹向量间的夹角余弦 S 和相关系数 R 评价茵陈化学组成分布及比例相似性，利用欧氏距离 $E.D.$ 和药材指纹总积分面积百分含量 P 及其相对偏差 ΔP 评价含量相似性，结果见表 8-34。S 和 R 结果显示 8 号、9 号样品相似度差，其他样品均比较好，所以可以将 S 标准设为 0.90，低于此值判为不合格。ΔP 显示 6、8、9、10 号样品的化学成分整体含量过低，所以即使它们化学成分分布比例相似度很好，也难以保证其疗效。在这种情况下可以采取与高含量药材混批（即勾兑）的方法加以解决。以 3 号（$S=0.990$，$P=150.6$）和 6 号（$S=0.960$，$P=16.6$）为例，将 62.2％的 3 号药材与 37.8％的 6 号药材混合，然后计算混合药材的 S 为 0.991，P 达到 99.9％，混批后的药材的含量相似度非常好，这表明在指纹图谱指导下的药材混批更具精确性，效果更理想。F 和 F_r 显示 6、9 号较差，原因是这 2 批药材化学成分含量低。

表 8-34　茵陈样品不同相似度指标计算结果

样品编号	S	R	$E.D.$	$P/\%$	$\Delta P/\%$	F	F_r
1	0.988	0.981	1153.7	71.3	-28.7	15.6	25.0
2	0.986	0.979	1407.3	139.8	39.8	17.1	27.3
3	0.990	0.984	1759.7	150.6	50.6	17.3	27.7
4	0.997	0.995	1196.6	131.3	31.3	16.4	26.4
5	0.984	0.976	1812.5	159.2	59.2	17.9	28.6
6	0.960	0.939	2836.4	16.6	-83.4	12.7	20.6
7	0.991	0.990	4227.6	204.3	104.3	15.6	25.2
8	0.835	0.732	2416.1	38.9	-61.1	15.1	24.3
9	0.902	0.844	3068.3	8.7	-91.3	10.4	16.9
10	0.938	0.903	2599.1	25.8	-74.2	13.9	22.5
11	0.988	0.981	862.6	81.77	-18.2	15.9	25.8
12	0.928	0.886	1887.2	55.06	-44.9	15.7	25.4

8.2.8.2　茵陈醇提物 HPLC 指纹图谱研究

(1) 仪器与试药

同 "茵陈水提物 HPLC 指纹图谱研究"。

(2) 样品溶液制备

① 对照品溶液制备　同 "茵陈水提物 HPLC 指纹图谱研究"。

② 供试品溶液制备　取于 60℃干燥 40min 的茵陈药材 5.0g，精密称定，分别用 50mL、40mL 80%乙醇回流提取 2 次，每次 2h，合并提取液，减压浓缩至干，加甲醇溶解并定容至 50mL，摇匀即得。

(3) 色谱条件

大连江申 Kroma SIL ODS 色谱柱（200mm×4.6mm，5μm）。流动相：A 为 1%醋酸水溶液；B 为甲醇。线性梯度洗脱：0～30min，0～30%B；30～80min，30%～65%B。紫外检测波长 265nm，流速 1.0mL·min^{-1}，柱温（30.0±0.15）℃，进样量 5μL。

(4) 共有指纹峰确定与方法学考察

取各产地药材供试液分别进样，检测其指纹图谱，经比较以出现率 100%计，确定 32 个共有指纹峰。以 S1 号茵陈为例，指纹图谱如图 8-49 所示。通过对进样精密度、稳定性和方法重复性进行考察，结果表明检测系统进样精密度合格，样品在 28h 内基本稳定，方法重复性合格。

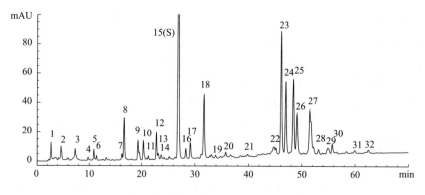

图 8-49　茵陈药材醇提物 HPLC 指纹图谱

(5) 对照指纹图谱建立与不同产地相似性评价

利用相似度软件计算 12 个产地茵陈药材的相似度，舍弃相似度低的 2 个产地（9 号

0.459，10 号 0.801），保留 10 个产地，应用软件采用中位数法生成对照指纹图谱。

计算各产地茵陈的化学成分分布比例和含量相似度以及 **F** 和 F_r 值，结果见表 8-35。化学成分分布比例相似度以夹角余弦 **S** 为例，9 号药材的相似度极差，只有 0.3439，10 号为 0.7022，其余均高于 0.85，因此规定相似度低于 0.85 的药材为不合格药材。**E.D.** 和 ΔP 显示这些产地的含量相似度差异显著，以 5 号和 11 号为例，二者 **S** 值相差不大，但它们的 ΔP 则一个是 +77.2%，一个是 -52.2%。**F** 和 F_r 计算结果与水提物指纹图谱一致，也显示 9 号最差，说明它的化学成分含量低。

表 8-35　茵陈醇提样品不同相似度指标计算结果

样品编号	S	R	$E.D.$	$P/\%$	$\Delta P/\%$	F	F_r
1	0.9711	0.9656	2314.5	188.1	88.1	29.8	47.6
2	0.9840	0.9784	1489.2	178.5	78.5	35.8	57.2
3	0.9544	0.9392	842.6	61.7	-38.3	26.3	42.0
4	0.9822	0.9796	1112.5	135.1	35.1	28.0	44.8
5	0.9459	0.9268	1735.7	177.2	77.2	32.5	52.5
6	0.8714	0.8297	1392.9	46.0	-54.0	35.5	56.7
7	0.9793	0.9744	1329.4	149.4	49.4	29.6	47.2
8	0.8545	0.7983	1030.2	80.7	-19.3	31.7	50.9
9	0.3439	0.1228	1882.9	10.0	-90.0	14.7	23.5
10	0.7022	0.5668	1647.0	30.4	-69.6	30.1	48.3
11	0.9512	0.9375	1217.1	47.8	-52.2	31.0	49.6
12	0.8863	0.8437	1361.3	43.4	-56.6	31.3	50.1

（6）茵陈水提物与醇提物指纹图谱比较研究

取同一批茵陈药材分别照水提物和醇提物供试品制备方法制备水提物和醇提物供试液，以上述色谱条件检测其指纹图谱见图 8-50。由图 8-50 可见，2、4、5、8、9、11、12、14、24、29、30、32 号峰只在水提物指纹图谱中检测到，1、33、41 号峰只在醇提物指纹图谱中检测到，二者共有峰数只占总峰数的 64.3%，共有峰相似度 0.765，水提物与醇提物峰面积和之比为 1.39，这表明水提物化学成分总量高于醇提物，由此可见水提物与醇提物在化学成分分布和比例上有较大差别，因此要全面反映药材中的化学成分，应分别建立反映药材中

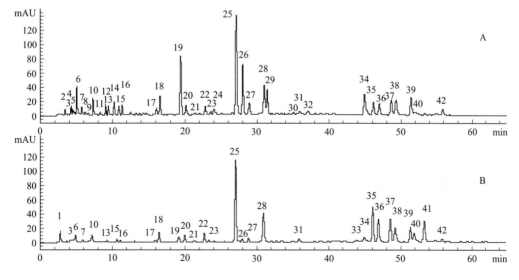

图 8-50　茵陈水提物（A）和醇提物（B）指纹图谱比较图

水溶性和脂溶性成分的两种指纹图谱。

8.2.8.3 茵陈 HPCE 指纹图谱

(1) 仪器与试药

江申 HPCE-10 高效毛细管电泳仪及江申色谱工作站，自制重力进样器，HS2060 超声波清洗器，pHS-3DC 型精密数显酸度计。

硼砂，硼酸，SDS，磷酸，乙醇，NaH_2PO_4，NaOH，β-CD，三羟甲基氨基甲烷，去离子水。茵陈药材产地同茵陈水提物 HPLC 指纹图谱研究。

(2) 药材供试液制备

取于 60℃ 干燥 40min 的茵陈药材 5.0g，精密称定，分别用 100mL、60mL 水回流提取 2 次，每次 2h，合并提取液，减压浓缩至 20mL，加乙醇至 80% (V/V)，醇沉 24h，回收乙醇至无醇味，残留溶液用水定容至 25mL，摇匀即得。

(3) 电泳条件

未涂壁石英毛细管 65cm×75μm I.D.，有效长度 48cm；紫外检测波长 313nm；灵敏度 0.005AUFS；运行电压 12.0kV；电流约 86mA；BGE 为含 15% 乙醇的 30mmol·L^{-1} 硼砂（调 pH 至 8.5）；重力进样 15s（高度 8.5cm）。

(4) 系统适用性试验与方法学考察

以上述色谱条件，取茵陈药材供试液重力进样 15s，记录电泳图（图 8-51）。保留时间 40min 左右的峰与相邻峰达到了基线分离，其峰面积及迁移时间适中，因此将其作为指纹图谱的参照物峰。通过对进样精密度、稳定性和方法重复性进行考察，结果表明检测系统进样精密度合格，样品在 28h 内基本稳定，方法重复性良好。

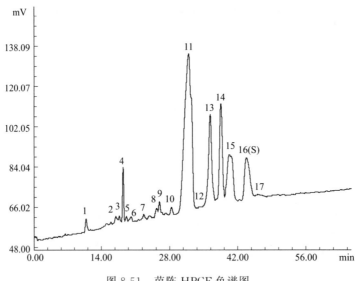

图 8-51　茵陈 HPCE 色谱图

(5) 茵陈共有指纹峰确定及标准 CEFP 建立

通过对 10 个不同产地的茵陈 CEFP 的比较研究，确定茵陈中 17 个共有指纹峰，几个不同产地药材的毛细管电泳指纹图谱共有峰编号见图 8-51。分别计算各共有峰峰面积中位数及迁移时间的平均值，得到茵陈 CEFP 的对照指纹图谱。

(6) 相似性研究

相关系数 R 与夹角余弦 S、欧氏距离 $E.D.$ 和药材指纹图谱总积分面积百分含量 P 及其相对偏差ΔP的计算结果见表 8-36。R 和 S 结果显示相同的趋势，10 批药材的相似度除陕西宝鸡（0.966）外均大于 0.99，表明 10 批药材的化学成分分布比例基本一致。$E.D.$ 和 P 及 ΔP 也显示相同的趋势，与对照谱最相似的是河南开封产茵陈，含量相似度差的是陕西宝鸡和河北产茵陈，前者含量偏低而后者含量偏高。

表 8-36　茵陈毛细管电泳指纹图谱评价结果

样品编号	产地	R	S	$E.D.$	$P/\%$	$\Delta P/\%$
1	甘肃天水	0.995	0.995	6.03×10^5	87.54	-12.46
2	陕西宝鸡	0.966	0.966	2.10×10^6	37.02	-62.98
3	甘肃陇西	0.990	0.992	1.91×10^6	172.41	72.41
4	陕西铜川	0.994	0.994	1.35×10^6	49.53	-50.47
5	河南禹州	0.995	0.996	1.52×10^6	51.33	-48.67
6	陕西渭南	0.998	0.998	4.84×10^5	80.61	-19.39
7	河北	0.999	0.999	2.20×10^6	167.67	67.67
8	东北	0.998	0.998	4.14×10^5	110.94	10.94
9	河南开封	0.999	0.999	3.87×10^5	106.20	6.20
10	青海玉树	0.997	0.997	1.31×10^6	136.74	36.74

8.2.9　刺五加[12]

刺五加是五加科植物刺五加的干燥根及根茎或茎。用于脾肾阳虚，体虚乏力，食欲不振，腰膝酸痛，失眠多梦。刺五加的化学成分主要包括刺五加苷 A、B1（即紫丁香苷）、C、D、E、F、G 等糖苷类，此外还有多糖类、香豆素类、有机酸类等。所含苷与人参根中的皂苷具有相似的生理活性，其中刺五加苷 E 的生理活性最强。

8.2.9.1　材料与方法

(1) 仪器与试药

Agilent 1100 型液相色谱仪（配有二极管阵列检测器、四元梯度泵、在线脱气装置、自动进样器），ChemStation 工作站，Sarturius-BS110S 分析天平，RE-52 旋转蒸发仪，KDM 型控温电热套。

绿原酸（CGA），紫丁香苷，刺五加药材。乙腈，冰醋酸，无水乙醇，乙醚，去离子水。10 批刺五加产于：黑龙江省宝清县朝阳乡（S1 丰收村、S2 合兴村、S3 曙光村），小城子镇（S4 红旗林场、S5 青龙林场、S6 六道林场），尖山子乡（S7 东明村、S8 三道林子），龙头镇（S9 兰花村、S10 北龙村）。

(2) 样品溶液制备

① 绿原酸对照品溶液　精密称取绿原酸对照品 6.0mg，置于 25mL 容量瓶中，以水定容至刻度，摇匀即得。

② 紫丁香苷对照品溶液　精密称取紫丁香苷对照品 5.5mg，置于 25mL 容量瓶中，以甲醇定容至刻度，摇匀即得。

③ 供试品溶液制备　精密称取经干燥后的刺五加药材 2.5g，加乙醚 50mL，回流提取 1h，弃去乙醚，残渣加水 50mL 回流提取 2h，过滤，残渣加水 40mL 继续回流提取 1.5h，合并两次滤液，减压浓缩至 20mL，加乙醇至 80%（V/V），冷藏醇沉 24h，滤除沉淀，减压回收乙醇至无醇残留，残液用水定容至 25mL，摇匀，作供试液。

(3) 色谱条件

色谱柱：Century SIL BDS（20cm×4.6mm，5μm）。流动相：A 为 1%醋酸水溶液；B

为 1％醋酸乙腈溶液。线性梯度洗脱：0～9min，0～3％B；9～22min，3％～8％B；22～30min，8％～10％B；30～45min，10％～15％B；45～60min，15％～19％B；60～80min，19％～35％B；流速 1.0mL·min⁻¹；柱温（30.0±0.15)℃；进样量 10μL；紫外检测波长 265nm。

（4）系统适用性试验与方法学考察

在此系统条件下，绿原酸对照品溶液和紫丁香苷对照品溶液各 5μL 进样检测，记录色谱图如图 8-52 所示。绿原酸峰与样品色谱图中 28.213min 峰对应（即 15 号峰），紫丁香苷峰与样品色谱图中 29.291min 峰对应（即 16 号峰），以绿原酸峰为参照物峰，其理论板数应不低于 119000。通过对进样精密度、稳定性和方法重复性进行考察，结果表明检测系统进样精密度合格，样品在 15h 内基本稳定，方法重复性良好。

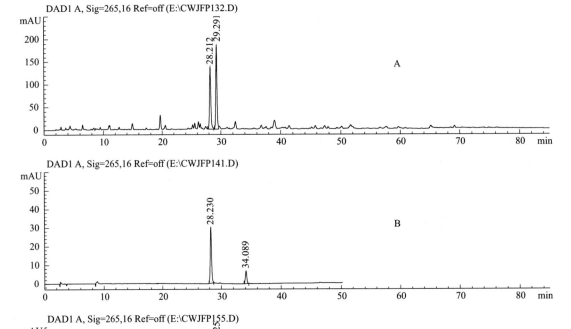

图 8-52　刺五加供试液（A）、绿原酸对照品（B）、紫丁香苷对照品（C）的 HPLC 图

8.2.9.2　刺五加指纹图谱测定

按照上述色谱条件，测定了 10 个不同产地的刺五加药材供试液色谱图，比较获得的色谱图，按共有峰出现率 100％计，确定 31 个共有指纹峰，指纹图谱标号见图 8-53。以 15 号绿原酸峰为参照物峰，10 批药材指纹图谱见图 8-54。

8.2.9.3　共有模式建立和指纹成分分布定性评价

以 10 批刺五加色谱图中各共有峰峰面积和记录的色谱图信号为基础，用国家药典委员会主持开发的"中药指纹图谱相似度评价软件 A 版"生成对照指纹图谱（平均值法），如图 8-55 所示。10 批样品的相似度评价结果见表 8-37，其中 10 批药材相似度 S_F（表征化学成分分布）均不低于 0.90，因此规定 S_F 应不低于 0.90，反之为不合格药材。

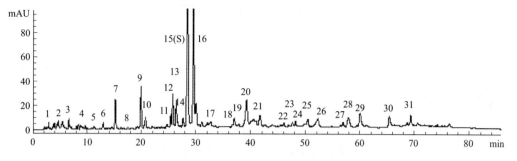

图 8-53　刺五加 HPLC 指纹图谱标号图

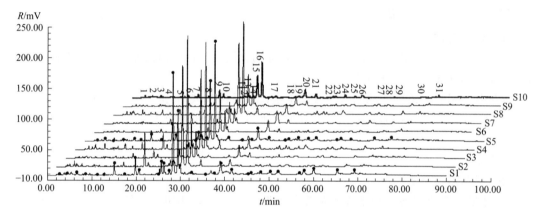

图 8-54　10 批刺五加 HPLC 指纹图谱

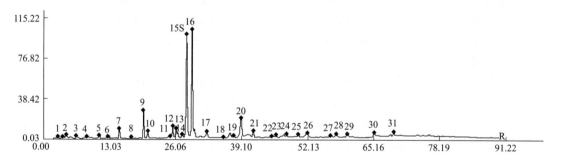

图 8-55　刺五加 HPLC 对照指纹图谱

8.2.9.4　双定性双定量相似度法评价刺五加 HPLC 指纹图谱

将 10 批刺五加供试液 HPLC 原始信号导入"中药色谱指纹图谱超信息特征数字化评价系统 3.0"软件计算双定性双定量相似度，评价结果见表 8-37。10 批刺五加的定性相似度 S_F 均大于 0.90，比率定性相似度 S_F' 除 S7（0.863）外均大于 0.90，而且除 S7 外 10 批药材双定性相似度合格，说明样品化学成分分布与对照指纹图谱十分一致。但数值上 S_F' 均低于 S_F，是因为它将各峰等权计算，消除了大峰的影响，评价时更为灵敏。按照相似度判据标准，P 只有 5 号刺五加合格，C 接近合格范围，说明 10 批药材化学成分分布尽管相同，但含量与对照指纹图谱差距较大。

表 8-37　10 批样品的相似度评价结果

参数	S1	S2	S3	S4	S5	S6	S7	S8	S9	S10
S_F	0.979	0.985	0.983	0.992	0.984	0.953	0.903	0.994	0.966	0.983
S_F'	0.950	0.915	0.963	0.959	0.977	0.922	0.863	0.945	0.943	0.916
P	140.3	144.9	66.2	137.0	118.0	60.0	48.9	137.8	62.3	63.1
C	139.2	178.2	57.4	142.7	126.9	59.7	43.9	141.8	54.1	56.2

8.2.10　黄芩[13]

黄芩为唇形科植物黄芩的干燥根。具有清热燥湿、泻火解毒、止血、安胎等功效，用于湿温、暑温胸闷呕恶，湿热痞满，泻痢，黄疸，肺热咳嗽，高热烦渴，痈肿疮毒。其化学成分主要包括黄酮类、氨基酸、糖类及挥发油等。

8.2.10.1　材料与方法

（1）仪器与试药

Agilent1100 型液相色谱仪（配有二极管阵列检测器、低压四元梯度泵、在线脱气装置、自动进样器），ChemStation 工作站。

黄芩苷，甲醇，乙腈，冰醋酸，去离子水。黄芩样品共 10 批，分别产于：S1 甘肃陇西县、S2 陕西铜川、S3 陕西城固县、S4 山西屯留县、S5 北京延庆区、S6 西安商州区、S7 内蒙古通辽市扎鲁特旗、S8 河北藁城市南孟镇、S9 云南禄丰县罗川次热坝子、S10 河南平舆县高杨店乡。

（2）样品溶液制备

① 对照品溶液制备　精密称取黄芩苷对照品 9.5mg，用甲醇溶解并定容至 25mL，摇匀，即得。

② 供试品溶液制备　精密称取黄芩药材粉末 2.5g，加水 50mL，回流提取 2h，过滤，残渣加水 40mL 继续回流 1.5h，合并两次滤液，减压浓缩至 20mL，加乙醇至 80（V/V）醇沉 24h，回收乙醇至无醇味，同法进行二次醇沉，用水定容至 25mL，摇匀，作供试液。

（3）色谱条件

色谱柱：Century SIL C_{18} BDS 柱（20cm×4.6mm，5μm）；流动相：A 为水（含 1%醋酸）溶液，B 为乙腈（含 2%醋酸）溶液。低压梯度洗脱：0～10min，2%～10% B；10～15min，10%～15%B；15～35min，15%～20%B；35～50min，20%～30%B；50～60min，30%～40%B；流速 1.0mL·min^{-1}；柱温（30.0±0.15）℃；进样量 5μL，紫外检测波长 280nm。

（4）系统适用性试验与方法学考察

如图 8-56 所示，黄芩苷出峰时间为 40.178min。以黄芩苷峰为参照物峰，其理论板数为 126000。通过对进样精密度、稳定性和方法重复性进行考察，结果表明检测系统进样精密度合格，样品在 15h 内基本稳定，方法重复性良好。

8.2.10.2　黄芩指纹图谱建立

将 10 批黄芩药材供试液，按色谱条件进样检测，记录色谱图见图 8-57。以 S1 为例，指纹图谱标号见图 8-58。以黄芩苷峰（16 号）为参照物峰，按出现率 100%计，确定 30 个共有峰。以此 10 批黄芩色谱图信号为基础，计算生成对照指纹图谱（平均值法）。计算各产地

药材定性相似度 S_F，10 批药材的 S_F（表征化学成分分布）均大于 0.942。因此规定 $S_F \geqslant$ 0.90，反之为不合格药材。

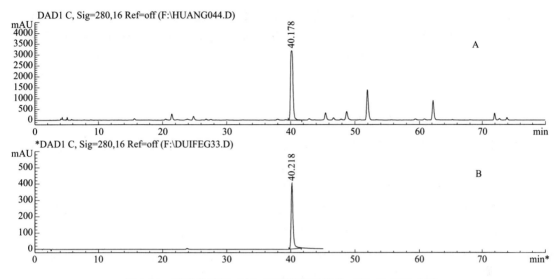

图 8-56　黄芩供试液（A）和黄芩苷对照品（B）的 HPLC 图

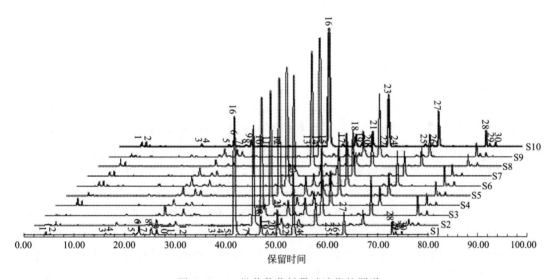

图 8-57　10 批黄芩药材供试液指纹图谱

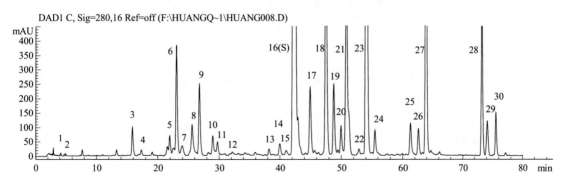

图 8-58　黄芩药材指纹图谱峰标号图（S1）

8.2.10.3　10批黄芩药材等量混合提取后检测 HPLC 指纹图谱特征

精密称取"仪器与试药"项中所列 10 批黄芩药材均 2.5g，充分混匀后，再精密称取 2.5g，按供试品溶液制备方法制备供试液，精密量取 $5\mu L$ 注入 HPLC 进行检测，记录色谱图，并用"中药色谱指纹图谱超信息特征数字化评价系统 4.0"软件计算其与对照指纹图谱的相似度为 0.995，二者总积分面积和的百分比为 103.63%。10 批黄芩药材等量混批产生的指纹图谱与计算生成的对照指纹图谱相似度很好，这说明计算生成的黄芩药材对照指纹图谱可靠。

8.2.10.4　黄芩 HPLC 指纹图谱超信息特征

用"中药色谱指纹图谱超信息特征数字化评价系统"软件评价黄芩 HPLC 指纹图谱，评价结果见表 8-38。① m、β 及平均分离度分别为 29、1 及 7.3～8，说明各峰分离状况很好；②三强峰比例 $A_1 : A_2 : A_3$ 及八强峰代表信号大致分布比例，本例中 $A_1 + A_2 \approx 60\%$，A_1 超过 43% 说明以第一强峰为主。③ γ 为 0.322～0.375，δ 为 0.205～0.305，表明信号均化性较差；τ 为 0.579～0.633 表明峰间等距性良好。④ $\sum A_i$ 为 103564～194808，$\overline{A}$ 为 922.2～1564，A_0 为 3452.2～6493.6，$\overline{H}$ 为 176.4～291.6，都表明黄芩指纹信号很强。⑤ $\overline{W}$ 为 0.32～0.35，N 为 131956～247922，说明柱效很高。⑥ F 为 28.7～35.1，I 为 15.6～18.2，均表明黄芩指纹图谱绝对指数处于中等水平；F_r 为 37.8～47.4，I_r 为 20.6～24.6，都高于 F 和 I 值，说明此图谱的时间效率或原生药材中所含化学成分信息较高。$F_{r(t)}$ 和 $I_{r(t)}$ 均低于原来 F 和 I 值，说明时间效率低；$F_{r(q)}$ 和 $I_{r(q)}$ 均明显高于原来 F 和 I 值，说明样品化学成分信息很丰富。F 综合了指纹信号强度、信号分布均匀性和有效分离率；在考虑到储藏及加工等因素的影响下，F、I、I_r、F_r 应分别不低于 28、37、15、20。⑦10 批黄芩与对照指纹图谱的定性相似度 S_F 均大于 0.943，说明这 10 个产地黄芩药材在化学成分分布上与对照指纹图谱相似性较好，其定性相似度均合格。S_F' 除 S8 外均大于 0.90，数值上均低于 S_F，是因为它将各峰等权计算，排除了三强峰所起的绝对作用，评价时更为灵敏。不同产地黄芩 C 除 S1、S2、S7 分别为 128.76%、67.21% 和 73.04% 外，其余为 80%～120%；P 数值与 C 相近，说明 S1 各成分总体含量偏高，S2、S7 各成分总体含量偏低，但三者 S_F 均大于 0.94，因此单凭定性相似度 S_F 合格是不够的，考察定量相似度更重要。我们推荐生产药品投料时在 S_F 合格前提下，不同产地药材采用混批勾兑方式投料，以 $P' = (P+C)/2$ 作为控制指标，将 P' 值调整到 100% 为佳。以 S1 和 S2 为例，混批投料时按 1:1 勾兑，则可以使 P' 值在 100% 左右，S1 和 S7 混批投料时，应按 4:6 勾兑，也可使 P' 值在 100% 左右。

表 8-38　黄芩 HPLC 指纹图谱超信息特征数字化评价结果

No.	参数	S1	S2	S3	S4	S5	S6	S7	S8	S9	S10
1	λ	280	280	280	280	280	280	280	280	280	280
2	n	30	30	30	30	30	30	30	30	30	30
3	m	29	29	29	29	29	29	29	29	29	29
4	β	1	1	1	1	1	1	1	1	1	1
5	γ	0.357	0.323	0.346	0.325	0.359	0.344	0.375	0.322	0.357	0.341
6	A_0	1538.5	922.2	1334.2	1074.9	1564	1512.5	1323.6	989.3	1538.5	1433.8
7	$\overline{A}$	6210.9	3452.2	6493.6	4506.2	6299.1	5957.9	4344.5	4466.7	6210.9	5878.7
8	δ	0.248	0.267	0.205	0.239	0.248	0.254	0.305	0.221	0.248	0.244
9	η	0.137	0.143	0.147	0.145	0.139	0.142	0.142	0.136	0.137	0.137
10	$\sum A_i$	186326	103564	194808	135186	188974	178736	130334	134001	186326	176362

No.	参数	S1	S2	S3	S4	S5	S6	S7	S8	S9	S10
11	$A_1\%(i)$	46.6(15)	54.2(16)	48.2(16)	53.7(16)	46.3(16)	49.5(16)	43.9(16)	54.2(16)	46.6(16)	50.0(16)
12	$A_2\%(i)$	17.1(22)	13.1(23)	17.6(23)	12.6(23)	17.1(23)	14.8(23)	17.2(23)	12.8(23)	17.1(23)	15.0(23)
13	$A_3\%(i)$	8.4(20)	6.9(27)	8.8(27)	6.5(27)	8.4(21)	9.0(27)	8.9(27)	6.5(27)	8.4(21)	9.1(27)
14	$A_4\%(i)$	5.5(26)	3.9(18)	5.0(21)	6.0(21)	5.6(27)	4.5(21)	4.3(18)	6.0(21)	5.5(27)	4.6(21)
15	$A_5\%(i)$	5.3(17)	3.5(21)	4.3(18)	3.3(18)	5.4(18)	4.1(28)	4.2(21)	3.3(18)	5.3(18)	3.7(18)
16	$A_6\%(i)$	2.6(27)	2.5(6)	3.7(28)	3.2(28)	2.6(28)	3.5(18)	3.2(28)	3.2(28)	2.6(28)	3.3(28)
17	$A_7\%(i)$	2.4(5)	2.1(28)	2.3(6)	2.3(6)	2.4(6)	2.5(6)	2.9(6)	2.2(6)	2.4(6)	2.5(6)
18	$A_8\%(i)$	1.7(7)	1.8(9)	1.6(9)	1.3(9)	1.8(8)	1.7(9)	1.8(9)	1.3(1)	1.7(8)	1.6(9)
19	A_1 : A_2 : $A3$	5.6 : 2.0 : 1	7.9 : 1.9 : 1	5.4 : 2.0 : 1	8.2 : 1.9 : 1	5.5 : 2.0 : 1	5.5 : 1.7 : 1	4.9 : 1.9 : 1	8.3 : 2.0 : 1	5.6 : 2.0 : 1	5.5 : 1.6 : 1
20	$\overline{H}$	285.1	176.4	291.6	222	288.2	277.3	226.4	222.5	285.1	271.7
21	$\overline{W}$	0.32	0.34	0.35	0.34	0.33	0.33	0.33	0.32	0.32	0.32
22	N	133601	247922	131956	192957	133171	134973	224111	187407	133601	133728
23	$\sum R_i$	235.6	231	219.9	221.7	235.6	229.3	233.3	241.3	235.6	241.1
24	$\overline{R}$	7.9	7.7	7.3	7.4	7.9	7.6	7.8	8	7.9	8
25	τ	0.618	0.597	0.633	0.614	0.614	0.596	0.594	0.597	0.618	0.579
26	T/min	74.68	75.83	75.47	75.22	74.92	74.57	74.02	75.06	74.68	74.49
27	Q/mg	0.5	0.5	0.5	0.5	0.5	0.5	0.5	0.5	0.5	0.5
28	F	34.1	28.7	32.5	29.5	34.4	32.8	35.1	28.9	34.1	32.3
29	F_r	45.7	37.8	43	39.2	45.9	44	47.4	38.5	45.7	43.3
30	$F_{r(t)}$	22.9	18.9	21.5	19.6	22.9	22	23.7	19.3	22.9	21.7
31	$F_{r(q)}$	68.3	57.4	65	59	68.7	65.6	70.2	57.8	68.3	64.5
32	S	2	1.9	1.9	1.9	2	1.9	2.1	1.8	2	1.9
33	I	17.9	15.6	17.3	16.1	18	17.4	18.2	15.9	17.9	17.2
34	I_r	24	20.6	23	21.5	24.1	23.4	24.6	21.2	24	23.1
35	$I_{r(t)}$	12	10.3	11.5	10.7	12	11.7	12.3	10.6	12	11.5
36	$I_{r(q)}$	35.8	31.3	34.7	32.3	36	34.9	36.4	31.8	35.8	34.4
37	ω	1.9	1.84	1.87	1.83	1.91	1.88	1.93	1.82	1.9	1.88
38	S_F	0.963	0.943	0.975	0.989	0.974	0.973	0.957	0.989	0.961	0.973
39	S'_F	0.971	0.924	0.927	0.965	0.953	0.967	0.948	0.856	0.994	0.986
40	R/%	147.7	61.8	116.3	80.7	112.8	106.7	77.8	80.0	111.2	105.2
41	Q	171.7	71.8	104.9	85.7	114.6	108.5	104.2	79.0	112.7	102.9
42	P/%	142.24	58.28	113.39	79.81	109.87	103.82	74.45	79.12	106.86	102.36
43	C/%	128.76	67.21	118.26	87.25	110.60	109.26	73.04	87.22	109.57	108.83

8.2.10.5　黄芩 HPLC 指纹图谱定量评价

根据试验结果，黄芩的 C、R、Q、Q_F、P 值都表明 S1 含量偏高，S2 和 S7 样品偏低，药材投料时考虑采用混批办法，应控制 C、R、Q、Q_F、P 在 85～120 之间比较理想。指标中 C、R、P 评价的效果要好于 Q、Q_F。

8.2.11　知母[14]

知母为百合科植物知母的干燥根茎。春、秋二季采挖，除去茎苗和须根晒干为毛知母，剥去外皮晒干者为知母肉。用于外感热病，高热烦渴，骨蒸潮热，内热消渴，肠燥便秘。其化学成分主要为甾体皂苷、黄酮类、木脂素类、多糖类、有机酸类。本实验建立了 265nm 知母的 HPLC 指纹图谱，采用"中药色谱指纹图谱相似度评价系统"软件和"双定性双定量相似度法"对其进行评价，以实现对知母质量的全面控制。

8.2.11.1 材料与方法

(1) 仪器与试药

Agilent1100 型液相色谱仪（配有二极管阵列检测器、四元梯度泵、在线脱气装置、自动进样器），ChemStation 工作站，旋转蒸发仪 RE52，Arturius-BS110S 分析天平，KDM 型控温电热套。

甲醇，乙腈，冰醋酸，无水乙醇，去离子水。芒果苷，知母产地为：S1 河北安国、S2 安徽亳州、S3 河北遵化市、S4 河北承德兴隆县、S5 辽宁凌源、S6 内蒙古赤峰、S7 山西太行山、S8 陕西张县、S9 黑龙江阿城、S10 河北涿鹿县。

(2) 样品溶液制备

① 对照品溶液制备　精密称取芒果苷对照品 8.0mg，置于 50mL 容量瓶中，用 50% 甲醇溶解并稀释至刻度，摇匀，得 $160\mu g \cdot mL^{-1}$ 的对照品溶液。

② 供试品溶液制备　精密称取于 60℃ 干燥 40min 的知母 2.50g，加水 30mL，回流提取 2h，过滤，残渣加水 20mL 继续回流 1.5h，合并两次滤液，减压浓缩至 20mL，加乙醇至 80%（V/V）醇沉 24h，过滤，回收乙醇至无醇味，同法进行二次醇沉，最后样品液用水定容至 25mL，摇匀作供试液。

③ 药材混批供试液制备　取 10 批知母等量混合均匀，取 2.5g，精密称定，照样品供试液制备方法制备混批供试液。

(3) 色谱条件

大连江申 Century SIL C$_{18}$ BDS 柱（20cm×4.6mm，5μm），流动相系统见表 8-39，流速 $1.0mL \cdot min^{-1}$。紫外检测波长 265nm，柱温（30.0±0.15）℃，进样量 5μL。

表 8-39　知母指纹图谱的梯度洗脱程序

梯度	时间/min	0	3	9	22	32	45	60	80
A	水（含 1% 醋酸）	100	100	95	87	84	65	45	20
B	乙腈（1% 醋酸）	0	0	5	13	16	35	55	80

(4) 系统适用性试验与方法学考察

分别进样芒果苷对照品溶液与供试品溶液，记录色谱图（图 8-59）。对比保留时间和在线紫外光谱可知 $t_R = 28.730min$ 峰为芒果苷峰。以芒果苷峰为参照物峰，理论板数应不低于 200000。通过对进样精密度、稳定性和方法重复性进行考察，结果表明检测系统进样精密度合格，样品在 15h 内基本稳定，方法重复性良好。

8.2.11.2 指纹图谱建立

(1) 共有指纹峰标定

对 10 个不同产地的知母进行指纹图谱检测，记录其色谱图。确定共有峰为 21 个，以 S1 知母为例，指纹图谱的标号见图 8-60。10 批供试品 HPLC 图谱保留时间的 RSD 均小于 1.5%，芒果苷峰（15 号）与相邻峰分离较好，因此选作参照物峰。参照峰标号为 15（S），其他共有峰依次为 1，2，3，…，21。10 批知母的 HPLC 指纹图谱见图 8-61。

(2) 知母 HPLC 指纹图谱相似度评价

以 10 批次知母色谱图中各共有峰的峰面积和记录的色谱图信号为基础，用国家药典委员会主持开发的"中药色谱指纹图谱相似度评价系统"软件计算各批次知母的指纹图谱与对

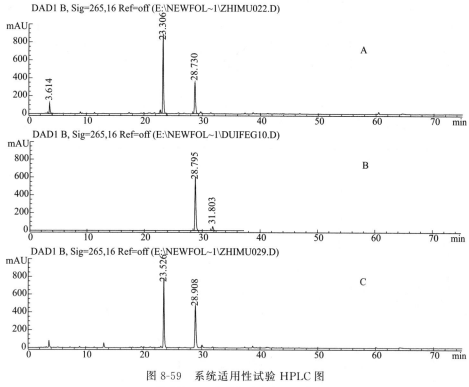

图 8-59　系统适用性试验 HPLC 图

A—供试品；B—芒果苷对照品；C—供试品

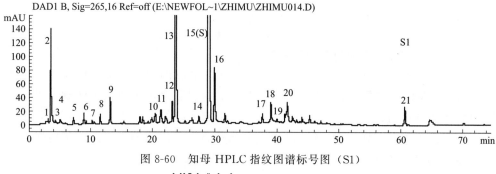

图 8-60　知母 HPLC 指纹图谱标号图（S1）

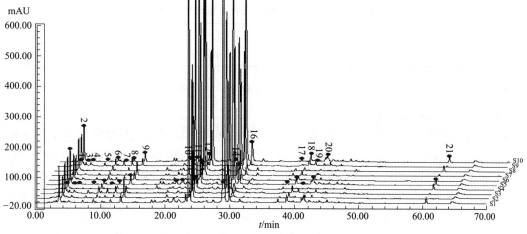

图 8-61　知母 HPLC 指纹图谱（S1～S10）

照指纹图谱之间的相似度，结果见表 8-40。由相似度计算结果可见，10 批次的指纹图谱与对照指纹图谱的相似度均不低于 0.94。考虑到知母生产中的各种变化因素，规定知母的指纹图谱与对照指纹图谱间的相似度应不低于 0.85，反之为不合格。由此 10 批样品指纹图计算生成对照指纹图谱，对照指纹图谱的标号见图 8-62。

表 8-40　知母 HPLC 指纹图谱相似度评价结果

批号	S1	S2	S3	S4	S5	S6	S7	S8	S9	S10	对照 FP
对照 FP	0.998	0.962	0.969	0.946	0.998	0.997	0.991	0.946	0.976	0.997	1.000

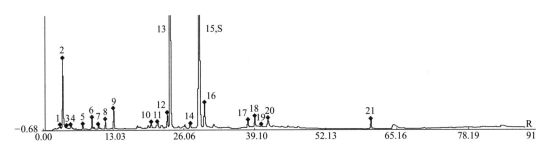

图 8-62　知母 HPLC 对照指纹图谱

(3) 10 批知母等量混合提取后检测 HPLC 指纹图谱特征

取药材混批供试品溶液进样测定，记录色谱图，并用国家药典委员会主持开发的"中药色谱指纹图谱相似度评价系统"软件计算其与对照指纹图谱的相似度为 0.993，其共有峰面积之和与对照指纹图谱共有峰面积之和的比为 98.7%。10 批知母等量混批产生的指纹图谱与计算生成的对照指纹图谱相似度很好，这说明计算生成的知母对照指纹图谱可靠。

(4) 知母采收期和储存期对指纹图谱影响

本实验考察了 3 月、4 月、9 月、10 月、11 月份采收的知母样品，同时考察了放置 1 年、2 年的知母药材指纹图谱的变化。将上述样品，按供试品溶液制备方法制备供试液，按指纹图谱检测条件进行检测分析（进样量 5μL），相似度结果见表 8-41，以秋季采收的知母药材最好，因此确定采收期为 10 月、11 月；知母药材在干燥阴凉处放置 2 年内指纹图谱变化不大，因此均可以药用。

表 8-41　不同采收期和存放期时知母与对照指纹图谱相似度评价结果

采收期	R	3 月	4 月	9 月	10 月	11 月	当年	1 年	2 年
R	1.000	0.939	0.943	0.998	0.997	0.997	0.998	0.997	0.996

8.2.11.3　双定性双定量相似度评价知母 HPLC 指纹图谱

(1) 知母 HPLC 指纹图谱建立

将 10 批知母供试液 HPLC 原始信号导入"中药色谱指纹图谱超信息特征数字化评价系统 4.0"软件生成对照指纹图谱（平均值法）（图 8-63），并计算双定性双定量相似度，数据见表 8-42，10 批样品 HPLC 指纹图谱见图 8-64。结果显示，10 批知母与对照指纹图谱的相似度 $S_F \geqslant 0.946$，双定性相似度除 S3 不合格外，其余 $S_F \geqslant 0.90$，说明样品化学成分分布与对照指纹图谱十分一致。C 在 65.0%～146.3% 和 P 在 67.4%～140.9%。双定量相似度只有 S4、S7、S8 合格，S1、S5、S10 含量明显偏高，S2、S6、S9 含量明显偏低，详细见表 8-

42。上述结果说明 10 批样品化学成分分布尽管相同，但含量与对照指纹图谱差距较大。生产药品投料时应该以（S1、S5、S10）与（S2、S4、S8）可按 1：2、（S1、S5、S10）与（S6、S9）可按 1：1 投料，这样可满足定量相似度合格。S3（$S'_F = 0.875$）比率定性相似度不合格，定量相似度也不合格，这用单一夹角余弦相似度是检测不到的。

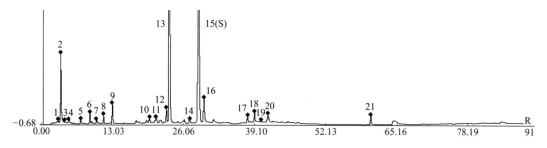

图 8-63　知母 HPLC 对照指纹图谱

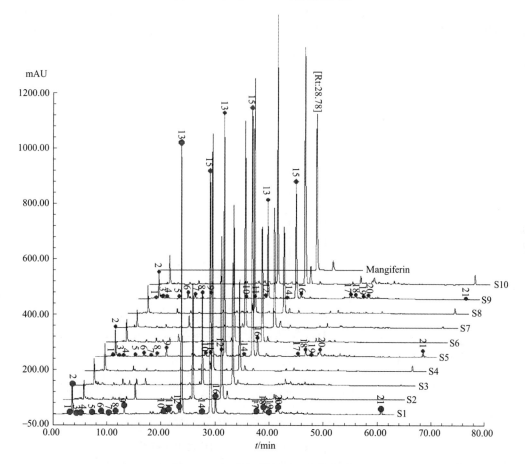

图 8-64　10 批知母 HPLC 指纹图谱

表 8-42　10 批样品的相似度评价结果

参数	S1	S2	S3	S4	S5	S6	S7	S8	S9	S10
S_F	0.998	0.963	0.971	0.946	0.999	0.999	0.992	0.946	0.977	0.998
S'_F	0.944	0.900	0.875	0.906	0.944	0.960	0.935	0.900	0.901	0.923
$C/\%$	145.3	84.0	69.3	87.0	145.9	73.9	95.5	87.8	65.0	146.3
$P/\%$	139.0	79.7	85.4	81.3	140.2	74.8	90.5	82.7	67.4	140.9

（2）峰缺失对双定性和双定量相似度影响

在图 8-65 记录的实验中，A1、A2 为同一样品两次进样结果，因此 $S_F = S_F' = 1.0$、$C = P = 100.0\%$。按从小到大顺序，表 8-44 给出了 A2 在小峰分别缺失 1～20 个时计算所得四种相似度。表 8-43 结果表明，无论缺失哪个峰，比率相似度都为 0.97 左右，对所有峰等权。定性相似度 S_F 很好地反映了大峰含量变化，当 19 个峰都不存在时，仅 13 号、15 号峰（芒果苷）存在仍能获得 $S_F = 0.993$，见表 8-44，因此仅靠定性相似度 S_F 评价指纹图谱存在很大缺陷。投影含量相似度 C 评价结果受大峰左右，在小峰缺失面积达 20% 时，其评价结果仍为 98.6%，显然是错误的。因此 C 能灵敏反映大峰含量变动情况，但掩盖小峰变动，其数值低说明大峰含量出现严重问题。它的变化与 S_F 有相似趋势。在定性相似度大于 0.9 以上时，P 对所有峰积分值等权，能较好反映小峰变动，其与缺失峰面积的百分值相加约为 100%。根据表 8-43、表 8-44 可知，定性相似度应在 0.9 之上，定量相似度应在 80%～120%，超过此范围即不合格，以此可实现利用指纹图谱定性定量控制知母药材质量。在 A2 中，当芒果苷峰面积下降至 34%（或 13 号峰下降 30% 或 13 号、15 号峰下降至 19%）以下时，即使其他峰不缺失，S_F 将不合格（由相关系数计算的定性相似度也不合格），S_F 基本不变，而比率相似度始终合格，见图 8-66。

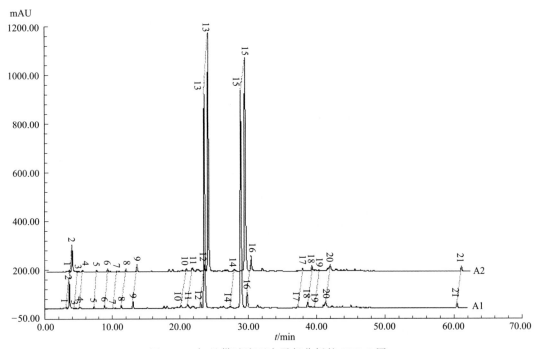

图 8-65　知母供试液两次平行分析的 HPLC 图

表 8-43　八个最大峰分别缺失时相似度评价结果

编号	$P(n)/\%$	S_F	Under	S_F	S_F'	S_F/S_F'	$C/\%$	$P/\%$	C/P
A1%	43.1(15)	0.567	A1%=0	0.658	0.970	0.68	43.1	37.1	1.16
A2%	37.1(13)	0.419	A2%=0	0.762	0.971	0.78	58.3	48.4	1.20
A3%	4.2(2)	0.005	A3%=0	0.997	0.976	1.02	99.5	95.6	1.04
A4%	3.7(16)	0.004	A4%=0	0.998	0.976	1.02	99.6	96.1	1.04
A5%	2.2(20)	0.002	A5%=0	0.999	0.976	1.02	99.8	97.8	1.02
A6%	1.4(9)	0.0006	A6%=0	1.000	0.976	1.02	99.9	98.6	1.01
A7%	1.1(11)	0.0004	A7%=0	1.000	0.976	1.02	100.0	98.8	1.01
A8%	1.1(21)	0.0004	A8%=0	1.000	0.976	1.02	100.0	98.9	1.01
SUM	94.0	0.999							

表 8-44　第 1～20 个峰缺失时相似度

MTNs	Loss of $\sum A_i$/%	S_F	S_F'	S_F/S_F'	C/%	P/%	C/P
1	0.11%	1.000	0.976	1.02	100.0	99.9	1.00
4	0.86%	1.000	0.897	1.11	99.6	98.5	1.01
5	1.05%	1.000	0.873	1.15	100.0	98.9	1.01
10	3.47%	1.000	0.724	1.38	100.0	96.5	1.04
15	8.26%	0.999	0.535	1.87	99.8	91.6	1.09
16	9.65%	0.999	0.488	2.05	99.8	90.2	1.11
17	11.88%	0.998	0.436	2.29	99.6	87.9	1.13
18	15.58%	0.996	0.378	2.63	99.2	84.1	1.18
19	19.77%	0.993	0.309	3.21	98.6	79.7	1.24
20	56.86%	0.753	0.218	3.45	56.7	32.5	1.74

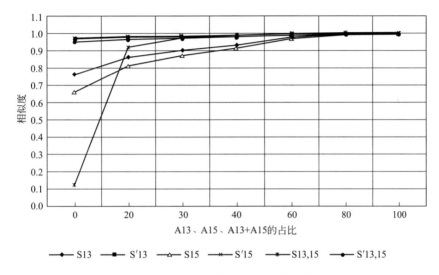

图 8-66　双定性相似度峰面积影响

8.2.11.4　结论

本实验以知母为研究对象，建立了 265nm 知母的 HPLC 指纹图谱。比较了混批药材和计算生成两种方法建立的对照指纹图谱，结果相似度很好，这说明计算生成的知母对照指纹图谱可靠。用双定性双定量相似度法评价知母 HPLC 指纹图谱。双定性双定量相似度法能及时监测大峰和小峰的变动与缺失，既定性又定量，可以很明确地指导生产制剂的投料量和确定混批比例。

8.2.12　柴胡[15]

柴胡为伞形科植物柴胡或狭叶柴胡的干燥根。具有和解表里、疏肝、升阳的功效，为我国治疗少阳证的首选要药。柴胡应用广泛而其植物品种众多，各地供以药用的除南柴胡、北柴胡外还有同属 20 余个品种[16]。

8.2.12.1　材料与方法

(1) 仪器与试药

Agilent 1100 型液相色谱仪（配有 DAD 检测器、低压四元泵、自动进样器和柱温箱），Agilent 化学工作站，Sarturius-BS110S 分析天平，旋转蒸发仪 RE52。

甲醇，乙腈，冰醋酸，去离子水，尿苷对照品。柴胡样品共 10 批，分别产于：S1 甘肃陇西县、S2 陕西石泉县、S3 陕西商洛、S4 宝鸡太白县、S5 宝鸡麟游县、S6 银川、S7 重庆、S8 河南嵩县、S9 黑龙江、S10 长白山。

(2) 样品溶液制备

① 对照品溶液制备　精密称取尿苷对照品适量，用 50%甲醇制成 240μg·mL⁻¹ 溶液，摇匀，即得。

② 供试品溶液制备　取 60℃干燥 40min 的柴胡约 5.0g，精密称定，加水 50mL，回流提取 2h，过滤，残渣加水 40mL 继续回流 2h，合并两次滤液，减压浓缩至 20mL，以 80%（V/V）乙醇醇沉 24h，回收乙醇至无醇味，同法进行第二次醇沉，用水定容至 25mL，摇匀，即得。

(3) 色谱条件

大连江申 Century SIL C_{18} AQ 色谱柱（20cm×4.6mm，5μm）。流动相：A 为 1%醋酸水，B 为 1%醋酸乙腈。梯度洗脱程序：0～10min，0～0%B；10～70min，0～50%B；流速 1.0mL·min⁻¹；紫外检测波长 265nm；柱温（30.0±0.15）℃；运行时间 80min；进样量 5μL。

(4) 系统适用性试验与方法学考察

在此系统条件下，以尿苷峰为参照物峰，出峰时间 t_R 为 8.598min，其理论板数应不低于 34000。样品供试液和尿苷对照品色谱图见图 8-67。通过对进样精密度、稳定性和方法重复性进行考察，结果表明检测系统进样精密度符合要求，样品在 15h 内基本稳定，方法重复性较好。

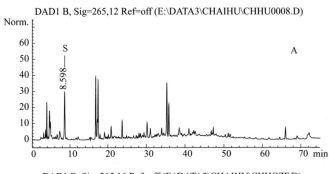

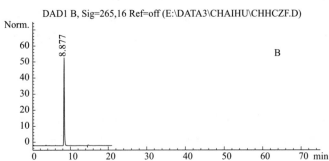

图 8-67　样品供试液（A）和尿苷对照品（B）色谱图

8.2.12.2　柴胡 HPLC 指纹图谱建立

照色谱条件测定 10 个不同产地柴胡，比较色谱图，以峰出现率 100%计，确定 27 个共有指纹峰（见图 8-68）。用国家药典委员会颁布的中药指纹图谱相似度评价软件计算生成对照指纹图谱。

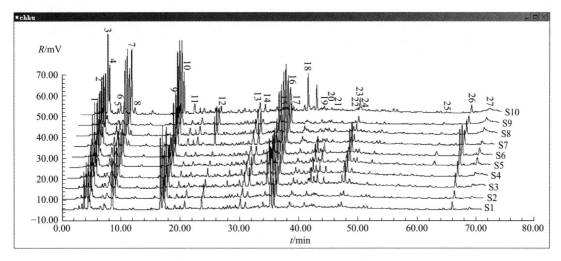

图 8-68　10 批柴胡供试液色谱指纹图谱

8.2.12.3　柴胡 HPLC 数字化指纹图谱特征

用"中药指纹图谱超信息特征数字化评价系统 4.0"软件评价柴胡指纹图谱结果见表 8-45：①m、β 及 $\overline{R}$ 分别为 24～26、0.92～1.0 及 8.9～10.9，说明分离状况良好、各峰之间基本达基线分离。②本例 $A_1 + A_2$ 的和超过 50%，说明以一、二强峰为主。③γ 为 0.720～0.831 和 δ 为 0.606～0.839，表明信号平均化较好；τ 为 0.687～0.716 表明峰间等距性较好。④总积分面积和 $\sum A_i$ 为 3235～4441，$A_0 = 72.6$～122.6，$\overline{A}$ 为 119.8～164.5，平均峰高 $\overline{H}$ 为 10.4～13.9，都表明柴胡指纹信号较小。⑤$\overline{W} = 0.21$～0.26，N 为 126982～542099，说明柱效较高。⑥F 为 33.9～45.7，I 为 14.2～15.7，均表明柴胡指纹图谱绝对指数处于中等水平；F_r 为 12.3～16.6，I_r 为 5.2～5.7，都很小，说明此图谱的时间效率和原生药材中所含化学成分信息都较低。$F_{r(t)}$、$I_{r(t)}$、$F_{r(q)}$ 和 $I_{r(q)}$ 均低于原来的 F 和 I 值，说明时间效率和样品化学信息确实很低。在考虑到储藏及加工等因素的影响下，四者应分别不低于 33、13、14、5。

表 8-45　10 批柴胡 HPLC 指纹图谱超信息特征数字化评价结果

No.	Para	S1	S2	S3	S4	S5	S6	S7	S8	S9	S10
1	λ	265	265	265	265	265	265	265	265	265	265
2	n	27	27	27	27	27	27	27	27	27	27
3	m	25	24	26	26	26	26	25	26	24	24
4	β	0.962	0.923	1.000	1.000	1.000	1.000	0.962	1.000	0.923	0.923
5	γ	0.702	0.772	0.817	0.820	0.826	0.831	0.761	0.772	0.759	0.786
6	A_0	72.6	103.9	116.2	116.6	106.0	105.0	117.8	122.6	100.5	101.6
7	$\overline{A}$	119.8	135.0	143.8	144.1	127.2	125.1	160.5	164.5	134.5	132.4
8	δ	0.606	0.769	0.808	0.809	0.834	0.839	0.734	0.745	0.747	0.768
9	η	0.087	0.108	0.089	0.090	0.090	0.086	0.090	0.093	0.107	0.106
10	$\sum A_i$	3235	3644	3883	3890	3435	3379	4333	4441	3631	3574
11	$A_1(\%)$	13.1(9)	11.5(9)	10.9(15)	10.9(15)	13.1(15)	13.0(15)	12.5(6)	12.2(6)	12.7(9)	12.1(6)
12	$A_2(\%)$	12.1(15)	10.6(15)	9.3(2)	9.3(2)	7.2(25)	7.2(6)	11.6(9)	11.5(9)	10.4(6)	9.6(2)
13	$A_3(\%)$	11.2(6)	9.9(6)	8.2(6)	8.2(6)	7.1(6)	6.6(25)	10.7(15)	10.3(15)	9.9(8)	8.3(3)

No.	Para	S1	S2	S3	S4	S5	S6	S7	S8	S9	S10
14	$A_4(\%)$	10.8(8)	9.7(8)	7.8(9)	7.9(9)	6.1(2)	6.1(9)	6.3(2)	6.0(2)	9.5(15)	7.6(15)
15	$A_5(\%)$	6.7(16)	5.6(16)	6.0(14)	5.9(14)	6.0(9)	6.0(2)	4.8(8)	4.8(8)	6.4(2)	7.2(9)
16	$A_6(\%)$	6.0(2)	5.4(2)	5.3(3)	5.1(3)	5.6(16)	5.4(16)	4.4(17)	4.4(16)	4.9(1)	7.0(17)
17	$A_7(\%)$	4.5(1)	4.0(1)	4.8(5)	4.7(5)	4.9(22)	4.8(22)	4.2(16)	4.3(17)	4.2(12)	4.9(5)
18	$A_8(\%)$	3.8(3)	3.8(17)	4.6(16)	4.4(16)	3.7(14)	4.0(8)	4.2(11)	4.1(3)	3.8(26)	3.6(10)
19	$A_1:$ $A_2:A_3$	1.2: 1.1:1	1.2: 1.1:1	1.3: 1.1:1	1.3: 1.1:1	1.8: 1.0:1	2.0: 1.1:1	1.2: 1.1:1	1.2: 1.1:1	1.3: 1.1:1	1.5: 1.2:1
20	$\overline{H}$	10.4	10.8	12.0	11.9	10.4	10.4	13.7	13.9	11.3	10.7
21	$\overline{W}$	0.21	0.26	0.22	0.22	0.22	0.21	0.22	0.23	0.26	0.26
22	N	126982	139355	431907	416889	444793	542099	32497	32314	154836	25207
23	$\sum R_i$	291.6	246.4	283.6	282.6	281.6	294.8	291.6	284.9	241.4	263.9
24	$\overline{R}$	10.8	9.1	10.5	10.5	10.4	10.9	10.8	10.6	8.9	9.8
25	τ	0.695	0.708	0.716	0.710	0.705	0.703	0.687	0.688	0.715	0.691
26	T/min	69.02	69.01	68.77	68.81	68.77	68.78	68.79	68.8	68.81	68.86
27	Q/mg	2.0	2.0	2.0	2.0	2.0	2.0	2.0	2.0	2.0	2.0
28	F	33.9	38.8	45.6	45.7	45.2	45.3	40.9	43.5	37.9	39.3
29	F_r	12.3	14.1	16.6	16.6	16.4	16.5	14.9	15.8	13.8	14.3
30	$F_{r(t)}$	24.6	28.1	33.1	33.2	32.8	33.0	29.7	31.6	27.5	28.6
31	$F_{r(q)}$	17.0	19.4	22.8	22.9	22.6	22.7	20.5	21.8	18.9	19.7
32	S	2.9	3.0	3.1	3.1	3.1	3.1	3.0	3.1	3.0	3.0
33	I	14.2	15.1	15.5	15.6	15.2	15.2	15.5	15.7	15.0	15.1
34	I_r	5.2	5.5	5.7	5.7	5.5	5.5	5.6	5.7	5.5	5.5
35	$I_{r(t)}$	10.3	10.9	11.3	11.3	11.1	11.1	11.3	11.4	10.9	11.0
36	$I_{r(q)}$	7.1	7.6	7.8	7.8	7.6	7.6	7.8	7.8	7.5	7.6
37	ω	2.39	2.57	2.93	2.94	2.96	2.98	2.63	2.77	2.53	2.60
38	S_F	0.961	0.971	0.966	0.969	0.942	0.95	0.985	0.985	0.963	0.929
39	$C/\%$	80.6	99.4	99.6	99.8	85.0	83.8	121.6	118.6	97.0	95.5
40	$R/\%$	86.4	97.3	103.7	103.9	91.7	90.2	115.7	118.6	97.0	95.5
41	Q	96.1	101.0	114.0	112.3	107.2	104.9	112.7	116.7	97.8	107.1
42	Q_F	92.4	98.1	110.1	108.8	101.0	99.7	111.0	114.9	94.2	99.5
43	$P/\%$	83.0	94.5	100.2	100.7	86.4	85.7	114.0	116.8	93.4	88.7

8.2.12.4　定量评价研究

不同产地柴胡的 C 为 83.8%～121.6%，说明含量有较大差异。如尽管 S4 和 S5 的 S_F 均大于 0.94，但 C 分别为 85.0% 和 83.8%，说明单凭定性相似度 S_F 合格是不够的，考察定量相似度更重要，提示若用 S4 和 S5 样品生产制剂应加大投料量约 20%。以总积分面积和计算的宏观含量相似度 R 在一定程度上也较好地代表了供试品中各成分在总体上与对照指纹图谱的含量接近程度，但存在指纹峰间积分面积互相抵偿关系而产生误差，若以 S_F 校正得 $P=S_F \cdot R$，称为定量相似度，它符合色谱法以峰面积一次方形式进行定量的特征，是定量评价的较好方法。由含量相似度 Q 类推得到校正含量相似度 $Q_F=S_F \cdot Q$，Q 和 Q_F 的评价结果一般情况下较高，根据试验结果，柴胡的 C、R、Q、Q_F、P 值应控制在 80%～120%。

8.2.12.5　结论

R 是在药材取样量、样品提取方法和进样量固定前提下，用供试品与对照指纹图谱的各指纹峰总面积百分比表示样品组分的宏观含量情况；P 避免了使用 R 时由于峰面积间交叉抵偿而产生的误差，因此能客观揭示样品指纹成分含量的真实情况；Q 和 Q_F 的公式中平方项突出了含量显著变动组分的影响，在各峰与对照指纹图谱中相应峰的面积比较上有较好的灵敏性，但也因此会产生一定的误差；在考虑到储藏及加工等因素的影响下，五参数 C、R、Q、Q_F、P 应控制在 $80\% \sim 120\%$，我们倾向于推荐使用 S_F、P 和 C 一起作为药材投料量的控制指标。

8.2.13 三七[17]

三七为五加科植物三七的干燥根。主要用于治疗冠心病、心绞痛等心脑血管系统疾病，主产于云南、广西等地。三七根中含有多种与人参皂苷类似的成分，从根中分离鉴定 12 种单体皂苷，分别为：人参皂苷 Rb_1、Rd、Re、Rg_1、Rg_2、Rh_1，三七皂苷 R_1、R_2、R_3、R_4、R_6，以及七叶胆苷 XVII。

8.2.13.1 材料与方法

(1) 仪器与试药

Agilent1100 液相色谱仪（配有二极管阵列检测器、四元梯度泵、在线脱气装置、自动进样器），ChemStation 工作站。RE52 旋转蒸发仪，Sarturius-BS110S 分析天平，KDM 型控温电热套。

乙腈，去离子水。人参皂苷 Rg_1、人参皂苷 Rb_1、三七皂苷 R_1。药材来源为：S1 沈阳药材批发市场，S2 沈阳药材批发市场，S3 沈阳南塔大药房，S4 沈阳天益堂药房，S5 沈阳同仁药店，S6 辽宁省朝阳市朝阳大药房，S7 成大方圆连锁有限公司（朝阳），S8 成大方圆连锁有限公司（沈阳），S9 辽宁省朝阳市药材公司，S10 辽宁省鞍山北方药店，S11 辽宁省鞍山铁东药店，S12 辽宁省鞍山同仁堂药店。

(2) 样品溶液制备

① 人参皂苷 Rb_1 对照品溶液　精密称取人参皂苷 Rb_1 对照品适量，以甲醇溶液溶解并稀释成 $200\mu g \cdot mL^{-1}$ 人参皂苷 Rb_1 对照品溶液。

② 人参皂苷 Rg_1 对照品溶液　精密称取人参皂苷 Rg_1 对照品适量，以甲醇溶液溶解并稀释成 $200\mu g \cdot mL^{-1}$ 人参皂苷 Rg_1 对照品溶液。

③ 三七皂苷 R_1 对照品溶液　精密称取人参皂苷 R_1 对照品适量，以甲醇溶液溶解并稀释成 $240\mu g \cdot mL^{-1}$ 人参皂苷 Re 对照品溶液。

④ 供试品溶液的制备　精密称取三七药材粉末 2.5g，加 75% 乙醇 50mL，回流提取 2h，滤过，残渣加 75% 乙醇 40mL 继续回流 1.5h，合并两次滤液，减压浓缩至 20mL，加水至 80%（V/V）水沉 24h，回收乙醇至无醇味，转移至 25mL 容量瓶中，用水定容至刻度，摇匀，作供试液。

⑤ 混批供试液制备　取 $S_1 \sim S_{12}$ 共 12 批三七等量混合，取 5.0g，精密称定，照上述供试液制备方法制备混批供试液。

(3) 色谱条件

色谱柱：大连江申 Century SIL C_{18} BDS（$250mm \times 4.6mm$，$5\mu m$）；流动相系统见表 8-46；流速 $0.9mL \cdot min^{-1}$；紫外检测波长 203nm；柱温 $(40.0 \pm 0.5)℃$；进样量 $5\mu L$；

表 8-46　三七指纹图谱梯度洗脱程序

梯度	时间/min	0	60
A	水	76	56
B	乙腈	24	44

（4）系统适用性试验与方法学考察

分别精密吸取样品供试液和三七皂苷 R₁、人参皂苷 Rg₁、人参皂苷 Rb₁ 三种对照品溶液各 5μL 在 HPLC 仪上进样并检测，记录色谱图见图 8-69。对比保留时间与在线紫外光谱可知，样品色谱图中三七皂苷 R₁ 的出峰时间为 9.128min，人参皂苷 Rg₁ 的出峰时间为 11.377min，人参皂苷 Rb₁ 的出峰时间为 33.156min。在此系统条件下，以人参皂苷 Rb₁ 峰为参照物峰，其理论板数应不低于 250000。通过对进样精密度、稳定性和方法重复性进行考察，结果表明检测系统进样精密度合格，样品在 24h 内基本稳定，方法重复性良好。

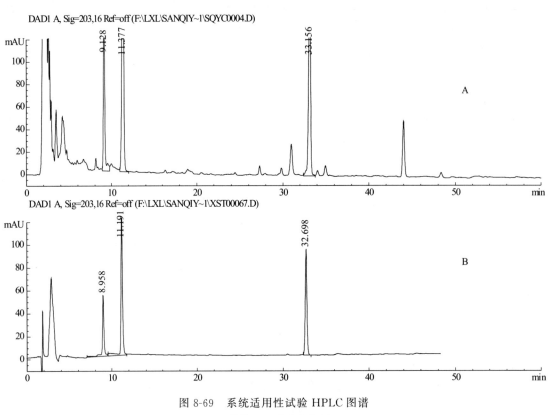

图 8-69　系统适用性试验 HPLC 图谱

A—样品；B—人参皂苷 Rb₁

8.2.13.2　三七 HPLC 指纹图谱建立

（1）共有指纹峰标定

根据 12 批三七供试品的 HPLC 图谱所给出的相关参数可知，三七提取液所有成分的色谱峰在 60min 之内全部出现，以出现率 100％ 计，确定共有峰为 20 个。参照峰人参皂苷 Rb1 峰标号为 16（S）。12 批三七 HPLC 指纹图谱见图 8-70。由此 12 批三七指纹图谱计算生成的对照指纹图谱见图 8-71。

（2）12 批三七等量混批检测 HPLC 指纹图谱

精密称取 12 批三七细粉各 5.0g，充分混匀后，再精密称取 5.0g，按供试品溶液制备方法制备供试液，精密量取 20μL 注入 HPLC 进行检测，记录色谱图，导出其信号，并用国家药典委员会主持开发的"中药指纹图谱相似度评价软件"计算其与对照指纹图谱的相似度为 0.977，二者总积分面积和的百分比为 98.4％，12 批三七等量混批产生的指纹图谱与计算生成的对照指纹图谱相似度很好，说明计算生成的三七对照指纹图谱可靠。

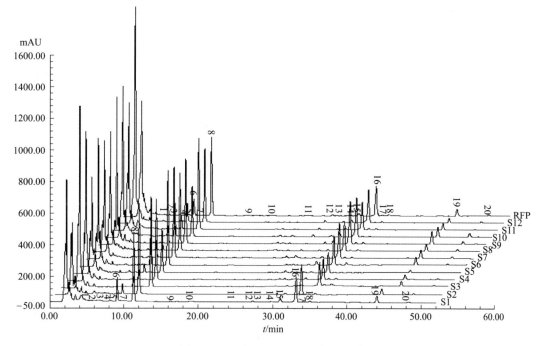

图 8-70　12 批三七 HPLC 指纹图谱

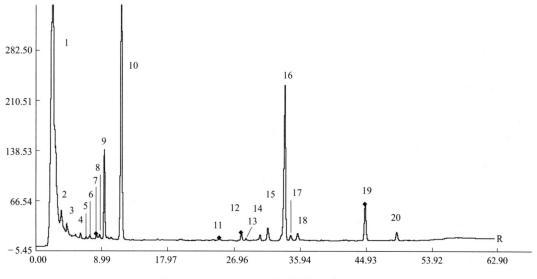

图 8-71　三七 HPLC 对照指纹图谱（RFP）

（3）12 批三七 HPLC 指纹图谱总积分面积百分值

将云南产 12 批三七 HPLC 指纹图谱的各指纹峰积分面积之和除以三七 HPLC 对照指纹图谱的各指纹峰积分面积之和，以此百分数表征不同批次三七中各成分的总体含量情况，实验结果表明 12 批样品 HPLC 指纹图谱总积分面积百分比均不低于 63.0%。考虑到生产的实际情况，规定 $P \geqslant 60\%$ 为合格三七药材。

（4）非共有峰面积所占百分比

将 12 批三七指纹图谱进行重新积分，排除溶剂峰，计算非共有峰积分占总积分面积的百分比，均不超过 4.5%，小于国家规定的 5.0%。

8.2.13.3 三七 HPLC 指纹图谱超信息特征数字化评价

将积分信号导入“中药色谱指纹图谱超信息特征数字化评价系统 3.0”软件中，三七 203nm HPLC 指纹图谱超信息特征数字化评价结果如下：①$\boldsymbol{m}$、$\boldsymbol{\beta}$ 及 $\overline{\boldsymbol{R}}$ 分别为 16～19、0.84～1.00 及 7.20～8.60，说明分离状况较好、各峰之间基本达基线分离。②三强峰 $\boldsymbol{A}_1+\boldsymbol{A}_2+\boldsymbol{A}_3>74\%$，说明三强峰面积较大。③$\boldsymbol{\gamma}$ 为 0.39～0.49，$\boldsymbol{\delta}$ 为 0.21～0.32，表明信号平均化较好；$\boldsymbol{\tau}$ 为 0.70～0.77，表明峰间等距性较好。④$\sum\boldsymbol{A}_i$ 为 9141～18068，$\overline{\boldsymbol{A}}$ 为 457.1～903.4，$\boldsymbol{A}_0$ 为 141.5～231.6，$\overline{H}$ 为 32.90～62.90，这都表明三七指纹信号较强。⑤$\overline{\boldsymbol{W}}$ 为 0.25～0.33，$\boldsymbol{N}$ 为 49721～251247，说明柱效较高。⑥$\boldsymbol{F}$ 为 15.30～23.20，$\boldsymbol{I}$ 为 10.80～13.70，均表明三七指纹图谱绝对指数处于中等水平；$\boldsymbol{F}_r$ 为 17.40～26.70，$\boldsymbol{I}_r$ 为 12.10～15.40，两者都大于 $\boldsymbol{F}$ 和 $\boldsymbol{I}$。$\boldsymbol{F}_{r(t)}$ 和 $\boldsymbol{I}_{r(t)}$ 是对分析时间进行校正的指数值，二者与原 $\boldsymbol{F}$ 和 $\boldsymbol{I}$ 值相近，说明时间效率不突出；$\boldsymbol{F}_{r(q)}$ 和 $\boldsymbol{I}_{r(q)}$ 均高于原来 $\boldsymbol{F}$ 和 $\boldsymbol{I}$ 值，说明样品所含化学信息量很高。考虑到储藏和加工等因素的影响，$\boldsymbol{F}$、$\boldsymbol{F}_r$、$\boldsymbol{I}$ 和 $\boldsymbol{I}_r$ 应分别不低于 15、17、10 和 12。

8.2.13.4 双定性双定量相似度法评价三七质量

12 批三七的 $\boldsymbol{S}'_F$ 均大于 0.73，但数值上均低于 $\boldsymbol{S}_F$，是因为它将各峰等权计算，消除了大峰的影响，评价时更为灵敏。12 批三七 $\boldsymbol{C}$ 值除 S_5、S_6、S_7、S_9 分别为 62.2%、115.7%、119.1%和 119.9%外，其余在 85%～110%；$\boldsymbol{P}$ 除 S_5、S_6、S_7、S_9 分别为 63.0%、114.5%、115.2%和 123.5%外，其余在 85%～110%。同一样品 $|\boldsymbol{C}-\boldsymbol{P}|\leqslant 13\%$，表明大峰和小峰含量变异较小且 $\boldsymbol{C}$、$\boldsymbol{P}$ 值越接近于 100%变异越小。投影含量相似度误差 $\Delta\boldsymbol{C}=\boldsymbol{C}-100\%$，误差范围为－37.8～19.9%；含量相似度误差 $\Delta\boldsymbol{P}=\boldsymbol{P}-100\%$，误差范围为－37.0～23.5%，这都说明 12 批样品间含量变异很大。三七 $\boldsymbol{C}$、$\boldsymbol{P}$ 的评价结果说明 S_6、S_7、S_9 各成分总体含量均高于其他批次，S5 各成分总体含量均低于其他批次，反映产品存在一定差异。

8.2.13.5 系统指纹定量法评价三七质量

系统指纹定量法是通过双定性相似度（$\boldsymbol{S}_F$ 与 $\boldsymbol{S}'_F$）的均值 $\boldsymbol{S}_m$ 来表达宏定性相似度，双定量相似度（$\boldsymbol{C}$ 与 $\boldsymbol{P}$）均值 $\boldsymbol{P}_m$ 来表达宏定量相似度，并结合样品的均化系数相对偏差 α 来合理评价中药质量的新方法。以 RFP 为评价标准计算 12 批样品的 $\boldsymbol{S}_m$、$\boldsymbol{P}_m$ 及 $\boldsymbol{\alpha}$ 值（表 8-47）。若规定 $\boldsymbol{S}_m\geqslant 0.90$ 时样品化学成分数量和分布比例合格，则 S_3 不合格。若含量相似度合格标准为 $80\%<\boldsymbol{P}_m<125\%$（$\boldsymbol{\alpha}\leqslant 0.25$），则 S_5 不合格，其余 11 批完全合格。12 批样品质量级划分见表 8-47。

表 8-47　系统指纹定量法评价三七质量结果

参数	S1	S2	S3	S4	S5	S6	S7	S8	S9	S10	S11	S12
$\boldsymbol{S}_m$	0.904	0.896	0.858	0.912	0.915	0.954	0.964	0.937	0.955	0.915	0.972	0.976
$\boldsymbol{P}_m$/%	86.6	101.2	103.0	89.6	62.6	115.1	117.2	97.5	121.7	93.6	106.4	96.8
$\boldsymbol{\alpha}$	0.03	0.09	0.03	0.09	0.01	0.01	0.03	0.01	0.03	0.15	0.08	0.01
Grade	Ⅱ	Ⅱ	Ⅰ	Ⅲ	Ⅳ	Ⅱ	Ⅱ	Ⅱ	Ⅲ	Ⅲ	Ⅱ	Ⅰ
Quality	很好	很好	极好	好	良好	很好	很好	很好	好	好	很好	极好

8.2.13.6 结论

本实验以人参皂苷 Rb_1 峰为参照峰，建立了三七 HPLC 指纹图谱。应用“中药色谱指纹图谱超信息特征数字化评价系统 3.0" 软件对三七 HPLC 指纹图谱隐含的定性、定量信息进行了多侧面、全方位的数据分析。采用双定性相似度（S_F 和 S_F'）和双定量相似度（C 和 P）来评价三七指纹图谱的化学成分分布比例特征和含量分布特征，评价结果表明 11 批三七质量完全合格。本实验所建立的三七 HPLC 指纹图谱具有良好的精密度和重现性，结合双定性双定量相似度评价法能较好地控制其质量。

8.2.14 苦参[18]

苦参为豆科槐属植物的干燥根。具有抗炎、抗肿瘤、抗病毒、抗纤维化、抗心律失常以及镇静平喘等多种药理作用，外治滴虫性阴道炎。其主要化学成分包括 23 种生物碱、32 种黄酮类化合物、20 种脂肪酸以及 47 种挥发油成分，其中以苦参碱、氧化苦参碱等生物碱为主要活性成分。

8.2.14.1 苦参 220nm HPLC 数字化指纹图谱

（1）仪器与试药

Agilent 1100 型液相色谱仪（配有 DAD、低压四元梯度泵、在线脱气装置、自动进样器），ChemStation 工作站，旋转蒸发仪 RE52，KS-120D 超声波清洗器，Sartorius BS110S 分析天平，KDM 型控温电热套，微孔滤膜（$0.45\mu m \times 25mm$）。

甲醇，乙腈，冰醋酸，无水乙醇，去离子水。苦参碱，氧化苦参碱。10 批苦参来源为：S1 辽宁凌源市宋丈子镇高丈子村，S2 辽宁凌源市宋丈子镇范丈子村，S3 辽宁凌源市宋丈子镇侯丈子村，S4 辽宁凌源市宋丈子镇北沟村，S5 辽宁凌源市沟门子镇，S6 辽宁凌源市三十家子镇，S7 辽宁凌源市大河北乡，S8 辽宁凌源市刀尔登镇，S9 辽宁凌源市杨丈子镇，S10 辽宁凌源市大王丈子乡。

（2）样品溶液制备

① 苦参碱对照品溶液　精密称取苦参碱对照品适量，用甲醇制成 $200\mu g \cdot mL^{-1}$ 苦参碱对照品溶液，摇匀，即得。

② 氧化苦参碱对照品溶液　精密称取氧化苦参碱对照品适量，用甲醇制成 $300\mu g \cdot mL^{-1}$ 的氧化苦参碱对照品溶液，摇匀，即得。

③ 样品供试液制备　将苦参药材粉末于 60℃ 干燥 40min，取 2.5g，精密称定，加水 50mL，回流提取 2h，过滤，残渣加水 40mL 继续回流 1.5h，合并两次滤液，减压浓缩至 20mL，加乙醇至 80%（V/V）醇沉 24h，回收乙醇至无醇味，同法进行二次醇沉，最后用水定容至 25mL，摇匀，作供试液。

（3）色谱条件

色谱柱：大连江申 Century SIL C_{18} BDS 柱（$25cm \times 4.6mm$，$5\mu m$）；流动相系统见表 8-48；紫外检测波长 220nm；流速 $1.0mL \cdot min^{-1}$；柱温（30.0 ± 0.15）℃；进样量 $10\mu L$；洗脱时间 90min。

表 8-48　苦参药材 HPLC 指纹图谱梯度洗脱程序

时间/min	1% HAc 水溶液	1% HAc 乙腈	C:甲醇-乙腈-水-SDS-磷酸
0	95	0	5
3	95	0	5
22	83	7	10
35	63	12	25
55	30	20	50
75	0	25	75

（4）系统适用性试验与方法学考察

在此系统条件下，氧化苦参碱峰与样品色谱图中 70.398min 峰对应（即 21 号峰），苦参碱峰与样品色谱图中 71.325min 峰对应（即 22 号峰），如图 8-72 所示。以氧化苦参碱峰为参照物峰，出峰时间 t_R 为 70.398min，其理论板数应不低于 1400000。通过对进样精密度、稳定性和方法重复性进行考察，结果表明检测系统进样精密度合格，样品在 12h 内基本稳定，方法重复性良好。

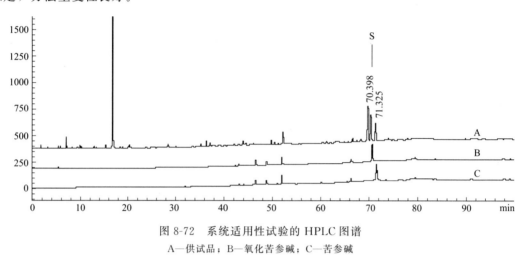

图 8-72　系统适用性试验的 HPLC 图谱

A—供试品；B—氧化苦参碱；C—苦参碱

（5）苦参 220nm HPLC 指纹图谱建立

① 共有指纹峰的标定　将 10 批苦参供试液在 HPLC 色谱仪上分别进样分析，记录色谱图（图 8-73），以 21 号峰（氧化苦参碱）为参照物峰，通过对 10 批苦参 HPLC 指纹图谱进行比较，以峰出现率 100% 计，确定 22 个共有指纹峰。以 S1 为例，指纹图谱标号图见图 8-74。

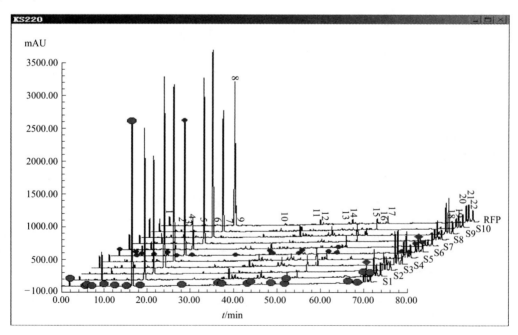

图 8-73　10 批苦参 HPLC 指纹图谱和对照指纹图谱

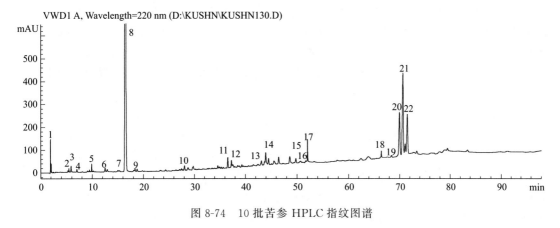

VWD1 A, Wavelength=220 nm (D:\KUSHN\KUSHN130.D)

图 8-74 10 批苦参 HPLC 指纹图谱

② 苦参 220nm HPLC 对照指纹图谱建立　将 10 批苦参色谱图原始信号导入"中药色谱指纹图谱超信息特征数字化评价系统 3.0"软件计算生成对照 HPLC 指纹图谱（平均值法），见图 8-75。

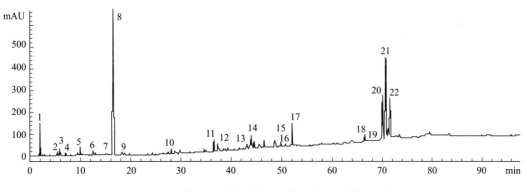

图 8-75　苦参对照 HPLC 指纹图谱

(6) 苦参 220nm HPLC 指纹图谱潜信息特征及双定性双定量相似度评价

苦参 220nm HPLC 指纹图谱潜信息特征及双定性双定量相似度评价结果如下：① $\overline{A}$ 为 1068.0～2706.2，A_0 为 391.1～867.5，$\overline{H}$ 为 82.32～238.14，都表明苦参指纹信号很强。② γ 为 0.313～0.403，δ 为 0.188～0.437，表明信号平均化较差；τ 为 0.545～0.637，表明峰间等距性较好。③ m、β 及 $\overline{R}$ 分别为 21、1.0 及 18.6～22.4，说明分离状况很好、各峰之间基本达到基线分离。④ $\overline{W}$ 为 0.16～0.21，N 为 38875～142728，说明柱效较高。⑤ $\sum A_i$ 为 23496～59536，表明成分总体含量很高；$A_1+A_2+A_3 > 60\%$，说明三强峰面积很大。⑥ F 为 17.9～25.5，I 为 10.5～15.2，均表明苦参指纹图谱绝对指数处于中等水平；F_r 为 12.5～17.9，I_r 为 7.3～10.6，两者都小于 F 和 I；$F_{r(t)}$ 和 $I_{r(t)}$ 低于 F 和 I 值，说明时间效率不突出；$F_{r(q)}$ 和 $I_{r(q)}$ 与原来 F 和 I 值相近，说明样品所含化学信息量较高。考虑到储藏和加工等因素的影响，F、F_r、I 和 I_r 应分别不低于 17.9、12.5、10.5 和 7.3。⑦ 10 批苦参与对照指纹图谱的定性相似度 S_F 均大于 0.991，说明这 10 个产地苦参药材在化学成分分布上与对照指纹图谱相似性很好，其定性相似度均合格。比率定性相似度 S'_F 在数值上均低于 S_F，原因是它将各峰等权计算，排除了 8 号峰所起的绝对作用，除 S7 号苦参 S'_F 为 0.830 外，其余产地苦参均高于 0.900 为合格药材。S1、S2、S3、S6、S8、S10 苦参的 C 和 P 值均在 85％～120％之间，与对照指纹图谱比较，其定量相似度均合格。其他产地苦参与对照指纹图谱的含量差异很大，其中 S7 的 C 值为 43.87％，含量偏低；而 S4、S5 的 C 值分别为 128.81％和 126.68％，含量偏高，这提示我们使用这些药材时，应考虑混批勾兑，使之符合要求。比如用 S4 和 S7 或 S5 和 S7 投料生产制剂时应考虑按 2：1 混批，保证 C 在 85％～120％之间。

(7) 苦参 220nm HPLC 色谱指纹图谱相对统一化特征判据参数评价

用"中药色谱指纹图谱超信息特征数字化评价系统 3.0"软件依据新建立的对照指纹图谱计算生成上述 10 批样品的统一化 HPLC 指纹图谱，见图 8-76。计算获得的相对统一化判据参数见表 8-49，规定以每组 25 个参数的 ±15％作为样品合格限度（或以 $F_{t/a}$ 和 $F_{a/t}$ 集中代表亦可）。结果显示：①统一化平均相对时间 $\overline{rt}$ 均为 0.5，表明 10 批样品指纹峰分布均匀。②统一化平均相对积分 $\overline{ra}$ 均小于 0.09 说明多数指纹峰积分较小。③峰等距性参数（α，α'，π），因 $\alpha_i > 0.658$，表明各指纹图谱的峰等距性较好，其中 S1 峰等距性最好；峰后等距系数 $\alpha'_i < 0.0487$，说明全部虚拟图谱峰等距性都很差；前后等距系数比 π 以 S3 最大，其次是 S2、S5 和 S8 较大，反映上述样品的指纹峰达到后等距较难。④色谱指纹图谱定信号指数 $F_{t/a}$ 是将各指纹峰均视为最大峰（均化系数 $\gamma=1$），有效分离率和峰等距性都为最佳时 ra 统一化相对积分和 B 值（与 B、$\overline{b}$、$\overline{b'}$、f、p 和 ξ 很相关），从总体上反映各指纹峰 ra_i 为 1 时，rt_i 扩展程度大小，其值越小越好。以 S7 最小（图谱达到理想状况最容易），其次是 S6、S9。⑤色谱指纹图谱定点指数 $F_{a/t}$ 是用来考察当各峰都定点于最末峰位置且有效分离率、信号均化性为最佳时需要 V 增大的程度（与 V 具有最大相关性）。除 S9 为 2.0 外都较小，表明指纹图谱容易达到该理想状况。⑥积分效率指数（E、$\overline{e}$、q）分别高于 26.4、1.2 和 2.8 表明积分速率较高。⑦峰体大小（$\Sigma\Lambda$，$\overline{\Lambda}$）指数反映出 S4、S5 和 S9 最大，其次是 S2、S6 和 S8，最小者为 S1，表明化合物成分较难被洗脱。⑧指纹相对空间占

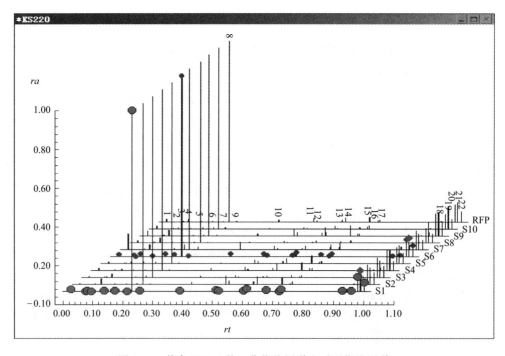

图 8-76　苦参 HPLC 统一化指纹图谱和对照指纹图谱

用率 φ 均低于 0.06，说明 10 批样品空间占用率很差。⑨相对时间斜率因子 k 均为 0.052，说明出峰很慢。综合评价结果为：S9 和 S10 谱图最理想；S1、S4、S5 和 S6 比较理想。

表 8-49　色谱指纹图谱相对统一化判据参数

No.	参数	S1	S2	S3	S4	S5	S6	S7	S8	S9	S10	RFP
1	$\overline{rt}$	0.5	0.5	0.5	0.5	0.5	0.5	0.5	0.5	0.5	0.5	0.5
2	$\overline{ra}$	0.07	0.08	0.07	0.08	0.08	0.08	0.09	0.07	0.09	0.07	0.08
3	α	0.670	0.665	0.667	0.666	0.666	0.666	0.667	0.666	0.665	0.658	0.666
4	$\overline{b}$	50.74	30.61	42.81	31.60	31.90	30.03	15.50	46.13	22.33	34.89	27.18
5	B	1116.2	673.4	941.9	695.2	701.8	660.6	341.0	1014.9	491.2	767.5	597.9
6	α'	0.0098	0.0078	0.0051	0.0116	0.0082	0.0117	0.0487	0.0093	0.0116	0.0148	0.0151
7	$\overline{b}^{\top}$	75.8	46.1	64.2	47.5	47.9	45.1	23.2	69.3	33.6	53.0	40.8
8	$\overline{b}^{\prime\prime}$	5192.1	3900.5	8411.8	2726.9	3869.4	2572.8	318.5	4950.1	1931.3	2363.4	1797.0
9	f	102.2	61.3	85.8	63.3	63.9	60.2	31.1	92.4	44.9	70.0	54.5
10	V	5.8	6.1	5.6	6.1	6.0	6.2	11.3	6.2	7.6	6.4	6.4
11	$\overline{v}$	0.3	0.3	0.3	0.3	0.3	0.3	0.5	0.3	0.3	0.3	0.3
12	g	3.9	3.5	3.6	3.6	3.6	3.8	5.8	4.0	3.9	4.1	3.9
13	E	26.6	29.5	26.4	31.9	32.2	29.7	28.1	28.9	34.0	28.7	30.8
14	$\overline{e}$	1.2	1.3	1.2	1.5	1.5	1.4	1.3	1.3	1.5	1.3	1.4
15	$\sum \Lambda$	87.7	90.8	87.7	93.3	93.5	91.1	89.3	90.2	95.2	89.9	92.0
16	$\overline{\Lambda}$	3.99	4.13	3.98	4.24	4.25	4.14	4.06	4.10	4.33	4.09	4.18
17	p	26.3	17.6	24.0	17.7	17.8	15.9	5.4	23.1	11.5	17.3	14.1
18	q	3.3	3.1	3.3	2.9	2.9	3.1	3.2	3.1	2.8	3.1	3.0
19	$F_{a/t}$	1.2	1.5	1.2	1.4	1.4	1.4	3.0	1.3	2.0	1.4	1.5
20	$F_{t/a}$	234.1	162.4	203.3	162.5	161.3	151.5	91.7	218.0	129.0	166.7	137.9
21	φ	0.03	0.05	0.04	0.04	0.04	0.04	0.06	0.04	0.05	0.04	0.04
22	k	0.052	0.052	0.052	0.052	0.052	0.052	0.052	0.052	0.052	0.052	0.052
23	r	0.988	0.988	0.988	0.988	0.988	0.988	0.988	0.988	0.988	0.988	0.988
24	π	68.525	84.700	130.967	57.464	80.816	57.081	13.699	71.433	57.523	44.602	44.028
25	ξ	191.202	110.057	169.505	114.303	117.760	105.713	30.204	163.475	65.004	119.391	92.771

　　苦参 220nm 对照 HPLC 指纹图谱统一化参数见表 8-50。由 RA 对 RT 作图得苦参对照 HPLC 统一化指纹图谱见图 8-77。

表 8-50　苦参 220nm 对照 HPLC-FP 峰信息表

No.	RT	RA	rt	ra	$\cos^2 X_i$	No.	RT	RA	rt	ra	$\cos^2 X_i$
1	0.027	0.153	0.027	0.023	0.001	12	0.528	0.096	0.521	0.015	0.000
2	0.078	0.040	0.077	0.006	0.000	13	0.613	0.100	0.605	0.015	0.000
3	0.084	0.035	0.083	0.005	0.000	14	0.624	0.231	0.617	0.035	0.001
4	0.100	0.157	0.099	0.024	0.001	15	0.705	0.254	0.696	0.039	0.001
5	0.141	0.061	0.139	0.009	0.000	16	0.734	0.071	0.725	0.011	0.000
6	0.181	0.062	0.179	0.009	0.000	17	0.739	0.135	0.730	0.021	0.000
7	0.217	0.060	0.215	0.009	0.000	18	0.944	0.047	0.932	0.007	0.000
8	0.236	6.558	0.233	1.000	0.947	19	0.969	0.109	0.957	0.017	0.000
9	0.262	0.048	0.258	0.007	0.000	20	0.991	0.898	0.978	0.137	0.018
10	0.404	0.104	0.398	0.016	0.000	21	1.000	1.000	0.988	0.152	0.022
11	0.518	0.183	0.512	0.028	0.001	22	1.013	0.545	1.000	0.083	0.007

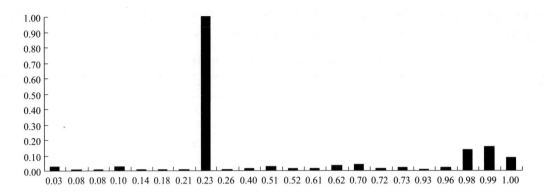

图 8-77　苦参 220nm HPLC 统一化指纹图谱

8.2.14.2　苦参 265nm HPLC 数字化指纹图谱

(1) 仪器与试药

Agilent 1100 型液相色谱仪（配有二极管阵列检测器、四元梯度泵、在线脱气装置、自动进样器），ChemStation 工作站，旋转蒸发仪 RE52，KS-120D 超声波清洗器，Sartorius BS 110S 分析天平，KDM 型控温电热套，微孔滤膜（$0.45\mu m \times 25mm$）。

甲醇、乙腈，冰醋酸，无水乙醇，去离子水。苦参新醇 O，10 批苦参来源见"苦参 220nmHPLC 数字化指纹图谱研究"。

(2) 样品溶液制备

① 苦参新醇 O 对照品溶液制备　精密称取苦参新醇 O 对照品适量，用甲醇制成 $300\mu g \cdot mL^{-1}$ 的苦参新醇 O 对照品溶液，摇匀，即得。

② 样品供试液制备　将苦参药材粉末于 60℃ 干燥 40min，取 2.5g，精密称定，加水 50mL，回流提取 2h，过滤，残渣加水 40mL 继续回流 1.5h，合并两次滤液，减压浓缩至 20mL，加乙醇至 80%（V/V）醇沉 24h，回收乙醇至无醇味，同法进行二次醇沉，最后样品液用水定容至 25mL，摇匀，即得。

(3) 色谱条件

选择水提法提取样品，使用大连江申 Century SIL C$_{18}$ BDS 色谱柱（$25cm \times 4.6mm$，$5\mu m$），流动相系统见表 8-51，紫外检测波长 265nm，流速 $1.0mL \cdot min^{-1}$，柱温（30.0 ± 0.15）℃，进样量 $10\mu L$，洗脱时间 90min。

表 8-51　苦参药材 HPLC 指纹图谱梯度洗脱程序

梯度	时间/min	0	3	22	35	55	75
A	1% HAc 水溶液	100	100	90	82	75	55
B	1% HAc 乙腈	0	0	10	18	25	45

(4) 系统适用性试验与方法学考察

将苦参新醇 O 对照品溶液与样品供试液各进样 $10\mu L$，记录色谱图，见图 8-78。对比保留时间和在线紫外光谱可知，图 8-78 中 26 号峰为苦参新醇 O，选其作参照物峰。在此系统条件下，测得苦参新醇 O 峰理论板数应不低于 300000。通过对进样精密度、稳定性和方法重复性进行考察，结果表明检测系统进样精密度合格，样品在 12h 内基本稳定，方法重复性良好。

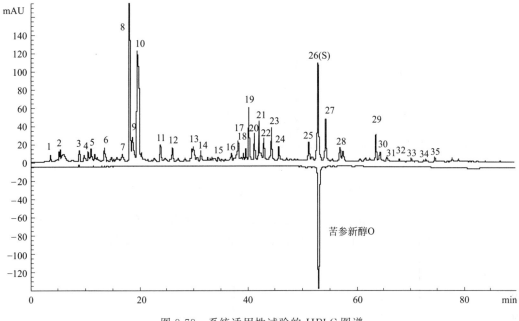

图 8-78　系统适用性试验的 HPLC 图谱

（5）苦参 265nm HPLC 指纹图谱建立

① 共有指纹峰的标定　将 10 批不同产地苦参供试液在 HPLC 色谱仪上分别进样分析，记录色谱图，见图 8-79。以 26 号峰（苦参新醇 O）为参照物峰，通过对 10 批不同产地苦参 HPLC 指纹图谱的比较，以峰出现率 100％计，确定 35 个共有峰。以 S1 为例，其指纹图谱标号图如图 8-80。

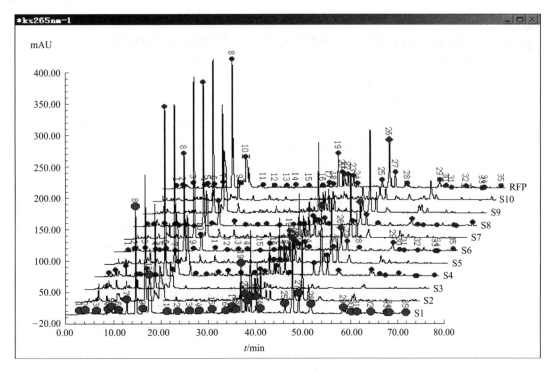

图 8-79　10 批苦参 HPLC 指纹图谱和对照指纹图谱

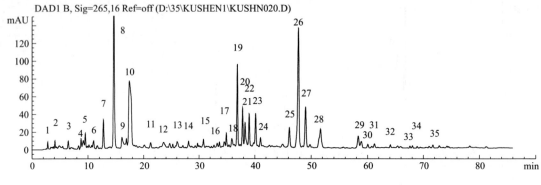

图 8-80 10 批苦参 HPLC 指纹图谱（S1）

② 对照指纹图谱建立　将 10 批苦参色谱图原始信号导入"中药色谱指纹图谱超信息特征数字化评价系统 3.0"软件计算生成对照指纹图谱（平均值法），见图 8-81。

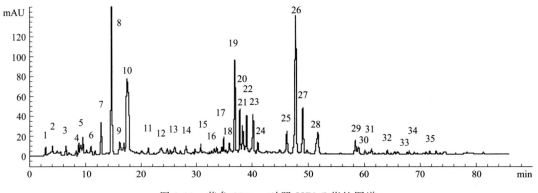

图 8-81 苦参 265nm 对照 HPLC 指纹图谱

(6) 苦参 265nm HPLC 指纹图谱潜信息特征及双定性双定量相似度评价

苦参 265nm HPLC 指纹图谱潜信息特征及双定性双定量相似度评价结果见表 8-52。10 批苦参与对照指纹图谱的定性相似度 S_F 均大于 0.939，说明这 10 个产地苦参药材在化学成分分布上与对照指纹图谱相似性很好，其定性相似度均合格。比率定性相似度 S'_F 在数值上均低于 S_F，原因是它将各峰等权计算，排除了 8 号峰所起的绝对作用，除 S3 和 S10 号苦参 S'_F 分别为 0.885 和 0.898 外，其余产地苦参均高于 0.900，为合格药材。除 S4 号苦参外，其余产地苦参的 C 和 P 值差异很大，均不在 85%～120% 之间，与对照指纹图谱比较，其定量相似度均不合格；S3、S6、S8、S10 的 C 值为 26.9%、68.1%、50.9% 和 29.4%，含量偏低，而 S1、S2、S5、S7 和 S9 的 C 值分别为 124.1%、175.9%、132.5%、131.7% 和 166.3%，含量偏高，这提示我们使用这些药材时，应考虑混批勾兑，使之符合要求。比如用 S1 和 S3 投料生产制剂时应考虑按 3：1 混批，而 S2：S6＝3：7、S5：S8＝3：2……保证 C 值在 85%～120% 之间。

表 8-52 苦参 265nm HPLC 指纹图谱数字化评价结果

No.	参数	S1	S2	S3	S4	S5	S6	S7	S8	S9	S10	RFP
1	λ	265	265	265	265	265	265	265	265	265	265	265
2	n	35	35	35	35	35	35	35	35	35	35	35
3	m	34	33	34	34	33	34	34	33	34	33	33
4	β	1.000	0.971	1.000	1.000	0.971	1.000	1.000	0.971	1.000	0.971	0.971

No.	参数	S1	S2	S3	S4	S5	S6	S7	S8	S9	S10	RFP
5	γ	0.517	0.506	0.590	0.559	0.528	0.506	0.527	0.568	0.475	0.661	0.528
6	A_0	199.3	283.7	68.9	183.4	236.9	124.2	224.6	112.6	211.7	87.7	188.4
7	$\overline{A}$	444.5	619.6	111.7	366.9	484.6	240.4	480.8	201.6	547.7	142.5	364.0
8	δ	0.448	0.458	0.617	0.500	0.489	0.516	0.467	0.559	0.387	0.615	0.518
9	η	0.129	0.181	0.126	0.134	0.139	0.134	0.136	0.132	0.137	0.114	0.136
10	$\sum A_i$	15555	21686	3909	12840	16960	8414	16827	7054	19169	4986	12740
11	$A_1\%(i)$	22.5(8)	22.9(8)	18.6(8)	19.4(8)	23.8(8)	26.0(8)	23.8(8)	19.3(8)	26.0(8)	14.3(8)	22.8(8)
12	$A_2\%(i)$	14.8(26)	16.1(10)	13.6(10)	14.2(10)	13.3(10)	14.1(10)	13.4(10)	14.2(10)	17.4(10)	10.6(26)	14.6(10)
13	$A_3\%(i)$	14.3(10)	14.7(26)	12.4(26)	13.8(26)	12.1(26)	10.3(26)	12.1(26)	12.6(26)	12.8(26)	10.5(10)	13.0(26)
14	$A_4\%(i)$	6.4(19)	6.0(19)	4.8(19)	5.5(27)	5.1(19)	5.9(29)	5.2(19)	5.9(29)	6.6(19)	8.2(27)	5.6(19)
15	$A_5\%(i)$	4.4(27)	3.7(21)	4.4(9)	5.0(19)	4.9(27)	5.4(19)	4.9(27)	5.2(27)	3.9(27)	5.8(29)	4.3(27)
16	$A_6\%(i)$	3.7(28)	3.6(9)	3.9(21)	4.0(23)	3.3(23)	3.8(27)	3.3(23)	5.1(19)	3.8(27)	4.4(23)	3.5(29)
17	$A_7\%(i)$	3.5(23)	2.8(22)	3.6(3)	3.5(29)	3.0(7)	2.9(21)	2.9(23)	3.5(28)	2.8(23)	3.9(21)	2.9(23)
18	$A_8\%(i)$	2.8(29)	2.5(29)	3.2(20)	3.4(25)	3.0(28)	2.8(28)	3(28)	2.9(20)	2.8(22)	3.7(19)	2.7(21)
19	A_1 : A_2 : A_3	1.6 : 1.0 : 1	1.6 : 1.1 : 1	1.5 : 1.1 : 1	1.4 : 1.0 : 1	2.0 : 1.1 : 1	2.5 : 1.4 : 1	2.0 : 1.1 : 1	1.5 : 1.1 : 1	2.0 : 1.4 : 1	1.4 : 1.0 : 1	1.7 : 1.1 : 1
20	$\overline{H}$	26.35	29.87	9.79	23.63	29.91	15.52	29.42	14.42	31.44	10.82	22.12
21	$\overline{W}$	0.25	0.35	0.25	0.26	0.27	0.26	0.27	0.26	0.27	0.22	0.27
22	N	39942	25809	198358	97212	58845	83188	57857	159565	38150	212563	68456
23	$\sum R_i$	273.0	208.8	306.9	271.6	252.2	261.1	254.9	261.0	264.1	316.5	253.2
24	$\overline{R}$	7.8	6.0	8.8	7.8	7.2	7.5	7.3	7.5	7.5	9.0	7.2
25	τ	0.859	0.828	0.854	0.838	0.867	0.861	0.864	0.882	0.841	0.804	0.867
26	T/min	71.71	71.04	71.72	71.64	71.67	71.66	71.70	71.67	71.68	71.66	71.61
27	Q/mg	1	1	1	1	1	1	1	1	1	1	1
28	F	41.6	42.2	38.0	44.3	42.6	37.1	43.4	39.6	38.7	43.6	40.8
29	F_r	29.0	29.7	26.5	30.9	29.7	25.9	30.3	27.6	27.0	30.4	28.5
30	$F_{r(t)}$	29.0	29.7	26.5	30.9	29.7	25.9	30.3	27.6	27.0	30.4	28.5
31	$F_{r(q)}$	41.6	42.2	38.0	44.3	42.6	37.1	43.4	39.6	38.7	43.6	40.8
32	S	2.7	2.7	3.0	2.9	2.8	2.8	2.8	2.9	2.6	3.1	2.8
33	I	17.6	18.3	14.6	17.7	18.1	15.9	18.1	16.1	17.3	15.9	17.3
34	I_r	12.2	12.9	10.2	12.3	12.6	11.1	12.6	11.2	12.1	11.1	12.1
35	$I_{r(t)}$	12.2	12.9	10.2	12.3	12.6	11.1	12.6	11.2	12.1	11.1	12.1
36	$I_{r(q)}$	17.6	18.3	14.6	17.7	18.1	15.9	18.1	16.1	17.3	15.9	17.3
37	ω	2.37	2.30	2.60	2.51	2.35	2.34	2.40	2.47	2.23	2.75	2.36
38	RF	15.8	12.6	14.7	15.2	15.4	14.1	15.3	14.4	15.2	14.8	14.8
39	RF_r	11.0	8.8	10.2	10.6	10.8	9.9	10.7	10.0	10.6	10.3	10.3
40	$RF_{r(t)}$	11.0	8.8	10.2	10.6	10.8	9.9	10.7	10.0	10.6	10.3	10.3
41	$RF_{r(q)}$	15.8	12.6	14.7	15.2	15.4	14.1	15.3	14.4	15.2	14.8	14.8
42	TZ	379	312	425	391	240	373	226	400	300	550	337
43	S_F	0.996	0.991	0.979	0.990	0.995	0.988	0.996	0.989	0.995	0.939	0.939
44	S_F'	0.961	0.922	0.885	0.932	0.947	0.951	0.933	0.892	0.936	0.898	0.885
45	$P/\%$	121.6	168.7	30.0	99.8	132.5	65.2	131.5	54.8	149.7	36.7	30.0
46	$C/\%$	124.1	175.9	26.9	94.2	132.5	68.1	131.7	50.9	166.3	29.4	26.9

（7）苦参 265nm HPLC 色谱指纹图谱相对统一化特征判据参数评价

用"中药色谱指纹图谱超信息特征数字化评价系统 3.0"软件依据新建立的对照指纹图谱计算生成上述 10 批样品的统一化 HPLC 指纹图谱（图 8-82）。经计算获得的相对统一化判据参数见表 8-53。规定以每组 25 个参数的 ±15% 作为样品合格限度（或以 $F_{t/a}$ 和 $F_{a/t}$ 集中代表也可）。综合参数评价，S1、S4、S5 和 S6 谱图比较理想。

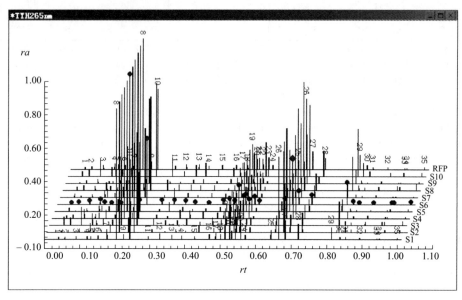

图 8-82　10 批苦参 HPLC 统一化指纹图谱和对照指纹图谱

表 8-53　色谱指纹图谱相对统一化特征判据参数

No.	参数	S1	S2	S3	S4	S5	S6	S7	S8	S9	S10	RFP
1	$\overline{rt}$	0.48	0.49	0.49	0.48	0.48	0.49	0.48	0.49	0.48	0.49	0.49
2	$\overline{ra}$	0.13	0.12	0.15	0.15	0.12	0.11	0.12	0.15	0.11	0.20	0.13
3	α	0.825	0.808	0.816	0.819	0.822	0.822	0.822	0.814	0.801	0.808	0.817
4	$\overline{b}$	19.04	13.76	7.76	14.64	15.42	12.42	21.57	8.21	26.69	6.45	12.83
5	B	666.3	481.7	271.7	512.4	539.6	434.7	754.8	287.4	934.2	225.9	449.2
6	α'	0.139	0.120	0.174	0.156	0.117	0.122	0.209	0.054	0.057	0.164	0.206
7	$\overline{b'}$	23.1	17.0	9.5	17.9	18.7	15.1	26.2	10.1	33.3	8.0	15.7
8	$\overline{b''}$	137.1	114.7	44.6	93.7	131.7	101.9	103.4	153.5	468.8	39.3	62.2
9	f	39.3	28.1	16.0	30.2	31.8	25.6	44.5	16.9	55.0	13.3	26.4
10	V	14.5	14.7	21.6	17.2	14.5	13.1	14.6	17.1	13.0	23.1	14.9
11	$\overline{v}$	0.4	0.4	0.6	0.5	0.4	0.4	0.4	0.5	0.4	0.7	0.4
12	g	3.3	3.4	4.0	3.3	3.5	3.4	3.5	3.3	3.4	3.3	3.4
13	E	30.3	35.6	14.1	29.0	32.9	23.1	32.1	21.6	31.2	17.8	29.4
14	$\overline{e}$	0.9	1.0	0.4	0.8	0.9	0.7	0.9	0.6	0.9	0.5	0.8
15	$\Sigma\Lambda$	130.7	136.1	114.6	129.4	133.3	123.5	132.5	122.0	131.6	118.2	129.8
16	$\overline{\Lambda}$	3.73	3.89	3.27	3.70	3.81	3.53	3.79	3.49	3.76	3.38	3.71
17	p	12.0	8.3	4.0	9.0	9.2	7.5	12.8	5.1	16.3	4.0	7.8
18	q	4.3	3.8	8.1	4.5	4.0	5.4	4.1	5.7	4.2	6.6	4.4
19	$F_{a/t}$	6.2	5.9	10.4	7.9	6.1	5.4	6.3	7.7	4.9	12.0	6.3
20	$F_{t/a}$	284.3	191.3	130.7	234.5	227.4	180.8	327.2	129.0	355.4	117.0	188.1
21	φ	0.12	0.11	0.14	0.14	0.11	0.11	0.11	0.15	0.10	0.20	0.12
22	k	0.027	0.027	0.027	0.027	0.027	0.027	0.027	0.027	0.027	0.027	0.027
23	r	0.994	0.994	0.994	0.994	0.994	0.994	0.994	0.994	0.994	0.993	0.994
24	π	5.940	6.733	4.689	5.238	7.025	6.738	3.942	15.214	14.061	4.923	3.963
25	ξ	46.027	32.669	12.604	29.855	37.192	33.234	51.706	16.770	71.826	9.776	30.097

（8）苦参 265nm 对照 HPLC 统一化指纹图谱

苦参 265nm 对照 HPLC 统一化指纹图谱见图 8-83。

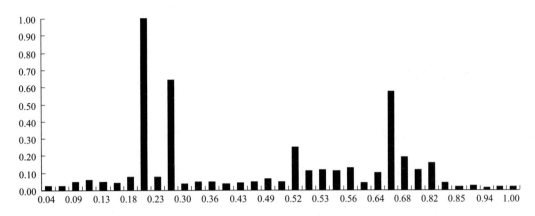

图 8-83　苦参 265nm HPLC 统一化指纹图谱

8.2.14.3　结论

本实验对苦参 HPLC 数字化指纹图谱进行了研究，分别在 220nm 和 256nm 下测定指纹图谱。在 220nm 波长下主要检测苦参生物碱类成分的 HPLC 数字化指纹图谱，反映出 S7 号药材定性定量相似度均不合格，S4、S5 号药材定性相似度合格，但定量相似度不合格，含量偏低，若排除实验操作误差，则说明 10 批产地苦参生物碱类成分含量差异较小，外界条件对其影响较小，成分含量较稳定。在 265nm 波长下主要检测苦参黄酮类成分的 HPLC 数字化指纹图谱，反映出 S4 号药材质量合格，S3、S10 号药材定性定量相似度均不合格，S1、S2、S5、S6、S7、S8、S9 号药材定性相似度合格，但定量相似度不合格，其中 S6、S8 含量偏低，其余含量偏高，若排除实验操作误差，则说明 10 批产地苦参黄酮类成分含量差异大，易受生长环境等外界因素的影响。

8.2.15　中国林蛙卵油

中国林蛙是两栖纲无尾目蛙科蛙属动物，俗称哈士蟆，其雌蛙的干燥输卵管称为林蛙油。中国林蛙卵油为取蛙油剩余的卵经超临界萃取而得。中国林蛙卵油主含不饱和脂肪酸等，含有 18 种氨基酸，其中必需氨基酸的总量为 28.93%；富含雌二醇与磷脂；含有维生素 A、D、E、C 等及人体必需的微量元素。

8.2.15.1　中国林蛙卵油 HPLC 数字化指纹图谱研究[19]

（1）仪器与试药

Agilent 1100 型液相色谱仪（配有二极管阵列检测器、低压四元梯度泵、在线脱气装置、自动进样器），ChemStation 工作站，RE52 旋转蒸发仪，Sarturius-BS110S 分析天平，KDM 型控温电热套。

乙腈，丙酮，磷酸，亚油酸，去离子水。10 批中国林蛙卵油均产自中国抚顺。

（2）样品溶液制备

① 对照品溶液制备　精密称取亚油酸对照品 102mg，置于 25mL 容量瓶中，加丙酮溶解并稀释至刻度，摇匀，作为对照品溶液。

② 供试品溶液制备　精密称取中国林蛙卵油 1.50g，置于 50mL 容量瓶中，加适量丙酮超声 10min 使溶解，以丙酮定容至刻度，摇匀，放置 12h，过滤。精密量取滤液 25mL，减压蒸干丙酮，残渣用流动相溶解并定容至 25mL，摇匀，过滤，作为供试品溶液，进样前用 0.45μm 微孔滤膜过滤。

（3）色谱条件

色谱柱：大连江申 Century SIL C$_{18}$ BDS 柱（250mm×4.6mm，5μm）；流动相：乙腈-水-H$_3$PO$_4$（80∶20∶0.15）；紫外检测波长 210nm；柱温（35.0±0.15）℃；进样量 20μL。

（4）系统适用性试验与方法学考察

在此系统条件下，以亚油酸峰为参照物峰，出峰时间 t_R 为 15.585min，见图 8-84，其理论板数应不低于 16000。通过对进样精密度、稳定性和方法重复性进行考察，结果表明检测系统进样精密度合格，样品在 16h 内基本稳定，方法重复性良好。

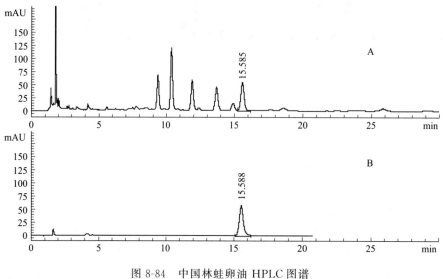

图 8-84 中国林蛙卵油 HPLC 图谱

A—供试品；B—亚油酸对照品

（5）中国林蛙卵油 HPLC 指纹图谱建立

将 10 批中国林蛙卵油供试液分别进样检测，记录色谱图（图 8-85）。以 19 号峰（亚油酸）为参照物峰，按共有峰出现率 100％计，确定共有峰为 21 个。将积分信号导入"中药

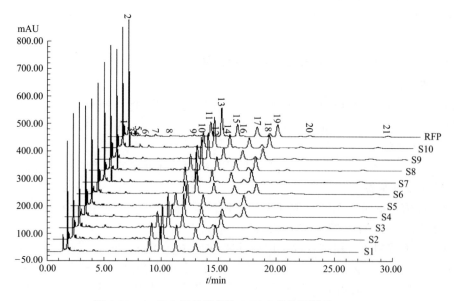

图 8-85 10 批中国林蛙卵油 HPLC 指纹图谱及 RFP

色谱指纹图谱超信息特征数字化评价系统 3.0"软件,按平均值法计算生成对照指纹图谱(RFP),见图 8-86。2 号峰与 13 号峰对 S_F 贡献为最大,起决定性作用。

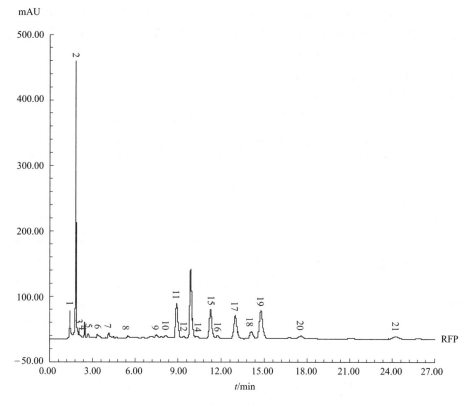

图 8-86 中国林蛙卵油 HPLC 对照指纹图谱(RFP)

① 非共有峰面积所占百分比 将 10 批中国林蛙卵油指纹图谱进行重新积分,排除溶剂峰,计算非共有峰积分占总积分面积的百分比,均不超过 6.2%,小于国家规定的 10%。

② 不同批次中国林蛙卵油 HPLC 指纹图谱总积分面积百分值 将不同批次中国林蛙卵油 HPLC 指纹图谱的各指纹峰积分面积之和除以中国林蛙卵油 HPLC 对照指纹图谱的各指纹峰积分面积之和,以此百分数表征不同产地药材中各成分的总体含量情况,计算结果见表 8-54。由于药材取样量相差较小,对积分面积的分布影响不大,因此不必校正称样量。实验结果表明此 10 批样品 HPLC 指纹图谱总积分面积百分比均不低于 80%。

表 8-54 不同批次中国林蛙卵油 HPLC 指纹峰总积分面积百分值

批次	S1	S2	S3	S4	S5	S6	S7	S8	S9	S10	对照 FP
$P/\%$	92.2	106.4	110.1	92.1	94.0	92.3	105.7	110.3	91.4	105.7	100.0

(6) 中国林蛙卵油 HPLC 指纹图谱超信息特征数字化评价

用"中药色谱指纹图谱超信息特征数字化评价系统 4.0"软件评价中国林蛙卵油 HPLC 指纹图谱结果如下:①m、β 及 $\overline{R}$ 分别为 19～20、0.95～1.00 及 5.1～5.8,说明分离状况较好、各峰之间基本达基线分离。②$A_1+A_2+A_3>47\%$,说明三强峰面积较大。③γ 为 0.627～0.659,δ 为 0.463～0.490,表明信号平均化较好;τ 为 0.811～0.840,表明峰间等距性较好。④$\sum A_i$ 为 7565～9130,$\overline{A}$ 为 360.3～434.8,A_0 为 167.6～233.7 及 $\overline{H}$ 为

44.8～54.8，这些都表明指纹信号较强。⑤$\overline{W}$ 为 0.17～0.21，N 为 14018～55902，说明柱效较高。⑥F 为 29.0～32.1，I 为 14.8～15.6，均表明中国林蛙卵油指纹图谱绝对指数处于中等水平；F_r 为 64.2～76.1，I_r 为 31.0～36.3，均大于 F 和 I。$F_{r(t)}$ 和 $I_{r(t)}$ 与原 F_r 和 I_r 值相近，说明时间效率不突出；$F_{r(q)}$ 和 $I_{r(q)}$ 均高于原来 F 和 I 值，说明样品所含化学信息量很高。综合考虑，F、F_r、I 和 I_r 应分别不低于 29、62、14 和 31。

（7）系统指纹定量法鉴定中国林蛙卵油质量

以对照指纹图谱为评价标准，计算 10 批中国林蛙卵油的 S_m、P_m 和 α 并判定其质量，见表 8-55。样品中 S7 和 S10 质量级别为极好，其余批次均为很好。

表 8-55　系统指纹定量法评价中国林蛙卵油质量结果

参数	S1	S2	S3	S4	S5	S6	S7	S8	S9	S10
S_m	0.99	0.99	0.99	0.99	0.98	0.99	0.99	0.99	0.98	1.00
$P_m/\%$	93.00	107.20	109.60	93.00	93.00	93.10	104.20	109.70	91.40	104.70
α	0.02	0.02	0.01	0.02	0.01	0.02	0.02	0.01	0.01	0.02
质量	很好	很好	很好	很好	很好	很好	极好	很好	很好	极好

（8）中国林蛙卵油统一化 HPLC 指纹图谱

应用"中药色谱指纹图谱超信息特征数字化评价系统 3.0"软件进行了统一化参量评价，从多维数字化角度，多侧面和全方位地揭示中国林蛙卵油 HPLC 指纹图谱的特征。中国林蛙卵油统一化 HPLC 指纹图谱见图 8-87。经评价可知，相对统一参数中色谱指纹图谱定信号指数 $F_{t/a}$ 以 S3 最小，表明其图谱达到理想状况最容易，原指纹图谱最理想，其次是 S5、S7、S8 和 S10。$F_{a/t}$ 是用来考察当各峰都定点于最末峰位置且有效分离率、信号均化性为最佳时需要 V 增大的程度（与 V 具有最大相关性），S3 最小，其次是 S1、S2、S4、S6 和 S8 都较小，表明其指纹图谱容易达到该理想状况。

8.2.15.2　中国林蛙卵油 GC 数字化指纹图谱研究[20]

（1）仪器与试药

Agilent 6890N GC 型毛细管气相色谱仪（配有 FID 检测器和 Agilent 7683 自动进样器），ChemStation 工作站。

正二十四烷，亚油酸甲酯，α-亚麻酸甲酯。正己烷，甲醇，三氟化硼乙醚，氯化钠，氢氧化钾，去离子水。微孔滤膜（有机溶媒型，$0.45\mu m \times 25mm$）。中国林蛙卵油产地均为抚顺。

（2）样品溶液制备

① 内标溶液制备　精密称取正二十四烷 0.4g，置于 25mL 容量瓶中，以正己烷溶解并稀释至刻度，摇匀，即得。

② 亚油酸甲酯对照品溶液制备　精密称取亚油酸甲酯（Methyl Linoleate）对照品适量，用正己烷稀释至 5mL，摇匀，即得。

③ α-亚麻酸甲酯对照品溶液制备　精密称取 α-亚麻酸甲酯标准品适量，用正己烷稀释至 5mL，摇匀，即得。

④ 供试品溶液制备　精密称取中国林蛙卵油 0.4g，加入 0.5mol·L^{-1}氢氧化钾-甲醇溶液 3mL，60℃水浴 30min（边水浴边振荡，至油珠完全消失），冷却，加入 14% 三氟化硼乙醚-甲醇（$V/V=2:1$）溶液 2mL，60℃水浴 10min，冷却后加入正己烷和饱和氯化钠溶液各 2mL，充分振荡后静置，离心（2500r·min^{-1}）15min，取上层溶液（正己烷层）用

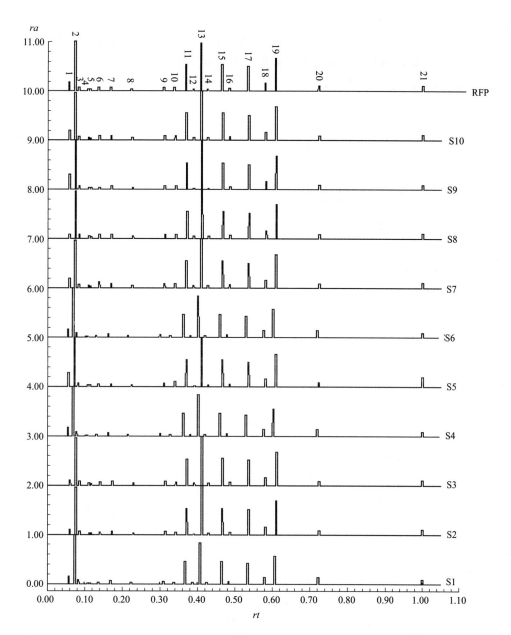

图 8-87　中国林蛙卵油统一化 HPLC 指纹图谱

0.45μm 微孔滤膜过滤，收集续滤液。精密量取续滤液 1mL 置于 10mL 容量瓶中，加入 1mL 内标溶液，用正己烷稀释至刻度，摇匀，即得。

（3）色谱条件

色谱柱：FFAP（30.0mm×0.25mm×0.33μm），载气 N_2，流速 1.0mL · min^{-1}；检测器：氢火焰离子化检测器（FID），H_2：40mL · min^{-1}，N_2：40mL · min^{-1}，空气：400mL · min^{-1}，检测器温度 270℃；进样口温度 250℃；分流比 25:1；压力 45.5kPa；进样量 1.0μL。采用程序升温：120℃（1min）→20℃ · min^{-1}→220℃（54min）。

（4）系统适用性试验与方法学考察

在此系统条件下，以正二十四烷峰为内标参照物峰，出峰时间 t_R 为 19.482min，其理论板数应不低于 100000；色谱图中 23.308min 峰为亚油酸甲酯，26.348min 峰为 α-亚麻酸甲酯，如图 8-88 所示。通过对进样精密度、稳定性和方法重复性进行考察，结果表明检测系统进样精密度合格，样品在 16h 内基本稳定，方法重复性良好。

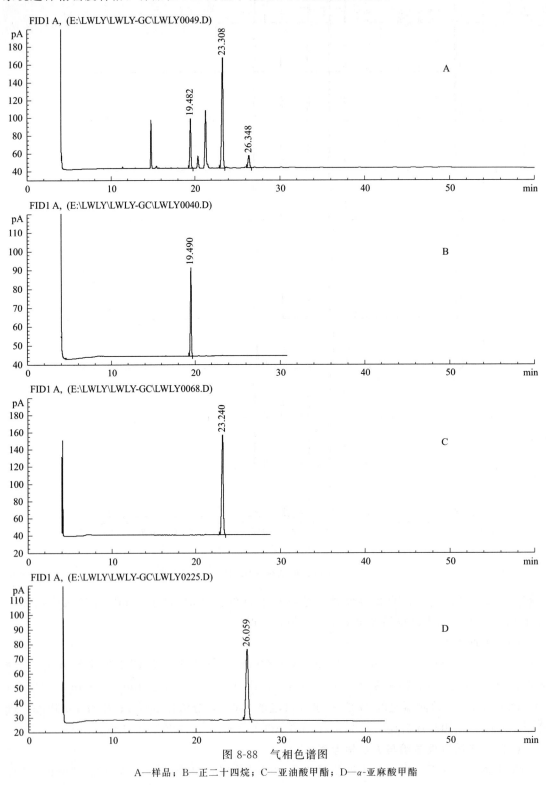

图 8-88　气相色谱图

A—样品；B—正二十四烷；C—亚油酸甲酯；D—α-亚麻酸甲酯

（5）林蛙卵油 GC 指纹图谱建立

将 10 批中国林蛙卵油样品的甲酯化供试液，按色谱条件进样检测，记录色谱图（图 8-89）。以 S1 为例，其指纹图谱标号图见图 8-90。以正二十四烷峰为参照物峰，按出现率 100％计，确定 20 个共有峰，以此 10 批中国林蛙卵油色谱图信号为基础，计算生成对照指纹图谱（平均值法），见图 8-91。另选择 9 号峰亚油酸甲酯（M_1＝294.47）和 11 号峰 α-亚麻酸甲酯（M_2＝292.46）作双参照物峰，根据 2 种参照物峰计算系统的特征技术参数见表 8-56。20 个峰理论板数在 5～2.17×10^4；指纹峰方向余弦平方 $\cos^2 Y_i$ 代表分相似度，$S_F(9)$＝0.75、$S_F(8)$＝0.18，两者对 S_F 贡献起主导作用（两者贡献 S_F＞0.93，其他 18 个峰

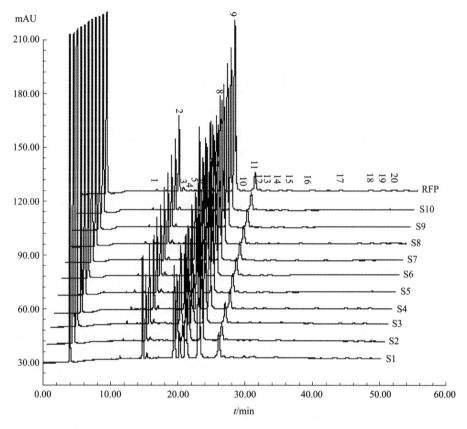

图 8-89　10 批中国林蛙卵油 GC 指纹图谱

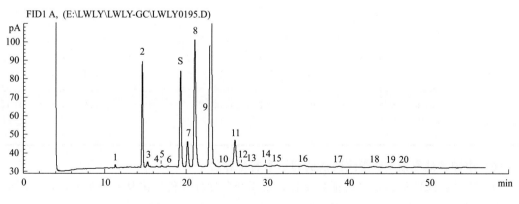

图 8-90　中国林蛙卵油 GC 指纹图谱标号图

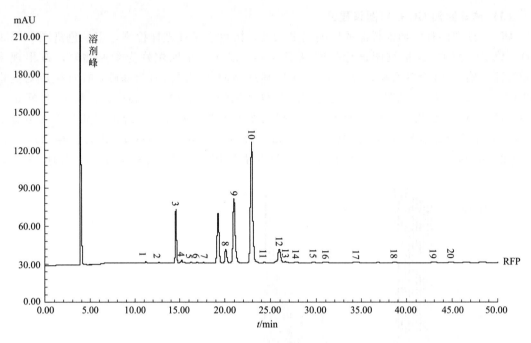

图 8-91　中国林蛙卵油 GC 对照指纹图谱

贡献仅 0.07）。9、8、2 和 11 号峰积分 A、相对积分 RA、统一化积分 ra 和折合积分 δ 依次减小。

表 8-56　中国林蛙卵油 GC 对照指纹图谱特征技术参数

No.	t_R/min	H	$W_{1/2}$	$A/\%$	RT	RA	$\cos^2 Y_i$	I_i	M_x	δ	φ
1	11.25	1.26	0.06	0.23	0.59	0.02	0	1	232.13	13.79	1.94
2	14.57	42.15	0.08	9.98	0.76	0.69	0.04	4.64	257.98	10.65	83.35
3	15.22	2.1	0.14	0.77	0.79	0.05	0	5.25	262.34	10.19	6.43
4	16.31	0.43	0.1	0.17	0.85	0.01	0	6.23	269.25	9.51	1.38
5	16.94	0.55	0.1	0.21	0.88	0.01	0	6.76	273.04	9.16	1.72
6	17.7	0.3	0.1	0.1	0.92	0.01	0	7.38	277.39	8.77	0.85
7	20.1	10.38	0.1	3.82	1.04	0.27	0.01	9.17	290.11	7.72	31.91
8	20.99	50.24	0.12	20.44	1.09	1.42	0.17	9.78	294.47	7.39	170.74
9	22.95	94.75	0.13	41.29	1.19	2.87	0.69	11.04	303.38	6.76	344.91
10	24.28	0.24	0.17	0.12	1.26	0.01	0	11.83	309	6.39	1.01
11	25.93	10.57	0.15	5.65	1.35	0.39	0.01	12.76	315.59	5.98	47.24
12	26.61	0.76	0.13	0.38	1.38	0.03	0	13.12	318.16	5.83	3.17
13	27.8	0.38	0.15	0.22	1.45	0.02	0	13.73	322.53	5.58	1.83
14	29.67	0.58	0.16	0.34	1.54	0.02	0	14.65	329.03	5.23	2.82
15	31.09	0.44	0.3	0.39	1.62	0.03	0	15.31	333.71	4.99	3.22
16	34.36	0.44	0.22	0.32	1.79	0.02	0	16.72	343.71	4.52	2.66
17	38.67	0.31	0.27	0.24	2.01	0.02	0	18.38	355.52	4.01	1.97
18	42.92	0.33	0.34	0.32	2.23	0.02	0	19.85	365.97	3.62	2.64
19	44.91	0.29	0.37	0.29	2.34	0.02	0	20.49	370.5	3.46	2.34
20	46.57	0.39	0.34	0.38	2.42	0.03	0	21	374.11	3.33	3.2

（6）中国林蛙卵油 GC 指纹图谱的超信息特征评价

用"中药指纹图谱超信息特征数字化评价系统"软件评价中国林蛙卵油 GC 指纹图谱结果见表 8-57。

表 8-57　中国林蛙卵油 GC 指纹图谱超信息特征数字化评价结果

No.	参数	S1	S2	S3	S4	S5	S6	S7	S8	S9	S10
1	检测器	FID	FID	FID	FID	FID	FID	FID	FID	FID	FID
2	n	20	20	20	20	20	20	20	20	20	20
3	m	19	19	19	19	19	19	19	19	19	19
4	β	1	1	1	1	1	1	1	1	1	1
5	γ	0.399	0.402	0.404	0.401	0.401	0.403	0.402	0.402	0.401	0.403
6	A_0	32.8	22.2	28.4	25.3	24.6	24.7	24.2	24.6	24	26
7	$\overline{A}$	223.5	140.5	173.3	162.3	161.9	153.1	156.9	153.9	156.7	157.7
8	δ	0.147	0.158	0.164	0.156	0.152	0.161	0.154	0.16	0.153	0.165
9	η	0.159	0.177	0.181	0.156	0.165	0.175	0.169	0.171	0.163	0.18
10	$\sum A_i$	4469	2809	3465	3245	3238	3062	3137	3077	3133	3154
11	$A_1/\%$	48.7(9)	48.1(9)	48.0(9)	48.3(9)	48.3(9)	48.1(9)	48.1(9)	48.2(9)	48.3(9)	48.0(9)
12	$A_2/\%$	23.8(8)	23.8(8)	23.8(8)	23.9(8)	24.0(8)	23.7(8)	24.0(8)	23.8(8)	23.9(8)	23.9(8)
13	$A_3/\%$	11.7(2)	11.7(2)	11.6(2)	11.6(2)	11.7(2)	11.5(2)	11.7(2)	11.7(2)	11.7(2)	11.6(2)
14	$A_4/\%$	6.4(11)	6.6(11)	6.7(11)	6.6(11)	6.6(11)	6.8(11)	6.6(11)	6.6(11)	6.6(11)	6.5(11)
15	$A_5/\%$	4.5(7)	4.5(7)	4.4(7)	4.5(7)	4.5(7)	4.4(7)	4.5(7)	4.4(7)	4.5(7)	4.5(7)
16	$A_6/\%$	0.9(3)	0.9(3)	0.9(3)	0.9(3)	0.9(3)	0.9(3)	0.9(3)	1.0(3)	0.9(3)	0.9(3)
17	$A_7/\%$	0.5(15)	0.5(20)	0.5(12)	0.5(15)	0.5(20)	0.6(12)	0.5(12)	0.4(18)	0.5(15)	0.5(20)
18	$A_8/\%$	0.4(20)	0.5(15)	0.5(15)	0.4(20)	0.5(12)	0.5(20)	0.4(20)	0.4(15)	0.4(12)	0.5(12)
19	$A_1 :$ $A_2 : A_3$	4.1 : 2.0 : 1	4.1 : 2.0 : 1	4.1 : 2.0 : 1	4.2 : 2.1 : 1	4.1 : 2.1 : 1	4.2 : 2.1 : 1	4.1 : 2.1 : 1	4.1 : 2.0 : 1	4.1 : 2.0 : 1	4.1 : 2.0 : 1
20	$\overline{H}$	14.7	9.4	11.6	10.7	10.7	10.1	10.4	10.1	10.4	10.3
21	$\overline{W}$	0.28	0.31	0.32	0.28	0.29	0.31	0.3	0.3	0.29	0.32
22	N	175218	193450	114921	193693	107262	194857	209315	185184	200638	186783
23	$\sum R_i$	141.6	131.2	131.1	142	142.6	136.9	137.5	137.7	140.5	131.1
24	$\overline{R}$	7.1	6.6	6.6	7.1	7.1	6.8	6.9	6.9	7	6.6
25	τ	0.803	0.762	0.758	0.788	0.763	0.757	0.753	0.756	0.78	0.765
26	$T/\min$	46.72	46.53	46.44	46.76	46.58	46.5	46.54	46.54	46.55	46.52
27	Q/mg	0.001	0.001	0.001	0.001	0.001	0.001	0.001	0.001	0.001	0.001
28	F	12.1	10.8	11.7	11.3	11.2	11.2	11.1	11.2	11.1	11.4
29	F_r	33.1	32.0	33.1	32.2	32.2	32.4	32.3	32.4	32.2	32.6
30	$F_{r(t)}$	13.0	11.6	12.6	12.0	12.0	12.1	12.0	12.0	11.9	12.3
31	$F_{r(q)}$	30.9	29.8	30.7	30.2	30.0	30.2	30.0	30.1	30.0	30.4
32	S	1.5	1.6	1.6	1.5	1.5	1.6	1.5	1.6	1.5	1.6
33	I	9.1	8.5	8.9	8.7	8.7	8.7	8.7	8.7	8.7	8.7
34	I_r	18.7	18.2	18.7	18.3	18.3	18.4	18.3	18.3	18.3	18.5
35	$I_{r(t)}$	9.8	9.1	9.6	9.3	9.3	9.3	9.3	9.3	9.3	9.4
36	$I_{r(q)}$	17.4	16.9	17.4	17.1	17.1	17.1	17.1	17.1	17.0	17.2
37	ω	1.3	1.3	1.3	1.3	1.3	1.3	1.3	1.3	1.3	1.3
38	RF	214.5	173.1	185.8	200.6	189.3	188.1	188.2	185.9	192.9	181.5
39	RF_r	526.5	448.3	461.8	510.0	487.8	473.9	477.1	472.6	497.4	458.3
40	$RF_{r(t)}$	229.6	186	200.1	214.4	203.2	202.2	202.2	199.8	207.2	195.1
41	$RF_{r(q)}$	491.9	417.2	429.0	476.9	454.4	440.8	444.1	439.9	463.0	426.4
42	RI	62.4	54.3	57.1	61.4	55.9	59.4	59.2	57.6	59.1	57.1
43	RI_r	147.6	134.3	139.1	149.9	137.3	145.3	145.1	141.2	145.2	139.7
44	$RI_{r(t)}$	66.8	58.3	61.5	65.7	60	63.8	63.6	61.8	63.4	61.4
45	$RI_{r(q)}$	137.9	125	129.2	140.2	127.9	135.2	135	131.4	135.2	130
46	TZ	99.4	92.7	101.6	136.0	97.0	94.9	130.7	96.8	128.5	91.9
47	S_m	0.987	0.994	0.993	0.986	0.979	0.986	0.990	0.992	0.984	0.995
48	P_m	93.0	107.2	109.6	93.0	93.0	93.1	104.2	109.7	91.4	104.7
49	α	0.02	0.02	0.01	0.02	0.01	0.02	0.02	0.01	0.01	0.02
50	Grade	Ⅱ	Ⅱ	Ⅱ	Ⅱ	Ⅱ	Ⅱ	Ⅰ	Ⅱ	Ⅱ	Ⅰ
51	质量	很好	很好	很好	很好	极好	很好	极好	很好	很好	极好

（7）系统指纹定量法鉴定中国林蛙卵油质量研究

用系统指纹定量法以 RFP 为标准评价 10 批中国林蛙卵油质量为极好或很好（Ⅰ和Ⅱ级），见表 8-56，可能的原因是以中国林蛙卵油中脂肪酸类成分和挥发性成分为指标进行评价而得到此结果，另外蛙卵来源于同一产地且均采取了恒定的超临界提取工艺。因此此 10 批中国林蛙卵油质量很好，也说明提取工艺稳定。

（8）中国林蛙卵油统一化 GC 指纹图谱研究

用"中药色谱指纹图谱超信息特征数字化评价系统 3.0"软件计算生成林蛙卵油的统一化 GC 指纹图谱（图 8-92），色谱指纹图谱相对统一化特征判据参数结果如下：①指纹峰时间分布以 S3（最大），S1～S10 的指纹峰时间分布＞0.5，表明指纹峰集中出现在色谱图后部分。②α 均小于 0.1 说明多数指纹峰积分很小（S1～S10 均为 0.1）。③因 α_i＞0.83 表明各指纹图谱的峰等距性较好（α＝1 时各峰等距），S1～S10 峰等距性相似。峰后等距系数＜0.06，说明全部虚拟图谱峰等距性都很差。前后等距系数比 π 以 S2 最大，其次是 S5 和 S6 较大，反映上述样品的指纹峰达到后等距较难。④$F_{t/a}$ 以 S3 最小，其次是 S2、S6 和 S8。⑤$F_{a/t}$ 以 S1 最小，S1～S10 相似，表明其指纹图谱容易达到该理想状况。⑥积分效率指数越大说明各峰出峰快且信号强，q 越小时积分效率越高，结果表明 S5 积分速率最高。⑦峰体大小指数反映出 S1 最大，其次是 S3 和 S10，最小者为 S2。⑧色谱空间利用率ϕ S1～S10

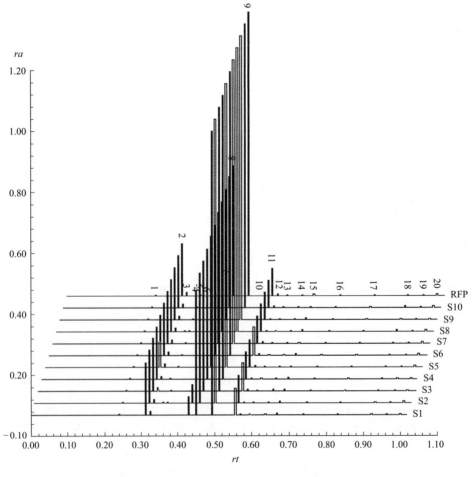

图 8-92　中国林蛙卵油统一化 GC 指纹图谱

相似。⑨S1～S10 的 k 值相等，说明出峰速度相似。综合评价 S3 谱图最理想，S5、S8 和 S10 比较理想。

8.2.15.3　结论

本文建立了中国林蛙卵油的 HPLC 数字化指纹图谱和 GC 数字化指纹图谱，应用"中药色谱指纹图谱超信息特征数字化评价系统 3.0"软件从指纹图谱超信息特征、相对统一化特征评价 10 批中国林蛙卵油，结合系统指纹地量法有效地鉴别其质量。两种方法均稳定、可靠，重现性好。

8.3　中药制剂数字化指纹图谱

8.3.1　复方丹参滴丸[21]

复方丹参滴丸（Compound Danshen Dropping Pills，CDDP）为一种简单的中药复方制剂，其组成为丹参（君药）、三七（臣药）、冰片（佐使药）；具有活血化瘀的功效。君药丹参为唇形科植物丹参的干燥根及根茎，其主要的有效成分为脂溶性的菲醌类化合物和水溶性的酚酸类化合物，具有活血化瘀、凉血消痈的功效。臣药三七为五加科植物三七的干燥根及根茎，其主要活性成分有黄酮类成分、皂苷类成分以及挥发油类成分等，主要用于散瘀止血，消肿定痛。佐使药冰片为菊科艾纳香茎叶或樟科植物龙脑樟枝叶经水蒸气蒸馏并重结晶的产物，具有消肿止痛，开窍醒脑等功效。

8.3.1.1　复方丹参滴丸 290nm HPLC 数字化指纹图谱

（1）仪器与试药

Agilent 1100 液相色谱仪（配 DAD 检测器、在线脱气装置、低压四元梯度泵、自动进样器）；ChemSation 工作站；KQ-0B 型超声波清洗器。KDM 型控温电热套；旋转蒸发仪 RE52；Sarturius-BS110S 分析天平。

甲醇，乙腈，冰醋酸，95%（V/V）乙醇，去离子水。柠檬酸，磷酸二氢钠，乙腈，冰醋酸，去离子水。原儿茶醛对照品；丹参素、丹酚酸 B、丹酚酸 A 对照品。10 批复方丹参滴丸样品均产自天津天士力制药集团股份有限公司。

（2）样品溶液制备

① 对照品溶液制备　精密称取原儿茶醛对照品 5.0mg，置于 25mL 容量瓶中，用 50% 甲醇溶解并定容至刻度，摇匀，即得。精密称取丹参素对照品 5.0mg，置于 25mL 容量瓶中，用水溶解并定容至刻度，摇匀，即得。同法配制丹酚酸 B 对照品溶液。

② 供试品溶液制备　取 10 粒 CDDP 样品，精密称定，加 50%（V/V）乙醇溶液 50mL，回流提取 1h，过滤，减压浓缩回收乙醇至约 5mL，样品液用 50%（V/V）甲醇溶液定容至 10mL，摇匀，作供试液，进样前用 0.45μm 滤膜过滤。

（3）色谱条件

色谱柱：大连江申 Century SIL C$_{18}$ BDS 色谱柱（25cm×4.6mm，5μm）；流动相：A 为 1% 醋酸水溶液，B 为 1% 醋酸甲醇溶液；梯度程序：0～15min，10%→32%B；15～30min，32%→45%B；30～45min，45%→80%B；流速 1.0mL·min^{-1}；紫外检测波长 290nm；柱温（30.0±0.15）℃；进样量 20μL；洗脱时间 40min。

（4）系统适用性试验与方法学考察

在此系统条件下，精密量取各对照品溶液 $10\mu L$ 及供试品溶液各 $20\mu L$，分别进样，记录色谱图（图 8-93）。对比保留时间和在线紫外光谱图可知，4 号峰、6 号峰、17 号峰和 19 号峰分别为丹参素、原儿茶醛、丹酚酸 B 和丹酚酸 A。选择原儿茶醛作参照物峰，其理论板数应不低于 30661。通过对进样精密度、稳定性和方法重复性进行考察，结果表明检测系统进样精密度合格，样品在 24h 内基本稳定，方法重复性良好。

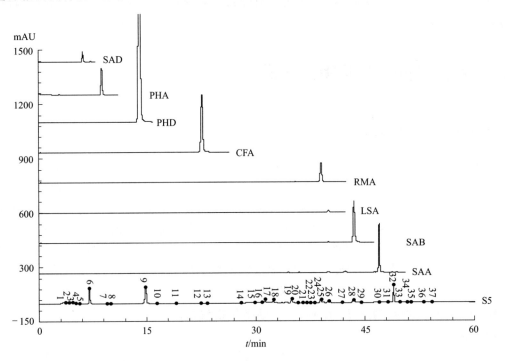

图 8-93　复方丹参滴丸与对照品 SAD、PHA、PHD、CFA、RMA、LSA、
SAB、SAA 的 HPLC 图（S5）

（5）复方丹参滴丸 HPLC 指纹图谱建立

将 10 批不同批号 CDDP 供试液在 HPLC 色谱仪上进样分析，记录色谱图，以 S1 为例，指纹图谱标号图如图 8-94。通过对十批不同批号 CDDP-HPLC 指纹图谱的比较，以峰出现率 100％计，确定 19 个共有峰。以 6 号峰（原儿茶醛）为参照，以 10 批 CDDP 指纹图谱数据计算生成对照指纹图谱，见图 8-95。

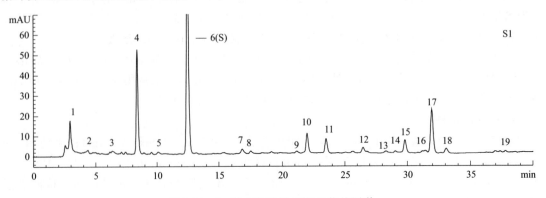

图 8-94　10 批 CDDP 的 HPLC 指纹图谱

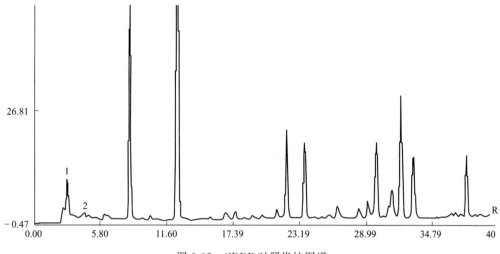

图 8-95　CDDP 对照指纹图谱

（6）HPLC 指纹图谱超信息数字化评价

用"中药色谱指纹图谱超信息特征数字化评价系统 4.0"软件评价如下：① m 为 18，$\pmb{\beta}$ 为 1，$\bar{R}$ 为 8.4～9.4，说明各峰分离情况较好，只有一个共有峰没有达到基线分离；②$\pmb{A}_1$：$\pmb{A}_2$：$\pmb{A}_3$ 及八强峰揭示中药指纹成分的比例和信号分布，结果对照指纹图谱的 $\pmb{A}_1 + \pmb{A}_2 + \pmb{A}_3 >$ 58%，$\pmb{A}_1$ 超过 34%，$\pmb{A}_2$ 超过 13%，$\pmb{A}_3$ 也占近 10%，说明所建立的指纹图谱以三强峰为主；③$\pmb{\gamma}$ 为 0.462～0.590，$\pmb{\delta}$ 为 0.333～0.465，表明信号均化性良好；④$\pmb{\tau}$ 为 0.836～0.847，表明色谱峰间等距性良好；⑤$\sum \pmb{A}_i$ 为 2823～5040，$\bar{\pmb{A}}$ 为 148.6～259.0，$\pmb{A}$ 为 49.5～115.8，$\bar{\pmb{H}}$ 为 12.3～20.6，都表明该条件下指纹信号一般；⑥$\overline{\pmb{W}}$ 为 0.20～0.22，$\pmb{N}$ 为 62567～78859，说明柱效很高；⑦$\pmb{F}$ 为 14.9～23.0，$\pmb{I}$ 为 9.9～13.2，均表明 CDDP 指纹图谱绝对指数处于较低水平；⑧$\pmb{F}_r$ 为 26.6～39.3，$\pmb{I}_r$ 为 16.6～21.5，都高于 $\pmb{F}$ 和 $\pmb{I}$ 值，说明此图谱的时间效率或原生药材中所含化学成分信息较高；⑨$\pmb{F}_{r(t)}$ 和 $\pmb{I}_{r(t)}$ 均高于原来 $\pmb{F}$ 和 $\pmb{I}$ 值，说明时间效率高；$\pmb{F}_{r(q)}$ 和 $\pmb{I}_{r(q)}$ 远远大于其相对应的 $\pmb{F}$ 值和 $\pmb{I}$ 值，说明样品化学成分信息非常丰富。对于 CDDP，$\pmb{F}$、$\pmb{I}$、$\pmb{F}_r$、$\pmb{I}_r$ 应分别不低于 14.9、9.9、26.6、16.6。根据实验结果，把 CDDP 对照指纹图谱的 16 个指数数据的 ±10% 作为基本标准来控制 10 批制剂，对于 $\pmb{F}$、$\pmb{F}_r$、$\pmb{F}_{r(q)}$ 和 $\pmb{I}_{r(q)}$ 四指数来说，S1 和 S4 均低于低限（LIL），对于其他 12 个指数，S1 因过低，S2 因过高而导致均不合格，见表 8-58。

表 8-58　CDDP 指纹图谱 16 个指数的低指数限（LIL）和高指数限（HIL）

No.	1	2	3	4	5	6	7	8	9	10	11	12	13	14	15	16
参数	F	F_r	$F_{r(t)}$	$F_{r(q)}$	I	I_r	$I_{r(t)}$	$I_{r(q)}$	RF	RF_r	$RF_{r(t)}$	$RF_{r(q)}$	RI	RI_r	$RI_{r(t)}$	$RI_{r(q)}$
LIL	18.99	32.49	25.11	24.57	11.25	18.36	14.85	13.95	296.46	495.09	391.5	374.94	99.27	161.64	131.13	122.4
HIL	23.21	39.71	30.69	30.03	13.75	22.44	18.15	17.05	362.34	605.11	478.5	458.26	121.33	197.56	160.27	149.6
Out		S1,S4				S1,S2				S1,S2				S1,S2		

（7）CDDP 290nm HPLC 统一化指纹图谱

采用"中药色谱指纹图谱超信息特征数字化评价系统 3.0"软件导入谱图原始积分信号可即刻获得 25 个相对统一化判据参数，统一化指纹图谱见图 8-96。结果显示：①指纹峰时间分布均为 0.55，表明 10 批样品指纹峰在色谱图中居中，$\overline{ra}$ 均小于 0.17 说明多数指纹峰积分较小。②因 $\pmb{\alpha} > 0.8$，表明各指纹图谱的峰等距性较好。峰后等距系数 $\pmb{\alpha}' < 0.2$，说明

全部虚拟图谱峰等距性都很差。前后等距系数比 $\boldsymbol{\pi}$ 以 S1 最大，其他批次样品都相对都小很多，反映上述样品的指纹峰达到后等距较难。③S3 的 $\boldsymbol{F}_{t/a}$ 最小，其次是 S5 和 S7，说明这几个批次样品图谱达到理想状况最容易，而 S1 最大，图谱最难达到理想状况。④$\boldsymbol{F}_{a/t}$ 以 S2 和 S7 最小，其次是 S5 和 S6，表明其指纹图谱容易达到该理想状况。⑤$\boldsymbol{E}$、$\bar{\boldsymbol{e}}$ 和 $\boldsymbol{q}$ 表明 S3 积分速率最高。⑥$\sum\boldsymbol{\Lambda}$、$\bar{\boldsymbol{\Lambda}}$ 值 S3 最大，其次是 S2、S5 和 S7，最小者为 S1，表明化合物成分较难被洗脱。⑦$\boldsymbol{\varphi}$ 以 S2、S3、S5、S6 和 S7 较好，各批次 CDDP 的扩展比 $\boldsymbol{p}$ 值较小，表明各峰原信号与最大峰信号差异很大。

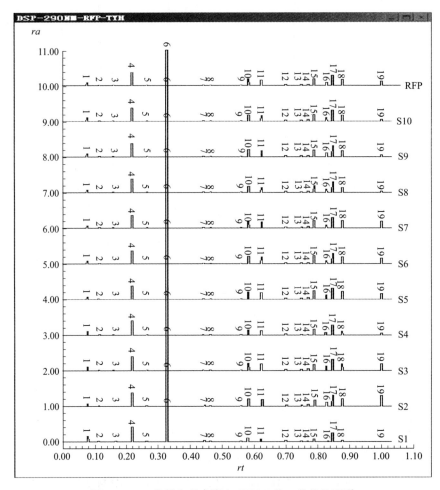

图 8-96　10 批复方丹参滴丸-HPLC 统一化指纹图谱

（8）系统指纹定量法评价 CDDP 质量

根据系统指纹定量法，以 10 批 CDDP 样品的 RFP 为评价标准计算 $\boldsymbol{S}_{\mathrm{m}}$、$\boldsymbol{P}_{\mathrm{m}}$ 和 $\boldsymbol{\alpha}$，结果见表 8-59。按结果 10 批 CDDP 的 $\boldsymbol{S}_{\mathrm{m}}$ 均不低于 0.92，表明此 10 批 CDDP 化学成分数量和分布比例比较相似，但 $\boldsymbol{P}_{\mathrm{m}}$ 却相差很大，其中 S4 和 S6 批次样品含量最接近生成的对照指纹图谱；S1 的 $\boldsymbol{P}_{\mathrm{m}}$ 低于 80％，表明其含量低于其他批次，与其他批次样品有很大差异；除了以上 3 批样品，其余批次的 CDDP 质量级别划为很好，其中 S3 和 S7 的 $\boldsymbol{P}_{\mathrm{m}}<95\%$，S2、S8、S9 和 S10 的 $\boldsymbol{P}_{\mathrm{m}}>105\%$，S5 虽然 $\boldsymbol{P}_{\mathrm{m}}$ 为 97.1，但其 $\boldsymbol{\alpha}>0.05$，由此可见不同批次的 CDDP 的含量存在着显著差异。但总体来看，10 批 CDDP 质量极好者有 2 批，质量很好有 7 批，1 批含量高使其质量划为中。

表 8-59　系统指纹定量法评价 10 批 CDDP 质量级别

参数	S1	S2	S3	S4	S5	S6	S7	S8	S9	S10
S_m	0.921	0.990	0.973	0.994	0.991	0.992	0.991	0.991	0.972	0.985
$P_m/\%$	71.2	108.2	92.0	100.4	97.1	98.3	93.0	110.9	111.2	114.9
α	0.17	0.05	0.08	0.02	0.06	0.01	0.01	0.02	0.06	0.05
Grade	V	II	II	I	II	I	II	II	II	II

8.3.1.2　五波长 CDDP-HPLC 指纹图谱

（1）五波长 CDDP-HPLC 指纹图谱建立

将 10 批 CDDP 供试液分别按照 "8.3.1.1" 项下色谱条件进样检测，记录 254nm、265nm、280nm、290nm 和 326nm 波长下的色谱图。以原儿茶醛为参照物峰，按峰出现率 100% 计，确定 254nm、265nm、280nm、290nm 和 326nm 波长下分别检测到 14、15、16、19 和 17 个共有指纹峰，见图 8-97～图 8-101。将此 10 批 CDDP 五波长指纹图谱信号数据

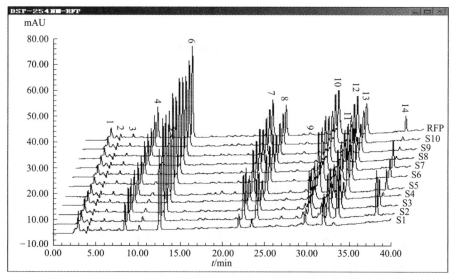

图 8-97　在 254nm 检测 10 批 CDDP-HPLC 指纹图谱和其对照指纹图谱

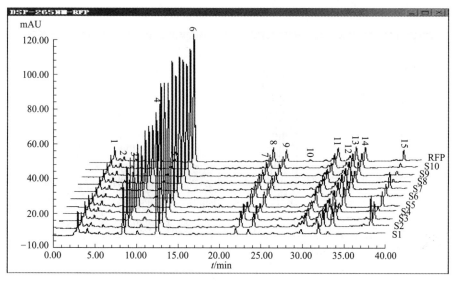

图 8-98　在 265nm 检测 10 批 CDDP-HPLC 指纹图谱和其对照指纹图谱

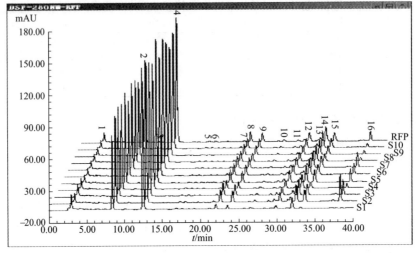

图 8-99 在 280nm 检测 10 批 CDDP-HPLC 指纹图谱和其对照指纹图谱

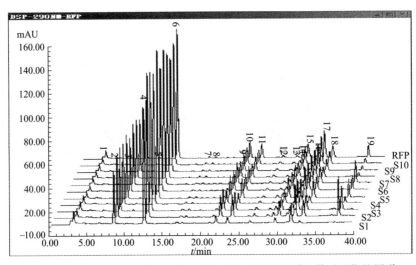

图 8-100 在 290nm 检测 10 批 CDDP-HPLC 指纹图谱和其对照指纹图谱

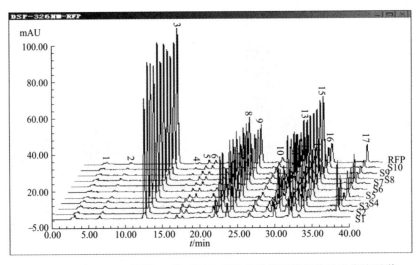

图 8-101 在 326nm 检测 10 批 CDDP-HPLC 指纹图谱和其对照指纹图谱

导入孙国祥等开发的"中药色谱指纹图谱超信息特征数字化评价系统3.0"软件,按平均值法计算生成对照指纹图谱并以290nm下指纹图谱数据进行方法学考察。

(2) 系统指纹定量法评价 CDDP 五波长 HPLC 指纹图谱

以平均值法计算生成准对照指纹图谱(**RFP**)并计算10批样品五波长下的宏定性相似度 S_m、宏定量相似度 P_m 和指纹变动系数偏差绝对值 α,见表 8-60。通过比较发现,除 S1 在五波长下跨越了 3 个质量等级外,其余 9 批样品质量等级在五波长下基本一致。10 批 CDDP 在低波长下的质量等级普遍低于高波长,这可能和 CDDP 中酚酸类成分在高波长下紫外吸收较强有关,通过观察 3D-色谱光谱图也可直观得出此结论。

表 8-60　系统指纹定量法评价 10 批 CDDP 质量级别

波长	参数	S1	S2	S3	S4	S5	S6	S7	S8	S9	S10
254nm	S_m	0.898	0.988	0.98	0.995	0.989	0.99	0.991	0.992	0.966	0.992
	P_m	57.4	108.6	86.2	104.3	96.5	100.6	95.1	113	113.1	119.9
	α	0.13	0.03	0.04	0.01	0.03	0.02	0.01	0.00	0.03	0.01
	Grade	Ⅶ	Ⅱ	Ⅲ	Ⅰ	Ⅰ	Ⅰ	Ⅰ	Ⅲ	Ⅲ	Ⅲ
265nm	S_m	0.916	0.989	0.986	0.992	0.989	0.991	0.99	0.993	0.974	0.992
	P_m	74	108.9	92.8	99.7	97.6	97.9	92.6	109.9	110.4	113.4
	α	0.14	0.06	0.08	0.01	0.04	0.02	0.01	0.02	0.06	0.05
	Grade	Ⅴ	Ⅱ	Ⅱ	Ⅰ	Ⅰ	Ⅰ	Ⅰ	Ⅱ	Ⅱ	Ⅲ
280nm	S_m	0.925	0.994	0.984	0.995	0.992	0.992	0.992	0.991	0.973	0.99
	P_m	75.7	107.1	94.7	99.2	98.7	98.2	93	109.6	109.1	112.8
	α	0.15	0.04	0.06	0.02	0.03	0.01	0.00	0.02	0.05	0.05
	Grade	Ⅳ	Ⅱ	Ⅱ	Ⅰ	Ⅰ	Ⅰ	Ⅰ	Ⅱ	Ⅱ	Ⅱ
290nm	S_m	0.921	0.99	0.973	0.994	0.991	0.992	0.991	0.991	0.972	0.985
	P_m	71.2	108.2	92	100.4	97.1	98.3	93	110.9	111.2	114.9
	α	0.17	0.05	0.08	0.02	0.06	0.01	0.01	0.02	0.06	0.06
	Grade	Ⅴ	Ⅱ	Ⅱ	Ⅰ	Ⅱ	Ⅰ	Ⅱ	Ⅱ	Ⅱ	Ⅱ
326nm	S_m	0.846	0.981	0.983	0.989	0.989	0.986	0.986	0.984	0.977	0.987
	P_m	59.8	108.3	86.8	104	97.1	99.7	95.6	112.3	112.9	119.6
	α	0.20	0.05	0.08	0.01	0.04	0.02	0.01	0.02	0.06	0.05
	Grade	Ⅶ	Ⅱ	Ⅲ	Ⅰ	Ⅰ	Ⅰ	Ⅰ	Ⅱ	Ⅱ	Ⅱ
Weight	S_m	0.902	0.988	0.981	0.993	0.990	0.990	0.990	0.990	0.972	0.989
	P_m	69.6	108.1	91.3	101.2	97.5	98.8	93.7	110.9	111.1	115.7
	α	0.14	0.04	0.06	0.01	0.04	0.01	0.01	0.04	0.04	0.04
	Grade	Ⅵ	Ⅱ	Ⅱ	Ⅰ	Ⅰ	Ⅰ	Ⅱ	Ⅲ	Ⅲ	Ⅲ
Mean	S_m	0.901	0.988	0.981	0.993	0.990	0.990	0.990	0.990	0.972	0.989
	P_m	67.6	108.2	90.5	101.5	97.4	98.9	93.9	111.1	111.3	116.1
	α	0.16	0.05	0.07	0.01	0.04	0.01	0.02	0.05	0.04	
	Grade	Ⅵ	Ⅱ	Ⅱ	Ⅰ	Ⅰ	Ⅰ	Ⅱ	Ⅲ	Ⅲ	Ⅲ
Project	S_m	0.901	0.988	0.981	0.993	0.990	0.990	0.990	0.990	0.972	0.989
	P_m	67.4	108.2	90.5	101.5	97.4	98.9	93.9	111.1	111.3	116.1
	α	0.16	0.05	0.07	0.01	0.04	0.01	0.01	0.05	0.04	
	Grade	Ⅵ	Ⅱ	Ⅱ	Ⅰ	Ⅰ	Ⅰ	Ⅱ	Ⅲ	Ⅲ	Ⅲ

(3) 权重法整合评价 CDDP 五波长 HPLC 指纹图谱

根据加权法计算获得的 S_m、P_m 及 α 值(表 8-60)来评价 CDDP 质量,用五波长谱加权综合指标评价 S2、S4 和 S6 质量等级与其他五波长检测的结果相一致,其余批次 CDDP 质量等级有所降低。这表明在五个波长下检测的 CDDP 中的化学成分含量存在差异,通过整合评价结果能更客观地控制 CDDP 质量。加权法评价突出了主要化学成分的地位,但容易忽视部分化学成分的含量贡献作用，具有歧视性。其结果主要反映 F 值大的检测波长的占比。

（4）均值法综合鉴定 CDDP 质量

当把不同检测波长获得的 S_m、P_m 和 α 等权看待时，可用三者均值进行综合评价。此法可能因少数成分的含量极端低（或高）而给综合结果带来片面性。通过比较可知 10 批 CDDP 质量等级与加权法评价出的质量等级一致，计算结果见表 8-60。因此，它是一种最简单和最便捷的有效方法，对批间质量差异相对稳定的药物制剂，可首先采用此法。

（5）投影法综合鉴定 CDDP 质量

将 CDDP 在 254nm、265nm、280nm、290nm 和 326nm 检测的 S_m、P_m 和 α 值，按投影参数法计算后所得结果见表 8-60，其鉴定结论与均值法鉴定结果完全相同，说明 10 批 CDDP 批间质量差异相对稳定，可采用均值法进行质量控制。

在 254nm、265nm、280nm、290nm 和 326nm 五波长下，10 批样品的批间 S_m 均值（SD）除 254nm 为 0.98（0.03）外，其余四个波长下均为 0.98（0.02），表明此 10 批样品在此五波长的任一波长检测到的化学成分数量、分布比例都很相似；批间 P_m（%）均值（SD）分别是 99.5（17.9）、99.7（11.8）、99.8（10.9）、99.7（12.9）和 99.6（17.0）；批间 α 均值（SD）分别是 0.03（0.04）、0.05（0.04）、0.04（0.04）、0.05（0.05）和 0.05（0.06），由此可知造成样品质量级差异的最主要原因是由各化学指纹成分含量有显著差异。对五波长下 CDDP 批内进行比较可知，除 S1 外其余各批 CDDP 批内 S_m 的 RSD 值均在 0.24%～0.52% 间，P_m 的 RSD 值均在 0.63%～4.18% 范围内，而 α 值的 RSD 值则均在 17.56% 以上，表明不同波长下的 CDDP 质量存在很大差异。由此可见，CDDP 平行五波长指纹图谱可对不同的质量信息进行整合，从而综合客观地鉴定其质量等级。

8.3.1.3 复方丹参滴丸 203nm HPLC 数字化指纹图谱

（1）仪器与试药

Agilent 1100 型液相色谱仪（配有紫外检测器、四元梯度泵、在线脱气装置、自动进样器，Agilent 科技有限公司），ChemStation 色谱工作站，RE-52 旋转蒸发仪，Sartorius BS 110S 电子天平，KDM 型控温电热套。

甲醇，乙腈，95%（V/V）乙醇，水为去离子水。

三七皂苷 R_1 对照品，人参皂苷 Rg_1 对照品，人参皂苷 Rb_1 对照品。10 批 CDDP 均产自天津天士力制药股份有限公司。

（2）样品溶液制备

① 对照品溶液制备 精密称取三七皂苷 R_1、人参皂苷 Rg_1 和人参皂苷 Rb_1 对照品适量，置于 10mL 容量瓶中，用 50% 甲醇溶液配制成每 1mL 各含三七皂苷 R_1 100μg、人参皂苷 Rg_1 260μg 和人参皂苷 Rb_1 300μg 的混合对照品溶液，摇匀，即得。同法分别配制相同浓度的单一对照品溶液。

② 供试品溶液制备 取 10 粒 CDDP，精密称定，加 75%（V/V）乙醇溶液 50mL，回流提取 1h，滤过，减压浓缩回收乙醇至约为 5mL，样品液用 50%（V/V）甲醇定容至 10mL，摇匀，即得供试液。

（3）色谱条件

大连江申 Century SIL C_{18} BDS 柱（200mm×4.6mm，5μm）；流动相：A 为去离子水，B 为乙腈；梯度程序：0～3min，2%→2%B；3～10min，2%→7%B；10～22min，7%→11%B；22～30min，11%→22%B；30～45min，22%→35%B；45～70min，35%→65%B；

$70 \sim 80 \mathrm{min}$，$65\% \rightarrow 75\%\mathrm{B}$；流速 $1.0\mathrm{mL} \cdot \mathrm{min}^{-1}$；紫外检测波长 203nm；柱温（$30.0 \pm$ 0.15）℃；进样量 $10\mu\mathrm{L}$；洗脱时间 78min。在此波长下主要控制三七皂苷 R_1、人参皂苷 Rg_1、人参皂苷 Rb_1 三种对照品，采用此色谱条件所得指纹图谱更好。

（4）系统适用性试验与方法学考察

将样品供试液和各对照品溶液分别进样 $10\mu\mathrm{L}$，记录色谱图（图 8-102），对比保留时间确定样品中 t_R 为 38.64min 峰（14 号）为三七皂苷 R_1，t_R 为 39.97min 峰为人参皂苷 Rg_1（16 号），t_R 为 50.35min 峰（17 号）为人参皂苷 Rb_1。在此系统条件下，以人参皂苷 Rg_1 为参照物峰，其理论板数应不低于 387000。通过对进样精密度、稳定性和方法重复性进行考察，结果表明检测系统进样精密度合格，样品在 24h 内基本稳定，方法重复性良好。

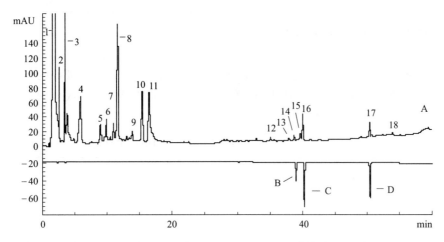

图 8-102　供试液（A）与三七皂苷 R_1 对照品（B）、人参皂苷 Rg_1 对照品（C）和
人参皂苷 Rb_1 对照品（D）的 HPLC 图

（5）CDDP 203nm HPLC 指纹图谱建立

将 10 批不同批号 CDDP 供试液在 HPLC 色谱仪上进样分析，记录色谱图。以人参皂苷 Rg_1 为参照物峰，确定 18 个共有指纹峰。以 S1 为例，其指纹图谱标号图见图 8-103。将 10 批样品积分信号导入软件，按平均值法计算生成 RFP。选择 14 号峰（三七皂苷 R_1，$M=933.14$）为 $Mark_1$ 和 17 号峰（人参皂苷 Rb_1，$M=1109.29$）为 $Mark_2$ 组成双参照物体系，再计算指纹峰特征技术参数，三种皂苷成分 $\sum A_i$（%）不低于 2%。

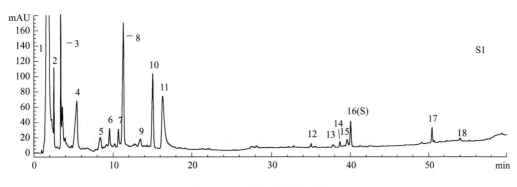

图 8-103　指纹图谱标号图

（6）CDDP-HPLC 指纹图谱超信息特征数字化评价

对于 CDDP，F、I、F_r、I_r 应分别不低于 15.9、10.2、56、36。根据实验结果，把

CDDP 对照指纹图谱的 16 个指数数据的 ±10%（表 8-61）作为基本标准来控制 10 批制剂，对于 F、F_r、$F_{r(t)}$ 和 $F_{r(q)}$ 等八个指数来说，S7 均低于低限（LIL）；对于 RI、RI_r、$RI_{r(t)}$ 和 $RI_{r(q)}$ 四个指数，S2、S3、S5 和 S10 均不合格。

表 8-61　CDDP 指纹图谱 16 个指数的低指数限（LIL）和高指数限（HIL）

No.	1	2	3	4	5	6	7	8	9	10	11	12	13	14	15	16
参数	F	F_r	$F_{r(t)}$	$F_{r(q)}$	I	I_r	$I_{r(t)}$	$I_{r(q)}$	RF	RF_r	$RF_{r(t)}$	$RF_{r(q)}$	RI	RI_r	$RI_{r(t)}$	$RI_{r(q)}$
LIL	16.29	57.24	15.12	61.65	10.71	37.44	9.9	40.32	20.61	72.27	19.08	77.85	9.18	17.91	16.29	57.24
HIL	19.91	69.96	18.48	75.35	13.09	45.76	12.1	49.28	25.19	88.33	23.32	95.15	11.22	21.89	19.91	69.96
Out		S7				S7				—				S2、S3、S5 和 S10		

（7）系统指纹定量法评价 CDDP 质量

表 8-62 中计算给出了系统指纹定量法评价 10 批 CDDP 的质量级别，表明 10 批 CDDP 化学成分数量和分布比例十分相似。通过观察可知，10 批 CDDP 质量极好的有 2 批，很好的有 6 批，其余的均为好。这表明此 10 批样品的低波长紫外吸收指纹成分的数量、分布比例和含量是十分相似的，表现出很好的质量均一性。

表 8-62　系统指纹定量法评价 10 批 CDDP 质量级别

参数	S1	S2	S3	S4	S5	S6	S7	S8	S9	S10
S_m	0.998	0.9895	0.992	0.992	0.987	0.993	0.9775	0.969	0.989	0.988
P_m	107.6	112.25	102.3	102.15	108	92.05	87.45	91.45	93.8	102.4
α	0.006	0.044	0.067	0.013	0.045	0.008	0.087	0.071	0.055	0.002
Grade	Ⅱ	Ⅲ	Ⅱ	Ⅰ	Ⅱ	Ⅱ	Ⅲ	Ⅱ	Ⅱ	Ⅰ

8.3.2　射干抗病毒注射液[22]

射干抗病毒注射液（SGKBDI）中每 1mL 含射干 0.5g、金银花 0.4g、茵陈 0.2g、柴胡 0.15g、蒲公英 0.25g、板蓝根 0.4g、佩兰 0.3g、大青叶 0.3g 共 8 味药材的提取成分。它可用于治疗上呼吸道感染、流行性腮腺炎、带状疱疹和急性病毒性肝炎，也可作为治疗流行性出血热早期病症的抗病毒和抗菌消炎药（肌肉注射），临床疗效甚佳。

（1）仪器与试药

Agilent 1100 型液相色谱仪（配有 DAD 检测器、四元梯度泵、在线脱气装置、自动进样器）、ChromStation 工作站。

甲醇，乙腈，冰醋酸，去离子水。次野鸢尾黄素（IRF）、绿原酸（CA）、香豆素（CMR）、尿苷（UR）、芳樟醇（LIL）。S1 射干（RB）、S2 金银花（FLJ）、S3 佩兰（HE）、S4 茵陈（HAS）、S5 柴胡（RBp）、S6 蒲公英（HT）、S7 板蓝根（RI）、S8 大青叶（FI），分别购于各产地；S9 挥发油中间体（IMⅠ）、S10 中间体Ⅱ（IMⅡ）和 S11 射干抗病毒注射液［西安高科陕西金方药业公司、陕西金麒麟药业有限公司、万荣三九药业有限公司、诺氏制药（吉林）有限公司］。

（2）色谱条件

① HPLC 指纹图谱检测条件色谱柱：Century SIL BDS 柱（200mm×4.6mm，5μm）；流动相：板蓝根药材采用水-甲醇-乙腈-冰醋酸（94.5∶4.0∶0.5∶1）为流动相；检测波长 254nm；低压梯度洗脱，流速 1.0mL·min⁻¹；柱温（30.0±0.15）℃；进样量 3～5μL；紫

外检测波长见表 8-63（DAD 检测）。

② 挥发油中间体采用气相色谱指纹图谱条件色谱柱：Agilent HP-1 石英毛细管柱（30m×0.32mm，1.0μm）；进样口 150℃；FID 检测器温度：280℃；柱前压：103.43kPa；分流比为 4：1；柱升温程序：40℃（3min）$\xrightarrow{8℃ \cdot min^{-1}}$ 240℃（3min），进样量 1μL。

（3）样品溶液制备

① 对照品溶液制备　分别用甲醇配制次野鸢尾黄素、香豆素、尿苷对照品溶液，用 20%～50% 甲醇配制绿原酸对照品溶液，用氯仿配制芳樟醇对照品溶液，其浓度见表 8-62。

② 供试品溶液制备　精密称取于 60℃ 干燥 40min 的药材（佩兰、茵陈、柴胡各 5.00g，其余均为 2.50g），加水 50mL，回流提取 2h，滤过，残渣加水 50mL，继续回流 2h，合并两次滤液，减压浓缩至 10～20mL，加乙醇至 80%（V/V）醇沉 24h，回收乙醇至 20mL，同法进行二次醇沉，最后样品液用水定容至 25mL（金银花、佩兰、茵陈至 50mL），摇匀，作供试液，进样前用 0.45μm 滤膜过滤。

③ 中间体及注射液供试液　精密吸取挥发油中间体 5.0mL，置于分液漏斗中，精密加入氯仿 2.0mL，振摇 1min，静置分层后，分取下层氯仿溶液作供试品。取中间体Ⅱ适量，用 0.45μm 滤膜滤过后作供试液。取同批射干抗病毒注射液 5 支混匀，用 0.45μm 滤膜滤过后作供试液。

（4）系统适用性试验

将射干抗病毒注射液、中间体和各单味药材供试液和各对照品溶液分别进样 3～5μL，记录色谱图（图 8-104）。比较保留时间和在线紫外吸收光谱，确定各供试品色谱图谱中参照物峰并计算其理论板数应不低于表 8-63 中数值。

表 8-63　系统适应性试验和参照峰选择

样品名称	RB	FLJ	HE	HAS	RBp	HT	RI	FI	IMⅠ	IMⅡ	SGKBDI
波长 λ/nm	265	254	265	326	265	254	254	254	FID	265	265
参照物名称	IRF	CA	CMR	CA	UR	CA	UR	UR	LIL	CA	CA
$C_{参照物}/μg \cdot mL^{-1}$	320	120	1000	160	200	160	200	200	1000	160	160
参照物峰号	35	9	24	10	7	20	11	9	18	18	15
理论板数/万	29	41	49	2.7	3.1	20	2.7	3.4	96	12.3	12.3

（5）射干抗病毒注射液 HPLC 对照指纹图谱建立

通过测定 10 批以上制剂、中间体或不同产地药材 HPLC 指纹图谱后，按指纹峰共有率 100% 计确定了 8 种单味药材、中间体和制剂的共有指纹峰数。用"中药色谱指纹图谱超信息特征数字化评价系统 3.0"软件以平均值法分别计算生成对照指纹图谱，见图 8-104。确定射干、金银花、佩兰、茵陈、柴胡、蒲公英、板蓝根、大青叶的共有指纹峰 n 分别为 35、22、27、20、27、30、21、30 个。挥发油中间体（中间体Ⅰ）GC 对照指纹图谱由 4 个厂家 16 批样品测得，中间体Ⅱ和制剂 HPLC 对照指纹图谱均由 4 个厂家共 12 批样品测得，确定共有峰个数分别为 40、40、43。

（6）射干抗病毒注射液的 NCFP 评价

用"中药色谱指纹图谱超信息特征数字化评价系统 3.0"软件[7]依据新建立的对照指纹图谱计算生成其统一化 HPLC 指纹图谱，见图 8-105，计算其相对统一化参数见表 8-64，规定以 25 个参数的 ±15% 作为该样品合格限度（或以 $F_{t/a}$ 和 $F_{a/t}$ 代表）。评价结果如下：①指纹峰相对平均时间以 S2（最大），S3 和 S9 的 $\overline{rt}>0.5$，表明其指纹峰集中出现谱图后部分，

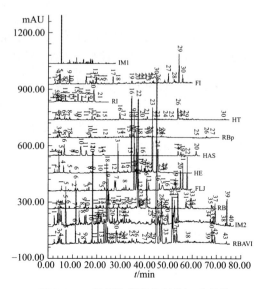

图 8-104 射干抗病毒注射液、中间体、
8 种单味药对照指纹图谱

S4 最小，其 $\overline{rt}$ 为 0.37，其指纹峰相对靠前，其余居中。②$\overline{rt}$ 均小于 0.34 说明多数指纹峰积分较小（S9 最小为 0.04）。③因 $\alpha_i >$ 0.58，表明各指纹图谱的峰等距性较好，其中 S2 和 S3 峰等距性最好。峰后等距系数 α'_i <0.19，说明全部虚拟图谱峰等距性都很差。前后等距系数比 π 以 S2 最大，其次是 S1、S8、S9 和 S3 较大，反映上述样品的指纹峰达到后等距较难。④$F_{t/a}$ 以 S5 最小，其次是 S2、S4、S6、S7、S8 和 S10。⑤$F_{a/t}$ 值 S1、S2、S3、S7 和 S11 都较小，表明其易达到该理想状况。⑥积分效率指数（E，e，q）表明 S10、S11 和 S7 积分速率最高。⑦移峰体大小（$\sum \Lambda$，Λ）指数反映出 S10 和 S11 最大，其次是 S1、S8 和 S6，最小者为 S4 和 S7。⑧色谱空间利用率以 S5 最好，

其次是 S4、S10、S7 和 S8。⑨S4 的 k 最大，说明出峰快。综合评价 S4 和 S7 谱图最理想，S2、S5、S6、S8、S10 和 S11 比较理想。

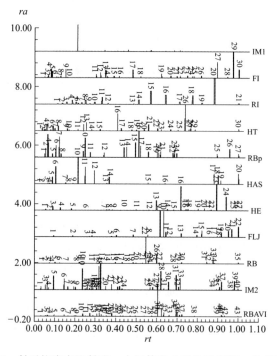

图 8-105 射干抗病毒注射液、中间体和 8 种单味药统一化指纹图谱

表 8-64 射干抗病毒注射液、中间体及 8 种单味药 NCFP 的相对统一化特征参数

No.	参数	S1	S2	S3	S4	S5	S6	S7	S8	S9	S10	S11
		RB	FLJ	HE	HAS	RBp	HT	RI	FI	M I	M II	RBAVI
1	$\overline{rt}$	0.45	0.64	0.58	0.37	0.43	0.39	0.44	0.46	0.60	0.46	0.46

No.	参数	S1	S2	S3	S4	S5	S6	S7	S8	S9	S10	S11
		RB	FLJ	HE	HAS	RBp	HT	RI	FI	M I	M II	RBAVI
2	$\bar{ra}$	0.06	0.18	0.13	0.23	0.34	0.15	0.17	0.16	0.04	0.23	0.07
3	α	0.711	0.810	0.832	0.625	0.639	0.644	0.791	0.727	0.804	0.578	0.735
4	$\bar{b}$	32.49	14.79	51.68	6.99	2.02	5.64	6.75	5.74	127.77	5.72	22.31
5	B	1137.1	325.4	1395.5	139.8	54.4	169.2	141.8	172.3	5110.8	228.6	959.3
6	α'	0.0081	0.0003	0.0377	−0.0218	0.1898	0.0744	0.0938	0.0101	0.036	0.0476	0.073
7	$\bar{b}'$	45.7	18.3	62.2	11.2	3.2	8.8	8.5	7.9	159	9.7	30.4
8	$\bar{b}''$	4004.7	51998.2	1370.8	−321.2	10.6	75.8	72.0	569.5	3553.2	120.2	305.6
9	f	71.5	23.1	88.8	19.1	4.7	14.4	15.5	12.5	211.8	12.5	48.6
10	V	4.8	6.4	7.7	21.4	54.2	21.3	7.8	17.8	5.6	39.1	8.7
11	$\bar{v}$	0.1	0.3	0.3	1.1	2.0	0.7	0.4	0.6	0.1	1.0	0.2
12	G	2.2	1.6	2.1	4.6	5.9	4.8	2.2	3.7	3.8	4.3	2.7
13	E	32.2	26.5	25.1	17.8	20.1	24.4	28.0	32.1	8.0	59.6	59.4
14	$\bar{e}$	0.9	1.2	0.9	0.9	0.7	0.8	1.3	1.1	0.2	1.5	1.4
15	$\sum\Lambda$	128.9	92.9	97.7	63.8	91.4	102.6	65.0	107.6	100.1	173.0	182.1
16	$\bar{\Lambda}$	3.68	4.22	3.62	3.19	3.39	3.42	3.09	3.59	2.5	4.33	4.23
17	p	32.5	14.6	41.4	4.2	0.8	3.0	7.0	3.4	55.6	2.9	17.7
18	q	4.0	3.5	3.9	3.6	4.5	4.2	2.3	3.4	12.5	2.9	3.1
19	$F_{a/t}$	14.1	11.3	16.8	32.9	66.3	36.0	13.7	28.6	24.3	57.8	20.6
20	$F_{t/a}$	1599.3	401.7	1677.3	223.3	85.1	262.3	188.7	237.0	6356.7	389.4	1337.3
21	φ	4	12	13	23	25	14	21	16	13	23	6
22	k	0.026	0.041	0.039	0.052	0.036	0.031	0.042	0.036	0.017	0.025	0.021
23	r	0.99	0.98	0.99	0.94	0.98	0.99	0.97	0.99	0.99	0.98	0.99
24	π	87.7	2846.5	22.1	−28.7	3.4	8.7	8.4	72.1	22.3	12.3	10.1
25	ξ	113.6	35.5	99.5	6.8	1.3	7.3	13.7	8.3	261.1	6.7	64.8

（7）结论

由于采用相对值建立统一化数据信息的共有模式使不同厂家生产的色谱仪器和同类型不同品牌色谱柱检测的同种样品的色谱指纹图谱可直接比较，实现了同类型色谱不同仪器检测系统在相同实验条件下获得的分析结果的直接互相对比，极大增强指纹图谱的通用性和实用性。采用科学量化的统一化数据做比较将减少鉴定者主观误差，增强鉴定的客观性、科学性和公正性。建立这种质量控制方法的前提是需要精密的分析及检测仪器获取能表征中药（植物药）组成特征的色谱图，然后运用色谱指纹图谱统一化理论和技术对所获得的色谱图数据进行统一化处理和分析，从中找出反映色谱指纹图谱本质特征的量化规律，从而通过具体数据指标全面控制中药质量。

8.3.3　复方甘草片[23]

复方甘草片每片含有甘草流浸膏粉（中粉）112.5g、阿片粉4mg、樟脑2mg、八角茴香油2mg、苯甲酸钠（中粉）2mg。甘草流浸膏粉为主要药效物质。

8.3.3.1　复方甘草片HPLC指纹图谱[24]

（1）仪器与试药

Agilent 1100型液相色谱仪（DAD检测器、四元低压梯度泵、在线脱气和自动进样装置），ChemStation工作站，Sarturius-BS110S分析天平，KQ-50B型超声波清洗器。

苯甲酸钠，甘草酸二铵，盐酸吗啡对照品。甲醇，乙腈，磷酸，去离子水。26批复方甘草片来源为：S1沈阳第一制药厂，S2沈阳第一制药厂，S3西安利君制药有限责任公司，S4山东新华制药股份有限公司，S5开封制药有限公司，S6甘肃甘帝制药有限公司，S7海南制药厂有限公司，S8 天津华津制药厂，S9 内蒙古兰太药业有限责任公司，S10 宁夏启元药业有限责任公司，S11 内蒙古亿利科技实业股份有限公司药业分公司，S12 江西制药有限责任公司，S13 武汉远大制药集团有限公司，S14 国药集团工业有限公司，S15 安徽国正药业股份有限公司，S16 张家口长城药业有限责任公司，S17 长春大政药业科技有限公司，S18 南京白敬宇制药有限责任公司，S19 祁连山制药，S20 天津力生制药股份有限公司，S21 北京金奥康生物科技有限公司，S22 厂家 1，S23 厂家 2，S24 厂家 3，S25 厂家 4，S26 厂家 5。

（2）样品溶液制备

① 苯甲酸钠对照品溶液　精密称取苯甲酸钠对照品 8.0mg，置于 50mL 容量瓶中，以水定至刻度，摇匀即得。

② 盐酸吗啡对照品溶液　精密称取盐酸吗啡对照品 5.25mg，置于 25mL 容量瓶中，以水定至刻度，摇匀即得。

③ 甘草酸铵对照品溶液　精密称取甘草酸铵对照品 7.2mg，置于 10mL 容量瓶中，以 50％甲醇定至刻度，摇匀即得。

④ 供试品溶液制备　取复方甘草片 10 片，精密称定质量，研匀，精密称取 2 片量，置 25mL 容量瓶中，加 75％甲醇（含 1％氨水），超声 20min 使溶解，用 75％甲醇（含 1％氨水）稀释至刻度，摇匀，以 3500r•min^{-1} 离心 10min，取上清液滤过，弃去初滤液即得。

（3）色谱条件

Century SIL C$_{18}$ BDS 柱（200mm×4.6mm，5μm）；流动相：A 为水（含 0.1％H$_3$PO$_4$ 溶液），B 为乙腈。梯度程序为：0～8min，3％～5％B；8～25min，5％～22％B；25～40min，22％～25.5％B；40～65min，25.5％～50％B；65～80min，50％～80％B。流速 1.0mL•min^{-1}；紫外检测波长 203nm；柱温（30.0±0.15）℃；进样量 5μL；洗脱时间为 80min。

（4）系统适应性试验与方法学考察

在此系统条件下，将供试品溶液、苯甲酸钠、盐酸吗啡、甘草酸铵对照品溶液分别进样 5μL，记录色谱图（图 8-106）。对比保留时间确定样品中保留时间 28.347min 峰为苯甲酸钠（SB），9.14min 峰为吗啡（MP），59.088min 峰为甘草酸铵（GHIA）。以苯甲酸钠峰为参照物峰，其理论板数应不低于 120502；通过对进样精密度、稳定性和方法重复性进行考察，结果表明检测系统进样精密度良好，样品在 12h 内基本稳定，方法重复性较好。

（5）CLTs HPLC 指纹图谱建立和超信息特征数字化评价

对 26 批复方甘草片进行指纹图谱检测，记录其色谱图。其中有 5 批色谱图中峰数很少，直观判断为伪品。将其余 21 批以峰出现率 100％计确定 29 个指纹峰，以苯甲酸钠峰（13 号）为参照物峰辨别其他指纹峰并积分。将其积分信号导入"中药色谱指纹图谱超信息特征数字化评价系统 3.0"软件按平均值法生成对照指纹图谱（RFP），见图 8-107。超信息特征数字化评价结果如下：① m、β 及 $\overline{R}$ 分别为 28、1 及 6.8～8.1，说明分离状况很好，各峰之间基本达基线分离。② $A_1+A_2+A_3$ 超过 40％，说明以三强峰为主；据 $\cos^2 X_{13}=0.38$（苯甲酸）、$\cos^2 X_{12}=0.28$ 和 $\cos^2 X_{28}=0.12$，说明三者对定性相似度贡献起绝对作用。③ γ 为 0.532～0.667，δ 为 0.462～0.531，表明信号均化性中等；τ 为 0.797～0.836，表明峰间等距性较好。④ $\sum A_i \geqslant 8555$，$\overline{A} \geqslant 148$，$A_0 \geqslant 295$，$\overline{H}$ 为 16.14～40.42，都表明复方甘草片指纹信号中等。⑤ $\overline{W}$ 为 0.31～0.37，$N \geqslant 118277$，说明柱效很高。⑥ $F \geqslant 35.3$ 和 $I \geqslant 16.4$，表明复方甘草片 F 和 I 处于中等水平；$F_r \geqslant 36.2$ 和 $I_r \geqslant 15.8$，说明原生药材中所含化学成分信息较大。$F_{r(t)}$ 和 $I_{r(t)}$ 是均低于原来 F 和 I 值，说明时间效率较低；$F_{r(q)}$ 和 $I_{r(q)}$ 均为 F 和 I 值的 1.41 倍以上，说明样品所含化学信息量较高。根据实验结果，F、F_r、I 和 I_r 应分别不低于 39、39、16、15。⑦色谱指纹图分离数 TZ、色谱指纹图分离量指数 RF、色谱指纹图相对分离量指数 RF_r、时间校正分离量指数 $RF_{r(t)}$ 和进样量校正分离量指数 $RF_{r(q)}$ 应分别不低于 247、13、148、8 和 226。

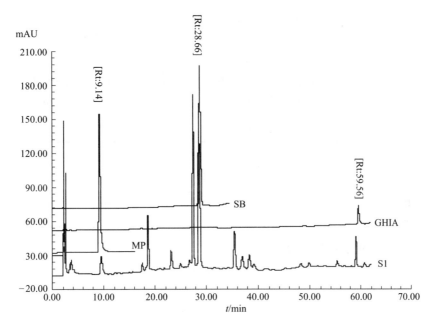

图 8-106　样品和对照品的 HPLC 图

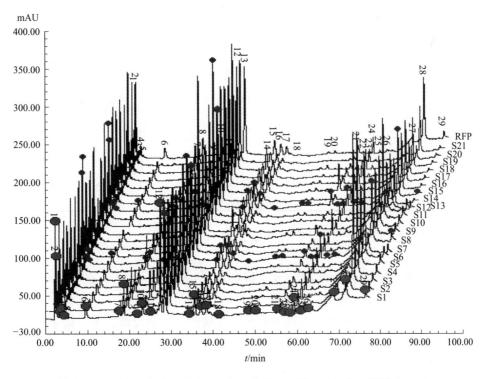

图 8-107　复方甘草片（S1-S21）HPLC 指纹图谱和对照指纹图谱（RFP）

（6）双定性双定量相似度法评价 CLTs

当双定性相似度 S_F 和 S_F' 均 >0.9（$S_F-S_F'<0.05$），双定量相似度 C 和 P 应控制在 $85\%\sim120\%$（组内 $C-P\leqslant15\%$）为合格品。以 S_F 和 P 为指标对 21 批 CLTs 进行聚类分析，得到 2×21 阶的数据矩阵，运用 SPSS 软件采用类内平均链锁法，利用欧式距离平方为测度，CLTs 被分为 4 类，见表 8-65。由表 8-65 可知，第Ⅰ类 $S_F\geqslant0.90$，P 均在 $85\%\sim120\%$ 间且 $C-P\leqslant15\%$，表明其化学成分种类和分布比例以及在总体含量上均十分相似，为完全合格品；第Ⅱ类中 S6 的 S_F 和 P 均不合格，S10 和 S13 虽然 $S_F\geqslant0.90$ 但 P 偏低，三者为完全不合格；第Ⅲ类 S11 的 $S_F\geqslant0.90$ 但 P 明显偏高，表明其化学成分种类和分布比例与 RFP 十分相似，但含量显著超限，为不合格品；第Ⅳ类 S12 和 S21 的 P 均不合格。S22～S26 的双定性双定量相似度结果证明其为假药，鉴于特殊原因，此处不作公布。

表 8-65　聚类分析结果

种类	样品
Ⅰ	S14、S18、S5、S19、S1、S20、S7、S5、S2、S16、S3、S4、S15、S8、S17
Ⅱ	S10、S13、S6
Ⅲ	S11
Ⅳ	S12、S21

（7）系统指纹定量法评价 CLTs

若规定 $S_m\geqslant0.90$ 时，样品化学成分数量和分布比例合格，则 S6 和 S21 不合格。若含量相似度合格标准为 $85\%<P_m<120\%$（$\alpha\leqslant0.25$），则 S12 和 S13 因含量低不合格，而 S11 因含量高不合格，其余 16 批完全合格。21 批样品质量级划分见表 8-66。

表 8-66　系统指纹定量法评价复方甘草片质量结果

参数	S1	S2	S3	S4	S5	S6	S7	S8	S9	S10	S11
S_m	0.956	0.952	0.956	0.960	0.989	0.889	0.964	0.988	0.995	0.944	0.977
P_m	101.5	95.6	119.0	120.2	99.5	76.3	98.5	108.9	105.3	85.8	134.8
α	0.05	0.07	0.05	0.06	0.02	0.14	0.06	0.01	0.02	0.05	0.01
Quality Grade	Ⅰ	Ⅱ	Ⅲ	Ⅳ	Ⅰ	Ⅳ	Ⅱ	Ⅱ	Ⅱ	Ⅲ	Ⅵ
质量	极好	很好	好	良好	极好	良好	很好	很好	很好	好	一般

参数	S12	S13	S14	S15	S16	S17	S18	S19	S20	S21
S_m	0.907	0.986	0.942	0.971	0.989	0.954	0.984	0.983	0.961	0.875
P_m	51.1	82.3	103.1	121.6	94.2	111.9	102.7	99.9	101.7	50.6
α	0.00	0.08	0.05	0.04	0.03	0.02	0.03	0.06	0.06	0.04
Quality Grade	Ⅶ	Ⅲ	Ⅰ	Ⅳ	Ⅱ	Ⅲ	Ⅰ	Ⅱ	Ⅱ	Ⅶ
质量	次	好	极好	良好	很好	好	极好	很好	很好	次

8.3.3.2　复方甘草片 HPCE 数字化指纹图谱

（1）仪器与试药

HPCE-3000 高效毛细管电泳仪，由江申色谱工作站，未涂层石英毛细管，Sarturius BS110S 分析天平，KQ-50B 型超声波清洗器，微孔滤膜（$0.45\mu m\times25mm$）。

甲醇，硼砂，硼酸，三乙胺，去离子水。甘草酸铵，甘草次酸，苯甲酸钠，盐酸吗啡，26 批复方甘草片的来源同"8.3.3.1"。

（2）样品溶液制备

① 甘草酸铵对照品溶液　精密称取甘草酸铵对照品 10.0mg，置于 50mL 容量瓶中，以

50％甲醇定至刻度，摇匀即得。

② 甘草次酸对照品溶液 精密称取甘草次酸对照品 6.25mg，置于 50mL 容量瓶中，以 50％甲醇定至刻度，摇匀即得。

③ 苯甲酸钠对照品溶液 精密称取苯甲酸钠对照品 8.0mg，置于 50mL 容量瓶中，以水定至刻度，摇匀即得。

④ 盐酸吗啡对照品溶液 精密称取盐酸吗啡对照品 5.25mg，置于 25mL 容量瓶中，以水定至刻度，摇匀即得。

⑤ 供试品溶液的制备 取复方甘草片 10 片，精密称定质量，研匀，精密称取 2 片量，置 25mL 容量瓶中，加 25％（V/V）甲醇，超声 20min 使溶解，用 25％（V/V）甲醇稀释至刻度，摇匀，以 3500r·min⁻¹ 离心 10min，取上清液滤过，弃去初滤液即得。

（3）色谱条件

石英毛细管 75cm×75μm I.D.，有效长度 63cm（河北永年光导纤维厂）；紫外检测波长 228nm；灵敏度 0.005AUFS；运行电压 14kV；电流约 195mA；BGE 为 50mmol·L⁻¹ 硼砂-10mmol·L⁻¹ 硼酸-0.01％三乙胺；重力进样 20s，高度 8cm。

（4）系统适用性试验与方法学考察

取甘草酸铵、甘草次酸、苯甲酸钠、盐酸吗啡对照品溶液和供试品溶液分别进样，记录电泳图，对比迁移时间可知 10.292min 峰为吗啡。以吗啡峰作为参照物峰，其理论塔板不低于 6925；另外指纹图谱标号图（图 8-108）中 1 号峰为甘草酸铵，5 号峰为甘草次酸，18 号峰为苯甲酸钠。通过对进样精密度、稳定性和方法重复性进行考察，结果表明检测系统进样精密度合格，样品在 12h 内基本稳定，方法重复性良好。

（5）复方甘草片 HPCE 指纹图谱建立与评价

按上述色谱条件，进样测定 21 批复方甘草片电泳图，以 S1 为例，其指纹图谱的标号见图 8-108。以吗啡（6 号）为参照物峰，经比较分析，按峰出现率 100％计，确定 18 个共有指纹峰。将积分信号导入"中药色谱指纹图谱超信息特征数字化评价系统 3.0"软件按平均值法生成准对照指纹图谱。以此 **RFP** 为评价标准计算 21 批样品的 S_m、P_m 及 α 值见表 8-67。若规定 $S_m \geqslant 0.90$ 时样品化学成分数量和分布比例合格，则 S6 和 S21 不合

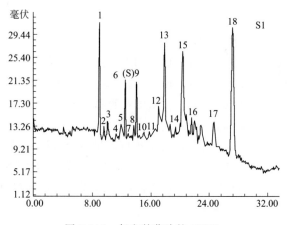

图 8-108　复方甘草片的 CEFPs

格。若含量相似度合格标准为 85％<P_m<120％（$\alpha \leqslant 0.25$），则 S10、S12 和 S13 因含量低不合格，而 S4 和 S11 因含量高不合格，其余 16 批完全合格。

表 8-67　系统指纹定量法评价复方甘草片质量结果

参数	S1	S2	S3	S4	S5	S6	S7	S8	S9	S10	S11
S_m	0.928	0.947	0.974	0.975	0.934	0.897	0.912	0.930	0.945	0.957	0.913
P_m	98.5	90	117.2	124.2	95.7	80.1	90.1	102.2	99.2	80.2	126.5
α	0.10	0.08	0.04	0.08	0.04	0.29	0.24	0.10	0.15	0.03	0.15
Grade	II	II	III	IV	I	V	II	II	II	III	VI
质量	很好	很好	好	良好	极好	中	中	很好	好	好	一般

参数	S12	S13	S14	S15	S16	S17	S18	S19	S20	S21
S_m	0.902	0.912	0.932	0.959	0.934	0.936	0.946	0.918	0.918	0.775
P_m	48.7	80.4	104.1	118.7	90.4	108.6	97.2	93.3	97.3	25.8
α	0.07	0.00	0.05	0.00	0.03	0.03	0.05	0.08	0.08	0.13
Grade	Ⅷ	Ⅲ	Ⅰ	Ⅲ	Ⅱ	Ⅲ	Ⅰ	Ⅱ	Ⅱ	Ⅷ
质量	劣	好	极好	好	很好	好	极好	很好	很好	劣

8.3.4　柏子养心丸[25]

柏子养心丸（BZYXW）是由柏子仁、党参、炙黄芪、川芎、当归、茯苓、远志、酸枣仁、肉桂、五味子、半夏、炙甘草、朱砂13味中药组成，临床上主要用于心气虚寒、心悸易惊、失眠多梦、健忘等症。

8.3.4.1　柏子养心丸228nm HPLC数字化指纹图谱[26]

（1）仪器与试药

Agilent1100液相色谱仪（包含DAD检测器、四元低压梯度泵、在线脱气装置和自动进样器），Agilent ChemStation工作站，KS-120D超声波清洗器，RE-52型旋转蒸发仪，KDM型控温电热套，Sarturius-BS110S分析天平。

绿原酸（CGA），阿魏酸（FA），甘草苷（LQR）。甲醇，乙腈，磷酸，无水乙醇，去离子水。12批市售柏子养心厂家为：S1～S6沈阳红药制药有限公司，S7辽宁金丹药业有限公司，S8～S10哈药集团世一堂制药厂，S11沈阳红药制药有限公司，S12北京同仁堂股份有限公司同仁堂制药厂。

（2）样品溶液制备

① 对照品溶液制备　取CGA对照品10.0mg，精密称定，置50mL容量瓶中，用甲醇溶解并稀释至刻度，摇匀，得$200\mu g \cdot mL^{-1}$的CGA对照品溶液。同法分别配制$400\mu g \cdot mL^{-1}$FA和$500\mu g \cdot mL^{-1}$ LQR对照品溶液。

② 供试品溶液制备　取供试样品1丸，剪碎，精密称定（其中S1～S11为大蜜丸，约9g；S12为水蜜丸，按生药材等量折合取样），置于250mL烧瓶中，加甲醇50mL回流提取2h，残渣再加甲醇40mL回流提取1.5h，合并两次滤液，抽滤，减压浓缩至适量，用甲醇定容至25mL，摇匀，作供试品溶液。进样前过$0.45\mu m$微孔滤膜。

（3）色谱条件

Century SIL C_{18} BDS柱（200mm×4.6mm I.D.，$5\mu m$）；流动相：A为0.1%磷酸-水溶液，B为0.1%磷酸-乙腈溶液，梯度洗脱（0→30min，A:B=95:5→65:35；30→60min，A:B=65:35→25:75；60→70min，A:B=25:75→10:90）；流速$1.0mL \cdot min^{-1}$；进样量$5\mu L$；柱温（35.0±0.15）℃；紫外检测波长228nm；洗脱时间70min。

（4）系统适用性试验与方法学考察

在此系统条件下，将供试品溶液、CGA、FA和LQR对照品溶液分别进样$5\mu L$，记录色谱图（图8-109）。比较在线紫外光谱和保留时间可知，色谱指纹峰中10号峰为CGA、17号峰为LQR、18号峰为FA。以绿原酸峰为参照物峰，其理论板数应不低于25660；通过对进样精密度、稳定性和方法重复性进行考察，结果表明检测系统进样精密度合格，样品在24h内基本稳定，方法重复性良好。

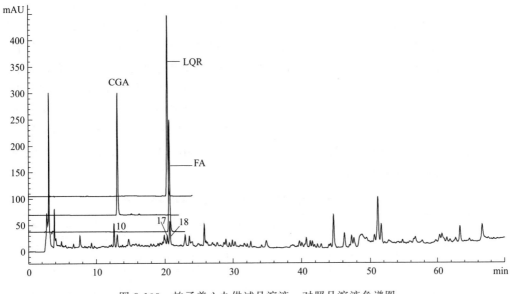

图 8-109　柏子养心丸供试品溶液、对照品溶液色谱图

（5）柏子养心丸 HPLC 指纹图谱建立

按供试品溶液制备方法制备 12 批样品供试液，进样检测并记录色谱图，见图 8-110。以

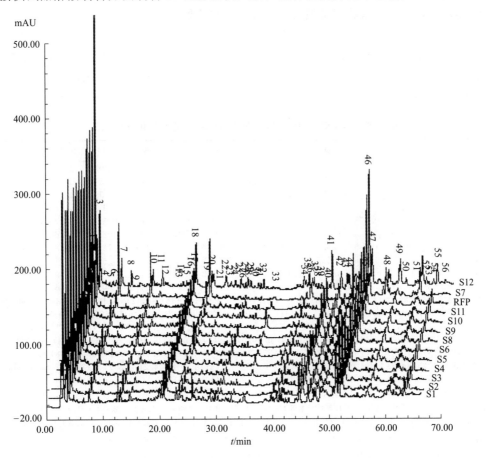

图 8-110　12 批柏子养心丸 HPLC 指纹图谱（S1～S12）及对照指纹图谱（RFP）

CGA（10 号）为参照物峰，按峰出现率 100％计，确定 56 个共有峰。将积分信号导入"中药色谱指纹图谱超信息特征数字化评价系统 4.0"软件，按平均值法计算生成准对照指纹图谱（RFP）。计算 12 批样品的 S_m 和 P_m 值，以 S_m 和 P_m 为指标，用 SPSS 11.5 软件对 12 批样品进行聚类分析，并结合实际样品分析情况，将 12 批柏子养心丸分为 2 类，其中 S1～S6 及 S8～S11 为第Ⅰ类，S7 和 S12 为第Ⅱ类。发现前一类（10 批样品）的 P_m 相接近，故选第Ⅰ类样品的指纹图谱按平均值法生成对照指纹图谱（RFP），见图 8-110。结果显示方向余弦平方最大的为 2 号峰和 46 号峰（$\cos^2 Y_2 = \cos^2 Y_{46} = 0.28$），说明两者对定性相似度贡献起主导作用。选择 10 号 CGA（$M = 354.31$）和 17 号 LQR（$M = 418.39$）为双参照物峰计算八强峰特征技术参数见表 8-68。

表 8-68　柏子养心丸对照指纹图谱的八强峰特征技术参数

No.	$A_i\%(j)$	$t_R/\min$	H	$W_{1/2}$	N	A	RT	RA	rt	ra	$\cos^2 Y_i$	I_x	M_x	δ	Φ
$A_1\%$	11.4(2)	2.94	222.1	0.06	15248	1182.5	0.23	4.34	0.05	1	0.28	2.90	140.18	12.30	12.66
$A_2\%$	11.4(46)	51.14	86.1	0.13	893689	1181.3	3.94	4.34	0.79	1	0.28	51.91	551.77	0.71	12.64
$A_3\%$	6.2(41)	44.67	48.25	0.12	733873	643.6	3.44	2.36	0.69	0.54	0.08	49.59	532.27	0.81	6.89
$A_4\%$	6.0(3)	3.73	72.61	0.08	11929	620.9	0.29	2.28	0.53	0.08	7.03	174.82	9.68	6.65
$A_5\%$	4.0(18)	20.64	39.96	0.10	229394	418.9	1.59	1.54	0.32	0.35	0.04	36.35	421.05	1.75	4.48
$A_6\%$	3.3(42)	46.24	23.03	0.13	657545	337.4	3.56	1.24	0.71	0.29	0.02	50.18	537.27	0.78	3.61
$A_7\%$	3.1(49)	56.70	14.06	0.19	499500	323.7	4.37	1.19	0.87	0.27	0.02	53.68	566.63	0.64	3.46
$A_8\%$	3.1(55)	63.45	23.24	0.13	1341016	323.7	4.89	1.19	0.98	0.27	0.02	55.61	582.84	0.57	3.46

（6）BZYXW-HPLC 指纹图谱超信息特征数字化评价

用"中药色谱指纹图谱超信息特征数字化评价系统 4.0"软件评价 BZYXW-HPLC 指纹图谱的 46 个参数结果，见表 8-69。同时把 16 个指数数据的 ±15％作为基本标准来控制 12 批 BZYXWs，对 F、F_r、$F_{r(t)}$ 和 $F_{r(q)}$ 四指数来说，S7 均低于低限（LIL），对于其于 12 个指数均合格，见表 8-70。

表 8-69　BZYXW-HPLC 指纹图谱超信息特征数字化评价结果

No.	参数	S1	S2	S3	S4	S5	S6	S8	S9	S10	S11	RFP	S7	S12
1	λ	228	228	228	228	228	228	228	228	228	228	228	228	228
2	n	56	56	56	56	56	56	56	56	56	56	56	56	56
3	m	55	55	55	55	55	55	55	55	55	55	55	52	55
4	β	1	1	1	1	1	1	1	1	1	1	1	0.945	1
5	γ	0.603	0.609	0.571	0.631	0.623	0.61	0.602	0.634	0.626	0.580	0.622	0.528	0.561
6	$\overline{A_0}$	120.6	116.9	114.5	106.9	110.4	105	124.6	104.4	108.7	106.3	117.6	89.5	173.3
7	$\overline{A}$	197.4	191.2	192.5	167.9	179.8	184.8	203.6	166.7	187	176.5	184.8	228	303
8	δ	0.611	0.612	0.595	0.636	0.614	0.568	0.612	0.626	0.581	0.603	0.637	0.393	0.572
9	η	0.171	0.183	0.184	0.176	0.18	0.178	0.182	0.178	0.178	0.18	0.179	0.183	0.186
10	ΣA_i	11053	10707	10782	9404	10069	10349	11402	9337	10473	9881	10346	12765	16966
11	$A_1(\%)$	13.7(2)	13.8(46)	14.1(2)	11.3(46)	13.1(2)	12.1(2)	15.1(46)	11.9(46)	13.1(2)	13.1(2)	11.4(2)	13.6(46)	14.8(2)
12	$A_2(\%)$	10.1(46)	9.1(2)	12.0(46)	10.0(2)	7.6(41)	9.7(46)	8.6(2)	10.1(2)	10.2(46)	12.6(46)	11.4(46)	10.7(20)	12.7(46)
13	$A_3(\%)$	7.0(41)	7.2(41)	7.7(3)	7.6(41)	7.1(46)	7.0(2)	5.0(18)	6.0(3)	6.8(41)	6.7(41)	6.2(41)	9.0(7)	6.3(3)
14	$A_4(\%)$	5.5(3)	5.1(3)	5.8(41)	6.1(3)	6.3(3)	6.3(20)	4.9(3)	4.6(18)	5.2(3)	6.5(3)	6.0(3)	8.4(3)	4.8(49)
15	$A_5(\%)$	3.8(18)	4.1(18)	4.4(18)	4.3(18)	1.3(33)	5.2(41)	4.5(49)	4.4(41)	5.1(33)	4.5(18)	4.0(18)	6.4(2)	4.5(41)
16	$A_6(\%)$	3.6(47)	3.8(42)	3.0(42)	3.6(55)	3.8(47)	4.9(7)	4.1(41)	4.1(42)	4.2(7)	3.2(42)	3.3(42)	6.2(48)	3.8(18)
17	$A_7(\%)$	3.5(55)	3.4(55)	2.8(7)	3.2(1)	3.4(55)	5.0(29)	3.8(10)	3.1(10)	4.1(18)	3.1(55)	3.1(49)	5.6(10)	3.6(47)
18	$A_8(\%)$	3.4(42)	3.1(47)	2.8(55)	3.1(47)	3.4(49)	3.4(49)	3.5(42)	3.3(49)	4.0(55)	2.9(1)	3.1(55)	4.1(1)	3.0(7)
19	A_1 :	1.9 :	1.9 :	1.8 :	1.5 :	1.8 :	1.7 :	3.0 :	2.0 :	1.5 :	2.0 :	1.8 :	1.5 :	2.3 :
	A_2 : A_3	1.4 : 1	1.3 : 1	1.6 : 1	1.3 : 1	1.1 : 1	1.4 : 1	1.7 : 1	1.7 : 1	1.5 : 1	1.9 : 1	1.8 : 1	1.2 : 1	2.0 : 1
20	$\overline{H}$	19.2	18	18.3	16.1	16.7	17.1	18.5	15.7	16.8	16.6	17.3	20.5	28.1
21	$\overline{W}$	0.19	0.2	0.2	0.2	0.2	0.2	0.2	0.2	0.2	0.2	0.2	0.2	0.21
22	N	15637	892876	14495	877717	14208	14681	907485	910353	15644	15058	15248	100514	15811

No.	参数	S1	S2	S3	S4	S5	S6	S8	S9	S10	S11	RFP	S7	S12
23	$\sum R_i$	321.2	304.4	300.6	319.5	305.5	313.5	303.1	311.4	313.7	305.8	306	319.7	297.2
24	$\bar{R}$	5.7	5.4	5.4	5.7	5.5	5.6	5.4	5.6	5.6	5.5	5.5	5.7	5.3
25	τ	0.800	0.788	0.806	0.782	0.800	0.796	0.790	0.794	0.777	0.816	0.801	0.754	0.805
26	$T/\min$	65.04	64.86	64.87	64.9	64.91	64.91	64.92	64.93	64.91	64.91	64.92	65.01	64.92
27	Q/mg	1.7	1.7	1.7	1.8	1.8	1.8	1.8	1.8	1.8	1.8	1.8	1.8	1.8
28	F	70.3	70.5	65.9	71.7	71.3	69	70.7	71.6	71.4	65.8	72.1	54.6	70.4
29	F_r	48	48.1	44.9	48.3	48	46.6	47.9	48.1	48.1	44.2	48.8	36.5	48.1
30	$F_{r(t)}$	54	54.4	50.8	55.2	54.9	53.2	54.4	55.2	55	50.7	55.5	42	54.2
31	$F_{r(q)}$	62.4	62.4	58.2	62.7	62.3	60.5	62.2	62.5	62.4	57.4	63.4	47.4	62.5
32	S	3.5	3.5	3.4	3.5	3.5	3.5	3.5	3.5	3.5	3.4	3.5	3.2	3.4
33	I	19.2	19.2	18.9	18.9	19	19	19.4	18.9	19.1	18.6	19.1	18.6	20.3
34	I_r	13.3	13.3	13.1	12.9	13.1	13.1	13.3	12.9	13.1	12.8	13.2	12.9	14.1
35	$I_{r(t)}$	14.8	14.8	14.5	14.5	14.7	14.6	14.9	14.5	14.7	14.3	14.7	14.3	15.6
36	$I_{r(q)}$	17.4	17.2	17	16.8	16.9	17	17.3	16.8	17.1	16.6	17.1	16.8	18.3
37	ω	3.7	3.7	3.5	3.8	3.7	3.6	3.7	3.8	3.7	3.5	3.8	2.9	3.5
38	RF	566.6	522	528.3	531.1	532.9	539	534.5	528.9	540.9	534.7	538.4	519.4	559
39	RF_r	388.7	357.5	361.5	359.2	361	366.1	364.1	357.1	367.2	361.2	366.5	351.2	383.3
40	$RF_{r(t)}$	435.6	402.4	407.2	409.2	410.5	415.2	411.6	407.3	416.7	411.9	414.7	399.5	430.5
41	$RF_{r(q)}$	505.7	463.7	469	466.3	468.7	475.2	472.8	463.8	476.7	468.9	475.5	456.6	497.7
42	RI	92.3	84.6	85.8	86.1	89.4	88.6	87.4	88.4	93.9	86.5	89.3	91	87.1
43	RI_r	64	58.6	59.4	59	61.4	61	60.2	60.4	64.6	59.3	61.5	63	60.5
44	$RI_{r(t)}$	70.9	65.2	66.1	66.3	68.9	68.2	67.3	68.1	72.3	66.6	68.8	70	67.1
45	$RI_{r(q)}$	83.2	76	77.1	76.5	79.7	79.2	78.2	78.5	83.8	76.9	79.8	82	78.6
46	TZ	388.2	413.7	371.4	332.5	385.3	364.8	353.8	356.1	418.5	348.4	371.4	344.5	358.2

表 8-70　16 个指数的低指数限（LIL）和高指数限（HIL）

No.	1	2	3	4	5	6	7	8	9	10	11	12	13	14	15	16
参数	F	F_r	$F_{r(t)}$	$F_{r(q)}$	I	I_r	$I_{r(t)}$	$I_{r(q)}$	RF	RF_r	$RF_{r(t)}$	$RF_{r(q)}$	RI	RI_r	$RI_{r(t)}$	$RI_{r(q)}$
LIL	61.3	41.5	47.2	53.9	16.2	11.2	12.5	14.5	457.6	311.5	352.5	404.4	75.9	52.3	58.5	67.8
HIL	82.9	56.1	63.8	72.9	22.0	15.2	16.9	19.7	619.2	421.5	476.9	547.2	102.7	70.7	79.1	91.8
Out	S7	S7	S7	S7												

（7）系统指纹定量法（SQFM）评价柏子养心丸质量

12 批 BZYXWs 样品的 S_m、P_m 和 α 见表 8-70。除 S7 的 S_m 为 0.73 外，其余样品 $S_m \geqslant$ 0.92，表明该 12 批 BZYXWs 化学成分数量和含量分布比例十分相似；而 P_m 差别很大，其中 S9 的 P_m 最小（88.1%），S12 的 P_m 最大（>167%），可见不同批次间样品的含量差异很大，其更进一步说明仅靠定性相似度来考察中药质量是非常片面的，不能全面反映中药质量。系统指纹定量法将定性和定量相结合，对实现中药质量控制尤为重要。用 SQFM 鉴定出 12 批 BZYXWs 中 S2 和 S10 质量极好，S1、S3、S5、S6、S8 和 S11 质量很好，S4 和 S9 质量好，S7 质量中，S12 质量劣。评价结果详见表 8-71。

表 8-71　系统指纹定量评价 12 批 BZYXWs 结果

参数	S1	S2	S3	S4	S5	S6	S7	S8	S9	S10	S11	S12
S_m	0.97	0.96	0.98	0.99	0.96	0.92	0.73	0.96	0.97	0.97	0.99	0.95
P_m	106.7	102.0	107.5	89.4	93.5	96.7	106.3	107.5	88.1	98.9	98.3	167.8
α	0.03	0.02	0.09	0.01	0.00	0.02	0.18	0.03	0.02	0.01	0.07	0.11
等级	2	1	2	3	2	2	5	2	3	1	2	8
质量	很好	极好	很好	好	很好	很好	中	很好	好	极好	很好	劣
$F_{a/t}$	80.2	65.8	86.4	84.2	80.9	88.6	94.2	60.8	79.6	91.2	86.1	78.9
$F_{t/a}$	680.5	613.4	696.8	477.4	594	637.3	1555.6	689.3	563.8	542	588.5	737.9

(8) BZYXW-HPLC 统一化指纹图谱（NCFP）评价

NCFP 将指纹峰面积（A）、保留时间（t）统一化变换，对定点、定信号位置条件下的特征进行描述，使所有样品的指纹图谱在同一坐标系中出现，更利于不同样品指纹图谱特征的对比，进而将其应用于化学计量学模糊识别方法。图 8-111 清晰展示了 12 批样品的全部指纹变化情况，原指纹图谱的特征性全部再现。中药统一化色谱指纹图谱的特征通过相对统一化特征判据参数来揭示和描述，12 批 BZYXWs 的定点（$F_{a/t}$）和定信号（$F_{t/a}$）参数见表 8-72。S2 和 S8 的 $F_{a/t}$ 最小，说明其越容易达到指纹图谱的理想信号情况，S7 达到定点位置最难（$F_{a/t}$ 最大）。同理可见，S4 的 $F_{t/a}$ 最小，S7 最大，也进一步说明 S7 的图谱达到理想信号状况最难。

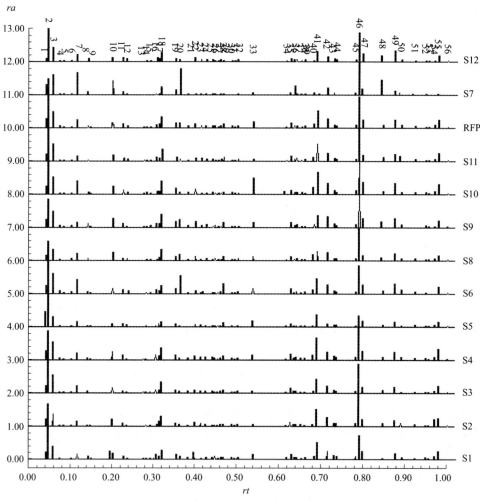

图 8-111　12 批柏子养心丸 HPLC 统一化指纹图谱

(9) 指纹峰归属研究

① 药材供试液制备　按处方精密称取 BZYXW 各单味药材适量，按供试品溶液制备方法制备各单味药材供试液；按相同方法将各单味药材按处方混合煎煮制备混煎样。按指纹图谱检测条件将各单味药材和模拟样供试液分别进样分析，记录色谱图。

② 单味药的归属度和逸出度研究　将 12 味药材和混煎样品分别编排如下：1 柏子仁、2 党参、3 炙黄芪、4 川芎、5 当归、6 茯苓（*Poria*）、7 远志、8 酸枣仁、9 肉桂、10 五味

子、11 半夏、12 炙甘草和 13 混煎样品。将各指纹图谱积分信号导入评价软件，以 13 号混合煎煮模拟样为参照标准进行评价，计算各单味药的归属度 p_i、逸出度 q_i、相似性比 S_b、宏观含量相似度 R、S_F、S_F'、S_m、P、C 和 P_m 的结果见表 8-71。指纹峰归属图见图 8-112。其中表征各单味药与复方化学成分数量和分布比例归属度的为 p_i、q_i、S_b、S_F、S_F' 和 S_m；表征其化学成分含量相似度的为 R、P、C 和 P_m。

评价结果显示，川芎归属度 p_i 很高，说明其对复方化学指纹成分贡献较大。归属度之和为 2.54（>1）说明制剂中某些指纹为几个单味药共有（或部分指纹峰为非单一组分峰）。川芎和远志 q_i 较大，说明二者的化学成分在混煎过程中有损失。S_b 和 S_m 以川芎最高，说明其化学成分数量和分布比例与模拟样指纹相似性最高。而且川芎的 S_b 最大，表明从化学成分数量和含量方面川芎的贡献都是最大的，其次是 10 号五味子。除此之外从图 8-112 和表 8-72 可见，5 号当归归属也较大。最终判断川芎为本制剂的化学成分主要来源。而单味药中 7、9、21、29、39、53 号峰并不明显，可能为浓度过低。各单味药的 $\sum R=130.5$ 与模拟样的 $R=100\%$ 数值有较大差异，是混合煎煮过程造成药效物质含量有一定变化。P_m 同样证明对制剂化学指纹贡献最大的为川芎。图 8-113 为各单味药材的直观色谱图，其可清晰看出：川芎与混煎样品的相似性非常高，柏子养心丸化学成分指纹峰大多数来自 4 号药材当归；远志中的成分多在 40min 内出完，推断其主要对复方中中等极性到强极性的组分作贡献；五味子中的成分却多在 40min 之后，相对来说极性较小；当归和川芎同为伞形科植物，但当归在柏子养心丸中归属贡献比川芎小。此外，甘草（使药）和黄芪贡献一般，其余药味贡献相对较小。

表 8-72　各单味药归属结果

参数	1	2	3	4	5	6	7	8	9	10	11	12	Sum
p_i	0.11	0.07	0.23	0.48	0.27	0.13	0.45	0.16	0.04	0.3	0.07	0.25	2.54
q_i	0.05	0.05	0.04	0.13	0.07	0.02	0.16	0.05	0.07	0.11	0	0.04	0.79
S_b	0.001	0.007	0.029	0.481	0.139	0.008	0.041	0.003	0.155	0.191	0.002	0.02	1.073
$R/\%$	0.5	0.7	9.9	39.8	12.7	2.2	14.3	1	13	30.1	0.3	6	130.5
S_F	0.11	0.39	0.16	0.71	0.66	0.16	0.25	0.15	0.31	0.37	0.26	0.15	3.66
S_F'	0.25	0.25	0.36	0.57	0.21	0.31	0.43	0.24	0.14	0.37	0.21	0.36	3.68
S_m	0.18	0.32	0.26	0.64	0.43	0.23	0.34	0.19	0.23	0.37	0.23	0.25	3.67
$P/\%$	0.1	0.3	1.5	28.2	8.3	0.4	3.6	0.1	4.0	11.2	0.1	0.9	58.7
$C/\%$	0.1	0.7	3.0	46.5	12.6	0.8	4.0	0.3	18.0	21.2	0.2	1.6	109.0
P_m	0.1	0.5	2.3	37.3	10.5	0.6	3.8	0.2	11.0	16.2	0.1	1.2	83.8

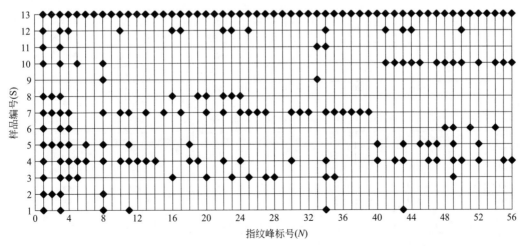

图 8-112　BZYXWs 指纹峰归属图

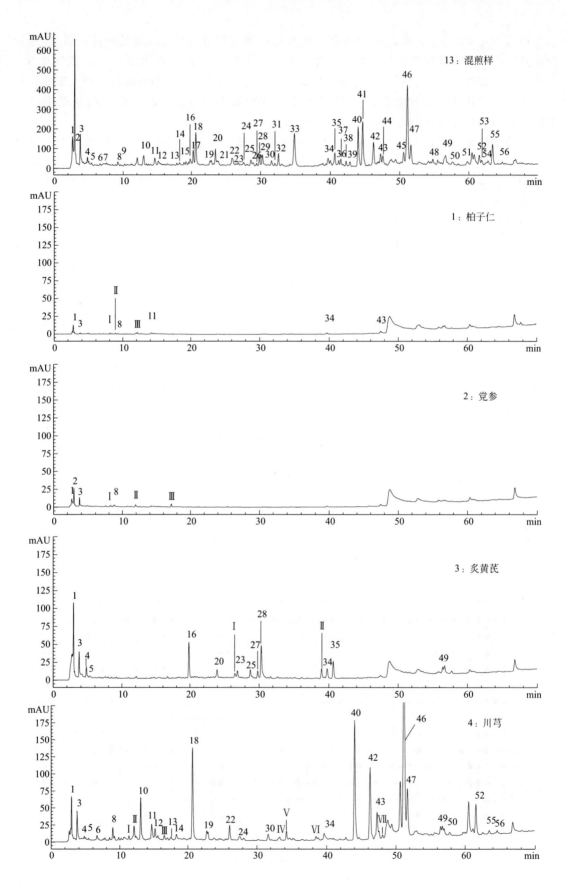

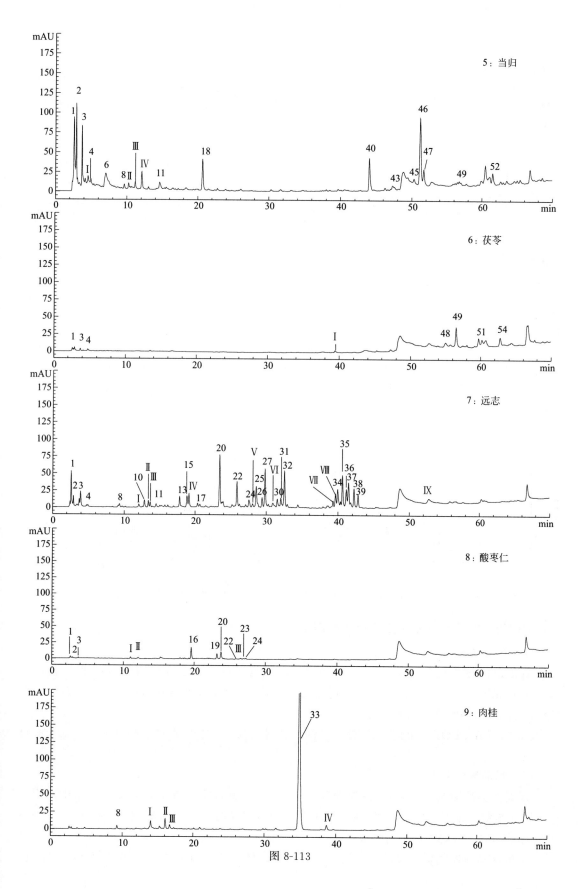

图 8-113

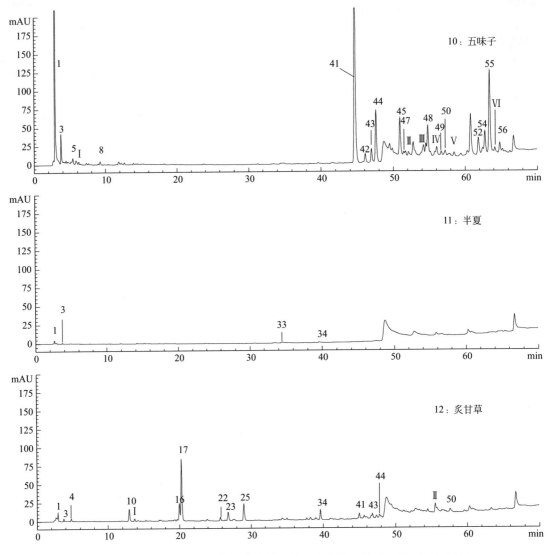

图 8-113　柏子养心丸单味药指纹峰标号图（Ⅰ、Ⅱ、Ⅲ、Ⅳ等均为逸出峰）

8.3.4.2　柏子养心丸的多波长指纹图谱

（1）仪器与试药

Agilent1100 液相色谱仪（DAD 检测器、四元低压梯度泵、在线脱气装置和自动进样器），ChemStation 工作站，KS-120D 超声波清洗器，KDM 型控温电热套，RE-52 型旋转蒸发仪，Sarturius-BS110S 分析天平。

CGA，FA，LQR，甲醇，乙腈，磷酸，无水乙醇，去离子水。柏子养心丸厂家见"8.3.4.1"。

（2）样品溶液制备

① 对照品溶液制备　取 CGA 对照品 10.0mg，精密称定，置于 50mL 容量瓶中，用甲醇溶解并稀释至刻度，摇匀，得 $200\mu g \cdot mL^{-1}$ 的对照品溶液。同法配制 $400\mu g \cdot mL^{-1}$ FA 和 $500\mu g \cdot mL^{-1}$ LQR 对照品溶液。

② 供试品溶液制备　取供试样品 1 丸，剪碎，精密称定（其中 S1～S11 约 9g；S12 按

生药材等量折合取样），置于 250mL 烧瓶中，加甲醇 50mL 回流提取 2h，残渣再加甲醇 40mL 回流提取 1.5h，合并两次滤液，抽滤，减压浓缩至适量，用甲醇定容至 25mL，摇匀作供试品溶液。进样前过 0.45μm 微孔滤膜。

（3）色谱条件

Century SIL C$_{18}$ BDS 柱（200mm×4.6mm ID，5μm）；流动相：A 为 0.1% 磷酸-水溶液，B 为 0.1% 磷酸-乙腈溶液，梯度洗脱（0→30min，A：B＝95：5→65：35；30→60min，A：B＝65：35→25：75；60→70min，A：B＝25：75→10：90）；紫外检测波长 228nm、286nm、326nm；柱温（35.0±0.15）℃，流速 1.0mL·min^{-1}，进样量 5μL，洗脱时间 70min。

（4）系统适用性试验与方法学考察

将供试品溶液、CGA、FA 和 LQR 对照品溶液按上述色谱条件分别进样 5μL，记录色谱图（图 8-114）。比较在线紫外光谱和保留时间可知，供试液中 10 号峰为 CGA，17 号峰为 LQR，18 号峰为 FA（228nm），9 号峰为 CGA，16 号峰为 LQR，17 号峰为 FA（286nm），6 号峰为 CGA，15 号峰为 FA（326nm），LQR 在 326nm 下较小，未进行归属。以绿原酸（CGA）为参照物峰，绿原酸理论板数不低于 25660（228nm）、38700（286nm）和 32553（326nm）。通过对进样精密度、稳定性和方法重复性进行考察，结果表明检测系统进样精密度合格，样品在 24h 内基本稳定，方法重复性良好。

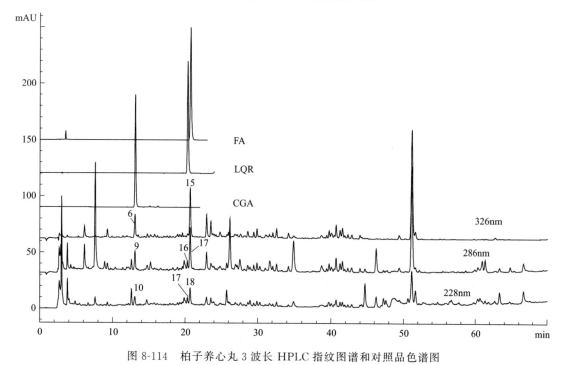

图 8-114　柏子养心丸 3 波长 HPLC 指纹图谱和对照品色谱图

（5）柏子养心丸 3 波长指纹图谱建立（均值法整合）

将 12 批 BZYXWs 供试液分别在 HPLC 仪上进样测定，色谱图见图 8-115（A 为 286nm，B 为 326nm，C 为 228nm）。以 CGA 为参照，按峰出现率 100% 计，确定各检测波长下的共有指纹峰个数为：56（228nm）、53（286nm）和 45（326nm）。将积分后文件信号导入"中药色谱指纹图谱超信息特征数字化评价系统 4.0"软件，将 S1～S6 和 S8～S11 分为第Ⅰ类，其余为第Ⅱ类（同单波长 228nm 的分类方法），选第Ⅰ类 10 批样品指纹图谱按平均值法生成对照指纹图谱（RFP），重新计算各批样品的 S_m、P_m 和 $α$。用均值法（AM）分别计算 3 个波长下 S_{AM}、P_{AM} 和 $α_{AM}$，按 SQFM 评价 BZYXW 质量结果见表 8-73。除 S7（7 级）质量次，S12（8 级）质量劣外，其余 10 批均为好（3 级，含量在 $80\%\sim120\%$ 范围内），其中 S12 为水蜜丸，因其剂型与其余 11 批不同，可能导致其含量相似度出现差别。均值法简单便捷，可实现中药不同波长信息的全面整合。

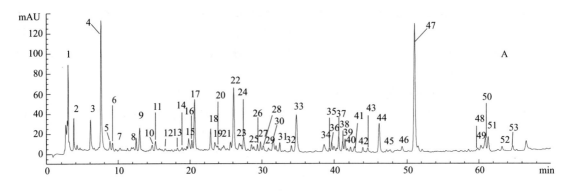

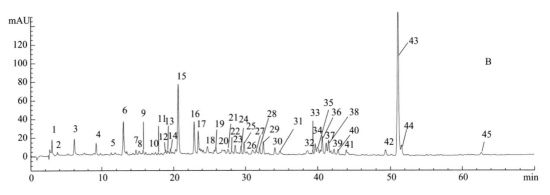

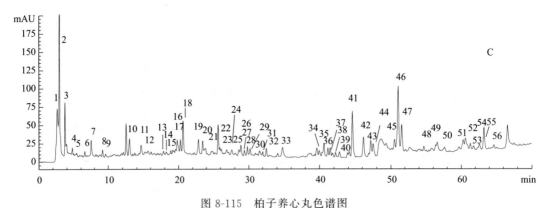

图 8-115　柏子养心丸色谱图

A—286nm；B—326nm；C—228nm

表 8-73　用系统指纹定量法鉴定 12 批柏子养心丸质量结果

类型	参数	S1	S2	S3	S4	S5	S6	S7	S8	S9	S10	S11	S12
228nm	S_m	0.97	0.96	0.98	0.99	0.96	0.92	0.73	0.96	0.97	0.97	0.99	0.95
	P_m	106.7	102	107.5	89.4	93.5	96.7	106.3	107.5	88.1	98.9	98.3	167.8
	$α$	0.03	0.02	0.09	0.01	0.00	0.02	0.18	0.03	0.02	0.01	0.07	0.11
	Grade	2	1	2	3	2	2	5	2	3	1	2	8

类型	参数	S1	S2	S3	S4	S5	S6	S7	S8	S9	S10	S11	S12
286nm	S_m	0.96	0.96	0.98	0.99	0.96	0.92	0.69	0.96	0.97	0.94	0.98	0.90
	P_m	98.0	98.4	105.4	90.5	88.7	114.0	189.1	109.3	83.5	108.5	89.7	166.5
	α	0.09	0.06	0.04	0.02	0.01	0.12	0.26	0.07	0.02	0.08	0.02	0.04
	Grade	2	2	2	2	3	3	8	2	3	2	3	8
326nm	S_m	0.98	0.98	0.98	0.99	0.97	0.95	0.90	0.98	0.97	0.96	0.99	0.95
	P_m	104.5	118.2	106.8	86.8	66.1	89.2	149.7	138.6	96.4	88.4	102.6	179.0
	α	0.10	0.08	0.07	0.00	0.25	0.06	0.12	0.10	0.03	0.07	0.06	0.05
	Grade	2	3	2	3	6	3	7	6	1	3	2	8
AM	S_{AM}	0.97	0.97	0.98	0.99	0.96	0.93	0.77	0.97	0.97	0.96	0.98	0.93
	P_{AM}	103.1	106.2	106.6	88.9	82.8	100.0	148.4	118.5	89.3	98.6	96.9	171.1
	α_{AM}	0.07	0.05	0.06	0.01	0.09	0.06	0.19	0.06	0.02	0.05	0.05	0.07
	Grade	2	2	2	3	3	2	7	3	3	1	1	8

（6）多波长融合法鉴别柏子养心丸质量

选择多波长融合指纹图谱技术对样品指纹图谱进行处理。实验发现228nm下各批样品色谱峰均较多，但几个较大峰的最大吸收波长却不是228nm，结合其在线紫外光谱确定了另2个波长286nm和326nm，此3个波长下的色谱峰进行融合已完全满足信息最大化的要求，见图8-116。228nm下Ⅰ、Ⅱ号色谱峰较大；286nm下的色谱峰较为均匀，Ⅲ、Ⅳ、Ⅵ、Ⅶ和Ⅷ色谱峰响应值较高；326nm下有一吸收峰（i）较大，故建立融合指纹图谱：0～5.5min、5.6～16.0min、36.0～48.0min 和 53.1～70.0min 采用 228nm，除 48.1～53.0min 采用 326nm 外，其余时间段采用 286nm，具体融合方法见表8-74中A。

将 12 批 BZYXWs 均按表8-74中A处理，比较样品指纹图谱，以 CGA 为参照，确定 59 个共有指纹峰。将积分信号导入"中药色谱指纹图谱超信息特征数字化评价系统 4.0"软件，将 S1～S6 和 S8～S11 分为第Ⅰ类，其余为第Ⅱ类，选第Ⅰ类 10 批样品指纹图谱按平均值法生成对照指纹图谱（RFP）见图8-117，计算各批样品的 S_m、P_m 和 α，并按 SQFM 评价 BZYXW 质量的结果见表8-75。除 S7 和 S12（8 级）质量劣，其余 10 批均在 3 级以内。多波长融合指纹图谱技术简单、全面地实现了柏子养心丸的整体质量控制，结果发现其与多波长均值法整合的结果十分一致。

表 8-74　多波长融合研究柏子养心丸

A		B	
t/min	波长	t/min	波长
0～5.5	228nm	0～4.0	326nm
5.6～16.0	286nm	4.1～42.5	228nm
16.0～22.0	228nm	42.6～54.0	254nm
22.1～35.9	286nm	54.1～70.0	228nm
36.0～48.0	228nm		
48.1～53.0	326nm		
53.1～70	228nm		

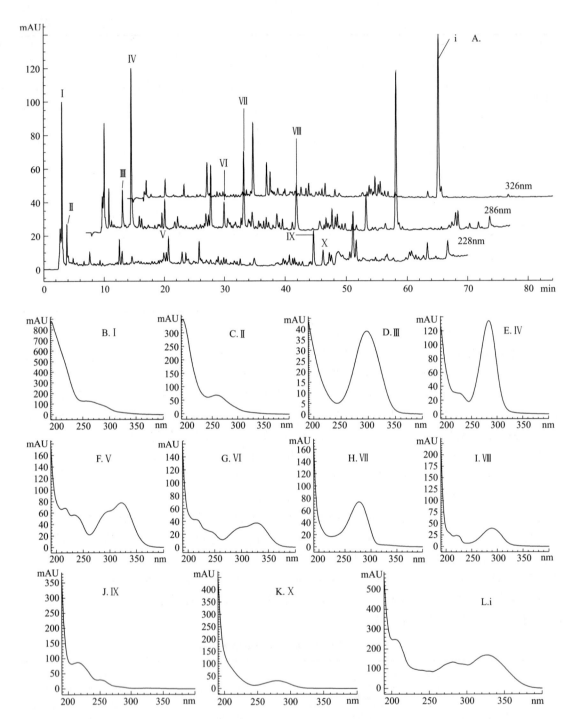

图 8-116　A：柏子养心丸的 228nm、286nm 和 326nm 色谱指纹图谱；B~L：11 个大峰的在线紫外光谱

表 8-75　用系统指纹定量法鉴定 12 批柏子养心丸质量结果（融合指纹图谱）

类型	参数	S1	S2	S3	S4	S5	S6	S7	S8	S9	S10	S11	S12
融合谱	S_m	0.96	0.96	0.98	0.99	0.95	0.91	0.68	0.96	0.97	0.94	0.98	0.93
	P_m	101.2	103.2	107.3	88.2	86.2	107.7	161.9	109.5	84.1	102.5	95.2	167.7
3.3.4	α	0.06	0.06	0.07	0.03	0.03	0.08	0.26	0.10	0.01	0.04	0.03	0.06
	Grade	2	2	2	3	3	2	8	3	3	2	1	8

续表

类型	参数	S1	S2	S3	S4	S5	S6	S7	S8	S9	S10	S11	S12
融合谱 3.3.5	S_m	0.95	0.94	0.96	0.94	0.93	0.85	0.67	0.95	0.96	0.94	0.96	0.93
	P_m	95.7	101.4	95.3	88.7	83.5	88.3	112.6	114.2	88.1	96.0	89.9	155.3
	α	0.00	0.09	0.06	0.05	0.04	0.05	0.29	0.12	0.03	0.06	0.07	0.08
	Grade	2	2	2	3	3	4	6	3	3	2	3	8

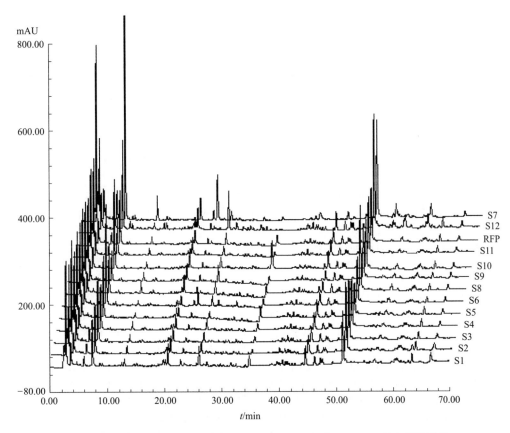

图 8-117　柏子养心丸的 3 波长（228nm、286nm 和 326nm）融合指纹图谱

8.3.4.3　单波长和多波长指纹图谱比较及小结

鉴于单波长指纹图谱有时难以全面呈现中药的所有化学物质信息，故本实验建立了除 228nm 外的另两个波长（286nm 和 326nm）的指纹图谱，并利用均值法实现了 3 个波长的整合。同时，利用波长切换原理和"中药色谱指纹图谱超信息特征数字化评价系统 4.0"软件，在尽可能保证共有峰个数的情况下，将所有指纹峰在其最大吸收波长下进行检测并建立多波长融合指纹图谱。中药指纹图谱的相似度计算基础方法——夹角余弦法存在严重的大峰掩盖小峰问题，且不具有定量的性质，为此考察了大峰小峰缺失对相似度的影响，并使 228nm 下的 2 号峰和 46 号峰在其较小吸收波长下进行融合计算，得其质量等级。上述三种分析方法的质量等级评价结果 Pearson 相关性分析见表 8-76。结果发现：大峰减小融合方法建立的指纹图谱 S_m、P_m 均偏小，推断可能为将大峰减小后其批间差异显著性加大，尤其 S6 首次出现 $S_m<0.9$，其余方法均大于 0.9，可见在实际应用中中药指纹图谱如何给可能为有效物质的小指纹峰以合理的权重是非常值得重视的。同时，多波长均值法（AM）与第一种融合方法 Fusion1 的相关性最大（0.986），其次是 228nm 和第二种融合 Fusion2

（0.943）。结果发现无论哪种分析方法，柏子养心丸质量出现显著差异的为 S7 和 S12。本章主要从多波长角度共同反映柏子养心丸的化学物质信息，全面可靠地分析了各方法的评价结果，为柏子养心丸质量控制提供全面参考。

表 8-76　高效液相色谱各分析方法的 Pearson 相关性

波长	228nm	286nm	326nm	AM	Fusion1	Fusion2
228nm	1	0.895	0.658	0.936	0.902	0.943
286nm	0.895	1	0.724	0.923	0.939	0.942
326nm	0.658	0.724	1	0.800	0.802	0.755
AM	0.936	0.923	0.800	1	0.986	0.918
Fusion 1	0.902	0.939	0.802	0.986	1	0.900
Fusion 2	0.943	0.942	0.755	0.918	0.900	1

注：Fusion 1，各指纹峰均在最大吸收波长处进行多波长融合；Fusion2，将 228nm 突出的大指纹峰在其吸收较小波长处进行融合。

参 考 文 献

[1] 孙国祥，史香芬，张静娴，等.指纹定量法测定中药复方指纹归属度和药效物质工艺收率 [J].药学学报，2008 (10)：1047~1052.

[2] State Drug Administration of China. WS-10484（ZD-0484)-2002 [S]. 2002：494.

[3] The Pharmacopoeia Commission of the People's Republic of China. WS3-B-3325-98 [S]. 1998：244.

[4] 万月生.射干和射干抗病毒注射液的质量控制研究 [D].沈阳药科大学，2004.

[5] 慕善学.连翘和清热解毒注射液质量控制研究 [D].沈阳药科大学，2006.

[6] 邓湘昱.金银花和茵陈质量控制方法研究 [D].沈阳药科大学，2005.

[7] 刘晓玲.大青叶和板蓝根质量控制方法研究 [D].沈阳药科大学，2004.

[8] 侯志飞.栀子数字化指纹图谱研究 [D].沈阳药科大学，2007.

[9] 孙国祥，刘金丹，侯志飞，等.甜瓜蒂 HPLC 指纹图谱研究 [J].药物分析杂志，2007，27（6）：791~795.

[10] 刘金丹，孙国祥，池剑玲.甜瓜蒂的毛细管电泳数字化指纹图谱 [J].沈阳药科大学学报，2008，25（7）：556~561.

[11] 孙国祥，雒翠霞，王真.斑蝥 HPLC 数字化指纹图谱研究 [J].药物分析杂志，2008，28（7）：1031~1036.

[12] 孙国祥，于秀明，毕开顺.刺五加 HPLC 数字化指纹图谱研究 [J].中成药，2007（9）：1249-1253，1245.

[13] 孙国祥，时存义，宋文璟，等.黄芩 HPLC 数字化指纹图谱研究 [J].中成药，2007（10）：1408~1412.

[14] 孙国祥，纪宏，于秀明.知母 HPLC 指纹图谱的 4 种相似度评估 [J].中成药，2008，30（1）：1~6.

[15] 孙国祥，毕雨萌，刘金丹，等.柴胡高效液相色谱数字化指纹图谱研究 [J].中南药学，2007（1）：79~82.

[16] 林东昊，茅仁刚，王智华，等.23 种国产柴胡属植物中柴胡皂苷 a、c、d 含量的 RP/HPLC 测定 [J].药物分析杂志，2004，24（5）：479~483.

[17] 刘晓丽，周清，姜玢，等.三七总皂苷 HPLC 数字化指纹图谱研究 [J].中华中医药学刊，2012，30（10），2327~2331.

[18] 杨宏涛.苦参数字化指纹图谱研究 [D].沈阳药科大学，2008.

[19] 姜玢，孙国祥.中国林蛙卵油 HPLC 数字化指纹图谱研究 [J].中成药，2012，34（6）：1183~1188.

[20] 姜玢，夏维杰，于秀明，等.中国林蛙卵油气相色谱数字化指纹图谱和定量鉴别研究 [J].中南药学，2009，7（9）：700~705.

[21] 宋宇晴.复方丹参滴丸数字化指纹图谱研究 [D].沈阳药科大学，2010.

[22] 孙国祥，宋杨，胡玥珊，等.射干抗病毒注射液统一化 HPLC 指纹图谱的评估 [J].中成药，2008，30（12）：1717~1720.

[23] 智雪枝.复方甘草片数字化指纹图谱研究 [D].沈阳药科大学，2009.

[24] 智雪枝，孙国祥，孙小燕.用 HPLC 指纹图谱对复方甘草片信息化质量控制研究 [J].中南药学，2009，7（5）：369~374.

[25] 殷瑞娟.柏子养心丸数字化指纹图谱研究 [D].沈阳药科大学，2013.

[26] 殷瑞娟，孙国祥.柏子养心丸的高效液相色谱数字化指纹图谱研究 [J].中南药学，2011，9（11）：861~866.

（侯志飞　闫　慧）

第 9 章

中药溶出指纹学

9.1 中药溶出度测定概况

溶出度是指在一定条件下，在规定介质中，药物从片剂或胶囊剂等固体剂型中溶出的速度和程度[1]。溶出度试验是模拟口服固体制剂在胃肠道中崩解和溶出的体外检测方法，是控制药物质量、指导新药开发的内在指标，也是评价制剂处方和生产工艺的重要工具[2]。

20 世纪中叶，对溶出的研究逐渐和药物制剂的生物活性联系在一起，1951 年 Edwards 发现阿司匹林在胃肠道中的溶出速率与其药效发挥密切相关。之后，Shenoy 等对苯丙胺缓释片体外溶出速率与生物利用度的关系做了研究，Smolen 等阐述了溶出曲线与生物利用度曲线近似一致的发现[3,4]。1997 年美国 FDA 颁布的《口服速释制剂体外溶出试验指导原则》中指出药物在体内吸收利用的决定性因素是：①成分从药物制剂中释放；②成分在生理环境下的释放与溶解[5]。

药物制剂的质量和疗效最终是依据生物利用度的临床试验数据评估的，随着药物制剂体内外相关性研究的逐步成熟，人们发现溶出度测定虽然不能完全替代体内方法，但是与其相比具有很多优势。其一，操作简单快速，适用于大批量药物制剂评价和筛选；其二，高效科学，排除复杂的体内系统造成的诸多干扰，为药物制剂的体内生物等效性提供客观可靠的信息指导；其三，节约了大量的样品资源、试验模型和研究费用，省时省力，应用广泛。20 世纪 70 年代，国外药典已经相继收载溶出度作为检测项目，我国也越来越重视溶出度在药物制剂质量评价中的应用[6]。

目前化学制剂已经将溶出度试验作为常规质控方法，但是现行的中药制剂质量标准中，许多品种仍然只进行崩解时限的检查，这给中药质量控制在生物等效性方面带来了一定的盲目性，这也是中药制剂落后于化学药品制剂的一个重要原因[7]。与化学制剂一样，中药制剂进入胃肠道以后需要崩解和溶出，然后才能在体内吸收利用，因此可以通过严格控制溶出度试验条件，建立体内外相关性，继而科学客观地评价中药制剂的质量，保持批内批间的质量一致性，减小临床疗效的差异。与化学制剂不同的是，中药制剂所含成分复杂多样，单一的活性成分难以保证用药安全有效。随着中药现代化的发展，以一种或者几种有效成分作为溶出检测指标的质量控制模式显然不够完善，因此，选择合适的方法更加全面测定中药整体组分的溶出度成为控制中药质量的一项挑战[7,8]。

9.1.1　溶出度测定原理

1897 年，Noyes 和 Whitney 开始研究溶出，并且提出了溶出速率方程，为溶出度测定和发展奠定了理论基础[9]。

$$\mathrm{d}C/\mathrm{d}t = KS(C_{\mathrm{sat}} - \boldsymbol{C}_{\mathrm{sol}}) \tag{9-1}$$

式中，$\mathrm{d}C/\mathrm{d}t$ 表示溶出速率；K 表示溶出速率常数；S 表示固体的表面积；C_{sat} 表示溶质在溶出介质中的溶解度；C_{sol} 表示 t 时刻时溶液主体中溶质的浓度。

当处于漏槽条件即 C_{sat} 高于 $10C_{\mathrm{sol}}$ 时，式（9-1）可简化为：

$$\mathrm{d}C/\mathrm{d}t = KSC_{\mathrm{sat}} \tag{9-2}$$

药物在体内释放后会被立即吸收，随着血液流走，导致溶液主体中药物的浓度很低，即 $C_{\mathrm{sat}} \gg C_{\mathrm{sol}}$，所以药物在体内的吸收利用过程被认为是在漏槽条件下完成的。

9.1.2　中药制剂溶出度影响因素

9.1.2.1　药物性质

药物的粒径、表面积、晶型等都会影响溶出度。同一质量的药物，粒径越小则表面积越大，同一体积的药物，空隙越多则表面积越大，这些都有益于提高溶出度。因而将药材进行粉化可以有效提高溶出速率，超微粉碎技术也被广泛应用[10]。

9.1.2.2　制剂工艺和剂型

目前的药物制剂生产工艺多种多样，不同生产工艺对药物的溶出度影响较大。制剂的辅料使用量及其均匀性、膏的稠度、制粒大小、松紧程度、片剂的硬度、胶囊的颗粒大小以及包装物的松紧程度等，均会影响药物成分的溶出速率[11]。中药溶出度也受剂型影响，同一中药的不同剂型，其有效成分的溶出情况也大不一样。复方丹参片的薄膜衣片比糖衣片的溶出要快，更有利于在人体内的吸收，所以，可以建议厂家采用薄膜包衣以提高产品的溶出度[12]。由此可见，在中药制剂研发中需要重视制剂工艺和剂型的选择，才能保证药物质量，充分发挥药效，从而满足临床需求。

9.1.2.3　溶出装置[13~15]

溶出度检查方法包括转篮法、桨法和小杯法等。转篮法是第一个被 USP 收载的法定方法，但制剂中的黏性物质容易堵住筛网，因此当篮内装的药品较满时，在仪器转动过程中仅篮外层部分药品能与溶出介质相接触，此时就不能较为客观地反映溶出规律。桨法与转篮法相比可以克服许多不足之处，但同时对溶出杯的几何尺寸精度要求很高，且具有极易导致样品上浮的缺点。小杯法适用于化学成分含量较低的中药，该法有利于满足含量测定方法所要求的线性范围和灵敏度。

9.1.2.4　溶出介质

溶出介质模拟的是胃肠道的液体，《中国药典》规定必须使用新鲜配制且经过脱气的溶出介质。中药成分复杂，多为复方制剂，不同的有效成分溶解性差异很大，所以在选择溶出介质时要认真考虑。同一中药指标成分在不同的溶出介质中其溶出度也会有较大的差异。目前最常用的有蒸馏水、不同 pH 的盐酸、磷酸盐缓冲液或者是乙酸盐缓冲液，随着研究者对生理环境认识的加深，建立了一些能更好地反映不同状态下（如空腹和进食）胃液和肠液的组成及生理特点的生物相关性溶出介质[16,17]。利用这些介质，研究者可以通过溶出度试验预测药物的体内过程，评价药品的批间均一性和有效性，减少制剂研发和临床研究的工作量和成本。

9.1.2.5 温度

温度升高，分子扩散运动加剧，药物的溶解度增大，根据 Noyes-Whitney 方程，药物的溶出速率增大。因此，在进行溶出度试验时，要进行溶出温度的控制。

9.1.2.6 多成分环境影响

中药无论是单味药还是复方药，均含有众多成分，其作用特点往往是多种成分同时发挥药效，对于单一成分来说，其处于受其他成分影响的多成分环境中。因此，中药成分的吸收必定会受到多成分环境的影响。目前已有学者研究发现多成分环境（葛根芩连复方片）限制了葛根素在机体内胃液中的溶出[18]。

9.1.3 中药制剂溶出度测定方法

中药成分复杂，其有效成分如黄酮类、一些苷类、芦丁、小檗碱、穿心莲内酯等成分溶解度都很小，而且在一般的溶出介质中溶解度差异很大。通常中药制剂多采用水、醇提取，浓缩成稠膏状后加辅料制成制剂。因此，制剂的杂质多、黏性大、崩解缓慢，药物有效成分溶出迟缓。此外，制剂的辅料使用量及其均匀性、膏的稠度、胶囊的颗粒大小、片剂的硬度以及包装物的松紧程度等均会影响药物成分的溶出速率。中药制剂溶出度试验不同于化学药品的溶出度试验，其差异关键问题在于如何确定指标成分、如何选择适宜的分析方法，其他如装置、介质选择等问题与化学药品的原则类似。中药制剂溶出度测定方法的具体内容见9.2 节。

9.1.4 溶出在中药制剂中应用

9.1.4.1 评价药物制剂质量和疗效[19,20]

中药制剂只有在体内溶出才能被消化道吸收利用，溶出装置模拟了胃肠道的蠕动，用溶出介质代替了胃肠道中存在的胃酸和肠液。通过体内外相关性原则，当药物的体外溶出特性与体内吸收特性显著相关时，可用溶出度试验有效地评价药物的体内生物利用度。从多条溶出曲线形状和各 pH 值介质中的溶解度，我们还可洞悉制剂优劣[20]。除了缓控释制剂和肠溶制剂外，各 pH 值介质中的溶出行为应与溶解度正相关，倘若未出现此情形，我们则怀疑制剂质量有问题。对于中药释放系统的固体制剂，确定溶出速率（释放速度），从而达到控制速率的目的，以避免药物浓度太高，达到缓解副作用的目的。药物溶出度能有效区分同一制剂生物利用度的差异，推动生产企业对中药制剂工艺、配方等进行深入研究，从而保证药物的疗效和质量。

9.1.4.2 进行药物一致性评价[19~21]

日本在 1998 年开始《药品质量再评价》工程，出版了《日本医疗用医药品品质情报集》（也叫橙皮书）。其中包含了溶出度质量标准、4 条标准溶出曲线、参比制剂溶出度试验步骤等大量信息，为仿制药一致性评价提供了科学的技术支持。美国 FDA 药品审评中心仿制药办公室推出溶出曲线评价后，美国仿制药的申报数量亦不断增加。为此，美国 FDA 药品审评中心于 2004 年 1 月起在部门官方网站 http：//www. accessdata. fda. gov/scripts/cder/dissolution/上，推出了"固体制剂溶出曲线数据库"，科学客观地评价仿制药品内在质量，提高生物等效性试验的成功率。2016 年 3 月，国务院印发《关于开展仿制药质量和疗效一致性评价的意见》，其明确指出，与原研参比制剂的溶出曲线一致或具有相似性，是评价仿制药制药质量和疗效一致性的重要指标。中药制剂的许多剂型的生产为传统工艺，产品质量参差不齐，即使药品含量相同的制剂、不同厂家制作的制剂甚至同一制药厂生产的不同批次的同一制剂的临床效果也可能不同，这给临床治疗带来了困扰。因此随着一致性评价的顺利进行和不断深入展开，继化学药品之后，中药领域的一致性评价将很快到来。溶出作为体外检测手段，与体内药效具有一定的相关性，通过测定多批中药制剂的溶出度，可以预测疗效一致性情况。

9.1.4.3　指导新制剂开发[22,23]

溶出度测定可以用于指导处方筛选和制剂开发以获得最佳处方、生产工艺和剂型，从而用来衡量制剂质量和评价制剂的体内生物利用度。在溶出度影响因素研究方面，对赋形剂、稀释剂以及载体的作用进行验证，可以科学地筛选种类、数量和最佳赋形剂处方，采用微晶化、微粉化、固体分散体等来改进中药中有效成分的溶解性，寻找更加合理的生产工艺。检查不同技术和工艺对药物溶出的影响十分有意义，尤其是在新工艺的设计方面意义重大。

9.2　中药全成分体外溶出度测定方法

目前中药制剂体外溶出度的方法分为三种：①以药效指标成分为测定物质；②以有效部位为测定物质组；③测定中药制剂指纹图谱[24,25]。第一种方法较为常用，但是随着中药制剂质量研究的深入，测定溶出指纹图谱更加科学可靠，各成分在整体上表现更好的一致性。中药的复杂性导致其标准化经历了漫长的阶段，开拓新的现代仪器分析技术迫切而至关重要，紫外光谱分析技术在药物定量方面有着重要作用，但是传统的紫外方法所能反映的特征信息单一，难以满足中药制剂提取液中整体化学物质组分的控制。在此基础上，孙国祥教授团队提出测定其一定波段范围的紫外指纹图谱（UVFP）来整体定量鉴定中药，通过建立紫外指纹图谱（UVFP）指数、信息量指数、波动量指数和信息波动量指数以及紫外指纹定量法（UV Fingerprint Quantified Method，UVFQM）理论，形成紫外指纹图谱超信息特征数字化和定量化评价方法，准确简捷地表征中药化学组分总含量特征，为精准评价中药质量建立了有效新方法[26]。

中药选择重点活性指标成分作为测定溶出度的监控指标有其科学意义，属于抓主要矛盾。但这种模仿化学药品的溶出度测定方法有很大弊端，就是费时费力且效果并非理想。中药溶出度测定应该采取紫外全指纹溶出度测定法，孙国祥教授课题组经过试验证明了这种方法测定的溶出度能代表全部主组分的溶出度，即指标成分溶出度只能高于此法测定的溶出度，而不会低于本法测定值。因此用此法测定的溶出度数据是一个保守值，实际指标成分溶出度要高于此法测定的溶出度。也就是说用此法测定的溶出度完全能保证和替代各指标成分的全部溶出。

紫外自身对照法也是一种整体测定方法，是用 10 个样品研细混匀，称取适量来代替对照品。优点：①针对性强且与含量无关，自身对照法只与药物的晶型、粒度、处方、辅料和生产工艺有关，能更真实地反映药物在制剂中的溶出情况；②可消除辅料本底产生的系统误差；③自身对照是中药固体制剂溶出度测定的简便易行方法，但监测化学成分范围有限而导致对各组分有歧视效应。其实质是利用了紫外全指纹溶出度测定法中一个重要紫外光谱指纹点进行整体行测定，显然紫外自身对照法没有紫外全指纹溶出度测定法准确和具有代表性。

9.2.1 紫外全指纹溶出度测定原理[27~29]

中药紫外光谱（190~400nm）由不饱和双键、三键和长共轭体系结构（π→π*、n→π*）及饱和键（n→σ*）产生，突出反映分子结构中不饱和键信息，定量检测中药不饱和化学键及共轭体系的化学物质的总含量。中药中各类不同化学物质的紫外光谱叠加构成了中药紫外光谱指纹图谱。对于中药整体化学成分的体外溶出度测定，用单一紫外波长监测显然不够全面，在复杂中药制剂体系中，需要通过定量紫外指纹图谱监测全化学指纹物质整体溶出情况。首先对系统紫外指纹进行宏观定性，再进行宏观定量分析。采用紫外全波段（190~400nm）监测中药中全化学指纹成分的溶出度，可避免使用任何单一波长或者几个波长监测结果的不准确性。

紫外指纹定量法是以各波长下吸收光谱点为计算单元，用宏定性相似度 S_m 监测紫外指纹数量和分布比例，见式(9-3)；用宏定量相似度 P_m 监测全紫外指纹溶出含量状况，见式(9-4)，同时用变动系数 α 限定紫外指纹变异性，见式(9-5)。x_i 与 y_i 分别为样品和对照 UVFP 各指纹点吸光度，m_{RFP} 和 m_i 分别为对照 UVFP 和样品的进样质量。用 S_m、P_m 和 α 鉴定中药全紫外指纹溶出度，称为中药全紫外指纹溶出度测定法。

$$S_m = \frac{1}{2}(S_F + S'_F) = \frac{1}{2}\left[\frac{\sum_{i=1}^{n} x_i y_i}{\sqrt{\sum_{i=1}^{n} x_1^2}\sqrt{\sum_{i=1}^{n} y_1^2}} + \frac{\sum_{i=1}^{n}\frac{x_i}{y_i}}{\sqrt{n\sum_{i=1}^{n}\left(\frac{x_i}{y_i}\right)^2}} \right] \tag{9-3}$$

$$P_m = \frac{1}{2}(C + P)\frac{m_{RFP}}{m_i} = \frac{1}{2}\left(\frac{\sum_{i=1}^{n} x_i y_i}{\sum_{i=1}^{n} y_1^2} + \frac{\sum_{i=1}^{n} x_i}{\sum_{i=1}^{n} y_i}S_F \right)\frac{m_{RFP}}{m_i} \times 100\% \tag{9-4}$$

$$\alpha = \left| 1 - \frac{y_x}{y_y} \right| = \left| 1 - \frac{P}{C} \right| \tag{9-5}$$

9.2.2 实验方法选择

溶出试验装置是模拟人体消化道器官，转篮和桨板是模拟胃部和小肠的蠕动，转速的选择非常重要，如果药物制剂只能在剧烈的条件下溶出，说明其只能在年轻人的体内有较好的利用度。《中国药典》（2015年版）中收载了五种溶出装置，分别是篮法、桨法、小杯法、桨碟法和转筒法。根据药物在介质中的溶出类型，溶出度测定方法可主要分为两类：一类是基于搅拌或旋转强制介质产生对流，使得药物在介质中溶出，如转篮法、桨法等；另一类是基于介质的自然对流，使样品一直暴露于均匀无涡流的新鲜介质中，并保持漏槽条件使得药物在介质中溶出，如循环法和流通池法[29]。目前，溶出设备不断更新设计，如压力溶出装置、药物溶出/吸收仿生系统等，更准确地模拟胃肠道的动态环境，包括胃肠道运动的压力以及胃肠道内液体运输时与肠液接触产生的黏性摩擦应力压力[30~32]。在溶出介质方面，溶出介质模拟的是胃肠道的液体，《中国药典》规定必须新鲜配制并且经过脱气。目前最常用的有蒸馏水、不同pH的盐酸、磷酸盐缓冲液或者是乙酸盐缓冲液，随着研究者对体内生理环境认识的加深，建立了一些生物相关性溶出介质[16]，能更好地反映空腹和进食状态下胃液和肠液的组成及生理特点。

9.2.3 检测方法选择

中药的溶出成分复杂且含量低，因此选择专属性强且灵敏度高的检测方法尤为重要。目前经常使用的中药溶出度检测方法有比色法、分光光度法、气相色谱法、高效液相色谱法等。比色法和分光光度法容易被其他组分干扰，专属性较差；高效液相色谱法和气相色谱法具有较强的分离能力，专属性强，灵敏度高，适于中药非挥发性和挥发性多组分含量测定[31]。紫外分光光度法又分为紫外自身对照法、紫外全指纹溶出度测定法。自身对照法[27,33,34]是用10个样品研细混匀，称取适量来代替对照品。其具有针对性强、干扰小，且不需要对照品，可快速检验的特点。但自身对照法常采用单一波长检测某类成分，监测化学成分范围有限，加之在检测波长处各化学组分的紫外吸光度贡献不均衡，常出现评价误差。中药成分的特殊复杂决定其不能只靠单一的指标成分进行评价，而紫外全指纹图谱能够测定所有药效成分，更具有全面性和客观性。

由于溶出试验中需要大量的供试品进行检测，工作量大，耗时长，紫外指纹图谱采用流动注射分析方式采集全成分紫外指纹数据，原理示意见图9-1，即用PEEK管替换色谱柱，以DAD采集在线紫外信号，以样品无吸收为止，在高效液相色谱系统上高重现性完成快速分析。紫外指纹光谱能反映中药全化学指纹的分子结构中不饱和化学键整体叠加信息，快速完成样品测定（约1min）。190～400nm的紫外指纹图谱具备反映复杂中药全化学指纹成分的总量特征，信息量巨大，数据稳定性好[26,27]。全紫外指纹溶出度测定是建立在对样品整体化学指纹的大数据基础上做出的全方位分析结果。它能在最短时间内捕捉到中药复杂巨系统的全面化学信息，是截止到目前最好的测定中药全成分溶出度的方法。由于采集了末端紫外吸收，则充分地监测了含羟基中药组分的溶出。

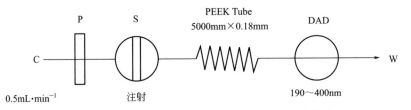

图9-1　流动注射法测定紫外指纹图谱示意

C—载流（carrier）；P—泵（pump）；S—自动进样器（sample injector）；PEEK Tube—空管（hollow pipe）；
DAD—检测器（DAD detector）；W—废液瓶（disposal bottle）

全紫外指纹溶出度测定方法可分为：①2h溶出标准谱法，即以2h点紫外溶出作为全溶出紫外标准指纹图谱来定量评价全部点的溶出度；②全溶出标准谱法，即精密称取10片重，研细后精密称取均值量溶于测定溶出度的等量介质中，超声至完全溶解（一般30min），测定该全溶出紫外对照指纹图谱作为评价各点溶出度的标准紫外指纹图谱。以上2种方法均需扣除溶剂紫外光谱，采用系统指纹定量法对紫外指纹点形成的UV光谱（190～400nm），分别以上述2种标准指纹图谱计算比对计算各点溶出紫外光谱的 S_m 和 P_m，以 P_m 为指标按式(9-6)计算累积溶出度。简单地讲，该方法能够监测整体化学指纹全紫外波段（190～400nm）溶出度，实现全化学指纹成分的溶出检测[27,28]。

$$P_{as(i)} = P_{m(i)} + \frac{2}{250}\sum_{i=1}^{i-1} P_{m(i)} \qquad (9\text{-}6) \text{ 小杯法}$$

2017 年至 2020 年，我国在进行第一个植物药【复方甘草片】一致性评价中，制剂溶出度采用桨法，溶出介质体积为 900mL。测定时采用自动进样和 DAD 检测的 HPLC 系统，测定供试液在 5m 长和内径约 0.18mm 的空心 PEEK 管内的非分离色谱图，通过记录供试液混合主组分在线紫外光谱来获得整体 190~400nm 紫外全指纹图谱。同样分别使用了：①2h 溶出标准谱法，即以 2h 点为整体主组分全溶出紫外标准指纹图谱来定量测定其他取样点的溶出度；②全溶出标准谱法，即精密称取 10 片重，研细后，再精密称取均值量溶于 900mL 的溶出介质中，超声 30min 至全溶出，以其测定全溶出紫外标准指纹图谱。此两种方法均监控 211 个紫外波长下的指纹点构成的 190~400nm UV 全指纹点，用系统指纹定量法测定各紫外指纹点的宏定性相似度 S_m 和宏定量相似度 P_m，用补液法以 P_m 为指标按式(9-7)计算累积溶出度（溶出介质体积为 900mL，每次取样为 2.0mL，补液体积为 2.0mL），其结果科学性和可靠性均好于自身对照法。若以溶杯体积为 V(mL)来测定溶出度，在不同时刻每次取样均为 V_0(mL)。非补液法在不同取样点的表观溶出度即校正累积溶出度分别为 P_{as1}、P_{as2}、…、$P_{as(i)}$，$P_{as(i)}$ 的计算公式见式(9-8)，其中 $P_{m(i)}$ 为测定各点的宏定量相似度。对于补液法和非补液法的计算结果都会出现 P_{as1}、P_{as2}、…、$P_{as(i)}$，$P_{as(i)}$ 有大于 100% 的情况，所以按照式(9-9)重新校正计算。

$$P_{as(i)} = P_{m(i)} + \frac{2}{900} \sum_{i=2}^{n-1} P_{m(i-1)} \qquad (9\text{-}7)\ \text{补液法}$$

$$P_{as(i)} = P_{m(i)} + \sum_{i=2}^{n-1} \frac{V_0}{V-(i-1)V_0} P_{m(i-1)} = P_{m(i)} + \sum_{i=2}^{n-1} \frac{2_0}{900-2(i-1)} P_{m(i-1)}$$
$$(9\text{-}8)\ \text{不补液}$$

$$P_{s(i)} = \frac{P_{as(i)}}{P_{as(RFP)}} \times 100\% \qquad (9\text{-}9)\ \text{校正法}$$

9.2.4　数据分析处理

溶出数据评价方法多样，最常用的是将制剂在不同时间点的溶出量绘制成曲线图或列表，简单直观地展示不同制剂和溶出度的变化关系，但是不适用于大批量的制剂溶出检测。目前应用最多、使用最广的非模型依赖法（即相似因子法）和模型依赖法（即 Weibull 分布模型法）[35~37]。相似因子法在溶出度的评价方法中被归为数学比较法或非模型依赖法，是因为 f_2 方程提供给我们相对简单的计算方法，相似因子 f_2 的数学表达式为：

$$f_2 = 50 \times \lg \left\{ \left[1 + \frac{1}{n} \sum_{t=1}^{n} (R_t - T_t)^2 \right]^{-0.5} \times 100 \right\} \qquad (9\text{-}10)$$

式中，T_t 为 t 时间参比制剂累积释药百分率；R_t 为 t 时间受试制剂累积释药百分率；n 为取样时间点的个数。

Weibull 分布模型为：

$$F(t) = 1 - e^{\frac{(t-A)^m}{B}} \qquad (9\text{-}11)$$

式中，$F(t)$ 为累积溶出百分率；A 为位置参数，该参数物理意义最为明确，当 $A=0$ 时，说明药物制剂溶出无时间延滞，$A>0$ 时，说明溶出有时间延迟，简称时滞；m 为形状参数，它是一个重要参数，它决定所拟合曲线的形状，m 取不同值时，曲线的形状会有不同的变化，故 Weibull 分布函数能拟合多种不同的溶出过程；B 为尺度参数。当 A、m 固定时，B 取不同值，曲线的零点相同，形状也相似，只是在 x 轴方向上有所压缩或伸展[35]。

目前相似因子法应用得更为广泛，被 FDA 推荐为比较两条溶出曲线的首选方法。另外，分析软件的开发使得数据分析越来越智能化，Mendyk 等[38]介绍的数据分析软件 KinetDS，它是一个用来分析溶出量数据的免费的开源软件，可以拟合药物的累积溶出曲线。我国学者张勇等开发的基于 Microsoft Excel 平台的 DDSolver 免费软件，也能够很好地分析和拟合制剂溶出曲线，并能够用于计算不同批次或者不同厂家相同产品的释放相似度 f_2 值[39]。药都（本溪）一致科技有限公司自主开发的"中药主组分一致性数字化评价系统 2.0"评价软件，以最后一个取样点的指纹图谱为基准进行光谱点匹配，评价样品不同时间点的累积溶出度 $P_{as(i)}$。

9.3 应用实例

复方两面针含片（LMZT）是由 7 味中药组成的复方制剂，包括西青果、蝴蝶果、山豆根、两面针、甘草、薄荷脑和薄荷素油。临床上多用于治疗肺经风热引起的咽喉肿痛，具有清热解毒、疏风利咽之功效。以复方两面针含片（LMZT）为例，采用紫外指纹定量法（QUVFM）对其体外全成分溶出紫外指纹图谱（DUV-FP）进行研究，测定溶出度，预评价临床疗效一致性，从而全面控制 LMZT 质量[40,41]。

9.3.1 材料与方法

9.3.1.1 仪器与试药

Agilent 1100 型液相色谱仪（配有 DAD、四元低压梯度泵、在线脱气装置、自动进样器），ChemStation 工作站（Agilent 科技有限公司）；JP-C200 型超声波清洗器（广州市吉普超声波电子设备有限公司）；ZRS-8G 溶出试验仪（天津新洲科学仪器有限公司）。

盐酸（色谱纯，天津市凯信化学工业有限公司）；氢氧化钠（分析纯，天津市恒兴化学试剂制造有限公司）；磷酸二氢钠（分析纯，天津市大茂化学试剂厂）；磷酸（色谱纯，天津市科密欧化学试剂有限公司）；无水乙醇（色谱纯，天津市康科德科技有限公司）；乙腈（色谱纯，山东禹王实业有限公司化工分公司）；水为去离子水。复方两面针含片（S1～S20，广西壮族自治区花红药业股份有限公司）。

9.3.1.2 不同溶出介质的配制

① pH=1.0 溶液　精密吸取 9.0mL 盐酸，加水稀释至 1000mL，混匀，即可。

② pH=5.5 溶液　取 250mL 0.2mol·L^{-1}磷酸二氢钾溶液和 9.0mL 0.2mol·L^{-1}氢氧化钠溶液，再加水稀释至 1000mL，摇匀，即得。

③ pH=6.86 溶液　取 250mL 0.2mol·L^{-1}磷酸二氢钾溶液和 118mL 0.2mol·L^{-1}氢氧化钠溶液，再加水稀释至 1000mL，摇匀，即得。

所有溶出介质在使用前均采用超声方式进行脱气处理。

9.3.1.3 溶出度测定法

（1）溶出试验方法

照《中国药典》（2015 年版）四部通则 0931 溶出度测定法第三法（小杯法）项下进行测定，每批样片取 6 片分别置于 6 个小杯中，溶出参数为 250mL 水、35r·min^{-1}、37℃，采样时间点分别为 5min、10min、15min、30min、45min、60min、90min 和 120min，到达时间点时取样 2mL（每次取样后立即补充相同体积的溶出介质），用 0.45μm 滤膜快速过滤。

（2）UV 指纹图谱检测条件

Agilent 聚醚醚酮管（PEEK 5000mm×0.18mm），柱温 35.0℃，流动相为乙腈-无水乙醇-3％磷酸溶液（82∶10∶8），流速 0.5mL·min⁻¹，进样量 5μL，检测池体积 5μL，检测波长 190～400nm（DAD），数据采集间隔 1nm，狭缝宽度 1nm。实验仪器为 Agilent 1100 HPLC，仅采用 Agilent 聚醚醚酮管（PEEK 5000mm×0.18mm）替换色谱柱。

9.3.2 结果与讨论

9.3.2.1 溶出条件选择

（1）转法及转速的选择

因复方两面针含片为多组分中药成分，本品处方的剂量不大，且测定片剂溶出度首选桨法，故采用小杯法，溶出介质体积选择 250mL，考察样品以水为介质在转速为 35r·min⁻¹ 时，溶出良好，溶出曲线拐点明显，因此确定转速为 35r·min⁻¹。

（2）溶出介质的选择

分别取复方两面针含片 1 片，考察其在 250mL 水、250mL 的 0.1mol·L⁻¹ 盐酸溶液、250mL 磷酸盐缓冲液（pH＝5.5 和 pH＝6.86）四种介质中的溶出情况。通过比较复方两面针含片在四种溶出介质的溶出曲线来选择溶出介质。将上述四种介质中得到的样品供试液进行测定，导出其在线紫外光谱的 CSV 文件，用"中药主组分一致性数字化评价系统 2.0"软件进行评价，以最后取样点作为全溶出点时刻的紫外光谱作为评价标准，计算各点累积溶出度，绘制累积溶出度曲线见图 9-2。结果复方两面针含片在四种溶出介质中溶出度均良好，但在 0.1mol·L⁻¹ 盐酸溶液和水为溶出介质时的溶出速率相对较快，另外考虑到该药品为含片，主要作用部位为口腔，而唾液的主要成分为水，因此选择以水为溶出介质。

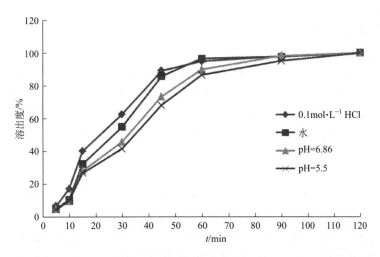

图 9-2　复方两面针含片在不同溶出介质中的溶出度曲线

（3）UV 指纹图谱检测条件优化

本试验考察了进样量为 5μL 时载流流速对紫外光谱的影响，分别考察了流速为 0.1mL·min⁻¹、0.2mL·min⁻¹、0.3mL·min⁻¹、0.4mL·min⁻¹、0.5mL·min⁻¹、0.6mL·min⁻¹、0.7mL·min⁻¹、0.8mL·min⁻¹、0.9mL·min⁻¹ 和 1.0mL·min⁻¹ 条件下，供试品溶液

在 190～400nm 紫外光谱，见图 9-3，结果显示紫外光谱受流速影响较大，流速越低紫外吸收越大。流速低出峰时间随之延长，流速 $0.5\mathrm{mL} \cdot \min^{-1}$ 时最为理想，故最终选择 $0.5\mathrm{mL} \cdot \min^{-1}$ 为最佳流速。

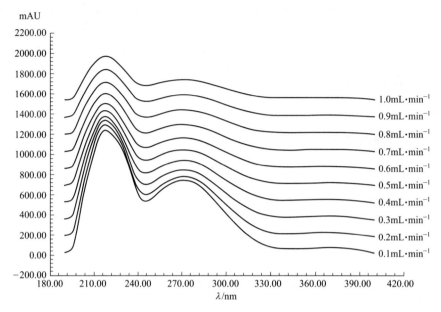

图 9-3　复方两面针含片在不同流速下的在线紫外光谱

9.3.2.2　系统适用性试验

取 S1 号供试液进样 $5\mu\mathrm{L}$，记录其在 220nm 波长下非分离色谱图和 190～400nm 在线紫外光谱。因所有组分在 1min 内出峰完全，故确定检测时间为 1min，用非分离色谱图计算此系统理论塔板数≥45。

9.3.2.3　方法学考察

(1) 精密度试验

对同一供试品溶液，连续测定 6 次，将测得图谱提取在线紫外光谱的 CSV 文件，导入"中药主组分一致性数字化评价系统 2.0"软件，以第一次测定的紫外指纹图谱作为对照标准，计算评价其他 5 次测定在线紫外指纹图谱，结果 6 次的平均宏定性相似度 $S_\mathrm{m} = 1$（RSD $= 0.04\%$，$n = 6$）；平均宏定量相似度 $P_\mathrm{m} = 97.8\%$（RSD $= 1.62\%$，$n = 6$），试验结果表明本法的仪器精密度很好。

(2) 重复性试验

取 S1 样品平行制备 6 份供试品溶液，分别进样 $5\mu\mathrm{L}$，将测得图谱提取在线紫外光谱的 CSV 文件，导入"中药主组分一致性数字化评价系统 2.0"软件，以第一次测定的紫外指纹图谱作为对照标准，计算评价其他 5 次测定在线紫外指纹图谱，结果 6 次的平均宏定性相似度 $S_\mathrm{m} = 1$（RSD $= 0.04\%$，$n = 6$）；平均宏定量相似度 $P_\mathrm{m} = 97.6\%$（RSD $= 1.61\%$，$n = 6$），试验结果表明本法的方法重复性很好。

(3) 稳定性试验

对同一供试品溶液，每隔一定时间测定一次，共测定 6 次，将测得图谱提取在线紫外光谱的 CSV 文件导入"中药主组分一致性数字化评价系统 2.0"软件，以第一次测定的紫外指纹图谱作为对照标准，计算评价其他 5 次测定在线紫外指纹图谱，结果 6 次的平均宏定性

相似度 $\boldsymbol{S}_m = 1$（RSD$=0.04\%$，$n=6$）；平均宏定量相似度 $\boldsymbol{P}_m = 98.5\%$（RSD$=1.67\%$，$n=6$），试验表明在 24h 内样品供试液稳定。

9.3.2.4 全成分溶出紫外指纹图谱建立与评价

将每批样品各 1 片在 6 个溶出杯中测得的不同溶出时间点的供试液的非分离色谱图，提取在线紫外图谱的 *.CSV 文件，导入"中药主组分一致性数字化评价系统 2.0"软件，因为预试验考察样品在 120min、180min 和 240min 时累积溶出度差异很小，因此以 120min 取样点的指纹图谱为全溶出基准进行光谱点匹配得到 Chart 文件，其累积溶出度默认为 100%，如图 9-4 所示。按照式(9-12) 和式(9-13) 评价每片样品在不同时间点的累积溶出度 $\boldsymbol{P}_{s(i)}$，对 6 片样品的累积溶出度求均值，得到每批样品的累积溶出度，20 批样品不同时间点的累积溶出度见表 9-1。

$$\boldsymbol{P}_{as(i)} = \boldsymbol{P}_{m(i)} + \frac{v_1}{v_0} \sum_{i=1}^{i-1} \boldsymbol{P}_{m(i)} \tag{9-12}$$

$$\boldsymbol{P}_{s(i)} = \frac{\boldsymbol{P}_{as(i)}}{\boldsymbol{P}_{as(RFP)}} \times 100\% \tag{9-13}$$

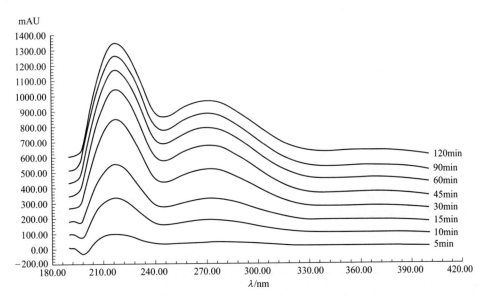

图 9-4　复方两面针含片在不同溶出时间的紫外指纹图谱

表 9-1　20 批复方两面针含片在不同时间点的累积溶出度

t	5min	10min	15min	30min	45min	60min	90min	120min
S1	5.2	11.3	23.7	39.8	70.2	86.8	94.3	100
S2	4.9	11.2	22.7	41.1	74.6	90.6	96.4	100
S3	5.1	12.5	23.5	44.5	78.5	91.8	96.9	100
S4	4.8	12.8	31.1	50	82.1	92.6	97.6	100
S5	4.7	12	30.8	44.8	70.1	85.8	94.4	100
S6	6.3	14.1	32.4	50.8	80.2	92.9	96.5	100
S7	5.2	11.1	27.9	44.7	79.4	92.4	96.7	100
S8	4.9	10.2	27.6	47	80.3	92.1	97.2	100

t	5min	10min	15min	30min	45min	60min	90min	120min
S9	5.5	11.1	25.7	45.4	76.4	88.9	95.8	100
S10	4.9	10.9	34.5	59.1	83.6	95.1	98.6	100
S11	7.8	16.6	39.9	60.6	83.2	94.1	98.5	100
S12	7.2	17	43.6	64	86.9	96.4	98.3	100
S13	4.8	11.5	27.3	45	73.1	88.7	96.1	100
S14	6.4	12.4	27.9	44.3	72.7	87	93.6	100
S15	5.9	12.6	34	50.7	78.8	91.4	97.4	100
S16	6.7	13.7	34.2	51.9	78.4	91.2	96.2	100
S17	5.5	12.6	26.7	45	72.2	86.9	94.7	100
S18	6.1	13.9	31.3	49.3	76.5	88	93.5	100
S19	6.3	14	35.9	53.6	77.4	89.2	95.2	100
S20	6.9	15.2	36.5	53.6	80.3	90.6	96.8	100
Mean	5.3	12.8	30.9	49.3	77.8	90.6	96.2	100

由于样品 S2 在融合指纹图谱评价中质量最好，质量等级为 1，因此，选择 S2 为参比制剂，采用美国食品与药品管理局（FDA）在 2003 年《口服固体药品生物利用度和生物等效性研究指南》中推荐使用的相似因子法评价其溶出度，若相似因子 f_2 在 50～100 内可认为 2 条溶出曲线相似。相似因子（f_2）为对偏差的平方和的平方根的倒数进行对数转换，能很好地刻画两条溶出度曲线的相似性，见式（9-3）。

由于每批样品在 120min 后的累积溶出度均默认为 100%，因此，选择前 7 个取样点进行 f_2 因子的计算，结果见表 9-2。由表可知，S11 和 S12 的溶出曲线与 S2 比较，相似因子 f_2 小于 50，其他批次样品与 S2 比较相似因子 f_2 均大于 50，因此，除 S11 和 S12 外，其他样品的溶出曲线具有相似性，溶出具有一致性。由表 9-2 可知，S11 和 S12 溶出不具有一致性是由于溶出速率较快造成的。

表 9-2　样品 S2 作为参比制剂时 f_2 因子计算结果表

Sample	S1	S2	S3	S4	S5	S6	S7	S8	S9	S10
f_2	79.1	100	81.7	62.5	67.9	61.5	74.5	70.9	80.7	52.1
Sample	S11	S12	S13	S14	S15	S16	S17	S18	S19	S20
f_2	48.4	44.2	78.8	74.6	61.2	59.9	76.2	65.0	57.3	55.9

参　考　文　献

[1] 《中国药典》（2015 年版）一部 [S]. 2015：86.

[2] 张梅君，王志强，黄学荪. 固体制剂溶出度的研究进展 [J]. 中国药业，2009，18（8）：58～60.

[3] 金建平. 溶出试验在药品质量控制中的应用 [J]. 安徽医药，2006，10（9）：699～702.

[4] 阳长明，侯世祥. 药物溶出度研究进展 [J]. 中成药，2000，22（7）：511～515.

[5] 缪慧，阮昊，陈悦，等. 生物相关性溶出度方法研究进展 [J]. 中国现代应用药学，2018，35（1）：138～142.

[6] 袁海龙，黄雪，肖小河. 中药固体制剂溶出度研究与展望 [J]. 世界科学技术—中医药现代化，2010，12（6）：915～919.

[7] Sun G，Song Y，Li L，et al. Quickly quantifying the dissolution fingerprints of compound Danshen dropping pill by

HPLC [J]. Annals of Translational Medicine，2013，1（2）：16.

［8］ 王雅琪，焦姣姣，伍振峰，等. 基于"整体观"的中药制剂质量过程控制体系探讨 [J]. 中国中药杂志，2018，43
（1）：197～203.

［9］ 崔福德. 药剂学. 第 7 版 [M]. 北京：人民卫生出版社，2011.

［10］ 申玲玲，杜光，郭俊浩. 超微粉碎对中药活性成分溶出度的影响 [J]. 中国医院药学杂志，2011，31（14）：
1213～1214.

［11］ 翁水旺. 溶出度在中药制剂中的应用进展 [J]. 中药新药与临床药理，2003，14（4）：289～292.

［12］ 张丽丽，解红梅. 丹参片溶出度测定研究 [J]. 中国中医药现代远程教育，2010，8（10）：191.

［13］ 蒋晔，田书霞. 中药溶出度的研究进展 [J]. 中成药，2006，28（3）：415～419.

［14］ 张平，陈睿，王彦，等. 复方芦丁片溶出度测定方法的研究 [J]. 药学服务与研究，2016，16（3）：225～229.

［15］ 史宪海，郭景文，杜娟. 麝香保心丸溶出度和含量均匀性研究 [J]. 世界中西医结合杂志，2015（10）：
1377～1380.

［16］ 臧洪梅，程开生. 溶出度试验预测固体制剂餐后生物利用度的研究进展 [J]. 中国现代应用药学，2017，34（12）：
1768～1773.

［17］ 付莉娜，郑金琪，郑国钢，等. 生物相关性溶出介质的研究进展 [J]. 中国药学杂志，2013，48（24）：
2084～2088.

［18］ 李和伟. 多成分环境对中药口服吸收影响的评价方法研究 [D] 北京中医药大学，2014.

［19］ 张启明，谢沐风，宁保明，等. 采用多条溶出曲线评价口服固体制剂的内在质量 [J]. 中国医药工业杂志，2009，
40（12）：946～950.

［20］ 谢沐风. 改善溶出度评价方法，提高固体药物制剂水平 [J]. 中国医药工业杂志，2005，36（7）：447～451.

［21］ 魏农农，王霞，苏敏. 药物溶出度试验方法研究进展 [J]. 中国新药杂志，2013（10）：1119～1124.

［22］ 谢沐风，张启明，陈洁，等. 国外药政部门采用溶出曲线评价口服固体制剂内在品质情况简介 [J]. 中国药事，
2008，22（3）：257～261.

［23］ 翟越，李媛媛，王中彦. 金莲花栓剂的制备及溶出度考察 [J]. 中国新药杂志，2017（23）：2853～2858.

［24］ 严婷，黄方威，王金钱，等. 不同厂家复方丹参片物质组溶出度研究 [J]. 药物评价研究，2013，36（6）：
442～447.

［25］ 玄敏，程雪梅，王峥涛，等. 不同厂家龙胆泻肝丸中龙胆苦苷、栀子苷、黄芩苷的溶出度测定和比较 [J]. 中成
药，2016，38（4）：790～795.

［26］ 孙国祥，李闫飞，邵艳玲，等. 中药紫外指纹图谱超信息特征数字化和定量化评价方法研究 [J]. 中南药学，
2013，11（4）：293～298.

［27］ 孙国祥，孙万阳，张晶，等. 中药质量一致性评价体系-基于定量指纹图谱检查的中药标准制剂控制模式的解析
[J]. 中南药学，2018（1）：1～13.

［28］ 孙国祥，张玉静，孙万阳，等. 中药一致性评价关键问题：中药标准制剂控制模式和定量指纹图谱检查项 [J]. 中
南药学，2016（10）：1025～1032.

［29］ 殷恭宽. 物理药学 [M]. 北京医科大学中国协和医科大学联合出版社，1993.

［30］ Garbacz G，Klein S，Weitschies W. A biorelevant dissolution stress test device-background and experiences [J]. Expert Opin Drug Deliv，2010，7（11）：1251～1261.

［31］ Luo P，Sun J T，Wang A C，et al. Dissolution of carbamazepine by single cell-DDASS [J]. J Tianjin Med Univ（天津医科大学学报），2015，21（1）：80～83.

［32］ 孟姝，江婷玉，卜春景，等. 中药制剂溶出度的研究进展 [J]. 临床合理用药杂志，2015（32）：180～181.

［33］ 袁海龙，黄雪，肖小河. 中药固体制剂溶出度研究与展望 [J]. 世界科学技术—中医药现代化，2010，12（6）：
915～919.

［34］ 谢元超，巩丽萍，徐晓洁，等. 自身对照法测定复方黄连素片溶出度 [J]. 药物分析杂志，2012（8）：
1486～1489.

［35］ 薛强. 溶出度的测定和评价方法 [J]. 中外医疗，2008，27（35）：73～74.

［36］ 王昕，唐素芳，高立勤. 溶出曲线相似性的两种评价方法 [J]. 天津药学，2011，23（1）：53～56.

［37］ 谢沐风. 溶出曲线相似性的评价方法. 中国医药工业杂志，2009，40（4）：308～310.

［38］ Mendyk A，Jachowicz R，Fijorek K，et al. KinetDS：an open source software for dissolution test data analysis [J]. Disso-lut Technol，2012，19（1）：6～11.

[39] Zhang Y，Huo M，Zhou J P，et al. DDSolver：an add-in pro-gram for modeling and comparison of drug dissolution profiles [J]. AAPS J, 2010, 12 (3)：263~271.

[40] 孙林艳，孙国祥，张晶，等. 复方两面针含片定量指纹图谱和体外全成分溶出方法测定研究 [J]. 中南药学，2017 (4)：403~408.

[41] 孙林艳. 复方两面针含片质量控制研究 [D]. 沈阳药科大学，2015.

（孙国祥　章　越）

第**10**章 →→→
中药组方智能预测

▶ 10.1　中药组方指纹研究思路[1]

　　我国中医药理论具有悠久历史，中医药文化博大精深。中药组方就是在中医理论指导下，根据病情需要，运用一定配伍方法将治疗某种病症的不同性能和功效的药物有机组合起来的过程[2]。作为中医药理论精髓，中药组方以其独特的配伍规律与优越的药理疗效，在数千年的临床治疗中起到了关键作用。然而，由于中药成分复杂，中药组方更因不同药物之间的拮抗或协同等作用，剂量差异，四气五味、升降沉浮等复杂配伍理论而表现出特殊复杂性，使其在揭示配伍原理及作用机制上存在很多困难，缺乏整体定量监控技术。这大大限制了中药走向世界的进程[3]。

　　中药组方指纹图谱是借助于色谱或光谱等现代分离分析手段，获得能够定性定量地揭示中药组方药效变化规律的整体化学成分的光谱图或色谱图。它对复杂中药成分体系进行整体宏观量化分析，同时对组方入血药效成分进行定性和定量监测，也同样对组方网络药理学进行预测，因此组方指纹图谱首要任务是负责对方剂的量-效-毒相互关系的定量预测。通过中药组方指纹图谱分析方法与理论对中药组方进行研究不仅可以阐明组方的科学内涵及化学成分归属，更能改进方剂疗效，寻找最佳组方，这对于增加中医药的科技含量，增强中医可信度，推动中医药走向世界具有重大意义[4]。

10.1.1　中药组方指纹图谱研究意义

　　近年指纹图谱技术得到了快速发展，中药指纹图谱能很好地体现中药成分的复杂性和相关性并做出一致性与稳定性的评价[5]。而中药组方指纹图谱技术则可以对组方中化学成分进行整体定量描述，通过比较配伍变化产生指纹图谱差异来解释配伍规律，可以辅助并指导对于中药组方研究。中药组方研究有以下特点[6]：①**药效非加合性**，中药组方整体功效不等于方内各药及每药内各成分功效或其相加之和，存在药效协同或拮抗；②**化学成分非加合性**，组方化学成分不是单味药化学成分的简单相加，水煎煮液存在溶液四大平衡作用（包括服用后与生命体间的该类作用）；③**可归属性**，在各组分未完全定性时，利用色谱及光谱方法建立组方指纹图谱，可直接判断中药组方与单味药色谱指纹间的化学物质的归属分析；④**定量可控性**，可利用定量指纹图谱对中药组方进行整体质量控制和其变化规律的监控；⑤**组方指纹可预测性**，依据化学指纹稳定性，根据固定色谱条件下采集的单味药指纹图谱可预测中药组方指纹图谱，孙国祥课题组系统地研究了组方指纹预测软件；⑥**组方权重可预测性**，中药组方指纹图谱分别能从定性和定量相似度两个方面计算各单味药对组方的贡献大小；⑦**组方药效规律与化学指纹的相关性**，中药组方指纹图谱规律能够解释中医方剂配伍的科学内涵；⑧**组方质量的可控性**，控制好组方指纹图谱能达到对组方药效的全面控制；⑨**中药组方三平衡性**，描述中药组方规律的组方指纹图谱存在质量平衡（物质流）、能量平衡（能量流）和药效平衡（信息流）；⑩**中药组方的动态开放性**，中药组方系统是一个动态开放系统，中药组方指纹图谱紧随方剂的量变而呈动态变化。中药组方有其独特规律，而揭示该规律的中药组方指纹图谱意义更为重要。

中药方剂与西药制剂作用方式不同，西药强调特定分子结构产生特定的生物效应，即使不同化合物彼此相加，也能通过化学反应来分析，属于定量构效关系。但是，中药组方则强调不同配伍（包括药性、药味和剂量改变）将引起化合物群的变化，是起药效作用的化合物群在发挥整体作用。通过对中药组方指纹图谱研究可以整体表达这种变化，而不是单独表达某种化学成分。组方指纹图谱中包含整体信息，即控制某张组方指纹图谱就可以达到对组方药效的全面控制[7]。

10.1.2　中药组方指纹图谱研究目标

对中药组方指纹图谱研究就是以中药合理组方为目标，定性定量地揭示中药组方规律和配伍药效变化规律，用以控制中药组方质量一致性，以及中药组方制剂工艺优化和配伍药效的最优化。

通过定量指纹图谱技术控制单味药材、饮片和提取物及配方颗粒的质量已经成为一种常见方法。它可以用来鉴别中药材真伪，对质量优劣进行评价，可对相同药材不同产区、不同采收时间、不同炮制方法、不同用药部位进行区分辨别[8]。虽然指纹图谱在中药组方中应用不及在中药原料质量控制中应用多，但近年来，指纹图谱用于中药组方质量评价、组方化学成分归属、组方配伍研究等目的的相关研究已经取得很大进展。中药组方指纹图谱研究目标主要表现在：①中药组方质量标准化；②配伍理论科学化推动中医药国际化；③对组方配伍及剂型改革三个方面。

10.1.2.1　中药组方质量标准化

中药成分复杂性与多样性是其发挥特异疗效的基础，这对中药组方的质量控制提出了很高要求。指纹图谱作为评价多维组分复杂样品整体质量的有效控制方法，不但可以用于中药鉴定、炮制方法研究、药材采收季节研究等，还可以用于中药制剂、中药组方相关提取工艺、化学成分等研究。它对于评价成分复杂的中药组方及对其质量稳定性、均衡性等进行控制均较为有利[9,10]。

中药和中药组方质量涉及生产过程的各个环节，其中最重要环节就是化学成分归属分析和鉴别分析，尤其与质量相关的控制，这也是中药组方指纹图谱研究的基本目标。目前，指纹图谱在中药真伪鉴定和整体含量测定控制方面已有很大进展，加强用计算机软件对组方实验设计和组方指纹数据处理与预测，提升中药组方质量控制研究水平和节约全社会实验资源是可行且必要的。

（1）中药组方化学成分的归属

由于组方配伍之后会改变原有化学成分，产生新化学物质，因此需要对化学成分进行归属。通过比较组方中不同中药配伍的指纹图谱，能够清晰地表明组方配伍后的色谱及光谱图中的有效成分来自哪些中药材，以及产生了哪些新物质，对于质量控制以及配伍规律研究都是很有意义的。定量指纹图谱技术能有效监控化学物质归属的量值大小。同时，将中药组方化学指纹成分追溯到中药原料的化学成分信息，也就间接规定了中药原料的质量标准。

色谱指纹图谱由于能够清晰地反映中药组方中所含主要成分情况，更具特征性和指纹性[11]。任艳玲等[12]建立了逍遥散 HPLC 指纹图谱，通过对各组方药材 HPLC 图谱检测，以色谱峰相对保留时间为考察指标，对逍遥散抗抑郁有效部位指纹图谱中 27 个共有色谱峰进行归属，为其新药研发奠定基础。窦志华等[13]建立了茵陈蒿汤指纹图谱，对 72 个共有峰进行了标定，并通过保留时间和紫外光谱图与对照品相比对，对所有共有峰进行了组方药味归属分析，指认了其中 15 个成分，推测了 42 个成分的可能结构类别，为该方剂质量控制提供了依据。杨小秋等[14]通过对厚朴四君子汤颗粒 HPLC 指纹图谱进行相似度评价，同时通过直观比对法对指纹图谱上色谱峰进行归属，将其溯源到厚朴、人参、白术、茯苓和甘草五味药材。指纹峰中有 4 个可明确化学成分的归属，体现了厚朴四君子汤颗粒的整体特征。石钺等[15]利用 HPLC 及 LC-MS/MS 提供的色谱及离子碎片信息，对相同实验条件下提取银翘散及其组方中各单味药色谱指纹图谱流出组分进行对比分析，实现了银翘散与其单味药中各组分的归属分析。

（2）中药组方成分的鉴别

中药组方将中药进行配伍组合，其形态与成分同中药材或中药饮片有所差异，因此不同于中药鉴定，对于组方鉴别必须是全面的。目前建立组方指纹图谱用于鉴别较多是采用气相（GC）、高效液相（HPLC）、毛细管电泳（CE）技术[16]，除此之外，液质联用（HPLC-MS）技术以及许多光谱技术也多用于指纹图谱对组方成分的鉴别。

朱求方[17]建立了复方阿胶浆 HPLC-MS 指纹图谱。对于组方色谱条件、质谱条件以及样品预处理条件进行了考察优化及方法学验证，同时对指纹图谱中各共有峰进行归属与鉴别，系统地表征了各药材中的特征成分。董自亮等[18]建立华盖散制剂的 HPLC 指纹图谱并进行制剂-药材谱峰匹配研究，共指认出盐酸麻黄碱、盐酸伪麻黄碱、绿原酸、甘草苷、甘草酸等 7 个共有峰。所建立的华盖散指纹图谱为其鉴别与质量控制提供了科学的评价方法。

（3）对中药组方成分质量控制

指纹图谱质量控制模式能综合反映药材中各主要成分相对含量[19]，通过中药组方色谱图的整体面貌（如出峰时间、峰数、峰位以及各峰之间的比例等信息）对中药组方进行质量评价，比测定一种或几种成分所提供的信息更加丰富全面，是保证中药组方功效、实现中药现代化的关键之一。

胡玥珊等[20]建立 15 批牛黄解毒片高效毛细管电泳法（HPCE）指纹图谱，按系统指纹定量法评价其质量，鉴别出 9 批质量合格的牛黄解毒片，结果真实可靠。孙国祥等[21]采用线性指纹定量法建立人参归脾丸的三波长 HPLC 指纹图谱，评价得出 10 批样品质量均为良好以上，制备工艺稳定。严慕贤等[22]建立了参芪降糖片多糖 HPLC 指纹图谱，10 批样品相似度均在 0.98 以上，表明样品质量全部合格。车磊等[23]对桂附地黄丸建立毛细管区带电泳指纹图谱，以没食子酸峰为参照物峰，用系统指纹定量法鉴别 12 批桂附地黄丸质量，评价结果显示：有 7 批质量合格，有 2 批含量明显偏低，有 3 批含量明显偏高。

10.1.2.2 配伍理论科学化推动中医药国际化

中药组方配伍理论是历代医家在临床遣方用药的经验凝结，并升华而成为中医药独特的理论。古代医家采用理论思辨与临床验证相结合的方法，探索组方配伍规律，从而指导临床实践[24]。然而，五千年来我们祖先苦心钻研、代代相传的国粹中医药，在国际化进程中却不断碰壁。基于中药组方配伍原则的中药制剂难以被西方国家所接受，归根到底是外国人无法理解并认同这些复杂的理论。对于中药不良事件，除了中药材本身问题，更源于对中医药理论认识缺乏，未对症下药，从而造成严重后果。

运用现代实验方法将组方配伍理论科学地、客观地展现在人们面前，使配伍原则不再玄妙深奥、难以捉摸，是打开西方市场，使中药组方迈向世界的第一步。因此，运用定量指纹图谱技术对组方配伍规律进行研究是中医药现代化研究的重要组成部分，对于继承和发展中药配伍理论具有重要理论意义，同时也为更有效地指导临床和中药新产品研制提供依据，对于医药行业进步与发展意义重大。而且配伍理论科学化归根到底就是要阐明组方配伍与化学成分的定量关系以及中药组方的药效物质基础。

（1）阐明组方配伍与化学成分量关系

对中药组方的研究离不开对化学成分的研究，由于组方中药味配伍后化学成分产生质与量的变化而导致其药理学效应及体内代谢过程的改变同单体有所区别[25]。方剂配伍包括君臣佐使、七情、十八反、十九畏、四气五味、升降沉浮、归经等理论。君臣佐使是组方配伍的基本原则。生化汤方中当归为君药，川芎、桃仁为臣药，炮姜为佐药，炙甘草为使药。陈永刚等[26]按照"君臣佐使"中医组方原理对生化汤不同配伍组方的药效与其化学成分指纹图谱间的关系进行研究，通过对急性血瘀大鼠进行药效学观察得出，生化汤活血化瘀的药效是缺失的化学成分与组方中其他成分协同作用的效果。高源等[27]对戊己丸药味配伍的特征图谱及其化学成分的变化规律进行研究，从整体和局部上考察不同配伍情况下方剂中化学成分的整体变化与含量差异。Liu Y 等[28]建立了四君子汤指纹图谱并利用质谱数据鉴定了其中三类主要活性成分，通过对比单味药与四君子汤全方指纹图谱差异来解读主要活性成分的改变，发现四君子汤在配伍过程中会造成主要活性成分含量变化，为四君子汤配伍规律研究提供了依据。

（2）解释中药组方药效物质基础

指纹图谱不仅能表达质的特征，还能表达量的大小，由于中药样品化学成分的含量可以在指纹图谱中清晰地表征，因此近年来在中药组方药效物质基础研究中，指纹图谱发挥了越来越重要的作用[29]。

血畅宁组方是临床上治疗高血压及其并发症的一个验方，由龟板、熟地、丹参、田七、钩藤、瓜蒌六味中药配伍而成。林辉等[30]探索了组方中抗高血压的有效部位，确定相关药效作用物质可能与皂苷类成分有关，所建立的血畅宁组方总皂苷 HPLC 指纹图谱能有效控制血畅宁组方有效部位总皂苷质量。欣脉胶囊由山楂、银杏叶等 5 味中药组成，是一种安全有效治疗高脂血症的组方。丁银花等[31]通过建立全方、单味药、缺味药指纹图谱，确定了欣脉胶囊降血脂的主要药效作用部位为乙酸乙酯部位和大蒜挥发油部位，所建立的指纹图谱测定方法能较好地判别活性部位主要色谱峰与药材化学组分间的相关性。

10.1.2.3 对组方配伍及剂型改革

随着中药现代先进技术、设备和方法的不断发展，传统组方已经往往不能适应现代医药事业发展的迫切需求。然而目前，中医药领域的创新能力不足，缺少对新组方新剂型研究的有效方法体系。在现代创新中药及饮片研制中，指纹图谱技术表现出强大的科学性和技术性。这为中药组方传统剂型改进和新剂型研制提供了理论支撑[32]。借助指纹图谱技术择取最优剂型已经成为目前中药方剂剂型研究的新思路。

(1) 对中药组方进行改进

通过指纹图谱技术辅助加减组方药材或是改变炮制方法，可以扬组之所长，克中药之所短，指导组方剂型改进。

潘新等[33]建立复方二神丸 HPLC 指纹图谱，并对该复方的两味组成药物补骨脂和肉豆蔻分别经过盐炙及煨炙后进行比较研究，探讨经过炮制后的药物组成的复方二神丸在化学成分上的变化，以改进二神丸组方中药材炮制方法。尹莲等[34]在二妙丸基础上进行改进方（三妙丸、四妙丸、加味四妙丸）研究。通过建立二妙丸类方有效部位群 GC、HPLC 四张指纹图谱进行组方药指纹的归属分析，利用 HPLC-MS/MS、GC-MS/MS 分析比较二妙丸有效部位共有峰数目、相对峰面积比值在配伍类方前后的变化。研究显示，基本方二妙丸是该方物质基础的主要来源，配伍后药效作用发生变化，各组方在具有共同作用基础上又有个体差异，针对不同病症可以有针对性地选择组方，这是对传统二妙丸组方的一次成功改进。

(2) 用有效成分组代替中药组方

中药有效成分组（Effective Compounds Group）是近年来提出的中药药效物质基础研究的新对象，其概念与"组分中药"相当，具有药效化学物质基础基本清楚、质量可控性强、作用机制较明确等特点[35]。相比单一活性成分，其在一定程度上保持了中药多成分、多靶点的基本特点，在理论上其能较好地阐明中药物质基础，在一定程度上代替中药组方[36]。

肖小河等[37]基于指纹图谱提出了基于指纹图谱技术寻找有效成分组的敲除/敲入思想。通过将有效成分组、剩余成分组及原药材组指纹图谱进行对比观察与药效学分析，寻找有效成分起效的浓度范围；最后将各个有效组分按照最佳浓度或者叠加与协同增效效应模型进行配比，验证其活性，选择优者，形成"组分中药"。李翼飞等[38]对清开灵注射液进行改进，研制了仅由栀子苷、黄芩苷、胆酸、珍珠母 4 种高纯度单体化合物组合而成的"精制清开灵注射液"，实现了中药有效成分组的构建。

10.1.3 组方指纹图谱研究方法

对于中药组方指纹图谱研究可从四方面进行：①通过定性定量相似度评价、聚类分析、主成分分析等数据分析方法对组方进行评价，此研究方法常用于组方指纹图谱质量控制；②对组方进行拆方，通过对全方及缺药组方指纹图谱进行直观分析或是间接比对，分析化学成分有无改变；③在拆方研究基础上，通过血清药理学和血清药化学等研究方法得到血清指纹图谱，研究药物到达体内后，经历吸收、分布、代谢、排泄等生物转化后，中药组方与单一药物或化学成分的药效差异，进行谱效关系研究；④固定色谱参数后采集单味药指纹图谱和入血成分谱，以此为基础，用孙国祥教授正在开发的"中药智能组方指纹专家系统 4.0"能基本预测组方指纹图谱和入血成分谱。

中药组方指纹图谱研究思路见图 10-1。

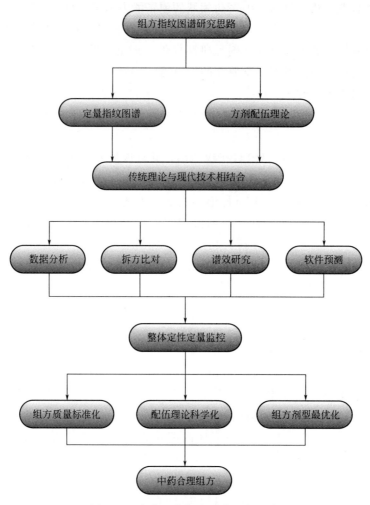

图 10-1 中药组方指纹图谱研究思路

10.1.3.1 数据分析法

在药学研究中常常用到数学和统计学方法，通过设计或选择最优程序和实验方法，解析化学测量数据，能够获取最大限度信息[39]。通过利用量化数据，参照化学模型提取特征变量，对数据进行预处理，从整体上对未知样品进行辨别，探究药物活性组分，可进行中药原料整体分析，为其质量评价、控制和药效学研究提供参考[40]。

（1）相似度法

相似度法是目前最常用的指纹图谱评价方法。定性相似度常表示样本之间是与不是的渐进化状态，可以量化描述指纹图谱之间的相似性，相似度在 0.9～1.0 的为合格品；而定量相似度是以标准指纹图谱为比较标准，用来整体描述样品指纹相对于标准指纹图谱的整体标示百分含量，为组方指纹图谱定量化研究奠定了十分重要的基础[41]。丁国瑜等[42]建立逍遥丸 HPLC 数字化指纹图谱，以宏定性相似度 S_m 和宏定量相似度 P_m 评价逍遥丸质量，可清晰反映逍遥丸质量差异。程红等[43]对 28 批市售仙灵骨葆制剂的相似度进行评价，对其指纹图谱中 16 个主要色谱峰的峰面积数据进行比较，发现制剂中来自君药淫羊藿的主含特征成分淫羊藿苷的色谱峰面积有较大差异，相似度有小幅波动。提出原因可能与药材的产地、采收季节、储存条件等因素有关，为中药组方质量控制提供参考。程新玮[44]采用 HPLC 法建立了六味地黄丸的特征指纹图谱，并通过指纹图谱的相似度分析及共有峰峰面积的主成分分析，比较了不同厂家及不同批次样品间指纹图谱差异。分析结果表明，六味地黄丸特征指纹图谱在一定程度上能反映出该中药制剂的特征，而且可以定性比较中药制剂中化学成分差别，进而对不同厂家及批次的样品进行质量控制。

（2）归属度法

归属度法是对中药组方药效物质差异进行定性定量判别分析研究的方法[45]。在对清热解毒注射液进行评价中发现组方中黄芩药材的贡献度最大，其次是龙胆、金银花、知母和栀子，为中药组方的进一步定量分析奠定了基础。经研究发现，龙胆泻肝丸中药材里面贡献最大的同样是黄芩，其次是龙胆，这为其生产质量控制提供了新的指导方法[46]。

（3）相关性分析法

利用色谱方法获取中药组方及各药材化学指纹图谱，通过指纹图谱中各相应色谱峰的相关性研究，建立组方与药材化学组成之间的联系，有助于提高中药组方质量控制水平，获取组方中化学组成、化合物类型等多种信息[47]。郑露露等[48]比较分析了不同元胡止痛系列口服固体制剂 HPLC 指纹图谱，通过规定部分特征峰与其参照峰的相对峰面积最低限度，将各特征峰的峰面积与其参照峰峰面积进行相关性分析评价。胡柳等[49]采用指纹图谱相关性分析方法，以保留时间相对偏差和紫外光谱信息作为相关性考察指标，对精制血府逐瘀丸指纹图谱进行相关性研究，能够准确地判别复方有效部位指纹峰的归属并获取有效部位的化学组成、来源和化合物种类等多种信息。

（4）回归分析法

回归分析法是研究一个或多个自变量与一个因变量之间是否存在某种线性或非线性关系的一种统计学分析方法。宋宗华等[50]利用 SPSS 多重线性回归分析中的强迫引入法和逐步回归法处理苓桂术甘汤指纹图谱，确定臣药桂枝中的桂皮酸、使药甘草中的甘草酸、君药茯苓中的去氢土莫酸为质量控制指标。池婕等[51]采用 HPLC 建立 7 个厂家生产的雷公藤多苷片醋酸乙酯提取物的指纹图谱，并用偏最小二乘回归分析法分析谱效关系。根据不同药效指标下的分析结果定位不同药效峰，从而得出雷公藤多苷片中发挥免疫抑制主要有效成分。

（5）聚类分析法

聚类分析法是一种重要的无监督模式识别方法。它是按照不同对象之间的差异，根据距离函数的规律做模式分类，将相似性大的归为一类，相似性小的归到更大的一类，是在中药质量的评价中较为常用的方法[52]。养阴清肺糖浆作为中药复方制剂常用于治疗咽喉干燥疼痛、干咳少痰、痰中带血等病症。姜珊等[53]以市售 11 个厂家和同一厂家不同批次生产的养阴清肺糖浆为研究对象，建立 HPLC 指纹图谱并采用组件均连法，利用夹角余弦作为样品的测度对所得高效液相指纹图谱数据进行聚类分析，发现不同厂家的养阴清肺糖浆样品存在明显质量差异。孙国祥等[54,55]分别建立了逍遥丸与柏子养心丸毛细管电泳指纹图谱（CEFP）。对于采用不同优化方法的两种中药组方制剂通过聚类分析法与系统指纹定量法评价质量，所建立的 CEFP 具有较好的精密度和重现性，可以为组方质量控制提供新的参考。

（6）主成分分析法

主成分分析法是一种通过降维技术，用少数几个具有代表性的综合指标代替多个原始变量，化繁为简的多元统计分析方法，能够将有差异的样本进行分类，实现对信息的快速挖掘[56]。方芳等[57]根据复方黄白胶囊的质量标准的现状，采用主成分分析方法建立其多波长融合指纹图谱，并通过图谱比对和化学计量学分析，确认指纹图谱中共有峰的来源和化学成分的归属，为复方黄白胶囊的制备工艺改进和质量标准提升提供依据。孙国祥等[58]建立速效救心丸五波长 HPLC 指纹图谱，用均值法和主成分整合法分析五波长下各样品定性定量信息，以系统指纹定量法鉴定了 12 批速效救心丸样品质量差异。

10.1.3.2 拆方比对法

拆方比对法是基于药物作用性质与功效，把处方中的中药减去一味中药或几味中药以观察疗效变化的方法，通常被用来寻找有效成分。通过将组方拆成单味药组、阴性药物组或是根据配伍原则（君臣佐使、性味、药对等）进行分组研究，能够阐明其组方作用规律[59]。拆方比对法通过指纹图谱的峰数、峰位、峰形和峰的强度等峰的性质直接或间接比较待测样品指纹图谱之间的差异来鉴别，可以更清楚地知道中药整体与单味药成分的起效与否，是目前中药组方理论研究最常用的研究方法。

（1）单味药拆方法

采用单味药拆方的方法对中药组方指纹图谱进行研究，通过比对单味药材色谱峰与全方色谱峰可以对全方中有效成分进行归属。

姚志红等[60]对消炎利胆片进行拆方，将组方中单味药材（穿心莲、溪黄草和苦木）提取物的 HPLC 图谱叠加并比对，确定了消炎利胆片 HPLC 指纹图谱中 31 个色谱峰的组方中药来源。黄春跃等[61]研究了栀子厚朴汤颗粒、提取物及栀子、枳实、厚朴三味药材指纹图谱的相关性，为栀子厚朴汤颗粒指纹图谱的检测标准提供依据。周安等[62]通过对比复方定志小丸及各单味药（人参、茯苓、远志、石菖蒲）正丁醇提部位 HPLC 图的保留时间确定了部分共有峰和特征峰。黄修燕等[63]运用 HPLC/DAD 技术建立了"松友饮"颗粒的色谱指纹图谱方法，将"松友饮"颗粒与其组方药材（黄芪、丹参、枸杞子、焦山楂和炙鳖甲）的色谱指纹图谱进行直观比对，发现"松友饮"HPLC 谱峰主要来自黄芪、丹参、枸杞子、焦山楂的化学成分，可能含有来自炙鳖甲的化学成分，但未能完全确认。

（2）撤药拆方法

撤药拆方法就是通过撤除一味或多味药材从而设立阴性药物组对指纹图谱进行分析与研究[59]，但撤药研究导致谱图上峰所显示化学成分的差异不是绝对来源于撤除药材的，也有可能是来源于组方配伍产生的新化学成分。

刘曼等[64]采用撤药拆方法从骨疏丹方中撤出一味或多味药物得到 11 个处方，对各处方进行 HPLC 色谱指纹图谱分析，对主要色谱峰进行指认。研究发现，骨疏丹淫羊藿在方中对促成骨样细胞增殖占有主导地位；骨碎补、蛇床子和丹参分别与淫羊藿伍用后，各处方的促细胞增殖作用与空白对照组相比活性有所增强，但无显著性差异；三味药协同作用强于两味药，四味药配伍用时促成骨细胞增殖活性达到最大。冯素香等[65]对脑脉通有效部位与各味药材相关性进行研究。其方法是在同一色谱条件下分析有效部位、药材、部分对照品及阴性对照色谱图，如果某色谱峰在药材色谱图中出现，而在阴性对照色谱图的对应保留时间上缺失，则提示该色谱峰来源于该药材；如果该色谱峰在有效部位色谱图中也同时出现，且来自有效部位的某色谱峰与某原药材色谱峰的紫外吸收光谱相似，即表示有效部位中的这个色谱峰就来自于这味药材。采用对照品对色谱图中的有关峰进行了指认。

（3）配伍原则拆方法

当组方中药材较多时，往往单味药拆方法与撤药拆方法需要做很多次实验，费时费力，此时可以按照一定原则进行分组或是根据配伍原则进行拆方，也能为组方图谱研究提供帮助。

花汝凤[6]选君药、臣药、佐药、使药作为 4 个因素，以用药和不用药为两个水平，并考虑两两交互作用，采用正交设计进行配伍组合。通过制备全方汤剂，君、臣、佐、使、汤剂，其他配伍汤剂用于配伍研究，探讨补中益气汤配伍对化学成分的影响。吴昭晖等[66]对麻黄汤进行拆方组合后，从佐药、使药的有效成分苦杏仁苷、甘草酸的变化层面上阐述麻黄汤配伍规律，首次研究麻黄汤不同配伍对使药甘草指纹图谱发生的影响。研究结果为深入研究麻黄汤组方原理奠定了基础，也为方剂配伍规律的现代研究提供一个可借鉴方法。

（4）联合拆方法

当组方中药材较少时，为了更全面地对指纹图谱进行分析，可以采取全面、多方式的拆方法，这样得到的结果也是最科学最准确的。

骨疏灵（GSL）是一种预防与治疗骨质疏松症的中药复方制剂，以淫羊藿为君药，牛膝和黄芪为臣药，牡蛎为佐药。桑冉等[67]采用中药特征指纹图谱技术对 GSL 进行分析，建立其 HPLC 特征指纹图谱，同时通过拆方对单味药材、缺味组方、全方以及对照品的特征指纹图谱的对比分析确定了 20 个特征共有峰的归属，为其质量控制标准以及药效物质基础研究奠定了基础。

10.1.3.3　谱效研究法

谱效研究法是在数据分析法与拆方比对法的基础上，将指纹图谱主要色谱峰化学成分的研究与药理药效研究相结合以阐明组方中药药效物质基础的方法，近年来受到广泛关注[68]。中药指纹图谱不仅可以定性定量地反映中药整体化学信息，在将中药色谱指纹图谱与中药药效评价相结合的基础上，中药指纹图谱还能反映相应药效相关成分，进而确定相应药效物质基础[69]。目前对于谱效关系研究的方法主要有三种：①传统谱效关系研究法，即采用化学分离分析方法将中药组方分离成各个有效部位后进行指纹图谱表征与药效学筛选，进而揭示药效作用和指纹图谱相关性，确定中药组方的药效物质的方法[70]；②血清指纹图谱研究法，即用含药血清代替中药组方，采用血清药理学和血清药化学技术得到能够标志该中药组方药效成分特征的指纹图谱研究方法；③数学模型研究法，即运用合理的统计学方法建立数学模型，结合专业知识来分析指纹图谱与药效物质关系的研究方法。在不同情况下灵活地应用不同方法，实现指纹图谱技术和药效评价系统两者的紧密结合，能够形成更有效的中药组方谱效关系研究模式，推动现代中药研究的快速发展。

10.1.3.4　中药组方专家系统预测

探讨指纹图谱和中药组方的相关性，并建立相应的关联方程，在此基础上开发相应软件，可以实现对中药组方的预测。

由于中药组方由很多种药材组成，因此对组方进行分析的相关实验都十分繁琐复杂，从拆方提取到数据处理都涉及很多步骤。运用计算机软件可以减少重复工作，节约时间，避免不确定性因素，使得对中药组方分析更简便。Long W 等[71]建立了一种通过化学物质基础预测组方配伍理论中的寒热属性，并以此预测中药组方最佳配伍数据库专家系统。目前，孙国祥教授正在开发"中药智能组方指纹专家系统 4.0"软件，通过固定色谱参数后采集单味药指纹图谱和入血成分谱，预测组方指纹图谱和入血成分谱，为中药组方指纹图谱研究提供便利。以逍遥丸为例，通过组方中八味中药 HPLC 指纹图谱对组方全谱进行预测，预测组方指纹图谱 CSF 与对照逍遥丸指纹图谱宏定性相似度 S_m 为 0.854，宏定量相似度 P_m 为 96.6%，这表明所预测组方指纹图谱十分接近真实谱，预测对比图见图 10-2。

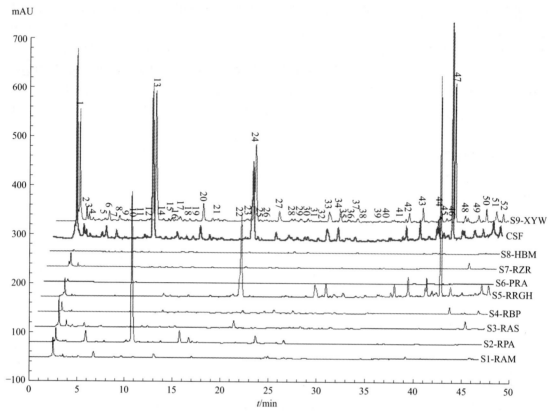

图 10-2　逍遥丸组方指纹图谱与真实谱对比图

S1 (*Rhizoma Atractylodis Macrocephalae*，RAM)；S2 (*Radix Paeoniae Alba*，RPA)；

S3 (*Radix Angelicae Sinensis*，RAS)；S4 (*Radix Bupleuri*，RBP)；

S5 (*Radix et Rhizoma Glycyrrhizae*，RRGH)；S6 (*Poria*，PRA)；

S7 (*Rhizoma Zingiberis Recens*，RZR)；S8 (*Herba Menthae*，HBM)；

CSF (Compound Synthetize Fingerprint)；S9 (self-made *Xiaoyao Wan*，XYW)

▶ 10.2　中药组方指纹图谱智能预测复方质量

目前中药指纹图谱已成为国内外公认的鉴别中药品种和评价中药质量的最有效手段。指纹图谱是基于对中药物质群整体作用的认识，借助于波谱和色谱等技术获得中药化学成分的光谱或色谱图，是实现鉴别中药真实性、评价质量一致性和产品稳定性的可行模式，有着较为广泛的影响和应用。现在中成药质量控制均着重于制剂检验环节，如果发现制剂质量不合格，药品生产过程中投入的人力物力以及药材资源均都造成了浪费，而且也不易查出生产过程中哪一个环节造成药品质量问题。所以应当从药品生产的源头抓起，检查中药材质量是否符合标准，利用计算机软件对中药材指纹图谱进行组方预测，用生成的组方指纹图谱与标准制剂的对照指纹图谱进行比较，基于这个比较计算就能得出原料药材是否能生产出合格中药产品，从而得出可进行生产的可行性结论。这样既节省时间成本和避免低质原料进入产品，又能有效地控制住药品质量。实现"质量控制从源头抓起"，即实现基于中药定量指纹图谱智能预测中药质量，把中药质量控制提升到智能预测控制的新水平和新思路。因此用中药组方指纹图谱智能预测控制中成药质量将会成为中药质量控制的主流发展趋势，这也为中医临床提供了一种创新智能化预测新模式。

10.2.1 牛黄解毒丸指纹图谱和组方定量谱[72]

本节以中成药牛黄解毒丸（NHJDW）为例来建立中药组方指纹图谱，结合系统指纹定量法，建立智能融合谱，并以此来预测中成药质量。

牛黄解毒丸为我国重要清热类中成药，其处方为：人工牛黄 5g、雄黄 50g、生石膏 200g、冰片 25g、大黄（*Rhei Radix et Rhizoma*，RRR）200g、黄芩（*Scutellariae Radix*，SR）150g、桔梗（*Platycodonis Radix*，PR）100g、甘草（*Glycyrrhizae Radix et Rhizoma*，GRR）50g。由于人工牛黄、雄黄、生石膏和冰片在选定色谱条件下无指纹峰，所以本实验选取大黄、黄芩、桔梗、甘草 4 种中药进行实验。

10.2.1.1 供试品溶液配制

（1）牛黄解毒丸供试液制备

取牛黄解毒丸 2 丸，剪块，每丸 20～30 块，精密称取相当于 2 丸质量，加甲醇 25mL，回流提取 1h，过滤，残渣加甲醇 25mL，继续回流提取 30min，过滤，合并两次滤液，加甲醇定容至 50mL，摇匀即得。

（2）组方供试液制备

将大黄、黄芩、桔梗、甘草粉碎，过 60 目筛，分别称取四味药 2 倍组方量（大黄约 0.7326g、黄芩约 0.5495g、桔梗约 0.3663g、甘草约 0.1832g）置于圆底烧瓶中，同"牛黄解毒丸供试液制备"项下方法制备各单味药供试液，摇匀即分别得各 2 倍组方浓度单味供试液。组方量即复方制剂中单味药量，因之前采用 2 丸制剂制备供试液，所以采用 2 倍组方量制备单味供试液。

（3）单位量（1g）供试液制备

将大黄、黄芩、桔梗、甘草粉碎，过 60 目筛，分别精密称取 1g 置于圆底烧瓶中，同"牛黄解毒丸供试液制备"项下方法分别制备各单味药供试液，摇匀即得各药味单位量供试液。

（4）化学混样供试液制备

将大黄、黄芩、桔梗、甘草药材机械粉碎，过 60 目筛，分别称取四味 2 倍组方量置于同一圆底烧瓶中，同"牛黄解毒丸供试液制备"项下方法制备化学混样供试液，摇匀即得。

（5）物理混样供试液制备

将"2 倍组方供试液"各取 1mL，混匀即得。

10.2.1.2 牛黄解毒丸对照指纹图谱建立

将 22 批 NHJDWs 供试液分别进样 2μL 检测，记录 220nm 波长下色谱图。以 15 号黄芩苷峰为参照物峰，按峰出现率 100% 计，确定 40 个共有指纹峰。将谱图积分结果 CDF 文件导入"中药色谱指纹图谱定量相似度数字化评价系统 3.0"软件，经称样量校正后按平均值法生成准对照指纹图谱，并计算宏定性相似度 S_m 和宏定量相似度 P_m。以 22 批样品 S_m 和 P_m 为指标用 SPSS 19.0 统计分析软件，利用欧式距离（Euclidean）平方作为样品测度，采用离差平方法（Wards Method）进行系统聚类分析，将 22 批样品总共可以分为 2 类，结果见图 10-3。S13、S14、S19、S21 为第一类，其余为第二类。选择第二类 18 批样品，重新计算生成对照指纹图谱（RFP）见图 10-4，以此 RFP 为评价标准再重新评价 22 批样品的 S_m、P_m 及 α，按等级标准划分 NHJDW 质量级别见表 10-1，可以看出 S13 的宏定性相似度最低，S21 的宏定量相似度最低，除 S19 和 S21 外其余批次质量均好。

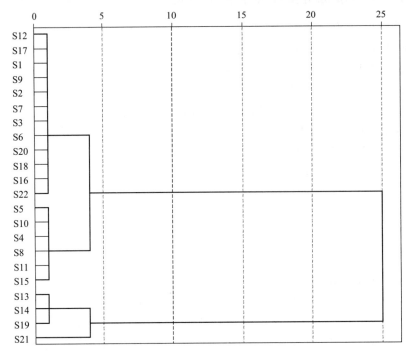

图 10-3　22 批牛黄解毒丸定性定量相似度聚类谱系图

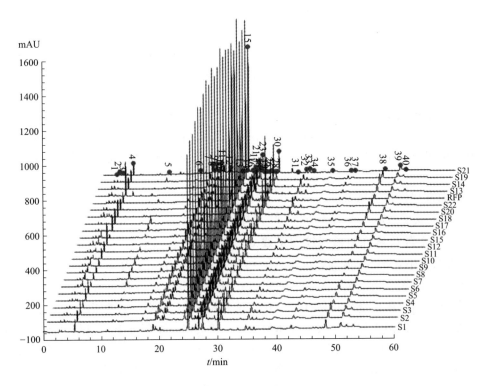

图 10-4　22 批牛黄解毒丸 HPLC 指纹图谱及其对照指纹图谱

表 10-1　系统指纹定量法评价 22 批牛黄解毒丸质量等级结果

参数	S1	S2	S3	S4	S5	S6	S7	S8
S_m	0.943	0.979	0.973	0.988	0.986	0.983	0.962	0.964
$P_m/\%$	99	99.1	97.1	101.7	104.4	97.1	99.9	102.1
α	0.006	0.004	0.04	0.029	0.036	0.013	0.054	0.036
Grade	2	1	1	1	1	1	2	1
质量	很好	极好	极好	极好	极好	极好	很好	极好

参数	S9	S10	S11	S12	S15	S16	S17	S18
S_m	0.963	0.964	0.981	0.986	0.952	0.913	0.984	0.97
$P_m/\%$	99.5	103.4	100.8	98.4	108	94.8	98.3	96.4
α	0.053	0.046	0.003	0.022	0.028	0.056	0.006	0.008
Grade	2	1	1	1	2	2	1	1
质量	很好	极好	极好	极好	很好	很好	极好	极好

参数	S20	S22	RFP	S13	S14	S19	S21	Mean
S_m	0.948	0.892	1	0.867	0.932	0.973	0.881	0.954
$P_m/\%$	97.4	93.6	100	87.3	90.1	82.1	73.1	96.53
α	0.06	0.064	0	0.064	0.066	0.023	0.085	0.036
Grade	2	3	1	3	2	4	5	1.8
质量	很好	好	极好	好	很好	良好	中等	很好

10.2.1.3　组方模式建立

（1）组方谱全加模式

将"四种单味组方供试液"分别进样 $2\mu L$ 检测，记录 220nm 指纹图谱。将谱图积分结果导入评价软件，设置时间漂移窗为 0.1min，按指纹全加模式生成组方指纹图谱记作 CSF-1。全加法是将输入时间域值范围内的各单味药指纹峰累加成组方指纹图谱对应峰。

（2）组方谱最大化模式

将"组方供试液"分别进样 $2\mu L$ 检测，记录 220nm 指纹图谱。将谱图积分结果导入软件，设置时间漂移窗为 0.1min，按最大化法生成组方指纹图谱记作 CSF-2。最大化法是将输入时间域值范围内的各单味药指纹峰取最大峰作组方指纹图谱对应峰。

（3）单位量谱全加模式

按"单位量（1g）供试液制备"项下方法制备的四种单位量（1g）供试液分别进样 $2\mu L$ 检测，记录 220nm 指纹图谱。将谱图积分结果导入软件，各单位量（1g）指纹图谱按 2 倍组方量转换后（注意进样体积换算），设置时间漂移窗为 0.1min，按指纹全加模式生成组方指纹图谱记作 CSF-3。

（4）单位量谱最大化模式

将"单位量（1g）供试液"分别进样 $2\mu L$ 检测，记录 220nm 指纹图谱。将谱图积分结果导入软件，各单位量（1g）指纹图谱按 2 倍组方量转换后（注意进样体积换算），设置时间漂移窗为 0.1min，按指纹最大化模式生成组方指纹图谱记作 CSF-4。

（5）化学混样指纹模式

将"化学混样供试液"进样 $2\mu L$ 检测，记录 220nm 指纹图谱。将谱图积分结果导入评价软件，记作 CMF（Chemistry Mixing Fingerprint）。

（6）物理混样指纹模式

将"物理混样供试液"进样 $8\mu L$ 检测，记录 220nm 指纹图谱。将谱图积分结果导入"中药色谱指纹图谱定量相似度数字化评价系统 3.0"软件，记作 PMF（Physical Mixing

Fingerprint)。

10.2.1.4 四种组方模式预测比较

将不同组方模式指纹图谱 CSF-1～CSF-4、CMF 和 PMF 导入"中药色谱指纹图谱定量相似度数字化评价系统 3.0"软件,见图 10-5。以 RFP 为评价标准用 SQFM 计算 S_m、P_m 及 α,根据质量划分表鉴定其质量结果见表 10-2。

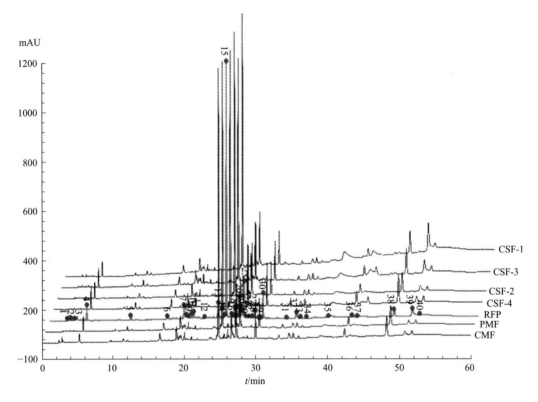

图 10-5　四种组方模式和混样指纹图谱

表 10-2　系统指纹定量法评价四种组方融合预测模式的质量等级结果

参数	RFP	CMF	PMF	Mean	CSF-4	CSF-3	Mean	CSF-2	CSF-1	Mean
S_m	1.000	0.960	0.945	0.953	0.929	0.928	0.929	0.932	0.922	0.927
$P_m/\%$	100.0	102.3	98.8	100.6	110.0	102.3	106.2	100.1	106.7	103.4
α	0.000	0.002	0.022	0.012	0.078	0.146	0.112	0.008	0.120	0.064
Grade	1	1	2	1.5	2	3	2.5	2	3	2.5
质量	极好	极好	很好	很好	很好	好	很好	很好	好	很好

任何预测都应以标准制剂指纹图谱为基础,由于物理混样过程是直接将各组方量单味药液混合后进样,未经过混合煎煮,药味之间的相互助溶作用未发生,所以其定量相似度要低一些。但物理混样药效物质总量并没低太多,这表明配方颗粒单煎制成颗粒后组方对药效影响不大,不要固执认为必须合煎复方才有效。PMF 与 CMF 之间差异不显著,说明"牛黄解毒丸供试液"提取过程中各味药化学物质之间并未发生显著化学反应,所含化学物质的含量和种类均没有显著变化。组方谱全加模式预测结果是 $S_m=0.929$、$P_m=106.2\%$;组方谱全加和最大化预测平均结果是 $S_m=0.927$、$P_m=103.4\%$,二者几乎一致,表明预测结果成立。物理混样和化学混样模式的平均结果是 $S_m=0.953$、$P_m=100.6\%$。其几乎与对照指纹

图谱相同，这表明通过单味药材的指纹图谱可实现组方智能预测中药制剂质量。

10.2.2　组方谱代替复方和智能预测新模式[73]

一清片（Yiqing Tablet，YQT）是由黄芩、大黄、黄连三味中药按处方比例 0.2732：0.5464：0.1803 组方，采用现代制剂工艺进行提取得浸膏制粒压片而成。本实验通过将黄芩、大黄、黄连三味药 HPLC 指纹图谱的八种组合形式进行组方融合，得到组方融合指纹图谱。组方融合指纹图谱的形成类似于组方工艺过程，将实际组方过程反映在智能软件中，将得到的各单味药指纹图谱通过选定阈值按照处方比例融合得到一张组方融合指纹图谱（组方预测指纹图谱）。对组方指纹图谱代表复方制剂质量，通过采用宏定性和宏定量相似度直接预测评价产品质量，因此基于单味药的性味特征所体现的化学指纹图谱来初步建立谱-效预测指纹模式，对提高复方制剂质量，稳定其临床疗效及安全合理用药具有重要意义，尤其能避免低劣药材入药。

10.2.2.1　供试品溶液制备

（1）一清片供试品溶液

取一清片 5 片，精密称取 5 片质量，去薄膜衣，研碎，精密称取 4 片的质量，加甲醇 25mL，回流提取 1h，过滤，残渣加甲醇 25mL，继续回流提取 30min，过滤，合并两次滤液，加甲醇定容至 50mL，摇匀即得。

（2）一清片对照样品供试溶液

另取同批次大黄，黄芩和黄连按照处方比例及辅料成分混合压片制得一清片片剂，并按上述方法得到一清片对照样品供试溶液备用。

（3）三种组方药味供试液制备

将黄芩、大黄、黄连粉碎，过 60 目筛，分别精密称取 2.5g 置于圆底烧瓶中，同"一清片供试品溶液"项下方法制备各单味药供试液，摇匀即得标示量约为 $0.05\text{g}\cdot\text{mL}^{-1}$ 的单味药供试液，重复实验一次。

10.2.2.2　组方融合指纹图谱建立

将按上述方法制备的各单味药供试液分别进样分析，记录色谱图。三种药单波长组方指纹图谱分别记为：RRR1、RRR4；SR2、SR5；CR3、CR6。对大黄、黄芩、黄连三个单药总共 6 个指纹图谱进行组方，设定各组合模式坐标为 1：(1, 2, 3)、2：(1, 2, 6)、3：(1, 5, 3)、4：(1, 5, 6)、5：(4, 2, 3)、6：(4, 2, 6)、7：(4, 5, 3)、8：(4, 5, 6)，导入 Origin8.5 见图 10-6。按峰面积不低于 20 计，确定各单味药 HPLC 指纹峰数，结果 268nm 波长下单味药（指纹峰数）为：SR (32)、RRR (46)、CR (20)。

10.2.2.3　漂移时间窗确定

将各单味药积分信号 CDF 文件导入"中药色谱指纹图谱定量相似度数字化评价系统 3.0"软件生成飘移时间窗 $0.1\sim1\text{min}$ 的融合指纹图谱，得到对应时间窗下的有效峰数（m）、总峰数（n）和 S_m、P_m 值见图 10-7。漂移时间窗为 0.2min 时其 m/n 值较大，具有较高的匹配率能够在去除杂质峰影响下保留有效峰信息；S_m、P_m 值较大且相差较小能够整体检测化学指纹数量和整体含量。按飘移时间窗 0.2min，处方量比例 SR (0.2732)、RRR (0.5464)、CR (0.1803) 进行智能组方融合，结果组方融合指纹图谱有 55 峰，见图 10-8，组方融合指纹峰（CSF）涵盖了各单味药主要色谱峰信息，是各单味药化学成分的综合表征，能够整体代表由各单味药配伍而成的复方制剂进行质量评价。

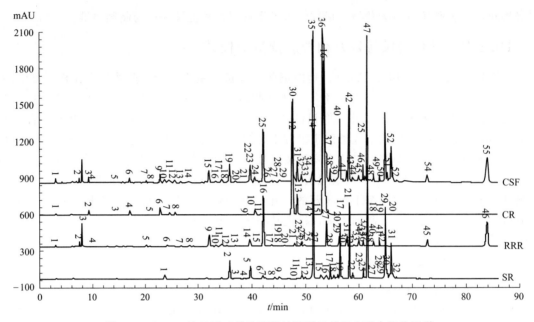

图 10-6 268nm 波长下三单味药指纹图谱及其组方融合指纹图谱

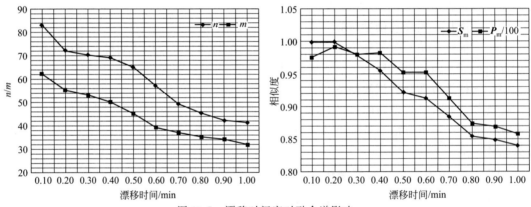

图 10-7 漂移时间窗对融合谱影响

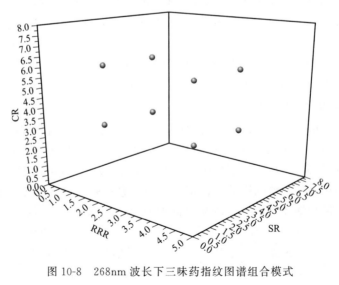

图 10-8 268nm 波长下三味药指纹图谱组合模式

10.2.2.4 组方融合谱与复方指纹谱相关性

(1) 组方融合指纹图谱

按上述制备方法制备的一清片对照样品供试液，在相同条件下进样测定得到一清片对照样品指纹谱（R），按峰出现率100%计确定样品HPLC共有峰数与上述方法得到的组方融合指纹图谱进行比较，结果见图10-9。三种单味药组方融合谱共有峰A（55）涵盖一清片样品指纹图谱共有峰B（50）的主要谱图信息，且色谱峰保留时间基本一致，即组方融合谱与复方制剂指纹相关性很好，能够通过采用宏定性和宏定量相似度直接预测评价复方制剂质量。

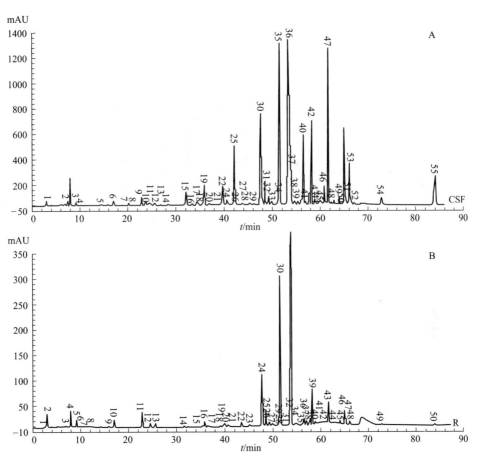

图 10-9 组方融合指纹图谱（A）与 YQT 对照样品指纹图谱（B）

(2) 复方预测模式指纹谱建立及对照指纹图谱

以 0.2 的融合时间窗对八种组合模式进行智能组方融合得到各融合指纹图谱 CSF-1～CSF-8，以均值法分别生成对照指纹图谱（RFP）见图 10-10。

10.2.2.5 一清片及预测模式指纹图谱评价

将 15 批 YQT 供试液分别进样检测，记录 268nm 波长下的色谱图。按峰出现率 100%计，确定 54 个共有峰。将谱图积分结果的 AIA 文件导入孙国祥等研发的"中药色谱指纹图谱定量相似度数字化评价系统 3.0"软件按平均值法生成准对照指纹图谱，计算宏定性相似度 S_m 和宏定量相似度 P_m。以 S_m 和 P_m 为指标用 SPSS 16.0 软件对 15 批样品进行系统聚类分析，结果见图 10-11。S1 为第一类，S2～S15 为第二类。选择第二类样品，重新计算生成对照指纹图谱（RFP）见图 10-12，以此 RFP 为评价标准，计算 15 批样品的 S_m、P_m 及 α 并按标准划分质量级别（表 10-3），鉴别出 S1 为中等，其他均为好以上。以 268nm 下一清片标准制剂的 RFP 为评价标准，用 SQFM 计算复方预测模式指纹图谱 CSF-1～CSF-8 的 S_m、P_m 及 α，根据鉴定标准表鉴定其质量结果见表 10-4。除 CSF-2 为一般外，其余均为很好或极好，连续进样所获得的组方融合模式的质量无明显差异。

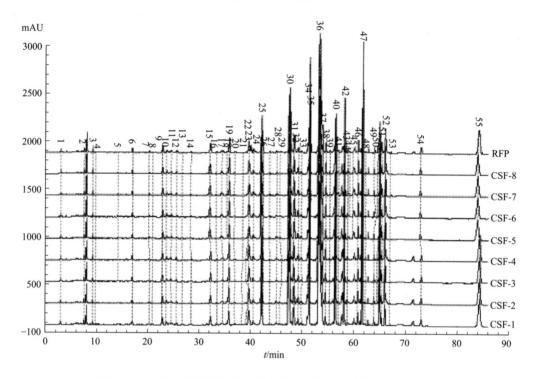

图 10-10　268nm 波长下各组合模式融合指纹图谱及其对照指纹图谱

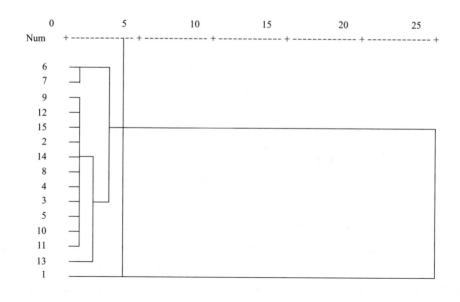

图 10-11　15 批一清片宏定性宏定量相似度聚类谱系图

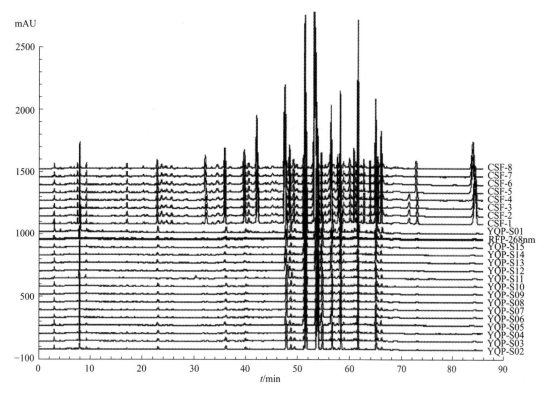

图 10-12 15 批一清片样品指纹图谱及组方融合指纹图谱

表 10-3 系统指纹定量法划分中药质量级别

参数	I	II	III	IV	V	VI	VII	VIII
S_m	≥0.95	≥0.90	≥0.85	≥0.80	≥0.70	≥0.60	≥0.50	<0.50
$P_m/\%$	95～105	90～110	85～115	80～120	70～130	60～140	50～150	0～∞
α	≤0.05	≤0.10	≤0.15	≤0.20	≤0.30	≤0.40	≤0.50	>0.50
质量等级	1	2	3	4	5	6	7	8

表 10-4 系统指纹定量法评价样品及组方融合谱质量结果

参数	S_m	$P_m/\%$	α	Grade
YQT-S02	0.987	96.27	0.012	1
YQT-S03	0.984	97.55	0.051	2
YQT-S04	0.997	94.3	0.02	1
YQT-S05	0.981	102.24	0.013	2
YQT-S06	0.99	87.25	0.024	3
YQT-S07	0.99	91.07	0.019	5
YQT-S08	0.993	95.3	0.01	1
YQT-S09	0.997	87.45	0.012	3
YQT-S10	0.991	103.98	0.024	1
YQT-S11	0.985	100.23	0	1
YQT-S12	0.992	86.41	0.021	3
YQT-S13	0.994	117.82	0.027	3
YQT-S14	0.986	95.89	0.024	1
YQT-S15	0.994	83.44	0.007	3
RFP	1.000	100.00	0.000	1
YQT-S01	0.964	124.94	0.039	5
CSF-1	0.924	99	0.039	2
CSF-2	0.658	92.4	0.081	6

参数	S_m	$P_m/\%$	α	Grade
CSF-3	0.954	94.5	0.053	2
CSF-4	0.957	98.9	0.015	1
CSF-5	0.924	96.7	0.056	2
CSF-6	0.957	92.8	0.08	2
CSF-7	0.919	95.6	0.031	2
CSF-8	0.964	99.1	0.012	1

10.2.2.6 结论

组方融合指纹图谱将各单味药主要指纹峰信号在同一谱图中得到体现，类似于制剂工艺中通过两种或多种药材按药效比例配伍成方，从而使药材所含药效成分共同发挥作用达到治疗目的，所以组方融合指纹的谱量关系代表着疗效。由于复杂制剂工艺影响以及中药组方药效及化学成分的非加和性，复方样品指纹图谱中一些峰信号缺失，或峰值减小代表的有效成分含量降低，但只要主成分峰得以保留，仍能一定程度上反映其处方成分的指纹峰特征。运用系统指纹定量法通过组方融合指纹谱的整体面貌（出峰时间、峰位、峰数以及峰面积等信息）对样品质量及融合预测指纹图谱模式进行定性定量评价，可立刻得到各预测模式指纹图谱之间以及与复方制剂标准指纹图谱间质量有无明显差异，结果预测模式指纹图谱接近真实谱。单味药成分的质量决定成方制剂质量，质量合格的药材配伍成方后与成方质量具有一致性，通过"中药色谱指纹图谱定量相似度数字化评价系统3.0"建立的初步谱-效预测指纹模式，能够实现制剂生产前质量预测评估从而在药品生产前及时规避低劣质量药材，能够调整处方含量，优化中药组方制剂工艺，达到配伍药效的最优化，提高产品质量，减少不合格产品的生产与销售，实现安全合理用药。当前中医药国际化迫切需要研究可靠的质量评价体系，开发智能预测中药质量的软件，可以助推实现中医药领域的创新性和稳定性发展。孙国祥教授从2006年即对中药化学指纹图谱进行人工智能专家系统研究，在中药化学指纹数字化定量化整体质量控制方面取得有效突破。这一领域人工智能研究比当前工业4.0起步至少早10年。

参 考 文 献

[1] 杨方良，张晶，孙国祥，等. 中药组方指纹图谱研究方法和思路 [J]. 色谱，2016，34 (7)：715～725.

[2] 李镇，容悦莹，王淑美，等. 中药组方配伍的研究进展 [J]. 中国实验方剂学杂志，2015，21 (7)：223～226.

[3] 张镖. 中药复方研究现状与思路探析 [J]. 天津中医药大学学报，2007，26 (2)：104～106.

[4] 罗佳波，余林中，谭晓梅. 方剂配伍规律研究思路 [J]. 中药药理与临床，1999，15 (3)：49～50.

[5] 王珏，金一宝，王铁杰，等. 不同产地龙葵药材的高效液相色谱-蒸发光散射检测指纹图谱 [J]. 色谱，2015，33 (8)：809～815.

[6] 花汝凤. 补中益气汤指纹图谱及配伍对化学成分影响的初步研究 [D]. 广州：广州中医药大学，2008.

[7] 李建银，刘文，邱德文. 中药复方指纹图谱的研究现状及前景 [J]. 武警医学，2004，15 (1)：59～61.

[8] 郑远斌，吴锦忠. 中药指纹图谱在中药质量控制中的作用与意义 [J]. 中医药学刊，2004，22 (4)：763～765，767.

[9] 许怀勇. 中药指纹图谱在中药质量控制中的应用 [J]. 医药导报，2009，28 (2)：218～220.

[10] 彭丹娥. 关于中药制剂的研究探讨 [J]. 临床医药文献电子杂志，2014，1 (7)：372.

[11] 秦昆明，方前波，蔡宝昌. 指纹图谱技术在方剂现代研究中的应用现状 [J]. 世界科学技术—中医药现代化，2009，11 (2)：287.

[12] 任艳玲，周玉枝，马致洁，等. 逍遥散抗抑郁有效部位指纹图谱归属分析 [J]. 山西医科大学学报，2011，42 (8)：636～640.

[13] 窦志华，罗琳，候金燕，等. 茵陈蒿汤 HPLC 指纹图谱研究及共有峰归属 [J]. 南京中医药大学学报，2015，31 (4)：380～384.

[14] 杨小秋，罗文汇，董玉娟，等. 厚朴四君子汤颗粒的 HPLC 指纹图谱及组方药材的相关性研究 [J]. 亚太传统医药，2014，10 (13)：14～19.

[15] 石钺，石任兵. 银翘散抗流感病毒有效部位各组分变化及归属分析 [J]. 药学学报，2007，42 (2)：192～196.

[16] 宋坤，毛颐晴. 指纹图谱在中药复方研究中的应用 [J]. 时珍国医国药，2002，13 (11)：699～700.

[17] 朱求方. 复方阿胶浆药效物质基础及指纹图谱研究 [D]. 杭州：浙江大学，2013.

[18] 董自亮，夏芳，官柳，等. 华盖散制剂-药材谱峰匹配指纹图谱研究 [J]. 中草药，2016，47 (3)：425～429.

[19] 陈根顺，李鹏，徐丽芳. 香薷高效液相指纹图谱研究 [J]. 中华中医药学刊，2009，27 (4)：772～774.

[20] 胡玥珊，孙国祥，刘迎春. 系统指纹定量法评价牛黄解毒片毛细管电泳指纹图谱 [J]. 中南药学，2015，13 (9)：897～900.

[21] 孙国祥，豆小文，杨兰萍，等. 高效液相色谱-线性指纹定量法评价人参归脾丸的三波长指纹图谱 [J]. 色谱，2013，31 (5)：456～461.

[22] 严慕贤，廖娴，柯汉女，等. 参芪降糖片多糖成分的 HPLC 指纹图谱研究 [J]. 广东药学院学报，2014，30 (5)：574～577.

[23] 车磊，孙国祥，李闰飞. 桂附地黄丸的毛细管电泳指纹图谱研究 [J]. 中南药学，2011，9 (6)：460～463.

[24] 张海英，薛洁. 中药复方配无规律的研究进展 [J]. 新疆中医药，2006，24 (3)：69～71.

[25] 王磊，张静泽，高文远，等. 肠胃安丸组方中枳壳大黄配伍的化学成分研究 [J]. 中成药，2012，34 (10)：1949～1954.

[26] 陈永刚，刘晓，汤道权，等. 生化汤谱效关系初探 [J]. 成都医学院学报，2010，5 (2)：126～131.

[27] 高源，靳凤云，杨正奕. 戊己丸方药配伍的对比 [J]. 中国实验方剂学杂志，2016，22 (1)：27～31.

[28] Liu Y，Yang J S，Cai Z W. Chemical investigation on Sijunzi decoction and its two major herbs *Panax ginseng* and *Glycyrrhiza uralensis* by LC/MS/MS [J]. J Pharm Biomed Anal，2006，41 (5)：1642～1647.

[29] 顾英，冯怡，李玉敏. 指纹图谱在中药物质基础研究中的应用 [J]. 中成药，2007，29 (7)：1048～1051.

[30] 林辉，饶剑花，潘毅，等. 血畅宁组方有效部位总皂苷 HPLC 特征图谱研究 [J]. 中国实验方剂学杂志，2013，19 (6)：127～130.

[31] 丁银花，石伟，孙永成，等. 欣脉胶囊降血脂部位的筛选及其指纹图谱归属分析 [J]. 世界科学技术—中医药现代化，2014，16 (11)：2487～2492.

[32] 孙国祥，毕开顺. 中药指纹图谱学体系在中药创制中的作用 [J]. 色谱，2008，26 (2)：172～179.

[33] 潘新，胡昌江，耿媛媛，等. 复方二神丸中两味药物炮制前后的高效液相指纹图谱比较研究 [J]. 时珍国医国药，2014，25 (8)：1868～1870.

[34] 尹莲，李欣，徐立，等. 应用指纹图谱研究类方方剂配伍物质基础——二妙丸物质基础在配伍类方中的变化研究 [J]. 世界科学技术：中医药现代化，2009，11 (1)：179～183.

[35] 叶祖光. 中药复方与组方医药 [J]. 中国新药杂志，2011，20 (16)：1487～1489.

[36] 孔靓，李宝才，向诚. 中药有效成分组的研究进展 [J]. 中草药，2015，46 (22)：3289～3296.

[37] 肖小河，鄢丹，袁海龙，等. 基于成分敲除/敲入的中药药效组分辨识与质量控制模式的商建 [J]. 中草药，2009，40 (9)：1345～1348，1488.

[38] 李翼飞，赵琰，屈会化，等. 精制清开灵对高脂血症大鼠血脂的影响 [J]. 北京中医药大学学报，2013，36 (1)：38～41.

[39] 梁健. 牛黄上清丸质量评价方法研究 [D]. 沈阳：沈阳药科大学，2013.

[40] 付海燕. 化学模式识别和多维校正方法及其在复杂体系分析中的应用研究 [D]. 湖南大学，2010.

[41] 孙国祥，张静娴. 基于三波长融合谱的系统指纹定量法鉴定龙胆泻肝丸的真实质量 [J]. 色谱，2009，27 (3)：318～322.

[42] 丁国瑜，孙国祥. 逍遥丸高效液相色谱数字化指纹图谱研究 [J]. 中南药学，2011，9 (3)：218～224.

[43] 程红，姚志红，戴毅，等. 中药复方制剂仙灵骨葆胶囊 HPLC 指纹图谱研究 [J]. 中国药学杂志，2013，48 (10)：772～776.

[44] 程新玮. 基于新一代测序技术的中药制剂质量评价方法 [D]. 济南：济南大学，2014.

[45] 孙国祥，史香芬，张静娴，等. 指纹定量法测定中药复方指纹归属度和药效物质工艺收率 [J]. 药学学报，2008，43 (10)：1047～1052.

[46] 孙国祥，张静娴.指纹定量法鉴定龙胆泻肝丸化学指纹归属度和药效物质差异归属 [J].中南药学，2009，7 (11)：858～862.

[47] 陈建真，吕圭源，陈素红，等.黄芪生脉胶囊与组方药材指纹图谱色谱峰相关性研究 [J].中国中药杂志，2008，33 (23)：2768～2771.

[48] 郑露露，董远文，黄蕾，等.元胡止痛系列制剂指纹图谱研究 [J].药学研究，2014，33 (3)：132～136.

[49] 胡柳，栾连军，程翼宇.复方有效部位与组方药材指纹图色谱峰相关性研究 [J].中国药学杂志，2004，39 (12)：15～19.

[50] 宋宗华，冯东，许俊博，等.苓桂术甘汤配伍机制及药效物质基础研究 [J].中成药，2003，25 (2)：47～52.

[51] 池婕，林兵，刘志宏，等.基于最小二乘回归分析法的雷公藤多苷片免疫抑制作用研究 [J].中草药，2015，46 (18)：2755～2758.

[52] 朱晓勤，尹莲.化学模式识别在中药分类和质量评价中的应用 [J].中华中医药学刊，2007，25 (10)：2111～2114.

[53] 姜姗，冯丽君，孔慧，等.养阴清肺糖浆指纹图谱研究 [J].中草药，2013，44 (8)：989～994.

[54] 孙国祥，丁国瑜.逍遥丸的毛细管电泳指纹图谱建立 [J].色谱，2011，29 (10)：1020～1026.

[55] 孙国祥，殷瑞娟.柏子养心丸的毛细管电泳指纹图谱 [J].色谱，2012，30 (5)：495～500.

[56] 张茹萍，何昱，石森林，等.HPLC指纹图谱结合主成分分析评价不同产地雷公藤药材质量 [J].中国现代应用药学，2014，31 (11)：1338～1344.

[57] 方芳，王晶，方舟，等.复方黄白胶囊的多波长融合HPLC指纹图谱 [J].中国实验方剂学杂志，2013，19 (17)：113～117.

[58] 孙国祥，赵梓余.五波长高效液相色谱指纹谱定量鉴定速效救心丸 [J].中成药，2012，34 (5)：777～780.

[59] 王丽静，贾晓斌，陈彦，等.中药复方拆方研究的思路与方法 [J].中成药，2008，30 (9)：1343～1346.

[60] 姚志红，潘宇明，戴毅，等.3种市售中药复方制剂消炎利胆片的HPLC指纹图谱研究 [J].中国药学杂志，2010，45 (20)：1530～1534.

[61] 黄春跃，杨义芳，唐博雅，等.栀子厚朴汤颗粒指纹图谱与组方药材及其提取物的相关性研究 [J].中成药，2013，35 (8)：1720～1723.

[62] 周安，纪娟，陈苏菲，等.复方定志小丸正丁醇提部位的HPLC-ELSD指纹图谱研究 [J].药物分析杂志，2014，34 (5)：907～911.

[63] 黄修燕，黄自丽，汤钊猷，等.中药复方"松友饮"及其组方药材提取物高效液相指纹图谱研究 [J].中华中医药学刊，2010，28 (7)：1389～1392.

[64] 刘曼，刘惠平，梁茂新，等.骨疏丹指纹图谱分析及活性相关性研究 [J].沈阳药科大学学报，2007，24 (12)：758～762.

[65] 冯素香，王淑美，梁生旺，等.复方脑脉通有效部位与药材指纹图谱相关性研究 [J].中成药，2010，32 (5)：701～704.

[66] 吴昭晖，罗佳波，谭晓梅.配伍对麻黄汤中甘草HPLC指纹图谱的影响 [J].中国中药杂志，2006，31 (3)：209～212.

[67] 桑冉，王肖肖，朱裕林，等.中药复方骨疏灵HPLC特征指纹图谱研究 [J].中国医院药学杂志，2014，34 (18)：1550～1554.

[68] 曾令军，林兵，宋洪涛.中药谱效关系研究进展及关键问题探讨 [J].中国中药杂志，2015，40 (8)：1425～1432.

[69] 冯青.桑叶药材HPLC指纹图谱建立及其对桑叶制剂质量控制的应用 [D].华南理工大学，2014.

[70] 秦昆明，郑礼娟，沈保家，等.谱效关系在中药研究中的应用及相关思考 [J].中国中药杂志，2013，38 (1)：26～31.

[71] Long W, Liu P, Xiang J, et al. A combination system for prediction of Chinese Materia Medica properties. Comput Meth Prog Bio, 2011, 101 (3)：253～264.

[72] 张晶，孙国祥，王方仁，等.牛黄解毒丸HPLC定量指纹图谱和组方定量指纹图谱研究 [J].中南药学，2017，15 (4)：399～403.

[73] 巩丹丹，董嘉俊，孙国祥，等.用高效液相色谱组方指纹图谱智能预测中药质量的新模式 [J].色谱，2017，35 (6)：643～649.

（孙国祥　邢　秀）

第11章

中药指纹药动学

▶ 11.1 中药药动学概述

11.1.1 中药药动学发展历程

中药药动学（Pharmacokinetics of Chinese Medicine）是指在中医药理论指导下，利用动力学原理与数学处理方法，定量描述中药有效成分、有效部位、单味中药和中药复方通过各种给药途径进入机体后的吸收、分布、代谢和排泄等过程的动态变化规律[1]。

国内中药药动学研究开始于 20 世纪 40 年代，在早期是以化药药动学研究模式来研究中药单一活性成分。但与化药不同，中药是一类复杂化学成分集合体，中药疗效不是由单一成分通过单一机制产生的，而是由一系列活性成分产生的整合效应。随着分析技术的进步并得益于中药药效学和中药化学所取得的丰硕成果，现在中药药动学研究已进入到中药指纹药动学研究阶段，形成以药代动力学为桥梁的"药效-药代-化学"三位一体的研究模式。

对中药药动学研究，一方面可以揭示中药代谢规律，指导中药临床合理应用、减少不良反应以及评估中药效应——风险比；另一方面还有助于建立药理效应——活性成分/群的关联性，揭示中药及复方功效的物质基础。因此，中药药动学研究是中药迈向国际化不可缺少的步骤[2]。

11.1.2 中药指纹药动学发展历程

中药指纹药动学起源于中药质量控制体系的研究和中药谱效学研究。中药因其成分复杂性，造成体内过程研究的复杂性。杨义芳等[3]考虑中药药动/药效相关性研究中多成分多靶点的特点，将成分群指纹-药效指纹（特征效应峰指纹谱和量效指纹谱）-药代指纹谱中的多维特征信息整合、加工与编辑，构建有效成分群的"活性整合指纹图谱"的多维图像。罗国安等[4]和贺福元等[5]考虑引入中药指纹图谱研究中药在体内过程和谱效的相关性研究。

2007年1月，孙国祥教授提出中药指纹学体系，首次提出"中药指纹药动学"这一概念，并对此概念作全面阐述。**中药指纹药动学**（Fingerprint Pharmacokinetics of Chinese Traditional Medicine）是在中医药理论指导下，借助于动力学原理和现代分析手段，通过定性定量解析中药指纹图谱，将可知化学成分指纹和体内过程从数量上联系起来，研究中药活性成分、有效部位、单味中药和中药复方在体内吸收、分布、代谢、排泄的动态变化规律和量-效关系的一门学科[6]。

此后陆续有学者做相关研究，2014年易延逵等[7]对"指纹药动学"的研究现状、应用分析、应用前景等进行了剖析，认为借助指纹图谱优势，能更清晰地揭示药物在体内的变化过程和变化规律，有助于整体上探索天然产物在体内的变化情况，并可与药物疗效建立联系。

11.1.3　中药药动学研究方法

11.1.3.1　药物浓度法

该方法通过测定中药或复方中有效成分在血液、尿液或其他组织中的浓度随时间变化的过程，得出药动学参数。近年来随着高效分离技术及检测技术的发展，药物浓度法的适用范围以及检测能力得到极大扩展。检测技术高灵敏、高分离度的特点使得中药复杂成分痕量检出成为可能，在中药药动学研究中发挥了巨大优势。

（1）分光光度法

分光光度法主要包括紫外分光光度法（UV）、荧光分光光度法、原子吸收分光光度法（AAS）。紫外分光光度法用于中药药动学研究时，由于此法灵敏度低，专一性差，因此该法在体内药物浓度检测上的应用越来越少；荧光法灵敏度 $10\mu g \cdot L^{-1}$，对某些物质甚至可达到 $10ng \cdot L^{-1}$。原子吸收光谱法主要用于微量金属元素测定，因而中药中金属元素的吸收、分布和消除等药动学参数研究及某些中药矿物药的体内过程研究均可采用此法。

（2）色谱法

色谱法包括 TLC、GC、HPLC，目前已广泛用于各个领域，成为多组分混合物的最重要分离分析方法。

（3）高效毛细管电泳法

高效毛细管电泳法（HPCE 法）是电泳技术和层析技术结合的产物，兼有高压电泳的高速、高分辨率及 HPLC 的高效率等优点，其选择性与高效液相色谱层析有很大的互补性。

11.1.3.2　生物效应法

生物效应法是根据药效反应或毒性反应来测定其浓度-效应曲线和浓度-时间曲线，经过计算药效成分和毒性成分的药动学参数，从而真实反映药物体内的整体作用。常用的生物效应法有药理效应法、毒理效应法和微生物指标法。

（1）药理效应法

药理效应法是以量效关系、时效关系为基础研究药代动力学的方法，近年来广泛用于中草药及其复方，尤其是有效成分未知的中草药及其复方的药动学研究。

（2）毒理效应法

毒理效应法（药物积累法）亦称 LD_{50} 补量法或急性死亡率法，是将药代动力学中多点动态与动物急性死亡率测定积蓄性方法相结合计算药动学参数。实际也是将体存量、时间和毒效进行三维转换而测定时-量关系。

（3）微生物指标法

微生物指标法（琼脂扩散法）主要用于有抗菌活性的中药，药物在含有实验菌株的琼脂板上形成菌环，在一定浓度范围内，抗菌药产生的抑菌环直径大小与药物浓度对数呈线性关系。该法简单易行，所测定的药动学指标可直接反应药效。

11.1.3.3 药动学/药效学（PK/PD）模型

药动学/药效学（PK/PD）模型是综合研究体内药物动力学过程与药效量化指标的动力学过程，是将 2 种不同形式过程复合为统一体，其本质是药量与效应之间的转换过程。

11.1.4 药动学常用模型拟合软件

11.1.4.1 3P87/3P97 软件

3P87/3P97 软件可处理各种给药途径（静脉注射、静脉滴注及非静脉用药等）不同房室数的各种线性和非线性药动学模型的时间-血浓数据。但是随着计算机开始普遍采用 Windows 系统，基于 DOS 平台设计、BASIC 语言编写的 3P87/3P97 应用起来开始变得很不方便。

11.1.4.2 WinNonlin 软件

WinNonlin 软件是国外应用最广的药动学软件，由美国 Pharsight 公司研发，可用于几乎所有药动学、药效学分析。WinNonlin 有 3 个版本，常用的是标准版。在国内外，WinNonlin 多用于非房室模型分析，可计算任意终点的 AUC 稳态数据的参数。

WinNonlin 软件在功能上远远超越 3P87/3P97 软件，能提供全面丰富的模型库，既用于房室模型又用于非房室模型分析。数据输入输出与 Excel 兼容，具有强大的数据处理和编辑能力，自动进行单位转换和剂量换算，可由图表来显示和编辑数据。

11.1.4.3 DAS 统计软件

DAS 统计软件涵盖了基础药理学、临床药理学及医学统计学的各种计算。可以用于处理国内的大部分相关研究，在国内各个科研高校与科研院所应用广泛。但 DAS 模型不够多，对双峰等特殊的药代曲线处理尚不理想。DAS 也不能进行群体药代动力学计算。

11.1.4.4 Kinetica 软件

Kinetica 软件能为临床、潜伏期、发现后的药物代谢和药物投放设置提供高效的数据分析。其界面直观、灵活、易学，可与 Excel 兼容实现数据交换，功能与 WinNonlin 相当。Kinetica 软件最大特色在于人口分析，将提供准确的初步估计和快速精确的结果，其强大的多维搜索附件便于识别模型参数和可用变量之间的关系。

11.1.5 单一指标成分药动学

目前对于中药中单一指标成分的药动学研究比较多，此时药动学测定及药动参数处理方法与化药基本一致，还可与药物效应（Drug Effects）、生物利用度（Bioavailability）等联系在一起进行相关研究。

11.1.5.1 以单体成分入药的中药药动学

中药单体成分药动学是从中药里分离某一单体成分，将此单体成分作为目标药物，研究其给药后在肌体内的吸收、分布、代谢和排泄规律，主要适用于Ⅰ类中药新药（有效成分含量达到90%以上），其有效成分的药效基本代表该药的药效。

11.1.5.2 以某一成分为标记物的中药药动学

美国FDA在《植物药指导原则》中提出："如果在植物药质量控制环节已经对其中主要化学成分的含量有所要求时，监控这些主要或代表性成分的药动学研究也是可行的"[8]，可见当中药有效部位群主要有效成分相对明确，或复方中存在公认主要有效成分时，以某一活性成分、质控成分或含量较高的成分作为标记物来代表或标示整个复方在血、尿、粪、胆汁或组织中的药动学变化在中药早期研究中是可行的。

表11-1是单一指标成分中药药动学研究实例。

表11-1　单一指标成分中药药动学研究实例

名称	单指标成分	实验动物	参考文献
人参皂苷 Rg_1	人参皂苷 Rg_1	大鼠	[9]
丹酚酸A	丹酚酸A	恒河猴	[10]
丹红注射液	丹酚酸B	大鼠	[11]
牛黄上清片	大黄酸	大鼠	[12]
清热解毒颗粒	大黄素	大鼠	[13]
马钱子碱及其纳米结构脂质载体	马钱子碱	大鼠	[14]
黄连提取物	盐酸小檗碱	家兔	[15]
小白菊	小白菊内酯	大鼠	[16]
黄药子醇提物	黄独素B	大鼠	[17]
谷红注射液	红花黄色素A	大鼠	[18]
知母	芒果苷	大鼠	[19]
丁香叶	丁香苦苷	家兔	[20]

11.2　中药指纹药动学研究

在中药复方研究中，多以不同厂家、不同配伍组合或不同提取方法制备的复方为研究对象，进行指纹图谱研究，同时进行药动学研究。然而中药复方药效是多种化学成分相互作用产生的综合效果，其药动学研究常用方法——药动学和效应动力学难以客观评价中药复方整体量变行为，故研究者们建立了符合中药特点的多组分总量药动学评价方法。

11.2.1　多指标成分药动学

中药制剂组分十分复杂，作用靶点较多，其药代动力学研究与仅关注单一成分或生物效应的经典药代动力学研究具有较大的差异。

中药复方主要有两类：一类为固定标准的传统方剂；另一类为提取成分药品，包括单一植物提取物，或几种植物有效部分的配方。其药效是多种成分、多条途径、多个靶点的协同作用，或是对抗某些成分的副作用，而不是简单地药效叠加。因此对中药复方作用机制和药代动力学进行研究对临床上合理用药的指导有非常重要意义。

11.2.1.1 陈皮姜软胶囊有效部位制剂开发及其主要成分药物动力学研究[21]

（1）研究方法

将老龄小鼠按丙二醛（MDA）水平分为老龄对照组和低、中、高三个剂量组。连续灌胃15天、30天后，分别测定血清MDA含量、超氧化物歧化酶（SOD）活力和谷胱甘肽过氧化物酶（GSH-PX）活力。

采用高效液相色谱法测定陈皮（橙皮苷和川陈皮素）和干姜（6-姜酚）主要成分在大鼠体内的血药浓度，并研究其药物动力学。

（2）橙皮苷、川陈皮素和6-姜酚间的药物相互作用研究

使用人肝微粒体（HLM，混合组分）和特异性抑制剂对橙皮苷、川陈皮素、6-姜酚的Ⅰ相转化途径进行考察，推断何种代谢酶参与了转化途径；使用人肝微粒体和探针底物考察橙皮苷、川陈皮素、6-姜酚对各细胞色素氧化酶（CYP）的抑制作用。

（3）研究结果

体内实验老龄小鼠给药15天后中、高剂量组对MDA含量与对照组比较明显降低，SOD和GSH-PX活性明显升高，低剂量给药组的抗氧化作用不明显；给药30天后各剂量组对MDA含量与对照组比较明显降低，SOD和GSH-PX活性明显升高，抗氧化作用明显。

6-姜酚的达峰时间较短，吸收速率较快，而橙皮苷的消除速率相对较快。从平均血药浓度-时间曲线图也可以看出橙皮苷和川陈皮素的药动曲线较为接近，原因可能二者都是黄酮类化合物，结构十分相近，吸收代谢情况也大致相同。

（4）药动学参数计算

应用PKSolution 2.0进行处理，按非房室模型进行曲线拟合，见图11-1。橙皮苷、川陈皮素和6-姜酚的半衰期$t_{1/2}$（β）值分别是（11.55±2.11）h、（15.07±2.94）h、（15.40±2.14）h；最大浓度C_{max}值是（1.88±0.37）$\mu g \cdot mL^{-1}$、（2.55±0.42）$\mu g \cdot mL^{-1}$、（0.98±0.26）$\mu g \cdot mL^{-1}$；药时曲线下面积$AUC_{0\rightarrow\infty}$值是16.59±2.20、16.90±3.91、3.56±0.96。

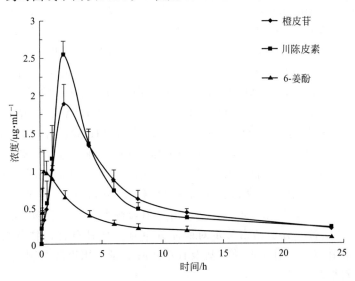

图11-1　HPLC法检测大鼠灌服橘皮汤提取物后血浆中橙皮苷、川陈皮素和
6-姜酚的血药浓度时间曲线

11.2.1.2 其他有关多指标成分药动学研究

表11-2为其他多指标成分的中药药动学研究实例。

表 11-2　多指标成分的中药药动学研究实例

名称	指标成分	参考文献
参附注射液	人参皂苷 Rg_1、Re、Rb_1、Rc 和 Rd	[22]
葛根芩连汤	葛根素、3′-羟基葛根素、大豆苷、大豆苷元、染料木苷、染料木素、黄芩苷、黄芩素、汉黄芩苷、汉黄芩素、小檗碱、药根碱、巴马汀、甘草苷	[23]
痰清热注射液	黄芩苷、熊去氧胆酸和鹅去氧胆酸	[24]
加味小柴胡颗粒	黄芩苷、汉黄芩苷、黄芩素、甘草苷等	[25]
复方血塞通滴丸	三七皂苷 R_1、人参皂苷 Rg_1、人参皂苷 Rb_1	[26]
银黄制剂	绿原酸、黄芩苷	[27]
复方天龙通心	SAA、SAB、红景天苷等	[28]

11.2.2　血液指纹药动学

血液指纹药动学是在中药指纹图谱和血清药物化学研究基础上，借助现代分析手段有助于研究复杂药物组分在体内吸收、分布、代谢、排泄的规律和信息，服用药物后通过对动物血液、器官、组织、排泄物的药物指纹信息分析，以获得药物在体内吸收、分布、代谢、排泄的整体信息，因此可以解决以单体代替整体的问题。血液指纹药动学是指纹药动学研究的重要范畴之一，因此血液指纹技术在中药药动学研究领域将有广阔的应用和发展前景[29]。血液储存着人体健康信息，很多疾病需要验血，因此血液指纹图谱能动态反映人体的健康状态。

11.2.2.1　复方铝酸铋片化学成分及其入血成分动态变化研究[30]

采用 UPLC-MS/MS 技术测定给药后大鼠血浆的代谢指纹图谱，以此来研究药物的入血成分，通过原型入血成分在不同时间点的动态变化图谱来探究它们在体内动态的变化规律。

（1）材料与方法

① 仪器与试药　Acquity Ultra Performance LCTM 超高效液相色谱仪（配有 ESI 源）（美国 Waters 公司），Micromass-Q-TOF 质谱仪（美国 Waters 公司），MasslynxTM 4.1 数据采集软件（美国 Waters 公司）；Acquity Ultra Performance LCTM 超高效液相色谱仪（配有 ESI 源）（美国 Waters 公司），Quattro micro API 三重四级杆串联质谱仪（美国 Waters 公司）；Sarturius-BS120S 分析天平（北京赛多利斯天平有限公司），RE-52 旋转蒸发仪（上海亚荣生化仪器厂），KDM 型控温电热套（山东鄄城华鲁仪器公司）。色谱纯乙腈和甲酸（美国 Thermofisher 公司），对照品甘草酸单铵盐（GHIA）、甘草次酸（GA）、甘草苷（LQ）、异甘草苷（ILQ）、甘草素（LG）、异甘草素（ILG）、芹糖甘草苷（LA）、芹糖异甘草苷（ILA）和芦丁（上海融禾医药科技有限公司），纯净水（杭州娃哈哈集团有限公司），色谱纯甲醇（山东禹王实业有限公司），复方铝酸铋片（沈阳同联集团有限公司，编号为 S1，批号为 110905），甘草浸膏粉、弗朗鼠李皮粉及小茴香粉，由沈阳同联集团有限公司提供。健康雄性 SD 大鼠，体重 200～300g，由沈阳药科大学实验动物中心提供。

② 对照品溶液制备　分别精密称定对照品甘草苷、异甘草苷、甘草素、异甘草素、芹糖甘草苷、芹糖异甘草苷、甘草酸单铵盐及甘草次酸适量，用甲醇配制成 8 物质的对照品溶液和它们的混合对照品溶液。

③ 供试品溶液制备　取复方铝酸铋片 20 片，研成细粉，混匀，精密称定约 1 片质量（1.2g），用 25mL 甲醇回流提取 0.5h，共提取三次；将合并的提取液减压蒸发浓缩，将浓缩液转移至 25mL 容量瓶中，用甲醇定容，摇匀，保存在 4℃ 备用；在 HPLC 分析前用 0.22μm 滤膜过滤。

④ 灌胃剂制备　按复方铝酸铋片的处方取甘草浸膏粉、弗朗鼠李皮粉及小茴香粉适量，加25mL甲醇回流提取，共三次，每次30min，合并滤液，定容至25mL，置于4℃冰箱保存备用。灌胃前，将甲醇提取液水浴蒸干，用0.5%羧甲基纤维素钠水溶液配成混悬液作为灌胃剂。

（2）液质联用检测条件

① UPLC-Q-TOF色谱条件　色谱柱为Acquity UPLC HSS C_{18}柱（100mm×2.1mm，1.8μm）（美国Waters公司）；流动相：A为0.1%甲酸-水溶液，B为乙腈；梯度洗脱程序见表11-3；流速为0.2mL·min^{-1}；柱温为35℃；进样量为2μL；进样室温度为15℃。

表11-3　UPLC-Q-TOF梯度洗脱程序

时间/min	A/%	B/%
0	95	5
2	75	25
15	40	60
18	10	90
20	10	90

② UPLC-Q-TOF质谱条件离子源　电喷雾离子源（ESI）；检测方式：正、负离子检测；扫描方式：全离子扫描；扫描范围：50~1500amu；毛细管电压：3.0kV（ESI＋），2.0kV（ESI－）；锥孔电压：35V；萃取锥孔：4V；源温度：130℃；去溶剂气和锥孔气：N_2脱溶剂气温度：400℃；锥孔气流速：50L·h^{-1}；脱溶剂气流速：700L·h^{-1}；碰撞气：Ar。

③ UPLC-MS/MS色谱条件　同"UPLC-Q-TOF色谱条件"。

④ UPLC-MS/MS质谱条件离子源　电喷雾离子源（ESI）；检测方式：正、负离子检测；扫描方式：全离子扫描；扫描范围：50~1000amu；毛细管电压：3.0kV；锥孔电压：60V；源温度：150℃；去溶剂气和锥孔气：N_2；脱溶剂气温度：400℃；锥孔气流速：150L·h^{-1}；脱溶剂气流速：700L·h^{-1}；碰撞气：Ar。

（3）给药后样品采集与处理

① 给药后样品采集　将大鼠于实验前禁食12h，自由饮水，在给药前眼眶取血合并作为空白血浆。按20g·kg^{-1}的剂量灌胃给予复方铝酸铋片的草药提取液，在首次灌胃给药后的8min、15min、20min、30min、40min、45min，及1.75h、4.5h、6h、9h和10h由眼眶后的静脉丛取血约0.5mL置于肝素处理过的EP管中，离心10min（13000r·min^{-1}），将6只大鼠的血浆合并，存入－20℃的冰箱冷冻保存，待测。

② 给药后样品处理　取血浆600μL置于5mL EP管中，加入内标（1.04μg·mL^{-1}芦丁）10μL，涡旋30s，加入甲醇2400μL沉淀蛋白，涡旋60s，离心15min（13000r·min^{-1}），转移上清液，用40℃氮气流吹干，置于－20℃的冰箱冷冻保存。分析前，将残渣用甲醇100μL溶解，涡旋60s，离心10min（13000r·min^{-1}），取上清液10μL，进行UPLC-MS/MS分析。

（4）结果与讨论

① 复方铝酸铋片化学成分研究　将复方铝酸铋片S1按"供试品溶液制备"项下方法制备供试液，然后按照"UPLC-Q-TOF色谱条件和质谱条件"项下方法对供试液进行UPLC-Q-TOF分析，所得BPI图如图11-2所示。

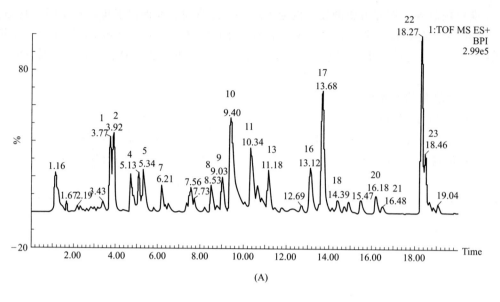

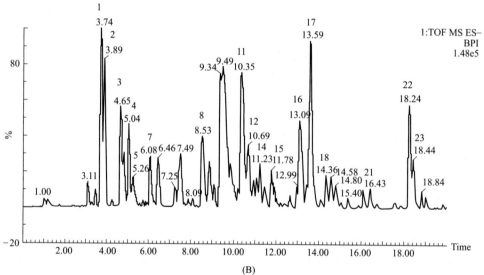

图 11-2　用 UPLC-Q-TOF 测定复方铝酸铋片在正离子模式（A）和负离子模式（B）下的 BPI

经过对图 11-2 的一级和二级质谱进行解析，初步推测出复方铝酸铋片中 23 个天然化学成分的分子组成，其中 10 个为黄酮类，10 个为皂苷类，2 个为香豆素类化合物。

② 复方铝酸铋片入血成分动态变化研究　将 8 个对照品甘草苷、异甘草苷、甘草素、异甘草素、芹糖甘草苷、芹糖异甘草苷、甘草次酸、甘草酸的溶液，以及混合对照品溶液按"UPLC-MS/MS 色谱条件和质谱条件"项下分别进行 UPLC-MS/MS 分析，可获得上述 8 个物质的色谱保留时间。

将 8 个对照品甘草苷、异甘草苷、甘草素、异甘草素、芹糖甘草苷、芹糖异甘草苷、甘草次酸和甘草酸溶液分别用 UPLC-MS/MS 进行灌注分析，记录其质谱信息包括保留时间、监测离子反应以及优化后的碰撞能信息。

将大鼠空白血浆以及在首次灌胃给药后 8min、15min、20min、30min、40min 和 45min，及 1.75h、4.5h、6h、9h 和 10h 含药血浆的 BPI 色谱图如图 11-3 所示。

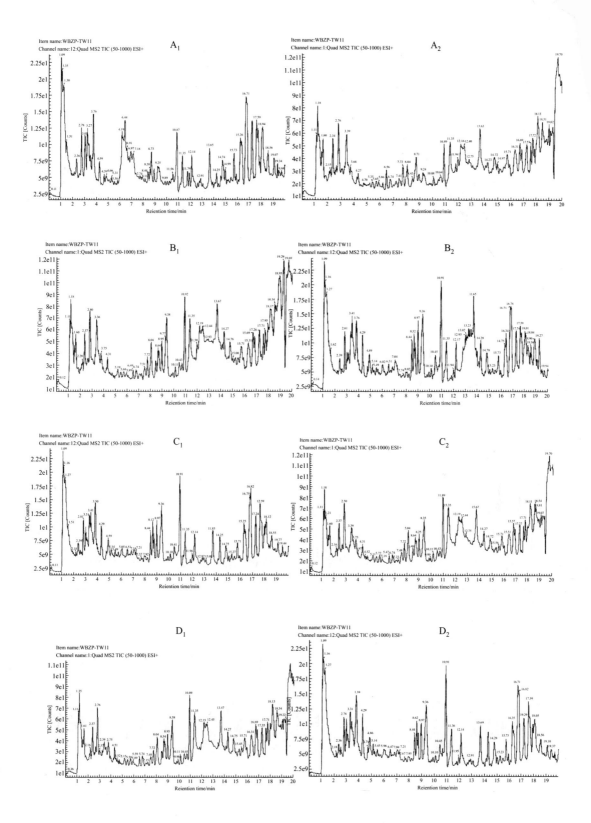

图 11-3

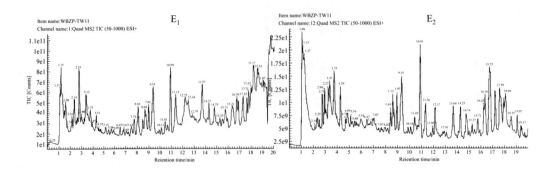

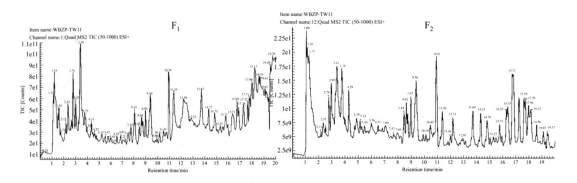

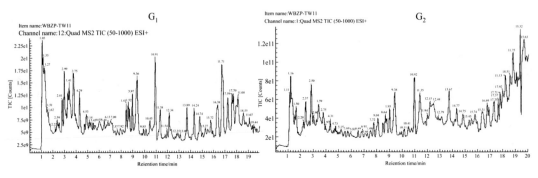

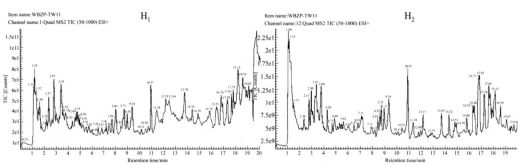

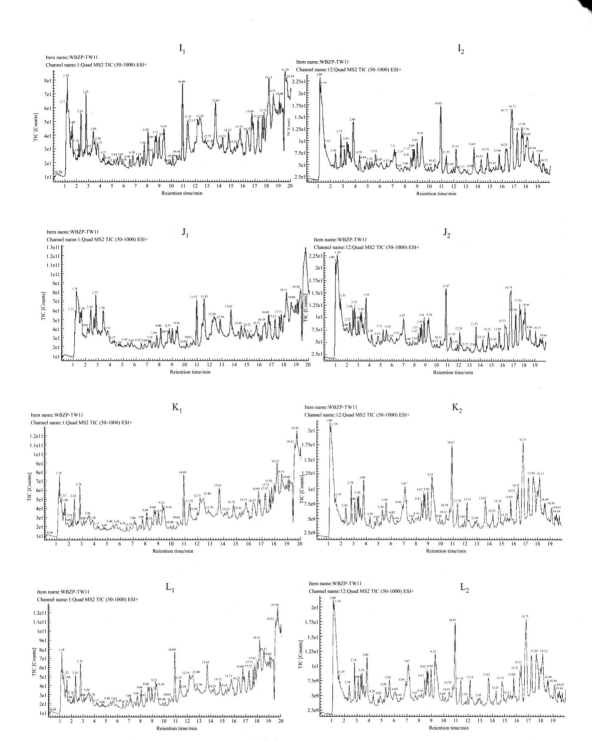

图 11-3　口服给药后空白血浆（A₁ ESI＋，A₂ ESI－）和血浆代表性 BPI 色谱图

8min（B₁ ESI＋，B₂ ESI－）；15min（C₁ ESI＋，C₂ ESI－）；

20min（D₁ ESI＋，D₂ ESI－）；30min（E₁ ESI＋，E₂ ESI－）；

40min（F₁ ESI＋，F₂ ESI－）；45min（G₁ ESI＋，G₂ ESI－）；

1.75h（H₁ ESI＋，H₂ ESI－）；4.5h（I₁ ESI＋，I₂ ESI－）；

6h（J₁ ESI＋，J₂ ESI－）；9h（K₁ ESI＋，K₂ ESI－）；10h（L₁ ESI＋，L₂ ESI－）

选取芦丁作为内标（IS），对灌胃给药后大鼠血浆的代谢指纹图谱中 8 个原型入血成分进行半定量分析，以时间为横坐标，各成分的峰面积与 IS 的峰面积之比作为纵坐标，绘制药-时变化趋势曲线，变化趋势如图 11-4 所示。

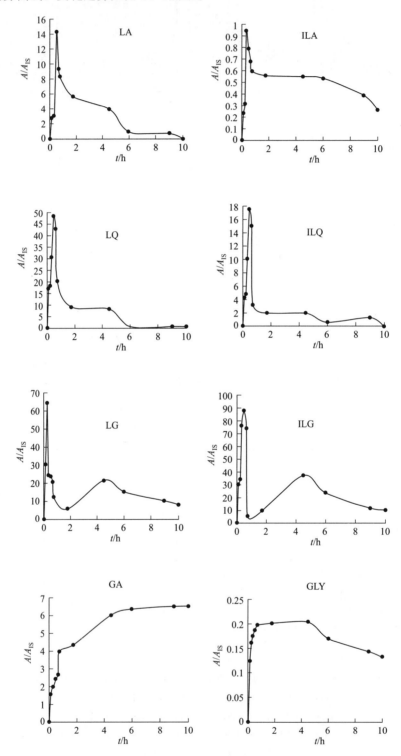

图 11-4　不同时间内 LA、ILA、LQ、ILQ、LG、ILG、GA 和 GLY 的药-时变化趋势曲线

从图 11-4 可以发现，灌胃给药后 0～10h 内大鼠血浆中 8 个原型入血成分呈动态变化，它们的达峰时间分别为：芹糖甘草苷（LA），50min；芹糖异甘草苷（ILA），40min；甘草苷（LQ），20min；异甘草苷（ILQ），20min；甘草素（LG），40min；异甘草素（ILG），30min。以上 6 个物质均为黄酮类化合物，说明该药中黄酮类的原型入血成分达峰较迅速，且在体内消除也较快；甘草素和异甘草素为黄酮苷元，它们的药-时变化趋势曲线中都有双峰现象，这可能是由于黄酮苷在体内被代谢为苷元后又重新吸收所导致；甘草酸入血达峰时间为 4.5h，之后消除较慢，10h 血浆内浓度仍较高；甘草次酸在 10h 内峰面积始终呈上升趋势，没出现达峰，可能是由于甘草次酸是甘草酸的 I 相代谢产物，甘草酸的代谢比较缓慢所导致；甘草酸和甘草次酸属于三萜皂苷类化合物，该类化合物较黄酮类化合物达峰慢，且消除也比较缓慢。

采用 UPLC-MS/MS 液质联用技术，对甘草素、异甘草素、甘草苷、异甘草苷、芹糖甘草苷、芹糖异甘草苷、甘草次酸和甘草酸 8 个对照物质进行灌注分析和色谱行为分析，获得了它们的特征离子反应信息；采用 MRM 方式对灌胃给药后大鼠血浆的代谢指纹图谱进行了 0～10h 的 8 个物质的监测，发现它们均为原型入血成分，说明它们为该药的主要活性成分，这与文献报道相一致；同时以芦丁为内标，对 8 个原型入血成分进行了半定量分析，发现 8 个成分在 0～10h 均呈现动态变化，这为该药的药动学研究提供了参考依据。

11.2.2.2 赶黄草指纹药动学[31]

(1) 仪器与试药

AnkeTDL-60C 型台式离心机（上海安亭科学仪器厂），H2020R 型台式高速离心机（湘仪离心机仪器有限公司），MTN-2800W 型氮气吹干仪（上海巴玖实业有限公司），1500 系列高效液相色谱仪（美国 SSI 公司），DV215CD 型电子天平（赛多利斯科学仪器北京有限公司）。

赶黄草购买于荷花池药材市场，经成都中医药大学马俞英教授鉴定系赶黄草（*Penthorum chinense*）的地上部位，样本保存于成都中医药大学科技楼 606 实验室。试验用水为乐百氏纯净水，乙腈、甲酸为色谱纯，其他试剂均为分析纯。SFP 级 SD 大鼠，体重（250±20）g，雄性，由成都达硕实验动物中心提供，合格证号 SCXK（川）2009-124 空调控制室温约 22℃，相对湿度 40%～50%，通风条件良好，环境相对安静。

(2) 检测条件

Diamaon SIL C_{18} 色谱柱（4.6mm×250mm，5μm），流动相乙腈（A）-0.1% 甲酸水（B）梯度洗脱（0～70min，10%～50%A；70～75min，50%～10%A），检测波长 280nm，柱温 30℃，流速 0.8mL·min^{-1}，进样量 10μL。

(3) 溶液制备

① 灌胃液制备　精密称定赶黄草粉末（过 60 目筛）适量，分别加 10、8、8 倍量 70% 乙醇回流提取 3 次，提取时间分别为 2h、1h、1h，过滤，减压浓缩得浸膏。配成 1g·mL^{-1} 赶黄草醇提物混悬液，供灌胃用。

② 采血方法及血清供试液的制备　从大鼠眼静脉丛取血约 0.5mL 置于 1.5mL 离心管中，置于 37℃ 水浴加热 10min，离心（3500r·min^{-1}，10min，下同），分离血清。取血清 0.2mL 置于 1.5mL 离心管中，加入甲醇 0.3mL，涡旋震荡 60s，离心，分离上清液；沉淀物加甲醇 0.3mL 重复处理 1 次。合并上清液，氮气吹干。加甲醇 40μL，涡旋震荡 60s，12000r·min^{-1} 离心 10min，上清液供 HPLC 分析用。

③ 供试液制备　取赶黄草醇提物浸膏，用甲醇配成 0.1g·mL^{-1} 溶液，经 0.45μm 微孔

滤膜滤过，即得。

（4）灌胃给药方案考察

取同批大鼠 6 只，随机分为低、中剂量组，大鼠给药量按动物与人体表比换算法，大鼠日服量＝人日服量×大鼠与人的体表比＝30g×0.018≈0.5g。低、中剂量组分别相当于成人临床最大剂量的 10 倍、20 倍，灌胃剂量分别为 5mL·kg^{-1}、10mL·kg^{-1}。未灌胃给药前取空白血。连续灌胃给药 5d，每天 1 次，每天在灌胃后 0.5h 从大鼠眼静脉丛处取血并检测，低、中剂量组血清样品的 HPLC 图谱见图 11-5。低剂量组在第 3 天检测出移行成分，第 5 天成分最多；中剂量组在第 1 天检测出移行成分，第 3 天成分最多，至第 5 天成分数量不变，说明给药 3d，赶黄草入血成分到达饱和状态。故灌胃给药方案为按 10mL·kg^{-1} 连续灌胃大鼠 3d，每天 1 次。

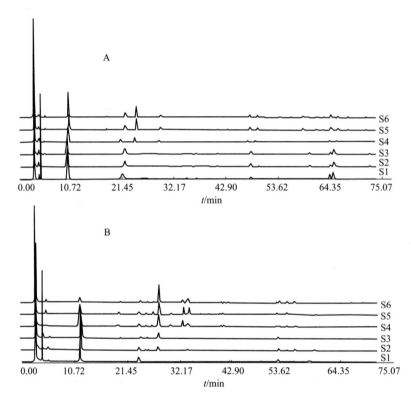

图 11-5　赶黄草低剂量组（A）和中剂量组（B）血清样品的 HPLC

S1—空白血清；S2～S6—第 1、2、3、4、5 天的含药血清

（5）血清指纹图谱研究

取同批大鼠 6 只，未灌胃给药前取空白血。按"灌胃给药方案考察"项下方法灌胃，于最后 1 次灌胃给药 1h 后按（3）项下方法取血及制备血清样品，照（2）项下色谱条件测定，建立血清指纹图谱，见图 11-6 和图 11-7。结果显示血清指纹图谱有 13 个共有峰；7 个内源性成分（峰号分别为 1、2、5、8、10、12、13）；6 个移行成分（峰号分别为 3、4、6、7、9、11），其中 6、9、11 号峰为药材原型成分。

（6）赶黄草指纹药动学研究

① 给药过程中入血成分群总峰面积相对平稳的时间　取同批大鼠 6 只，未灌胃给药前取空白血。按 10mL·kg^{-1} 连续灌胃 7d，每天灌胃后 0.5h 于大鼠眼静脉丛按（3）项下方

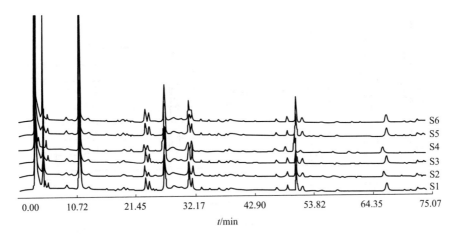

图 11-6　6 批赶黄草血清样品指纹图谱

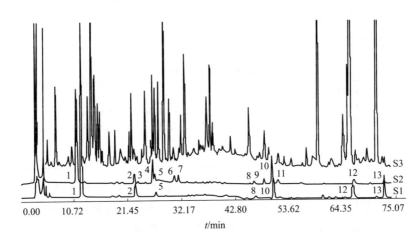

图 11-7　空白血清（S1）、赶黄草血清样品（S2）及
药材（S3）HPLC 血清指纹图谱

法取血及制备血清样品，按（2）项下色谱条件测定，采集数据，绘制 6 个入血成分色谱峰总面积的药-时曲线。结果显示在第 1～3 天逐渐增长，第 3～7 天曲线相对平稳，说明第 3 天时赶黄草入血成分被吸收达饱和状态。

②　停药后入血成分群代谢变化研究　取同批大鼠 6 只，未灌胃给药前取空白血。按 10mL·kg⁻¹ 连续灌胃 3d，每天 1 次。于最后 1 次灌胃给药后按不同时间点（0.5h、1h、2h、4h、8h、12h、24h、36h）从大鼠眼静脉丛取血并测定，观察入血成分峰面积变化情况。结果停药后 24h 内检测到 6 个入血成分（峰号分别为 3、4、6、7、9、11），六者在不同时间点的总峰面积分别为 240304、276897、288212、369655、257135、240616、187569、57276，见图 11-8。这说明停药后 4h 达最大血药浓度，36h 仅检测出 4 个移行成分，且总峰面积较小。赶黄草指纹药动学研究显示其规律与药物代谢动力学的吸收代谢相似。

（7）结论

通过建立赶黄草在大鼠血清中移行成分指纹图谱，考察血清化学成分色谱峰的总面积与时间关系，从而揭示中药入血成分群的吸收代谢规律，为中药半衰期研究提供新思路。

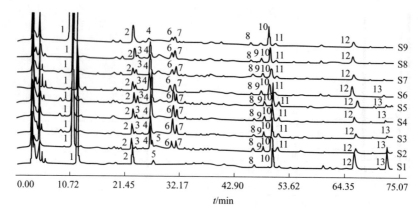

图 11-8　赶黄草停药后不同时间点的含药血清 HPLC 指纹图谱

S1—空白血清；S2～S9—停药后 0.5h、1h、2h、4h、8h、12h、24h、36h 的含药血清

11.2.2.3　其他研究实例

表 11-4 为其他研究实例。

表 11-4　血液指纹药动学研究实例

名称	指标成分	参考文献	名称	指标成分	参考文献
大黄	大黄素、大黄酚	[32]	脑血宁注射液	栀子苷、丹皮酚	[36]
六味地黄丸	丹皮酚	[33]	芍药甘草汤	芍药苷、甘草酸	[37]
生化汤	阿魏酸	[34]	当归多糖	多糖	[38]
归苓片	阿魏酸	[35]			

　　对中药指纹药动学的研究，目前仅停留在血液药物指纹药动学的初级阶段，仅仅试图建立给药后血液指纹图谱。因中药成分复杂性，因而导致研究中药指纹药动学具有复杂性。目前中药指纹药动学主要局限在血清指纹谱试验阶段，另外由于复杂中药成分进入体内后发生了一系列生化反应，因而导致中药指纹药动学无法进入深层次研究和发展。

11.2.3　中药多成分整合药代动力学

11.2.3.1　方法概述

　　为了表征中药整体药动学（PK）行为，王广基[39]课题组提出"中药多组分整合药代动力学研究"：通过综合评价中药所含成分的药动学特性与药效作用，选取具有确切药效作用和适宜药动学特征的成分为标志性成分，开展多组分药代动力学研究，获得各成分的药-时曲线，在此基础上根据血药浓度-时间曲线下面积（AUC）值自定义各成分对整体药动和药效的权重贡献，即血药浓度权重系数（w_j），运用数学模型对各成分药动学参数进行整合，获得能够最大程度表征中药整体动力学特征的 PK 参数。

　　中药多成分整合药代动力学的理论依据如下：①中药药效作用是多组分多靶点效应的综合结果，中药所含成分的药代动力学行为各异，单一成分或多成分的孤立药动学特性不能用于表征中药的整体药代动力学行为和特征；②中药在进入生物体内后特定时间的"整合血药浓度"可被视作所有能被定量分析成分血药浓度的组合，但考虑到各成分的消除速率与分布特性等各异，该组合浓度不能是所有成分血药浓度的简单加和或平均；③$AUC_{0\to\infty}$ 是指药-时曲线下时间从零到某一时间点或无穷大时的面积，是反映药物在生物体内总体暴露程度的参数，因而中药的整体暴露程度应是其所含组分暴露程度的加和，各成分对中药整体暴露程度的贡献可用其自身 $AUC_{0\to\infty}$ 与所有成分 $AUC_{0\to\infty}$ 加和的比值即权重系数表征；④中药可被视作一个"有效成分集合体"，其在体内的存留过程应可用经典的药代动力学理论与模型进行描述等作为研究的理论假设及依据。

11.2.3.2 应用实例

中药整合 PK 新概念被提出后得到了广泛应用，现以李晓宇等[40]所做的三七总皂苷多效应成分整合药代动力学研究为例具体说明。

三七总皂苷各成分自定义权重系数及综合浓度的计算公式如下：

$$w_j = \frac{AUC_{0\to\infty}}{\sum_{R_1}^{Rb_1} AUC_{0\to\infty}} \tag{11-1}$$

$$\sum_{R_1}^{Rb_1} AUC_{0\to\infty} = AUC_{0\to\infty(R_1)} + AUC_{0\to\infty(Rg_1)} + AUC_{0\to\infty(Rd)} + AUC_{0\to\infty(Re)} + AUC_{0\to\infty(Rb_1)} \tag{11-2}$$

$$C_T = w_{R_1} \times C_{R_1} + w_{Rg_1} \times C_{Rg_1} + w_{Rd} \times C_{Rd} + w_{Re} \times C_{Re} + w_{Rb_1} \times C_{Rb_1} \tag{11-3}$$

式中，j 分别代表三七皂苷 R_1，人参皂苷 Rg_1、Rd、Re 和 Rb_1；w_j 表示上述成分 AUC 在 5 种成分总 AUC 中的比值；C_T 为自定义权重系数校正后三七总皂苷在大鼠体内的综合浓度。

通过三七总皂苷在大鼠体内整合血药浓度计算、三七总皂苷大鼠给药后各主要成分及整合血药浓度-时间曲线、三七总皂苷整合药动学参数计算，结果表明无论是大鼠灌胃给药还是静脉注射给药，人参皂苷 Rb_1 和 Rd 权重系数均最大，所得到的三七总皂苷在大鼠体内整合血药浓度-时间曲线符合经典的药代动力学特征，可用经典房室模型及统计矩模型进行整合药代动力学参数的求算。灌胃给药后拟合出来的整体药动学参数 $T_{1/2}$、T_{max}、C_{max}、$AUC_{0\to\infty}$ 分别为 18.88h、0.79h、$4.1\mu g \cdot mL^{-1}$ 和 $25.33\mu g \cdot h \cdot mL^{-1}$，而整合前相应参数分别为 $1.11\sim20.15h$、$0.75\sim0.83h$、$1.51\sim6.42\mu g \cdot mL^{-1}$ 和 $3.07\sim37.66\mu g \cdot h \cdot mL^{-1}$。静脉注射给药后，拟合出来的整体药动学参数 $T_{1/2}$、CL、$AUC_{0\to\infty}$ 分别为 19.55h、$0.14 L \cdot h^{-1} \cdot kg^{-1}$、$84.83\mu g \cdot h \cdot mL^{-1}$，而整合前相应参数分别为 $0.72\sim22.16h$、$1.51\sim6.42\mu g \cdot mL^{-1}$、$1.45\sim106.44\mu g \cdot h \cdot mL^{-1}$。

由此可见，三七总皂苷整合后药动学参数充分兼顾了二醇型皂苷（人参皂苷 Rb_1、Rd）和三醇型皂苷（三七皂苷 R_1，人参皂苷 Rg_1、Re）特性，其中二醇型皂苷对这一结果的贡献较大。综合血药浓度-时间曲线符合灌胃或静脉给药规律，整合后所获参数能够最大程度上表征中药整体处置规律，为建立符合中医药特点的中药药代动力学研究提供了一种新的研究思路与技术方法。

11.2.3.3 其他研究实例

其他研究实例见表 11-5。

表 11-5 中药多成分整合药代动力学研究实例

名称	被整合的多个指标成分	参考文献
复方葛根芩连汤	11 个有效成分归为黄酮类和生物碱类	[41]
牡丹皮	氧化芍药苷、芍药苷、槲皮素、没食子酸、丹皮酚	[42]
牡丹皮炭	没食子酸、5-羟甲基糠醛、3,8-二羟基-2-甲基色酮、芍药苷、苯甲酸、对羟基苯甲酸甲酯、槲皮素、丹皮酚	[43]
胆黄连	小檗碱、药根碱和巴马汀	[44]

名称	被整合的多个指标成分	参考文献
新风胶囊	黄芪甲苷、黄芪皂苷Ⅱ、雷公藤乙素、雷公藤红素、雷公藤吉碱、雷公藤次碱，并将以上成分归为萜类和生物碱类两类	[45]
复方血栓通胶囊	三七皂苷R₁、人参皂苷Rg₁、Re、Rb₁和Rd，并对其进行三醇型和二醇型分类	[46]
白芷总香豆素提取物	佛手柑内酯、欧前胡素和异欧前胡素等7个香豆素化合物	[47]
茅苍术挥发油	7个化合物	[48]

11.2.4 中药药动学总量统计矩法

11.2.4.1 方法概述

总量统计矩是建立在连续型多维随机向量求数学期望值及方差的一种算法，贺福元等[49~51]基于总量统计矩原理提出了"统计矩总量动力学"假说，即根据统计学中多维随机向量（连续型）求数学期望及方差的思路来找到多个成分代谢的动力学中心，并结合方差分析阐明和揭示多成分离中心距离偏差。

该方法要求对中药成分逐个进行测定，先按常规单成分药物动力学研究方法获得药物动力学参数，然后采用总量统计矩进行参数整合，最终获得多成分叠加的整体药物动力学行为。其总量零阶矩为药-时曲线下面积，反映多成分总体进入体内的总量；总量一阶矩为平均驻留时间，反映多成分代谢的整体表观驻留时间，总量二阶矩反映多成分在体内代谢的离散程度，反映总量各特征成分血药浓度的集中趋势（或分布状态），也就是代谢的时间跨度。

整体总量统计矩表观药动学参数是由单个成分的药动学统计矩参数决定的，采用总量统计矩法不仅整合了复方各单一成分动力学参数，实现了微观各单一成分动力学参数与宏观总量动力学参数的统一，还沟通了单个成分药动学（微观，可测）与整体总量（宏观，可算）药动学表观参数的关系，能够较客观地描述中药复方整体的量变行为，可满足中医"整体观念"的需要。

（1）线性房室模型统计矩参数

按统计矩原理可得到单成分零、一、二阶统计矩参数通式，即式(11-4)、式(11-5)、式(11-6)。

$$AUC_{r_i} = \sum_{i=1}^{r=i} \frac{M_i}{\alpha_i} \tag{11-4}$$

$$MRT_{r_i} = \frac{\sum_{i=1}^{r=i} \frac{M_i}{\alpha_i^2}}{\sum_{i=1}^{r=i} \frac{M_i}{\alpha_i}} \tag{11-5}$$

$$MRT_{r_i} = 2\frac{\sum_{i=1}^{r=i} \frac{M_i}{\alpha_i^3}}{\sum_{i=1}^{r=i} \frac{M_i}{\alpha_i}} - MRT_{r_i}^2 \tag{11-6}$$

式中，M_i表示r_i室模型第i项e的指数项前面的系数；α_i表示第i项e的幂指系数。

（2）非线性模型统计矩参数

按统计矩原理可得到非线性单成分零、一、二阶统计矩参数通式，即式(11-7)、式(11-8)、式(11-9)。

$$AUC_n = \frac{k_m C_0}{V_m} + \frac{C_0^2}{2V_m} \tag{11-7}$$

$$MRT_n = \frac{2C_0^2 + 9k_m C_0 + 12k_m^2}{V_m(12k_m + 6C_0)} \tag{11-8}$$

$$VRT_n = \frac{2C_0^4 + 85k_m^2 C_0^2 + 20k_m C_0^3 + 180k_m^3 C_0 + 144k_m^4}{36V_m^2(2k_m + C_0)^2} \tag{11-9}$$

(3) 不规则模型统计矩参数

按统计矩参数定义，用梯形法或抛物线法计算零阶矩（AUC），按文献先计算 $AUMC$（时间与曲线乘积下的面积），再计算 MRT，再计算 $AUVC$（时间平方与曲线乘积下的面积），再计算 VRT。

(4) 中药复方总量统计矩参数

① 总量零阶矩（AUC_t） 根据统计矩加合性可计算中药复方多成分总量统计矩，即式（11-10）。

$$AUC_t = \sum_{i=1}^{n} AUC_t = \sum_{i=1}^{m} \sum_{j=1}^{r_i} \frac{m_{i,j}}{\alpha_{i,j}} + \sum_{i=1}^{s_1} \frac{2k_{m,l} C_{0,l} + C_{0,l}^2}{2V_{m,l}} + \sum_{q=1}^{s_2} \int_0^{\infty} C_{nr,q} \, dt \tag{11-10}$$

式中，m 表示线性成分的个数；r_i 为第 i 成分代谢的室数；s_1 为非线性成分的个数，s_2 为产生多峰不规则成分个数。总量一阶矩（MRT_t）：即为总量平均驻留时间，亦为各成分总体均值，如式（11-11）所示。

$$MRT_t \sum_{i=1}^{n} AUC_i = MRT_{p1} \sum_{l=1}^{j} AUC_l + MRT_{p2} \sum_{s=j+1}^{n} AUC_s \tag{11-11}$$

$$VRT_t + MRT_t^2 \sum_{i=1}^{n} AUC_i = VRT_{p1} + MRT_{p1}^2 \sum_{l=1}^{j} AUC_l + VRT_{p2} + MRT_{p2}^2 \sum_{s=j+1}^{n} AUC_s \tag{11-12}$$

式中，MRT_{p1} 为 $1 \sim i$ 成分的总量一阶矩；VRT_{p1} 为对应的总量二阶矩；MRT_{p2} 为 $i \sim n$ 成分的总量一阶矩；VRT_{p2} 为对应总量二阶矩。由总量零、一、二阶矩可衍生出其他总量药物动力学参数。

② 总量表观半衰期、清除率和表观分布容积 根据统计矩与半衰期有关系，中药复方多成分的总量表观半衰期：

$$t_{\frac{1}{2},t} = 0.693 MRT_{t,iv} \tag{11-13}$$

总体表观消除平衡常数倒数为 $MRT_{t,iv}$ 倒数：

$$k_{t,iv} = \frac{1}{MRT_{t,iv}} = \frac{0.693}{t_{\frac{1}{2},t}} \tag{11-14}$$

总体表观清除率：

$$CL_t = \frac{X_{0,t(i)}}{\sum_{i=1}^{n} AUC_t} \tag{11-15}$$

总体表观分布容积：

$$V_s = CL_t \times MRT_t = \frac{X_{0,t(v)}}{(\sum_{i=1}^{n} AUC_t)^2} \tag{11-16}$$

③ 95％总量与累积 95％总量浓度时间区间 由于中药复方为多成分体系，用零阶矩只表征其总成分的生物利用度，用一阶矩只表征诸成分平均驻留时间中心，这还不能完整表征

多成分药物动力学行为，因为平均驻留时间中心相同的一组成分其药物种类与离散程度可以不同，也就是95%总量与累积95%时间区间不同，因此将一、二阶矩结合可表征95%总量浓度时间区间，即式(11-17)。

$$95\%总量浓度时间区间 = [MRT_t - 1.96VRT_t^{1/2}, MRT_t + 1.96VRT_t^{1/2}] \qquad (11-17)$$

$$累积总量95\%浓度时间区间 = [-\infty, a] \qquad (11-18)$$

其中 $t_{0.95}$ 按累积正态分布函数求出

$$95\% = \int_{-\infty}^{t_{0.95}} \frac{1}{\sqrt{2\pi}VRT_t} e^{-\frac{(t-MRT_t)^2}{2VRT_t}} dt \qquad (11-19)$$

这样，式(11-10)~式(11-19)构成了中药复方多成分药物动力学总量统计矩数学模型及参数体系。

11.2.4.2 应用实例

贺福元等[52]研究补阳还五汤中黄芪甲苷、芍药苷、川芎嗪三个成分药代动力学特征，在此基础上应用总量统计矩法对上述三个成分进行计算，得出药代动力学总量统计矩参数，结果表明总量统计矩方法能够整合不同成分的药代动力学参数，表征多成分体系总量的量-时变化的动力学规律。

(1) 药物动力学测定

大鼠尾静脉给补阳还五汤注射液 2mL，定时取血与处理，可得药-时曲线。

(2) 结果计算

① 补阳还五汤中黄芪甲苷、芍药苷、川芎嗪药物常规药物动力学及总量统计矩参数计算　先用 DAS 软件进行曲线拟合，再依计算公式对黄芪甲苷、芍药苷、川芎嗪单个成分的统计矩参数。其中总量统计矩参数 AUC_t 为 (119.8 ± 27.20) g·min·L^{-1}；MRT_t 为 (210.0 ± 54.49) min；VRT_t 为 $(5.608 \pm 2.723) \times 10^4$ min^2；$t_{1/2}$ 为 (145.5 ± 37.76) min；CL_t 为 (0.3196 ± 0.06882) mL·min^{-1}·kg^{-1}；V_t 为 (64.12 ± 8.243) mL·kg^{-1}；$t_{0.95t}$ 为 (588.9 ± 149.4) min。

② 补阳还五汤中黄芪甲苷、芍药苷、川芎嗪 3 个成分 95%总量浓度与累积 95%总量浓度代谢时间区间　经计算得 $t_{0.95t}$ 为 588.9min，故累积 95%总量浓度代谢时间区间为 $[-\infty, 588.9]$ min。按总量统计矩公式计算的各参数的 RSD 为 3.510%，小于一般药物动力学实验误差 5%，同时两者的 $\chi^2 = 1.0061 \ll \chi^2_{0.01(5)} = 15.086$，因此只有按总量统计矩计算方法对各成分的统计矩参数进行加合计算，所得结果才能与成分叠加的总量的统计矩参数一致，说明所建立的总量统计矩的数学模型能客观真实地反映各单个成分总量的药物动力学行为。

11.2.4.3 其他研究实例

其他研究实例见表 11-6。

表 11-6　中药药动学总量统计矩法应用

名称	被整合的多个指标成分	参考文献
补阳还五汤	黄芪甲苷、芍药苷、川芎嗪	[53]
复方丹参方	丹参酮ⅡA、丹参酚酸 B、人参皂苷 Rg₁	[54]
丹红注射液	丹参素、丹酚酸 B、原儿茶酸、香草酸、羟基红花黄色素 A	[55]
祛瘀清热颗粒	大黄酸与大黄酚	[56]
肉桂	肉桂酸、马尿酸等	[57]

11.2.5 中药多成分体系谱动学

11.2.5.1 方法概述

中药多来源于动植物，具有遗传多态性，成分具有动态性，反映到指纹图谱中则是以特征峰和指纹峰出现，其谱动学处于动态变化之中。在多成分中药药物动力学总量统计矩方法研究的基础上，邓俊林等[58,59]用总量统计矩法建立了药物动力学与指纹图谱同时表征的中药谱动学的数学模型与参数表征体系，包括总量零阶矩（VUCT）、总量响应率维变量（VUCPWT）、总量一阶矩所建立的中药谱动学的数学模型及参数体系能表征以指纹图谱表达的中药多成分的药物动力学行为坐标（指纹图谱总量一阶矩，MCRTT；药物代谢总量一阶矩，MRTT 量）及总二阶矩（指纹图谱二阶矩，VCRTT；药物代谢二阶矩，VRTT）。计算方法比单个成分逐个测定计算更为方便，同时适用于进行未知成分药物动力学研究。

11.2.5.2 应用实例

肖美凤等[53]进行了动态中药成分群的谱动学数学模型创立及对补阳还五汤的验证研究。采用 HPLC 测得补阳还五汤空白血样及各时间点血样指纹图谱总量统计矩参数，利用总量统计矩加合计算含药血样的整体总量统计矩参数及空白血样的总量统计矩参数，两者相减可得纯药物的初次总量统计矩参数，运用代谢平衡常数迭代计算，至吸收和代谢平衡常数达稳态，即得补阳还五汤在大鼠体内代谢的谱动学参数 $VUC_t = 1.262 \times 10^8 \, \text{mAu} \cdot \text{s}$，$MRT_t = 37.48\text{h}$，$VRT_t = 9.016 \times 10^2 \text{h}^2$，$CL_t = 25.79\text{mL} \cdot \text{h}^{-1} \cdot \text{kg}^{-1}$，$V_s = 1.586 \times 10^2 \text{mL} \cdot \text{kg}^{-1}$，$t_{t,0.5} = 6.15\text{h}$，表明经 $0 \sim 96.33\text{h}$ 后整方 95% 成分被排出体外。实验证明所建中药谱动学数学模型及参数体系能表征补阳还五汤的量-时作用关系，能用于中药成分群的体内代谢动力学研究。

11.2.6 多组分多维向量归一的"总量"药动学

岳鹏飞等[60]提出了基于多维向量归一的中药"总量"药动学研究方法，以成分药动学或效应动力学理论为基础，以中药物质所有入血可定量分析成分的动力学为研究对象，运用多维向量与矩阵计量方法计算各个成分数学意义上浓度或效应归一化的"总量"，表征可分析成分在体内的总体变化规律，计算相应药动学参数。

该方法基本特征为：①"总量"为多维向量归一化总量，即利用可充分权衡复方各成分贡献的数学总量，鉴于复方中各成分的吸收速率、消除速率与分布特性、代谢速率等各异，即各时间点各组分对复方作用整体的贡献度各异，此总量不能是所有成分药时浓度的简单加和或平均；②假设一中药复方，不同取血时间点 t_n（$n = 1, 2, 3, \cdots$），含有 k 个入血组分，每个组分浓度为（$k = 1, 2, 3, \cdots$），构成 k 维空间。以 3 组分为例，如图 11-9 所示，一维空间中 3 组分药-时曲线叠加在同一直线上，无法找到合理体现各成分总量贡献的归一化中心点，而三维向量空间，各个时间点（t_n）各成分的药物浓度（X_k）位于不同向量空间，可以运用最小二乘规则法、欧式空间最小距离法或映射法等[19,20]找到各个成分各个时间点的总量归一化中心点，可近似刻画各个时间点多成分的"总量"，近而可表征中药复方各个"总量"（$C_总$）随时间（t_n）的整体量变规律，计算对应药动学参数。

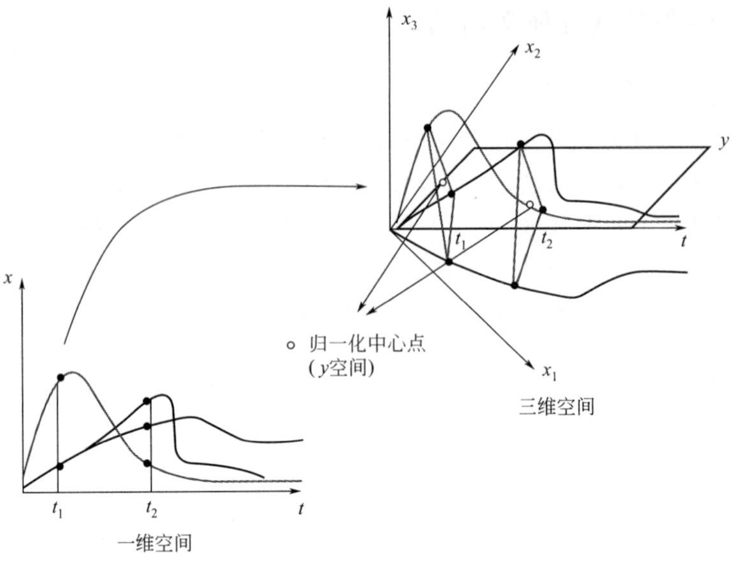

图 11-9　复杂多组分矢量多维空间归一化计量思路方法

11.3　中药指纹药动学的应用

11.3.1　指导中药复方配伍研究

药动学研究有助于研发生物活性高、药效更加安全的新药。在医学界，药动学与药效学、毒理学具有同等重要地位。而中药指纹药动学是在药动学基础上发展起来的用于中药评价与研究的一种新方法。应用中药指纹药动学对中药复方配伍研究具有重要指导意义。

郭莹等[61]应用总量统计矩法研究中药复方主要有效部位的不同配伍对主要活性成分药动学参数的影响。通过研究养阴通脑颗粒的配伍，以养阴通脑颗粒中主要有效部位生物碱、黄酮、皂苷、挥发油的量作为配伍质量控制标准，按正交试验法设计复方主要有效部位的配伍实验，在不同时间点上检测川芎嗪和葛根素的血药浓度，采用总量统计距法，分别计算川芎嗪和葛根素在各配伍条件下的零阶矩和平均滞留时间，再计算葛根素和川芎嗪总量零阶矩和总量平均滞留时间。应用正交分析法分析配伍对其药动学参数的影响，结果黄酮对葛根素和川芎嗪的总量零阶矩影响最大，生物碱对葛根素和川芎嗪的总量平均滞留时间影响最大，皂苷对 2 个总量统计矩参数的影响都很小，而挥发油对 2 个总量统计矩参数的影响都较大，由此提示挥发油可能促进葛根素和川芎嗪在大鼠体内的代谢。

龚小红[62]基于中药配伍理论，结合中医证候阳虚便秘模型，以药动学（PK）和药效学（PD）为手段探究大黄附子配伍治疗阳虚便秘增效减毒的物质基础与作用机制。采用离体实验法测定大黄以及大黄附子配伍作用于离体结肠张力、振幅、频率数，对比研究原药和含药血浆分别对正常和模型离体结肠的作用，探究大黄多途径发挥治疗阳虚便秘的物质基础；探究大黄治疗阳虚便秘的物质基础以及作用机制；整合 PK/PD 结果为模型以效应室无滞后时间的一房室 Sigmoid E_{max} 模型拟合最佳。大黄在正常和模型的 EC_{50} 和 E_{max} 值均很接近，大黄附子配伍后的 EC_{50} 较大黄单用显著降低，同时 E_{max} 值显著升高。正常大鼠药效动力学拟合曲线均较为陡峭，而模型大鼠药效动力学拟合曲线均较为平坦。PK/PD 模型为大黄附子配伍减毒增效的研究提供新的思路和方法。

11.3.2 评价中草药安全性

基于药动学参数研究连续给药后是否存在药物蓄积，有助于中药新药早期研究中客观评价药物安全性。基于药动学的中药新药安全性评价思路[63]见图 11-10。

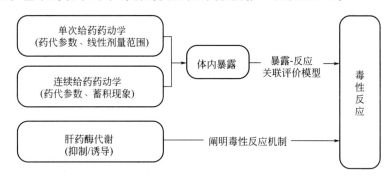

图 11-10 基于药动学的中药新药安全性评价思路

近年来，大量研究显示银杏叶及其活性成分（槲皮素、白果内酯、银杏内酯）能够影响肝脏中 CYP3A4、CYP3A5 和 P-gp 的表达和功能，并通过这些影响其他药物在体内的药动学及药效学结果。但这些成分（槲皮素、白果内酯、银杏内酯）对药物代谢酶和转运体的作用影响尚未得到一致结论[64]。银杏叶及其活性成分（槲皮素、白果内酯、银杏内酯）通过对药物代谢酶、转运体和核受体的调节作用，显著影响环孢素 A（CsA）体内药动学过程。但动物体内和人体内结果并不一致，有待进一步深入研究。移植患者服用 CsA 时，若同时服用银杏叶制剂后需对 CsA 血药浓度进行监测，并适当调整 CsA 剂量。

大黄主要有效成分为蒽醌类化合物，包括大黄素、大黄酸、大黄酚、大黄素甲醚、芦荟大黄素等。近年来已有不少药动学研究探究大黄及其主要活性成分（大黄素、大黄酸、大黄酚）对多种肝药酶（如 CYPs）和外排转运体（如 P-gp）的作用，但结果并不一致[65,66]。熟大黄对 CYP3A 发挥诱导作用；大黄提取物和大黄酸抑制 CYP3A 和 P-gp 功能。

甘草作为一种常用中草药，其主要成分包括甘草甜素、甘草次酸和甘草苷等。具有解毒、抗炎、抗病毒、镇咳、抗肿瘤、抗溃疡等作用。近年来国内外多项药动学研究甘草及其主要成分（甘草甜素、甘草次酸和甘草苷）对人体 CYPs 和 P-gp 功能和表达的影响，结果表明甘草及主要成分可诱导或抑制 CYP3A 和 P-gp 功能[67]。当大鼠连续灌胃给予甘草提取物（含有 $150 \mathrm{mg} \cdot \mathrm{kg}^{-1}$ 甘草甜素，bid×7d）后，可显著降低 CsA 的 C_{max}（91.4%）和 AUC（89.9%）（$P < 0.05$）。进一步机制研究发现甘草甜素可显著激活 P-gp 和 CYP3A4 功能，从而降低 CsA 的生物利用度。

11.3.3 药效物质基础研究

中药药代动力学和中药药效物质基础长期以来都是中药学研究的瓶颈问题。天然药物化学成分多样性及其复杂性带来的困难，以及内源性功能小分子对人类代谢影响的重要性，都影响中药药效物质基础研究。应用整合药代动力学和代谢组学方法，以代谢组学为桥梁，从机体对中药产生的内源性小分子应答这一角度，通过同时监测中药原型及被代谢成分（药代）和内源性小分子代谢物（代谢组）的变化，将二者通过多变量统计分析技术进行关联。

这一方法合理简化了中药和人体这两个复杂系统，可以全面探索彼此的交互效应，考察单个药物成分在这两个系统中的作用和地位。

由于中药成分极其复杂，并且药效成分间存在药物相互作用，以及个体间代谢状态差异，导致入血药物分子的代谢和处置存在巨大的个体间差异，因此使用经典药动学方法无法完全对它们进行 ADME 研究，而且很难真正精确地阐明中药药效物质基础，即经典中药药动学说不清什么物质在起效，也说不清该物质在体内的动力学变化，其变化与药效的关系也不明确。因此需要探索能够有效预测多组分中药的个体化 PK 策略。整合药动学-代谢组学的中药药效物质基础研究，最根本就是要牢牢把握中药药效的经时过程，从中选择药效最佳时间点，进行中药药效的代谢组学研究。这样才能保证中药的物质基础研究与临床疗效最大程度地相关，保证所研究化学成分是确切的有效成分，以及能够根据差异代谢谱预测其多靶点信息[68]。

参 考 文 献

[1] 郭立玮. 中药药物动力学方法与应用 [M]. 北京：人民卫生出版社，2002：1.

[2] 范方田，何立巍. 基于"药效-药代-化学"三位一体的中药药动学模式研究 [J]. 江苏科技信息，2016（15）：32～33，36.

[3] 杨义芳，萧伟. 基于多成分多靶点的中药药动/药效相关性研究解读与策略 [J]. 中草药，2013，44（12）：1521～1528.

[4] 罗国安，王义民，曹进，等. 建立我国现代中药质量标准体系的研究 [J]. 世界科学技术：中药现代化杂志，2002，4（4）：5～11.

[5] 贺福元，罗杰英，刘文龙，等. 中药谱效学研究方向方法初探 [J]. 世界科学技术—中医药现代化，2004，6（6）：44～50.

[6] 孙国祥，毕开顺. 中药指纹图谱学体系在中药创制中的作用 [J]. 色谱，2008，26（2）：172～179.

[7] 易延逵，王琼，张璐，等. "指纹药动学"的构思与研究 [J]. 中草药，2014，45（13）：1813～1815.

[8] FDA. Guidance for industry：botanical drug products [EB/OL]. 2004.

[9] 冯亮，胡昌江，余凌英. 人参皂苷 Rg_1 及其代谢产物的药代动力学研究 [J]. 药学学报，2010，45（5）：636～640.

[10] 宋俊科，张雯，张维库，等. 静脉注射丹酚酸 A 在恒河猴体内的药代动力学研究 [J]. 药学学报，2015，50（9）：1142～1147.

[11] 袁春平，侯惠民，区淑蕴. 丹酚酸 B 的药动学及相关研究进展 [J]. 中国新药杂志，2015，24（7）：791～799.

[12] 马惠玲. 牛黄上清片的比较药代动力学及组织分布研究 [D]. 南昌大学，2017.

[13] 徐波. HPLC 法测定清热解毒颗粒中大黄素在大鼠体内的药代动力学 [J]. 成都医学院学报，2012，7（3）：402～404.

[14] 管庆霞，张悦，邹淑君，等. 马钱子碱及其纳米结构脂质载体在大鼠体内的药动学比较研究 [J]. 中国药房，2018，29（20）：2777～2781.

[15] 梅紫薇，丁美红，董莉，等. 黄连提取物中盐酸小檗碱及其单体在家兔体内的药动学差异 [J]. 中成药，2017，39（8）：1605～1608.

[16] 覃璇，陈昂，鲁健，等. 中药单体小白菊内酯的大鼠血浆稳定性及其药动学研究 [J]. 药学学报，2017，52（4）：609～614.

[17] 许玉凤，阳海鹰，原梅，等. 大鼠灌胃黄独素 B 单体和黄药子醇提物后黄独素 B 的药动学和组织分布比较 [J]. 中国药理学与毒理学杂志，2018，32（1）：72～78.

[18] 方雨晨，万海同，虞立，等. 谷红注射液主要有效成分在脑缺血模型大鼠体内的药动学研究 [J]. 中国中药杂志，2018，43（9）：1940～1945.

[19] 李丹. 芒果苷在大鼠体内血浆蛋白结合率及组织分布研究 [D]. 广州中医药大学，2017.

[20] 隋晓璠. 丁香叶中丁香苦苷的药物动力学的初步研究 [D]. 黑龙江中医药大学，2005.

[21] 韩亮. 橘皮汤有效部位制剂开发及其主要成分药物动力学研究 [D]. 广州中医药大学，2017.

[22] 李燕，李芸霞，曹小玉，等. 参附注射液多种成分在不同心力衰竭模型大鼠体内药动学比较研究 [J]. 辽宁中医杂

志，2018，45（12）：2664～2667.

[23] 王新雨，晋臻，凌霄，等. 葛根芩连汤中14种主要成分在大鼠体内的药动学特征研究 [J]. 中国中药杂志，2018，43（23）：4724～4734.

[24] 胡杰利，刘绍勇，张振华，等. 痰热清注射液中主要活性成分在大鼠体内的药动学研究 [J]. 中草药，2013，44（13）：1779～1785.

[25] 杨梦玲. 加味小柴胡颗粒主要有效成分的药代动力学研究 [D]. 湖北中医药大学，2018.

[26] 薛红梅，李若梅，王建明. 复方血塞通滴丸的体内药物动力学研究 [J]. 黑龙江科技信息，2016（27）：24～25.

[27] 林郁宵，钟菊招. 银黄制剂在大鼠体内的药效学及药物动力学分析 [J]. 山西医药杂志，2015，44（18）：2126～2128.

[28] 林力，孙明谦，苗兰，等. 中药复方天龙通心在大鼠体内的药代动力学研究 [J]. 药学学报，2017，52（4）：575～581.

[29] 付湘，凌家俊，吴秀君. 血液指纹图谱在中药药动学研究中的应用 [J]. 广州中医药大学学报，2011，28（4）：452～456.

[30] 刘迎春. 复方铝酸铋片的质量控制方法研究 [D]. 沈阳药科大学，2015.

[31] 陀扬凌，刘宇，娄涛涛，等. 赶黄草的指纹药动学 [J]. 中国实验方剂学杂志，2016，22（3）：85～88.

[32] 季旭明，程明，王世军，等. 大黄及其含药血清指纹图谱比较分析 [J]. 山东中医药大学学报，2012，36（1）：69～71.

[33] 林超萍，邓海冬，孔祥康. 六味地黄丸成分分析 [J]. 实用医技杂志，2015，22（10）：1109～1113.

[34] 曾俊芬，宋金春，鲁建武. 生化汤药动学及其血清指纹图谱研究 [J]. 中国药房，2008，19（9）：650～652.

[35] 曹艺，朱丹妮，林志宏，等. 归苓片血清药物化学研究 [J]. 中国药科大学学报，2007，38（6）：519.

[36] 吴秀君，肇丽梅. 脑血宁注射液血清药物化学及药动学研究 [J]. 中药新药与临床药理，2008，19（5）：376.

[37] 沈岚，冯怡，徐德生，等. 配伍前后芍药特征化学组分体内药动学变化研究 [J]. 中国药学杂志，2008，43（23）：1774～1776.

[38] 王慧，吕青涛，李洪晓，等. 当归多糖的提取分离与血清指纹图谱研究 [J]. 食品与药品，2008，10（1）：22.

[39] 郝海平，郑超湳，王广基. 多组分、多靶点中药整体药代动力学研究的思考与探索 [J]. 药学学报，2009，44（3）：270～275.

[40] 李晓宇，郝海平，王广基，等. 三七总皂苷多效应成分整合药代动力学研究 [J]. 中国天然药物，2008，6（5）：377～381.

[41] 张启云，徐良辉，李冰涛，等. 复方葛根芩连汤多效应成分分类整合药代动力学研究 [J]. 中国临床药理学与治疗学，2011，16（1）：51～56.

[42] 路咪咪，庞璐，程沛，等. 牡丹皮药效组分的整合药代动力学考察及其与药效的相关性分析 [J]. 中国实验方剂学杂志，2018（12）：1～6.

[43] 路咪咪，庞璐，程沛，等. 牡丹皮炭在血热出血证大鼠体内的整合药代动力学与药效学的相关性研究 [J]. 中药材，2018（11）：2304～2308.

[44] 王静，陈悦，袁子民. 胆黄连在实热证大鼠体内的整合药代动力学与药效学的相关性 [J]. 药学学报，2016，51（1）：127～131.

[45] 胡顺莉. 新风胶囊多效应成分分类整合药代动力学研究 [D]. 安徽中医药大学，2015.

[46] 江美芳. 复方血栓通胶囊三七皂苷类成分的快速鉴定及整合药代动力学研究 [D]. 北京中医药大学，2017.

[47] 时晓燕. 白芷总香豆素提取物多成分整合药代动力学研究 [A]. 中国药理学会药物代谢专业委员会（CSSX）. 第十届全国药物和化学异物代谢学术会议暨第三届国际 ISSX/CSSX 联合学术会议论文集 [C]. 中国药理学会药物代谢专业委员会（CSSX）：中国药理学会，2012：1.

[48] 陶野，张贝贝，付梅红，等. 基于色谱指纹图谱的苍术挥发油多成分体内药代动力学研究 [J]. 中国实验方剂学杂志，2013，19（11）：156～159.

[49] 贺福元，罗杰英，邓凯文. 中药复方动力学数学模型-总量统计矩法的研究 [J]. 世界科学技术，2006（6）：13～18.

[50] 贺福元，周宏灏，邓凯文，等. 指纹图谱的一种定性定量研究新方法：总量统计矩分析法 [J]. 药学学报，2008，43（2）：195～201.

[51] 贺福元，邓凯文，刘文龙，等. 中药复方多成分体系群体药物动力学：总量统计矩数学模型及参数计算研究 [J]. 中国中药杂志，2011，36（20）：2866～2870.

[52] 贺福元，邓凯文，刘文龙，等. 中药复方药物动力学总量统计矩法的实验验证研究 [J]. 中国中药杂志，2013，38 (2)：253～262.

[53] 肖美凤，段晓鹏，邓凯文，等. 动态中药成分群的谱动学数学模型创立及对补阳还五汤验证研究 [J]. 中国中药杂志，2019 (3)：1～11.

[54] 张杰，刘胜兰，王慧，等. UPLC-MS/MS 测定复方丹参方中丹参酮ⅡA、丹参酚酸 B、人参皂苷 Rg_1 及其在大鼠血浆和脑组织的药代动力学研究 [J]. 中国中药杂志，2017，42 (3)：580～586.

[55] 周惠芬，何昱，艾进超，等. 丹红注射液主要有效成分配伍在脑缺血再灌注大鼠体内的药动学研究 [J]. 中草药，2016，47 (20)：3656～3661.

[56] 严云良，戴晓燕. 总量统计矩法评价祛瘀清热颗粒中大黄酸与大黄酚在家兔体内的药代动力学特征 [J]. 中国中药杂志，2014，39 (3)：520～525.

[57] 严建业，王元清，伍红年，等. 总量统计矩参数追踪肉桂在大鼠机体中的体内过程研究 [J]. 中药材，2017，40 (11)：2663～2667.

[58] 邓俊林，邓凯文，刘文龙，等. 中药多成分体系谱动学数学模型的研究 [J]. 中华中医药杂志，2013，28 (10)：3058～3062.

[59] 邓俊林，邓凯文，刘文龙，等. 中药多成分体系谱动学数学模型的实验验证研究 [J]. 中华中医药杂志，2013，28 (11)：3367～3373.

[60] 岳鹏飞，吴彬，郑琴，等. 基于多组分多维向量归一的中药复方“总量”药动学评价模式的创新与思考 [J]. 药物评价研究，2011，34 (5)：335～338.

[61] 郭莹，杨洁红，张恒义，等. 统计矩法评价养阴通脑颗粒各有效部位配伍在脑缺血再灌大鼠中的药动学变化 [J]. 中国中药杂志，2010，35 (4)：493～496.

[62] 龚小红. 基于整合药动学/药效学方法研究大黄附子配伍治疗阳虚便秘的增效减毒作用 [D]. 成都中医药大学，2017.

[63] 李睿，曹唯仪，唐旭东，等. 中药新药早期临床安全性评价思路初探 [J]. 中国新药杂志，2016，25 (24)：2799～2803.

[64] Deng Y，Bi HC，Zhao LZ，et al. Evaluation of in vitro inhibition and induction of cytochrome P450 activities by hydrolyzed ginkgolides [J]. Journal of Ethnopharmacology，2014，158：132～139.

[65] Gao J，Shi Z，Zhu S，et al. Influences of processed rhubarbs on the activities of four CYP isozymes and the metabolism of saxagliptin in rats based on probe cocktail and pharmacokinetics approaches [J]. Journal of Ethnopharmacology，2013，145 (2)：566～572.

[66] Tang JC，Yang H，Song XY，et al. Interaction of Rhema extract with cytochrome P4503A and efflux transporters in rats [J]. Pharmazie，2010，65 (5)：367～374.

[67] Hou YC，Lin SP，Chao PD. Liquorice reduced cyclosporine bioavailability by activating p-glycoprotein and CYP3A [J]. Food Chem，2012，135 (4)：2370～2312.

[68] 李明会，阮玲玉，赵文龙，等. 基于代谢组学/药动学整合策略的多组分中药药效物质基础研究 [J]. 世界科学技术：中医药现代化，2018，20 (8)：1471～1475.

（侯志飞　王　欣）

第12章

中药指纹代谢组学

▶ 12.1 中药代谢组学概述

12.1.1 代谢组学简介

代谢组学是 20 世纪 90 年代末发展起来的一门新兴学科，最早由英国帝国理工大学 Jeremy Nicholson 教授提出。其以组群指标分析为基础，以高通量检测和数据处理为手段，是继基因组学、转录组学、蛋白组学之后，以信息建模与系统整合为目标的系统生物学研究领域中又一重要的分支。基因组学和蛋白质组学分别从基因和蛋白质层面探寻生命的活动，而实际上细胞内许多生命活动是发生在代谢物层面的，如细胞信号释放、能量传递、细胞间通信等都是受代谢物调控的。代谢组学正是研究代谢组在某一时刻细胞内所有代谢物的集合的一门学科，是在给定条件或时间下所有小分子代谢物质的定量分析，从而定量描述生物内源性代谢物质的整体及其对内因和外因变化应答规律的科学[1]。基因与蛋白质的表达紧密相连，而代谢物则更多地反映了细胞所处的环境，这又与细胞的营养状态、药物和环境污染物的作用，以及其他外界因素的影响密切相关，相比其他组学，代谢组学能更直观、更直接地检测到机体内已经发生了什么，可以说代谢组学研究是所有组学研究中的延伸和终端。因此有人认为："基因组学和蛋白质组学告诉你什么可能会发生，而代谢组学则告诉你什么确实发生了。"

代谢组学主要研究的是作为各种代谢路径的底物和产物的小分子代谢物，分子量通常小于 1000。样品主要是动植物的细胞和组织的提取液。应用现代分析技术进行检测，主要有核磁共振（NMR）、质谱（MS）、色谱（HPLC，GC）及色谱-质谱联用技术，定性定量研究细胞提取物、组织提取物和生物体液（如血清、血装、尿液、唾液、脑脊液等）中的内源性代谢产物（即代谢组），通过检测获得样品原始数据，进行预处理后结合模式识别等化学计量学方法，充分抽提数据中的潜在信息，分析机体在不同状态下（如生理与病理状态、给药前后等）的代谢谱差异，揭示机体在特定时间、环境下的整体功能状态，并有可能找出与之相关的生物标志物。解读数据中蕴藏的生物学意义，为相关预警信号提供一个预知平台，这是代谢组学研究的关键内容。

根据研究对象和目的，代谢组学可分为四个研究层次：代谢物靶标分析、代谢谱学分析、代谢指纹分析、代谢组学分析。代谢物靶标分析是对某个或某几个特定组分的分析，在这个层次的分析中，需要对样品进行预处理，除掉干扰物，获得特定的组分，以提高检测的灵敏度。代谢谱学分析又称代谢轮廓分析，对某一类结构与性质相关的化合物、某一代谢途径的所有中间产物或多条代谢途径的标志性组分进行分析。进行代谢谱分析时，可充分利用这一类化合物的特有化学性质，在样品的预处理和检测过程中，采用特定技术来完成。代谢指纹分析可对样品进行快速分类，而不分离鉴定具体单一组分，定性并半定量分析细胞外、细胞内全部代谢物。代谢指纹分析具有全局性，是一种普遍采用的研究模式，但由于分析技术和信息处理方法的限制以及缺乏对不同疾病和代谢网络的特异性，使得其存在自身缺陷[2]。代谢组学分析可对限定条件下特定生物样品中所有代谢组分进行定性和定量。进行代谢组学研究时，样品预处理和检测技术必须满足对所有代谢组分具有高灵敏度、高选择性、高通量要求，而且干扰小。代谢组学涉及数据量非常大，因此需要借助于化学计量学技术对大量数据进行分析处理[3]。

12.1.2　中药代谢组学研究思路

中药具有整体调节特性，而代谢组学是研究机体代谢网络和代谢产物整体变化及内在变化规律的重要方法，因而中药的整体观念与代谢组学全局、动态的研究方法具有一定相似性[4]。中药药效活性成分绝大多数为次级代谢产物（如萜类、酚类、黄酮类、醌类、生物碱类等），有相关报道指出，在植物代谢组中，发现的代谢产物数量大约在25万到50万种之间，即使在单个植物中，其代谢产物数量也十分庞大，约0.5万到2.5万种[5]。除了药物自身代谢外，在用药机体中代谢产物还会发生一系列降解，同时还存在肠道菌群对以上多种物质的代谢[6]，因而中药代谢产物的总数量无法估计。而中药作用于人体正是通过各种药物组分、代谢后的代谢物组分、微生物降解后的组分而综合整体发挥疗效的，因此采用常规的单一检测手段难以控制中药整体情况及在体内的动态过程，引入代谢组学概念后，可通过高通量分析技术测定内源性代谢物变化来体现中药干预下的病理变化过程及系统运行轨迹，刻画出动态情况下的生理和生化状态及变化过程，并提供终端性的信息[7]。代谢组学可以作为一种系统研究方法评价中药的整体疗效，弥补单一指标评价中药生物活性的不足，运用了"整体-动态-综合-分析"研究思路，对于揭示中药代谢模式具有独特优势，对全面阐明和评价中药疗效及治疗过程具有重要意义[8]。因而在中药现代化研究过程中，充分借鉴代谢组学研究方法，将加快传统中药学与现代生命科学结合，推动中药现代化发展。

▶ 12.2　中药指纹代谢组学研究方法

一般来说，完整的代谢组学研究流程包括：样品采集和制备，代谢组数据采集，数据预处理，多变量分析，标志物识别和代谢途经分析等步骤。其研究平台主要由分析技术平台和数据分析平台构成。其中代谢组数据采集主要由分析技术平台来完成；数据预处理、多变量分析、标志物识别和代谢途经分析等主要借助于数据分析平台来实现。

12.2.1 检测平台

在进行检测之前，样品通常需要进行制备，以适应相应的分析技术，样品收集及制备是代谢组学研究的基础阶段，也是重要环节之一。代谢组学研究对象主要是复杂的生物样品，如尿液、血浆或血清、唾液以及细胞和组织的提取液，其中以血样作为研究最多。由于研究目的和所采用分析技术不同，应采取适当的样品制备方法，并对条件进行优化，以期达到符合检测条件下最佳处理样品。样品制备包括样品提取、预处理和化合物分离。提取溶剂常用水或甲醇、乙腈等有机溶剂，也可采用固相萃取或亲和色谱等技术，处理后样品才可用于相应分析技术进行分析。

分析技术是代谢组学关键，获取复杂生物样本中代谢物概况或准确鉴定已知代谢物必须依赖于高通量分析技术[9]，样品预处理完成后，便可对分析物进行分析，目前常用分析技术主要是磁共振（NMR）、质谱（MS）以及色谱-质谱联用技术，其中 NMR 技术在代谢组学研究中应用最为广泛，而现代 MS 技术也以其高灵敏度和专属性优势而在代谢组学研究中备受青睐。联用技术又包含多种形式，如气-质联用（GC-MS，GC-MS/MS 等）、液-质联用（HPLC-MS，UPLC-MS/MS 等）、电泳-质谱联用（CE-MS）和等离子体质谱（ICP-MS）、液-核磁-质联用（HPLC-NMR-MS）等联用技术。此外还有傅里叶变换红外光谱（FTIR）、拉曼光谱（FT-Raman）、近红外光谱（NIR）等。

12.2.1.1 核磁共振（NMR）

核磁共振（NMR）是较早应用于代谢组学的研究模式，也是当前代谢组学研究中最常用的技术之一。核磁共振主要是由原子核自旋运动引起的，在核外磁场作用下，吸收射频辐射而产生能级跃迁的谱学技术，生命科学领域中常用的是氢谱（^{1}H-NMR）、碳谱（^{13}C-NMR）及磷谱（^{31}P-NMR）三种，可用于生物体液、组织或细胞提取液和活体组织分析。尤其氢谱（^{1}H-NMR）因其对含氢化合物均有响应，能完成对样品中大多数代谢物检测，具有较高灵敏度和较好重复性。

核磁共振（NMR）应用于代谢组学中具有许多优势，首先它是有机物结构测定的有力手段，所需样品量少，样品预处理简单或者无需预处理，其可深入物质内部而不破坏样品结构、性质和原有组成，无辐射损伤，可以在生理条件下对样品进行实时检测且不影响混合物的生理生化性质甚至化学平衡，是一种无损检测技术。其次，核磁共振具有无偏向性，对所有化合物灵敏度都相同，氢谱中谱峰和化合物氢原子是一一对应的，所测每个氢原子都有其相关谱峰，并且信号强弱反映样品中各组分的相对含量。此外，NMR 还可设计多种谱图编辑手段，实验方法灵活多变，通过操控脉冲序列可以获得样品中不同官能团、不同分子量或不同存在状态的代谢物信息。NMR 检测分析时间短，往往只需要制备一个样品即能完成对样品中物质的鉴别和含量测定，因而是一种高效快速检测手段。除了优点之外，我们也应该看到 NMR 技术不足，其灵敏度较低，分辨率不高，因此如果化合物丰度低，则难以给出合适信号，而且同一代谢物会有多个信号，存在信号严重重叠的问题。

12.2.1.2 色谱-质谱联用技术

色谱-质谱联用技术是将具有强大分离功能的色谱与能提供丰富结构信息并具有良好鉴定作用的质谱相结合，进而对代谢物进行快速定性分析和准确定量。质谱灵敏度高，这一性质对检测含量较低的代谢物尤为适宜。色谱-质谱联用技术兼具色谱高分离度、高通量和质谱高灵敏度、特异性等优点，能够获得更加丰富的代谢物信息，相应弥补了质谱信号重叠及代谢物谱窄的不足，在代谢组学研究中应用日益增多，已逐渐成为代谢组学研究中的常用手段。

气-质联用（GC-MS）技术在代谢组学中应用较早，主要是针对挥发性物质进行分离鉴定，如中药材中香豆素类、脂肪酸类等挥发性成分，而对热不稳定或难挥发的次生代谢产物则不适用[10]。气-质联用技术具有高分辨率、高检测灵敏度，并配套有相对完善的用来参考比较的标准代谢物谱库，在代谢物鉴定方面具有一定优势。薛水玉[11]采用气-质联用法结合代谢组学分析技术，对款冬花药材代谢进行测定，共鉴定出 54 个代谢产物。方衡[12]采用气相色谱-质谱联用技术对肾茶中挥发性成分进行研究，建立肾茶挥发性成分 GC-MS 指纹图谱，并采用代谢组学技术对肾茶治疗大鼠肾小球肾炎模型的作用机制进行了研究。通过代谢组学技术找到了肾炎发展过程及肾茶中与有效干预作用相关的生物标记物，初步揭示肾茶治疗肾小球炎的作用机制。但由于该联用技术仅限于挥发性化合物，对于体内大部分非挥发性内源性代谢物则需要进行衍生化处理，但往往耗时耗力，存在一定误差，因而不具有普适性，限制了气-质联用技术的广泛应用。

液-质联用（LC-MS）技术相对于气-质联用技术来说应用范围比较广泛，可适用于极性化合物、难挥发性化合物、热不稳定化合物和大分子化合物的定性和定量分析，如中药材中皂苷类、生物碱类等不易挥发次生代谢成分。液-质联用技术又有高效液相-质谱（HPLC-MS）联用、超高效液相-质谱（UPLC-MS）联用，如陈静等[13]建立液相色谱-质谱技术（LC-MS）的代谢组学方法用以发现疾病潜在的标志物，利用 LC-MS 获得代谢指纹图谱，采用多种统计分析方法对产生的海量数据进行分析，最终筛选出潜在标志物。而王颖等[14]则建立基于超高效液相色谱-质谱方法结合代谢组学方法研究中药芪苓温肾消囊方治疗痰湿型多囊卵巢综合征的疗效。

12.2.2　数据处理平台

代谢组学研究的对象是生物体内内源性小分子代谢物，从复杂代谢组学数据中提取出有价值信息，借助高通量检测技术和数据处理方法，进行数据建模和生物标志物筛选。生物样品如血浆、尿液、组织等，经过 GC-MS、NMR、LC-MS 等高通量仪器检测后，得到大量图谱数据，使用相应软件对图谱数据进行转换，获得用于统计分析的标准格式数据。

12.2.2.1　代谢组学数据特点

代谢组学数据具有如下特点：

① 高噪声生物体内具有大量内源性小分子，具有特定研究意义的生物标志物只是其中很少一部分，绝大部分代谢物和研究目的无关。

② 高维小样本代谢物数目远大于样品个数，不适合使用传统统计学方法进行分析。

③ 高变异性不同代谢物质的理化性质差异大，其浓度含量的动态范围宽；生物个体间差异大，存在变异。

④ 相互作用关系复杂。各种代谢物质可能不仅具有简单的相加效应，而且可能具有交互作用，从而增加了识别这些具有复杂关系的生物标志物的难度。

⑤ 相关性和冗余性。各种代谢物并非独立存在，而是相互之间具有不同程度的相关性，同时由于碎片、加合物和同位素的存在使得数据结构存在很大的冗余性，这就需要采用合理的统计分析策略来揭示隐藏其中的复杂数据关系。

⑥ 分布不规则和稀疏性。代谢组学数据分布不规则，而且数据具有稀疏性（即有很多

值为零），因此，传统的一些线性和参数分析方法此时可能失效。

12.2.2.2　数据预处理

代谢组学数据分析的目的是希望从中挖掘出生物相关信息。然而代谢组学数据变异来源很多，不仅包括生物变异，还包括环境影响和操作性误差等方面，因而要对数据进行预处理，可得到用于代谢组学研究的数据格式。主要包括如下方法。

① 归一化法可消除或减轻样品浓度不均一性，以代谢物除以样品总浓度来校正个体差异或其他因素对代谢物绝对浓度的影响，消除了仪器稳定度、灵敏度与个体差异性等因素对分析结果的干扰。

② 标准化法可消除不同代谢物浓度数量级的差别，突出于生物信息相关的信号，减少干扰信号硬性，增加样本之间的可比性。

③ 数据转换是指对数据进行非线性变换，如 log 转换和 power 转换等。数据转换的目的是将一些偏态分布的数据转换成对称分布数据，并消除异方差性的影响，以满足一些线性分析技术要求。

不同预处理方法会对统计分析结果产生不同影响，因此需根据生物样本特性、研究目的、预选则统计分析方法来综合考虑[15]。

12.2.2.3　多变量分析

代谢组学产生了大量数据，属于高维数据，常规统计分析方法难以发现样品间或各组间异同，无法准确归属造成上述差异变量，即单变量分析不能揭示复杂变量之间关系，因此需采用多变量分析方法，即多元统计分析方法对代谢组学数据进行处理。多元统计分析方法大致可分为两类：无监督学习和有监督学习。

（1）无监督学习

无监督学习主要包括主成分分析、非线性映射、聚类分析等，是指在不给定样本标签情况下对样本进行学习，反映了数据原始状态，从整体上把握数据，对所有样品都不加以区分，组间差异大、组内差异小时，该方法可明显区分组间差异，但当组间差异不大而组内差异较大时，则无监督分析难以发现和区分组间差异。此外，如果组件差异不大，但各组的样本量相差较大，那么样本量大的那组将会主导模型，这种情况下，则难以得出正确结论。

（2）有监督学习

有监督学习主要包括软独立建模分类法（SIMCA）、偏最小二乘法（PLS）、偏最小二乘法判别分析（PLS-DA）、正交偏最小二乘判别分析（OPLS-DA）、人工神经元网络（ANN）等，是指在给定样品标签的情况下对训练样本进行学习，将样品先分组再进行分析，忽略组内随机差异，突出组间系统差异[16]。目前普遍应用方法为主成分分析和偏最小二乘判别分析。主成分分析是指通过正交变换将一组可能存在相关性的变量转换为一组线性不相关变量，转换后这组变量叫主成分。主成分分析能够减少数据集维数，同时保持数据集对方差贡献最大。这是通过保留低阶主成分，忽略高阶主成分做到的。这样低阶成分往往能够保留住数据的最重要方面。偏最小二乘法判别分析是在降维的同时结合了回归模型，并利用一定判别阈值对回归结果进行判别分析。

12.2.2.4　常用数据处理软件

代谢组学数据分析常用的软件有如下 5 种。

（1）MassProfiler Professional（MPP）软件

常见统计分析该软件都可以完成，包括主成分分析、偏最小二乘判别分析、聚类分析、方差分析、代谢通路分析等。

（2）Markerlynx 软件

可以对沃特世公司仪器采集的数据进行数据预处理（色谱峰提取，排列，解卷积）生成供接下来统计分析的数据集。

（3）Progenesis QI 软件

适用性较广的一个数据预处理软件，它可以处理市面上几乎所有常用高分辨质谱仪产生的数据。该软件也可以进行简单统计分析，如方差分析、聚类分析、主成分分析等，也可以联网进行代谢通路分析。

（4）Sieve 软件

热电公司生产的一款数据预处理软件，可以识别热电旗下所有高分辨质谱仪产生的数据。数据预处理之后，也可进行简单统计分析，如主成分分析、方差分析、绘制火山图等。

（5）MetaboAnalyst 软件

它是一款免费使用网络软件，功能强大，可以进行数据预处理和数据统计分析。该软件可对数据集进行缺失值过滤、归一化、数据转换等操作，同时该软件还包含几乎所有常用统计分析方法以及代谢通路分析。

▶ 12.3 中药指纹代谢组学的应用

12.3.1 中药质量评价

中药质量各方面研究一直以来是重点也是难点，将代谢组学技术应用于中药质量研究，有助于更好地保证中药合理性、安全性和有效性。中药代谢组学方法已能够很好地检测区分中药产地、含量和提取方法；将不同生长期所含有的化学物质视为一个整体，对药材所有代谢物进行考察，进而评价药材质量，从而成为中药道地性、品质及加工水平等的有效检测方法。

12.3.1.1 不同产地药材的质量评价

中药材是中药产品及中药制剂源头，因此对中药材质量控制是中药质量控制的首要环节。中药材具有道地性说法，它是指人们传统公认的且来源于特定产区的具有中国特色的名优正品药材，其本质是药材质量好、疗效好，在长期使用中得到了医者与患者的普遍认可。然而，中药材道地性划分标准主要来源于实践经验，是人为的、相对的、模糊的，许多道地药材质量形成的科学机理尚不清楚，只知其然不知其所以然，特别是在道地产区内同种药材质量也参差不齐。由于人工繁育与野生状态相比，影响因素较多，无法达到完全一致，质量控制缺乏科学手段，往往中药材会发生量或质的改变。此外，中药材在流通和使用过程中，还会出现一些替代品或伪品，更使得市场上药材质量有很大差异，这就迫切需要强有力的鉴定手段对不同药材品种剂型进行准确鉴定。

代谢组学应用于中药材质量控制的思路：中药成分具有指纹性，借助其指纹特性来描述其整体轮廓，通过整体轮廓辨识中药材全貌，在此基础上结合代谢组学方法，采用模式识别等技术能够最大限度地从中药材中获取有关化学成分信息，找出代谢物差异性成分，进而可对不同产地中药材进行区分，为中药质量研究提供了新思路。

实例 12-1 基于 NMR 代谢组学技术的不同产地黄芪水溶性浸出物化学组成分析[17]

① 测定样品　不同产地的黄芪（山西野生黄芪和甘肃栽培黄芪）水溶性浸出物。

② 分析技术　^{1}H-NMR 技术。

③ 核磁图谱分析　通过对化学位移、偶合常数、峰形等核磁数据的分析，并结合文献数据进行对照，共指认出了 18 个化合物，其中氨基酸 7 个、糖类 3 个、有机酸 6 个和其他化合物 2 个，如图 12-1 所示。

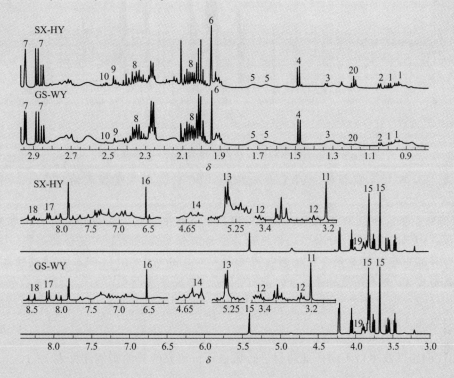

图 12-1　来自甘肃（GS）和山西（SX）的 AR 中 WSE 的代表性 ^{1}H-NMR 光谱和化合物指认

1—亮氨酸；2—缬氨酸；3—苏氨酸；4—丙氨酸；5—精氨酸；6—乙酸；7—天冬氨酸；8—谷氨酸；
9—琥珀酸；10—柠檬酸；11—胆碱；12—牛磺酸；13—α-葡萄糖；14—β-葡萄糖；
15—蔗糖；16—富马酸；17—腺嘌呤；18—甲酸；19—未知 1；20—未知 2

④ 数据处理　聚类分析、主成分分析、正交偏最小二乘法分析、微阵列分析以及 Spearmanrank 相关分析等。

⑤ 实验结果　山西黄芪浸出物中胆碱、琥珀酸、柠檬酸、谷氨酸、牛磺酸含量较高，而甘肃黄芪浸出物中蔗糖、精氨酸和富马酸含量较高。结果显示，甘肃栽培黄芪中的浸出物含量明显高于山西野生黄芪，而且两个产地黄芪在化学组成上也有显著差异。

实例 12-2 基于 GC-MS 联用代谢组学方法的甘肃不同产地当归中挥发性成分与其生长环境关系研究[18]

① 测定样品　甘肃不同产地当归中挥发性成分。

② 分析技术　气相色谱-质谱联用（GC-MS）技术。

③ 指纹图谱分析　由于甘肃不同产地当归药材所含挥发性物质的主要化学成分相近，因此各样品的主要特征峰无明显差异，指纹图谱整体特征相似，如图12-2所示。

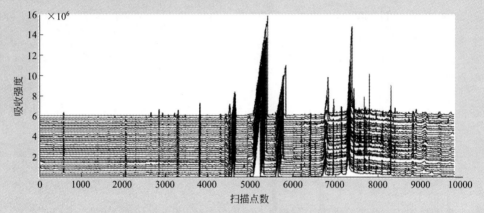

图12-2　31批当归样品挥发性成分GC-MS指纹图谱

④ 数据处理　无监督模式的主成分分析（PCA）、有监督模式的偏最小二乘分析（PLS）。

⑤ 实验结果　PCA结果表明，甘肃不同产地当归中挥发性成分与海拔、土壤类型具有相关性；PLS可将31批甘肃不同产地的当归样品依据海拔差异明显分为3类，不同海拔的当归样品中挥发性成分存在较为明显差异；对比分析PCA和PLS得到线性载荷图，可识别筛选出11个差异特征性成分，通过NIST 11数据库检索，鉴定出其中7个差异性化合物。得出结论：甘肃不同产地当归中挥发性成分与其生长的海拔、土壤类型的交互影响具有明显相关性。

应用代谢组学技术对不同产地药材进行质量评价研究的其他实例详见表12-1。

表12-1　应用代谢组学技术对不同产地药材质量评价研究实例概览

名称	分析方法	研究目的	数据处理	参考文献
麦冬	UPLC-Q-TOF/MS	杭麦冬和川麦冬的药效差异	PCA、OPLS-DA	[19]
泽泻	^{1}H-NMR	研究不同产地、不同品种间药材代谢物的差异	PCA、PLS-DA	[20]
黄柏	^{1}H-NMR	研究不同产地、不同品种间药材代谢物的差异	PCA、PLS-DA	[20]
虫草	UPLC-Q-TOF-MS	不同产地虫草化学成分鉴定与比较分析	PCA	[21]

12.3.1.2　中药成分分析及差异研究

中药具有独特的作用机理和规律，但由于成分复杂，作用多样，在一定程度上加大了研究难度，对整体控制的同时还需要结合主要控制方向对中药进行探索研究。活性成分是中药赖以发挥作用的物质基础[22]，通过对中药活性成分研究，分析成分在体内的代谢过程及差异，将代谢组化学分析与药效学指标相关联，可进一步确定一组与活性相关的化学成分，与传统的化学分离模式相比，代谢组学技术可最大限度地反映中药化学成分间的协同作用，所确定的一组活性成分群可用于中药质量的精准评价，对中药深入研究具有重要意义。

实例12-3　基于代谢组学分析不同蒸制次数熟地黄中糖类成分变化规律[23]

　　① 测定样品　不同蒸制次数的熟地黄。

　　② 分析技术　LC-MS技术。

　　③ 核磁图谱分析　通过多级质谱离子碎片及对照品比较对差异物进行鉴定。

　　④ 数据处理　主成分分析（PCA）、正交偏最小二乘法分析（OPLS-DA），数据处理结果分别如图12-3、图12-4所示。

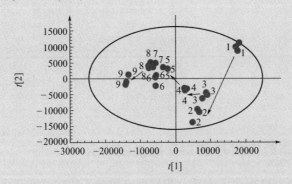

图 12-3　不同蒸制次数熟地黄的 PCA 得分

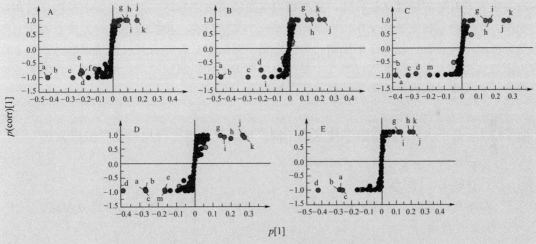

图 12-4　不同蒸制次数熟地黄的 S 曲线与差异化学标记物

A—第1蒸与第2蒸熟地黄；B—第1蒸与第3蒸熟地黄；C—第1蒸与第4蒸熟地黄；
D—第1蒸与第5～8蒸熟地黄；E—第1蒸与第9蒸熟地黄

　　⑤ 实验结果　经 OPLS-DA 共鉴定了 6 种糖类化合物，分别为甘露三糖、蜜二糖、甘露糖、葡萄糖、半乳糖和阿拉伯糖；其中甘露三糖和蜜二糖逐渐降低，在第9蒸熟地黄中相对峰面积最低，分别为 0.60 和 0.52；阿拉伯糖逐渐升高，在第9蒸熟地黄中相对峰面积达到 4.74；甘露糖先升高后降低，其相对峰面积在第5蒸熟地黄中最高，达 3.33；而葡萄糖和半乳糖基本上处于稳定状态。PCA 结果显示，第1蒸至第9蒸熟地黄沿着 PC1 轴逐渐改变，糖类代谢物发生着显著变化。经过不同的蒸制次数，地黄中糖类成分发生了显著变化，这提示加工时间和加工次数可能是影响糖类成分的重要因素。

中药成分分析及差异研究概览见表 12-2。

表 12-2　中药成分分析及差异研究概览

名称	分析方法	研究目的	数据处理	参考文献
远志	NMR、UPLC	远志不同部位化学成分差异	PCA、PLS-DA	[24]
莪术	GC-MS、HPLC	研究不同生长时期温莪术的代谢物化学成分的差异	PCA、PLS-DA	[25]
桔梗	UPLC-QTOF-MS	桔梗根、茎、叶及种子 4 个不同部位的化学成分研究	PCA、OPLS-DA	[26]
小叶黑柴胡	UPLC-Q-TOF/MS	对小叶黑柴胡总黄酮的成分进行研究	PCA、PLS-DA、O-PLS	[27]

综上所述，代谢组学在中药材的分析方面具有明显优势，可客观、准确、快速地对不同产地中药材进行鉴定区分，并很好地适用于中药成分分析及差异研究，在中药质量控制方面具有较大优势。

12.3.2　中药药效物质基础与作用机制研究

中药复方中存在"君臣佐使"关系，相似的，中药化合物之间也存在类似的相互协同作用关系。阐明中药所发挥独特作用的机制则至关重要，说明哪些物质是有效的，如何确定这些有效物质，有效的标准又是什么，这些是当前急需解决的问题。但大多数中药作用机制尚不明确，中药药效物质基础及作用机制揭示是一个复杂过程，传统药理实验方法只能在一定程度上揭示中药药效与药理作用机制，而代谢组学则能够对药物自身代谢情况以及药物干预后内源性代谢物的变化情况进行研究，寻找指纹图谱变化机制和原因，阐明中药作用靶点或受体，从而反映出体内生物化学过程和状态的变化[28]。

> **实例 12-4　基于 NMR 代谢组学技术的不同产地黄芪水溶性浸出物化学组成分析**[29]
>
> ① 测定样品　黄芪根与地上部分。
> ② 分析技术　^{1}H-NMR 技术。
> ③ 核磁图谱数据　通过比对对照品和文献资料报道数据，进行化学成分指认，如图 12-5、图 12-6 所示。

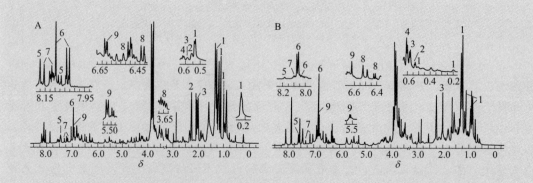

图 12-5　HQ-R-E（A）和 HQ-A-E（B）的 ^{1}H-NMR 图谱

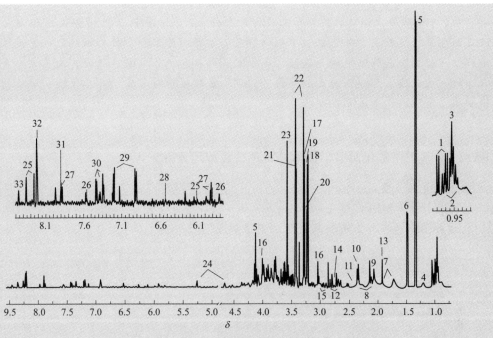

图 12-6　小鼠脾脏^{1}H-NMR 图谱

④ 数据处理　主成分分析（PCA）、偏最小二乘判别分析（PLS-DA）以及结构判别分析（OPLS-DA）等。数据处理结果如图 12-7 所示。

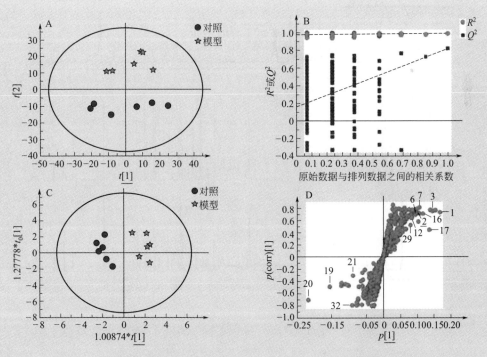

图 12-7　对照组和模型组小鼠脾脏的 PCA 图（A）、PLS-DA 模型验证（B）、
OPLS-DA 图（C）和 S-plot 图（D）

⑤ 实验结果　共指认出脾脏中代谢物 33 个，包括 5 种有机酸、13 个氨基酸、2 个糖

酵解产物、3个胆碱代谢物、1个有机胺类化合物、7个含氮化合物。黄芪根和地上部分醋酸乙酯部位均可升高白细胞数、单核细胞数、淋巴细胞数和中性粒细胞数；黄芪根醋酸乙酯部位可回调小鼠脾脏中异亮氨酸、亮氨酸、缬氨酸、精氨酸、肌酸、次黄嘌呤6个差异代谢物，黄芪地上部分醋酸乙酯部位可回调小鼠脾脏中精氨酸、天冬氨酸、肌酸、甘油磷酰胆碱、鲨肌醇5个差异代谢物。

实例12-5 基于核磁代谢组学技术的黄芪抗疲劳药效研究[30]

① 测定样品 黄芪。

② 分析技术 UPLC-Q-TOF-MS。

③ 核磁图谱数据 血清和尿液核磁图谱如图12-8所示。

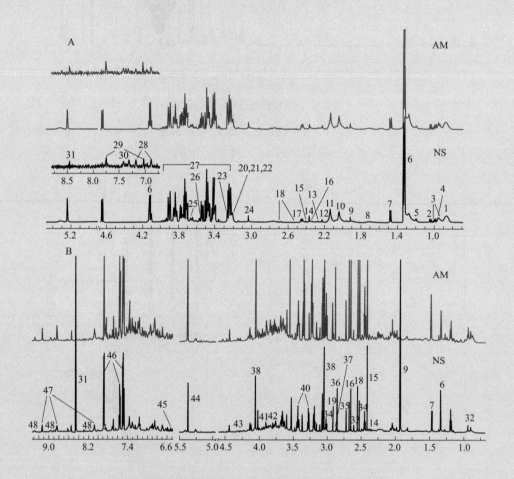

图 12-8 空白组（NS）和中剂量组（AM）大鼠的
血清（A）和尿液（B）¹H-NMR 图谱

④ 数据处理 结构判别分析（OPLS-DA）。数据处理结果如图12-9～图12-11所示。

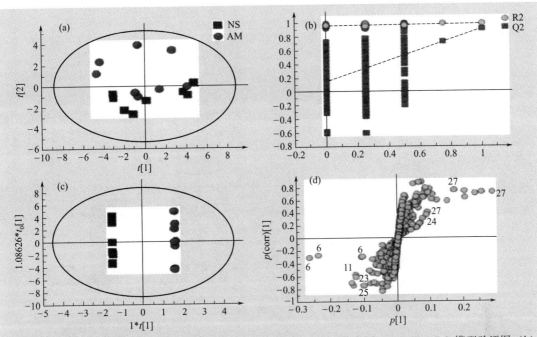

图 12-9　空白组（NS）和黄芪中剂量组（AM）大鼠血清的 PCA 散点图（a）、PLS-DA 模型验证图（b）、
OPLS-DA 散点图（c）和 S-plot 图（d）

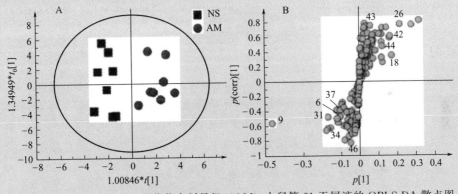

图 12-10　空白组（NS）和黄芪中剂量组（AM）大鼠第 21 天尿液的 OPLS-DA 散点图（A）
和 S-plot 图（B）

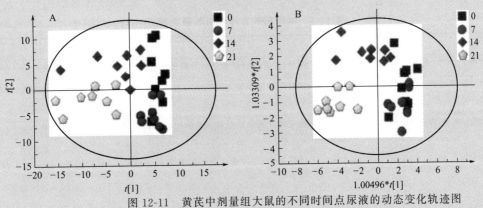

图 12-11　黄芪中剂量组大鼠的不同时间点尿液的动态变化轨迹图
A—PCA 散点图；B—OPLS-DA 散点图

⑤ 代谢通路分析　如图 12-12 所示。

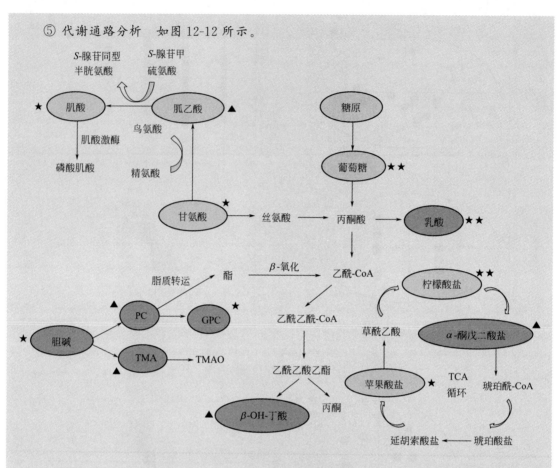

图 12-12　代谢通路分析图

(与空白组相比，橙色代表代谢物含量升高，绿色代表代谢物含量降低，$* p < 0.05$，$* * p < 0.01$;
▲代表与空白组相比，代谢物含量呈现升高或降低趋势，$p > 0.05$)

⑥ 实验结果　整合所有差异代谢物，血清 10 个，尿液 15 个。血清和尿液中的代谢物主要为参与糖酵解、脂质代谢和三羧酸循环的中间体。

中药药效与作用机制研究概览见表 12-3。

表 12-3　中药药效与作用机制研究概览

名称	分析方法	研究目的	数据处理方法	参考文献
麻黄-石膏	GC-MS	麻黄-石膏对的化学成分及药效分析	PCA、PLS-DA	[31]
生脉散	UPLC-HDMS	研究生脉散预防老年痴呆的药效及关键物质基础	OPLS-DA	[32]
男仕胶囊	UPLC-MS	鉴定男仕胶囊治疗肾阳虚证的药效物质及作用机制	PCA、OPLS-DA	[33]
黄连、胆黄连	UPLC/LTQ-Orbitrap-MS	研究黄连、胆黄连对热证模型大鼠药效作用机制的差异性	PCA、PLS-DA	[34]
六味地黄丸	HPLC-UV	研究抗炎药效作用机制	PCA	[35]
银杏叶提取物	GC-MS	银杏叶提取物作用机制	PCA、PLS-DA	[36]

12.3.3 中药毒性和安全性研究

中药在防病治病方面具有其特殊理论与功效，但长期以来人们认为中药毒副作用小，往往忽视相关中药的合理用法、用量及其毒性，同西药一样，中药也具有急性毒性和慢性毒性。有些中药在长期用药或配伍不当时也会产生毒副作用，引起生理机能紊乱，导致机体产生不良反应。中药毒性或安全性问题的现代研究一直是一个比较薄弱的环节，参照化学药品毒性研究模式进行中药安全性评价已建立起较为成熟的方法，已取得了一些进展。常规药物安全性评价方法通常是通过实验动物对药物的某些反应，评估药物的毒性，或是通过组织形态学、生化指标等研究药物的毒性，此种评估手段只采用一个或几个指标化合物表征毒性反应，这种传统评价揭示的只是中药的毒性现象，而要想真正控制中药的安全性必然要阐明其毒性机制、毒性进程及毒性物质基础。由于中药成分复杂，成分之间的相互作用可改变中药的药效和毒性，因而需对中药进行整体评价，即需要以科学方法和标准为基础的现代化评价手段，在此研究基础上，找出解决中药毒性的办法，将中药更广泛地应用于临床才是最终目的。

由于用单一器官或组织的毒性反应并不能全面衡量中药的毒性及安全性，而中药在机体内作用后毒性反应在血液和尿液等的终端代谢物中，则可很好地表征机体整体变化的总和情况。代谢组学正是从代谢网络终末症状全面反映生物机体的功能，并分析由外界刺激引起的代谢变化，对中药的多条代谢通路进行快速分析，评价中药毒性，缩短研究的周期，对中药的毒副作用程度进行分析，对靶组织正确定位，有效寻找生物标志物[37]。通常采用图 12-13 所示分析流程[38]。

与传统方法相比，代谢组学能更快、更准确地发现毒性物质及其毒性规律，尤其对于多靶点的综合性毒性反应，可从多个角度进行全面评价，以一体化、定量化和标准化为发展方向，具有系统整体的特点，对于确保中药用药的合理性、安全性，建立现代中药的药理毒理评价体系、指导临床合理用药具有理论意义和实用价值，推动了符合中药特点的新型毒性或安全性研究技术体系的建立和发展。

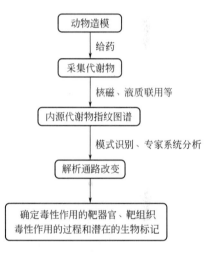

图 12-13　代谢组学用于毒性和安全性研究的一般流程

12.3.3.1　中药靶器官毒性及作用机制

中药毒性可分成三级，即大毒、有毒及小毒。大毒中药中度症状严重，常常会引起主要脏器严重损害，如心脏、肾脏、肝脏等，甚至造成死亡。有毒中药则因用量过大或用药时间过久出现严重中毒症状，同样会引起中药脏器损害。中药毒性除了以上三个等级外，当剂量过大、服用太久、炮制不当、配伍失误、制剂不当等均会引起中毒。代谢组学在中药毒性机制研究中已涉及肝脏、肾脏、肺脏、心脏、神经系统、生殖系统和胃肠道等靶器官。

代谢组学对毒物作用机制研究就是研究毒物在毒性损伤中所起的作用及其发挥作用的途径。主要研究思路为：①中药毒性会破坏正常细胞的结构功能、引起代谢途径中内源性代谢物上调或下调；②从而直接或间接改变靶组织或体液中内源性代谢物；③通过检测生物体液信息，获得不同代谢路径化合物的特征性的指纹图谱信息；④结合多元统计分析来表征这种改变和损伤。

（1）肝毒性研究

实例 12-6　中药柴胡总皂苷急性肝毒性的代谢组学研究[39]

① 测定样品　中药柴胡总皂苷给药后大鼠尿液样本。

② 分析技术　UPLC-MS 联用技术。

③ 核磁图谱　如图 12-14 所示。

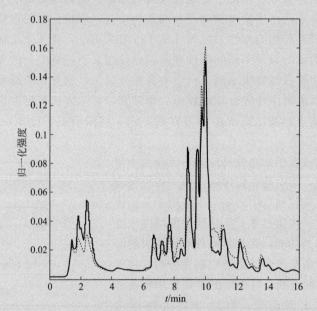

图 12-14　浓度归一化后的平均总离子流色谱

（实线—正常组；虚线—SS 组）

④ 数据处理　主成分分析，分析结果如图 12-15 所示。

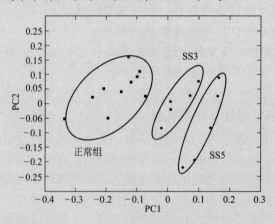

图 12-15　大鼠尿液样本的 PCA 得分图

⑤ 实验结果　给药组大鼠的代谢组偏离了正常组，判定为肝脏急性毒性的表现，第 5 天肝毒性强于第 3 天，表明肝毒性与给药累积剂量呈正相关，表现出了明显的急性和累积肝毒性。

实例 12-7 基于代谢组学的中药菊三七致肝毒性机理研究[40]

① 测定样品 不同剂量中药菊三七给药后大鼠的血浆和尿液。

② 分析技术 UPLC-MS 技术。

③ 核磁图谱 如图 12-16 所示。

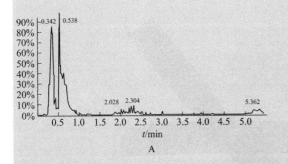
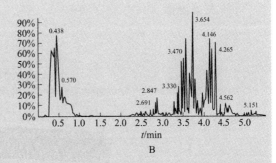
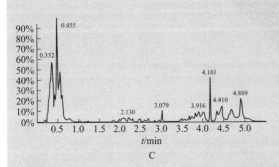
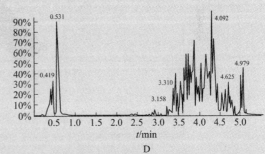

图 12-16 菊三七水煎液中剂量组的大鼠尿液（A，C）和
血浆（B，D）样品的总离子流色谱图
（正离子模式下：A，B；负离子模式下：C，D）

④ 数据处理 主成分分析。

⑤ 实验结果 给药组大鼠的代谢组偏离了正常组，判定为肝脏急性毒性的表现，第 5 天肝毒性强于第 3 天，表明肝毒性与给药累积剂量呈正相关，表现出了明显的急性和累积肝毒性。

（2）肾毒性研究

实例 12-8 纳米雄黄肾毒性的代谢组学研究[41]

① 测定样品 纳米雄黄给药后大鼠血清和肾脏样本。

② 分析技术 LC-MS 和 GC-MS 联用技术。

③ 数据处理 主成分分析（PCA）、正交偏最小二乘法判别分析法（OPLS-DA）、VIP（变量投影重要性）。

④ 实验结果 证实纳米雄黄可导致肾脏损伤，且呈剂量依赖性，代谢通路分析结果表明，纳米雄黄对肾脏的毒性机制可能与氨基酸和脂质代谢等有关。

（3）心脏毒性研究

实例 12-9　中药香加皮心脏毒性成分药代动力学和代谢组学研究[42]

　　① 测定样品　给药后大鼠血样和尿样。

　　② 分析技术　UPLC-MS/MS 技术。

　　③ 色谱图谱　如图 12-17 所示。

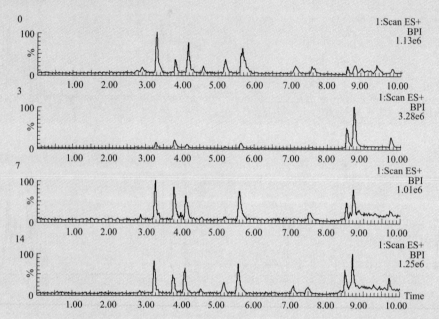

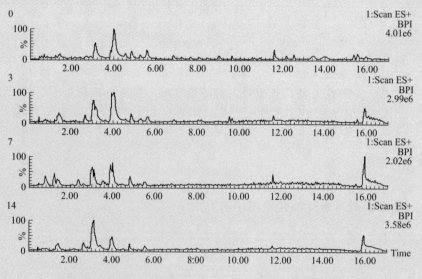

图 12-17　大鼠给药后第 3 天、7 天和 14 天的尿液样品色谱图

　　④ 数据处理　主成分分析（PCA）。

　　⑤ 实验结果　给药前后，大鼠总体代谢物差异明显，获得血浆中的 8 个标记物，推测了产生心脏毒性的机制。

以上列举了基于中药指纹代谢组学的中药靶器官毒性的一些实例，其他概况举例见表12-4。

表 12-4　基于代谢组学中药靶器官毒性研究概况举例

名称	毒性	分析方法	研究目的	数据处理	参考文献
何首乌	肝损伤	UPLC-MS	研究何首乌给药后肾阳虚大鼠血浆中内源性代谢物的变化,寻找生物标志物	OPLS	[43]
关木通	肾毒性	HPLC-NMR	研究关木通肾毒性,建立内源性代谢产物谱变化	PCA	[44]
细辛	心脏毒性	NMR	细辛对心脏毒性的作用机制研究	PCA、PLS-DA	[45]
新乌头碱	心肌细胞毒性	^{1}H-NMR	基于核磁共振的代谢组学方法来研究新乌头碱对原代乳鼠心肌细胞的毒性	PLS-DA	[46]
朱砂	神经毒性	^{1}H-NMR	研究朱砂给药后大鼠大脑和小脑组织提取物中各种内源性化合物的变化	PCA	[47]

12.3.3.2　减毒机制评价

研究中药毒性机制、毒性进程及毒性物质基础，是为了更好地寻找解决毒性的方法，使更多的低毒高效物质应用于临床才是研究的最终目的。对于中药产生的毒性，可以从两个方面理解：①对于本身有毒的中药，毒性是由中药内的固定化学成分产生的，可以通过炮制、合理配伍、煎煮等方式起到协调药物的偏性、降低毒性、增强药效作用；②本身毒性小或是没有毒性，但经过炮制、煎煮、配伍后进入机体而发生复杂反应，形成了毒性成分。由于种种复杂因素，对减毒机制研究带来了很大挑战。近年来，应用代谢组学来研究中药配伍的减毒作用机制，通过比较中药及与其他药味配伍的毒性，研究其配伍前后代谢产物图谱的变化规律，从机体内源性代谢产物变化角度，来探讨配伍减毒的机制[48]。代谢组学在减毒机制的研究中提供了一个新方向，通过比较正常组、中毒组和解毒组中代谢物水平的变化，来分析解毒作用的物质基础，当解毒组中的代谢物水平接近正常组时，便可确定解毒组产生了解毒作用[49]。

实例 12-10　川楝子毒性及配伍减毒的代谢组学研究[50]

①　测定样品　川楝子。

②　分析技术　^{1}H-NMR 技术。

③　核磁共振图谱　如图 12-18 所示。

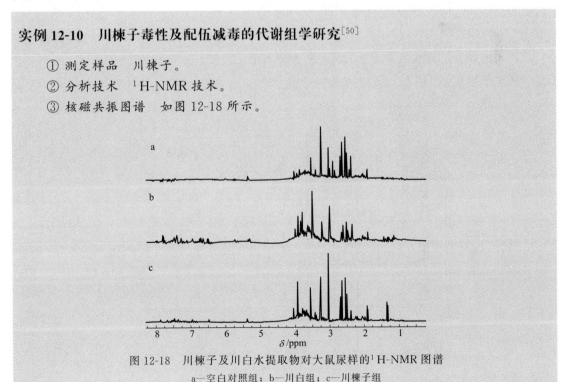

图 12-18　川楝子及川白水提取物对大鼠尿样的 ^{1}H-NMR 图谱

a—空白对照组；b—川白组；c—川楝子组

④ 数据处理　PCA，分析结果如图 12-19 所示。

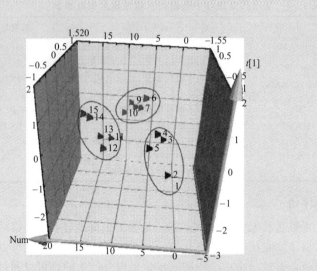

图 12-19　川楝子及川白水提物组和对照组 PCA 三维得分图

class1—空白对照组；class2—川白组；class3—川楝子组

⑤ 实验结果　与缺甘草四逆汤相比，四逆汤对模型对心肌细胞的损伤保护作用更强；四逆汤中附子与甘草合煎减毒增效机制与糖酵解、脂质代谢、三羧酸循环和氨基酸代谢中的氮的代谢等生物代谢途径有关。

实例 12-11　基于代谢组学探讨清络通痹方配伍生地黄和三七对雷公藤肝毒性的影响[51]

① 测定样品　清络通痹方中配伍生地黄和三七。

② 分析技术　HPLC-LTQ-Orbitrap-MS 技术。

③ 图谱　如图 12-20 所示。

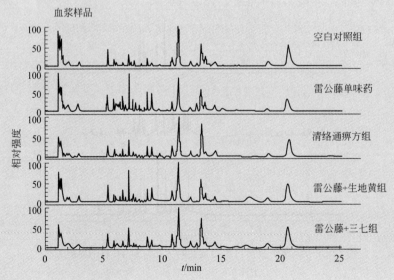

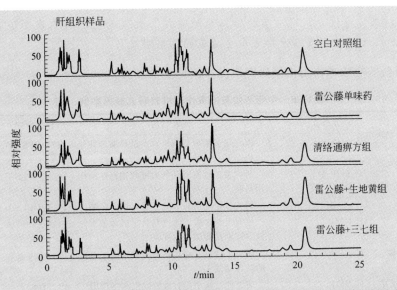

图 12-20　血清和肝组织匀浆液代谢组学 HPLC-LTQ-Qrbitrap-MS 检测总离子流图

④ 数据处理　OPLS-DA，分析结果如图 12-21、图 12-22 所示。

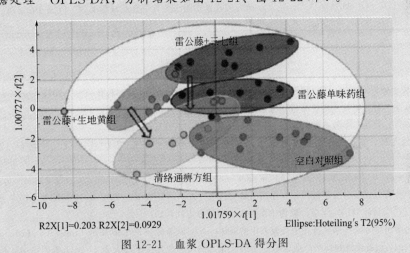

R2X[1]=0.203 R2X[2]=0.0929　　　　　　　　　　Ellipse:Hoteiling's T2(95%)

图 12-21　血浆 OPLS-DA 得分图

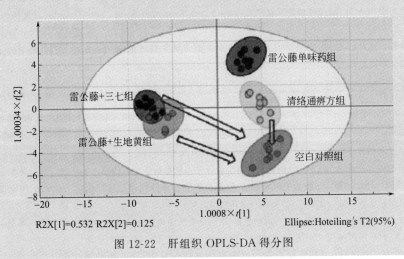

R2X[1]=0.532 R2X[2]=0.125　　　　　　　　　　Ellipse:Hoteiling's T2(95%)

图 12-22　肝组织 OPLS-DA 得分图

⑤ 实验结果 通过分析得"雷公藤＋生地黄组"大鼠的生物样本观测值在整体上距离清络通痹方较近，提示清络通痹方中生地黄的作用明显。

其他中药药效与减毒作用机制研究概况举例见表 12-5。

表 12-5 中药药效与减毒作用机制研究概况举例

名称	分析方法	研究目的	数据处理方法	文献
肉豆蔻麸煨	UPLC-MS	肉豆蔻麸煨炮制前后对大鼠长期毒性作用机制的差异性	PCA、PLS-DA	[52]
黄芪	LC-TOF-MS	研究黄芪口服液降低大鼠顺铂毒性的作用机制	PCA、OPLS-DA	[53]
参附	UPLC-Q-TOF/MS	研究参附配伍对大鼠心脏毒性的影响	PCA、OPLS-DA	[54]
广防己	¹H-NMR	研究大鼠口服广防己及其配伍黄芪水煎液后尿液代谢图谱的变化	PCA、PLS-DA、OSC	[55]
甘草次酸-新乌头碱	¹H-NMR	研究了甘草次酸对新乌头碱致大鼠毒性的减毒功效	PCA	[56]
人工牛黄、石膏、冰片	¹H-NMR	研究此 3 味中药对雄黄配伍减毒作用	PLS-DA	[57]
厚朴-枳实	¹H-NMR	研究厚朴及厚朴配伍枳实的肝肾毒性	PLS-DA	[58]
醋制甘遂	NMR	研究醋制甘遂减毒作用	OPLS-DA	[59]
附子-甘草	GC-MS	研究四逆汤中附子与甘草合煎减毒增效机制	PCA、PLS-DA	[60]

参 考 文 献

[1] 孙明慧，张小蒙，卓微伟，等. 代谢组学在中医药研究中的应用 [J]. 江苏科技信息，2017（9）：44～45.

[2] 张小丽. 基于多种分析技术的代谢组学方法研究与应用 [D]. 兰州大学，2013.

[3] 许国旺，杨军. 代谢组学及其研究进展 [J]. 色谱，2003（4）：316～320.

[4] 郭卢晋，魏文峰，霍金海，等. 代谢组学及其在中医药研究中的应用 [J]. 黑龙江中医药，2018，47（2）：118～119.

[5] John C，Lindon. The handbook of metabonomics and metabolomics [M]. Beijing：Science Press，2008.

[6] 赵卫华. 中药有效成分与肠道菌群相互作用的研究进展 [A]. 国际数字医学会. 2017 国际数字医学会数字中医药分会论文集 [C]. 国际数字医学会：湖南中医药大学期刊杂志社，2017：2.

[7] 汪俊松. 代谢组学方法学研究及在中药复方中的应用 [A]. 欧亚经济论坛秘书处（Euro-Asia Economic Forum Secretariat）. 2017 创新经济和新兴产业论坛——2017 第二届国际现代中医药大会 & 2017 第四届国际高科技针灸与中西医结合大会会刊 [C]. 欧亚经济论坛秘书处（Euro-Asia Economic Forum Secretariat）：百奥泰国际会议（大连）有限公司，2017：1.

[8] 吕尚，杨世林，饶毅，等. 代谢组学及其相关技术在中药研发领域的应用进展 [J]. 中国中药杂志，2018，43（21）：4182～4191.

[9] Jeremy R E. A new paradigm for known metabolite identification in metabonomics/metabolomics：metabolite identificaton efficiency [J]. *C&S Biotech J*，2015，13：131.

[10] Lisec J，Schauer N，Kopka J，et al. Gas chromatography mass spectrometry-based metabolite profiling in plants. *Nat Protoc*，2006，1（1）：387～396.

[11] 薛水玉. 基于色谱技术的款冬植物代谢组学研究 [D]. 山西大学，2012.

[12] 方衡. 肾茶的挥发性成分 GC-MS 分析及其对肾小球肾炎大鼠干预作用的代谢组学研究 [D]. 佳木斯大学，2014.

[13] 陈静，单圆鸿，严沁，等. 一种基于液相色谱-质谱技术进行血清代谢组学研究的方法：从代谢指纹到潜在标志物 [J]. 中国科学（B 辑：化学），2009，39（10）：1268～1276.

[14] 王颖，邹丽红，侯丽辉，等. 基于超高液相色谱-质谱分析代谢组学在苓苓温肾消囊方治疗痰湿型多囊卵巢综合征的应用 [J]. 时珍国医国药，2018，29（7）：1591～1593.

[15] 柯朝甫，张涛，武晓岩，等. 代谢组学数据分析的统计学方法 [J]. 中国卫生统计，2014，31（2）：357～

359，365.

[16] 阿基业，何骏，孙润彬. 代谢组学数据处理——主成分分析十个要点问题 [J]. 药学学报，2018，53（6）：929～937.

[17] 田栋，李震宇，范圣此，等. 基于 NMR 代谢组学技术的不同产地黄芪水溶性浸出物化学组成分析 [J]. 药学学报，2014，49（1）：89～94.

[18] 萨日娜，潘新波，顾志荣，等. 基于气相色谱-质谱联用代谢组学方法的甘肃不同产地当归中挥发性成分与其生长环境关系研究 [J]. 中国中医药信息杂志，2018，25（6）：82～86.

[19] 童菊华，王玉霞，孙虹，等. 基于代谢组学技术的杭麦冬和川麦冬药效差异性研究 [J]. 药学学报，2014，49（10）：1451～1456.

[20] 罗尚华. 基于 ^{1}H-NMR 技术对道地药材黄柏和泽泻质量控制的代谢组学研究 [D]. 成都中医药大学，2013.

[21] 郑文，王诗盛，钟艺，等. 基于代谢组学技术的虫草鉴别研究 [J]. 中国现代应用药学，2017，34（8）：1145～1149.

[22] 陈昱初，赵露，徐希明，等. 亲和色谱及其数学模型在中药活性成分研究中的应用 [J]. 中国中药杂志，2019，44（1）：40～47.

[23] 薛淑娟，陈随清. 基于代谢组学分析不同蒸制次数熟地黄中糖类成分的变化规律 [J]. 中国实验方剂学杂志，2018，24（22）：1～5.

[24] 王雪洁. 基于 NMR/UPLC 植物代谢组学技术的远志质量评价研究 [D]. 山西大学，2012.

[25] 向铮. 基于代谢组学的莪术类药材的质量控制 [D]. 浙江大学，2012.

[26] 王翠竹. 桔梗不同部位化学成分及抗抑郁作用的研究 [D]. 吉林大学，2018.

[27] 武汉良. 中药活性成分——小叶黑柴胡总黄酮的代谢组学研究 [D]. 河南科技大学，2012.

[28] 吴修红，赵闯，孙晓兰，等. 基于代谢组学方法的中药药效物质基础研究进展 [J]. 中医药学报，2017，45（1）：87～89.

[29] 田栋，李震宇，范圣此，等. 基于 NMR 代谢组学技术的不同产地黄芪水溶性浸出物化学组成分析 [J]. 药学学报，2014，49（1）：89～94.

[30] 何盼. 基于核磁代谢组学技术的黄芪抗疲劳药效研究 [D]. 山西大学，2015.

[31] 董文婷. 麻黄-石膏药对配伍的化学成分、药效及代谢组学研究 [J]. 齐齐哈尔医学院学报，2016，37（33）：4191～4193.

[32] 卢盛文，孔玲，初航，等. 基于中医方证代谢组学的生脉散干预老年痴呆症大鼠的药效物质基础研究 [J]. 世界科学技术-中医药现代化，2016，18（10）：1720～1729.

[33] 刘琦，赵宏伟，张爱华，等. 基于中医方证代谢组学研究男仕胶囊治疗肾阳虚证的药效物质基础及作用机制 [J]. 中国中药杂志，2016，41（15）：2901～2914.

[34] 王静，陈悦，袁子民，等. 基于尿液代谢组学研究黄连和胆黄连对热证药效作用机制的差异性 [J]. 中国中药杂志，2016，41（14）：2638～2645.

[35] 谢宝刚，方修忠，陈颖，等. 基于 HPLC-UV 的代谢组学方法对六味地黄丸的抗炎药效评价 [J]. 中国中药杂志，2012，37（17）：2635～2638.

[36] 查伟斌，阿基业，王广基，等. 代谢组学策略评价银杏提取物对高脂诱导动脉粥样硬化金黄地鼠代谢紊乱的药效作用 [J]. 中国天然药物，2011，9（3）：232～240.

[37] 杨代晓，杨建云，肖炳坤，等. 代谢组学在中药毒性及其作用机制中的应用 [J]. 中医药导报，2017，23（8）：76～79.

[38] 黄群，杨改红，袁金斌，等. 代谢组学在中药毒理学研究中的应用 [J]. 中药新药与临床药理，2014，25（3）：383～388.

[39] 吕天，牟红元，冯江江，等. 中药柴胡总皂苷急性肝毒性的代谢组学研究 [J]. 化学研究与应用，2013，25（6）：789～792.

[40] 仇守蓓. 基于代谢组学的中药菊三七致肝毒性机理研究 [D]. 南京中医药大学，2018.

[41] 余霞霞，李少元，华云飞，等. 纳米雄黄肾毒性的代谢组学研究 [J]. 中国药科大学学报，2017，48（3）：328～333.

[42] 易丽昕. 中药香加皮心脏毒性成分药代动力学和代谢组学研究 [D]. 沈阳药科大学，2010.

[43] 焦晨莉，欧莉，高峰，等. 何首乌致肾阳虚模型大鼠肝损伤的血浆代谢组学研究 [J]. 沈阳药科大学学报，2018，35（8）：620～627.

[44] 赵剑宇. 基于核磁共振的代谢组学方法在中药关木通肾毒性研究中的应用 [D]. 中国人民解放军军事医学科学院，2008.

[45] 游姣娥. 细辛对 SD 大鼠心脏毒性的药理学及 NMR 代谢组学研究 [D]. 湖北中医药大学，2016.

[46] 张明. 新乌头碱对乳鼠心肌细胞毒性的代谢组学研究 [A]. 中国物理学会波谱专业委员会. 第十八届全国波谱学学术年会论文集 [C]. 中国物理学会波谱专业委员会：中国物理学会波谱专业委员会，2014：2.

[47] 魏来. 代谢组学方法对朱砂神经毒性的研究 [A]. 中国物理学会波谱专业委员会. 第十六届全国波谱学学术会议论文摘要集 [C]. 中国物理学会波谱专业委员会，2010：2.

[48] 王卓，张青山，毛茜，等. 代谢组学在中药毒性评价中的应用 [J]. 中医药学报，2014，42 (6)：85～89.

[49] 温艳清，王琳，赵楠，等. 代谢组学技术在中药毒性机制及解毒机制研究中的应用 [J]. 中国药物警戒，2018，15 (5)：280～285.

[50] 王小娟. 川楝子毒性及配伍减毒的代谢组学研究 [D]. 安徽医科大学，2011.

[51] 谢彤，李桓，陆艳，等. 基于代谢组学探讨清络通痹方配伍生地黄和三七对雷公藤肝毒性的影响 [J]. 中华中医药杂志，2017，32 (8)：3462～3467.

[52] 王静，陈悦，袁子民，等. 基于尿液代谢组学分析肉豆蔻麸煨炮制前后对大鼠长期毒性的作用差异 [J]. 中国实验方剂学杂志，2018，24 (4)：8～13.

[53] 宋慧婷，李长印，万瑶瑶，等. 黄芪口服液降低大鼠顺铂毒性作用机制的尿液代谢组学研究 [J]. 分析化学，2017，45 (4)：565～573.

[54] 何家乐，赵佳伟，马增春，等. 基于代谢组学技术研究参附配伍对大鼠心脏毒性的影响 [J]. 中国中药杂志，2015，40 (14)：2743～2747.

[55] 梁琦，谢鸣，倪诚，等. 广防己配伍黄芪肾毒性的代谢组学研究 [J]. 浙江中医药大学学报，2010，34 (1)：42～43，45.

[56] 孙博. 甘草次酸对新乌头碱毒性减毒作用的代谢组学研究 [A]. 中国物理学会波谱学专业委员会 (Committee of the Magnetic Resonance Spectroscopy Chinese Physical Society). 第十五届全国波谱学学术会议论文摘要集 [C]. 中国物理学会波谱学专业委员会 (Committee of the Magnetic Resonance Spectroscopy Chinese Physical Society)：中国物理学会波谱专业委员会，2008：2.

[57] 徐文峰，裴月湖. 基于 1H-NMR 代谢组学牛黄解毒片中人工牛黄、石膏、冰片对雄黄配伍减毒作用的研究 [J]. 中草药，2017，48 (1)：129～135.

[58] 陈刚，徐文峰，王海峰，等. 基于代谢组学的厚朴与枳实配伍减毒机制分析 [J]. 国际药学研究杂志，2013，40 (6)：785～789.

[59] 唐冰雯，丁佳佳，杨永霞，等. 基于 NMR 的代谢组学对醋制甘遂减毒作用的研究 [J]. 中药药理与临床，2013，29 (4)：98～103.

[60] 李莹. 基于生物药剂学研究四逆汤中附子与甘草合煎减毒增效机制 [D]. 成都中医药大学，2013.

（侯志飞　戴婷婷）

第13章

中药指纹谱效学

    自 2009 年国务院颁布《关于扶持和促进中医药发展的若干意见》，中医药的发展迎来了一系列前所未有的重大机遇，尤其是屠呦呦获得 2015 年诺贝尔生理学或医学奖后，更是开启了国际主流医学界对中医药研究的高度关注。中药及其制剂历史悠久，是预防和治疗疾病的物质基础，是中华文明的绮丽瑰宝。但是中药成分复杂，通过物质群协同作用，多靶点、多途径发挥药效，这些特点给科研工作者对其作用机制和质量控制的研究带来了巨大挑战。

    指纹图谱能够整体表征中药所含多种化学成分，是继性状鉴别、理化鉴别等定性分析和单一或少数几个指标成分定量分析之后发展最快，已被国内外广泛接受并收载于各国药典及相关法规中的中药质控最有效的综合模式之一[1]。但是指纹图谱无法直观地获取相关药效活性信息，指纹图谱表征的化学成分是否代表药效活性成分，与药效相关程度如何并不清楚，而且未经药效学验证的化学指纹也可能为无效成分[2,3]。基于此，构建化学组分与生物活性之间的关系谱即谱效学研究应运而生[4]。

▶ 13.1　中药指纹谱效学概述

    中药指纹谱效学是在中医药理论现代研究基础上，以中药指纹图谱为基础，以效应及效应体学为主要内容，应用生物信息学方法，建立中药指纹图谱与中药质量疗效内在关系的一门学科[5]。其核心任务是解决特征化学成分与生物活性相关的量效关系原理。中药指纹谱效学是在中药化学指纹图谱、药效物质成分鉴定和中药药效活性测定的基础上，充分利用现代化学与生物信息学研究成果，开展指纹图谱信息与药效活性信息相关性研究，以实现中药化学指纹图谱向中药药效组分指纹图谱的转化，从而建立中药指纹组效学研究体系。建立特征活性成分、有效组分群的特征活性指纹图谱是指纹谱效学研究核心。中药指纹谱效学研究是中医药体系现代化的关键问题。

中药指纹谱效学研究为建立中药化学成分与其疗效相一致的反映产品内在真实品质的质量标准以及开发利用中药新药提供了新思路和新方法[6]。研究的一般思路见图 13-1：样品先经一定方法提取后采用色谱、光谱等技术获取指纹图谱，构建药效模型获得数据后，利用相应处理软件把化学属性和生物属性信息进行关联，判别药效活性成分[7]。

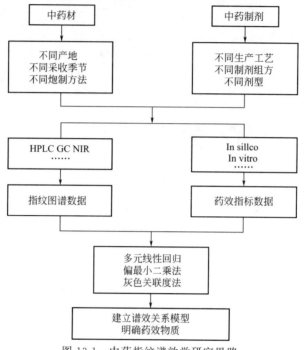

图 13-1　中药指纹谱效学研究思路

13.1.1　指纹图谱建立与评价[8~11]

中药指纹图谱以中医药理论为指导，强调从整体性出发充分表达中药化学组分全貌，研究色谱或光谱等的特征性并进行综合性评价，因此在鉴定产品真实性、评价质量一致性等方面被广泛运用[9]。由于中药成分多样性和复杂性，在进行样品前处理时，要注意提取溶剂的筛选，最大程度地保留有效成分，对于极性不同的有效成分可以采取不同的溶剂依次提取。分析方法包括色谱法（薄层色谱、高效液相色谱、超高效液相色谱、亲水作用色谱、气相色谱、毛细管电泳等）、光谱法（紫外、红外）以及其他方法，也可通过综合多种仪器分析方法，建立信源不同、信息互补的指纹图谱，以便完整地表征复杂物质体系的整体化学特征[10]，详见第 2 章内容。

在对所建立的指纹图谱进行数据处理和评价时，可应用特征峰相对保留时间和相对峰面积[12]，也可应用相似度法，应用向量学原理文献也多有报道[13,14]。此外，超信息特征数字化法[15~19]从不同视角、全方位捕捉指纹图谱背后掩藏的化学信息，把化学信息转变为可视化量化参数，可表征化学指纹基本特征和本质属性，以宏观整体定量为主的评价方法[20~25]使定性为基础的质控模式正在向以整体定量思维模式为标准的现代化中药质控模式的转变，详见第 3 章内容。

13.1.2　药效学评价[26]

与化药不同，中药及其制剂是多成分物质群协同作用于机体，如何建立合理可靠，符合中药特点的药效学评价方法，获得有效的药理学数据是谱效学研究的一个关键。目前药效模型主要分为两种：体内试验和体外试验。体内试验一般采用正常或人工复制病理模型动物，根据实验需要按照统计学原理分组，通过不同给药方式（如灌胃等）对动物模型进行处理，最后观察药效指标，记录数据。体内试验保持了机体的完整性和系统性，涉及体内复杂的吸收代谢过程和药物相互作用的整体协调性，更符合临床实际。体外试验研究是基于离体器官、组织或者细胞水平，具有重复性好、针对性强、简单易分析的特点。在实际应用中，我们应该更多地考虑客观性，重现性高，能够体现主要药效指标。由于有效成分作用于疾病的阶段和机制大不相同，所以明确药物作用机制和靶点有助于选择正确合理的药效指标。

13.1.3　谱效学模型的建立[27]

随着计算机技术不断发展，化学计量学在药学领域也成为了研究热点，主要集中于谱效关系构建、预测模型建立、活性成分快速筛选等方面，但应用数据处理方法各不相同，种类纷繁复杂，诸如相关分析[28,29]、回归分析[30,31]、灰色关联度分析[32,33]、主成分分析、典型相关分析、聚类分析及图谱对比法等。可以采用一种分析方法或者联合多种方法共同分析[34]，下面将具体介绍几类。

13.1.3.1　多元线性回归分析[35]

多元线性回归分析是谱效关系研究中最常用的化学计量学统计方法之一，而线性回归的基本原理为找到一种最能代表自变量和因变量的数学模型表达式。因此，如果自变量和因变量存在某种线性相关关系，可以采用多元回归分析描述其相关性，通过强迫引入法、逐步回归等方法对变量进行选择后建立回归模型，该模型一方面可以根据自变量的波动范围预测因变量的取值范围，另一方面用以揭示自变量对模型的贡献率大小，即明确哪些自变量为重要参数，哪些自变量为次要参数。按自变量和因变量数量关系的多少为标准，可将此回归分析方法分为"一对多"（即一个因变量对多个自变量的模型）和"多对多"（即多个自变量对多个因变量的模型）。值得注意的是，进行多元线性回归时对样本量和变量个数都有严格要求，一般认为样本量个数至少为变量个数的 4 倍以上才适用此法，以便消除建模过程中偶然性带来的影响。

13.1.3.2　人工神经网络（ANN）分析

人工神经网络起源于生物神经网络，拥有自学习、自组织的超强能力。它适合分析自变量和因变量关系不明确的非线性数据集，事实上中药分析在许多方面都存在不确定性，因此，人工神经网络广泛应用于中药研究的诸多领域，如毒性预测等。此外，ANN 不同于线性回归等传统方法，它没有明确模型，适合处理非线性关系的数据集，尤其在解决变量较多、规律不明显的实际问题方面显示了突出优越性和先进性。

13.1.3.3　偏最小二乘（PLS）分析

偏最小二乘分析法是一种稳健且有效可靠的方法，在样本量个数小于或等于变量个数的情况下尤为适用，PLS 聚集了多种分析方法的优点，因而具备极高的、非凡的解释能力和预测能力。PLS 通过降维和信息挖掘等处理手段试图使提取主成分尽可能全面地反映原始数据的最大信息，即尽量使模型相关性达到最大程度，作为经典分析方法在许多领域备受青睐。

13.1.3.4　主成分分析[36,37]

主成分分析是聚类分析研究中最常用的一种方法。采用数学降维思想，在损失很少信息的前提下，通过线性转换方式从具有一定相关性的众多变量中寻找出少数几个能代表原来变量的综合变量，初步判断化学成分对药效的贡献大小，更好地实现谱效相关性拟合。

13.1.3.5　灰色关联度分析[36,37]

灰色关联度分析是研究事物之间、因素之间关联程度的一种统计学方法。适用于系统信息量较少而涉及因素多的图谱，对数据要求较低，能分析小样本数据。关联度用于定量描述事物或因素之间关联性大小，关联序用于反映各指纹峰成分对药效的"贡献"大小顺序。如果研究变量在发展过程中相对变化基本一致，则认为两者关联度大；反之，两者关联度小。

13.1.4　中药指纹谱效学研究意义[2]

中药成分复杂多样，通过多成分、多靶点、多途径发挥药效，这是中药的特色和优势，但同时也为中药控制带来了难题。从《中国药典》（2015年版）可以看出，目前我国中药质量评价体系主要包括了"鉴别""检查""含量测定"和"浸出物"4个评价项目。"鉴别"项下的不同项目主要是针对中药材和中成药真伪性进行综合评判。"检查"项下主要是对中药及中药产品的纯度进行考量。"含量测定"项与"浸出物"项主要对中药中特征性成分或有效成分进行定量测定，对中药品质优良度进行评价。总而言之，药典通过不同检查项目对中药及中药产品不同指标进行考察，构建了一个相对严密的中药质量评价体系，能够较为有效和完整地控制中药产品的稳定。

但是，一方面并非所有中药均能够按照上述体系完整地进行评价，有相当一部分中药材，由于成分复杂，或药效与成分间的关系不明确，或不易建立相应分析定量方法，如半夏、虫草、茯苓等。另一方面，药典评价体系自身也存在着不足：成分鉴别存在着大量普适性，成分的专属性不强；仅仅对中药中一到两种指标成分进行定量检测，缺乏对中药质量的整体性评价；对中药及其制剂缺乏药效学相关分析。这些不足也直接影响到现有质量评价体系对中药有效性和安全性的正确判断。在此背景下，中药指纹谱效学这一可能解决现有质控体系不足的质量评价模式，成为当前研究热点。

谱效学将中药化学成分与临床疗效有机结合在一起，能够直观表征中药药效物质，为建立科学合理的中药质量标准提供理论基础，极大地促进了中药现代化的发展。利用中药化学指纹图谱整体控制药效物质活性成分，充分利用化学计量学知识，开展化学指纹信息与药效活性信息的相关性研究，以实现中药化学指纹图谱向中药药效组分指纹图谱的转化。现代中药质量标准体系建立势在必行，中药指纹谱效学研究发展无疑为我国中药领域自主创新开拓了新道路。

▶ 13.2　中药指纹谱效学研究方法

13.2.1　中药指纹抗氧化谱效关系

自由基是机体氧化反应过程中产生的化合物，正常情况下，机体内自由基是处在不断产生和消除的动态平衡中的，能帮助传递维持人体生命活动的基本能量，也能杀灭细菌等微生物，排除毒素。但当自由基产生过快或消除过慢时，就会造成机体各大脏器受损，加速机体的衰老，更有甚者导致基因突变并诱发各种疾病，如炎症、肿瘤、癌症及各种心脑血管疾病等[35]。

抗氧化剂是一类能有效清除机体自由基（内源性和外源性），并对自由基导致的疾病有防治作用的物质。随着社会进步和生活水平日益提高，人们越来越重视自身健康问题。在"回归自然"思潮的影响下，广大科研工作者掀起了"开发利用天然产物"的热潮，从天然产物中寻求高效、低毒抗氧化剂已受到国际社会青睐。在炎症反应发生发展过程中，不断增加自由基数量将导致组织器官受损，但中药提取物中抗氧化剂成分能有效控制这种发展过程，因此，中药抗氧化剂研究备受关注[35]。

近年来，研究者们对百余种中药抗氧化活性进行了考察，尤其是补益药和温里药，如枸杞、石斛、丹参、黄芪等，建立谱效模型数据分析[36,37]，发现了一系列"抗氧化剂"，如多酚、茶多酚、丹酚酸、花色苷等。目前，常用抗氧化活性测定方法主要有羟基自由基清除法、超氧自由基清除法、1,1-二苯基-2-三硝基苯肼（DPPH）清除法以及2,2-联氮-二(3-乙基-苯并噻唑-6-磺酸) 自由基（ABTS）清除法等。近几年抗氧化谱效研究概况举例详见表13-1。

表 13-1　近几年抗氧化谱效研究概况举例

名称	分析方法	测定方法	活性成分	参考文献
连翘叶	HPLC	DPPH 清除法	连翘酯苷 A 和连翘苷，另一个尚不明确	[38]
南丹参	HPLC	DPPH 清除法	原儿茶醛、丹酚酸 B、丹参素钠和丹参酮 II A	[39]
神农香菊	GC-MS	DPPH 清除法	甜没药萜醇氧化物、安息香酸苄酯、β-桉叶醇等	[40]
藏方甲嘎松汤	GC-MS	DPPH 和 ABTS+清除法	对聚伞花烯、（—)-4-松油醇、桉油精等	[41]
薄荷	HPLC-MS	DPPH 和 FRAP 法	橙皮苷、香叶木苷、蒙花苷、百里香新、黄姜味草酸	[42]
牛蒡根	HPLC	钼酸铵法	1、6、9、12、14 号色谱峰	[43]
虎杖	HPLC	DPPH 清除法	3、10、11 和 12 号峰	[44]
酒女贞子	HPLC	DPPH、ABTS 和 FRAP 法	红景天苷、木犀草苷、橄榄苦苷等	[45]
红芪	FTIR	DPPH 清除法	X1、X3、X9 峰	[46]
沙棘	HPLC	DPPH 清除法	槲皮素等	[47]
毛橘红	HPLC	高锰酸钾氧化法	柚皮苷、野漆树苷、柚皮苷元	[48]
菊花	HPLC	DPPH、OH、O₂⁻ 清除法	第 1 主成分	[49]
红花	HPLC	DPPH、ABTS、FRAP 清除法	S4、S8、S11、S12、S14、S16 和 S17 等	[50]
桂皮	UPLC	DPPH 清除法	桂皮醛、香豆素等	[51]
女贞子	HPLC	DPPH、ABTS 和 FRAP 法	红景天苷、木犀草苷、特女贞苷、橄榄苦苷等	[52]
广西倒地铃	HPLC	DPPH 清除法	原儿茶酸(2 号峰)及 3 号、4 号、12 号峰	[53]
鬼针草属植物	HPLC	羟自由基清除法	7、9、12、13、14、15 号共有峰	[54]
剑叶龙血树	HPLC	DPPH 清除法	二苯乙烯类、二氢查耳酮类成分	[55]
菝葜	TLC	DPPH 清除法	白黎芦醇(I)、落新妇苷(II)、黄杞苷(III)和 Helicioside A(IV)	[56]
黄芪注射液	HPLC	DPPH 清除法	1、9、10、12、13 和 14 号峰	[57]

13.2.1.1　清除 DPPH 自由基活性测定[58~62]

（1）测定原理

1,1-二苯基-2-三硝基苯肼（DPPH）是一种相对稳定的脂质性自由基，其氮原子带有一个游离电子，在有机溶剂如甲醇中呈紫色，最大吸收波长为 517nm，当存在自由基清除剂时，清除剂能与 DPPH 配对而导致其吸收逐渐减弱甚至消失，褪色程度与其接受电子数量具有定量关系，因而可用此法检测自由基清除能力，进而评价样品抗氧化活性。

DPPH 自由基清除能力 RSC_{DPPH}（％）以式（13-1）表示：

$$RSC_{DPPH}(\%) = \frac{A_b - A_i + A_s}{A_b} \times 100\%\qquad(13\text{-}1)$$

式中，A_b 为阴性对照溶液（即 DPPH 醇溶液）吸光度；A_s 为样品醇溶液吸光度；A_i 为样品 DPPH 溶液吸光度。以 RSC_{DPPH}（%）为纵坐标，相应样品浓度（$\mu g \cdot mL^{-1}$）为横坐标，绘制标准曲线计算清除率为 50% 时对应样品浓度（IC_{50}），并以 IC_{50} 表征抗氧化能力，其值越小，抗氧化能力越强。

（2）测定方法

DPPH 测定分为在线测定和离线测定，离线测定最早是根据 Pamita Bhandari 等进行试验的，采用紫外分光光度计测量吸光度，操作简单，快速高效。在线测定是对 Jyh-Horng Wu 等介绍的方法进行轻微修改，以确定对这些化合物的生物活性的个体贡献的在线分析。如图 13-2 所示，样品溶液以一定流速被注入 HPLC 系统。中药中所含多种化学物质被分离出来，并被分离到一个 reaction-线圈中。在反应线圈中，甲醇 DPPH 溶液由另一个 LC 泵（Iso 泵，Agilent1100 系列）提供。当洗脱的化合物与 DPPH 溶液混合时，在 517nm 处中检测到负峰。如图 13-2 所示，负峰越大，其抗氧化越强。

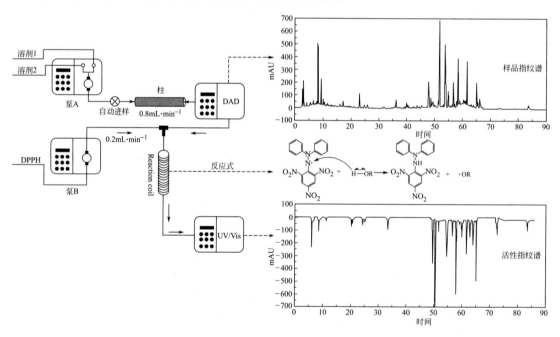

图 13-2　DPPH 抗氧化流程图

13.2.1.2　清除羟基自由基活性测定[58~62]

（1）测定原理

采用经典 Fenton 反应试验测定清除羟基自由基能力。Fe^{2+} 和 H_2O_2 反应产生 $\cdot OH$，$\cdot OH$ 会与结晶紫中碳碳双键发生亲电加成反应，使结晶紫褪色，可以通过测定结晶紫吸光度的差值间接测定生成的 $\cdot OH$ 的数量，当待测液中存在抗氧化剂时，抗氧化剂加入能清除溶液中 $\cdot OH$，使结晶紫褪色程度降低。

羟基自由基清除率计算公式为：

$$S(\%) = \frac{A_s - A_b - A_f}{A_n - A_f} \times 100\%\qquad(13\text{-}2)$$

式中，A_f 为 Fenton 反应溶液（硫酸亚铁溶液，过氧化氢溶液，结晶紫溶液，邻苯二甲酸氢钾缓冲液）吸光度值；A_n 为阴性控制溶液（过氧化氢溶液，结晶紫溶液，邻苯二甲酸氢钾缓冲液）吸光度值；A_s 为样品溶液（1mL 供试品溶液，Fenton 反应溶液）吸光度值；A_b 为空白溶液（提取溶剂，Fenton 反应溶液）吸光度值。

（2）测定方法

① 供试品溶液制备　取适量供试品，按照适宜提取方法制得供试品溶液，保存，进样前用 0.45μm 滤膜过滤。

② Fenton 反应溶液制备　将硫酸亚铁溶液，过氧化氢溶液，结晶紫溶液，邻苯二甲酸氢钾缓冲液，置于容量瓶中，加水稀释并定容至刻度，摇匀，吸光度值记为 A_f。

③ 阴性控制溶液制备　将过氧化氢溶液、结晶紫溶液、邻苯二甲酸氢钾缓冲液，置于容量瓶中，加水稀释并定容至刻度，摇匀，吸光度值记为 A_n。

④ 样品溶液制备　将供试品溶液、硫酸亚铁溶液、过氧化氢溶液、结晶紫溶液、邻苯二甲酸氢钾缓冲液，置于容量瓶中，加水稀释并定容至刻度，摇匀，吸光度值记为 A_s。

⑤ 空白溶液制备　将提取溶剂、硫酸亚铁溶液、过氧化氢溶液、结晶紫溶液、邻苯二甲酸氢钾缓冲液，置于容量瓶中，加水稀释并定容至刻度，摇匀，吸光度值记为 A_b。

配制系列溶液后，放置一定时间，于 590nm 处测定各吸光度，每批样品平行测定三次，根据式(13-2)计算羟基自由基清除率（S）。

13.2.1.3　应用实例[63]

复方铝酸铋片（CBAT）由三种合成药和三种草药组成，每片含有 200mg 铝酸铋、400mg 重质碳酸镁、200mg 碳酸氢钠，以及 300mg 甘草浸膏粉、25mg 弗朗鼠李皮、10mg 小茴香粉。其中草药化学成分十分复杂，紫外吸收光谱差异显著；甘草是主要草药，它含有黄酮、皂苷和香豆素等类化学成分，研究表明，黄酮和皂苷类化学成分是甘草的主要生物活性成分。

（1）材料与方法

江申 HPCE-10 毛细管电泳仪，江申色谱工作站（大连江申科技有限公司），未涂层石英毛细管（河北永年光导纤维厂），RE-52 旋转蒸发仪（上海亚荣生化仪器厂），Sarturius-BS120S 分析天平（北京赛多利斯天平有限公司），KDM 型控温电热套（山东鄄城华鲁仪器公司），752 型紫外光栅分光光度计（山东高密彩虹分析仪器有限公司）。HPCE 的原始数据处理采用江申色谱工作站，样品指纹图谱的分析评价采用自主研发的"中药色谱指纹图谱超信息特征数字化评价系统 4.0"软件（软件证书 No.0407573），实验设计与优化采用 DE-SIGN-EXPERT 8.0 软件，数据分析采用 SIMCA 13.0 软件，作图采用 ORIGIN 8.5 软件。

对照品甘草酸单铵盐、甘草苷和芦丁均购自中国食品药品检定研究院，分析纯 $Na_2B_4O_7$ 和 NaOH 购自沈阳正信科技研究所试剂部，分析纯结晶紫、H_2O_2、$FeSO_4 \cdot 7H_2O$、十二烷基硫酸钠（SDS）以及色谱纯乙腈、甲醇、冰醋酸购自山东禹王实业总公司；实验用水为去离子水；27 批复方铝酸铋片购自沈阳同联集团有限公司，编号为 S1～S27。

（2）抗氧化测定

① 反应溶液制备　向 25mL 容量瓶中，依次加入 10.00mL 1.0mmol·L⁻¹ $FeSO_4$、1.70mL 0.4mmol·L⁻¹ 结晶紫、0.15mL 邻苯二甲酸氢钾缓冲溶液（pH=4.0）及 1.90mL 1% H_2O_2 溶液，加水定容，摇匀后，在 588nm 下测定其吸光度 A_b。

② 空白样品溶液制备　空白样品溶液的制备除了不加 H_2O_2 以外，与上述反应溶液的

制备方法完全相同，空白样品溶液在 588nm 下测定其吸光度 A_0。

③ 阴性控制样品溶液制备　向反应溶液中事先加入不同体积 0.10mL、0.20mL、0.30mL、0.50mL 及 0.75mL 甲醇-水（7∶3，V/V），加水定容，分别测定它们在 588nm 下的吸光度值 A_B。

④ 阳性控制样品溶液制备　向反应溶液中事先加入不同体积 0.10mL、0.20mL、0.30mL、0.50mL 及 0.75mL 样品溶液，加水定容，分别测定它们在 588nm 下吸光度值 A_s；振摇后在 4℃条件下储存 30min。

样品羟基自由基清除率按式(13-3) 计算：

$$S(\%) = \frac{A_s - A_B}{A_0 - A_b} \times 100\% \tag{13-3}$$

先将加入阳性控制样品溶液的体积换算成样品浓度，然后用羟基自由基清除率（y）对样品浓度（x）作图，得到回归曲线，采用插入法即可计算出羟基自由基清除率为 50% 时的有效样品浓度（EC_{50}）。

(3) HPCE 分析条件

用于 HPCE 分析的未涂层熔融硅毛细管总长度为 70cm（有效长度 60cm，内径 75μm）；背景电解质为 57mmol·L^{-1} $Na_2B_4O_7$、21mmol·L^{-1} SDS 和 100mmol·L^{-1} NaOH 混合水溶液（pH=10.4）；检测波长为 250nm，运行电压为 12kV，重力进样 30s，分析温度为 25℃。每两次样品分析之间，用背景电解质冲洗毛细管 5min；在每天结束实验后，用如下方法冲洗毛细管：先用水冲洗 5min，再用 100mmol·L^{-1} NaOH 冲洗 10min，最后用水冲洗 10min。典型样品 HPCE 指纹图谱见图 13-3。

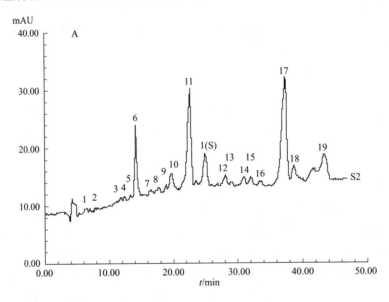

图 13-3　CBAT 样品 250nm 处典型 HPCE 指纹图谱

(4) 体外抗氧化活性与 HPCE 指纹图谱之间关联分析

复方铝酸铋片中含有多种具有抗氧化活性的草药成分，因此以 EC_{50} 值作为抗氧化活性度量指标，对 27 个样品抗氧化活性进行测定。为探索 HPCE 指纹图谱与体外抗氧化活性间定量关系，以样品 EC_{50} 和 19 个共有指纹峰相对峰面积作为两组变量，用偏最小二乘法进行关联分析。

偏最小二乘法是通过全交叉试验保证其建模合理性，从偏最小二乘分析中两主成分得分图（图 13-4）中可以发现，S11 为奇异点，所以在最终建模时将它剔除。27 个样品在剔除 S11 后，随机分为建模样品集和预测样品集。具有两主成分回归模型可以对 Y 变量（抗氧化活性）达到 88.3% 的解释方差（R^2）（图 13-5），76.2% 的预测能力（Q^2），以及建模样品集均方根误差为 0.104，表明所建模型是非常成功的。

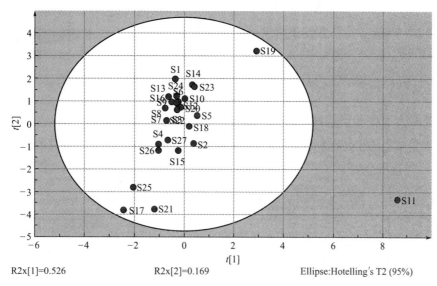

R2x[1]=0.526   R2x[2]=0.169   Ellipse:Hotelling's T2 (95%)

图 13-4　偏最小二乘法分析中两主成分的得分图

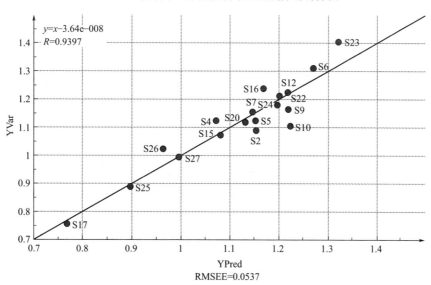

图 13-5　样品 EC$_{50}$ 测定值与回归模型预测值的相关性

在标准化回归系数图（图 13-6）中可以发现，在 HPCE 指纹图谱中有 11 个共有指纹峰（1 号、3 号、6 号、8 号、9 号、10 号、11 号、14 号、16 号、18 号和 19 号）与 EC$_{50}$ 呈负相关，其余峰呈正相关。

将所建立模型用于预测验证组样品 EC$_{50}$ 值，我们获得了理想结果，预测值均方根误差为 2.918，表明使用偏最小二乘法建立的模型具有很好的预测能力。模型组和预测组中所有样品实测和预测的 EC$_{50}$ 之间没有明显差异。

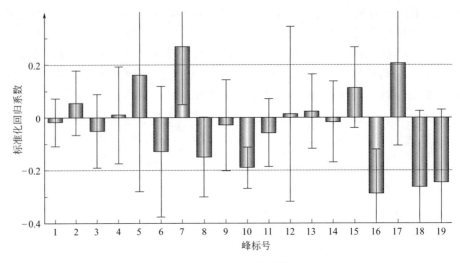

图 13-6　标准化回归系数图

13.2.2　中药指纹抗炎抗菌谱效关系

炎症是具有血管系统的活体组织对损伤因子所产生的防御反应，而引起炎症、感染的原因大多是病原微生物入侵。近年来，炎症疾病越来越受到国内外的重视，肾上腺皮质激素类药物和非甾体类抗炎药物在临床上应用极为广泛，但是两者都有诸多不良反应[64]。而抗生素不合理使用，使得越来越多的耐药菌不断出现，新型抗生素研究和开发愈发困难且成本高昂。不同于西药抗生素，中药抗菌作用的特点是多靶点协同作用，细菌不易产生耐药性。中药在长期防病治病过程中显现出良好的抗炎抗菌功效且毒副作用小。现代药理实验表明，金银花、连翘、穿心莲等清热解毒类中药，大都具有明显的抗病原微生物、抗细菌内毒素、抗炎、解热作用，还有一些有明显的抗蛇毒、镇痛、保护心脑血管等作用。诸多中药活性成分如黄酮类、萜类、苷类、生物碱类、挥发油等都具有较好的抗炎作用[65]，且此类中药资源丰富，药理作用广泛，已广泛应用于炎症性疾病[66]。

13.2.2.1　中药抗炎原理

随着对中药抗炎临床应用的认识不断深入，其机制研究也不断增加。中药抗炎药理学基础包含了：①对炎症细胞的作用，如黄芩苷可抑制中性粒细胞的趋化运动，减少炎症细胞浸润，减轻炎症反应；②对炎症分子的作用，如川芎有效成分阿魏酸具有抗炎作用，有研究表明阿魏酸钠可抑制前列腺素 E2（PGE2）、白介素-1β（IL-1β）等炎症分子的产生；③对细胞因子的作用，如白芍、苦参等抗炎作用，经实验证实其是通过调节作用而抑制炎性细胞因子的，主要是抑制白细胞介素 IL-1、IL-2；④对细胞第二信使的作用，如中药大黄及含有大黄素、大黄酚的其他中药能通过降低细胞内 Ca^{2+} 浓度而产生抗炎的药理作用等[64]。

目前国内外对于开发高效低毒、具有新作用靶点的新型抗炎中药进行了越来越广泛和深入的研究，因而通过谱效关系研究阐明中药抗炎物质基础有着重大意义。目前常用抗炎测定方法主要有体内试验和体外试验两种。

13.2.2.2　抗炎测定方法

抗炎药理学动物试验一般是通过二甲苯造模，测定耳肿胀程度。将小鼠随机分为空白组、阳性对照组、不同剂量给药组等若干组，并对小鼠一侧耳朵均匀涂抹二甲苯，另一侧不涂作为正常耳。处死小鼠后取下左右耳片，立即用天平称量。计算左右耳肿胀度及抑制率，比较各组之间的抗炎活性差异[67]。

$$耳肿胀度 = 涂抹二甲苯的一侧耳质量 - 正常耳质量 \tag{13-4}$$

$$抑制率 = \dfrac{对照组耳廓肿胀度 - 给药组耳廓肿胀度}{对照组耳廓肿胀度} \times 100\% \tag{13-5}$$

抗炎药理学实验常用的还有足跖法。足跖法是以甲醛、琼脂、蛋清、角叉菜胶等注射于大鼠足跖皮下，分别测定致炎后不同时间的足肿厚度或踝关节周长与容积，并与正常组做比较，观察药物对炎症的治疗效果。准确、简便地测量足跖容积，是进行实验的关键。目前已有专用测量足跖容积的仪器。

$$肿胀度 = 致炎后容积 - 正常容积 \tag{13-6}$$

也有用醋酸、组织胺、缓激肽等注射于大鼠腹部皮内，观察静脉注射伊文思蓝等染料，然后处死动物，测定皮肤的染料渗出量。或以小鼠注射染料后，腹腔注射醋酸等刺激物，定时洗出含有腔内染料的渗出液，比色测定含量，比较药物的抗炎作用。

13.2.2.3　中药抗菌原理[68]

病毒或细菌进入人体后，会出现热、痛、红、肿等临床表现。已有药理研究发现，清热解毒类中药具有广谱抗菌、抗病毒的作用，其可抑制溶血性链球菌、甲型链球菌、脑膜炎双球菌、绿脓杆菌、伤寒球菌、痢疾杆菌等。病原微生物毒素也是致病力的重要组成部分，如内毒素是革兰氏阴性杆菌的主要致病因子。对于细菌内毒素，一些清热解毒中药或能对抗其毒性作用，或能直接使内毒素生物活性降低，以致使内毒素结构崩解破坏，抗原性消失。

13.2.2.4　抗菌测定方法

抗菌测定方法分为体外抗菌试验和体内抗菌试验。体外试验针对性强，简单易分析，抗菌体外试验有扩散法、稀释法、比色法和菌落计数法等。稀释法和扩散法最为常用。稀释法是将药物成倍稀释成一系列浓度，再往其中加入一定量的菌液，完全抑制细菌生长的最低浓度即为该药 MIC。扩散法是指利用药物在培养基中的扩散使其周围细菌生长受到抑制而形成抑菌圈，通过抑菌圈大小判定细菌对药物的敏感性。扩散法主要包括杯碟法、K-B 法和平皿打孔法。其优点是价格便宜、药物选择性灵活、简单易行、结果判断易被接受，此方法结果受多种因素影响，如琼脂厚度、pH、培养基质量、接种菌量、药物扩散力、孵育温度和时间等。一般来说，用连续稀释法测出的药物抗菌效力比用扩散法要大些，这可能是因为中药提取物都是混悬液，在固体培养基上扩散易受到限制从而影响结果[69]。

近年来，基于 ATP 生物发光的抑菌活性检测方法也应用于中药抑菌活性的谱效关系研究中，与常用体外抑菌活性实验方法（扩散法、稀释法和比色法等）相比，ATP 生物发光检测法成本低廉、绿色环保、操作方便、灵敏度高、能够快速得到活性测量结果。三磷酸腺苷（简称 ATP），是一种能源物质，在细胞新陈代谢中发挥着重要作用。ATP 生物发光法是利用 ATP 与荧光素-荧光素酶发生反应，从激发态变成基态后产生光子，用化学发光仪检测表征 ATP 的数量。当细胞死后体内 ATP 会快速分解，不会对活体微生物检测产生影响。将 ATP 生物发光抑菌检测与 HPLC 分析相结合，建立中药抑菌活性与化学指纹整合图谱，可直观显示药材中不同成分或组分对总体抑菌活性的贡献率[70~72]。

抗菌体内试验是药物对感染的动物进行预防或保护性研究，常用典型菌株或者从临床病人分离所得的致病菌感染动物，制成模拟病理模型，设计治疗方案，可以观察半数有效量（ED_{50}），或者计算治疗指数（LD_{50}/ED_{50}）。这不仅能反映药物对细菌固有的直接作用，也能反映药物对机体反应的影响，特别是非特异性抵抗力影响。

13.2.2.5　中药指纹抗炎抗菌谱效研究实例

近年来，中药指纹抗炎抗菌谱效研究概况详见表 13-2。

表 13-2　中药指纹抗炎抗菌谱效研究概况举例

名称	分析方法	测定方法	活性成分	参考文献
禹州漏芦	HPLC	小鼠耳肿胀试验	2、3、5、7 号峰(7 号峰为 α-三联噻吩)	[73]
金银花	HPLC	流感模型小鼠	绿原酸	[74]
砂仁挥发油	GC-MS	小鼠耳肿胀试验	龙脑、芳樟醇等多种成分	[75]
头花蓼	UHPLC-UV	稀释法	没食子酸、表儿茶素等多种成分	[76]
雷公藤多苷片	HPLC	小鼠脾淋巴细胞模型	第 1、2、6、7、8、9、12、13、17、18 号峰	[77]
连翘	HPLC	扩散法	连翘酯苷 A、咖啡酸、连翘苷和连翘脂素	[78]
吉祥草	HPLC	小鼠耳肿胀试验	食用酒精提取物及水提物	[79]

13.2.3　中药指纹抗肿瘤谱效关系

恶性肿瘤是危害人类生命健康安全的重大疾病，其发病率和死亡率逐年上升。因此，如何有效预防和治疗癌症，依然是当今社会人类亟待解决的一大难题。目前肿瘤患者主要通过接受放疗、化疗杀伤肿瘤细胞，但此方法对正常机体也会造成相当大的损伤。而且化学药品开发费用昂贵，毒副作用大。大量实验研究和临床实践表明，中医中药在治疗肿瘤方面具有多靶点、多环节、多效应作用的特点。中医中药的治疗手段是调动机体免疫功能和整体抗病能力的新的全身治疗方法，不良反应少，不易产生抗药性，可有效缓解患者的痛苦，干预性好[80,81]。

13.2.3.1　中药抗肿瘤原理

随着中药在肿瘤患者治疗中广泛应用，其抗肿瘤的分子机制逐渐通过现代医学研究技术不断地被揭示。中药能通过细胞毒作用、诱导肿瘤细胞分化、抑制肿瘤细胞增殖、调节原癌基因或抑癌基因、抑制肿瘤血管生成、抑制染色体端粒酶活性、调节细胞信号转导等诱导肿瘤细胞凋亡，调节机体免疫功能，逆转癌细胞多药耐药作用，靶向肿瘤细胞微管抑制其增殖分裂及抑制癌细胞转移等机制抵抗肿瘤细胞侵袭。常用抗肿瘤中药有很多，如姜黄、白背叶、鸦胆子、青天葵、半枝莲、白花蛇舌草、余甘子、独角莲、鱼腥草、鬼针草、藤茶、南蛇藤、天南星、灵芝、丹参、龙葵、鸡血藤等[82~86]。

13.2.3.2　中药抗肿瘤测定方法

目前抗肿瘤药效研究主要是通过肿瘤细胞药物敏感试验进行的。其方法有很多种，常见研究方法有裸鼠肾包膜下肿瘤移植法、集落法、同位素掺入法、流式细胞仪法、MTT 比色法、ATP 生物荧光法等体内外试验方法，最为常用的是 MTT 比色法。

MTT 是一种黄色染料，其中文化学名为 3-(4,5-二甲基噻唑-2)-2,5-二苯基四氮唑溴盐，商品名为噻唑蓝，MTT 比色法是 20 世纪 80 年代发展起来的能够快速、量化检测细胞数量和增殖状况的一种方法，已广泛用于一些生物活性因子的活性检测、大规模抗肿瘤药物筛选、细胞毒性试验以及肿瘤放射敏感性测定等。其测定原理是利用外源性黄色的四甲基偶氮蓝（MTT）和活细胞线粒体中的琥珀酸脱氢酶反应生成水不溶性的蓝紫色结晶甲臜（Formazan）并沉积在细胞中，而死细胞不产生琥珀酸脱氢酶，通过建立甲臜生成量与活细胞数量的关系，从而获得活细胞数量的一种测量方法。在具体测量过程中，用二甲基亚砜

（DMSO）溶解甲䐶，测量溶液在一定波长下吸光度值，间接反映活细胞数量。研究表明，在一定细胞溶度范围内，吸光度值与活细胞数成正比[87~90]。

13.2.3.3　中药抗肿瘤谱效研究实例

近年来中药抗肿瘤谱效研究概况详见表 13-3。

表 13-3　近年来抗肿瘤谱效研究概况举例

名称	分析方法	测定方法	活性成分	参考文献
两面针	IR	MTT 法	生物碱类成分	[91]
广西莪术	GC-MS	MTT 法	莪术醇＞莪术二酮＞β-榄香烯等	[92]
鱼腥草挥发油	GC-MS	MTT 法	6、14、15、22、25、26、27 号峰	[93]
两面针药材提取物	HPLC	MTT 法	24 个特征指纹峰	[94]
北青龙衣	薄层色谱	MTT 法	经 30％乙醇洗脱的组分	[95]
藏木香	HPLC	MTT 法	藏木香醇提取物中	[96]
石上柏	HPLC	细胞试验	石上柏乙酸乙酯提取物	[97]
辽东楤木叶	HPLC	MTT 法	D 部位	[98]
破壁灵芝孢子粉	HPLC	MTT 法	1、3、6、8、9、14 号峰	[99]

13.2.4　中药其他谱效关系

中医药是巨大的宝库，资源丰富，药理作用广泛，近年来中药谱效关系研究开展得如火如荼，在推动中药现代化进程中扮演着重要角色，除了抗氧化、抗炎、抗肿瘤方面，在抗肝纤维化[100]、促进黑色素合成[101]、抗心肌缺血[102]、温脾止泻[103]、利尿[104,105]、抗内毒素血症[106]、抗胃溃疡[107]、止咳、补气、益胃等方面也做出了巨大的贡献。

13.2.4.1　药效学实验方法

药效学实验方法主要是指建立药效模型。药效模型主要分为体内试验和体外试验两种。

在开展补气相关谱效学研究时，往往是建立气虚小鼠模型。即对照组常规饲养，自由饮食；其他各组控制饮食，并进行力竭游泳，不能以尾巴撑桶边休息，每日游泳，连续一段时间后给药观察。

在进行镇静催眠相关谱效学研究时，往往是通过对大鼠每日腹腔注射 PCPA 使其出现活动频繁，兴奋性增高，易激惹且攻击性增强，对外界的声、光等刺激异常敏感的特征。

抗肝纤维化常常是以 LX-2 肝星状细胞为研究对象，复苏后于培养液中培养，给药后研究记录。

免疫活性主要是准备相关免疫细胞如小鼠脾淋巴细胞、单核细胞、白细胞介素等激活培养，给药研究。

13.2.4.2　应用实例

"一药多效"是中药的普遍现象，即 1 味中药具有多种功能，在不同复方配伍环境中可针对不同病症发挥不同疗效。在中医药理论指导下，同一味中药在不同方剂中的功用与其作用的病症有关，方中与药效密切相关的化学部位或化学成分也可能不同。黄芪为多年生草本豆科植物蒙古黄芪或膜荚黄芪的干燥根，具有益气固表、托毒生肌和利水退肿等功效，是典型的多效中药[108,109]。

（1）黄芪免疫活性[110]

① 材料与仪器　SPF 级昆明小鼠，体质量 18～22g，由兰州大学动物实验中心提供，

许可证号：SYXK（甘）2011-0005。黄芪药材为全国各地采集或购买的种植或野生黄芪，共 10 批，经兰州大学药学院马志刚教授鉴定均为蒙古黄芪 *Astragalus membranaceus* (Fisch.) Bge. var. *mongholicus* (Bge.) Hsiao。对照品腺苷购于中国食品药品检定研究院。乙腈为色谱纯（德国默克），水为超纯水，生理盐水，印度墨汁（西安罗森伯科技有限公司），贞芪扶正胶囊（甘肃扶正药业）。美国 Waters 2695 高效液相色谱，2996 二极管阵列检测器，Millennium 32 色谱管理站，717 自动进样器，蒸发光散射检测器（Alltech ELSD 2000），Spursil™ C$_{18}$柱（250mm×4.6mm，5μm）。数据处理软件：中药色谱指纹图谱计算机辅助相似性评价系统软件（版本 1.0，中南大学提供）。

② 小鼠免疫实验 雄性小鼠，分为空白对照组、阳性对照组及黄芪给药组，每组 10 只，空白对照组给予生理盐水，阳性对照组给贞芪扶正胶囊 0.8g·kg^{-1}，给药体积为 40mL·kg^{-1}，灌胃 7d，1 次/d，末次给药 24h 后，尾静脉注射稀释的印度墨汁 10mL·kg^{-1}，注入后于第 2min、10min 眼眶静脉丛取血 0.04mL，并立即加入到 4mL 0.1% Na$_2$CO$_3$ 溶液中，最后以 0.1% Na$_2$CO$_3$ 溶液校零，于分光光度计 650nm 处测定光密度 D（λ），计算吞噬指数 K 及吞噬系数 α。

③ 色谱条件 色谱柱为 Spursil™ C$_{18}$柱（250mm×4.6mm，5μm）；流动相为乙腈和水，梯度洗脱：0～10min，乙腈 4%～10%；10～30min，乙腈 10%～40%；30～65min，乙腈 40%～60%；65～66min，乙腈 60%～100%；流速为 1.0mL·min^{-1}；柱温为 25℃；检测波长为 260nm。

④ 灰色关联度分析 灰关联度分析方法原理为：设有 n 个中药样品，每个样品有 m 项指纹特征量化指标，这样构成了 m 个子序列。以样品药效学指标作为母序列，依据母序列与子序列关联度大小，可确定各指纹特征对药效贡献的大小。关联度分析的基本步骤如下：a. 原始数据变换，原始数据的变换有均值化变换、初值化变换和标准化变换等几种方法；b. 计算关联系数；c. 求关联度；d. 排关联序。

⑤ 结果 用灰色关联度分析方法研究指纹图谱（图 13-7）和药效之间关系，结果表明指纹图谱中各个峰所代表的化学成分与提高机体免疫力作用具有一定关联（关联度＞0.60），这说明黄芪水溶性部分的提高机体免疫力作用是其内化学成分群共同作用的结果。

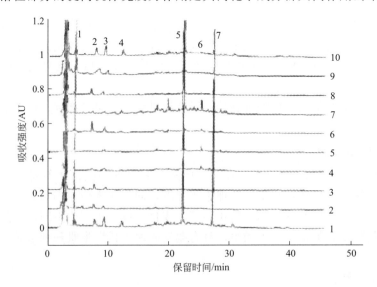

图 13-7　黄芪药材水溶性部分指纹图谱

（2）黄芪利尿作用[111]

① 材料与仪器　Waters 2695 高效液相色谱仪，Millennum 32 工作站，2771 自动进样器，2996 二极管阵列检测器，Hypersil ODS-1 C$_{18}$柱（4.6mm×250mm，5μm）（大连依利特有限公司）。乙腈为色谱纯（德国默克），水为超纯水，生理盐水，氢氯噻嗪（山西云鹏制药有限公司）。昆明种小鼠（兰州大学动物实验中心，18～22g），实验动物合格证号：SCXK（甘）2009-0004。数据处理软件：中药色谱指纹图谱计算机辅助相似性评价系统软件（版本1.0，中南大学提供）。对照品毛蕊异黄酮（批号：111920-201001）、芒柄花素（批号：111703-200602）均购于中国药品生物制品检定所，供含量测定使用，纯度>98%。黄芪药材为全国各地采集或购买的种植或野生黄芪，经兰州大学药学院生药学研究所马志刚教授鉴定为蒙古黄芪 *Astragalus membranaceus*（Fisch.）Bge. var. *mongholicus*（Bge.）Hsiao，共10批。

② 利尿药理实验　筛选尿量正常小鼠随机分为空白组、阳性对照组、给药组，每组10只，给药组分别给予第一个样品提取混悬液，空白组给予生理盐水，阳性对照组给予氢氯噻嗪（0.6g·kg^{-1}）。各组动物均灌胃给药，连续7d，每天1次，末次给药前禁食18h，末次给药1h后，轻压每只小鼠下腹部，排尽余尿，各用1mL生理盐水灌胃作为水负荷，将小鼠置于铺有3层滤纸的1000mL干燥烧杯中，烧杯口盖铁网罩，滤纸精密称重后放在烧杯底部的铝丝架的铝网上面，烧杯底层加100mL水防止尿液挥发，每小时换滤纸1次，记录水负荷1h、2h、3h、4h、5h小鼠的排尿量（滤纸湿重－滤纸干重）。

③ 色谱条件　色谱柱为 Hypersil ODS-1 C$_{18}$柱（4.6mm×250mm，5μm），流动相为乙腈和水。梯度洗脱：0～40min，乙腈15%～45%；40～80min，乙腈45%～100%。流速为1.0mL·min^{-1}；柱温为25℃，检测波长为280nm。

④ 灰色关联度分析　同免疫活性实验。

⑤ 结果　用灰色关联分析方法，根据关联度大小来确定黄芪乙酸乙酯部分中各成分对利尿作用的贡献程度，用灰色关联度分析方法研究指纹图谱（图13-8）和药效之间关系，结果表明指纹图谱中各个峰所代表的化学成分与利尿作用具有一定关联（关联度>0.60），这说明黄芪乙酸乙酯部位的利尿作用是其内化学成分群共同作用的结果。

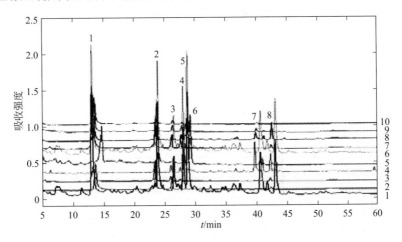

图 13-8　黄芪药材乙酸乙酯部分 HPLC 指纹图谱（280nm）

4—毛蕊异黄酮；7—芒柄花素

(3) 黄芪抗胃溃疡作用[112]

① 材料与仪器　黄芪药材（10批），自采或购买，经兰州大学药学院生药学研究所马志刚教授鉴定为蒙古黄芪 *Astragalus membranaceus* (Fisch.) Bge. var. *mongholicus* (Bge.) Hsiao 的干燥根。对照品毛蕊异黄酮、芒柄花素、毛蕊异黄酮苷、黄芪甲苷、黄芪皂苷Ⅱ、黄芪皂苷Ⅲ均购自中国食品药品检定研究院。雷尼替丁胶囊，规格0.15g/粒，陕西盘龙制药集团有限公司，批号20110203。乙腈，色谱纯，德国默克公司；水为超纯水；生理盐水。美国 Waters 2695 高效液相色谱仪，2996 二极管阵列检测器，Millennium 32 色谱管理站，717 自动进样器，Alltech ELSD 2000 蒸发光散射检测器；Spursil™ C$_{18}$柱（250mm×4.6mm，5μm）；中药色谱指纹图谱计算机辅助相似性评价系统软件1.0，中南大学。昆明种小鼠，雌雄兼用，体质量18～22g，兰州大学动物实验中心提供，合格证号：SYXK（甘）2011-0005。

② 抗胃溃疡药理实验　小鼠，雌雄各半，随机分为模型组、阳性对照组，每组10只，分别给予黄芪（3号样品）药材提取混悬液（生药剂量4.0g·kg^{-1}），模型组 i.g. 生理盐水，阳性对照组 i.g. 雷尼替丁胶囊0.06g·kg^{-1}，给药体积为0.01mL·g^{-1}，每天给药1次，连续给药7d，第5天给药后禁食不禁水，48h末次给药后30min，小鼠 i.g. 无水乙醇0.01mL·g^{-1}，1h后处死，结扎幽门和贲门，取胃，注入1%甲醛1mL固定10min，沿胃大弯剪开，平铺于玻璃板，镜下测量点状和条索状溃疡面积，以各溃疡点总长度作为溃疡指数，计算溃疡抑制率。

溃疡抑制率＝（模型组平均溃疡指数－实验组平均溃疡指数)/模型组平均溃疡指数

③ 色谱条件　色谱柱为 Spursil™ C$_{18}$柱（250mm×4.6mm，5μm）；流动相为乙腈（A)-水（B），梯度洗脱（0～30min，5%～40%A；30～60min，40%～60%A；；65～90min，60%～95%A）；流量1.0mL·min^{-1}；柱温25℃；检测波长254nm，进样量20μL。蒸发光散射检测器温度112.8℃；载气体积流量3.2L·min^{-1}。

④ 灰色关联度分析　同免疫活性实验。

⑤ 结果　指纹图谱中各个色谱峰所代表的化学成分与抗胃溃疡作用具有一定关联（关联度＞0.60)，表明黄芪总提取物的抗胃溃疡作用是其化学成分群共同作用的结果。在黄芪总提取物 HPLC-DAD 指纹图谱（图13-9）中，1～9号峰和12～14号峰所代表的化学成分与抗胃溃疡作用具有高度关联（关联度＞0.80)，依据关联度的大小，确定各成分（P）对抗胃溃疡作用贡献的大小顺序为 P9＞P12＞P6＞P8＞P1＞P7＞P5＞P13＞P3＞P4＞

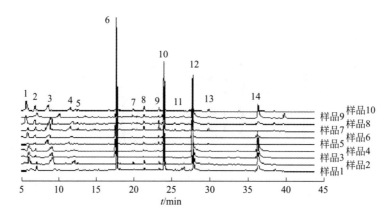

图 13-9　不同产地黄芪总提取物 HPLC-DAD 指纹图谱

P2＞P14＞P10＞P11，其中 12 号峰为毛蕊异黄酮，14 号峰为芒柄花素。在黄芪总提取物的 HPLC-ELSD 指纹图谱（图 13-10）中，依据关联度大小，确定各成分对抗胃溃疡作用贡献的大小顺序为 P8＞P9＞P7＞P5＞P1＞P4＞P6＞P3＞P2，其中 1 号峰为毛蕊异黄酮苷，5 号峰为黄芪甲苷，6 号峰为黄芪皂苷Ⅲ，7 号峰为黄芪皂苷Ⅱ。

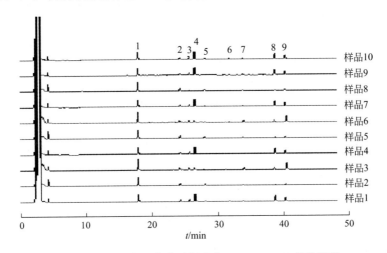

图 13-10　不同产地黄芪总提取物 HPLC-ELSD 指纹图谱

13.3　中药指纹谱效学应用[113～115]

13.3.1　药效物质基础研究

对不同来源或不同提取方法等制备的中药同时进行指纹图谱研究和药效学研究，通过多种统计分析方法建立相应谱效关系，根据药理实验数据匹配与药效相关色谱峰，进而确定单味或复方的主要活性成分或药效物质，达到有效控制中药质量的目的。

13.3.1.1　单味药药效物质基础研究

毕开顺等[116]对黄芪所含化学成分进行分离得到黄酮类、皂苷类、氨基酸类、多糖类和其他类 5 部分。在中医药理论指导下，采用抗炎试验、抗疲劳试验和补气试验所获得的药理数据和化学数据（指纹图谱）进行逐步回归分析和典型相关分析，确定黄芪中黄酮类、皂苷类和氨基酸类为其产生功效的主要物质基础，探明了有效部位或有效部位群指纹图谱与药效的相关性。霍艳双[117]采用反相 HPLC 方法分别建立了五味子全果、果皮、果仁 3 部分指纹图谱，共得到 17 个指纹峰。将药理数据和色谱数据进行相关分析确定了与镇静催眠作用显著相关的化学成分。经过对五味子全果、果皮和果仁的镇静催眠活性进行比较研究发现，果皮作用较轻微，而果仁镇静催眠作用较强，接近于全果作用。通过谱效学研究可知五味子产生镇静催眠作用主要有效部位为五味子果仁，并指明了有效化学成分，从而初步建立了指纹图谱组效学的基础方法。

中药谱效学结合了中药指纹图谱与药效学，不仅可以将指纹图谱的化学成分体现到中药的药效作用上，还能阐明化学信息与药效学相互对应关系，确定相应质量控制指标，因此中药谱效学对于中药质量控制和药效物质研究都具有重要意义。

13.3.1.2　复方药效物质基础研究[118,119]

中药复方是指在中医药理论指导下辨证审因，选择合适中药，酌定用量，按照君臣佐使原则配伍而成的一组药物。中药复方药效物质基础是指中药复方针对某一病症发挥药效作用的全部活性物质总和，它是阐明复方奥秘关键，是复方质量控制的基础与核心。单一中药的成分复杂多样，复方物质组分更是繁杂，加工炮制带来系列物理化学反应，人体内复杂代谢通路更是加大了研究难度。目前中药药效作用物质尚不能完全被揭示清楚，多成分、多靶点、多途径作用机制是中药复方的优势，但同时也为科研工作带来了巨大挑战。随着分析技术快速发展和多学科交叉渗透，中药复方研究也不断深入、不断发展，目前研究方法主要有谱效关系研究、分子生物色谱法、血清药物化学、多靶点高通量筛选技术、代谢组学研究、拆方法[120]等，本部分主要介绍复方谱效关系的研究。

中药复方中的谱效关系研究同单味药研究思路大体一致，只是研究过程更加全面，结果也更加具有比较性。首先通过化学计量学将单味药指纹图谱以及药效研究联系起来，然后将复方指纹图谱中化学成分特征与复方药效研究联系起来，通过比较获得药效物质基础信息。最后将体内体外实验数据进行比较研究，进一步阐明与机体相关的主要药效成分，为识别中药复方制剂药效成分研究奠定基础。毕开顺课题组提出了复方药效物质基础研究方法流程（图 13-11），这是以指纹图谱为主导技术手段进行中药指纹谱效学研究的新方法。

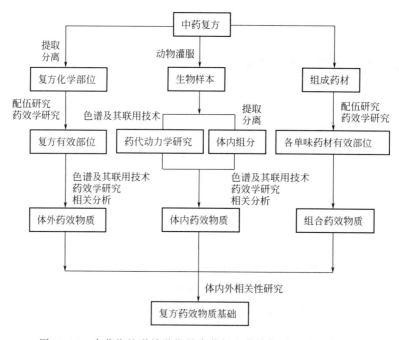

图 13-11　中药指纹谱效学指导中药复方药效物质基础研究流程

宁黎丽等[121]通过对吴茱萸汤进行组方药量变化，在原方基础上按正交试验法组成 9 个不同配比的处方，同时对其进行 HPLC 指纹分析和镇痛与止呕两个指标的药理实验，对所得化学数据和药理数据进行逐步回归分析，从而确定吴茱萸汤的药效物质基础，建立了复方中药药效物质基础研究重要方法。李戎等[122]提出"谱效关系"是中药质量和药效标准规范的关键环节。中药补气、活血、温里、发表、滋阴、健脾等功效是药材饮片或成药方剂内含物质群整体作用的结果。这些物质群整体情况包括其所包含物质数、物质量和组成比例差异，都会对药效发生影响。因此建立化学指纹群关联药效的生物活性指纹图谱是中药指纹图谱研究高级阶段的重要内容。卢红梅等[123]通过小鼠耳肿胀模型和大鼠胸膜炎模型研究了6个厂家生产的鱼腥草注射液的 GC 指纹图谱与其药效学之间的关系；抗炎试验结果表明第一类注射液对用二甲苯诱导的小鼠耳肿胀有显著的抑制作用，GC-MS 测定发现其主要化合物占总量的 80% 以上；第二类注射液抑制作用不明显，上述物质含量在 69.5% 左右。因此当考虑鱼腥草注射液抗炎药效时，其质量控制应增加指纹图谱中有效成分的权重，以增加质量评价科学性。

13.3.2 中药毒性物质研究

谱效学也被用于中药毒性研究，保证中药临床使用安全性。吴霞等[124]对 8 个产地雷公藤药材分别进行提取纯化，采用高效液相色谱法（HPLC）建立各产地雷公藤提取物指纹图谱。利用密度梯度离心法分离新鲜人外周血单个核细胞（PBMC），给予凝集素（PHA）和脂多糖（LPS）共刺激造模，分为空白组、模型组（PHA＋LPS）、雷公藤处理组。给予雷公藤处理 48h 后检测上清中 IFN-γ 和 IL-2 含量，并计算 IC_{50} 值。以小鼠肾小球系膜细胞（GNM-SV40）为模型利用 CCK8 法考察雷公藤肾毒性，计算 IC_{50} 值。将各产地雷公藤的指纹图谱信息及免疫抑制药效、细胞毒性数据进行标准化处理后利用偏最小二乘法进行谱效关系分析。结果表明，1、3、8 号峰既是主要的药效峰又是主要毒性峰，2 号和 5 号峰为主要药效无毒峰，15～29 号峰对药效和毒性都有一定的贡献，但都较小。汪春飞[125]采用蒸馏水大鼠灌胃作水负荷模型，考察泽泻对水负荷大鼠的“利水渗湿”作用，通过主成分分析和药物血清化学研究表明，24-乙酰泽泻醇 A、泽泻醇 B 和 23-乙酰泽泻醇 B 是泽泻发挥药效主要成分。但是泽泻发挥药效同时还具有肾毒性，采用 HK-2 细胞对萜类组分中 3 个主要成分的量比关系进行深入的肾毒性机制研究，结果表明 24-乙酰泽泻醇 A、泽泻醇 B 和 23-乙酰泽泻醇 B 的最优结构比为 5.38：14.34：11.31，这既保证泽泻作为中药制剂单元的药效，又保证了其作为中药制剂单元的安全性。

13.3.3 组分配伍研究

组分配伍研究是近年来继药对配伍和饮片配伍逐渐形成的新型中药研究模式之一，将谱效学应用于组分配伍既可以缩短实验周期，还可以筛选更好的组分配伍组合，提高中药疗效，有利于创制现代中药。张静等[126]研究了当归-川芎药对超临界提取物（AC-SFE）配伍红花不同提取物 HPLC 指纹图谱及其抗心肌缺血作用的谱效关系。采用结扎大鼠冠状动脉致急性心肌缺血模型，运用双变量相关分析（BCA）和多元回归分析（MRA），将 AC-SFE 与红花各配伍组合药效数据同指纹图谱共有峰相对峰面积相关联，并采用 LC-MS 指认出 16 个色谱峰，其中有 12 个是相关峰。来自 AC-SFE 的 8 个色谱峰与大鼠心肌梗死面积比率及血清乳酸脱氢酶（LDH）呈负相关，其中 4 个呈显著负相关；来自红花中 8 号峰（槲皮素-3-O-β-D-半乳糖苷-4′-O-β-D-吡喃葡萄糖苷）则与药效呈现显著正相关。由此推断 AC-SFE 中阿魏酸（峰 13）、洋川芎内酯 H（峰 15）、3-羟基丁基苯酞（峰 16）、洋川芎内酯 A（峰 18）、3-丁基苯酞（峰 19）、藁本内酯（峰 20）、二丁基苯酞（峰 21）、苯酞类化合物（峰 17）以及红花中峰 1（4-methoxy-6-[3,4,5-trihydroxy-6-[[3,4,5-trihydroxy-6(hydroxymethyl) tetra-hydropyran-2-yl] oxymethyl] tetrahydropyran-2-yl] oxy-cyclohexane-1，2，3，5-tetrol）和峰 2（3-{[6-O-(D-galactopyranosyl)-β-D-galac-topyranosyl]oxy}-1,2-propanediyl-diacetate）可能是抗心肌缺血的药效物质；而峰 8 可能不能缓解心肌缺血。訾慧[127]以吴茱萸-当归药对为切入点，在确认其具有镇痛作用及抑制大鼠离体子宫平滑肌收缩基础上，采用药效学与药学相结合的方法，考察吴茱萸-当归药对的提取方法及配伍比例。经双变量相关分析发现，对子宫平滑肌抑制作用与 3、4、7、11、14、15、16 号峰相关性较好（$p <$ 0.05）；强迫引入进行回归分析表明，3、4、6、12、13、14、16、17 号峰被引入（$p <$ 0.05）；逐步回归分析表明，6、7、10、13、14 号峰对子宫平滑肌抑制率的影响较大（$p <$ 0.05），并进入回归方程。综合相关分析和多元回归分析结果，推断吴茱萸-当归药对指纹图谱中 3、4、7、10、11、13、14、15 和 16 号峰表征的成分为该药对作用于大鼠子宫平滑肌的关联成分。以药学和药效学指标相结合，筛选出吴茱萸-当归药对的最佳提取方法及最佳配伍比例，即吴茱萸-当归药对醇提合煎，最佳配伍比例为 6∶4。由此确定了吴茱萸-当归药对的最佳提取工艺：70% 乙醇，8 倍量，回流提取 2 次，每次 2h。

13.3.4　炮制机制研究

中药炮制是指将药材通过净制、切制、炒制等处理，制成一定规格、适应医疗需求的饮片，具有"减毒增效"作用。通过谱效学研究可以揭示炮制前后药性转变原因，找到中药炮制前后导致其药理活性发生变化的药效物质，可以比较同一中药不同炮制方法的区别，从而选出最佳炮制方法。郝敏[128]选择不同炮制方法所得的几种连翘饮片分别进行 HPLC 分析，并考察其对大肠杆菌的抑菌作用。根据主成分分析与双变量相关分析结果，连翘酯苷 A、连翘苷，及 2 号、5 号特征峰，与连翘抗菌作用有密切联系。而生晒品连翘中这几个化学成分的量低且药理作用不明显，质量较差；而通过蒸晒、煮晒加工方式得到连翘饮片则较好，所以将连翘用于抗菌时，最好采用蒸晒、煮晒炮制方式。

不同种中药可能有相似药理作用，谱效学研究方法可以帮助我们窥探中药作用机制。槐花、侧柏叶、蒲黄是 3 种不同凉血止血中药，陈叶青[129]对其总黄酮提取物直接加热，模拟炒炭炮制方法，研究表明黄酮类成分转化与这三种药炒炭止血作用相关性。采用典型相关分析将不同加热时间的 HPLC-MS/MS 分析结果与整体动物实验结果相关联，发现炮制后新出现的化合物 huaicarbon A、huaicarbon B、cecarbon 与止血药效相关性最高。体外凝血试验、血小板聚集试验以及体内试验证实这些新出现的物质的确具有止血药理作用。

13.3.5　工艺优化研究

中药制备工艺优化核心是最大限度保留药效物质，最大限度除去无效物质。谱效关系研究是通过研究建立谱效关系，阐明中药药效物质。因此在中药制备工艺优化研究中，应用谱效关系研究方法可以发现和跟踪药效物质，指导制备工艺优化，保证中药临床疗效。

陈璟等[130]利用 UPLC/MS-Q-TOF 技术对通塞脉微丸 5 种不同工艺中间提取物化学成分进行了初步解析，并开展不同工艺中间提取物对局灶性脑缺血再灌注大鼠血小板聚集率、家兔离体血小板聚集率、离体血管舒张作用、MACO 大鼠脑梗死率、MACO 大鼠脑指数等药效学试验，通过层次分析法可知肉桂酸、绿原酸、LS-A2、阿魏酸等 20 个化合物对于通塞脉微丸的总药效贡献值超过了 0.100，也就是说这些成分相比于复方中其他成分与药效相关程度更高。可见基于"工艺-指纹图谱-效应"模式研究构建中药复方制剂谱效相关性指纹图谱，是表征复方整体成分-药效相关性的有效途径。

四物汤由当归、川芎、酒芍、熟地 4 味药组成，具有调益荣卫、滋养气血作用。四物合剂则是在其汤剂剂型基础上经改进而成的现代化制剂。周莉江[131]选择四物合剂作为研究对象，首先采用 HPLC 分析建立四物合剂提取纯化过程中的中间提取物（蒸馏液、水煎液、醇沉上清液、醇沉淀物）指纹图谱，再分别采用大鼠血瘀模型、血虚模型和小鼠痛经模型，对每种中间提取物药理活性进行评价。运用 PCA 评价血瘀、血虚、痛经模型实验中药效学指标，并对 30 个特征峰进行了简化，采用灰色关联度分析对其指纹图谱特征峰和药效学宏观综合参数进行研究，发现四物合剂提取纯化过程中的中间体对药效作用贡献较大的指纹特征峰为 2、5、7、8、11、12、13、21 号峰，其中 2 号峰为梓醇，7 号峰为没食子酸，21 号峰为芍药苷。综合结果分析，发挥四物合剂活血药效作用物质主要集中于水提工艺生产中极性较大部分，补血调经药效作用物质主要集中于醇沉工艺生产中极性较小的部分。同时发现对药效作用贡献较大的指纹特征峰并不是常被用来作为质量评价指标的阿魏酸，而是梓醇、没食子酸、芍药苷及其他未知化合物。由此可见谱效学研究可以筛选出与药效直接相关指标成分作为工艺优化质控指标。如果根据实际药用需求的不同开发出更具针对性的复方制剂制备方法，可达到更好地发挥中药复方制剂药效的目的。

参 考 文 献

[1] 陶金华，狄留庆，文红梅，等. 中药指纹图谱谱效相关性研究思路探讨 [J]. 中国中药杂志，2009，34（18）：2410～2413.

[2] 戚进，余伯阳. 中药质量评价新模式——"谱效整合指纹谱"研究进展 [J]. 中国天然药物，2010，8（3）：171～176.

[3] 张丽杰，刘丽娟，齐凤琴，等. 中药谱效关系研究进展 [J]. 中国现代应用药学，2010，27（11）：971～975.

[4] 赵海燕，韩旭. 中药谱效关系的研究思路与应用进展 [J]. 世界中医药，2014，9（4）：537～539.

[5] 罗国安，王义明，曹进，等. 建立我国现代中药质量标准体系的研究 [J]. 世界科学技术—中药现代化，2002，4（4）：5.

[6] 李宇驰，徐妍，肖培云，等. 中药谱效学的研究进展 [J]. 时珍国医国药，2017，28（3）：673～675.

[7] 王美琪，姜建萍，马雯芳. 中药谱效学在中药质量评价中的应用概况 [J]. 中国民族民间医药，2016，25（23）：61～64.

[8] 高婧，徐宝欣，杜义龙，等. 中药材谱效关系研究方法概述 [J]. 承德医学院学报，2017，34（2）：128～130.

[9] 孙国祥，雒翠霞，任培培，等. 中药指纹图谱学体系的构建 [J]. 中南药学，2007，5（1）：69～73.

[10] 李云飞，程翼宇，范骁辉. 中药多维谱效关系研究思路探讨 [J]. 中国天然药物，2010（3）：167～170.

[11] 徐妍，杨华蕊，杨永寿，等. 中药指纹图谱研究现状及展望 [J]. 世界最新医学信息文摘，2018，18（76）：91～94.

[12] Chou G，Xu SJ，Liu D，et al. Quantitative and fingerprint analyses of chinese sweet tea plant (*Rubus suavissimus* S. Lee) [J]. J. Agric. Food Chem. ，2009，11：1076～1083.

[13] Gan F，Ye R. New approach on similarity analysis of chromatographic fingerprint of herbal medicine [J]. J. Chromatogr. A，2006，1104：100～105.

[14] Fan XH，Cheng YY，Ye ZL，et al. Multiple chromatographic fingerprinting and its application to the quality control of herbal medicines [J]. Anal. Chim. Acta，2006，555：217～224.

[15] 张宇，孙国祥，焦宝明，等. 冠心苏合丸高效液相色谱数字化定量指纹图谱研究 [J]. 中南药学，2013，11（1）：40～44.

[16] 孙国祥，智雪枝，张春玲，等. 中药色谱指纹图谱超信息特征数字化评价系统 [J]. 中南药学，2007，5（6）：549～555.

[17] 孙国祥，胡玥珊，张春玲，等. 构建中药数字化指纹图谱研究 [J]. 药物分析杂志，2009，29（1）：160～169.

[18] 孙国祥，刘金丹，宗东升，等. 清热解毒注射液指纹图谱多维多息特征的数字化评价 [J]. 中南药学，2006，4（5）：323～327.

[19] 孙国祥，赵梓余，雒翠霞. 复方斑蝥胶囊高效液相数字化指纹图谱研究 [J]. 中南药学，2010，8（9）：698～703.

[20] 孙国祥，杨婷婷. 基于分离信息量指数评价的系统指纹定量法鉴别六味地黄丸质量 [J]. 中南药学，2010，8（2）：143～148.

[21] 孙国祥，李闫飞，池剑玲，等. 多级系统指纹定量法评价复方丹参片质量 [J]. 中南药学，2012，10（2）：140～144.

[22] 孙国祥，胡玥珊，毕开顺. 系统指纹定量法评价牛黄解毒片质量 [J]. 药学学报，2009，44（4）：401～405.

[23] 孙国祥，王真. 系统指纹定量法评价益脑宁片的整体质量和化学指纹归属度及药效物质工艺收率 [J]. 中南药学，2009，7（7）：536～540.

[24] 孙国祥，吴玉，杨婷婷，等. 基于5组分测定和6波长高效液相色谱指纹谱的双标定量指纹法建立六味地黄丸对照指纹图谱动态技术标准研究 [J]. 中南药学，2012，10（5）：385～392.

[25] Liu Y C, Liu Z B, Sun G X, et al. Monitoring and evaluating the quality consistency of Compound Bismuth Aluminate Tablets by a simple quantified ratio fingerprint method combined with simultaneous determination of five compounds and correlated with antioxidant activities [J]. PLoS ONE, 2015, 3: 1～19.

[26] 曾令军，林兵，宋洪涛. 中药谱效关系研究进展及关键问题探讨 [J]. 中国中药杂志，2015，40（8）：1425～1432.

[27] 李嘉，陈曼译，张颖，等. 统计学建模在中药谱-效关系研究中的应用 [J]. 内科，2013，8（6）：586～587.

[28] 吴素体，白金霞，王冶，等. 冬虫夏草及人工虫草抗肝纤维化作用谱效关系研究 [J]. 环球中医药，2013，6（11）：801～805.

[29] 宋婷婷. 紫苏子抗氧化谱效关系研究 [D]. 哈尔滨：黑龙江大学，2015.

[30] 程青云. 布渣叶总黄酮调血脂谱效关系研究 [D]. 广州：广州中医药大学，2014.

[31] 池婕，林兵，刘志宏，等. 基于最小二乘回归分析法的雷公藤多苷片免疫抑制作用谱效关系研究 [J]. 中草药，2015，46（18）：2755～2758.

[32] 许俊洁，卢金清，李肖爽，等. 神农香菊挥发油体外抗氧化活性的谱效关系研究 [J]. 药物分析杂志，2016，36（10）：1823～1830.

[33] 刘小花，蔺兴遥，梁瑾，等. 黄芪药材利尿作用的谱效关系研究 [J]. 中国现代应用药学，2013，30（5）：491～495.

[34] 刘雪梅，林兵，刘志宏，等. 雷公藤制剂抑制小鼠耳肿胀谱效关系研究 [J]. 中成药，2016，38（2）：425～427.

[35] 王燕. 三黄片质量控制方法研究 [D]. 沈阳药科大学，2015.

[36] 曾令军，林兵，宋洪涛. 中药谱效关系研究进展及关键问题探讨 [J]. 中国中药杂志，2015，40（8）：1425～1432.

[37] 吕邵娃，董书羽，郭玉岩，等. 数据分析技术在中药谱效关系中的应用进展 [J]. 中国实验方剂学杂志，2015，21（15）：226～230.

[38] 张元波，张敏，程启斌，等. 连翘叶抗氧化谱效相关质量评价研究 [J]. 天然产物研究与开发，2017，29（4）：629～634.

[39] 李晶，沈震亚，陈超，等. 南丹参中酚酸类成分抗氧化活性谱效关系研究 [J]. 时珍国医国药，2017，28（12）：2895～2897.

[40] 许俊洁，卢金清，李肖爽，等. 神农香菊挥发油体外抗氧化活性的谱效关系研究 [J]. 药物分析杂志，2016，36（10）：1823～1830.

[41] 谭庆龙，欧筱争，谢丽霞，等. 藏方甲嘎松汤挥发油体外抗氧化活性的谱效关系研究 [J]. 中药新药与临床药理，2015，26（3）：360～364.

[42] 徐晶晶. 基于抗氧化谱效关系分析的薄荷药材质量控制和评价方法研究 [D]. 北京中医药大学，2014.

[43] 王晓娟，蒋林. 牛蒡根HPLC指纹图谱和抗氧化活性谱效研究 [J]. 中药材，2014，37（12）：2195～2197.

[44] 罗志江，徐彦，吴建英，等. 虎杖指纹图谱及其抗氧化活性的"谱-效"关系研究 [J]. 西南大学学报（自然科学版），2012，34（1）：138～142.

[45] 王金梅，姚辰，陆程灿，等. 酒女贞子抗氧化谱效关系研究 [J]. 中国药学杂志，2016，51（22）：1907～1912.

[46] 余晓晖，夏鹏飞，李彤，等. 红芪中红外光谱指纹图谱与其体外抗氧化活性的谱效相关性 [J]. 中国现代应用药学，2016，33（8）：1016～1020.

[47] 李生茂，刘琳，谭睿，等. 市售沙棘HPLC指纹图谱一致性及抗氧化活性谱效关系 [J]. 中国实验方剂学杂志，2016，22（11）：43～48.

[48] 陈南迪，方妙玉，于超凡，等. 毛橘红总黄酮指纹图谱与其抗氧化活性的谱效关系研究 [J]. 广州中医药大学学报，2012，29（6）：702～706.

[49] 李婷婷，杨书. 基于主成分分析的菊花抗氧化活性谱-效关系 [J]. 医药导报，2017，36（7）：801～803.

[50] 王金梅，姚辰，李昌勤，等. 基于DPPH、ABTS和FRAP法的红花抗氧化谱效关系研究 [J]. 中国药学杂志，2017，52（10）：825～831.

[51] 刘琳琪，赵晨曦，李菁凤，等. 桂皮活性成分的微波萃取工艺与抗氧化作用 [J]. 现代食品科技，2017，33（11）：

127～133.

[52] 李昌勤，姚辰，朱荣遥，等. 基于 DPPH、ABTS 和 FRAP 的中药女贞子抗氧化谱效关系研究 [J]. 中国中药杂志，2016，41（9）：1670～1677.

[53] 陈君，陈丽，韦建华. 广西倒地铃体外抗氧化活性的谱效关系研究 [J]. 中国药房，2017，28（7）：906～909.

[54] 李胜峰，蒋海强，张玲，等. 鬼针草属植物液相色谱指纹图谱与抗氧化作用的相关分析 [J]. 山东中医药大学学报，2016，40（4）：369～372.

[55] 周艳林，闵建国，邹准，等. HPLC-DPPH 评价剑叶龙血树中抗氧化活性成分及构效关系 [J]. 中草药，2015，46（12）：1797～1799.

[56] 周艳林，闵建国，王力生，等. TLC-生物自显影法导向分离菝葜中抗氧化活性成分 [J]. 中华中医药杂志，2012，27（4）：799～802.

[57] 张磊，聂磊，王唯红. 黄芪注射液色谱指纹图谱与抗氧化作用的相关分析 [J]. 中药材，2009，32（11）：1757～1760.

[58] Yang L P，Sun G X，Guo Y，et al. Holistic evaluation of quality consistency of *Ixeris sonchifolia*（Bunge）Hance injectables by quantitative fingerprinting in combination with antioxidant activity and chemometric methods. PLoS ONE. 2016，11（2）：19.

[59] Yang L P，Xie X M，Zhang J，et al. Microemulsion electrokinetic chromatography in combination with chemometric methods to evaluate the holistic quality consistency and predict the antioxidant activity of *Ixeris sonchifolia*（Bunge）Hance injection. PLoS ONE. 2016，3：1～19.

[60] Ji Z C，Sun W Y，Sun G X，et al. Monitoring the quality consistency of Fufang Danshen Pills using micellar electrokinetic chromatography fingerprint coupled with prediction of antioxidant activity and chemometrics. J. Sep. Sci，2016，39：3019～3027.

[61] Shi M，Sun W Y，Sun G X，et al. Total monitoring of the constituents of Danshen tablet using micellar electrokinetic chromatography fingerprinting for antioxidant activity profiling. J. Sep. Sci. 2016，39：1776～1784.

[62] Gong D D，Hong Y L，Sun G X，et al. Novel strategy for quality consistency evaluation of Chinese medicine "YIQING" tablet that combines the simultaneous quantification and screening of ten bioactive constituents. J. Sep. Sci. 2017：1～10.

[63] 刘迎春. 复方铝酸铋片中天然药效物质质量控制方法研究 [D]. 沈阳药科大学，2015.

[64] 左艳敏，王筱婧，王东兴. 中药活性成分抗炎作用研究进展 [J]. 中国药师，2014，17（8）：1409～1411.

[65] 邓家刚，郭力城. 抗炎中药活性成分的研究进展 [J]. 现代医药卫生，2007，23（2）：201～203.

[66] 杨丰文，吴琼慧，邹佳涵，等. 中药抗炎临床研究的可视化分析 [J]. 中国药物评价，2018，35（2）：135～140.

[67] 金兆磊，赵超，陈华国，等. 吉祥草药材抗炎、止咳作用及谱效关系 [J]. 食品与生物技术学报，2013，32（5）：556～559.

[68] 苏东华. 清热解毒类中药的药理作用及临床应用 [J]. 当代医药论丛，2014，12（10）：35～35.

[69] 马建凤，刘华钢，朱丹. 中药体外抑菌研究的方法学进展 [J]. 药物评价研究，2010，33（1）：42～45.

[70] Wu H，Wu Q，Zhang J，et al. Study on rapid quantitative detection of total bacterial counts by the ATP - bioluminescence and application in probiotic products [J]. International Journal of Food Science & Technology，2011，46（5）：921～929.

[71] 尹子波，侯玉柱，尹建军，等. ATP 生物发光技术在微生物检测中的应用 [J]. 食品研究与开发，2012，33（2）：228～232.

[72] 马欣欣，刘吉华，余伯阳. 黄连抑菌活性的谱效关系研究 [J]. 药物评价研究，2013，36（3）：171～175.

[73] 李喜凤，王优淯，安硕，等. 禹州漏芦抗炎有效部位的谱效关系研究 [J]. 中国实验方剂学杂志，2014，20（18）：137～141.

[74] 郭承军，石俊英. 金银花抗小鼠流感作用的谱效关系研究 [J]. 中药药理与临床，2009，25（4）：50～52.

[75] 李生茂，曾滨阳，叶强，等. 砂仁挥发油抗炎活性谱效关系研究 [J]. 中国实验方剂学杂志，2015，21（9）：133～136.

[76] 胡露，张锦，蔺良才，等. 基于谱效关系的头花蓼抑菌作用物质基础研究 [J]. 中药材，2016，39（9）：2037～2040.

[77] 池婕，林兵，刘志宏，等. 基于最小二乘回归分析法的雷公藤多苷片免疫抑制作用谱效关系研究 [J]. 中草药，2015，46（18）：2755～2758.

[78] 姜涛，张立伟. 连翘抗菌-谱效关系研究 [J]. 化学研究与应用，2015，27 (3)：256~261.

[79] 金兆磊，赵超，陈华国，等. 吉祥草药材抗炎、止咳作用及谱效关系 [J]. 食品与生物技术学报，2013，32 (5)：556~559.

[80] 丁繁，王小虎. 中药黄芪抗肿瘤研究进展 [J]. 肿瘤学杂志，2013，19 (1)：64~68.

[81] 梁欣娜，张兴燊，藤红丽. 中药及其有效成分抗肿瘤作用研究 [J]. 时珍国医国药，2013，24 (1)：119~122.

[82] 白云，刘萍，贾博宇，等. 中药抗肿瘤作用的研究进展 [J]. 中国药师，2014，17 (8)：1406~1409.

[83] 刘磊磊，陈娟，师彦平. 清热解毒中药抗肿瘤作用研究进展 [J]. 中草药，2012，43 (6)：1203~1212.

[84] 赵欣，白伟，房涛. 中药抗肿瘤机制的研究进展 [J]. 广东医学，2014，35 (3)：466~469.

[85] 刘海晔. 中药逆转肿瘤多药耐药性的研究进展 [J]. 中草药，2015，46 (7)：1096~1102.

[86] 刘雪丽，周学锋，王君瑜，等. 中药抗肿瘤作用机制研究进展 [J]. 中国药师，2016，19 (6)：1158~1162.

[87] 魏文青，赵满仓，刘晶，等. MTT 肿瘤药物敏感试验的方法学研究 [J]. 临床肿瘤学杂志，2008，13 (10)：871~874.

[88] 罗奇志，林琳，王芙艳，等. MTT 方法的优化 [J]. 激光生物学报，2014，23 (3)：279~282.

[89] Zhao M, Wei W, Liu J, et al. Impact of MTT based tumor chemosensitivity assay in vitro [J]. The Chinese-German Journal of Clinical On Cology，2009，8 (9)：546~548.

[90] 李上标，裴淑艳，蒋超，等. MTT 比色法研究应用进展 [J]. 西北民族大学学报（自然科学版），2013，34 (3)：68~73.

[91] 毛晓丽，覃禹，蔡鹃，等. 两面针红外指纹图谱与抗癌活性的谱效研究 [J]. 红外与毫米波学报，2013，32 (1)：91~96.

[92] 曾建红，莫炫永，戴平，等. 广西莪术挥发油抗肿瘤作用的谱效关系研究 [J]. 中国实验方剂学杂志，2012，18 (13)：91~94.

[93] 张壮丽，赵宁，赵志鸿，等. 鱼腥草挥发油抗淋巴瘤细胞谱效关系 [J]. 郑州大学学报（医学版），2015，50 (3)：378~381.

[94] 王宏虹，刘华钢，黄慧学，等. 两面针提取物抗肝癌谱-效关系研究 [J]. 中草药，2014，45 (8)：1102~1109.

[95] 张丽杰，关健，刘丽娟. 北青龙衣抗肿瘤谱效关系研究初探 [J]. 现代生物医学进展，2010，10 (4)：751~752.

[96] 马玉玲. 藏木香不同极性部分抗肿瘤活性筛选及其谱效关联研究 [A]. 重庆市色谱专业委员会，重庆市分析测试学会，甘肃省色谱专业委员会. 中国中西部地区第五届色谱学术交流会暨仪器展览会论文集 [C]. 重庆市色谱专业委员会，重庆市分析测试学会，甘肃省色谱专业委员会，2016：2.

[97] 李三华，黎丹，蒋永梅，等. 石上柏抗肿瘤活性与其红外指纹图谱的谱效研究 [J]. 遵义医学院学报，2017，40 (6)：603~608.

[98] 邹淑君，李靖，许树军，等. 辽东楤木叶总皂苷的 HPLC 及抗肿瘤作用谱效关系分析 [J]. 中国实验方剂学杂志，2017，23 (21)：13~17.

[99] 简伟明，刘小慧，梁慧佳，等. 破壁灵芝孢子粉甾醇类 HPLC 指纹图谱建立及其抗肿瘤活性"谱效"关系 [J]. 江西农业学报，2016，28 (8)：61~65.

[100] 肖云芝，于超，刘朝勇，等. 鳖甲药材指纹图谱与其抗肝纤维化作用的谱效关系研究 [J]. 中草药，2014，45 (17)：2506~2510.

[101] 霍仕霞，康雨彤，彭晓明，等. 高良姜提取物促进黑素生成的谱效关系分析 [J]. 中草药，2013，44 (8)：995~1002.

[102] 鄢海燕，邹纯才，魏美玲，等. 瓜蒌薤白滴丸抗心肌缺血的谱效关系研究 [J]. 中药材，2015，38 (9)：1912~1918.

[103] 耿媛媛，胡昌江，潘新，等. 二神丸不同提取部位温脾止泻的谱效关系研究 [J]. 中草药，2014，45 (18)：2658~2663.

[104] 刘小花，蔺兴遥，梁瑾，等. 黄芪药材利尿作用的谱效关系研究 [J]. 中国现代应用药学，2013，30 (5)：491~495.

[105] 朱春胜，林志健，张冰，等. 菊苣降尿酸作用的谱效关系研究 [J]. 中草药，2015，46 (22)：3386~3389.

[106] 张慧，海广范，栗志勇，等. 白芷中抗内毒素血症有效组分的谱效关系 [J]. 中成药，2014，36 (12)：2491~2497.

[107] 刘小花，梁瑾，梁建娣，等. 黄芪抗胃溃疡作用的谱效关系研究 [J]. 中草药，2012，43 (12)：2448~2452.

[108] 秦雪梅，李爱平，刘月涛，等. 多效中药定向药效成分研究策略 [J]. 中草药，2017，48 (5)：847~852.

[109] 刘月涛，贾璐，秦雪梅. 多效黄芪物质基础的研究进展 [J]. 中草药，2018，49 (6)：1476～1480.

[110] 刘小花，梁瑾，任远，等. 黄芪对机体免疫力影响的谱效关系研究 [J]. 中药材，2012，35 (12)：1978～1981.

[111] 刘小花，蔺兴遥，梁瑾，等. 黄芪药材利尿作用的谱效关系研究 [J]. 中国现代应用药学，2013，30 (5)：491～495.

[112] 刘小花. 基于抗胃溃疡作用的黄芪谱效关系和相关成分的体内代谢研究 [D]. 兰州大学，2015.

[113] 秦昆明，郑礼娟，沈保家，等. 谱效关系在中药研究中的应用及相关思考 [J]. 中国中药杂志，2013，38 (1)：26～31.

[114] 张晓娟，左冬冬，谢国梁，等. "谱效相关"研究新进展 [J]. 中医药学报，2015 (1)：78～80.

[115] 蔡靓，张倩，杨丰庆. 中药谱效学的应用进展 [J]. 中草药，2017，48 (23)：5005～5011.

[116] 姚美村，齐莹，毕开顺，等. 黄芪药效物质基础研究 [J]. 中国野生植物资源，2000，19 (2)：33～36.

[117] 霍艳双. 五味子不同部位活性和相关成分比较研究 [D]. 沈阳药科大学，2005.

[118] 李小娜，张兰桐，殷玮. 中药复方药效物质基础研究途径与方法 [J]. 中草药，2006，37 (6)：801～805.

[119] 冯鑫，房德敏，周永梅. 谱效关系分析在中药组方研究中的应用进展 [J]. 中国中医基础医学杂志，2018，24 (3)：422～427.

[120] 李小娜，张兰桐，殷玮. 中药复方药效物质基础研究途径与方法 [J]. 中草药，2006，37 (6)：801～805.

[121] 宁黎丽，毕开顺，王瑞，等. 吴茱萸汤的药效物质基础的方法学研究 [J]. 药学学报，2000，35 (2)：131～134.

[122] 李戎，闫智勇，李文军，等. 创建中药谱效关系学 [J]. 中医教育，2002，21 (2)：62.

[123] 卢红梅，郭方遒，伍贤进，等. 鱼腥草注射液与其药材挥发油相关组分的分析 [J]. 分析化学，2011，39 (11)：1706～1710.

[124] 昊霞，林兵，王忠震，等. 雷公藤的免疫抑制活性及毒性的谱效关系研究 [J]. 中国医院药学杂志，2016，36 (7)：547～552.

[125] 汪春飞. 基于"组分结构"理论的制剂单元泽泻薯类组分"效-毒-谱"关联性及机理研究 [D]. 安徽中医药大学，2016.

[126] 张静，杨义芳，吴春珍，等. 当归-川芎药对超临界提取物配伍红花抗心肌缺血的谱效关系研究 [J]. 中草药，2013，44 (14)：1944～1950.

[127] 訾慧. 吴茱萸-当归药对配伍及谱效关系研究 [D]. 辽宁中医药大学，2009.

[128] 郝敏. 河南产连翘饮片的质量分析研究 [D]. 郑州：河南中医药大学，2016.

[129] 陈叶青. 凉血止血药炒炭时黄酮类成分变化规律与止血作用相关性研究 [D]. 南京：南京中医药大学，2016.

[130] 陈璟，王皓，汪海鸿，等. 基于"工艺-指纹图谱-效应"模式构建通塞脉微丸谱效相关性指纹图谱 [J]. 南京中医药大学学报，2012，28 (3)：259～264.

[131] 周莉江. 四物合剂提取纯化过程中"质"与"效"的研究 [D]. 成都：成都中医药大学，2016.

（侯志飞　章　越）

第**14**章 〉〉〉

中药生物指纹学

▶ 14.1 中药生物指纹学概述

中药生物指纹学是利用基因组学和蛋白组学技术研究药材基因型特征和中药作用于特定生物细胞后引起基因和蛋白表达的变化规律和作用机理，从分子水平上揭示中药自身、中药与生物细胞作用后的基因与蛋白表达特征。主要包括中药材 DNA 指纹谱和中药生物活性指纹谱[1]。

我国地大物博，用药历史悠久，各地区用药所用品种不同以及中药资源开发中代用品与新兴品种的发现，使得一药多源、同物异名、同名异物十分普遍，又因古典记述粗略，导致中药品种混乱现象多有发生。如在《中国药典》（2015 年版）里就收录了 4 种龙胆（条叶龙胆、龙胆、三花龙胆、坚龙胆），3 种大黄（掌叶大黄、唐古特大黄、药用大黄），不同品种的中药之间有效成分的含量差异也不尽相同，如此为中药质量控制带来了挑战。

中药材及饮片的质量影响因素诸多，如栽培条件、产地、采收时节、炮制方法、自身品种等，甚至还存在人为掺假现象。化学指纹图谱技术虽然对保证产品质量一致性和稳定性有促进作用，但同样难以反映其安全性和有效性，而且不能对所有成分进行全面控制，如多肽、多糖类等。各化学成分量的多少有时很难与活性强弱有直接关系。因此化学指纹图谱技术孤立于生物效应之外，没有涉及与生物效应相关的有效成分，即中药药效物质基础。此时需要生物指纹学提供必要信息，对药物从化学和生物两方面对成品进行质量控制与评价[2,3]。

1984 年英国莱斯特大学的遗传学家 Jefferys 及其合作者首次将分离的人源小卫星 DNA 用作基因探针，同人体核 DNA 的酶切片段杂交，获得了由多个位点上的等位基因组成的长度不等的杂交带图纹，这种图纹极少有两个人完全相同，故称为"DNA 指纹"，众多

"DNA 指纹"组成"DNA 指纹图谱"。同样，中药材等植物也可以构建"DNA 指纹谱"，中药材 DNA 指纹谱利用现代分析科学技术检测可以得到反映中药材种属基因型特征的图谱，具有高度特异性。通过 PCR、RFLP、RAPD、AFLP 等分子标记技术可获得中药材 DNA 指纹谱。《中国药典》（2015 年版）第四部中收录了"中药材 DNA 条形码分子鉴定法指导原则"，提取药材基因组 DNA 后，利用 PCR 对样品 DNA 扩增后，通过 DNA 测序仪对目标条带进行双向测序，最后拼接获得相应 DNA 序列[4]，此法可用于中药材及基原物种的鉴定。DNA 指纹谱从分子生物学水平对比不同品种药材自身有效成分差异的原因，与化学指纹图谱相辅相成，为中药质控开辟了一条新的道路。

中药生物活性指纹谱可分为机体用药后的基因组学指纹图谱与蛋白组学指纹图谱，分别通过描述中药作用于生物细胞后引起基因表达特征与蛋白表达特征的变化规律，较全面地提供中药材与中药制剂的复杂物质基础的大量信息，同时还能提供量效相关信息，不仅可以用于鉴定，还能在中药制剂研发中发挥重要作用。基因组学与蛋白组学指纹谱以药物进入生物体内引起的变化作为切入点，与 DNA 指纹谱相得益彰，从现象和本质上，共同揭露中药材差异。但是基因和蛋白指纹谱在鉴定药材时其方法重复性、稳定性和便捷性方面还有待加强，还有很多问题没有充分解决[5]。近些年来，随着基因组学与蛋白质组学研究的逐渐兴起，方法不断改进，相信中药基因组学指纹谱与中药蛋白组学指纹谱也将成为衡量中药材质量的重要方式。

14.2　中药DNA指纹谱与结构基因组学

中药 DNA 指纹谱利用组学技术研究中药中的遗传信息，是从基因组水平研究中药的前沿科学，可通过 PCR、RAPD、RFLP、AFLP 等分子标记技术获得，是 DNA 水平遗传多态性的直接的反映，且检测手段简单、迅速。通过比对药材 DNA 指纹谱，可以直观得到药材同源性差异。在建立各类道地药材 DNA 指纹谱后，甚至可以通过 DNA 指纹谱大致判断药材质量。

陈士林等[6]提出本草基因组学，它是利用组学技术研究中药基原物种的生物遗传信息及其调控网络，阐明中药防治人类疾病分子机制的学科，是从基因组水平研究中药及其对人体作用的前沿科学。其研究内容包括中草药结构基因组、中草药功能基因组、中草药转录组和蛋白质组、中草药表观基因组、中草药宏基因组、中药合成生物学、中药代谢组学。中药结构基因组学通过对药用物种全基因组测序，构建本草基因数据库，可为未知药材确证与已知药材鉴别提供帮助。

下面将简单介绍中药 DNA 指纹谱以及中药结构基因组学的检测与应用。

14.2.1　研究方法

14.2.1.1　DNA 提取

目前主要是使用 CTAB 法或 SDS 法进行 DNA 提取。

CTAB（Cetyl Trimethyl Ammonium Bromide）法是利用阳离子去污剂十六烷基三甲基溴化铵（CTAB）在高离子强度溶液中与蛋白质和多聚糖形成复合物，但不会沉淀核酸，作用后利用酚或氯仿抽提，去除蛋白质、多糖、酚类等杂质后，加入乙醇，沉淀，从而将核酸分离出来的方法。

SDS（十二烷基苯磺酸钠）是一种阴离子去垢剂。SDS法则利用其在高温条件下能裂解细胞，使染色体离析、蛋白质变性，同时与蛋白质和多糖结合成复合物，释放出核酸的特点，通过提高盐浓度并降低温度，使SDS-蛋白质复合物的溶解度变得更小，从而使蛋白质及多糖杂质沉淀更加完全，离心后除去沉淀；再利用酚或氯仿抽提上清液中的核酸，将其分离。

目前市面上也有DNA提取试剂盒，可在DNA提取中破坏细胞，除去蛋白质和多糖，回收DNA过程在试剂盒内进行，大大提高了提取效率与自动化程度。

14.2.1.2 分子标记技术

(1) 聚合酶链式反应（PCR）

聚合酶链式反应是一种用于放大扩增特定DNA片段的分子生物学技术，由变性→退火→延伸三个基本反应步骤构成。①模板DNA的变性：模板DNA经加热至93℃左右一定时间后，使模板DNA双链或经PCR扩增形成的双链DNA解离，使之成为单链，以便它与引物结合，为下轮反应做准备。②模板DNA与引物的退火（复性）：模板DNA经加热变性成单链后，温度降至55℃左右，引物与模板DNA单链的互补序列配对结合。③引物的延伸：DNA模板-引物结合物在72℃、DNA聚合酶（如TaqDNA聚合酶）的作用下，以dNTP为反应原料，靶序列为模板，按碱基互补配对与半保留复制原理，合成一条新的与模板DNA链互补的半保留复制链，重复循环变性→退火→延伸三过程就可获得更多的"半保留复制链"，而且这种新链又可成为下次循环的模板。早期PCR过程中使用的普通DNA聚合酶在高温时会失活，因此，每次循环都得加入新的DNA聚合酶。随着耐热DNA聚合酶——Taq酶的发现，PCR技术进入了新的篇章。该酶可以耐受90℃以上的高温而不失活，不需要每个循环都加酶，使PCR技术变得非常简捷，同时也大大降低了成本。图14-1为单次PCR操作过程示意图。

单次PCR过程

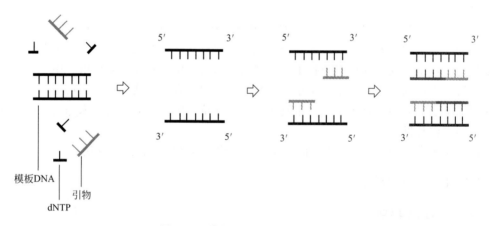

图14-1　单次PCR操作过程示意图

PCR关键是引物设计，通常有几个基本原则：①引物长度，常用长度为20bp左右。②引物碱基，G+C含量以40%～60%为宜，G+C含量太少扩增效果不佳，G+C含量过多易出现非特异条带。A、T、G、C最好随机分布，避免5个以上嘌呤或嘧啶核苷酸的成串排列。③引物内部不应出现互补序列。④两个引物之间不应存在互补序列，尤其是避免

3′端的互补重叠。⑤引物与非特异扩增区序列的同源性不要超过 70%，引物 3′末端连续 8 个碱基在待扩增区以外不能有完全互补序列，否则易导致非特异性扩增。⑥引物 3′端的碱基，特别是最末及倒数第二个碱基，应严格要求配对，最佳选择是 G 和 C。

(2) 限制性内切酶片段长度多态性技术（RFLP）

1980 年 Botesin 提出的限制性片段长度多态性（Restriction Fragment Length Polymorphisms，RFLP）技术可以作为遗传标记，是最早应用的分子标记技术。RFLP 利用特定的限制性内切酶识别并将个体的基因组 DNA 切割，得到大小不等的 DNA 片段，当基因组 DNA 因为 DNA 片段的插入、缺失等突变时，限制性内切酶结合点也可能会增加或减少，从而导致酶切后 DNA 片段数量、大小的变化，通过特定探针杂交进行检测，从而可比较不同个体甚至品种的 DNA 水平的差异[7]。需要注意的是，RFLP 实际实验操作较繁锁，检测周期长，成本费用也很高。

《中国药典》（2015 年版）中应用 RFLP 技术，使用新型广谱植物基因组 DNA 快速提取盒提取样品与标准品川贝母 DNA 后，经过 PRC-RFLP 反应，利用琼脂凝胶电泳法比对在 100~250bp 位置上的 DNA 条带，从而鉴别川贝母。

(3) 随机扩增多态性 DNA 技术（RAPD）

RAPD（Random Amplified Polymorphism DNA）技术是 1990 年由 Wiliam 等利用 PCR 技术发展的检测 DNA 多态性的方法。它是利用随机引物（一般 10bp）通过 PCR 反应非定点扩增 DNA 片段，然后用凝胶电泳分析扩增产物 DNA 片段的多态性。RAPD 所使用的引物各不相同，但对任一特定引物，它在基因组 DNA 序列上有其特定结合位点。当这些区域发生 DNA 片段插入、缺失或碱基突变时，就可能导致这些特定结合位点发生变化，从而导致扩增产物数量和大小发生改变，表现出多态性。使用单一随机引物，能检测基因组特定区域 DNA 多态性，而利用一系列随机引物则可使检测区域扩大到整个基因组[7,8]。与一般 PCR 不同，RAPD 使用随机引物（通常为 10bp），所以无需进行引物设计，并且在退火程序中，不同于 PCR 过程的 55℃，RAPD 过程控制温度为 36℃，增加了引物与 DNA 模板非特异性结合的可能。RAPD 技术简便易行，省力省时，成本低，但是影响因素很多，导致实验的稳定性和重复性较差。

高立霞等[9]采用 RAPD 技术从酸枣、枳椇叶片中提取植物基因组 DNA，设计随机引物，并利用引物对基因组进行扩增，成功构建了酸枣和枳椇的 DNA 指纹谱，并筛选出了三对引物可对酸枣仁和枳椇子进行准确鉴别。这使在临床应用中常常发生混淆的酸枣与枳椇叶有了区分依据。孙绩岩等[10]采用 RAPD 技术扩增鹿茸的线粒体 DNA，扩增产物用无胶筛分毛细管电泳紫外检测，从而建立了鹿茸的高效毛细管电泳-随机扩增 DNA 多肽性（HPCE-RAPD）指纹谱。相似度分析结果显示，梅花鹿茸、马鹿茸、驯鹿茸以及人工伪鹿茸的 HPCE-RAPD 指纹图谱有明显区别，可用于鹿茸的真伪鉴别。

(4) 扩增片段长度多态性技术（AFLP）

AFLP（Amplified Fragment Length Polymorphism）是由荷兰科学家 Pieter Vos 等于 1995 年发明的分子标记技术。其基本原理：先利用限制性内切酶水解基因组 DNA 产生不同大小的 DNA 片段，使用特定双链接头与酶切 DNA 片段连接作为扩增反应模板，然后以人工接头（与酶切位点互补）连接为引物进行预扩增，最后在接头互补链的基础上添加 1~3 个选择性核苷酸作引物对模板 DNA 基因再进行选择性扩增，通过凝胶电泳分离检测获得 DNA 扩增片段，最后根据扩增片段长度不同检测出多态性[7,11]。它兼具 RAPD 与 RFLP 优点，具有较高稳定性，重复性强，能在短时间内得到大量多态 DNA 片段。

魏宝阳等[12]应用 AFLP 技术对吴茱萸的遗传背景进行研究，分析不同产区吴茱萸的遗传特性差异。在使用 DNA 快速提取试剂盒提取吴茱萸幼嫩叶片基因组 DNA 后，再通过 *Mse*Ⅰ和 *Eco*RⅠ限制性内切酶酶切基因组 DNA，经过连接反应、预扩增、选择性扩增，最后使用电泳分离检测，使用聚类分析将多态性结果分类，以区分不同品种甚至变种，将易变的植物形态特征转化为比较稳定的遗传特征后，能达到鉴别效果，而且结果直观，结论可靠。

（5）DNA 条形码

"DNA 条形码"是 Pual Hebert 于 2003 年首次提出的概念[13]，以线粒体细胞色素氧化酶亚基Ⅰ（COⅠ）序列作为鉴别动物物种的条形码候选序列，然而由于在线粒体基因组方面，植物线粒体基因组因杂交和基因渗入而导致变异较少，进化速率较动物慢，遗传分化较小，所以适用于动物物种鉴别的 COⅠ片段就不适用于植物[14]。随着中药材 DNA 条形码分子鉴定方法研究的深入与普及，《中国药典》（2015 年版）四部中列入"中药材 DNA 条形码分子鉴定指导原则"，该指导原则通过对大样本量中药材进行 DNA 条形码分子鉴定研究，建立以 ITS2 为核心、psbAtrnH 为辅的植物类药材 DNA 形码鉴定体系和以 COⅠ为主、ITS2 为辅的动物类药材 DNA 条形码鉴定体系。

中药材 DNA 条形码分子鉴定法主要包括供试品处理、DNA 提取、PCR 扩增、测序、序列拼接及结果判定。

张红印等[15]利用 DNA 条形码鉴别中药材少棘巨蜈蚣及其混伪品多棘蜈蚣，首先以 75％乙醇消毒后，用血液/细胞、组织基因组提取试剂盒提取样品总 DNA，随后以 COⅠ序列通用引物为扩增引物进行 PCR 扩增并随之双向测序，将测序峰利用软件拼接、校正并除去引物区后进行数据处理，分析基于 K2P 模型计算遗传距离，少棘巨蜈蚣 COⅠ序列种内 K2P 距离为 0；混伪品多棘蜈蚣 COⅠ序列种内平均距离为 0.022，种内最大 K2P 距离为 0.040。这表明 DNA 条形码对蜈蚣药材及其混伪品的鉴定效果良好。

14.2.1.3 分离与检测方法

在通过分子标记技术得到大量 DNA 片段后，通常使用凝胶电泳法来进行分离、检测、比对。常用来检测分离 DNA 的电泳类型为琼脂糖凝胶电泳（Agarosegel Electrophoresis）和聚丙烯酰胺凝胶电泳（PAGE）。DNA 因为含有大量磷酸基团，故整体显负电性，在电场作用下，向正极移动，带负电荷的强度决定了电泳速度，但是以琼脂糖或聚丙烯酰胺作为介质，其自身会阻碍 DNA 迁移，所以向正极移动必须克服介质的阻力，分子量越大，越难向正极迁移。即凝胶电泳的分离原理是电泳与分子筛共同作用的结果。溴化乙锭（EB）常用于染色，便于观察琼脂糖和聚丙烯酰胺凝胶中的 DNA。

14.2.1.4 高通量测序

高通量测序技术（High-throughput Sequencing）是指第二代测序技术，以能一次并行对几十万到几百万条 DNA 分子进行序列测定和一般读长较短等为标志。与第一代 Sanger 测序法不同，第二代测序大大降低了测序成本，同时还大幅提高了测序速度，并且保持了高准确性，使得基因测序不再可望而不可即。

测序方法是在反应体系中加入带有荧光标记的 4 种 dNTP 碱基。这些碱基的 3′端经过特殊处理而受保护，以至于每次扩增只能在序列上加一个碱基。当 1 个 dNTP 添加到合成链上后，剩余的 dNTP 会被洗掉。在进行第二轮合成时，再重新添加 dNTP 直到合成结束。

之后再加入缓冲液，在激光的相互作用下激发荧光，利用仪器记录荧光信号，最后通过计算机分析将信号转换成测序的序列信息。

在拥有道地药材参考或者已知对照情况下，可利用分子标记技术对样品与对照品DNA进行扩增，然后通过凝胶电泳对DNA指纹谱图进行对比，从而判断样品真伪，了解与对照品的遗传差异情况。在没有对照参考情况下，则利用基因测序技术，与已知基因序列比对，可以追溯到测定序列所属物种。

14.2.1.5 生物信息学数据分析

在药物基因组高通量测序后，需要进行有效信息数据分析，针对基因序列，目前有许多数据库可供检索，其中Blast（基于局部比对算法的搜索工具）能够比较两段核酸或者蛋白质序列之间的同源性，它能够快速地找到两段序列之间的同源序列并对比对区域进行打分以确定同源性的高低，适用于单一药材基因序列的鉴定与分析，但是对于中药制剂等含有多种动植物成分的药物或生物混合体系成分的鉴定效率较低，且整体分析错误率较高。可用Phyloshop、Parallel-Meta、MEGAN、STAMP法等[16]。

14.2.2 应用

14.2.2.1 道地药材的鉴别

道地药材就是指在一特定自然条件和生态环境区域内所产的药材，并且生产较为集中，具有一定的栽培技术和采收加工方法，质优效佳，为中医临床所公认。其质量既受遗传因素控制，又受环境条件影响。中药DNA指纹谱与基因组学研究，在遗传因素方面对药物进行区分，可以甄别道地药材与普通药材。张天雷[17]利用AFLP技术对来自不同地区的关黄柏样本进行多态性分析，建立关黄柏DNA指纹谱。不同样本间表现出了不同的多态性，对分析结果进行聚类分析，得到各样本间遗传距离。结果表明，AFLP方法完全适用于濒危药物关黄柏遗传多态性分析，可以有效分别出道地药材与普通药材。

14.2.2.2 本草基因资源的利用

目前，赤芝、紫芝、丹参及铁皮石斛等重要药用植物的基因组已完成测序工作并发表，人参、苦荞、穿心莲、紫苏等中草药基因组图谱也完成绘制[6]。随着基因组学研究的逐渐深入，基因组测序已经可以普及许多实验室，因此建立一个通用平台整合所有组学数据库可以使学者们共享资源，并方便通过基因组数据对中药进一步深入研究。

14.2.2.3 中药质量控制研究

实例 14-1 黄芩DNA指纹谱研究[18]

本实验共采集了12个不同产地药材，且所采用的都是黄芩的新鲜叶片。叶片采集后用变色硅胶快速干燥，然后保存于−20℃冰箱中。提取黄芩总DNA后，经利用RAPD技术酶切、扩增、电泳，根据谱带特异性而断定药材真伪性。

（1）样品预处理

新鲜材料采好后迅速密封，使用叶片10倍量变色硅胶与叶片共同放入密封袋内，在12h内干燥，期间定时更换硅胶；回到实验室后贮存于超低温冰箱中（密封以防吸潮）。

（2）提取溶剂

2×CTAB 提取缓冲液 [2% CTAB（W/V）溶液，100mmol·L⁻¹ Tris-HCl 溶液（pH=8.0），20mmol·L⁻¹ EDTA 溶液，1.4mol·L⁻¹ NaCl 溶液，2% 2-巯基乙醇溶液]，10% CTAB 溶液 [0.7mol·L⁻¹ NaCl 溶液，10% CTAB（W/V）溶液]，沉淀缓冲液 [1% CTAB（W/V）溶液，50mmol·L⁻¹ Tris-HCl 溶液（pH=8.0），10mmol·L⁻¹ EDTA 溶液，1% 2-巯基乙醇溶液]，TE 缓冲液 [10mmol·L⁻¹ Tris-HCl（pH=8.0）溶液，1mmol·L⁻¹ EDTA 溶液]，0.1×TE 缓冲液 [1mmol·L⁻¹ Tris-HCl（pH=8.0）溶液，0.1mmol·L⁻¹ EDTA 溶液]，3mol·L⁻¹ NaAc 溶液（pH=6.0），液氮，氯仿-异戊醇（24:1），异丙醇，乙醇，70% 乙醇。

（3）提取过程

① 取 0.5～2g 新鲜叶片，先置于液氮中速冻半分钟，再迅速研磨熟成糊状。

② 将糊状或粉状物转入 50mL 离心管，加入 5～10mL 56℃ 预热的 2×CTAB 抽提缓冲液，放入 56℃ 水浴保温 30～60min，不时缓慢振摇。

③ 取出离心管，放冷至室温，加入等体积的氯仿-异戊醇（24:1），缓慢反转离心管使内含物充分混匀形成乳浊液，6000r·min⁻¹ 离心 10min 分层，取出水相转入另一离心管。

④ 重复第③步骤。

⑤ 向离心管中加入 1/10 体积的 10% CTAB 溶液，再用氯仿-异戊醇（24:1）抽提一次。

⑥ 向离心管中加入等体积的沉淀缓冲液，混匀，室温下放置 30min，4000r·min⁻¹ 离心 10min，小心倾去上清液。

⑦ 加入 3mL TE 缓冲液，混匀后加入 2/3 体积冰冷的异丙醇，−20℃ 放置至少 1h，10000r·min⁻¹ 离心 10min，收集沉淀，在室温下自然风干 4～5min。

⑧ 将沉淀溶于合适体积（200～300μL）的 0.1×TE 缓冲液中，加入 1/5 体积的 3mol·L⁻¹ NaAc（pH=6.0）溶液和 2 倍体积的冰冷乙醇，在 −20℃ 放置至少 30min。

⑨ 10000r·min⁻¹ 离心 10min，收集沉淀，加入 70% 乙醇洗涤沉淀（10000r·min⁻¹ 离心 10min）去除残留的无机离子，室温下自然风干直至沉淀无醇味，溶于适量的 0.1×TE 缓冲液。

⑩ 放入 −20℃ 冰箱中储存或放入 4℃ 冰箱中待用。

（4）实验条件优化

本实验考察了不同模板浓度、不同引物浓度、不同 dNTPs 浓度、不同 TaqDNA 聚合酶浓度、不同退火温度的影响，最终确定实验条件为反应体系为 20μL，模板 DNA 为 3ng，引物浓度为 0.3μmol·L⁻¹，dNTPs 312.5μmol·L⁻¹，TaqDNA 聚合酶为 1.0U，2×GC 缓冲液 10μL，用双蒸水补足至 20μL。每个引物均设一个空白对照反应，即将反应体系中的模板换为双蒸水，以排除系统误差。扩增前在 96℃ 预变性 5min，每循环在 94℃ 变性 45s，37℃ 退火 1min，72℃ 延伸 1.5min，共 40 个循环，后 72℃ 延伸 5min。

（5）结果

取不同产地黄芩提取所得总 DNA，按上述条件扩增后，置于 2.0% 琼脂糖凝胶上，用 1×TAE 电泳缓冲液电泳分离，溴化乙锭染色后在凝胶紫外成像仪上检测拍照。图 14-2 为不同产地样品的电泳图。

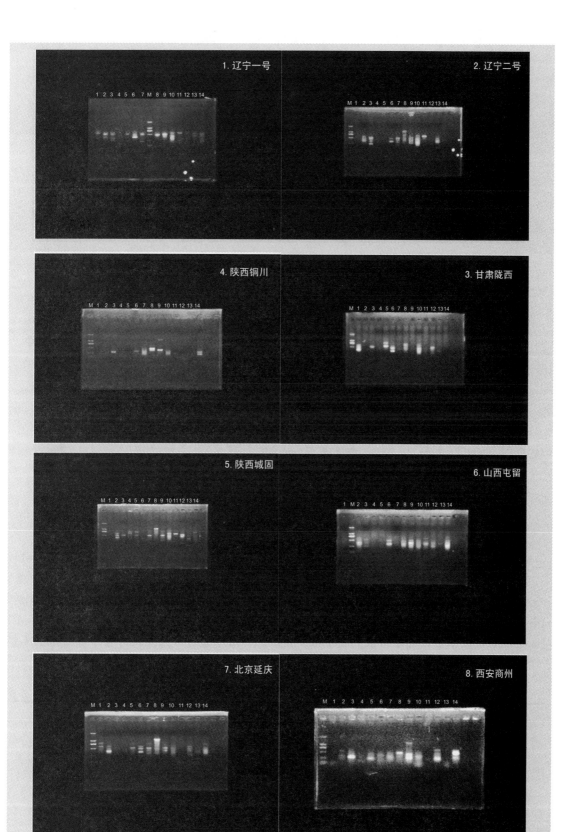

图 14-2

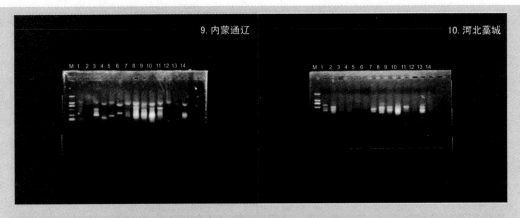

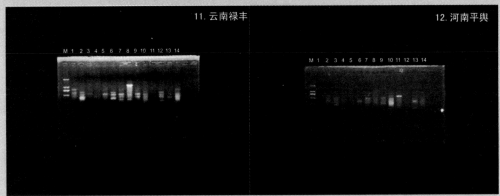

图 14-2　14 种不同产地样品的电泳图

（6）数据分析

记录电泳条带，与标准分子量条带比较，有带计为 1，无带计为 0。然后按照式（14-1）计算两个样本间的相似度：

$$SI = 2N_{ab}/(N_a + N_b) \qquad (14\text{-}1)$$

式中，N_{ab} 为两个样品中共有的条带数目，N_a、N_b 分别为样品 A 和 B 所显现的条带数。各样品之间的遗传距离 D（$D = 1 - F$）数据见表 14-1，利用 SPSS 10.0 软件进行聚类分析，聚类分析树状图见图 14-3。根据遗传距离数据表，可以看出产地不同的黄芩在经过 RAPD 技术后，电泳结果产生了很大差距。由此可证明不同产地的黄芩基因组 DNA 的多态性，为黄芩的种质鉴定提供了线索。

表 14-1　各样品之间的遗传距离数据表

样品	1	2	3	4	5	6	7	8	9	10	11
2	0.165										
3	0.151	0.085									
4	0.214	0.101	0.131								
5	0.132	0.125	0.196	0.134							
6	0.224	0.196	0.154	0.239	0.326						
7	0.301	0.132	0.174	0.341	0.157	0.125					
8	0.165	0.146	0.156	0.122	0.186	0.183	0.191				
9	0.201	0.164	0.215	0.265	0.102	0.162	0.186	0.165			
10	0.154	0.158	0.185	0.168	0.257	0.241	0.175	0.162	0.211		
11	0.194	0.169	0.241	0.194	0.233	0.265	0.168	0.186	0.238	0.321	
12	0.241	0.235	0.157	0.172	0.141	0.176	0.281	0.196	0.227	0.094	0.089

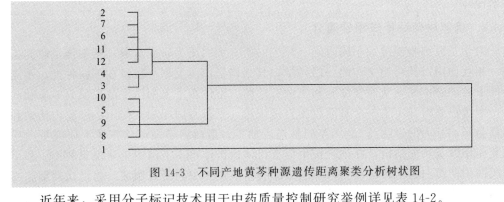

图 14-3　不同产地黄芩种源遗传距离聚类分析树状图

近年来，采用分子标记技术用于中药质量控制研究举例详见表 14-2。

表 14-2　分子标记技术用于中药质量控制研究举例

名称	方法	研究目的	参考文献
白及属植物	AFLP	资源保护以及混伪品的鉴定	[19]
驴皮药材	RAPD	建立 RAPD 分析方法并用于伪品马皮的鉴别	[20]
何首乌	RFLP	对何首乌与其近缘种及其混淆品 *trn*L-*trn*F 序列进行比较分析	[21]
白及属药用植物	DNA 条形码	鉴别白及属药用植物及其混伪品	[22]
穿山甲	DNA 条形码	对穿山甲及其混伪品进行鉴定	[23]
板蓝根	DNA 指纹谱	鉴别不同地区板蓝根真伪优劣	[24]
连翘	DNA 指纹谱	进行遗传多样性研究	[25]

14.3　中药生物活性指纹谱

14.3.1　中药生物活性指纹谱概述

14.3.1.1　机体用药后的功能基因组学简介

基因组学是阐明整个基因组结构、结构与功能的关系以及基因之间相互作用的科学。基因组学研究主要分为结构基因组学和功能基因组学两个方面。目前学界对相关概念有一定争议，中药本身的结构基因组学已在 14.2 部分详细阐述，而人的结构基因组学即机体结构基因组学主要用于确定个人遗传信息，以其指导药物治疗，是实现"个性化医疗"的重要工具之一，在临床个体化用药、评估药物不良反应发生风险和指导新药研发方面起着越来越重要的作用，此概念不在中药生物指纹学的研究范围之内。

学界内现在定义的"中药功能基因组学"，准确来说是机体使用中药后的功能基因组学，即通过测定用药后基因表达的变化（mRNA），阐明基因组表达在药物作用后的调控结果。除中药原型成分外，还可能有大量代谢产物存在，其中药效成分作用于受体、酶、离子通道等靶点，最终产生药效。中药体内反应和代谢涉及多基因相互作用，基因多态性导致药物体内代谢反应多样性，从而为从基因组水平研究中药体内代谢和药物反应奠定了基础。

机体用药后的功能基因组学是从基因组水平研究中药及其对人体作用的。即从基因组水平研究基因序列的多态性与药物效应多样性之间的关系，研究基因及其突变体对不同个体药物作用效应差异的影响，结合蛋白质组学研究中药作用靶点，特别是中药复方的多靶点效应，为中药配伍提供科学依据，指导药物开发及合理用药，为实现个体化精准医疗提供重要信息和技术保障。

14.3.1.2　机体用药后蛋白组学简介

蛋白质组学是以细胞或组织不同时间、环境的所有蛋白质为研究对象，从整体上研究蛋白质种类、相互作用以及功能结构的一门科学，其强调蛋白质类型与数量在不同种类、不同时间和条件下的动态本质，从而在细胞和生命有机体的整体水平上阐明生命现象的本质和活动规律。一个蛋白质组并不是一个基因组的直接产物，复杂基因间相互作用、细胞内活动和环境影响都会影响基因的表达及 mRNA 的翻译后加工。蛋白组学强调从整体上研究蛋白质种类、相互作用以及功能结构，在细胞核生命有机体的整体水平上阐明生命现象的本质和活动规律。所谓中药蛋白组学，就是蛋白质组学的技术应用于中药研究领域，通过比较细胞或动物组织的蛋白质表达谱和给予中药后蛋白质表达谱差异，从而找到中药的可能靶点相关蛋白质，并且能对药效的深入探究提供帮助。

14.3.2　研究方法

14.3.2.1　基因组学实验技术

前文已经介绍了高通量测序，虽然有着较高准确性，但其对 DNA 浓度含量有较高要求，且检测时间长。基因芯片（Gene Chip）或 DNA 微阵列（DNA Microarray）也可对基因组基因表达结果进行检测。基因芯片的最基本原理是 Southern 提出的核酸杂交理论，即被标记的核酸分子能与固定的、与之互补配对的核酸分子杂交。基于理论将探针分子按一定的二维结构固定于固相载体上，与标记样品分子进行杂交反应，反应结果用同位素法、化学荧光法、化学发光法显示，然后用精密扫描仪或激光共轭聚焦摄像技术记录，由计算机进行分析、综合即可获取样品分子的数量和序列信息。基因芯片检测技术在诊断染色体倍数异常、基因测序、药物研究、环境保护方面有广泛的应用，检测基因拷贝数变异具有高分辨率，可查到微小变异，而且用时短、速度快、自动化程度高，对样品 DNA 要求较低[26]。基因芯片可应用于细胞和组织中基因表达谱检测，不同个体中基因多态位点的筛选和检测，基因组的突变检测，以及微生物病原体基因的分析和检测等，具有快速、高通量和低成本的特点。

练雪萍等[27]利用基因芯片技术对中药毒性进行研究，总结了从全基因组水平考察机体暴露于毒物后的系统变化，被广泛用于毒性生物标志物发现、毒性机制及毒性预测等各类研究。韩凤娟等[28]研究理冲生髓饮对人卵巢浆液性乳头状囊腺癌细胞株 SKOV3 的治疗作用，通过基因芯片筛选出有显著表达差异的基因 136 种，证明了理冲生髓饮对 SKOV3 生长有抑制作用。

14.3.2.2　蛋白组学实验技术

（1）双向电泳（2-DE）技术

蛋白质组学技术主要是利用双向电泳（2-DE）进行蛋白质分离，再用计算机软件进行图像分析，然后通过质谱分析技术及蛋白质数据库信息对目的蛋白进行分析和鉴定。2-DE 技术最早由 O'Farrell 提出并应用于蛋白分离的技术[29]，它由两向电泳组成：第一向是以蛋白质电荷差异为基础进行分离的等电聚焦凝胶电泳；第二向是以蛋白质分子量差异为基础的 SDS-聚丙烯酰胺凝胶电泳。在相互垂直的两个方向上，分别基于蛋白质不同的等电点和分子量，运用这两向电泳把复杂的蛋白质成分分离和展现在二维平面上。2-DE 具有简便、快速、高分辨率等优点，但同时也有自动化程度低，重复性差，以及对过大和过小分子量的蛋白质、低丰度蛋白质、极酸或极碱和难溶的蛋白质如膜蛋白等分离困难的缺点。

（2）蛋白质芯片技术

它的基本原理类似于基因芯片技术，其原理是：将各种蛋白质有序地固定于载玻片等各种介质载体上成为检测芯片，然后利用抗原抗体能特异性结合的特点，使用标记了有特定荧光物质的抗体与芯片作用，与芯片上的蛋白质相匹配的抗体将与其对应的蛋白质结合，从而使抗体上的荧光指示对应的蛋白质及其表达数量。蛋白芯片具有高通量、快速、简便等特点，但同时高丰度蛋白质易于对低丰度蛋白质的检测结果造成影响。

（3）同位素标记相对和绝对定量技术（iTRAQ）

相对和绝对定量同位素标记（Isobaric Tags for Relative and Absolute Quantitation，iTRAQ）技术是美国 ABI（应用生物系统公司）在 2004 年开发的一项新的体外同位素标记技术[30]。该技术可对样品进行相对和绝对定量研究，具有良好的精确性和重复性，是目前在比较蛋白质组学上应用的实验效果最为灵敏的标记技术之一。如图 14-4 所示，可以同时使用 8 种（或 4 种）不同的同位素试剂来标记和比较 8 种（或 4 种）不同的蛋白质样品。这些试剂分别由质量为 113、114、115、116、117、118、119 和 121 的报道基团（Reporter Group），质量为 192、191、190、189、188、187、186 和 184 的平衡基团（Balance Group）和 1 个相同肽反应基团（Reactive Group）组成。一般过程是将样品经胰蛋白酶裂解、烷基化、酶解为肽段后与 iTRAQ 试剂多重标签进行差异标记，使试剂的肽反应基团与样品肽段的 N 端及赖氨酸侧链连接，标记所有酶解肽段。将标记样本相混合，最后用液相色谱-串联质谱联用技术（LC-MS/MS）进行分析。由于平衡部分保证 iTRAQ 试剂标记的同一肽段的质荷比相同，因此不同同位素标记的同一多肽在第一级质谱检测时质荷比完全相同，而在串联质谱中，标记肽段裂解，使平衡基团在二级质谱发生中性丢失，信号离子表现为不同质荷比（113～121）的峰，根据波峰高度及面积，通过生物信息学工具和分析方法得到蛋白质的定量信息。

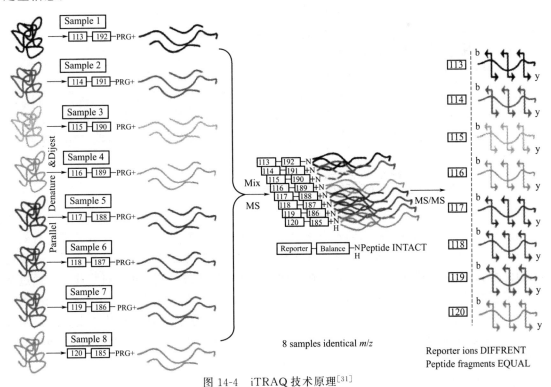

图 14-4　iTRAQ 技术原理[31]

14.3.2.3 数据分析与处理

在 14.2.1.5 节中,已介绍了基因组学的生物学信息分析方法,本节主要介绍蛋白组学的生物学信息分析方法。近些年来随着质谱技术的不断进步,质谱法也逐渐成为蛋白质定性分析的首选方法,在利用一系列技术(2-DE、蛋白芯片等)将蛋白分离之后,经过酶解后生产多肽链,随后便可利用多级串联质谱对多肽上的氨基酸逐级分析。最后将得到的氨基酸序列通过数据库进行检索,得到目标蛋白质信息。如今蛋白组学发展迅速,大量蛋白质数据库,如 NCBI,都提供检索服务,也为生物学信息处理提供了不少便捷。

14.3.3 应用

14.3.3.1 中药材或制剂有效部位或有效成分作用靶点识别[32]

中药进入体内发挥作用的基本环节是药物分子与细胞之间的直接或间接相互作用。中药材中所含化学成分非常复杂,基于以往分析技术,进行多组分同时分离筛选存在很多困难,采用有效部位加以描述,难以准确确定其中有效成分。虽然中药化学指纹谱对从整体上研究中药有着很大帮助,但中药复方总体作用仍然需要其他方法深入研究。中药制剂有效部位或有效成分进入人体发挥作用,必然会引起从遗传信息到整体功能,即分子、细胞、器官、整体多个层面的结构与功能状态的改变,调节这些层面的结构与功能的本质是基因,而直接作用者主要是蛋白质。蛋白质表达特征的变化规律研究,可以指导和预见中药材或制剂的作用有效部位或有效成分作用靶点。

实例 14-2　基于血清蛋白组学初步探讨脑心通胶囊防治心脑血管疾病的作用机制[33]

① 测定样品　对照组与灌胃给药脑心通胶囊 3 天后小鼠的血清蛋白。

② 分析技术　双向电泳分离后 MALDI-TOF-MS 分析。

③ 数据处理　差异蛋白质用 Mascot 蛋白质数据库检索。

④ 实验结果　用药组与对照组相比,表达上调与表达下调的蛋白质各有 12 个,差异蛋白质的主要作用靶点为内皮细胞、炎症细胞及血小板等。所参与通路涉及细胞凋亡信号通路、血管内皮生长因子信号传导通路、糖酵解、炎症反应趋化因子和细胞因子信号通路等,与血管新生、氧化应激、炎症反应等密切相关,结果提示脑心通对心脑整体保护的作用特点。

14.3.3.2 中药材或复方制剂的药理作用研究

从中药角度看,由于中药成分复杂,单味药材就相当于是一个化学分子库,复方是单味药材按照特定组织原则组织起来的多个化学分子库组合。虽然不是所有化学成分都是有效成分,但在发挥作用过程中,各成分之间存在相互协同或抑制作用。从生物体角度看,药物进入机体之后,会引起机体内变化,重点在于调整机体功能状态,发挥机体抗病能力。通过蛋白质表达谱的差比性分析,可以揭示征候发生和发展的分子水平调控规律,进而可能揭示中药复方的作用靶点、作用环节和作用过程。也就能发现复方中有效成分及各成分间协同关系,进一步实现复方的优化组合,实现由天然药物组方向化学成分组方的转化,从而可能会更清晰地阐述中药复方在分子水平的作用机制。

近年来中药材或复方制剂药理作用相关研究举例见表 14-3。

表 14-3　中药材或复方制剂药理作用研究举例

名称	分析方法	研究目的	参考文献
清热活血中药复方	基因芯片技术	对小鼠肾脏基因表达及 Th1/Th2 细胞因子比例的调节作用	[34]
中药益糖康	iTRAQ 标记法	对糖尿病作用机制生物学基础	[35]
半夏白术天麻汤、地黄饮子和天麻钩藤饮	2-DE	三种复方作用特点与调控通路并分析高血压分型治疗的理论基础	[36]
半夏泻心汤加减方	定量蛋白组学	对慢性萎缩性胃炎的治疗作用	[37]
益气养阴化痰祛瘀方	蛋白组学技术	该方与Ⅱ型糖尿病相关的生物学基础	[38]

14.3.3.3　控制中药材及制剂的整体质量

不同于中药本草基因组学从药物自身出发给予药物一个直观的质量评价,中药生物活性指纹谱也可以对中药质量进行控制。中药治病强调药效的整体性、系统性,这很难用化学药物评价体系作出高效、准确和综合性的评价结果。当前应用单成分、单靶点化学药物的药效评价方法与体系,无从体现中药多组分、多靶点的综合整体疗效优势。通过比对服用药物后生物活性指纹谱的具体变化,根据大量中药及其制剂对机体基因与蛋白质表达的调控能力与强度的实例研究,我们可以建立一个调控范围,得到药物总体疗效的好坏,以达到质量控制的目的。与化学指纹图谱相比,用此方法控制中药材质量,可以对中药质量与疗效有更加直观有效的评价,但方法稳定性差,操作复杂。

14.3.3.4　用于中药安全性研究

中药不仅在预防和治疗疾病中起作用,也可能因其复杂多组分、多靶点的整体治疗作用,而导致某些有毒物质引起一系列机体不良反应。中药中毒事件屡见不鲜,日本小柴胡汤事件与欧洲含马兜铃酸减肥药中毒事件无时无刻不在提醒我们中药安全性研究的重要性。通过中药生物活性指纹谱的研究,在基因与蛋白质表达层面检测药物毒性反应,有助于指导中药的使用临床。严明等[39]利用基因芯片通过对 SD 大鼠经口给予大黄总蒽醌的基因表达差异和肾脏毒性靶点研究发现,143 条基因在给药组中发生上调,101 条基因发生了下调。其中上调基因中与免疫相关的基因有 13 条,肾脏解毒功能相关的基因有 15 条;下调基因中与免疫相关的基因有 11 条,肾功能相关的基因有 25 条,结果表明口服大黄总蒽醌具有肾毒性。

参　考　文　献

[1]　孙国祥,毕开顺.中药指纹图谱学体系在中药创制中的作用 [J].色谱,2008,13 (2):172～179.

[2]　肖小河,金城,赵中振,等.论中药质量控制与评价模式的创新与发展 [J].中国中药杂志,2007,32 (14):1377～1381.

[3]　陈士林,郭宝林,张贵君,等.中药鉴定学新技术新方法研究进展 [J].中国中药杂志,2012,37 (8):1043～1055.

[4]　国家药典委员会.中华人民共和国药典(二部) [S].中国医药科技出版社:383～385.

[5]　王志平,乔建军,元英进.蛋白质组学在中药现代化研究中的应用 [J].中草药,2004,35 (1):5～8.

[6]　陈士林,宋经元.本草基因组学 [J].中国中药杂志,2016,41 (21):3881～3889.

[7]　白玉.DNA 分子标记技术及其应用 [J].安徽农业科学,2007,35 (24):7422～7424.

[8]　John G K Williams, Anne R Kubelik, Kenneth J Livak, et al. DNA polymorphisms amplified by arbitrary primers are useful as genetic markers [J]. Nucleic acids research., 1990, 18: 6531～6535.

[9]　高立霞,李松涛,张丽君,等.酸枣仁和枳椇子的 RAPD 分子鉴别 [J].时珍国医国药,2017,28 (10):2435～2436.

[10]　孙绩岩,苑广信,李洪宇,等.鹿茸毛细管电泳 DNA 指纹谱研究 [J].中国药学杂志,2014,49 (15):

1300～1305.

[11] Pieter vos, RnenHogers, MarjoBleeker, et al. AFLP: a new technique for DNA fingerprinting [J]. Nucleic acids research, 1995, 23: 4407～4414.

[12] 魏宝阳, 曹亮, 李顺祥, 等. 吴茱萸遗传多样性的 AFLP 分析 [J]. 中国中药杂志, 2012, 37 (3): 278～282.

[13] Hebert P, Cywinska A, Ball S L, et al. Biologicalidentifications through DNA barcodes [J]. Proceed RoyalSoc London Series B: BiolSci, 2003, 270 (1512): 313～321.

[14] 杨慧洁, 杨世海, 张淑丽, 等. 药用植物 DNA 条码研究进展 [J]. 中草药, 2014, 45 (18): 2581～2587.

[15] 张红印, 陈俊, 贾静, 等. 中药材蜈蚣及其混伪品 DNA 条形码鉴别研究 [J]. 中国中药杂志, 2014, 39 (12): 2208～2211.

[16] 白虹, 宁康, 王长云. 运用基于高通量测序和大数据挖掘的元基因组学方法分析中药制剂的物种成分 [J]. 药学学报, 2015, 50 (3): 272～277.

[17] 张天雷. 黑龙江道地药材关黄柏 DNA 指纹谱的构建及分析 [D]. 黑龙江中医药大学, 2013.

[18] 时存义. 黄芩数字化指纹图谱研究 [D]. 沈阳药科大学, 2008.

[19] 吴劲松. 白及属植物 AFLP 遗传多样性分析及鉴定研究 [D]. 南京师范大学, 2014.

[20] 田俊生, 史碧云, 张福生, 等. 驴皮药材 RAPD 分析方法建立及其与伪品马皮的鉴别 [J]. 中草药, 2013, 44 (3): 354～358.

[21] 郑传进, 生书晶, 赵树进. 基于 trnL-trnF 序列分析的何首乌 PCR-RFLP 分子鉴别 [J]. 中药材, 2012, 35 (4): 543～547.

[22] 吴劲松, 张宇思, 刘薇, 等. 白及属药用植物 DNA 条形码的确立及其应用 [J]. 药学学报, 2014, 49 (10): 1466～1474.

[23] 贾静, 张红印, 陈俊, 等. 名贵动物药材穿山甲的 DNA 条形码分子鉴定研究 [J]. 中国中药杂志, 2014, 39 (12): 2212～2215.

[24] 姜颖, 杨欣, 于英君. 异地板蓝根基因组 DNA 指纹谱建立及 RAPD-PCR 反应体系优化 [J]. 中医药学报, 2014, 42 (5): 64～67.

[25] 吴婷, 魏珊, 米丽华, 等. 不同产地连翘的 DNA 指纹谱构建与聚类分析 [J]. 中草药, 2016, 47 (5): 816～820.

[26] 徐晓丽, 林娟, 鄢仁祥. 基因芯片与高通量测序技术的原理与应用的比较 [J]. 中国生物化学与分子生物学报, 2018, 34 (11): 1166～1174.

[27] 练雪萍, 艾妮, 陆晓燕, 等. 毒理基因组学及其在中药安全性研究中的应用进展 [J]. 中国中药杂志, 2015, 40 (14): 2690～2695.

[28] 韩凤娟, 怀其娟, 周丽丽, 等. 利用基因芯片技术阐述中药复方对卵巢癌细胞株 SKOV3 的作用机制 [J]. 中医药学报, 2009, 37 (3): 19～21.

[29] O'Farrell PH. High resolution two-dimensional electrophoresis of proteins. J. Biol. Chem., 1975, 250: 4007～4021.

[30] Ross P L, Huang Y N, Marchese J N, et al. Multiplexed proteinquantitation in Saccharomyces cerevisiae using amine-reactiveisobaric tagging reagents [J]. Mol Cell Proteomics, 2004, 3 (12): 1154～1169

[31] 谢秀枝, 王欣, 刘丽华, 等. iTRAQ 技术及其在蛋白质组学中的应用 [J]. 中国生物化学与分子生物学报, 2011, 27 (7): 616～621.

[32] 乐亮, 姜保平, 徐江, 等. 中药蛋白质组学研究策略 [J]. 中国中药杂志, 2016, 41 (22): 4096～4102.

[33] 耿潇, 陈璐, 赵步长, 等. 基于血清蛋白组学初步探讨脑心通胶囊防治心脑血管疾病的作用机制 [J]. 中国中药杂志, 2016, 41 (15): 2864～2871.

[34] 李非, 白雪源, 陈香美, 等. 利用基因芯片探讨中药复方对 MRL/1pr 狼疮小鼠肾脏基因表达及 Th1/Th2 细胞的调节作用 [J]. 中国中西医结合杂志, 2003, 23 (3): 198～200, 206.

[35] 陈红谨, 刘小溪, 连捷, 等. 中药益糖康治疗糖尿病大鼠的蛋白组学研究 [J]. 中华中医药学刊, 2017, 35 (2): 477～481.

[36] 栗源, 可燕, 蒋嘉烨, 等. 三种对证不同高血压证型的中药复方对 SHR 影响的蛋白组学比较分析 [J]. 中药材, 2014, 37 (5): 833～840.

[37] 杨洋. 慢性萎缩性胃炎模型大鼠定量蛋白组学及中药干预靶点研究 [D]. 中国中医科学院, 2017.

[38] 赵静. 基于蛋白组学技术对 2 型糖尿病大鼠病证模型特点及中药复方干预作用的研究 [D]. 北京中医药大学, 2016.

[39] 严明, 张陆勇, 孙丽新, 等. SD 大鼠经口给予大黄总蒽醌的基因表达差异和肾脏毒性靶点研究 [J]. 中国药学杂志, 2008, 43 (1): 7～11.

（侯志飞　王翌超）